2018

国家医师资格考试

医师资格考试命题研究组　编

临床执业助理医师 历年真题与精解

LINCHUANG ZHIYE ZHULI YISHI LINIAN ZHENTI YU JINGJIE

河南科学技术出版社

·郑州·

图书在版编目（CIP）数据

临床执业助理医师历年真题与精解/医师资格考试命题研究组编 .—郑州：河南科学技术出版社，2018. 1
2018 国家医师资格考试
ISBN 978-7-5349-9052-6

Ⅰ. ①临…　Ⅱ. ①医…　Ⅲ. ①临床医学-资格考试-题解　Ⅳ. ①R4-44

中国版本图书馆 CIP 数据核字（2017）第 268112 号

出版发行：河南科学技术出版社
地址：郑州市经五路 66 号　邮编：450002
电话：（0371）65788890　65788625
网址：www. hnstp. cn
策划编辑：范广红
责任编辑：李　林
责任校对：柯　姣
封面设计：张　伟
责任印制：张　巍
印　刷：河南省瑞光印务股份有限公司
经　销：全国新华书店
幅面尺寸：210 mm×285 mm　印张：29. 5　字数：1015 千字
版　次：2018 年 1 月第 1 版　2018 年 1 月第 1 次印刷
定　价：69. 00 元

2016年临床执业助理医师资格考试考题选登

1. 针对既往健康成人的重症社区获得性肺炎，宜首选的抗菌药物是
   A. 大环内酯类
   B. 碳青霉烯类
   C. 半合成青霉素+酶抑制剂
   D. 氟喹诺酮类
   E. 三代头孢菌类
2. 急性硬脑膜外血肿最典型的临床表现是
   A. 双侧瞳孔不等大
   B. 视乳头水肿
   C. 一侧肢体瘫痪
   D. 昏迷—清醒—再昏迷
   E. 大脑强直抽搐
3. 外阴阴道假丝酵母菌病典型的白带性状是
   A. 灰白稀薄状
   B. 白色豆渣样
   C. 脓性泡沫状
   D. 血性水样
   E. 脓性稠厚状
4. 维生素D缺乏性佝偻病初期的临床表现是
   A. 非特异性神经精神症状
   B. 运动发育迟缓
   C. 胸廓畸形
   D. 方颅
   E. 肌肉关节松弛
5. 最有可能引起副肿瘤综合征的肺癌类型是
   A. 乳头状腺癌
   B. 小细胞癌症
   C. 腺鳞癌
   D. 鳞状细胞癌
   E. 肉瘤样癌
6. 成熟红细胞利用葡萄糖的主要代谢途径是
   A. 糖原分解
   B. 三羧酸循环
   C. 磷酸戊糖途径
   D. 有氧氧化
   E. 无氧氧化
7. 浸润性肺结核的好发部位是
   A. 左舌叶
   B. 左下叶
   C. 双上肺尖
   D. 右下叶
   E. 右中叶
8. 在我国女性中，居首位的性传播疾病是
   A. 淋病
   B. 艾滋病
   C. 尖锐湿疣
   D. 生殖器疱疹
   E. 梅毒
9. 甲状腺功能亢进症患者手术后出现甲状腺危象，以下治疗错误的是
   A. 口服复方碘化钾溶液
   B. 皮下注射肾上腺素
   C. 静脉滴注氢化可的松
   D. 静脉输注葡萄糖溶液
   E. 肌内注射镇静剂
10. 终止心室颤动最有效的方法是
    A. 静脉推注利多卡因
    B. 静脉滴注胺碘酮
    C. 同步直流电除颤
    D. 同步交流电除颤
    E. 非同步直流电除颤
11. 急性弥漫性增生性肾小球肾炎中增生的主要细胞是
    A. 肾球囊壁层上皮细胞及毛细血管内皮细胞
    B. 肾小球毛细血管内皮细胞及系膜细胞
    C. 肾球囊脏层上皮细胞及系膜细胞
    D. 肾小球周围的成纤维细胞及系膜细胞
    E. 肾球囊脏层上皮细胞及壁层上皮细胞
12. α-葡萄糖苷酶抑制剂最常见的不良反应是
    A. 肝功能异常
    B. 腹胀和腹泻
    C. 过敏和水肿
    D. 严重低血糖
    E. 肾功能异常
13. 医疗机构为预防传染病院内传播应当承担的职

责是
A. 流行病学调查
B. 实施传染病预防控制规划
C. 医疗废物处置
D. 对传染病预防工作进行指导
E. 收集和分析传染病疫情信息

14. 流行病学中与发病相关的常用指标除了发病率外，还包括
A. 死亡率、病死率
B. 罹患率、患病率
C. 死亡率、续发率
D. 病死率、流行率
E. 死亡率、流行率

15. 医学伦理学中尊重原则所涵盖的权利不包括
A. 社会免责权
B. 知情同意权
C. 人格尊严权
D. 自主选择权
E. 个人隐私权

16. 主要用于治疗厌氧菌感染的药物是
A. 甲硝唑
B. 头孢曲松
C. 阿米卡星
D. 阿莫西林
E. 环丙沙星

17. 麻痹性肠梗阻的典型临床表现中不包括
A. 肠型
B. 呕吐
C. 肠鸣音亢进
D. 停止肛门排气排便
E. 腹胀

18. 生理状态下，能产生 HCG 的部位是
A. 卵巢
B. 胎盘
C. 脐带
D. 子宫
E. 胎膜

19. 小儿初次感染结核分枝杆菌致结核菌素试验呈阳性反应的时间是
A. 1~3 周
B. 9~13 周
C. 18 周以上
D. 4~8 周
E. 14~18 周

20. 男，26 岁。因人际关系问题而寻求心理帮助，心理治疗师采用的干预方法是非指令性的、无条件的积极关注，协助来访者充分体验和整合自己的经验。这一心理治疗的方法属于
A. 催眠治疗
B. 认知疗法
C. 以人为中心疗法
D. 行为疗法
E. 精神分析疗法

21. 女婴，9 个月。因皮肤黏膜苍白，伴食欲欠佳 10 天就诊。查体：面色苍白，呼吸平稳，心肺查体未见异常，肝肋下 3 cm，脾肋下 1. 5 cm。实验室检查：Hb 80 g/L，RBC 3. 5×1012/L，血清蛋白 10μg/L。血涂片可见 RBC 大小不等，以小细胞为主，中心淡染区扩大。最可能的诊断是
A. 营养性巨幼细胞贫血
B. 地中海贫血
C. 缺铁性贫血
D. 再生障碍性贫血
E. 铁粒幼细胞性贫血

22. 男，30 岁，工程师。长期对工作不满。近半年失眠、多梦、易惊醒、头痛，部位不定，怀疑得了脑瘤，反复要求检查，没有阳性发现，医生解释也不能改变他的想法。注意力不集中，记忆力下降，工作效率低。该患者最可能的诊断是
A. 精神分裂症
B. 强迫障碍
C. 恐惧性焦虑障碍
D. 疑病障碍
E. 广泛性焦虑障碍

23. 女，34，停经 48 天，阴道出血 3 天。平素月经规律，1 周前自测尿妊娠试验阳性，伴下腹隐痛，G1P0。妇科检查发现宫口有血块堵塞，子宫增大如孕 9 周大小，质软，无压痛，妇科超声显示：宫腔内多发囊性区，呈“落雪状”，首先考虑的诊断是
A. 难免流产
B. 侵蚀性葡萄胎
C. 异位妊娠
D. 葡萄胎
E. 先兆流产

24. 男，48 岁。半小时前自高处坠落，双下肢完全不能活动，双侧腹股沟水平以下感觉障碍，大小便失禁。CT 显示椎体爆裂骨折椎管内可见骨折块。目前应选择的治疗方法是
A. 手术治疗
B. 石膏固定
C. 平卧硬板床
D. 牵引治疗
E. 药物治疗

25. 女，63岁。发热伴腹痛3天。既往糖尿病病史8年。查体：T 38. 5 ℃，右肾区叩击痛（+）。血WBC 11. 3×109/L，N 0. 88；尿常规RBC 8~10/HP，WBC 25~30/HP，糖（++），蛋白（+）。对明确诊断最有意义的检查是
A. 尿找病理细胞
B. 泌尿系B超
C. 肾穿刺活检
D. 尿相差显微镜
E. 清洁中段尿培养+药敏

26. 男，25岁。发热、咳嗽3天。行胸部X线片检查诊断为“右下肺炎”，经抗感染治疗后症状好转，后体温再次升高，伴憋气、胸痛，吸气时加重。查体发现右下肺呼吸音消失。此时最可能出现的并发症是
A. 肺血栓栓塞
B. 急性呼吸窘迫综合征
C. 肺不张
D. 类肺炎性胸腔积液
E. 自发性气胸

（27~29题共用题干）

男，63岁。呕血、排柏油样便3天，意识不清4小时、乙肝病史20年，糖尿病病史10年。查体：P 95次/min。BP 100/80 mmHg，嗜睡，皮肤及巩膜黄染。脾脏肋下5 cm，移动性浊音阳性。扑翼样震颤阳性，Babinski征阳性。

27. 其意识障碍最可能的诊断是
A. 低血糖昏迷
B. 肝性脑病
C. 急性脑血管病
D. 糖尿病酮症昏迷
E. 颅内感染

28. 提示该患者出血尚未控制的临床表现是
A. 肠鸣音3次/min
B. 粪隐血阳性
C. 充分补液后，心率下降
D. 充分补液后，血尿素氮上升
E. 输血400 mL后，血红蛋白上升10 g/L

29. 首选的治疗措施是
A. 手术治疗
B. 静脉应用生长抑素
C. 三腔二囊管压迫
D. 静脉应用垂体后叶素
E. 静脉应用质子泵抑制剂

（30~32题共用题干）

女，25岁。初孕妇。停经50天，下腹胀痛伴阴道少量流血半天。妇科检查：子宫前位，约50天妊娠大小，软，宫口未开。

30. 首先考虑的诊断是
A. 先兆流产
B. 不全流产
C. 难免流产
D. 完全性葡萄胎
E. 完全流产

31. 1天后下腹阵发性疼痛明显，阴道流血量增多，妇科检查：子宫约50天妊娠大小，可见宫口处有胚胎组织堵塞。此时最可能的诊断是
A. 先兆流产
B. 不全流产
C. 难免流产
D. 稽留流产
E. 完全流产

32. 此时最有效的处理措施是
A. 尽快行宫颈环扎术
B. 阴道放置天然黄体酮
C. 尽快行清宫术
D. 纱布条填塞阴道压迫止血
E. 静脉注射止血药物

（33、34题共用备选答案）

A. 0. 5×109/LB. 1. 3×109/L
C. 3. 0×109/L
D. 1. 0×109/L
E. 4. 0×109/L

33. 白细胞减少症的诊断标准是指外周血白细胞的总量低于
34. 粒细胞缺乏症的诊断标准是指外周血中粒细胞绝对数低于

（35、36题共用备选答案）

A. 肝脓肿
B. 病毒性肝炎
C. 肝硬化
D. 原发性肝癌
E. 壶腹部肿瘤

35. 患者无痛性黄疸，尿中胆红素阳性，尿胆原阴性，最可能的诊断是
36. 患者右季肋区疼痛伴黄疸，血AFP增高，最可能的诊断是

（37、38题共用备选答案）

A. 百白破混合制剂
B. 卡介苗
C. 脊髓炎质炎疫苗
D. 麻疹疫苗
E. 乙脑疫苗

37. 刚出生时应接种的疫苗是38. 出生8个月是应接

种的疫苗是

（39、40 题共用备选答案）

A. 卡托普利
B. 美托洛尔
C. 氢氯噻嗪
D. 氨氯地平
E. 酚妥拉明

39. 高血压伴支气管哮喘患者禁用的药物是
40. 高血压伴高钾血症患者禁用的药物是

参考答案

1. D　2. D　3. B　4. A　5. B　6. E
7. C　8. A　9. B　10. E　11. B　12. B
13. C　14. B　15. A　16. A　17. C
18. B　19. D　20. C　21. C　22. D
23. D　24. A　25. E　26. C　27. B
28. D　29. C　30. A　31. C　32. C
33. E　34. A　35. E　36. D　37. B
38. D　39. B　40. A

目 录

考题纵览

考题精解

考题纵览

第一部分　基础医学综合

第一篇　生理学

第一章　细胞的基本功能

第一节　物质的跨膜转运

1. 有关钠泵的叙述，错误的是（2000）
   A. 是细胞膜上的镶嵌蛋白质
   B. 具有 ATP 酶的活性
   C. 是逆浓度梯度或电位梯度转移
   D. 当细胞外 Na^+浓度增多时被激活
   E. 当细胞外 K^+浓度增多时被激活
2. 关于 Na^+泵生理作用的描述，不正确的是（2004）
   A. Na^+泵活动使膜内外 Na^+、K^+呈均匀分布
   B. 将 Na^+移出膜外，将 K^+移入膜内
   C. 建立势能储备，为某些营养物质吸收创造条件
   D. 细胞外高 Na^+可维持细胞内外正常渗透压
   E. 细胞内高 K^+保证许多细胞代谢反应进行
3. 神经末梢释放神经递质的方式是（2008）
   A. 单纯扩散
   B. 经通道易化扩散
   C. 经载体易化扩散
   D. 主动转运
   E. 出胞
4. 形成 Na^+、K^+在细胞内外不均衡分布的原因是（2013）
   A. 安静时比 Na^+更易透过细胞膜
   B. 兴奋时比 K^+更易透过细胞膜
   C. K^+的不断外流和 Na^+的不断内流
   D. 膜上载体和通道蛋白的共同作用
   E. 膜上 Na^+-K^+依赖式 ATP 酶的活动

第二节　细胞的电活动

1. 兴奋性是指机体或组织对刺激（1999）
   A. 发生应激性特性
   B. 发生反应的特性
   C. 产生适应的特性
   D. 引起反射的特性
   E. 引起内环境稳态的特性
2. 神经细胞动作电位的幅度接近于（2000）
   A. 钾离子平衡电位的绝对值
   B. 钠离子平衡电位的绝对值
   C. 静息电位绝对值与超射值之和
   D. 静息电位绝对值与超射值之差
   E. 超射值
3. 神经细胞的阈电位是指细胞膜对（2001）
   A. Cl^-通透性突然增大的临界膜电位值
   B. K^+通透性突然增大的临界膜电位值
   C. Mg^{2+}通透性突然增大的临界膜电位值
   D. Na^+通透性突然增大的临界膜电位值
   E. Ca^{2+}通透性突然增大的临界膜电位值
4. 影响神经纤维动作电位幅度的主要因素是（2001）
   A. 刺激强度
   B. 刺激时间
   C. 阈电位水平
   D. 细胞内、外的 Na^+浓度差
   E. 神经纤维的直径

5. 在神经纤维动作电位的去极相，通透性最大的离子是（2002）
A. Na^+ B. K^+ C. Cl^-
D. Ca^{2+} E. Mg^{2+}
6. 组织细胞在绝对不应期时其兴奋性（2001、2002）
A. 为零
B. 小于正常
C. 大于正常
D. 无限大
E. 正常
7. 衡量组织兴奋性高低的指标是（2002）
A. 肌肉收缩的强度
B. 腺细胞分泌的多少
C. 刺激频率的高低
D. 刺激强度的大小
E. 动作电位的幅度
8. 实验中刺激神经纤维，其动作电位传导的特点是（2004）
A. 呈衰减性传导
B. 呈双向传导
C. 连续的多个动作电位可融合
D. 电位幅度越大，传导越慢
E. 刺激越强，传导越快
9. 当低温、缺氧或代谢障碍等因素影响 Na^+-K^+泵活动时，可使细胞的（2004）
A. 静息电位增大，动作电位幅度减小
B. 静息电位减小，动作电位幅度增大
C. 静息电位增大，动作电位幅度增大
D. 静息电位减小，动作电位幅度减小
E. 静息电位和动作电位幅度均不变
10. 静息电位接近于（1999、2005）
A. 钠平衡电位
B. 钾平衡电位
C. 钠平衡电位与钾平衡电位之和
D. 钠平衡电位与钾平衡电位之差
E. 锋电位与超射之差
11. 下列关于动作电位的传导特点，正确的是（1999、2005）
A. 呈单向传导
B. 呈双向传导
C. 呈衰减性传导
D. 电位幅度越大，传导越远
E. 刺激越强，传导越远
12. 关于细胞静息电位的论述，不正确的是（2006）
A. 细胞膜处于极化状态
B. 静息电位主要是由内流形成的
C. 静息状态下，细胞膜对 K^+通透性增高
D. 细胞在静息状态时处于外正内负的状态
E. 静息电位与膜两侧 Na^+-K^+泵的活动有关
13. 细胞膜在静息情况下，对下列哪种离子的通透性最大（2006）
A. Na^+ B. K^+ C. Cl^-
D. Ca^{2+} E. Mg^{2+}
14. 下列关于动作电位的描述中，哪一项是正确的（2014）
A. 刺激强度低于阈值时，出现低幅度的动作电位
B. 刺激强度达到阈值后，再增加刺激强度能使动作电位幅度增大
C. 动作电位的扩布方式是电紧张性的
D. 动作电位随传导距离增加而变小
E. 在不同的可兴奋细胞，动作电位的幅度和持续时间是不同的
15. 下列有关同一细胞兴奋传导的叙述，哪一项是错误的（2015）
A. 动作电位可沿细胞膜传导到整个细胞
B. 动作电位的幅度随直径增加而降低
C. 有髓纤维的跳跃传导速度与直径成正比
D. 有髓纤维传导动作电位的速度比无髓纤维快
E. 传导方式是通过产生局部电流刺激未兴奋部位，使之出现动作电位

16、17 题共同备选答案（2011）
A. 静息电位 B. 后电位
C. 阈电位 D. 局部电位
E. 动作电位
16. 细胞在未受刺激时所具有稳定的细胞内外电位差的膜电位是
17. Na^+通道突然大量开放的临界膜电位是

第三节 骨骼肌细胞的收缩功能

1. 骨骼肌兴奋-收缩耦联的耦联因子是（2012）
A. Na^+ B. IP3
C. DG D. Mg^{2+}
E. Ca^{2+}
2. 下列关于骨骼肌神经-肌接头处兴奋传递特点的描述，错误的是（2013）
A. 单向传递
B. 化学传递
C. 时间延搁
D. 易受药物的影响
E. 神经兴奋后肌肉不一定收缩

第二章 血 液

第一节 血液的理化性质

1. 下列属于等张溶液的是（2000）
   A. 0.85%NaCl B. 0.85%葡萄糖
   C. 1.9%尿素 D. 5%NaCl
   E. 10%葡萄糖
2. 最能反映血液中红细胞和血浆相对数量变化的是（2003）
   A. 血液黏滞性 B. 血细胞比容
   C. 血浆渗透压 D. 血液比重
   E. 血红蛋白量
3. 血浆胶体渗透压主要来自（2000、2001、2006）
   A. 纤维蛋白原 B. α1-球蛋白
   C. α2-球蛋白 D. 清（白）蛋白
   E. 球蛋白
4. 维持血浆 pH 值相对恒定最重要的缓冲对是（2008）
   A. Na_2HPO_4/NaH_2PO_4
   B. $NaHCO_3/H_2CO_3$
   C. K_2HPO_4/KH_2PO_4
   D. $KHCO_3/H_2CO_3$
   E. 蛋白质钠盐/蛋白质

第二节 血细胞生理

1. 促红细胞生成素（EPO）的产生部位是（2001）
   A. 肝 B. 肾
   C. 脾 D. 骨髓
   E. 血液
2. 红细胞生成的基本原料是（2002）
   A. 铁、维生素 B_{12} B. 叶酸、维生素 B_{12}
   C. 蛋白质、叶酸 D. 蛋白质、维生素 B_{12}
   E. 铁、蛋白质
3. 衰老红细胞难以通过微小血管和空隙的主要原因是（2016）
   A. 细胞体积增大 B. 变形能力减退
   C. 渗透脆性增加 D. 悬浮稳定性下降
   E. 血红蛋白减少

4、5 题共用备选答案（2012）

A. 增快 B. 减慢
C. 在正常范围 D. 先不变后增快
E. 先不变后减慢

4. 将血沉快的人的红细胞放入血沉正常人的血浆中，红细胞的沉降率
5. 将血沉正常的人的红细胞放入血沉快的人的血浆中，红细胞的沉降率

第三节 血 型

1. AB 血型人的红细胞膜上和血清中分别含（2000）
   A. A 凝集原和抗 A、抗 B 凝集素
   B. B 凝集原和抗 B 凝集素
   C. A 凝集原和抗 B 凝集素
   D. B 凝集原和抗 A 凝集素
   E. A、B 凝集原，不含抗 A、抗 B 凝集素
2. 红细胞血型所涉及的特异物质类型是（2005）
   A. 红细胞膜上凝集素
   B. 红细胞膜上凝集原
   C. 红细胞膜上受体
   D. 血浆中凝集素
   E. 血浆中凝集原

3~5 题共用备选答案（2004）

A. 红细胞膜上含 A 凝集原、血清中含抗 A 凝集素
B. 红细胞膜上含 B 凝集原、血清中含抗 B 凝集素
C. 红细胞膜上含 A 凝集原、血清中含抗 B 凝集素
D. 红细胞膜上含 B 凝集原、血清中含抗 A 凝集素
E. 红细胞膜上同时含有 A 和 B 两种凝集原，血清中无凝集素

3. A 型血
4. B 型血
5. AB 型血

第三章 血液循环

第一节 心脏的泵血功能

1. 引起左心室后负荷增高的主要因素是（2000）
   A. 肺循环高压 B. 体循环高压
   C. 回心血量增加 D. 主动脉瓣关闭不全
   E. 血红细胞比容增大
2. 主动脉瓣关闭发生于（2004）
   A. 快速射血期开始时 B. 快速充盈期开始时
   C. 等容舒张期开始时 D. 等容收缩期开始时
   E. 减慢充盈期开始时
3. 在等容舒张期，心脏各瓣膜的功能状态是（2004）
   A. 房室瓣关闭，动脉瓣开放
   B. 房室瓣开放，动脉瓣关闭
   C. 房室瓣关闭，动脉瓣关闭
   D. 房室瓣开放，动脉瓣开放

E. 二尖瓣关闭，三尖瓣开放

4. 心指数是指（2004、2005）
A. 心率×每搏输出量/体表面积
B. 每搏输出量×体表面积
C. 每搏输出量/体表面积
D. 心输出量×体表面积
E. 心率×每搏输出量×体表面积

5. 在心动周期中，心室内压力上升最快的阶段是（2000、2003、2005）
A. 快速射血期　B. 等容收缩期
C. 缓慢射血期　D. 等容舒张期
E. 快速充盈期

6. 当心脏处于全心舒张期，下列说法正确的是（2005）
A. 心室达到最大充盈　B. 房室瓣关闭
C. 心室容积不变　D. 动脉瓣关闭
E. 心室内压略高于心房内压

7. 在心动周期中，心室充盈主要依靠（2008）
A. 胸腔大静脉收缩
B. 心房收缩期射血
C. 心室舒张引起的低压抽吸
D. 胸膜腔负压抽吸
E. 心包的周期性扩张

8. 在一个心动周期中，下列哪个时期主动脉压最低（2009）
A. 等容收缩期末　B. 等容舒张期末
C. 心房收缩期末　D. 快速充盈期末
E. 减慢充盈期末

9. 心动周期中从房室瓣关闭到开放的时间约相当于（2012）
A. 心房收缩期+心室等容收缩期
B. 心房舒张期
C. 心室收缩期
D. 心室舒张期
E. 心室收缩期+等容舒张期

10. 高血压患者较正常人明显增高的心泵功能指标是（2013）
A. 心输出量　B. 射血分数
C. 心指数　D. 心脏做功量
E. 心脏的效率

11. 左心室容积最小的阶段是（2013）
A. 等容收缩期末　B. 等容舒张期末
C. 快速射血期末　D. 快速充盈期末
E. 心房收缩期末

12. 异长调节是指心脏的每搏输出量取决于（2014）
A. 平均动脉压　B. 心率贮备
C. 心力贮备　D. 心室舒张末期容积
E. 心室收缩末期容积

13. 比较不同个体之间的心泵功能，宜选用的评定指标为（2014）
A. 每搏输出量　B. 每分输出量
C. 射血分数　D. 心指数
E. 心脏做功量

14. 正常人心率超过180次/min时，心输出量减少的原因主要是（2015）
A. 心室充盈期缩短
B. 快速射血期缩短
C. 等容收缩期短
D. 心室肌氧气供应不足
E. 经减压反射调节后心缩力减弱

第二节　心脏的电生理现象

1. 房-室延搁一般发生于（1999）
A. 兴奋由窦房结传至心房肌时
B. 兴奋在心房肌内传导时
C. 兴奋在房室交界内传导时
D. 兴奋在房室束传到左右束支时
E. 兴奋由浦肯野纤维传到心室肌时

2. 心肌兴奋性变化的特点是（2001）
A. 绝对不应期短　B. 有效不应期特别长
C. 相对不应期短　D. 超常期特别长
E. 低常期较长

3. 心肌细胞有效不应期等于（2006）
A. 收缩期　B. 舒张期
C. 收缩期+舒张早期　D. 舒张早期
E. 舒张晚期

4. 心肌不产生强直收缩是由于（2000、2002、2003、2005）
A. 心肌是功能合胞体
B. 收缩期较短
C. 兴奋传导有房室延搁
D. 有效不应期特别长
E. 窦房结对潜在起搏点有抑制作用

5. 窦房结能成为心脏正常起搏点的原因是（2014）
A. 静息电位仅为-70 mV
B. 阈电位为-40 mV
C. 0期去极速率快
D. 动作电位没有明显的平台期
E. 4期去极化速率快

6. 男，24岁。间断心悸1月余。心悸时心电图示：窦性心律，可见提前出现的宽大畸形的QRS波群，QRS时限0.16 s，其前无P波，代偿间期完全。期前收缩后代偿间期形成的生理学机制是（2012）

A. 房-室延搁
B. 心肌传导速度不均一
C. 自律细胞兴奋性增加
D. 心内兴奋传导途径不变
E. 心肌有效不应期长

7. 女，23 岁。突发心悸半小时，自数脉率 180 次/min，脉律齐，将面部浸于冰水内心悸突然好转，自数脉率为 70 次/min，脉律齐。冷刺激使其症状缓解的最主要机制是（2013）
A. 房室交界区不应期延长
B. 窦房结细胞自律性增强
C. 异常传导通路的兴奋性提高
D. 房室延搁时间缩短
E. 房室交界区细胞 4 期自动去极化减弱

8. 女，36 岁。体检发现心动过缓就诊，无不适。查体：BP 90/60 mmHg，心率 56 次/min，心律齐，心电图示窦性心律。患者心动过缓最可能的机制是（2013）
A. 窦房结细胞 T 型钙通道激活减少
B. 窦房结细胞内向离子流明显增强
C. 房室延搁时间延长
D. 房室交界区的前传不应期延长
E. 窦房结细胞钾外流衰减明显加快

9、10 题共用备选答案（2002、2005）
A. Na^+内流，Cl^-外流
B. Na^+内流，K^+外流
C. Na^+内流，Cl^-内流
D. Ca^{2+}内流，K^+外流
E. K^+内流，Ca^{2+}外流

9. 窦房结细胞动作电位 0 期去极化是由于
10. 浦肯野细胞动作电位 0 期去极化是由于

11～13 题共用备选答案（2002、2003、2005）
A. 窦房结
B. 心房肌
C. 房室交界
D. 浦肯野纤维
E. 心室肌

11. 心脏内传导速度最慢的部位是
12. 心脏内传导速度最快的部位是
13. 心肌自律性最高的部位是

14、15 题共用备选答案（2003）
A. 动作电位去极相有超射现象
B. 复极时间长于去极时间
C. 有复极 2 期平台期
D. 有明显的 4 期自动去极化
E. 动作电位的总时间长于骨骼肌

14. 心室肌细胞动作电位的主要特点是
15. 窦房结细胞动作电位的主要特点是

16～18 题共用备选答案（2013）
A. 心迷走神经冲动增多
B. 窦神经冲动增多
C. 交感缩血管纤维冲动增多
D. 交感舒血管纤维冲动增多
E. 心交感神经冲动增多

16. 体位性低血压恢复正常时，心率加快的原因是
17. 临床上按摩颈动脉窦治疗阵发性室上性心动过速的直接作用是
18. 颈动脉窦灌注压升高时诱发降压反射的起因是

第三节　血管生理

1. 去甲肾上腺素对心血管的作用主要是（2000）
A. 舒张血管　B. 升高血压
C. 加快心率　D. 强心
E. 增大脉压

2. 大动脉弹性降低（2001）
A. 使收缩压与舒张压都升高
B. 使收缩压与舒张压都降低
C. 使收缩压升高，舒张压降低
D. 使收缩压升高，舒张压无影响
E. 只使舒张压升高，收缩压无影响

3. 急性失血时最先出现的调节反应是（2002）
A. 血管的自身调节　B. 交感神经兴奋
C. 迷走神经兴奋　D. 血中血管升压素增多
E. 血中血管紧张素Ⅱ增多

4. 下列能使心输出量增加的因素是（2003、2005）
A. 心迷走中枢紧张性增高
B. 心交感中枢紧张性增高
C. 静脉回心血量减少
D. 心室舒张末期容积减少
E. 颈动脉窦内压力增高

5. 动脉血压升高可引起（2006）
A. 心室等容收缩期延长　B. 心室快速射血期延长
C. 静脉回心血量减少　D. 心室快速充盈期延长
E. 心室减慢充盈期延长

6. 发生右心衰时，引起组织水肿的主要原因是（2008）
A. 毛细血管压力增高　B. 血浆胶体渗透压降低
C. 组织液静水压降低　D. 淋巴回流受阻
E. 毛细血管通透性增高

7. 下列哪项变化可以使组织液生成减少（2010）
A. 心衰引起的静脉压升高
B. 肾病引起的蛋白尿
C. 丝虫病引起的淋巴管阻塞

D. 毛细血管通透性降低
E. 低蛋白血症

8. 下列选项中，肾上腺素不具有的作用是（2011）
A. 使心肌收缩力增强　B. 使心率加快
C. 使内脏血管收缩　D. 使骨骼肌血管收缩
E. 使皮肤血管收缩

9. 静脉注射后能促使组织液水分移至毛细血管内的是（2013）
A. 1.5%氯化钠溶液　B. 丙种球蛋白
C. 5%葡萄糖溶液　D. 20%葡萄糖溶液
E. 白蛋白

10. 迷走神经兴奋使心率减慢，是由于窦房结细胞发生下列哪种改变所致（2014）
A. K^+通透性降低　B. K^+通透性增高
C. Ca^{2+}通透性增高　D. Na^+通透性增高
E. Cl^-通透性增高

11. 可使静脉回流加速的因素，应除外（2014）
A. 从卧位到站立位　B. 注射肾上腺素
C. 慢速跑步　D. 浸泡在水中
E. 呼气转为吸气

12. 下列关于压力感受性反射的叙述，哪一项是错误的（2015）
A. 感受器的适宜刺激是动脉壁的机械牵张
B. 传入神经是窦神经和主动脉神经
C. 动脉血压升高时可通过反射使血压下降
D. 对正常血压的维持具有重要的意义
E. 切断传入神经后动脉血压明显升高

13、14 题共用备选答案（2004、2006）
A. 血压升高，心率加快
B. 血压降低，心率加快
C. 血压升高，心率减慢
D. 血压降低，心率减慢
E. 心率和血压均无明显变化

13. 成人失血 1 000 mL 时
14. 肾上腺髓质激素大量释放时

15、16 题共用备选答案（2005）
A. 心脏搏出量　B. 心率
C. 外周阻力　D. 大动脉顺应性
E. 循环血量

15. 一般情况下，动脉收缩压主要反映
16. 一般情况下，动脉舒张压主要反映

17、18 题共用备选答案（2010）
A. 动脉血压升高，中心静脉压降低
B. 动脉血压升高，中心静脉压升高
C. 动脉血压降低，中心静脉压降低
D. 动脉血压降低，中心静脉压升高
E. 动脉血压和中心静脉压均无变化

17. 血容量增加可引起
18. 心脏射血能力增强时

19～21 题共用备选答案（2012）
A. 舒张压　B. 循环系统平均充盈压
C. 平均动脉压　D. 收缩压
E. 脉压

19. 心动周期中，主动脉压的最高值是
20. 心动周期中，主动脉压的最高值与最低值之差是
21. 心动周期中，主动脉压的最低值是

第四章　呼　吸

第一节　肺通气

1. 胸膜腔内压等于（2000）
A. 大气压-非弹性阻力
B. 大气压+跨肺压
C. 大气压+跨胸壁压
D. 大气压-肺弹性回缩力
E. 大气压+肺弹性回缩力

2. 维持胸内负压的必要条件是（2002）
A. 呼气肌收缩　B. 胸廓扩张
C. 气道阻力减小　D. 胸膜腔密闭
E. 肺内压增大

3. 支气管哮喘患者呼气比吸气更为困难，其原因是（2001、2002）
A. 吸气是被动的，呼气是主动的
B. 吸气时肺弹性阻力减小，呼气时肺弹性阻力增大
C. 吸气时胸廓弹性阻力减小，呼气时胸廓弹性阻力增大
D. 吸气时气道阻力减小，呼气时气道阻力增大
E. 吸气时胸内负压减小，呼气时胸内负压增大

4. 肺通气量是指（2002）
A. 每分吸入或呼出的气体量
B. 用力吸入的气体量
C. 每分进或出肺的气体量
D. 每分进或出肺泡的气体量
E. 无效腔中的气体量

5. 呼吸频率加倍，潮气量减半，将使（2004）
A. 每分通气量增加　B. 每分通气量减少
C. 肺泡通气量增加　D. 肺泡通气量减少
E. 肺泡通气量不变

6. 肺通气的原动力是（2000、2001、2002、2004、2005）
A. 胸内压的变化

B. 肺主动舒缩
C. 外界环境与肺内压力差
D. 呼吸肌的舒缩
E. 肺泡表面活性物质的作用

7. 关于胸膜腔负压生理意义的叙述，错误的是（2004）
A. 保持肺的扩张状态
B. 有利于静脉回流
C. 维持正常肺通气
D. 使中心静脉压升高
E. 胸膜腔负压消失可导致肺塌陷

8. 肺表面活性物质减少将导致（2006）
A. 肺难于扩张
B. 肺弹性阻力减小
C. 肺顺应性增大
D. 肺泡内液体表面张力降低
E. 小肺泡内压小于大肺泡内压

9. 每分通气量和肺泡通气量之差等于（2006）
A. 潮气量×呼吸频率
B. 功能余气量×呼吸频率
C. 余气量×呼吸频率
D. 无效腔气量×呼吸频率
E. 肺活量×呼吸频率

10. 关于呼吸的描述，不正确的是（2008）
A. 用力呼气时腹壁肌收缩
B. 吸气时膈肌收缩
C. 吸气时辅助吸气肌参与收缩
D. 用力呼气时肋间内肌收缩
E. 呼气时肋间外肌收缩

11. 阻塞性肺气肿患者肺通气指标肯定下降的是（2008）
A. 1 s 用力呼气量　B. 肺活量
C. 潮气量　D. 功能残气量
E. 肺总量

12. 下列有关肺表面活性物质的描述，不正确的是（2009）
A. 维持肺泡的扩张状态
B. 降低肺泡表面张力
C. 稳定肺泡容积
D. 降低肺的顺应性
E. 防止毛细血管内的液体流入肺泡内

13. 残气量与肺活量之和等于（2012）
A. 深吸气量　B. 肺总量
C. 用力呼气量　D. 功能残气量
E. 补吸气量

14. 肺通气的直接动力是（2012）
A. 肺内压与胸内压之差
B. 胸内压与跨胸壁之差
C. 大气压与肺内压之差
D. 大气压与胸内压之差
E. 大气压与跨胸壁之差

15. 可缓冲呼吸过程中肺泡气 PO_2 和 PCO_2 变化幅度的肺容量是（2013）
A. 深吸气量　B. 功能余气量
C. 肺活量　D. 用力呼气量
E. 补呼气量

16、17 题共用备选答案（2002、2005、2009）
A. 肺活量　B. 时间肺活量
C. 每分通气量　D. 肺总量
E. 肺泡通气量

16. 能实现有效气体交换的通气量为
17. 评价肺通气功能较好的指标是

第二节　肺换气

1. 肺换气气体通过的部位是（1999）
A. 支气管　B. 细支气管
C. 肺泡壁　D. 肺泡小管
E. 呼吸膜

2. 决定肺部气体交换方向的主要因素是（2002）
A. 气体的溶解度　B. 气体的分压差
C. 肺泡膜的通透性　D. 气体分子量的大小
E. 肺泡膜的面积

3. 体内 CO_2 分压最高的部位是（2001、2003、2005）
A. 动脉血液　B. 毛细血管血液
C. 静脉血液　D. 组织液
E. 细胞内液

4. 下列关于通气/血流比值的描述，正确的是（2012）
A. 为肺通气量和心输出量的比值
B. 比值增大或减小都降低肺换气效率
C. 人体直立时肺尖部比值较小
D. 比值增大犹如发生了动-静脉短路
E. 比值减小意味着肺泡无效腔增大

第三节　气体在血液中的运输

1. CO_2 在血液中运输的主要方式是（2001、2003、2005）
A. 物理溶解　B. 与水结合成碳酸
C. 形成氧合血红蛋白　D. 形成碳酸氢盐
E. 与血浆白蛋白结合

第四节　呼吸运动的调节

1. 血中 PCO_2 升高引起呼吸加深加快主要是因为（2002）
   A. 直接刺激中枢的呼吸神经元
   B. 刺激中枢化学感受器
   C. 刺激颈动脉体和主动脉体感受器
   D. 刺激颈动脉窦和主动脉弓感受器
   E. 刺激心肺感受器
2. 缺氧引起呼吸加深加快的原因是（2001、2005）
   A. 直接刺激呼吸中枢
   B. 刺激中枢化学感受器
   C. 刺激外周化学感受器
   D. 刺激呼吸肌
   E. 通过肺牵张反射
3. 缺氧对呼吸的影响通过（2007）
   A. 中枢化学感受器　B. 外周化学感受器
   C. 体液　D. 神经
   E. 氢离子
4. 低氧对呼吸的兴奋作用是通过（2009）
   A. 直接兴奋延髓吸气神经元
   B. 直接兴奋脑桥呼吸调整中枢
   C. 外周化学感受器所实现的反射性效应
   D. 刺激中枢化学感受器而兴奋呼吸中枢
   E. 直接刺激呼吸中枢
5. 贫血和一氧化碳中毒时，可携带氧的血红蛋白都减少，但并不引起呼吸加强，这是因为（2013）
   A. 颈动脉体血流量减少
   B. 动脉血液内总的氧含量仍维持在正常水平
   C. 动脉血氧分压在正常水平
   D. 颈动脉体化学感受器受到刺激
   E. 主动脉体受到刺激
6. 动脉血 PCO_2 在 40~60 mmHg 范围内升高时，呼吸运动的改变是（2013）
   A. 幅度变深，频率变快
   B. 幅度变浅，频率变快
   C. 幅度变深，频率变慢
   D. 幅度变浅，频率变慢
   E. 幅度变深，频度不变
7. 正常人过度通气后可出现呼吸暂停，其主要原因是（2013）
   A. 血 pH 升高　B. PaO_2 升高
   C. 呼吸肌疲劳　D. $PaCO_2$ 降低
   E. 呼吸调节中枢抑制
8. 动脉血中 H^+ 浓度升高引起呼吸运动加强的感受器是（2014）
   A. 中枢化学敏感区　B. 包钦格复合体
   C. 颈动脉窦　D. 主动脉弓
   E. 颈动脉体和主动脉体

第五章　消化和吸收

第一节　胃肠神经体液调节的一般规律

1. 有关促胃液素的叙述，错误的是（2000）
   A. 促进胃酸的分泌
   B. 促进胃窦的运动
   C. 刺激胰岛素的释放
   D. 刺激消化道黏膜的生长
   E. 促进胰液的分泌和胆固醇的合成
2. 交感神经对胃肠运动和分泌的作用是（2003）
   A. 胃肠运动增强，分泌抑制
   B. 胃肠运动及分泌均抑制
   C. 胃肠运动及分泌均增强
   D. 胃肠运动抑制，分泌增强
   E. 胃肠内的括约肌抑制
3. 关于胃肠内在神经丛的叙述，正确的是（2004）
   A. 包括黏膜下神经丛和肌间神经丛
   B. 含大量神经纤维，但神经元不多
   C. 递质仅是乙酰胆碱或去甲肾上腺素
   D. 仅有运动功能，而无感觉功能
   E. 不受外来自主神经系统的控制

第二节　胃内消化

1. 下列食物在胃中排空速度由快到慢的是（1999）
   A. 蛋白质、脂肪、糖　B. 脂肪、糖、蛋白质
   C. 糖、蛋白质、脂肪　D. 蛋白质、糖、脂肪
   E. 糖、脂肪、蛋白质
2. 正常情况下胃黏膜不会被胃液所消化，是由于（2000、2001）
   A. 胃液中不含可消化胃黏膜的酶
   B. 黏液-碳酸氢盐屏障作用
   C. 胃液中的内因子对胃黏膜具有保护作用
   D. 胃液中的糖蛋白可中和胃酸
   E. 胃液中含有大量 HCO_3^- 可中和胃酸
3. 胃大部分切除患者出现贫血，其主要原因是（2002）
   A. HCl 减少　B. 黏液减少
   C. 内因子减少　D. HCO^- 减少
   E. 胃蛋白酶活性减弱
4. 关于促胃液素的叙述，正确的是（2002）

A. 产生促胃液素的细胞存在于胃体和胃底黏膜内
B. 蛋白质消化产物及 HCl 是引起促胃液素释放的主要因素
C. 促胃液素对壁细胞有很强的刺激分泌作用
D. 促胃液素的最小活性片段是其 N 端的 4 个氨基酸
E. 切除胃窦的患者，促胃液素分泌不受影响

5. 将蛋白质类食物通过胃瘘直接放入胃内引起胃液分泌的特点是（2002）
A. 量大，酸度高，消化力较弱
B. 量大，酸度高，消化力较强
C. 量大，酸度低，消化力较强
D. 量小，酸度低，消化力较弱
E. 量小，酸度低，消化力较强

6. 可促进胰液、胆汁、小肠液分泌的胃液成分是（2001、2005）
A. 胃酸　B. 胃蛋白酶
C. 内因子　D. 黏液
E. HCO_3^-

7. 抑制胃酸分泌的物质是（2006）
A. 促胃液素　B. 组胺
C. 乙酰胆碱　D. 胆盐
E. 盐酸

8. 当胃酸分泌减少时，不受影响的是（2008）
A. 胃蛋白酶对蛋白质的消化
B. 对细菌抑制杀灭作用
C. 胰液和胆汁的分泌
D. 钙和铁的吸收
E. 维生素 B_{12}的吸收

9. 下列食物成分进入十二指肠后，刺激促胆囊收缩素分泌作用最强的是（2012）
A. 电解质　B. 碳水化合物
C. 脂肪　D. 蛋白质
E. 纤维素

10. 能抑制胃排空的因素是（2012）
A. 壁内神经丛反射　B. 迷走-迷走反射
C. 组胺　D. 进入胃内的食物
E. 肠-胃反射

11. 可分泌胃蛋白酶原的主要细胞是（2012）
A. 肥大细胞　B. 壁细胞
C. 黏液细胞　D. 杯状细胞
E. 主细胞

12. 胃容受性舒张是通过下列哪一途径实现的（2013）
A. 交感神经兴奋
B. 迷走神经末梢释放 ACh
C. 迷走神经末梢释放肽类物质
D. 壁内神经丛兴奋
E. 迷走神经引起胃黏膜释放前列腺素

13、14 题共用备选答案（2001）
A. 胆盐与胆囊收缩素
B. 乙酰胆碱与组胺
C. 盐酸与脂肪
D. 抑胃肽与胆囊收缩素
E. 促胰液素与胆囊收缩素

13. 促进胃液分泌的因素
14. 抑制胃液分泌的因素

15、16 题共用备选答案（2015）
A. 迷走-迷走反射
B. 壁内神经丛反射
C. 肠-胃反射
D. 迷走-迷走反射+肠-胃反射
E. 迷走-迷走反射+壁内神经丛反射

15. 参与胃容受性舒张的有
16. 促进胃排空的因素有

第三节　小肠内消化

1. 胆汁可促进（2000）
A. 钙、铁的吸收
B. 蛋白质的消化
C. 糖的吸收
D. 维生素 A 的吸收
E. 维生素 B_{12}的吸收

2. 胆汁中促进脂肪消化和吸收的有效成分是（2001、2005）
A. 脂肪酶
B. 胆红素
C. 胆绿素
D. 胆盐
E. 胆固醇

3. 激活糜蛋白酶原的是（2003、2005）
A. 肠激酶　B. 胰蛋白酶
C. 盐酸　D. 组胺
E. 辅脂酶

4. 胆汁排出障碍时，消化作用减弱的酶是（2008）
A. 肠激酶　B. 胰蛋白酶
C. 糜蛋白酶　D. 胰脂肪酶
E. 胰淀粉酶

5. 能使胰蛋白酶原转变为胰蛋白酶最重要的物质是（2011）
A. 胃酸　B. 胰蛋白酶
C. 糜蛋白酶　D. 肠激酶
E. 组织液

6. 能促使胃蛋白酶原转变为胃蛋白酶的物质是（2014）
   A. 盐酸　　B. 前列腺素 E2
   C. 丙谷胺　　D. 内因子
   E. 胰蛋白酶

7、8 题共用备选答案（2009）
   A. 血管活性肠肽　　B. 去甲肾上腺素
   C. 缩胆囊素　　D. 促胃液素
   E. 促胰液素

7. 主要促使胰腺小导管细胞分泌大量 H_2O 和 HCO_3^- 的是
8. 主要促使胰腺腺泡分泌消化酶的是

第四节　小肠的吸收功能

1. 吸收胆盐、维生素 B_{12} 的主要部位是（1999）
   A. 十二指肠　　B. 空肠
   C. 结肠升段　　D. 结肠降段
   E. 回肠
2. 吸收铁的主要部位是（2010）
   A. 胃底部　　B. 胃窦部
   C. 小肠上部　　D. 回肠
   E. 结肠
3. 营养物质的吸收主要发生于（2014）
   A. 食道　　B. 胃
   C. 小肠　　D. 结肠
   E. 直肠

第六章　能量代谢与体温

第一节　能量代谢

1. 使基础代谢率增高的主要激素是（2004）
   A. 糖皮质激素　　B. 肾上腺素
   C. 雌激素　　D. 甲状腺激素
   E. 甲状旁腺激素
2. 由于存在食物的特殊动力效应，进食时应注意（2003、2005）
   A. 增加蛋白质的摄入量
   B. 调整各种营养成分的摄入比例
   C. 适当增加能量摄入总量
   D. 适当减少能量摄入总量
   E. 细嚼慢咽，以减少这种特殊动力效应
3. 测定基础代谢率时，正确的做法是（2006）
   A. 测量可在 24 小时内任何时刻进行
   B. 测量前一天晚上的饮食不受任何限制
   C. 受试者应处于睡眠状态
   D. 受试者无精神紧张和肌肉活动
   E. 室温不限高低，但要求恒定不变
4. 下列物质中，食物的特殊动力作用最强的是（2010）
   A. 糖　　B. 脂肪
   C. 蛋白质　　D. 维生素
   E. 无机盐
5. 影响能量代谢最主要的因素是（2012）
   A. 寒冷　　B. 高温
   C. 肌肉活动　　D. 精神活动
   E. 进食

第二节　体　温

1. 某疟疾患者突发畏寒、寒战，体温达 39 ℃，这主要是由于（2001）
   A. 体温调定点上调　　B. 皮肤血管扩张
   C. 散热中枢兴奋　　D. 产热中枢抑制
   E. 体温调节功能障碍
2. 在安静状态下，人体调节产热活动最重要的体液因素是（2002、2005）
   A. 甲状腺激素　　B. 肾上腺素
   C. 去甲肾上腺素　　D. 乙酰胆碱
   E. 孕激素
3. 体温调节中枢在（2007）
   A. 大脑　　B. 延髓
   C. 下丘脑　　D. 小脑
   E. 基底核
4. 热敏神经元分布最多的部位是（2008）
   A. 大脑皮层
   B. 视前区-下丘脑前部
   C. 下丘脑视交叉上核
   D. 下丘脑弓状核
   E. 脑干网状结构
5. 成年人受到持续寒冷刺激时，产热量大为增加的主要方式是（2012）
   A. 肝脏代谢增强
   B. 基础代谢增强
   C. 肌紧张产热
   D. 骨骼肌代谢增强
   E. 褐色脂肪组织产热
6. 在环境温度低于 30 ℃，机体处于安静状态下的主要散热方式是（2013）
   A. 辐射散热　　B. 传导散热
   C. 对流散热　　D. 不感蒸发
   E. 可感蒸发

7. 下列关于汗液的叙述，错误的是（2013）
   A. 主要成分为水分
   B. 渗透压高于血浆
   C. Na^+浓度受醛固酮调节
   D. 由汗腺细胞主动分泌
   E. 固体成分主要为 NaCl

8~10 题共用备选答案（2003）
   A. 辐射散热　　B. 对流散热
   C. 传导散热　　D. 蒸发散热
   E. 传导和蒸发散热
8. 给高热患者使用冰帽的散热方式属于
9. 用酒精给高热患者擦浴的散热方式属于
10. 通过游泳使机体散热的方式属于

第七章　尿的生成和排出

第一节　肾小球的滤过功能

1. 肾小球有效滤过压等于（2002）
   A. 肾小球毛细血管血压+血浆胶体渗透压-囊内压
   B. 肾小球毛细血管血压+血浆晶体渗透压+囊内压
   C. 肾小球毛细血管血压+血浆胶体渗透压+囊内压
   D. 肾小球毛细血管血压-血浆晶体渗透压+囊内压
   E. 肾小球毛细血管血压-血浆胶体渗透压-囊内压
2. 剧烈运动时，少尿的主要原因是（2003）
   A. 肾小球毛细血管血压增高
   B. 抗利尿激素分泌增多
   C. 肾小动脉收缩，肾血流量减少
   D. 醛固酮分泌增多
   E. 肾小球滤过膜面积减少
3. 肾功能的重要生理意义是（2004）
   A. 排泄代谢终产物
   B. 调节水、盐代谢
   C. 维持酸碱平衡
   D. 产生生物活性物质
   E. 维持机体内环境相对稳定
4. 正常情况下，不能通过肾小球滤过膜的物质是（2002、2005）
   A. 钠离子　　B. 氨基酸
   C. 甘露醇　　D. 葡萄糖
   E. 血浆白蛋白
5. 下述情况能导致肾小球滤过率减小的是（2003、2005）
   A. 血浆胶体渗透压下降
   B. 血浆胶体渗透压升高
   C. 血浆晶体渗透压下降
   D. 血浆晶体渗透压升高
   E. 肾小球毛细血管血压升高
6. 人体在交感神经兴奋时，尿量减少的主要原因是（2008）
   A. 肾小球毛细血管血压下降
   B. 血浆胶体渗透压升高
   C. 肾素分泌减少
   D. 醛固酮分泌减少
   E. 抗利尿激素分泌减少
7. 下列可使肾小球滤过率增加的因素是（2011）
   A. 肾血浆流量增多
   B. 有效滤过压降低
   C. 肾小囊内压升高
   D. 毛细血管血压降低
   E. 血浆胶体渗透压升高

第二节　肾小管和集合管的物质转运功能

1. 与甘露醇利尿作用有关的是（2001）
   A. 肾小球毛细血管压力升高
   B. 血浆胶体渗透压降低
   C. 小管液渗透压升高
   D. 血浆中血管升压素浓度下降
   E. 血浆中血管升压素浓度升高
2. 输入大量生理盐水引起尿量增加的主要原因是（2001）
   A. 肾小球毛细血管血压升高
   B. 血浆胶体渗透压降低
   C. 小管液渗透压升高
   D. 血浆中血管升压素浓度下降
   E. 血浆中血管升压素浓度升高
3. 关于血管紧张素Ⅱ对肾小球入球及出球小动脉的收缩作用，正确的是（2005）
   A. 对入球小动脉的收缩作用大于出球小动脉
   B. 对入球小动脉的收缩作用小于出球小动脉
   C. 对入球小动脉的收缩作用等于出球小动脉
   D. 对入球小动脉无收缩作用
   E. 对出球小动脉无收缩作用
4. 正常情况下，肾脏近端小管对Na^+和水的重吸收率（2006）
   A. 约占滤过量的 99%
   B. 受肾小球滤过率的影响
   C. 与葡萄糖的重吸收平行
   D. 受血管升压素的调节
   E. 受醛固酮的调节
5. 下列因素中，刺激抗利尿激素分泌最强的是

(2009)
A. 循环血量减少
B. 血浆晶体渗透压增高
C. 血浆胶体渗透压增高
D. 饮大量清水
E. 血钾浓度增高

6. 大量饮清水后，尿量增多的主要原因是（2011）
A. 肾小球滤过率增加
B. 肾血浆流量增多
C. 血浆胶体渗透压降低
D. 血管升压素分泌减少
E. 醛固酮分泌减少

7. 大量出汗时尿量减少，主要原因是（2012）
A. 血浆胶体渗透压升高，导致肾小球滤过减少
B. 血浆晶体渗透压升高，引起 ADH 分泌增多
C. 血容量减少，导致肾小球滤过减少
D. 交感神经兴奋，引起肾小球滤过减少
E. 肾素-血管紧张素系统活动增强，引起醛固酮分泌增多

8. 原尿在肾脏被吸收的比率约为（2014）
A. 67%　　B. 85%
C. 89%　　D. 95%
E. 99%

9. 在“尿生成影响因素”实验中，给家兔静脉注射20%葡萄糖溶液 10 毫升，尿量将显著增多，其原因是（1999）
A. 肾小管液中溶质浓度增高
B. 抗利尿激素分泌减少
C. 醛固酮分泌增多
D. 肾小球滤过率增加
E. 肾小球有效滤过压增高

10. 某患者多食、多饮多年，血糖浓度为 200 mg/100 mL，尿糖（+）。其尿量增加的主要原因是（2001）
A. 肾小球滤过率增加
B. 肾小管中溶质浓度增加
C. 肾小管分泌增加
D. 血浆晶体渗透压升高
E. 醛固酮分泌增加

第八章　神经系统的功能

第一节　突触传递

1. 兴奋性突触后电位是指突触后膜出现（1999）
A. 极化　　B. 去极化
C. 超极化　　D. 反极化
E. 复极化

2. 躯体运动神经末梢释放的递质是（2000）
A. 乙酰胆碱　　B. 多巴胺
C. 去甲肾上腺素　　D. 谷氨酸
E. 肾上腺素

3. 有关突触传递特征的描述，错误的是（2000）
A. 单向传递　　B. 突触延搁
C. 总和　　D. 不易疲劳
E. 兴奋节律改变

4. 运动神经切断后所支配的肌肉萎缩，是因为失去神经的（2001）
A. 传导作用　　B. 支持作用
C. 允许作用　　D. 营养作用
E. 支配作用

5. 触发神经末梢释放递质的离子是（2001）
A. Na^+　　B. K^+
C. Ca^{2+}　　D. Mg^{2+}
E. Cl^-

6. 交感神经节前纤维释放的递质是（2001）
A. 肾上腺素　　B. 去甲肾上腺素
C. 乙酰胆碱　　D. 5-羟色胺
E. ATP

7. 在整个反射弧中，最易出现疲劳的部位是（2002）
A. 感受器　　B. 传入神经元
C. 反射中枢的突触　　D. 传出神经元
E. 效应器

8. 抑制性突触后电位产生的离子机制是（2004）
A. Na^+内流　　B. K^+内流
C. Ca^{2+}内流　　D. Cl^-内流
E. K^+外流

9. 去甲肾上腺素激活 α 受体后引起舒张效应的部位是（2004）
A. 冠状血管　　B. 皮肤黏膜血管
C. 脑血管　　D. 小肠平滑肌
E. 竖毛肌

10. 在突触传递过程中，引起递质释放的关键因素是（2002、2005）
A. 兴奋传到神经末梢
B. 突触前膜发生去极化
C. Ca^{2+}进入突触前末梢
D. 前膜内轴浆黏度的高低
E. 前膜内侧负电位的大小

11. 在突触传递过程中，影响神经末梢递质释放量的关键因素是（2006）
A. 末梢膜电位的水平
B. 末梢内线粒体的数量

C. 末梢内囊泡的数量
D. 进入末梢内的Ca^{2+}量
E. 末梢膜上化学门控Ca^{2+}通道的数量
12. 支配虹膜环形肌的是（2007）
A. N受体　　B. M受体
C. α受体　　D. β受体
E. 多巴胺受体
13. 完成一个反射所需时间的长短主要取决于（2010）
A. 传入和传出纤维的传导速度
B. 刺激的强弱和性质
C. 经过中枢突触的多少
D. 感受器的敏感性
E. 效应器的敏感性
14~16题共用备选答案（2000）
A. K^+　　B. Na^+
C. Ca^{2+}　　D. Cl^-
E. H^+
14. 促使轴突末梢释放神经递质的离子是
15. 可产生抑制性突触后电位的离子基础是
16. 静息电位的离子基础是
17~19题共用备选答案（2000）
A. α_1受体　　B. β_1受体
C. β_2受体　　D. M受体
E. N受体
17. 导致心率加快、传导加速、心肌收缩力加强的受体是
18. 引起支气管平滑肌舒张的受体是
19. 促进胃肠运动的受体是
20、21题共用备选答案（2001）
A. M受体　　B. N_1受体
C. N_2受体　　D. α受体
E. β受体
20. 分布于骨骼肌细胞膜上的受体是
21. 分布于心肌细胞膜上的肾上腺素能受体是
22、23题共用备选答案（2004）
A. 感受器　　B. 传入神经
C. 神经中枢　　D. 传出神经
E. 效应器
22. 肌梭属于
23. 脊髓的抑制性中间神经元属于
24、25题共用备选答案（2003、2005）
A. α_1受体　　B. α_2受体
C. β_2受体　　D. B_1受体
E. β_3受体
24. 激活后能促进糖酵解代谢的主要受体是
25. 激活后能促进脂肪分解代谢的受体是
26、27题共用备选答案（2006）
A. 感受器　　B. 传入神经元
C. 神经中枢　　D. 传出神经元
E. 效应器
26. 在腱反射中，梭外肌纤维属于
27. 在肌紧张反射中，脊髓前角运动神经元属于

第二节　神经反射

1. 在中枢神经系统的参与下，机体对内环境的变化所产生的适应性应答，称为（2001）
A. 反射　　B. 反馈
C. 反应　　D. 兴奋
E. 抑制
2. 机体内环境是指（1999）
A. 体液　　B. 细胞内液
C. 细胞外液　　D. 血液
E. 组织液
3. 下列属于正反馈的是（2001）
A. 正常血压的维持
B. 体温的调节
C. 排尿反射
D. 血糖浓度的调节
E. 红细胞数量稳定的调节
4. 形成大脑条件反射的基本条件是（2004）
A. 大脑皮层必须健全
B. 要有非条件刺激强化
C. 要有适当的无关刺激
D. 非条件刺激出现在无关刺激之前
E. 无关刺激与非条件刺激在时间上多次结合
5. 下列有关条件反射的说法，正确的是（2005）
A. 先天遗传而获得
B. 后天训练而建立
C. 种族共有的反射
D. 是一种初级的神经活动
E. 反射弧固定不变
6. 内环境稳态是指（2005）
A. 细胞外液的物理、化学性质保持着动态平衡
B. 细胞内液理化性质保持不变
C. 细胞外液理化性质保持不变
D. 细胞内液的化学成分保持相对稳定
E. 细胞外液的化学成分保持相对稳定
7. 维持内环境稳定的重要调节方式是（2011）
A. 负反馈调节　　B. 自身调节
C. 正反馈调节　　D. 体液性调节
E. 前馈调节

第三节 神经系统的感觉分析功能

1. 丘脑非特异投射系统（2000）
A. 投射到皮层特定区域，具有点对点关系
B. 投射到皮层，产生特定感觉
C. 投射到皮层广泛区域，提高皮层的兴奋性
D. 被切断时，动物保持清醒状态
E. 受刺激时，动物处于昏睡状态
2. 丘脑的非特异投射系统的主要作用是（2001）
A. 引起痛觉　B. 引起温度觉
C. 引起触觉　D. 使机体进入睡眠状态
E. 维持大脑兴奋状态
3. 内脏痛的特点（2001、2008）
A. 刺痛　B. 快痛
C. 定位不精确　D. 必有牵涉痛
E. 对牵拉不敏感
4. 特异性投射系统的特点是（2003）
A. 弥散投射到大脑皮层广泛区域
B. 点对点投射到大脑皮层特定区域
C. 上行激活系统是其主要结构
D. 改变大脑皮层兴奋状态是其主要功能
E. 对催眠药和麻醉药敏感
5. 脑干网状结构上行激动系统是（2004）
A. 具有上行唤醒作用的功能系统
B. 通过丘脑特异投射而发挥作用的系统
C. 单突触接替的系统
D. 阻止巴比妥类药物发挥作用的系统
E. 与感觉无关的中枢神经系统
6. 心肌缺血时，牵涉痛通常发生在（2006）
A. 心前区、左肩和左上臂
B. 左上腹和肩胛间
C. 左肩胛和右肩胛
D. 上腹部和脐周围区
E. 下腹部和腹股沟区
7. 属于牵涉痛的情况（2008）
A. 胆囊炎患者 Murphy 征阳性
B. 阑尾炎患者麦氏点压痛阳性
C. 冠心病患者胸骨后疼痛
D. 右下肺炎患者右肩部疼痛
E. 肋间神经炎患者电击样痛
8. 非特异性感觉投射的生理特点，正确的是（2012）
A. 不通过脑干网状结构上行激动系统起作用
B. 与大脑皮层具有点对点的投射关系
C. 没有专一的感觉传导功能
D. 为单突触传递系统
E. 不易受巴比妥类药物的影响

第四节 神经系统对姿势和运动的调节

1. 维持躯体姿势的最基本方式是（1999、2001、2003）
A. 屈肌反射　B. 对侧伸肌反射
C. 腱反射　D. 肌紧张反射
E. 翻正反射
2. 副交感神经的作用是（2000）
A. 瞳孔扩大　B. 糖原分解增加
C. 逼尿肌收缩　D. 骨骼肌血管舒张
E. 消化道括约肌收缩
3. 在中脑上、下丘之间切断脑干的动物，将出现（2001）
A. 肢体痉挛性麻痹　B. 脊髓休克
C. 去皮层僵直　D. 去大脑强直
E. 上运动神经元麻痹
4. 快速牵拉肌肉时发生的牵张反射是使（2003）
A. 受牵拉的肌肉发生收缩
B. 同一关节的协调肌抑制
C. 同一关节的拮抗肌兴奋
D. 其他关节的肌肉也收缩
E. 伸肌和屈肌同时收缩
5. 用左旋多巴或 M 受体阻断剂治疗震颤麻痹（帕金森症），不能缓解的症状是（2003）
A. 肌肉强直　B. 随意运动减少
C. 动作缓慢　D. 面部表情呆板
E. 静止性震颤
6. 交感神经兴奋时可引起（2008）
A. 瞳孔缩小
B. 逼尿肌收缩
C. 消化道括约肌舒张
D. 孕妇的子宫平滑肌收缩
E. 支气管平滑肌收缩
7. 帕金森症的主要发病原因是（2013）
A. 丘脑底核受损
B. 纹状体受损
C. 大脑皮层运动区受损
D. 大脑皮层、纹状体回路受损
E. 黑质-纹状体多巴胺通路受损
8. 人小脑绒球小结叶损伤后，将会出现下列哪种症状（2014）
A. 站立不稳　B. 四肢乏力
C. 运动不协调　D. 静止性震颤
E. 意向性震颤

9、10 题共用备选答案（2001）
A. 脊髓　B. 延髓

C. 大脑　　D. 中脑
E. 下丘脑
9. 瞳孔对光反射中枢位于
10. 基本生命中枢位于

第九章　内分泌

第一节　下丘脑的内分泌功能

1. 下列不属于内分泌器官的是（2016）
A. 甲状旁腺　　B. 睾丸
C. 前列腺　　D. 肾上腺
E. 腺垂体

2、3 题共用备选答案（2016）
A. 皮质醇　　B. 泌乳素
C. 肾上腺素　　D. 促甲状腺释放激素
E. 血管加压素
2. 腺垂体分泌的激素是
3. 神经垂体储存的激素是

第二节　生长激素

1. 一昼夜人体血液中生长激素水平最高是在（2004）
A. 觉醒时　　B. 困倦时
C. 饥饿时　　D. 寒冷时
E. 熟睡时
2. 下列关于生长激素功能的叙述，错误的是（2010）
A. 加速蛋白质的合成　　B. 促进脂肪的合成
C. 促进生长发育　　D. 升高血糖水平
E. 减少尿氮排出

第三节　甲状腺激素

1. 对脑和长骨的发育最为重要的激素是（2000、2005）
A. 生长激素　　B. 甲状腺激素
C. 雄性激素　　D. 雌性激素
E. 甲状旁腺激素
2. 甲状腺激素对下列哪些器官的发育最为重要（2001）
A. 肝和肾　　B. 肾和心
C. 骨和脑　　D. 肝和脑
E. 心和脑
3. 影响神经系统发育最重要的激素是（2002、2009）
A. 生长激素　　B. 甲状腺激素
C. 糖皮质激素　　D. 胰岛素
E. 性激素
4. 腺垂体合成和分泌的促甲状腺激素（TSH）（2003、2005）
A. 分泌释放到血液中分布至全身
B. 直接分泌到甲状腺中，只在甲状腺内发现
C. 沿神经轴突纤维移动到甲状腺组织中
D. 经特定血管系统输送到甲状腺组织中
E. 因甲状腺组织主动摄取而在甲状腺内浓度较高
5. 碘缺乏对健康的影响除了甲状腺肿大外，还可引起（2006、2010）
A. 肝脏损害　　B. 免疫功能低下
C. 脑发育障碍　　D. 内分泌紊乱
E. 骨代谢障碍
6. 甲状腺功能减退症患者有严重的智力低下、聋哑，估计其甲状腺功能减退始于（2008）
A. 胎儿期或新生儿期　　B. 3~5 岁
C. 6~10 岁　　D. 11~17 岁
E. 18 岁以后
7. 直接调节甲状腺素产生与分泌的激素是（2013）
A. 糖皮质激素　　B. 甲状腺球蛋白
C. 促甲状腺激素　　D. 甲状旁腺素
E. 降钙素

第四节　调节钙磷代谢的激素

1. 甲状腺滤泡旁细胞（又称 C 细胞）分泌的降钙素的作用是（2000）
A. 促进细胞内的氧化作用
B. 维持糖、蛋白、脂肪正常的代谢
C. 促进机体的正常生长发育
D. 抑制溶骨反应
E. 保持机体各系统、器官的生理功能
2. 甲状旁腺素对血液中钙磷浓度的调节作用表现为（2002）
A. 降低血钙浓度，升高血磷浓度
B. 升高血钙浓度，降低血磷浓度
C. 升高血钙浓度，不影响血磷浓度
D. 降低血钙浓度，不影响血磷浓度
E. 升高血钙、血磷浓度
3. 甲状旁腺素的功能是调节血液中的（2004）
A. 钙　　B. 钠
C. 镁　　D. 钾
E. 锌
4. 甲状旁腺素对血钙的调节主要是通过（2008）
A. 肠和胃　　B. 肝和胆
C. 胰和胆　　D. 骨和肾
E. 脑垂体

5. 分泌降钙素的细胞是（2011、2012）
A. 甲状旁腺细胞　B. 甲状腺滤泡细胞
C. 甲状腺滤泡旁细胞　D. 破骨细胞
E. 成骨细胞

第十章　生　殖

第一节　男性生殖

1. 睾丸间质细胞的主要生理功能是（2002、2003）
A. 营养和支持生殖细胞
B. 产生精子
C. 分泌雄激素
D. 促进精子成熟
E. 起血睾屏障作用
2. 下列有关睾酮功能的叙述，错误的是（2004）
A. 促进精子生长发育　B. 抑制蛋白质合成
C. 促进骨骼生长　D. 促进副性征的出现
E. 维持正常性欲
3. 睾丸内合成睾酮的细胞是（2006）
A. 生精细胞　B. 支持细胞
C. 间质细胞　D. 成纤维细胞
E. 肌样细胞
4. 睾酮没有的作用是（2007）
A. 刺激生殖器官的生长发育
B. 维持生精作用
C. 溶骨作用
D. 维持正常性欲
E. 促进红细胞生成
5. 男性性腺分泌的激素（2010）
A. 肽类激素　B. 氨基酸
C. 糖蛋白　D. 儿茶酚胺
E. 类固醇激素

第二节　女性生殖

1. 正常月经周期中雌激素出现第二次高峰的直接原因是（2011）
A. 雌激素的正反馈作用
B. 孕激素的正反馈作用
C. 催乳素的作用
D. 黄体生成素的作用
E. 促卵泡激素的作用
2. 能够引起排卵后基础体温升高的激素是（2013）
A. 黄体生成素　B. 卵泡刺激素
C. 雌激素　D. 孕激素
E. 催乳素
3. 月经周期中控制排卵发生的关键因素是（2013）
A. 排卵前雌激素高峰
B. 孕激素高峰
C. 卵泡刺激素高峰
D. 黄体生成素高峰
E. 促性腺激素释放激素高峰
4. 下列有关孕激素作用的叙述，正确的是（2015）
A. 使子宫内膜发生增生期变化
B. 使子宫内膜发生分泌期变化
C. 降低血浆低密度脂蛋白含量
D. 促使并维持女性第二性征的出现
E. 促进子宫收缩
5. 生理状态下，能产生 HCG 的部位是（2016）
A. 卵巢　B. 胎盘　C. 脐带
D. 子宫　E. 胎膜

第二篇　生物化学

第一章　蛋白质的结构和功能

1. 组成蛋白质的基本单位是（2010）
A. L-α-氨基酸　　B. D-α-氨基酸
C. L-β-氨基酸　　D. D-β-氨基酸
E. 以上都不是
2. 下列属于疏水性氨基酸的是（2011）
A. 苯丙氨酸　　B. 半胱氨酸
C. 苏氨酸　　D. 谷氨酸
E. 组氨酸
3. 蛋白质一级结构的主要化学键（2011）
A. 肽键　　B. 疏水键
C. 盐键　　D. 二硫键
E. 氢键
4. 有关蛋白质α螺旋结构的叙述，错误的是（2011）
A. 每3.6个氨基酸残基上升一个螺距
B. 右手螺旋
C. 局部主链的空间构象
D. 稳定α螺旋结构的是离子键
E. 氨基酸侧链基团伸向螺旋外侧
5. 下列有关蛋白质结构与功能关系的叙述，错误的是（2011）
A. 蛋白质折叠错误可以引起某些疾病
B. 肌红蛋白与血红蛋白亚基的一级结构相似，功能也相同
C. 蛋白质中氨基酸的序列可提供重要的生物进化信息
D. 变性的核糖核酸酶若其一级结构不受破坏，仍可恢复高级结构
E. 人血红蛋白β亚基第6个氨基酸的突变，可发生溶血性贫血
6. 维系蛋白质分子二级结构的化学键是（2012）
A. 离子键　　B. 肽键
C. 二硫键　　D. 氢键
E. 疏水键
7. 大豆与谷类食物混食，主要补充谷类中最缺乏的必需氨基酸是（2013）
A. 赖氨酸　　B. 苏氨酸
C. 蛋氨酸　　D. 亮氨酸
E. 异亮氨酸
8. 不属于蛋白质二级结构的是（2013）
A. β折叠　　B. 无规卷曲
C. 右手双螺旋　　D. α螺旋
E. β转角
9. 属于必需氨基酸的是（2014）
A. 甘氨酸　　B. 丙氨酸
C. 天冬氨酸　　D. 苯丙氨酸
E. 胱氨酸
10. 不存在于人体蛋白质分子中的氨基酸是（2015）
A. 亮氨酸　　B. 谷氨酸
C. 丙氨酸　　D. 鸟氨酸
E. 甘氨酸
11. 下列氨基酸中无L型或D型之分的是（2015）
A. 谷氨酸　　B. 甘氨酸
C. 半胱氨酸　　D. 赖氨酸
E. 组氨酸
12. 下列有关蛋白质变性的叙述，错误的是（2015）
A. 蛋白质变性时一级结构不受影响
B. 蛋白质变性时理化性质发生变化
C. 蛋白质变性时生物学活性降低或丧失
D. 去除变性因素后变性蛋白质都可以复性
E. 球蛋白变性后其水溶性降低
13. 维系蛋白质二级结构稳定的主要化学键是（2016）
A. 肽键　　B. 二硫键
C. 疏水作用　　D. 盐键
E. 氢键

第二章　维生素

1. 下列有关维生素D的叙述，错误的是（2010）
A. 维生素D的活性形式是1，24-$(OH)_2$-D_3
B. 维生素D为类固醇衍生物
C. 维生素D可促进小肠对钙磷的吸收
D. 缺乏维生素D的成人易发生骨软化症
E. 维生素D可防止氨基酸经肾脏损失
2. 患者，女，48岁，皮肤瘙痒，皮肤巩膜黄染5年，血清总胆红素320 μmol/L，直接胆红素245 μmol/L。该患者维生素吸收受影响的种类中不包括（2011）
A. 维生素D　　B. 维生素B

C. 维生素 K　　D. 维生素 A
E. 维生素 E

3. 患者，男，15 岁。最近出现夜间视物不清，且逐渐加重，全身皮肤干燥、脱屑。该男孩可能是缺乏（2011）
A. 钙　　B. 维生素 A
C. 核黄素　　D. 维生素 PP
E. 维生素 C

4. 贫困地区，终年食用玉米，皮炎、舌炎、腹泻及周围神经炎患者较多，当地痴呆患者也较多。可能缺乏的维生素是（2013）
A. 维生素 A　　B. 维生素 B_1
C. 维生素 B_2　　D. 维生素 PP
E. 维生素 C

5. 不含有 B 族维生素的辅酶是（2014）
A. 磷酸吡哆醛　　B. 辅酶 A
C. 细胞色素 C　　D. 四氢叶酸
E. 硫胺素焦磷酸

6、7 题共用备选答案（2014）
A. 佝偻病　　B. 夜盲症
C. 脚气病　　D. 坏血病
E. 克汀病
6. 维生素 B_1 缺乏可引起
7. 维生素 C 缺乏可引起

第三章　酶

1. 酶与无机催化剂催化反应的不同点是（2010）
A. 催化活性的可调节性
B. 催化效率不高
C. 反应前后质量不变
D. 只催化热力学上允许的反应
E. 不改变反应平衡点

2. 有关酶 Km 值的叙述，正确的是（2010）
A. Km 值是酶-底物复合物的解离常数
B. Km 值与酶的结构无关
C. Km 值与底物的性质无关
D. Km 值并不反映酶与底物的亲和力
E. Km 值在数值上是达到最大反应速度一半时所需要的底物浓度

3. 酶化学修饰调节最多见的形式是（2011）
A. 甲基化/去甲基化　　B. 乙酰化/去乙酰化
C. 脂酰化/去脂酰化　　D. 羟基化/去羟基化
E. 磷酸化/去磷酸化

4. 下列关于酶的结构与功能叙述正确的是（2012）
A. 酶的催化作用不受调控
B. 酶只在体内发挥作用
C. 酶能大大降低反应的活化能
D. 酶的催化作用于温度无关
E. 酶能改变反应的平衡点

5. 酶催化作用所必需的基团是指（2013）
A. 维持酶一级结构所必需的基团
B. 位于活性中心内、维持酶活性所必需的基团
C. 酶的亚基结合所必需的基团
D. 维持酶分子四级结构所必需的基团
E. 维持辅酶与酶蛋白结合所必需的基团

6. 酶促反应中决定酶专一性的是（2014）
A. 酶蛋白　　B. 辅基或辅酶
C. 金属离子　　D. 底物
E. 催化基团

7. 下列关于酶促反应调节的叙述，正确的是（2016）
A. 底物饱和时，反应速度随酶浓度增加而增加
B. 反应速度不受酶浓度的影响
C. 温度越高反应速度越快
D. 在最适 pH 下，反应速度不受酶浓度影响
E. 反应速度不受底物浓度的影响

第四章　糖代谢

1. 体内产生 NADPH 的主要代谢途径是（2011）
A. 糖酵解　　B. 三羧酸循环
C. 糖原分解　　D. 磷酸戊糖途径
E. 糖异生

2. 正常细胞糖酵解途径中，利于丙酮酸生成乳酸的条件是（2011）
A. 缺氧状态　　B. 酮体产生过多
C. 缺少辅酶　　D. 糖原分解过快
E. 酶活性降低

3. 下述为血糖的主要去路，例外的是（2012）
A. 在细胞内氧化分解供能
B. 转变成非必需氨基酸、甘油三酯等非糖物质
C. 转变成糖皮质激素
D. 转变成其他单糖及衍生物
E. 在肝、肌肉等组织中合成糖原

4. 糖原分解的限速酶是（2012）
A. 糖原合酶　　B. 糖原磷酸化酶
C. 丙酮酸脱氢酶系　　D. 磷酸果糖激酶
E. 柠檬酸合酶

5. 在细胞内抑制糖异生反应的主要物质是（2013）
A. 6-磷酸葡萄糖　　B. 6-磷酸果糖
C. 1，6-二磷酸果糖　　D. 2，6-二磷酸果糖
E. 1-磷酸葡萄糖

6. 下列化合物中不属于糖异生的原料的是（2013）
A. 甘油　B. 氨基酸
C. 丙酮酸　D. 乳酸
E. 脂肪酸

7. 长期饥饿时糖异生的生理意义之一是（2014）
A. 有利于脂肪合成
B. 有利于补充血糖
C. 有利于排钠保钾
D. 有利于脂肪酸合成
E. 有利于必需氨基酸合成

8. 在饥饿早期，机体首先进行的供能形式是（2014）
A. 酮体供能　B. 肌蛋白分解
C. 消耗储备糖原　D. 糖异生作用
E. 脂肪酸供能

9. 长期饥饿时能通过分解代谢产生酮体的物质是（2015）
A. 维生素　B. 氨基酸
C. 葡萄糖　D. 脂肪酸
E. 核苷酸

10. 成熟红细胞利用葡萄糖的主要代谢途径是（2016）
A. 糖原分解　B. 三羧酸循环
C. 磷酸戊糖途径　D. 有氧氧化
E. 无氧氧化

11. α－葡萄糖苷酶抑制剂最常见的不良反应是（2016）
A. 肝功能异常　B. 腹胀和腹泻
C. 过敏和水肿　D. 严重低血糖
E. 肾功能异常

第五章　生物氧化

1. 生命活动中能量的直接供体是（2012）
A. 三磷酸腺苷　B. 脂肪酸
C. 氨基酸　D. 磷酸肌酸
E. 葡萄糖

2. 体内细胞色素 C 直接参与的反应是（2012）
A. 生物氧化　B. 糖酵解
C. 脂肪酸合成　D. 叶酸还原
E. 肽键形成

3. 调节氧化磷酸化的重要激素是（2014）
A. 肾上腺素　B. 肾上腺皮质激素
C. 甲状腺激素　D. 胰岛素
E. 生长激素

第六章　脂类代谢

1. 下列激素可直接激活甘油三酯脂肪酶，例外的是（2011）
A. 肾上腺素　B. 胰高血糖素
C. 胰岛素　D. 去甲肾上腺素
E. 促肾上腺皮质激素

2. 下列属于营养必需脂肪酸的是（2012）
A. 软脂酸　B. 亚麻酸
C. 硬脂酸　D. 油酸
E. 十二碳脂肪酸

3. 运输内源性甘油三酯的是（2012）
A. VLDL　B. HDL
C. LDL　D. CM
E. 以上均不是

4. 胆固醇不能转变成（2013）
A. 胆汁酸　B. 睾酮
C. 雄激素　D. 乙酰 CoA
E. 维生素 D_3

5. 各型高脂蛋白血症中不增高的脂蛋白是（2014）
A. HDL　B. IDL
C. CM　D. VLDL
E. LDL

6. 必需脂肪酸与非必需脂肪酸的根本区别在于（2015）
A. 前者可以在人体合成，而后者不能
B. 前者不是人体所必需的，而后者是
C. 前者不能在人体合成，而后者可以
D. 前者是人体所必需的，而后者不是
E. 二者都可以在人体合成，而后者是人体不需要的

7. 不属于体内甘油酯类正常生理功能的是（2016）
A. 传递电子　B. 参与维生素吸收
C. 构成生物膜　D. 保持体温
E. 参与信息传递

第七章　氨基酸代谢

1. 磷酸吡哆醛作为辅酶参与的反应是（2015）
A. 磷酸化反应　B. 酰基化反应
C. 转甲基反应　D. 过氧化反应
E. 转氨基反应

2. 代谢中产生黑色素的氨基酸是（2015）
A. 组氨酸　B. 色氨酸

C. 丝氨酸　　D. 酪氨酸
E. 赖氨酸

3. 体内一碳单位的运载体是（2012）
A. 叶酸　　B. 维生素 B_{12}
C. 四氢叶酸　　D. 二氢叶酸
E. 生物素

4. 体内氨的主要代谢去路是（2016）
A. 合成必需氨基酸　　B. 合成尿素
C. 合成尿酸　　D. 合成核苷酸
E. 合成谷氨酸

第八章　核酸的结构、功能与核苷酸代谢

1. DNA 变性时其结构变化表现为（2011）
A. 磷酸二酯键断裂
B. N—C 糖苷键断裂
C. 碱基内 C—C 键断裂
D. 戊糖内 C—C 键断裂
E. 对应碱基间氢键断裂

2. 核酸分子中百分比含量相对恒定的元素是（2011）
A. 碳（C）　　B. 氢（H）
C. 氧（O）　　D. 氮（N）
E. 磷（P）

3. 有关 DNA 双螺旋结构，下列哪种说法不对（2011）
A. DNA 二级结构中都是由两条多核苷酸链组成
B. DNA 二级结构碱基不同，相连的氢键数目也不同
C. DNA 二级结构中，戊糖 3′—OH 与下位核苷酸的 5′—磷酸形成磷酸二酯键
D. 磷酸与戊糖总是在双螺旋的内部
E. 磷酸与戊糖组成了双螺旋的骨架

4. 含有稀有碱基最多的 RNA 是（2012）
A. mRNA
B. rRNA
C. tRNA
D. snRNA
E. hnRNA

5. 维系 mRNA 稳定性的主要结构是（2013）
A. 内含子　　B. 多聚腺苷酸尾
C. 三叶草结构　　D. 双螺旋结构
E. 茎环结构

6. 细胞内含量最丰富的 RNA 是（2014）
A. hnRNA　　B. tRNA
C. rRNA　　D. miRNA
E. mRNA

7. 维系 DNA 两条链形成双螺旋的化学键是（2014）
A. 磷酸二酯键　　B. N—C 糖苷键
C. 戊糖内 C—C 键　　D. 碱基内 C—C 键
E. 碱基间氢键

8. 患者，男，51 岁，近 3 年来出现关节炎症和尿路结石，进食肉类食物时，病情加重。该患者发生此疾病涉及的代谢途径是（2015）
A. 糖代谢　　B. 脂类代谢
C. 嘌呤核苷酸代谢　　D. 嘧啶核苷酸代谢
E. 氨基酸代谢

9、10 题共用备选答案（2013）
A. GCTU　　B. GACT
C. AGCU　　D. GATU
E. TCAU

9. RNA 分子中所含的碱基是
10. DNA 分子中所含的碱基是

第九章　遗传信息的传递

1. 关于基因表达的调控，错误的是（2011）
A. 包括基因激活、转录及翻译等过程
B. 使适应环境，维持生长和增殖
C. 可维持个体发育和分化
D. 指转录的调控
E. 赋予个体一定的功能和形态表型

2. 属于细胞内第二信使的是（2011）
A. 三磷酸肌醇　　B. NO
C. 白三烯　　D. 前列腺素
E. 花生四烯酸

3. 几种密码子决定一种氨基酸（2012）
A. 1 种　　B. 2 种　　C. 3 种
D. 4 种　　E. 5 种

第十章　肝胆生化

1. 血浆蛋白质中含量最多的是（2011）
A. 清蛋白　　B. α_1-球蛋白
C. α_2-球蛋白　　D. β-球蛋白
E. γ-球蛋白

2. 胆汁酸合成的关键酶是（2012）
A. 3α-羟化酶　　B. 6α-羟化酶
C. 5α-羟化酶　　D. 4α-羟化酶
E. 7α-羟化酶

3. 属于血红蛋白直接分解产物的物质是（2014）

A. 胆红素　　B. 血红素
C. 胆素原　　D. 细胞色素 C
E. 血栓素

4. 有关生物转化作用的描述，错误的是（2016）
A. 作用的实质是裂解生物活性物质
B. 使疏水性物质水溶性增加
C. 使非极性物质的极性增强
D. 有些物质经过生物转化毒性增强
E. 肝是进行生物转化最重要的器官

第三篇 病理学

第一章 细胞组织的适应、损伤与修复

第一节 适应性改变

1. 男，50岁。30年吸烟史。支气管镜活检可见鳞状上皮和支气管腺体，此种病理变化属（2000）
   A. 支气管黏膜化生
   B. 支气管黏膜肥大
   C. 支气管黏膜萎缩
   D. 支气管鳞状细胞癌
   E. 支气管腺癌
2. 细胞和组织的适应性反应不包括（2002）
   A. 化生　　B. 萎缩
   C. 再生　　D. 肥大
   E. 增生
3. 一种成熟组织变成另一种成熟组织的过程称为（2008）
   A. 机化　　B. 耗化
   C. 分化　　D. 化生
   E. 适应
4. 支气管假复层纤毛柱状上皮变为鳞状上皮的过程是（2013）
   A. 变性　　B. 机化
   C. 增生　　D. 再生
   E. 化生
5. 软组织中出现骨和软骨组织，应考虑是（2014）
   A. 再生性增生　　B. 过度性增生
   C. 内分泌性增生　　D. 组织的化生
   E. 癌前病变

6、7题共用备选答案（2012）
   A. 代偿性肥大　　B. 代偿性增生
   C. 内分泌性肥大　　D. 病理性增生
   E. 内分泌性增生

6. 缺碘引起的甲状腺肿大属于
7. 肉芽组织机化形成瘢痕属于

第二节 细胞和组织损伤

1. 血管壁的玻璃样变性主要发生在（1999）
   A. 毛细血管　　B. 细动脉
   C. 小静脉　　D. 中动脉
   E. 大动脉
2. 男，24岁。吸烟，近1年来右下肢行走后疼痛，休息后好转，出现间歇性跛行。近1月来，右拇趾变黑皱缩，失去知觉，此种病变是（2000）
   A. 液化性坏死　　B. 固缩坏死
   C. 干性坏疽　　D. 湿性坏疽
   E. 干酪样坏死
3. 血管闭塞性脉管炎引起的足趾坏死、变黑属于（2001）
   A. 干性坏疽　　B. 湿性坏疽
   C. 气性坏疽　　D. 干酪样坏死
   E. 液化性坏死
4. 细胞胞质内出现大小不等、圆形均质红染物质的病变，见于（2001）
   A. 纤维化肾小球
   B. 纤维瘢痕组织
   C. 高血压病时细动脉
   D. 动脉粥样硬化的纤维斑块
   E. 慢性肾小球肾炎时的肾小管
5. 由于物质代谢障碍，在细胞内或间质中出现了异常物质或正常物质数量显著增多称为（2001）
   A. 坏死　　B. 增生
   C. 变质　　D. 变性
   E. 化生
6. 细胞水肿时，主要发生病变的细胞器是（2002）
   A. 线粒体和内质网
   B. 高尔基复合体和线粒体
   C. 核糖体和内质网
   D. 内质网和中心体
   E. 核糖体和中心体
7. 软化灶是指局部脑组织的（2003）
   A. 萎缩　　B. 变性
   C. 坏死　　D. 水肿
   E. 脓肿
8. 水肿细胞电镜下观察，主要细胞器的病变是

(2003)
A. 肿胀的线粒体和扩张的内质网
B. 发育不良的桥粒
C. 肿胀的溶酶体
D. 肿胀的核糖体
E. 扩张的高尔基器

9. 细胞坏死的主要形态学特征是（2003、2005）
A. 核分裂　B. 细胞核异型
C. 线粒体肿胀　D. 细胞核破裂
E. 细胞质脂质增多

10. 湿性坏疽常发生在（2005）
A. 脑、脾、肝　B. 脑、肠、子宫
C. 肺、肠、肝　D. 肺、肾、脑
E. 肺、肠、子宫

11. 可以发生坏疽的器官是（2003、2005）
A. 阑尾　B. 心
C. 肝　D. 脾
E. 肾

12. 坏死组织经腐败菌作用后常可发生（2006）
A. 脓肿　B. 空洞
C. 梗死　D. 坏疽
E. 栓塞

13. 最易发生凝固性坏死的是（2007）
A. 肾　B. 脑
C. 肠　D. 子宫
E. 肺

14. 脂褐素大量增加最常见于（2009）
A. 细胞萎缩　B. 细胞坏死
C. 细胞凋亡　D. 细胞水样变
E. 细胞玻璃样变

15. 下列哪个器官或脏器不发生坏疽（2010）
A. 肺　B. 下肢
C. 阑尾　D. 小肠
E. 脑

16. 关于结核病坏死的大体描述，不正确的是（2011）
A. 干燥　B. 奶酪样
C. 容易液化　D. 颜色微黄
E. 质地松软

17. 萎缩的心肌细胞内常可出现（2014）
A. 橙色血质　B. 脂褐素
C. 疟色素　D. 含铁血黄素
E. 黑色素

18. 转移性钙化可发生于（2015）
A. 血栓　B. 肾小管
C. 干酪样坏死　D. 粥瘤
E. 死亡血吸虫卵

19、20 题共用备选答案（2002）
A. 细胞水肿　B. 玻璃样变
C. 黏液变性　D. 淀粉样变
E. 脂肪沉积（脂肪变性）

19. 虎斑心
20. 病毒性肝炎肝细胞气球样变

21~23 题共用备选答案（2003、2005）
A. 细胞水肿
B. 脂质沉积
C. 结缔组织玻璃样变
D. 血管壁玻璃样变
E. 细胞内玻璃样变

21. 肝细胞气球样变
22. 肝细胞胞质内 Mallory 小体
23. 瘢痕组织

24、25 题共用备选答案（2009）
A. 肝细胞轮廓可见，胞核浓缩，核膜消失
B. 肝细胞体积增大，双核，核仁明显
C. 肝细胞体积缩小，胞质疏松，透明度增加
D. 肝细胞体积增大，胞质疏松、淡染、透明
E. 肝细胞体积增大，胞质内大小不等的空泡，苏丹染色（+）

24. 肝细胞水肿的病变是
25. 肝细胞脂肪变的病变是

第三节　损伤的修复

1. 肉芽组织内发挥抗感染作用的主要成分是（2000）
A. 毛细血管内皮细胞　B. 肌成纤维细胞
C. 炎性细胞　D. 成纤维细胞
E. 胶原纤维

2. 肉芽组织的成分不包括（2002）
A. 血管内皮细胞　B. 成纤维细胞
C. 平滑肌细胞　D. 炎症细胞
E. 肌纤维母细胞

3. 下列组织中最易完全再生修复的是（2004）
A. 心肌细胞　B. 骨组织
C. 神经组织　D. 上皮组织
E. 平滑肌组织

4. 肉芽组织的组成是（2005）
A. 毛细血管和弹力纤维
B. 小动脉和成纤维细胞
C. 毛细血管和胶原纤维
D. 成纤维细胞和小静脉
E. 毛细血管和成纤维细胞

5. 完成瘢痕修复的物质基础是（2006、2008）
A. 上皮组织　B. 肉芽组织

C. 毛细血管网 D. 纤维蛋白网架
E. 炎性渗出物

6. 男，32 岁。因肝损伤急症手术。曾患甲型肝炎已治愈。术中见肝右叶外侧 5 cm 裂口，深 3 cm。术后肝肾功能检查正常，食欲、体力恢复正常。肝脏损伤得以顺利修复，从内环境分析，主要起再生作用的是（2012）
A. 不稳定细胞 B. 肥大细胞
C. 纤维细胞 D. 稳定细胞
E. 永久性细胞

第二章 局部血液循环障碍

第一节 充血与瘀血

1. 瘀血不会引起（1999、2004）
A. 水肿 B. 血栓形成
C. 变性、坏死 D. 纤维组织增生
E. 实质细胞增生

2. 左心衰首先引起的病变是（2001）
A. 槟榔肝 B. “海蛇头”样形态
C. 脾瘀血、肿大 D. 脑瘀血、水肿
E. 肺瘀血、水肿

3. 急性肺瘀血时，肺泡腔内的主要成分是（2001）
A. 心力衰竭细胞 B. 纤维蛋白
C. 伊红色水肿液 D. 中性粒细胞
E. 黏液

4. 动脉性充血是指（2002）
A. 静脉输入血量增多
B. 局部组织血管内血液含量增多
C. 动脉输入血量增多
D. 炎症时血管扩张
E. 静脉血回流受阻，血液瘀积于毛细血管和小静脉内

5. 槟榔肝的典型病变是（2006、2008）
A. 肝小叶结构破坏
B. 肝细胞萎缩
C. 肝细胞坏死
D. 门静脉分支扩张瘀血
E. 肝血窦扩张瘀血，肝细胞脂肪变性

6. 心衰细胞是肺褐色硬化内含铁血黄素的（2007）
A. 嗜酸性粒细胞 B. 淋巴细胞
C. 中性粒细胞 D. 巨噬细胞
E. 嗜碱性粒细胞

7. 肺脏严重瘀血时不出现的改变是（2013）
A. 合并感染
B. 透明膜形成
C. 肺泡出血
D. 肺泡水肿
E. 肺泡内含铁血黄素细胞

8、9 题共用备选答案（2005）
A. 肺气肿 B. 肺不张
C. 肺水肿 D. 肺脓肿
E. 肺褐色硬化

8. 慢性心力衰竭导致
9. 急性心力衰竭导致

第二节 血栓形成

1. 纤维素性血栓主要发生在（2000）
A. 下肢深静脉 B. 左心耳
C. 微循环 D. 心室壁瘤内
E. 门静脉

2. 血栓形成的条件，不正确的是（2001）
A. 血管内皮损伤 B. 新生血小板增多
C. 涡流形成 D. 纤维蛋白溶酶增加
E. 组织因子释放

3. 下列各项中，属于白色血栓的是（2001）
A. 延续性血栓的体部
B. 阻塞冠状动脉左前降支的血栓
C. 阻塞肺动脉主干的血栓栓子
D. 基底动脉的血栓
E. 疣状血栓性心内膜炎的疣状赘生物

4. 心房纤颤时，左心房内的球形血栓是（2001）
A. 混合性血栓 B. 白色血栓
C. 红色血栓 D. 透明血栓
E. 延续性血栓

5. 血管内血栓干燥收缩或部分溶解而出现裂隙，由新生的血管内皮细胞覆盖，重新恢复血流的过程称为（2001）
A. 血栓溶解 B. 血栓脱落
C. 血栓再通 D. 血栓机化
E. 血栓钙化

6. 有关血栓的论述，正确的是（2002）
A. 静脉血栓少于动脉血栓
B. 下肢血栓少于上肢
C. 动脉瘤内血栓多为白色血栓
D. 静脉内血栓尾部多为红色血栓
E. 毛细血管内血栓多为白色血栓

7. 血栓头部一般属于（2004）
A. 白色血栓 B. 红色血栓
C. 透明血栓 D. 混合血栓
E. 延续性血栓

8. 血栓转归中不会发生的是（2006）
A. 钙化　B. 溶解
C. 化生　D. 机化
E. 形成栓子

9. 透明血栓见于（2007）
A. 混合血栓的尾部　B. 白血栓
C. 混合血栓的头　D. 红血栓
E. DIC

10. 关于血栓的叙述，错误的是（2008）
A. 静脉血栓多于动脉血栓
B. 下肢血栓多于上肢血栓
C. 层状血栓是混合性血栓
D. 心室内血栓多为红色血栓
E. 毛细血管内血栓多为纤维蛋白性血栓

11. 微血栓的主要成分是（2012）
A. 血小板　B. 白蛋白
C. 纤维素　D. 红细胞
E. 白细胞

12. 不属于血栓结局描述的是（2016）
A. 机化　B. 硬化
C. 溶解　D. 软化
E. 钙化

第三节　栓　塞

1. 脑动脉栓塞的栓子最可能来自（1999）
A. 左心房附壁血栓　B. 右心房附壁血栓
C. 右心室附壁血栓　D. 下肢股静脉血栓
E. 肠系膜静脉血栓

2. 来自下肢深部静脉的血栓栓子最常引起栓塞的器官是（2000）
A. 脑　B. 肺
C. 肝　D. 心
E. 肾

3. 栓塞时常伴有 DIC 发生，主要见于（2001）
A. 血栓栓塞　B. 脂肪栓塞
C. 空气栓塞　D. 羊水栓塞
E. 化脓菌栓塞

4. 减压病引起的栓塞为（2002）
A. 气体栓塞　B. 血栓栓塞
C. 羊水栓塞　D. 脂肪栓塞
E. 异物栓塞

5. 活体内异常物体沿血流运行阻塞相应血管的过程称（2005、2008）
A. 梗塞　B. 栓塞
C. 梗死　D. 栓子
E. 血栓形成

6. 关于动脉栓塞的描述，正确的是（2006）
A. 栓子多为肺源性
B. 栓子多为心源性
C. 栓子多为血管源性
D. 栓子多来自动脉穿刺损伤处
E. 栓塞部位上肢较下肢多见

7. 男，40 岁。曾患风湿性心内膜炎，近日发热，白细胞增高，皮肤、黏膜有出血点，住院治疗，医嘱绝对卧床休息。今晨患者起床，突感头痛，呕吐，左下肢麻木，倒地死亡。该患者最可能的死因是（2000）
A. 心肌梗死　B. 脑出血
C. 肺动脉栓塞　D. 肺炎
E. 脑动脉栓塞

8. 男，14 岁。右股深部巨大血管瘤，术后情况良好，伤口一期愈合。拆线后下床活动 5 分钟后，突然晕倒，抢救无效死亡。应考虑（2001）
A. 脑血管意外　B. 心肌梗死
C. 休克致死　D. 肺动脉栓塞
E. 脂肪栓塞

9. 右心感染性心内膜炎最常见的栓塞部位是（2011）
A. 冠状动脉　B. 肺动脉
C. 肾动脉　D. 大脑中动脉
E. 下肢动脉

10. 股骨骨折后因处理不当大量脂肪滴进入血液，该脂肪栓子常栓塞于（2014）
A. 肺静脉及其分支　B. 左心房
C. 左心室　D. 主动脉分支
E. 肺动脉及其分支

11. 大脑中动脉血栓栓塞，栓子可能来源于（2015）
A. 髂静脉　B. 肝静脉
C. 右心房　D. 左心室
E. 门静脉

12、13 题共用备选答案（1999）
A. 静脉血充血　B. 肺动脉栓塞
C. 心肌梗死　D. 血栓形成
E. 出血

12. 股静脉血栓脱落可引起
13. 冠状动脉血栓形成引起

第四节　梗　死

1. 出血性梗死常发生于（1999、2001、2005）
A. 肾、肠　B. 脾、肺
C. 肺、肠　D. 心、肠
E. 肾、心

2. 贫血性梗死主要发生于（2005）

A. 心、肝、肾　B. 心、肺、脾
C. 心、肾、脾　D. 大脑、肺、肾
E. 小肠、肝、心

第三章　炎　症

第一节　炎症概述

1. 炎症的基本病理变化是（2000、2005）
A. 组织、细胞的变性坏死
B. 组织的炎性充血和水肿
C. 红、肿、热、痛、功能障碍
D. 病变组织变质、渗出、增生
E. 周围血液中白细胞增多和炎区白细胞浸润
2. 急性炎症时组织变红的主要原因是（2000）
A. 组织间隙水肿
B. 炎症灶内炎细胞浸润
C. 炎症灶内血栓形成
D. 肉芽组织增生
E. 血管扩张、血流加速
3. 以变质为主的炎症，实质细胞的主要变化是（2011）
A. 增生和变性　B. 变性和坏死
C. 坏死和萎缩　D. 增生和再生
E. 萎缩和变性
4. 伤寒的临床特点不包括（2011）
A. 玫瑰疹　B. 肝脾大
C. 血白细胞升高　D. 持续发热
E. 相对缓脉
5. 不引起肉芽肿性炎的病原体是（2016）
A. 麻风杆菌　B. 伤寒杆菌
C. 结核杆菌　D. 梅毒螺旋体
E. 痢疾杆菌

第二节　急性炎症

1. 急性炎症过程中，下列哪种变化最先发生（1999）
A. 静脉性充血　B. 动脉性充血
C. 细动脉痉挛　D. 白细胞附壁
E. 液体渗出
2. 假膜性炎的渗出物主要为（2000）
A. 单核细胞、淋巴细胞和坏死组织
B. 纤维素、中性粒细胞和坏死组织
C. 纤维素、浆细胞和中性粒细胞
D. 淋巴细胞、浆细胞和中性粒细胞
E. 黏液、中性粒细胞和浆细胞
3. 属于化脓性炎症的是（2001）
A. 嗜酸性脓肿　B. 阿米巴肝脓肿
C. 冷脓肿　D. 转移性脓肿
E. 炎性肉芽肿
4. 下列属于假膜性炎症的疾病是（2002）
A. 肠伤寒　B. 肠结核
C. 阿米巴痢疾　D. 急性细菌性痢疾
E. 肠血吸虫病
5. 以变质为主的炎症是（2003）
A. 感冒初期鼻黏膜炎　B. 假膜性炎
C. 绒毛心　D. 脓肿
E. 流行性乙型脑炎
6. 急性炎症早期局部浸润的炎细胞主要是（2003）
A. 中性粒细胞　B. 单核细胞
C. 嗜酸性粒细胞　D. 淋巴细胞
E. 浆细胞
7. 白喉的病变性质属于（2003）
A. 浆液性炎　B. 纤维素性炎
C. 化脓性炎　D. 出血性炎
E. 变质性炎
8. 寄生虫感染时，浸润的炎症细胞主要是（2004）
A. 中性粒细胞　B. 单核细胞
C. 淋巴细胞　D. 嗜酸性粒细胞
E. 浆细胞
9. 纤维素性炎症的好发部位应除外（2002、2003、2005）
A. 心包　B. 皮肤
C. 胸膜　D. 气管
E. 结肠
10. 关于纤维素性炎的描述，错误的是（2001、2005）
A. 常发生于浆膜、黏膜和肺
B. 浆膜的纤维素性炎易导致浆膜粘连
C. 心外膜的纤维素性炎常形成绒毛心
D. 肺的纤维素性炎不会导致机化
E. 常伴中性粒细胞浸润
11. 炎症细胞自血管内游出，在组织内做定向运动的现象称（2006）
A. 炎性浸润　B. 炎性渗出
C. 炎性漏出　D. 趋化作用
E. 阿米巴样运动
12. 疏松组织的弥漫性化脓性炎症属于（2012）
A. 肉芽肿　B. 浆液性炎
C. 卡他性炎　D. 蜂窝织炎
E. 纤维素性炎
13. 溶血性链球菌主要引起的炎症是（2012）
A. 脓肿　B. 出血性炎

C. 假膜性炎　　D. 纤维素性炎
E. 蜂窝织炎

14. 葡萄球菌感染灶内主要的炎性细胞（2013）
A. 嗜酸性粒细胞　　B. 中性粒细胞
C. 单核细胞　　D. 嗜碱性粒细胞
E. 淋巴细胞

15. 下列哪项病理变化最支持炎症的诊断（2014）
A. 细胞变性坏死　　B. 毛细血管扩张充血
C. 白细胞渗出　　D. 纤维组织增生
E. 实质细胞增生

16. 伪膜性炎渗出物中的特征性成分是（2015）
A. 黏液　　B. 浆液
C. 纤维蛋白　　D. 坏死的炎症细胞膜
E. 坏死的黏膜上皮细胞膜

17、18 题共用备选答案（2003）
A. 浆液性炎　　B. 纤维素性炎
C. 化脓性炎　　D. 出血性炎
E. 变质炎

17. 感冒初期鼻黏膜的炎症属于
18. 皮肤Ⅱ度烧伤时水疱的炎症性质属于

19～23 题共用备选答案（2004）
A. 变质性炎　　B. 浆液性炎
C. 纤维素性炎　　D. 蜂窝织炎
E. 化脓性炎

19. 细菌性痢疾属于
20. 阿米巴肝脓肿属于
21. 急性化脓性阑尾炎属于
22. 乙型脑炎属于
23. 渗出性结核性胸膜炎属于

24、25 题共用备选答案（2013）
A. 引起发热　　B. 起趋化作用
C. 使血管通透性升高　　D. 导致疼痛
E. 加重组织损伤

24. 渗出的组胺主要作用是
25. 氧自由基的主要作用是

第三节　慢性炎症

1. 属于慢性肉芽肿性炎的是（2000）
A. 结核　　B. 伤寒
C. 肠阿米巴病　　D. 慢性支气管炎
E. 慢性阑尾炎

2. 不属于肉芽肿性炎病变的是（2006）
A. 伤寒小结　　B. 结核结节
C. 肺肉质变　　D. 慢性虫卵结节
E. Aschoff 小体

3. 肉芽肿构成成分是（2007）
A. 单核/巨噬细胞
B. 淋巴细胞
C. 中性粒细胞
D. 嗜酸性粒细胞
E. 嗜碱性粒细胞

第四章　肿　瘤

第一节　肿瘤概述

1. 癌前病变是指（1999）
A. 早期浸润癌
B. 良性肿瘤的恶变
C. 类似肿瘤的瘤样病变
D. 有可能癌变的良性病变
E. 有可能转变为鳞癌的良性病变

2. 属于良性卵巢肿瘤的是（2001）
A. 内胚窦瘤　　B. 库肯伯格瘤
C. 颗粒细胞瘤　　D. 无性细胞瘤
E. 卵泡膜细胞瘤

3. 局限于黏膜及黏膜下层的胃癌是（2001）
A. 原位癌　　B. 浸润型癌
C. 早期癌　　D. 进展期癌
E. 晚期癌

4. “癌前病变”最确切的概念是（2001）
A. 癌肿的早期阶段
B. 良性肿瘤发生了癌变
C. 一种恶性病变，不可逆转
D. 有癌变潜在可能的良性病变，有可能逆转
E. 有癌变潜在可能的良性病变，但必然会发展为癌肿

5. 交界性或临界性肿瘤是指（2002）
A. 良性肿瘤位于两个脏器交界处
B. 良性肿瘤来源于两种组织者
C. 形态属良性，但浸润性生长
D. 良性肿瘤位于重要器官
E. 有内分泌功能的良性肿瘤

6. 不属于癌前病变的疾病是（2004）
A. 黏膜白斑病　　B. 子宫颈糜烂
C. 乳腺纤维腺瘤　　D. 结肠多发性息肉
E. 慢性萎缩性胃炎

7. 属于良性肿瘤的是（2004）
A. 神经母细胞瘤　　B. 软骨母细胞瘤
C. 无性细胞瘤　　D. 鲍文病
E. 骨髓瘤

8. 不属于癌前病变的是（2008）

A. 黏膜白斑
B. 溃疡性结肠炎
C. 十二指肠溃疡
D. 乳腺导管上皮乳头状瘤样增生
E. 家族性腺瘤性肠息肉病

9. 下列肿瘤中，属于良性肿瘤的是（2009）
A. 视网膜母细胞瘤 B. 神经母细胞瘤
C. 肾母细胞瘤 D. 骨母细胞瘤
E. 肝母细胞瘤

10. 最有可能引起副肿瘤综合征的肺癌类型是（2016）
A. 乳头状腺癌 B. 小细胞癌
C. 腺鳞癌 D. 鳞状细胞癌
E. 肉瘤样癌

11~14 题共用备选答案（2000）
A. 癌前病变 B. 交界性肿瘤
C. 癌肉瘤 D. 原位癌
E. 非肿瘤性病变

11. 卵巢浆液性乳头状囊腺瘤伴非典型增生是
12. 胃窦部黏膜重度不典型增生
13. 肉芽肿是
14. 结肠多发性腺瘤性息肉是

15~17 题共用备选答案（2002、2005）
A. 交界性肿瘤 B. 早期癌
C. 良性肿瘤 D. 恶性肿瘤
E. 癌前病变

15. 直、结肠家族性多发性腺瘤性息肉属于
16. 仅浸润黏膜层及黏膜下层的胃肠道癌称
17. 未成熟型畸胎瘤属于

18、19 题共用备选答案（2012）
A. 骨母细胞瘤 B. 髓母细胞瘤
C. 间皮瘤 D. 畸胎瘤
E. 迷离瘤

18. 属于恶性肿瘤的是
19. 含有两个胚层以上的肿瘤是

第二节 肿瘤的生物学行为

1. 肉瘤的主要转移途径是（1999、2001）
A. 直接蔓延 B. 血道转移
C. 淋巴道转移 D. 种植性转移
E. 医源性转移

2. 纤维组织来源的恶性肿瘤，按命名原则应称为（2000）
A. 恶性纤维瘤 B. 纤维瘤
C. 纤维母细胞瘤 D. 纤维瘤恶变
E. 纤维肉瘤

3. 不发生癌的组织是（2000）
A. 皮肤附件 B. 肾上腺
C. 子宫内膜 D. 甲状旁腺
E. 软骨组织

4. 良性与恶性肿瘤判定中，最有诊断意义的是（2000、2005）
A. 生长方式 B. 生长速度
C. 肿瘤的异型性 D. 对机体影响
E. 出血与坏死

5. 关于肿瘤的恶性程度，正确的是（2002）
A. Ⅰ级分化细胞恶性程度高
B. Ⅲ级分化细胞接近正常分化程度
C. 高分化较低分化者核分裂多
D. 低分化者较高分化者 DNA、RNA 含量增多
E. Ⅰ级分化较Ⅲ级分化细胞排列紊乱

6. 区别癌与肉瘤的主要依据是（2001、2005）
A. 浸润性生长，无包膜
B. 异型性明显，有核分裂象
C. 通过血道转移
D. 组织来源
E. 肿瘤体积巨大

7. 来源于间叶组织的肿瘤是（2003）
A. 癌 B. 肉瘤
C. 母细胞瘤 D. 类癌
E. 临界肿瘤

8. 癌与肉瘤的主要区别是（2004）
A. 发生部位的不同 B. 肿瘤的颜色不同
C. 肿瘤的质地不同 D. 发生的年龄不同
E. 组织来源不同

9. 对肿瘤的错误描述是（2006）
A. 癌比肉瘤多见
B. 肉瘤多发生于青年人
C. 癌的淋巴转移比肉瘤多见
D. 称瘤的都属良性
E. 恶性肿瘤多呈浸润性生长

10. 诊断恶性肿瘤的主要依据是（2008）
A. 肿瘤的肉眼形态
B. 肿瘤对机体的影响
C. 肿瘤的大小
D. 肿瘤细胞的异型性
E. 肿瘤的继发改变

11. 判定恶性肿瘤最重要的依据是（2013）
A. 核分裂象多见 B. 瘤巨细胞形成
C. 膨胀性生长 D. 常发生坏死
E. 转移

12. 良性肿瘤对机体影响最大的因素是（2013）
A. 生长部位 B. 生长速度

C. 组织来源　　D. 生长时间
E. 体积大小

13、14 题共用备选答案（2009）
A. 肿瘤细胞的分化程度
B. 肿瘤的浸润范围
C. 肿瘤细胞核分裂象的多少
D. 肿瘤的生长范围和播散程度
E. 肿瘤细胞的浸润及转移能力

13. 肿瘤的分级是指
14. 肿瘤分期是指

15、16 题共用备选答案（2011）
A. 肺癌　　B. 乳腺癌
C. 结肠癌　　D. 皮肤癌
E. 四肢肉瘤

15. 可经门脉系统转移到肝的肿瘤是
16. 可经椎旁静脉系统转移到骨的肿瘤是

第三节　常见肿瘤

1. 男，2 岁。腹膜后肿块 5 个月，直径 3 cm，病理诊断为恶性肿瘤。最可能的肿瘤是（2000）
A. 错构瘤　　B. 神经鞘膜瘤
C. 神经母细胞瘤　　D. 囊性畸胎瘤
E. 平滑肌肉瘤

2. 恶性程度最高的体表肿瘤是（2001）
A. 皮肤乳头状癌　　B. 皮肤鳞状细胞癌
C. 恶性黑色素瘤　　D. 纤维肉瘤
E. 恶性基底细胞癌

3. 癌细胞间有较多癌珠存在，可诊断为（2001）
A. 低分化鳞状细胞癌　B. 高分化鳞状细胞癌
C. 高分化腺癌　　D. 低分化腺癌
E. 未分化癌

4. 一淋巴结作病理切片检查，淋巴结内见成团的异型细胞，并有病理性核分裂象和角化珠形成，应诊断为（2002）
A. 淋巴结结核　　B. 淋巴结慢性炎症
C. 淋巴结转移性腺癌　D. 恶性淋巴瘤
E. 淋巴结转移性鳞癌

5. 容易见到角化珠的癌可以确定为（2006）
A. 分化好的鳞癌　　B. 基底细胞癌
C. 移行细胞癌　　D. 分化差的鳞癌
E. 分化差的腺癌

6. 黑色素瘤定性（2007）
A. 原位癌　　B. 良性
C. 恶性　　D. 交界性肿瘤
E. 炎症

7. 未成熟畸胎瘤定性（2007）
A. 交界性肿瘤　　B. 良性
C. 原位癌　　D. 恶性
E. 炎症

8. 由三个胚层的各种成熟组织构成的肿瘤为（2008）
A. 无性细胞瘤　　B. 颗粒细胞瘤
C. 畸胎瘤　　D. 绒毛膜癌
E. 内胚窦瘤

9. 下列哪种肿瘤以局部破坏为主，很少发生转移（2011）
A. 腺癌　　B. 鳞癌
C. 黑色素瘤　　D. 基底细胞癌
E. 乳头状腺癌

10. 属于上皮组织发生的肿瘤是（2012）
A. 淋巴管瘤　　B. 血管瘤
C. 乳头状瘤　　D. 平滑肌瘤
E. 脂肪瘤

11～13 题共用备选答案（2011）
A. 癌细胞团中央可见角化珠
B. 癌细胞团漂浮在黏液内
C. 黏液将癌细胞核推向一侧
D. 癌细胞呈条索状排列
E. 肿瘤细胞呈腺样排列

11. 鳞状细胞癌的组织学表现是
12. 腺癌的组织学表现是
13. 印戒细胞癌的组织学表现是

14、15 题共用备选答案（2013）
A. 息肉状　　B. 乳头状
C. 分叶状　　D. 结节状
E. 囊状

14. 皮下脂肪瘤常见的肉眼特点是
15. 乳腺纤维腺瘤外观常见的肉眼特点是

第四节　肿瘤的病因学和发病学

1. 肿瘤的发生与亚硝胺类化合物关系不密切的是（2000、2005）
A. 食管癌　　B. 胃癌
C. 大肠癌　　D. 胆囊癌
E. 肝癌

2. 肿瘤相关抗原的含义是（2012）
A. 表达于肿瘤细胞而不表达正常细胞
B. 肿瘤细胞和正常细胞无差异性表达
C. 表达于正常细胞而不表达于肿瘤细胞
D. 高表达于肿瘤细胞而低表达于正常细胞
E. 高表达于正常细胞而低表达于肿瘤细胞

3. 属于常染色体显性遗传的肿瘤综合征是（2013）
A. Bloom 综合征

B. 着色性干皮病
C. Fanconi 贫血
D. 神经纤维瘤病Ⅰ型
E. 毛细血管扩张性共济失调症

4. 子宫颈癌最重要的病因是（2015）
A. HIV 感染　B. HBV 感染
C. HPV 感染　D. HCV 感染
E. HAV 感染

5、6 题共用备选答案（2001）
A. 自身抗原　B. 异种抗原
C. 异嗜性抗原　D. 肿瘤相关抗原
E. 肿瘤特异性抗原

5. 甲胎蛋白属于
6. 甲状腺球蛋白属于

第五章　心血管系统疾病

第一节　动脉粥样硬化

1. 具有抗动脉粥样硬化作用的脂类是（2001）
A. 甘油三酯　B. 胆固醇
C. HDL　D. LDL
E. VLDL

2. 与动脉粥样硬化症发病关系最密切的是（2001）
A. 乳糜微粒　B. 低密度脂蛋白
C. 高密度脂蛋白　D. 极低密度脂蛋白
E. 氧化低密度脂蛋白

3. 冠状动脉粥样硬化最常发生的部位是（2001、2008）
A. 左冠状动脉主干　B. 左冠状动脉前降支
C. 左冠状动脉左旋支　D. 右冠状动脉主干
E. 右冠状动脉后降支

4. 心肌梗死最常发生的部位在（2002、2003）
A. 室间隔后 1/3　B. 左心室后壁
C. 右心室前壁　D. 左心室前壁
E. 左心室侧壁

5. 引起脑萎缩的最常见原因是（2004）
A. 脑水肿　B. 脑外伤
C. 脑动脉粥样硬化　D. 脑脓肿
E. 脑结核

6. 早期动脉粥样硬化病变，最早进入动脉内膜的细胞是（2004、2008）
A. 红细胞　B. 淋巴细胞
C. 脂肪细胞　D. 中性粒细胞
E. 巨噬细胞

7. 动脉粥样硬化时，脂纹病变中的主要成分是（2009）
A. 平滑肌细胞　B. 中性粒细胞
C. 单核细胞　D. 泡沫细胞
E. T 淋巴细胞

8. 心肌梗死后最早多长时间可出现肉眼可见的病理改变（2015）
A. 1 小时　B. 2 小时
C. 4 小时　D. 5 小时
E. 6 小时

9～11 题共用备选答案（2006）
A. 细胞水肿　B. 脂质沉积
C. 结缔组织玻璃样变　D. 血管壁玻璃样变
E. 细胞内玻璃样变

9. 肝细胞脂肪变性为
10. 高血压肾小球细动脉管壁增厚狭窄
11. 动脉粥样硬化的纤维斑块为

第二节　原发性高血压

1. 高血压病脑出血最常见的部位是（2000、2003）
A. 豆状核和丘脑　B. 内囊和基底节
C. 蛛网膜下腔　D. 侧脑室
E. 大脑髓质

2. 高血压病的肾脏病理变化表现为（2000）
A. 颗粒性固缩肾
B. 肾脏单发性贫血性梗死
C. 肾动脉动脉瘤形成
D. 肾的多发性大瘢痕凹陷
E. 肾脏瘀血

3. 高血压病时，细动脉硬化的病理改变是（2002）
A. 动脉壁纤维化　B. 动脉壁水肿
C. 动脉壁玻璃样变性　D. 动脉壁纤维素样坏死
E. 动脉壁脂质沉着

4. 血管壁的玻璃样变性主要发生在（2004）
A. 缓进型高血压时的微、小动脉
B. 缓进型高血压时的中动脉
C. 缓进型高血压时的大动脉
D. 急进型高血压时的微动脉
E. 急进型高血压时的小动脉

5. 原发性高血压时细动脉可逆性病理改变是（2013）
A. 内膜下蛋白性物质沉积
B. 血管腔狭窄
C. 血管痉挛
D. 血管壁平滑肌萎缩
E. 血管纤维化

6. 高血压病脑出血破裂的血管多为（2015）
A. 大脑中动脉　B. 大脑基底动脉

C. 豆纹动脉　　D. 内囊动脉
E. 大脑前动脉

7、8 题共用备选答案（1999）

A. 粥样硬化
B. 破裂出血
C. 间歇性痉挛
D. 玻璃样变性
E. 内膜纤维组织、弹力纤维及平滑肌增生

7. 高血压病的肾小球动脉的病变是
8. 高血压动脉系统病变期，小动脉的病变是

第三节　风湿性心脏病

1. 有关风湿病的描述，错误的是（2000）
A. 属于变态反应性疾病
B. 与溶血性链球菌感染有关
C. 心脏病变的后果最为严重
D. 可累及全身结缔组织
E. 风湿性关节炎常导致关节畸形
2. 风湿性心内膜炎最常累及的心瓣膜是（2000）
A. 二尖瓣　　B. 三尖瓣
C. 肺动脉瓣　　D. 主动脉瓣
E. 二尖瓣和肺动脉瓣
3. 光镜下见病灶中央纤维素样坏死，周围有增生的 Aschoff 细胞，该病灶应称为（2002）
A. 结核结节　　B. 假结核结节
C. 伤寒结节　　D. 风湿小体
E. 小胶质细胞结节
4. 风湿性心肌炎病变主要累及（2004）
A. 心肌细胞
B. 心肌间质结缔组织
C. 心肌间质的小血管
D. 心肌间质神经组织
E. 心肌间质的嗜银纤维
5. 风湿病的基本病变不包括（2004）
A. 黏液变性　　B. 纤维素样坏死
C. 炎细胞浸润　　D. Aschoff 细胞增生
E. 脓肿形成

第四节　亚急性感染性心内膜炎

1. 一位亚急性细菌性心内膜炎患者，下床活动后出现意识逐渐模糊至昏迷，并有右侧偏瘫。其最可能的原因为（2000）
A. 肺动脉栓塞
B. 脑动脉栓塞
C. 心冠状动脉栓塞
D. 右上、下肢动脉栓塞
E. 右上、下肢静脉栓塞
2. 疣状赘生物是指（2014）
A. 心内膜增生物　　B. 心内膜上的新生物
C. 心瓣膜纤维化　　D. 心瓣膜上的附壁血栓
E. 心瓣膜钙化

3、4 题共用备选答案（2005）

A. 金黄色葡萄球菌
B. 草绿色链球菌
C. A 组乙型溶血性链球菌
D. 大肠杆菌
E. 肺炎球菌

3. 风湿性心内膜炎的常见致病菌是
4. 亚急性细菌性心内膜炎的常见致病菌是

第五节　心脏瓣膜病

1. 单纯性二尖瓣狭窄的病变不伴有（2000）
A. 左心房肥大　　B. 左心房扩张
C. 右心室肥大　　D. 左心室肥厚
E. 心脏呈梨形
2. 左心房增大合并明显肺动脉高压时心界呈（2011）
A. 普大形　　B. 三角烧瓶形
C. 球形　　D. 梨形
E. 靴形
3. 二尖瓣狭窄早期出现的心脏改变是（2013）
A. 左心房扩张　　B. 左心室扩张
C. 右心房扩张　　D. 左心房肥大
E. 右心室肥大

第六章　呼吸系统疾病

第一节　大叶性肺炎和小叶性肺炎

1. 肺炎球菌感染引起的大叶性肺炎属于（1999）
A. 变质性肺炎　　B. 浆液性炎症
C. 纤维素性炎症　　D. 出血性炎症
E. 卡他性炎症
2. 最能反映小叶性肺炎的病变特征的是（2000）
A. 病变累及肺小叶范围
B. 病灶多位于背侧和下叶
C. 病灶相互融合或累及全叶
D. 支气管化脓性炎
E. 细支气管及周围肺泡化脓性炎
3. 肺炎链球菌可引起（2003）
A. 支气管肺炎

B. 肺脓肿
C. 大叶性肺炎（即典型肺炎）
D. 支气管哮喘
E. 胸膜炎

4. 大叶性肺炎灰色肝样变期肺实变是因为肺泡腔内充满（2003）
A. 浆液和红细胞　　B. 浆液和中性粒细胞
C. 纤维素和红细胞　　D. 纤维素和中性粒细胞
E. 红细胞和中性粒细胞

5. 小叶性肺炎是（2007）
A. 卡他性炎症　　B. 纤维素性炎症
C. 浆液性炎症　　D. 出血性炎症
E. 化脓性炎症

6. 肺肉质变常见于（2011）
A. 大叶性肺炎　　B. 小叶性肺炎
C. 急性肺淤血　　D. 慢性肺淤血
E. 慢性左心衰

第二节　慢性支气管炎

1. 慢性支气管炎患者咳痰的病变基础是（2001）
A. 黏膜上皮细胞变性、坏死、脱落
B. 管壁充血、水肿
C. 黏膜上皮纤毛倒伏、脱失
D. 细支气管周围炎
E. 黏液腺肥大、增生，分泌亢进，浆液腺黏液化

2. 慢性支气管炎患者发生阻塞性通气功能障碍的病变基础是（2004）
A. 支气管上皮细胞变性、坏死
B. 支气管平滑肌萎缩
C. 支气管软骨萎缩、纤维化
D. 细支气管炎及细支气管周围炎
E. 支气管腺体增生、肥大

3. 慢性阻塞性肺疾病的慢性气道炎症最主要的效应细胞是（2013）
A. 巨噬细胞　　B. 中性粒细胞
C. 树突状细胞　　D. 嗜酸性粒细胞
E. 淋巴细胞

4. 慢性支气管炎典型病变中不包括（2013）
A. 黏膜上皮鳞化
B. 支气管腺体和杯状细胞增生
C. 支气管内有多量泡沫细胞
D. 支气管软骨变性、萎缩
E. 支气管壁有大量慢性炎症细胞浸润

第三节　肺气肿

1. 细支气管不完全阻塞所致的阻塞性通气功能障碍可造成（2006）
A. 肺不张　　B. 肺纤维化
C. 支气管扩张　　D. 气胸
E. 肺气肿

2. 遗传性抗胰蛋白酶缺乏与下列哪种肺气肿的发生关系密切（2013）
A. 腺泡中央型肺气肿　　B. 间质性肺气肿
C. 全腺泡型肺气肿　　D. 腺泡周围型肺气肿
E. 瘢痕旁肺气肿

第四节　肺硅沉着症

1. 关于硅肺的描述，正确的是（2006）
A. 大于 5 μm 的硅尘致病性强
B. 硅酸导致巨噬细胞自溶
C. 硅结节内无免疫球蛋白
D. 纤维性结节是硅肺的早期病变
E. 胸膜常无病变

2. 肺硅沉着症最常见的并发症是（2008）
A. 肺真菌感染　　B. 肺栓塞
C. 胸膜间皮瘤　　D. 肺结核
E. 肺鳞癌

3. 肺硅沉着症中，硅结节的叙述不正确的是（2008）
A. 早期为细胞性结节
B. 早期分布在肺组织内
C. 晚期为玻璃样变性结节
D. 其形成与患者从事的职业有关
E. 其形成与吸入的 SiO_2 颗粒大小和形状有关

4. 硅肺的特征性病变是（2011）
A. 类上皮肉芽肿　　B. 胸膜呈斑状增厚
C. 硅肺空洞　　D. 硅结节
E. 肺间质纤维化

第五节　肺　癌

1. 肺癌组织学类型中多见于女性的是（2003）
A. 鳞状细胞癌
B. 腺癌
C. 小细胞癌
D. 大细胞癌
E. 燕麦细胞癌

2. 早期出现肺门及纵隔多发淋巴结转移的肺癌类型是（2016）
A. 小细胞肺癌　B. 大细胞肺癌
C. 鳞癌　D. 腺癌
E. 类癌

3、4 题共用备选答案（2003）
A. 腺癌　B. 鳞状细胞癌
C. 印戒细胞癌　D. 黏液腺癌
E. 小细胞未分化癌
3. 女性的肺癌大多是
4. 食管癌大多是

5、6 题共用备选答案（2014）
A. 类癌　B. 腺癌
C. 鳞癌　D. 大细胞癌
E. 小细胞癌
5. 肺癌中恶性程度最低的类型是
6. 肺癌中恶性程度最高的类型是

7、8 题共用备选答案（2015）
A. 中央型多见　B. 周围型多见
C. 弥漫型多见　D. 常具有内分泌功能
E. 肿瘤呈胶冻状
7. 肺腺癌
8. 肺鳞癌

第七章　消化系统疾病

第一节　消化性溃疡

1. 胃溃疡底部最常见动脉内血栓机化，该处血栓形成的最主要机制是（2002、2005）
A. 溃疡组织释放出多量组织凝血酶原
B. 溃疡处动脉内膜炎致内膜粗糙
C. 溃疡处动脉血流缓慢
D. 溃疡处纤维化使动脉内血流不规则
E. 胃液促进凝血过程
2. 下列哪项最符合胃溃疡病的病理变化（2002）
A. 部位多在胃小弯近贲门处
B. 直径多在 2 cm 左右
C. 边缘隆起不整齐
D. 底部凹凸不平
E. 周围黏膜皱襞向溃疡集中
3. 慢性胃溃疡最常见的并发症是（2011）
A. 穿孔　B. 出血
C. 幽门狭窄　D. 癌变
E. 肠上皮化生
4. 男，78 岁。反复上腹胀、上腹部不适 20 年。胃镜检查：胃角切迹可见直径 0.3 cm 溃疡，底部平坦，边界清楚，胃黏膜苍白、粗糙、皱襞稀疏。其胃黏膜病理检查不可能出现的是（2011）
A. 主细胞减少　B. 肠上皮化生
C. 壁细胞数量增多　D. 淋巴细胞浸润
E. 异型增生
5. 胃溃疡最少见的并发症是（2014）
A. 癌变　B. 呕血
C. 幽门梗阻　D. 穿孔
E. 黑便

第二节　病毒性肝炎

1. 慢性持续性肝炎与慢性活动性肝炎镜下病变最主要的区别是（1999）
A. 肝细胞坏死的程度和部位
B. 炎细胞浸润的程度
C. 浸润的炎细胞种类
D. 有无纤维组织增生
E. 有无肝细胞增生
2. 病毒性肝炎属于（2000）
A. 变质性炎症　B. 浆液性炎症
C. 增生性炎症　D. 化脓性炎症
E. 出血性炎症
3. 急性重型病毒性肝炎，其坏死病变主要为（2000、2006）
A. 点状坏死　B. 桥接坏死
C. 碎片状坏死　D. 大片坏死
E. 灶性坏死
4. 急性病毒性肝炎（普通型）的病变特点是肝细胞（2001、2005）
A. 广泛坏死，变性轻微
B. 广泛变性，坏死轻微
C. 广泛再生，变性较轻
D. 广泛坏死，再生较轻
E. 变性、坏死、再生均广泛
5. 肝体积明显缩小，外观黄绿色，表面呈结节状。光镜下见肝细胞大片坏死，同时可见肝细胞再生结节，明显淤胆，大量炎症细胞浸润，结节间纤维组织及小胆管明显增生。根据上述病变应诊断为（2002）
A. 急性黄疸性普通型肝炎
B. 重度慢性肝炎
C. 急性重型肝炎
D. 亚急性重型肝炎
E. 门脉性肝硬化
6. 一肝炎患者做肝穿刺活检，镜下见肝细胞点状坏

死，汇管区见少量淋巴细胞浸润及轻度纤维组织增生，肝小叶结构完整。上述病变符合（2003）

A. 急性普通型肝炎　B. 轻度慢性肝炎
C. 中度慢性肝炎　D. 重度慢性肝炎
E. 早期肝硬化

7. 桥接坏死主要见于（2006）
A. 急性普通型肝炎　B. 轻度慢性肝炎
C. 急性重型肝炎　D. 中、重度慢性肝炎
E. 亚急性重型肝炎

8. 急性普通型肝炎主要变化是（2007）
A. 肝细胞变性　B. 肝细胞坏死
C. 黄疸为主　D. 无黄疸
E. 点灶状坏死

9. 下述哪项肝细胞的病理改变与乙型肝炎病毒（HBV）感染有关（2010）
A. 细胞内大量糖原沉积
B. 核内出现假包涵体
C. 滑面内质网大量增生
D. 前角蛋白细丝堆集
E. 粗面内质网增生

10. 急性普通型肝炎，肝坏死的类型为（2012）
A. 碎片状坏死　B. 大片坏死
C. 桥接坏死　D. 点状坏死
E. 灶状坏死

11. 女，16岁。低热伴乏力、纳差、恶心、呕吐3天，来诊当日发现巩膜黄染。实验室检查：ALT 860 U/L，TBill 20 μmol/L。出生时曾注射乙肝疫苗。本病的病理特点不包括（2012）
A. 假小叶形成　B. 肝细胞气球样变性
C. 肝细胞点状坏死　D. 炎症细胞浸润
E. 毛细胆管内胆栓形成

12. 肝细胞点状坏死的特点是（2013）
A. 肝细胞核碎裂为小点状的坏死
B. 破坏界板的坏死
C. 形成嗜酸性坏死
D. 坏死灶仅累及几个肝细胞
E. 伴有严重脂肪变性的坏死

13. 男，45岁，发现HBsAg阳性10余年，间断ALT异常。乏力、双下肢水肿2年。查体：肝掌阳性，前胸可见数个蜘蛛痣。血Alb 28 g/L。最有可能存在的特征性肝脏组织学病理改变是（2016）
A. 肝细胞气球样变　B. 桥接坏死
C. 肝细胞碎片状坏死　D. 肝细胞脂肪样变
E. 假小叶形成

14~16题共用备选答案（2004）
A. 急性普通型肝炎　B. 慢性持续性肝炎
C. 慢性活动性肝炎　D. 急性重型肝炎
E. 亚急性重型肝炎

14. 镜下见肝细胞广泛气球样变性、点状坏死，病变符合
15. 镜下见肝细胞碎片状坏死，桥接坏死，病变符合
16. 镜下见既有肝细胞大片坏死，又有肝细胞结节状再生，病变符合

第三节　门脉性肝硬化

1. 男，40岁。10年前发现乙型肝炎表面抗原阳性，未规律诊治。近日食欲减退。肝穿刺可见假小叶，其正确的诊断是（2012）
A. 肝癌　B. 慢性乙型肝炎
C. 肝结核　D. 肝淋巴瘤
E. 乙肝肝硬化

2. 门脉性肝硬化典型的病理变化是（2002）
A. 肝细胞变性坏死
B. 结缔组织增生
C. 正常肝小叶结构破坏
D. 肝内血管网改建
E. 再生结节及假小叶形成

3. 肝硬化时，脾肿大的主要原因是（2013）
A. 脾窦扩张，红细胞淤滞
B. 脾窦巨噬细胞增多
C. 脾内淋巴细胞聚集
D. 脾内纤维组织增生
E. 脾小体多量中性粒细胞浸润

4. 最常导致肝硬化的DNA病毒是（2015）
A. HAV　B. HBV
C. HCV　D. HDV
E. HEV

5~8题共用备选答案（2000）
A. 男性乳腺发育　B. 食管静脉曲张
C. 氨中毒　D. 凝血因子减少
E. 黄疸

5. 肝硬化时，门静脉高压可引起
6. 肝硬化时，肝脏解毒功能下降表现为
7. 肝硬化时，肝脏激素灭活功能下降表现为
8. 肝硬化时，肝脏合成功能下降表现为

第四节　肝　癌

小肝癌的直径不应超过（2014）
A. 0.5 cm　B. 1 cm
C. 3 cm　D. 6 cm
E. 9 cm

第八章 淋巴造血系统疾病

1. 男，45岁。左颈部淋巴结进行性肿大3个月。淋巴结活检病理结果示弥漫性大B细胞淋巴瘤。最可能出现的细胞免疫表型是（2013）
A. CD_{10}^{+}　　B. CD_{13}^{+}
C. CD_{20}^{+}　　D. CD_{5}^{+}
E. CD_{34}^{+}

第九章 免疫性疾病(艾滋病)

1. AIDS患者晚期淋巴结的病理变化特点是（2010）
A. 淋巴滤泡增生　　B. 副皮质区增生
C. 窦组织细胞增生　　D. 淋巴细胞消失殆尽
E. 副皮质区变窄
2. 艾滋病患者肺部最常见的机会性感染的病原体是（2013）
A. 肺孢子菌　　B. 念珠菌
C. 弓形虫　　D. 衣原体
E. 隐球菌
3. 很少引起AIDS患者机会性感染的病原体是（2013）
A. 巨细胞病毒　　B. 卡氏肺孢子菌
C. EB病毒　　D. 弓形虫
E. 新型隐球菌

第十章 泌尿系统疾病

第一节 肾小球肾炎

1. 肉眼观肾体积明显缩小，质地变硬，表面有大的不规则瘢痕凹陷，该病变性质最可能是（2002、2005）
A. 晚期肾小球肾炎
B. 局灶性节段性肾小球肾炎
C. 轻微病变性肾小球肾炎
D. 良性高血压病引起的肾萎缩
E. 慢性肾盂肾炎
2. 弥漫性硬化性肾小球肾炎的肾脏表现为（2004）
A. 大红肾　　B. 颗粒性固缩肾
C. 大白肾　　D. 蚤咬肾
E. 大瘢痕性固缩肾
3. 弥漫性新月体性肾小球肾炎中形成新月体的细胞是（2004）
A. 肾小球球囊壁层上皮细胞
B. 肾小球球囊壁层上皮细胞和单核细胞
C. 肾小球球囊脏层上皮细胞和单核细胞
D. 肾小球系膜细胞和内皮细胞
E. 肾小球系膜细胞
4. 毛细血管基底膜可形成钉状突起，见于（2005）
A. 弥漫性毛细血管内增生性肾小球肾炎
B. 弥漫性膜性增生性肾小球肾炎
C. 弥漫性膜性肾小球肾炎
D. 轻微病变性肾小球肾炎
E. 弥漫性新月体性肾小球肾炎
5. 有新月体形成的是（2005）
A. 急进性肾小球肾炎　　B. 原发性肾病综合征
C. 隐匿性肾炎　　D. 急性肾炎
E. 狼疮性肾炎
6. 弥漫性膜性增生性肾小球肾炎时，增生的细胞主要是（2006）
A. 肾小球脏层细胞和中性粒细胞
B. 肾小球壁层细胞和系膜细胞
C. 肾小球系膜细胞和基质
D. 肾小球毛细血管基底膜增厚和系膜细胞增生
E. 肾小球各种细胞均有较明显增生
7. 关于原发性肾小球疾病的光镜下病理特点，错误的是（2006）
A. 膜性肾病为不伴细胞增生的弥漫性肾小球毛细血管基底膜增厚
B. 微小病变肾病无明显异常，电镜下可见上皮细胞肿胀、足突广泛融合
C. 急进性肾炎是50%以上肾小球的肾小囊中有大新月体形成
D. 急性链球菌感染后肾小球肾炎是弥漫增生性肾小球炎症（内皮与系膜细胞增生）
E. 系膜增生性肾炎是系膜细胞及肾小球基底膜不同程度的弥漫增生
8. 急性弥漫性增生性肾小球肾炎特点是（2007）
A. 弥漫性系膜细胞和基质增生
B. 基底膜和上皮细胞之间有驼峰状或小丘状致密物质
C. 弥漫性肾小球内大量新月体或环状体形成
D. 电镜下呈弥漫性肾小球脏层上皮细胞足突消失
E. 是肾病综合征的重要原因
9. 弥漫性新月体性肾小球肾炎因肾小球囊新月体形成，阻塞囊腔，患者可迅速出现的异常情况是（2008）
A. 蛋白尿　　B. 血尿
C. 少尿　　D. 管型尿

E. 乳糜尿

10. 肾小球囊壁层上皮细胞增生是哪类肾小球疾病的病理表现（2009）
A. 新月体肾炎 B. 急性肾炎
C. 膜性肾炎 D. 脂性肾炎
E. 膜增生性肾小球肾炎

11. 急性弥漫性增生性肾小球肾炎增生的细胞是（2013）
A. 肾小球壁层上皮细胞和脏层上皮细胞
B. 肾小球脏层上皮细胞和炎症细胞
C. 肾小球毛细血管内皮细胞和系膜细胞
D. 肾小球脏层上皮细胞和系膜细胞
E. 肾小球周围纤维细胞和系膜细胞

12. 致密沉积物病属于下列哪种肾小球肾炎（2014）
A. 膜性肾小球肾炎
B. 快速进行性肾小球肾炎
C. 系膜增生性肾小球肾炎
D. 膜性增生性肾小球肾炎
E. 毛细血管内增生性肾小球肾炎

13. 急性弥漫性增生性肾小球肾炎中增生的主要细胞是（2016）
A. 肾球囊壁层上皮细胞及毛细血管内皮细胞
B. 肾小球毛细血管内皮细胞及系膜细胞
C. 肾球囊脏层上皮细胞及系膜细胞
D. 肾小球周围的成纤维细胞及系膜细胞
E. 肾球囊脏层上皮细胞及壁层上皮细胞

14、15 题共用备选答案（2000、2002、2005）
A. 轻微病变性肾小球肾炎
B. 弥漫性系膜增生性肾小球肾炎
C. 弥漫性新月体性肾小球肾炎
D. 弥漫性膜性增生性肾小球肾炎
E. 弥漫性毛细血管内增生性肾小球肾炎

14. 大红肾见于
15. 毛细血管壁增厚呈车轨状或分层状见于

16～17 题共用备选答案（2012）
A. 微小病变肾病
B. 新月体性肾小球肾炎
C. IgA 肾病
D. 毛细血管内增生性肾小球肾炎
E. 膜性肾病

16. 链球菌感染后急性肾小球肾炎的病理类型为
17. 儿童原发性肾病综合征最常见的类型为

第二节 慢性肾盂肾炎

1. 上行性感染的肾盂肾炎病变最轻的部位是（2001、2002）
A. 肾小管 B. 肾间质
C. 肾盂黏膜 D. 肾乳头
E. 肾小球

2. 慢性肾盂肾炎是（2003）
A. 肾小球肾炎的一种特殊类型
B. 一种肾小球免疫复合物性肾炎
C. 一种以增生为主的炎症
D. 一种以变质为主的炎症
E. 肾小管和肾间质的慢性化脓性炎症

3. 慢性肾盂肾炎的肾脏肉眼观察不同于慢性肾小球肾炎的是（2012）
A. 体积缩小
B. 肾脏内小动脉硬化
C. 有不规则的凹陷瘢痕
D. 颜色苍白
E. 表面颗粒状

第十一章 生殖系统与乳腺疾病

第一节 子宫颈癌

1. 早期浸润性宫颈癌是指子宫颈上皮癌变，癌组织（2002）
A. 达基底膜
B. 已延伸至宫颈腺体
C. 累及子宫体内膜腺体
D. 穿透基底膜，深度<5 mm
E. 累及腺体穿透基底膜至浅肌层

2. 光镜下见子宫颈黏膜上皮全层异型增生并延伸到腺体，病理性核分裂相多见，但病变尚未突破基底膜，应诊断为（2002）
A. 重度非典型增生 B. 原位癌
C. 原位癌累及腺体 D. 早期浸润癌
E. 浸润癌

3. 子宫颈原位癌累及腺体是指（2003）
A. 子宫颈腺体充满癌细胞
B. 子宫颈表面发生的原位癌影响腺体分泌排出
C. 子宫颈表面和腺体先后发生了原位癌，并侵及腺体周围间质
D. 子宫颈原位癌突破基底膜侵及腺体
E. 子宫颈原位癌沿基底膜伸入腺体内致腺管上皮被癌细胞所取代，腺体基底膜完整

4. 子宫颈癌最常见的转移途径是（2006、2008）
A. 直接蔓延 B. 子宫颈旁淋巴结
C. 血液转移 D. 腹腔淋巴结
E. 种植性转移

第二节　滋养层细胞疾病

1. 只有实质细胞而没有间质的恶性肿瘤是（2000）
   A. 乳腺纤维腺瘤　　B. 印戒细胞癌
   C. 恶性黑色素瘤　　D. 横纹肌肉瘤
   E. 绒毛膜癌
2. 女，35 岁。不规则阴道流血 2 个月。妇科检查发现阴道壁上有一紫蓝色结节。病理检查见大量血块及坏死组织中散在一些异型的滋养层细胞团，无绒毛结构。应诊断为（2001）
   A. 侵蚀性葡萄胎　　B. 子宫颈癌
   C. 绒毛膜癌　　D. 子宫内膜癌
   E. 水疱状胎块
3. 侵蚀性葡萄胎与绒毛膜癌最主要的区别点是（2003）
   A. 阴道流血时间长短
   B. 距葡萄胎排空后时间长短
   C. 尿中 HCG 值高低
   D. 子宫大小程度不同
   E. 活组织镜下见有无绒毛结构
4. 最易经血道转移的恶性肿瘤是（2010）
   A. 葡萄胎　　B. 侵蚀性葡萄胎
   C. 绒毛膜癌　　D. 子宫内膜癌
   E. 子宫颈癌
5. 绒毛膜癌的组织来源是（2011）
   A. 腹膜间皮细胞
   B. 滋养层细胞
   C. 子宫颈上皮细胞
   D. 子宫内膜上皮细胞
   E. 输卵管上皮细胞
6. 切除子宫做病理检查，光镜下见子宫壁深肌层内有大量异型的滋养层细胞浸润，并有绒毛结构，应诊断为（2014）
   A. 水疱状胎块　　B. 子宫内膜癌
   C. 侵蚀性葡萄胎　　D. 绒毛膜癌
   E. 子宫颈癌

第三节　乳腺癌

1. 乳腺癌来源于（2003、2005）
   A. 小叶间质
   B. 乳腺囊肿
   C. 导管内乳头状瘤
   D. 乳腺导管上皮及腺泡上皮
   E. 乳腺纤维腺瘤
2. 湿疹样癌是（2007）
   A. 浸润性小叶癌　　B. 导管内癌
   C. Paget 病　　D. 单纯癌
   E. 硬癌
3. 下列属于非浸润性乳腺癌的是（2011）
   A. 粉刺癌　　B. 黏液癌
   C. 小管癌　　D. 髓样癌
   E. 硬癌
4. 乳腺癌最常见的病理学类型是（2015）
   A. 导管内癌　　B. 浸润性导管癌
   C. 小叶原位癌　　D. 髓样癌
   E. 浸润性小叶癌
5. 女，33 岁。左乳肿块 2 个月。手术中切除活检，见肿瘤剖面较多乳腺导管的断端有黄白色膏样物质溢出。显微镜下：癌细胞分布于乳腺导管内，未突破基底膜并有坏死物质积聚于乳腺导管内。病理诊断应是（2011）
   A. 乳腺浸润性导管癌
   B. 湿疹样乳腺癌
   C. 乳腺粉刺癌
   D. 乳腺黏液癌
   E. 乳腺浸润性小叶癌
6. 女，53 岁。左乳头脱屑、结痂半年。去除左乳头表面痂皮，刮片细胞学检查发现有派杰（Paget）细胞。最可能的诊断是（2013）
   A. 乳腺粉刺癌　　B. 乳腺黏液癌
   C. 浸润性导管癌　　D. 湿疹样乳腺癌
   E. 浸润性小叶癌
7. 女，45 岁。体检发现右乳肿块，直径 2 cm，活动度差，边界不清，术后病理可见乳腺间质中有串珠样单行癌细胞排列。最可能的诊断是（2016）
   A. 导管浸润癌　　B. 髓样癌
   C. 小叶浸润癌　　D. 小叶原位癌
   E. 导管原位癌

8、9 题共用备选答案（2006）
   A. 乳腺浸润性导管癌　　B. 乳腺导管内癌
   C. 乳腺单纯癌　　D. 乳腺硬癌
   E. 乳腺髓样癌
8. 癌组织中实质与间质大致相等是
9. 癌组织中实质少、间质多是

第十二章　内分泌系统疾病

1. 甲状腺癌中，下列哪一种最常见（2009）
   A. 滤泡性癌　　B. 乳头状癌
   C. 髓样癌　　D. 梭形细胞癌
   E. 巨细胞癌

2. 诊断甲状腺乳头状癌最重要的依据是（2010）
A. 癌细胞核明显异型
B. 癌细胞有大量核分裂相
C. 癌细胞核明显深染
D. 癌细胞核有粗大核仁
E. 癌细胞核呈毛玻璃状
3. 不属于甲状腺未分化癌病理类型的是（2011）
A. 隐匿性癌　B. 巨细胞癌
C. 梭形细胞癌　D. 小细胞癌
E. 混合性癌
4. 下述哪种甲状腺癌的恶性程度最高（2014）
A. 乳头状癌
B. 滤泡癌
C. 巨细胞癌
D. 嗜酸性细胞腺癌
E. 髓样癌

第十三章　流行性脑脊髓膜炎与流行性乙型脑炎

1. 流行性乙型脑炎病变最轻微的部位是（2000）
A. 桥脑　B. 脊髓
C. 基底核　D. 丘脑
E. 延髓
2. 流行性脑脊髓膜炎的主要病变部位在（2000）
A. 大脑皮质　B. 丘脑及基底核
C. 硬脑膜　D. 蛛网膜下腔
E. 脑室内
3. 流行性乙型脑炎的病变类型属于（2001）
A. 渗出性炎　B. 变质性炎
C. 增生性炎　D. 出血性炎
E. 肉芽肿性炎
4. 流行性脑脊髓膜炎时，脓液主要聚集在（2003、2005、2006）
A. 软脑膜与脑皮质之间的腔隙
B. 蛛网膜与软脑膜之间的腔隙
C. 蛛网膜与硬脑膜之间的腔隙
D. 蛛网膜本身的疏松纤维组织间
E. 软脑膜本身的疏松纤维组织间
5. 流行性乙型脑炎不具有的改变是（2004）
A. 血管周围淋巴细胞浸润和血管套形成
B. 筛网状软化灶和脑水肿
C. 蛛网膜下腔以中性粒细胞为主的炎性渗出
D. 胶质结节形成
E. 神经细胞变性、坏死，出现噬神经细胞和卫星现象

第十四章　传染病与寄生虫病

第一节　结核病

1. 结核性病变的特征性细胞是（1999）
A. 中性粒细胞　B. 浆细胞
C. 淋巴细胞　D. 异物巨细胞
E. 上皮样细胞
2. 结核病的基本病变属于（2000）
A. 急性增生性炎　B. 纤维素性炎
C. 化脓性炎　D. 变质性炎
E. 特殊性炎
3. 结核结节中最具有诊断意义的细胞成分是（2000）
A. 朗汉斯巨细胞和淋巴细胞
B. 朗汉斯巨细胞和上皮样细胞
C. 淋巴细胞和上皮样细胞
D. 上皮样细胞和异物巨细胞
E. 异物巨细胞和成纤维细胞
4. 成人肺结核最常见的类型是（2000）
A. 局灶型　B. 浸润型
C. 慢性纤维空洞型　D. 干酪样肺炎
E. 结核性胸膜炎
5. 不属于继发性肺结核临床病理特征的是（2000）
A. 病变多从肺尖开始
B. 主要沿支气管播散
C. 多见于成人
D. 肺门淋巴结显著肿大
E. 病程较长，渗出、增生、坏死病变并存
6. 关于非特异性感染不应出现的病理改变是（2003）
A. 炎症介质、细胞因子释放
B. 血管通透性增加
C. 调理素释放不足
D. 干酪样坏死
E. 形成抗原抗体复合物
7. 全身粟粒性结核病常常是肺结核经哪种途径播散的结果（2004）
A. 淋巴道
B. 血道
C. 支气管
D. 潜伏的病菌重新繁殖
E. 沿组织间隙蔓延
8. 结核病的组织坏死属于（2004）
A. 凝固性坏死　B. 液化性坏死
C. 干酪样坏死　D. 坏疽
E. 纤维素样坏死

9. 肠结核最常见的发病部位是（2006）
A. 直肠　B. 乙状结肠
C. 回盲部　D. 回肠末段
E. 升结肠

10. 胸膜组织切片见成团类上皮细胞，包绕少量朗汉斯巨细胞和干酪样坏死，周围散在多量淋巴细胞。本例考虑为（2008）
A. 组织细胞增生症
B. 胸膜结核
C. 胸膜间皮瘤
D. 纤维素性胸膜炎
E. 胸膜淋巴瘤

11. 肺结核原发综合征的临床表现（2012）
A. 病灶常为多结节性
B. 肺内可有一个或多个空洞
C. 肺内常见结核球
D. 病灶位于锁骨上、下
E. 原发灶、淋巴管炎及肺门淋巴结结核

12. 提示原发性肺结核病变恶化的病理转归是（2013）
A. 结核性胸膜炎
B. 原发病灶扩大，产生空洞
C. 支气管淋巴结肿大
D. 支气管淋巴结周围炎
E. 急性粟粒性肺结核

第二节　伤　寒

1. 肠结核溃疡的肉眼形态是（2000）
A. 呈带状，其长径与肠长轴垂直
B. 火山喷口状
C. 口小底大烧瓶状
D. 不规则地图状
E. 椭圆形，溃疡的长轴与肠的长轴平行

2. 病变早期以增生为主要特点的疾病是（2001）
A. 伤寒　B. 白喉
C. 风湿性心包炎　D. 急性重型肝炎
E. 流行性乙型脑炎

3. 伤寒的肠道病变主要发生在（2003）
A. 回肠下段　B. 回盲部
C. 盲肠　D. 乙状结肠
E. 直肠

4. 伤寒最严重的并发症是（2003）
A. 中毒性脑病　B. 肠穿孔
C. 急性胆囊炎　D. 肠出血
E. 肺炎

5. 伤寒病属于（2013）
A. 变质性炎症　B. 浆液性炎症
C. 增生性炎症　D. 化脓性炎症
E. 出血性炎症

6. 伤寒小结的主要组成细胞是（2014）
A. 类上皮细胞　B. 淋巴细胞
C. 多核巨细胞　D. 巨噬细胞
E. 浆细胞

7、8 题共用备选答案（2001）
A. 溃疡呈环形与肠的长轴垂直
B. 溃疡呈椭圆形与肠的长轴平行
C. 溃疡呈烧瓶状口小底大
D. 溃疡边缘呈堤状隆起
E. 溃疡表浅呈地图状

7. 肠伤寒的肠溃疡特征
8. 细菌性痢疾的肠溃疡特征

第三节　细菌性痢疾

1. 细菌性痢疾肠道病变最显著的部位是在（2000、2003）
A. 升结肠　B. 横结肠
C. 降结肠　D. 乙状结肠
E. 乙状结肠和直肠

2. 下列属于假膜性炎的疾病是（2002、2014）
A. 肠伤寒　B. 肠结核
C. 阿米巴痢疾　D. 急性细菌性痢疾
E. 肠血吸虫病

3. 下述哪项有关中毒性痢疾的描述是不正确的（2013）
A. 儿童多见
B. 肠道症状轻
C. 多由毒力强的痢疾杆菌引起
D. 全身症状明显
E. 患者对细菌毒素反应强烈

第四节　血吸虫病

1. 血吸虫虫卵引起的病变主要发生在（2003）
A. 大肠壁和肝脏　B. 肠系膜静脉
C. 门静脉　D. 肺和肠
E. 肝和脾

2. 在血吸虫发育各阶段中，引起人体主要病理改变的是（2013）
A. 尾蚴　B. 毛蚴
C. 成虫　D. 虫卵
E. 幼虫

第十五章 性传播疾病

我国女性中居首位的性传播疾病是（2013）
A. 淋病　B. 尖锐湿疣
C. 生殖器疱疹　D. 梅毒
E. 艾滋病

第四篇　药理学

第一章　药物效应动力学

1. 用药后可造成机体病理损害，并可预知的不良反应是（2012）
   A. 继发反应　　B. 特异性反应
   C. 毒性反应　　D. 变态反应
   E. 副作用
2. 药物的副作用包括（2013）
   A. 即在治疗剂量时出现的与治疗目的无关的作用
   B. 用量过大或用药时间过长出现的对机体有害的作用
   C. 继发于治疗作用后出现的一种不良后果
   D. 与剂量无关的一种病理性免疫反应
   E. 停药后血药浓度降至阈浓度以下时出现的生物效应

第二章　药物代谢动力学

可引起首关消除的主要给药途径是（2011）
   A. 吸入给药　　B. 舌下给药
   C. 口服给药　　D. 直肠给药
   E. 皮下注射

第三章　胆碱受体激动药与胆碱酯酶抑制药

1. 治疗闭角型青光眼应选择（2012）
   A. 新斯的明　　B. 去甲肾上腺素
   C. 加兰他敏　　D. 阿托品
   E. 毛果芸香碱
2. 新斯的明最强的作用是（2013）
   A. 兴奋骨骼肌
   B. 兴奋胃肠及膀胱平滑肌
   C. 抑制心脏、减慢心率
   D. 缩小瞳孔
   E. 促进腺体分泌
3. 有机磷农药抑制的酶是（2015）
   A. 琥珀酸脱氢酶　　B. 己糖激酶
   C. 胆碱酯酶　　D. 柠檬酸合成酶
   E. 异柠檬酸脱氢酶

第四章　胆碱受体阻断药

1. 临床上抢救中度有机磷酸酯类中毒的药物是（2013）
   A. 碘解磷定和毛果芸香碱
   B. 阿托品和毛果芸香碱
   C. 阿托品和新斯的明
   D. 阿托品和碘解磷定
   E. 碘解磷定和新斯的明
2. 阿托品不能缓解的症状是（2014）
   A. 瞳孔缩小　　B. 流涎流汗
   C. 腹痛腹泻　　D. 骨骼肌震颤
   E. 小便失禁
3. 阿托品临床上不用于（2014）
   A. 麻醉前给药　　B. 有机磷中毒
   C. 青光眼患者　　D. 心律失常
   E. 内脏绞痛
4. 具有缓解胃肠痉挛作用的自主神经递质受体阻断剂是（2015）
   A. 阿托品　　B. 阿替洛尔
   C. 筒箭毒碱　　D. 酚妥拉明
   E. 育亨宾

第五章　肾上腺素受体激动药

1. 多巴胺的药理作用是（2011）
   A. 激动外周血管平滑肌腺苷受体
   B. 激动外周血管平滑肌 M 胆碱受体
   C. 激动中枢血管平滑肌 β_2 受体
   D. 激动肾血管平滑肌 DA 受体
   E. 激动肠系膜血管平滑肌 N 胆碱受体

2、3 题共用备选答案（2012）
   A. 心源性休克和急性肾衰竭
   B. 房室传导阻滞和甲状腺危象
   C. 异烟肼和链霉素治疗无效的结核病

D. 过敏性休克和支气管哮喘急性发作
E. 低温麻醉和人工冬眠
2. 多巴胺的临床应用是
3. 氯丙嗪的临床应用是

4~6 题共用备选答案（2015）

A. 酚妥拉明
B. 左旋多巴
C. 毛果芸香碱
D. 去甲肾上腺素
E. 阿托品
4. 能直接拮抗心迷走神经兴奋效应的药物是
5. 能拮抗交感缩血管神经效应的药物是
6. 能强烈收缩血管的药物是

第六章　肾上腺素受体阻断药

β 受体阻断药（2011）
A. 可使心率加快、心排出量增加
B. 有时可诱发或加重哮喘发作
C. 促进脂肪分解
D. 促进肾素分泌
E. 升高眼内压作用

第七章　局部麻醉药

1. 丁卡因不用于（2011）
A. 表面麻醉　　B. 传导麻醉
C. 蛛网膜下腔麻醉　　D. 硬膜外麻醉
E. 浸润麻醉
2. 普鲁卡因的穿透力较弱，不用于（2013）
A. 浸润麻醉　　B. 蛛网膜下腔麻醉
C. 硬膜外麻醉　　D. 表面麻醉
E. 传导麻醉

第八章　镇静催眠药

1. 对快动眼睡眠时相影响小，成瘾性较轻的催眠药物是（2013）
A. 哌替啶　　B. 地西泮
C. 氯丙嗪　　D. 甲丙氨酯
E. 苯巴比妥
2. 苯二氮䓬类（地西泮）的药物作用为（2014）
A. 没有明显的抗焦虑作用
B. 对快波睡眠影响小
C. 没有中枢性肌松作用
D. 可引起全身麻醉
E. 没有抗癫痫作用

第九章　抗癫痫药

治疗癫痫小发作的首选药物是（2015）
A. 乙琥胺　　B. 硫酸镁
C. 苯巴比妥　　D. 扑米酮
E. 丙戊酸钠

第十章　抗精神失常药

1. 下列不是氯丙嗪作用的是（2011）
A. 安定作用　　B. 镇吐作用
C. 阻断 α 受体　　D. 抗癫痫作用
E. 镇静作用
2. 氯丙嗪有镇吐作用，可用于多种原因所致的呕吐，但不包括（2015）
A. 胃肠炎　　B. 药物
C. 晕动病　　D. 恶性肿瘤
E. 放射病
3. 不属于氯丙嗪临床应用适应证的选项是（2016）
A. 精神分裂症
B. 感染中毒性精神病
C. 前庭刺激所致晕动症
D. 顽固性呃逆
E. 洋地黄引起的呕吐

4、5 题共用备选答案（2012）

A. 地西泮　　B. 异丙嗪
C. 苯妥英钠　　D. 氯丙嗪
E. 乙琥胺
4. 治疗脊髓损伤所引起的肌强直的药物是
5. 治疗顽固性呃逆的药物是

第十一章　镇痛药

1. 只能用于心源性哮喘，不能用于支气管哮喘的是（2011）
A. 肾上腺素　　B. 吗啡
C. 异丙肾上腺素　　D. 特布他林
E. 氨茶碱
2. 吗啡的适应证是（2013）
A. 肺心病

B. 支气管哮喘
C. 心源性哮喘
D. 分娩止痛
E. 颅脑损伤所致的颅内高压

3. 产妇临产前2~4小时不宜使用的药物是（2015）
A. 对乙酰氨基酚　B. 哌替啶
C. 喷他佐辛　D. 丙磺舒
E. 布洛芬

第十二章　解热镇痛抗炎药

1. 抑制体内环氧合酶活性的药物是（2013）
A. 链激酶　B. 肝素
C. 阿司匹林　D. 维生素K
E. 叶酸

2. 有解热镇痛作用而抗炎作用很弱的药物为（2015）
A. 阿司匹林　B. 对乙酰氨基酚
C. 氢化可的松　D. 哌替啶
E. 氯丙嗪

3. 能改善稳定型心绞痛患者临床预后的药物是（2016）
A. 速效救心丸　B. 单硝酸异山梨酯
C. 硝酸甘油　D. 硝苯地平
E. 阿司匹林

第十三章　抗高血压药

1. 血管紧张素转换酶抑制剂最适用于（2012）
A. 高血压伴左心室肥厚
B. 高血压伴主动脉瓣狭窄
C. 高血压伴双侧肾动脉狭窄
D. 妊娠期高血压
E. 高血压伴高钾血症

2. 男，68岁。高血压病史10余年。查体：P 56次/min，BP 160/90 mmHg。血肌酐365 μmol/L。降压治疗不宜首选（2013）
A. 贝那普利　B. 美托洛尔
C. 维拉帕米　D. 利血平
E. 氨氯地平

3. 高血压合并支气管哮喘的患者，不宜使用的药物是（2013）
A. 美托洛尔　B. 贝那普利
C. 硝苯地平　D. 氢氧噻嗪
E. 哌唑嗪

4、5题共用备选答案（2012）
A. 氢氯噻嗪　B. 美托洛尔
C. 厄贝沙坦　D. 硝苯地平
E. 福辛普利

4. 合并痛风的高血压患者不宜选用
5. 合并支气管哮喘的高血压患者不宜选用

6、7题共用备选答案（2013）
A. 硝苯地平　B. 氢氯噻嗪
C. 地尔硫　D. 美托洛尔
E. 贝那普利

6. 高血压伴双侧肾动脉狭窄的患者降压不宜选用
7. 高血压伴痛风的患者降压不宜选用

8、9题共用备选答案（2016）
A. 卡托普利　B. 美托洛尔
C. 氢氯噻嗪　D. 氨氯地平
E. 酚妥拉明

8. 高血压伴支气管哮喘患者禁用的药物是
9. 高血压伴高钾血症患者禁用的药物是

10、11题共用备选答案（2016）
A. 抑制血管紧张素转化酶活性
B. 加快心率
C. 抑制远曲小管近端 Na^+-Cl^- 共转运子
D. 阻滞 Ca^{2+} 通道
E. 增强心肌收缩力

10. 维拉帕米的作用机制是
11. 氢氯噻嗪的作用机制是

第十四章　抗心绞痛药

硝酸甘油的药理作用特点是（2011）
A. 不影响心肌氧耗量
B. 对较大冠状动脉没有扩张作用
B. 明显降低收缩压
D. 不影响心率
E. 明显扩张容量血管

第十五章　调血脂药

1. HMG-CoA还原酶抑制剂药理作用为（2015）
A. 抑制体内胆固醇氧化酶
B. 阻断HMG-CoA转化为甲羟戊酸
C. 使肝脏LDL受体表达减弱
D. 具有促进细胞分裂作用
E. 具有增强细胞免疫作用

2. 男，55岁。1年前诊断为冠心病。实验室检查：血

LDL-C 4.0 mmol/L，TG 2.3 mmol/L。该患者最适宜的治疗药物是（2014）

A. 辛伐他汀　　B. 华法林

C. 硝苯地平　　D. 非诺贝特

E. 氢氯噻嗪

第十六章　抗心律失常药

1. 普萘洛尔与硝酸酯类合用治疗心绞痛的协同作用是（2013）

A. 保护缺血心肌细胞

B. 降低心肌耗氧量

C. 松弛血管平滑肌

D. 增加心室容积

E. 加强心肌收缩力

2. 心力衰竭合并快速心房颤动患者，控制心室率首选（2013）

A. 依布利特　　B. 腺苷

C. 维拉帕米　　D. 毛花苷丙

E. 美拉洛尔

3. 能够诱导 UDP-葡萄糖醛酸基转移酶合成从而减轻黄疸的药物是（2014）

A. 苯巴比妥　　B. 磺胺嘧啶

C. 青霉素　　D. 氢氯噻嗪

E. 阿司匹林

第十七章　治疗充血性心力衰竭的药物

下列药物中，具有强心作用的药物是（2013）

A. 呋塞米　　B. 甘露醇

C. 氢氯噻嗪　　D. 氨茶碱

E. 乙酰唑胺

第十八章　利尿药

1. 静脉滴注甘露醇后引起利尿的性质是（2013）

A. 渗透性利尿

B. 保钾性利尿

C. 排钠性利尿

D. 水利尿

E. 排钾性利尿

2. 下列药物中，治疗急性心源性肺水肿的首选药物是（2014）

A. 氨苯喋啶

B. 氢氯噻嗪

C. 螺内酯

D. 呋塞米

E. 乙酰唑胺

第十九章　脱水药

（本章历年尚未考查）

第二十章　H_1 受体阻断药

（本章历年尚未考查）

第二十一章　平喘药

1. 既有较强平喘作用，又具有强心利尿作用，并可用于心源性哮喘的药物是（2011）

A. 吗啡　　B. 氨茶碱

C. 哌替啶　　D. 肾上腺素

E. 特布他林

2. 氨茶碱治疗心源性哮喘的主要机制是（2013）

A. 降低血压　　B. 强心利尿

C. 扩张支气管　　D. 扩张外周血管

E. 兴奋中枢

3. 下列药物中，具有强心作用的药物是（2015）

A. 呋塞米　　B. 甘露醇

C. 氢氯噻嗪　　D. 氨茶碱

E. 乙酰唑胺

第二十二章　抗消化性溃疡药

1. 奥美拉唑的临床应用适应证是（2014）

A. 胃肠平滑肌痉挛

B. 萎缩性胃炎

C. 消化道功能紊乱

D. 慢性腹泻

E. 消化性溃疡

2. 男，82 岁。1 天来排黑便 2 次，每次量约 50 g。近 1 个月口服小剂量阿司匹林。查体：腹软，腹部无压痛，未触及包块，肝脾未触及，首选的治疗药物是（2013）

A. 止血芳酸　　B. 生长抑素

C. 铝碳酸镁　　D. 法莫替丁
E. 奥美拉唑

3、4 题共用备选答案（2014）
A. 抑制胃酸分泌
B. 拮抗组胺作用
C. 保护胃黏膜
D. 中和胃酸
E. 抑制胃蛋白酶

3. 枸橼酸铋钾的主要药理作用是
4. 奥美拉唑的主要药理作用是

第二十三章　常用子宫兴奋药

缩宫素的适应证为（2011）
A. 多胎妊娠的产妇
B. 产道异常的产妇
C. 有剖宫产史的产妇
D. 前置胎盘的产妇
E. 子宫口开全、宫缩无力的产妇

第二十四章　抗贫血药

（本章历年尚未考查）

第二十五章　影响凝血过程药

1. 具有体内、外抗凝血作用的药物是（2015）
A. 肝素　　B. 维生素 K
C. 铁剂　　D. 叶酸
E. 维生素 B_{12}

2. 肝素的抗凝作用特点（2015）
A. 能溶解血栓
B. 仅在体内有作用
C. 仅在体外有作用
D. 仅口服有作用
E. 在体内、体外均有作用

3. 用维生素 K 无效的出血原因是（2015）
A. 大剂量阿司匹林
B. 长期使用四环素
C. 华法林过量
D. 肝素过量
E. 早产儿、新生儿

第二十六章　肾上腺糖皮质激素类药

不属于糖皮质激素类药物抗休克作用机制的是（2013）
A. 抑制炎性细胞因子释放
B. 增强心肌收缩力
C. 扩张痉挛收缩的血管
D. 稳定溶酶体膜
E. 中和细菌外毒素

第二十七章　胰岛素及口服降糖药

1. 胰岛素的药理作用为（2013）
A. 促进脂肪分解
B. 增加游离脂肪酸生成
C. 增加酮体生成
D. 激活 Na^+，K^+-ATP 酶活性
E. 促进蛋白质分解

2. 降血糖药能引起乳酸性酸中毒的是（2013）
A. 磺脲类
B. 苯甲酸衍生物
C. α-葡萄糖苷酶抑制剂
D. 双胍类
E. 噻唑烷二酮类

3. 甲苯磺丁脲的作用主要是（2015）
A. 刺激内源性胰岛素释放，增强胰岛素的作用
B. 阻止葡萄糖在肠道的吸收
C. 加速葡萄糖向细胞内转运
D. 抑制糖原的分解与异生
E. 加速糖原的合成与储存

第二十八章　抗生素

1. 螺旋体感染首选（2013）
A. 头孢噻肟　　B. 苄青霉素
C. 庆大霉素　　D. 异烟肼
E. 甲硝唑

2. 与呋喃苯胺酸合用，使耳毒性增强的抗生素是（2013）
A. 青霉素类　　B. 氨基糖苷（甙）类
C. 四环素类　　D. 大环内酯类

E. 多黏菌素类

3. 下列可引起听神经损害的药物是（2015）

A. 环丙沙星　　B. 头孢唑啉
C. 甲硝唑　　D. 阿米卡星
E. 红霉素

4. 患者，女性，30 岁，发热咳嗽右胸痛 3 天。查体：T 40 ℃，呼吸急促，右上肺叩诊浊音，闻及支气管呼吸音，白细胞 20×10^9/L，中性 0.92，青霉素皮试阳性。应用哪种治疗（2015）

A. 氨茶碱　　B. 庆大霉素
C. 左氧氟沙星　　D. 环丙沙星
E. 磺胺类药物

5、6 题共用备选答案（2011）

A. 庆大霉素　　B. 环丙沙星
C. 四环素　　D. 红霉素
E. 氯霉素

5. 对革兰阳性菌有强大抗菌作用的药物是
6. 具有神经-肌肉阻断作用的药物是

7~9 题共用备选答案（2012）

A. 胃肠道反应
B. 二重感染
C. 对第Ⅷ对脑神经损害
D. 肾损害
E. 过敏性休克

7. 链霉素最常见的不良反应是
8. 四环素最严重的不良反应是
9. 青霉素的不良反应是

10~12 题共用备选答案（2013）

A. 环丙沙星　　B. 利福平
C. 多西环素　　D. 磺胺嘧啶
E. 庆大霉素

10. 治疗流行性脑脊髓膜炎首选
11. 有广谱抗菌作用的抗结核药物是
12. 有明显的肝肠循环特点维持时间较长的抗生素是

13~15 题共用备选答案（2014）

A. 磺胺类药　　B. 庆大霉素
C. 异烟肼　　D. 头孢噻肟
E. 苄星青霉素

13. 抑制菌体二氢叶酸合成酶的药物是
14. 耐 β-内酰胺酶作用较强的药物是
15. 螺旋体感染首选的药物是

第二十九章　抗结核药物

1. 下列抗结核药不属于杀菌剂的是（2013）

A. 吡嗪酰胺　　B. 乙胺丁醇
C. 异烟肼　　D. 链霉素
E. 利福平

2、3 题共用备选答案（2013）

A. 乙胺嘧啶　　B. 头孢噻肟
C. 庆大霉素　　D. 红霉素
E. 利福平

2. 治疗嗜肺军团菌肺炎选用的药物是
3. 用于治疗结核病和麻风病的药物是

第三十章　抗疟药

1~3 题共用备选答案（2012）

A. 乙胺嘧啶　　B. 利福平
C. 阿苯达唑　　D. 甲硝唑
E. 伯氨喹

1. 对麻风分枝杆菌作用强的药物是
2. 对各种疟原虫配子体有杀灭作用的药物是
3. 对多种肠道线虫均有杀灭作用的药物是

第三十一章　抗肠虫药

（见第三十章第 3 题）

第三十二章　人工合成的抗菌药

主要用于治疗厌氧菌感染的药物是（2016）

A. 甲硝唑　　B. 头孢曲松
C. 阿米卡星　　D. 阿莫西林
E. 环丙沙星

第二部分 医学人文综合

第一篇 卫生法规

第一章 执业医师法

1. 对医师的业务水平、工作成绩和职业道德状况，依法享有定期考核权的单位是（2011）
   A. 县级以上人民政府
   B. 县级以上人民政府卫生行政部门
   C. 受县级以上人民政府卫生行政部门委托的机构或者组织
   D. 医师所在地的医学会或者医师协会
   E. 医师所在的医疗、预防、保健机构
2. 医师在执业活动中享有的权利是（2012）
   A. 宣传普及卫生保健知识
   B. 尊重患者隐私权
   C. 人格尊严、人身安全不受侵犯
   D. 努力钻研业务，及时更新知识
   E. 爱岗敬业，努力工作
3. 医师的下列行为不属于违法违规的是（2013）
   A. 违反技术操作规范
   B. 延误救治
   C. 拒绝以其他医院的检验结果为依据出具诊断证明书
   D. 未经患者同意实施实验性临床医疗
   E. 泄露患者隐私
4. 《执业医师法》规定，医师在执业活动中应履行的义务之一是（2013）
   A. 在注册的执业范围内，选择合理的医疗、预防、保健方案
   B. 从事医学研究、学术交流，参加专业学术团体
   C. 参加专业培训，接受继续医学教育
   D. 努力钻研业务，更新知识，提高专业水平
   E. 获得工资报酬和津贴，享受国家规定的福利待遇
5. 未经有关部门批准，医师擅自开办诊所，卫生行政部门可采取的措施不包括（2014）
   A. 没收违法所得　　B. 责令赔偿患者损失
   C. 没收药品、器械　　D. 吊销执业证书
   E. 取缔
6. 《执业医师法》规定，医师因考核不合格被责令暂停执业活动3~6个月，期满后再次考核仍不合格的，由县级以上卫生行政部门对其（2015）
   A. 变更注册　　B. 注销注册
   C. 重新注册　　D. 不予注册
   E. 暂缓注册
7. 医师在诊疗活动中，不过度医疗所体现的医师行为规范是（2016）
   A. 规范行医　　B. 重视人文
   C. 规范文书　　D. 严格权限
   E. 救死扶伤
8. 李某欲向单位请假，找执业医师王某开具了“病毒性心肌炎，全休1个月”病假条。对于王某的行为，县卫生局可以给予（2012）
   A. 吊销其医师执业证书
   B. 警告或责令其暂停执业活动3~6个月，并接受培训和继续教育
   C. 警告或责令其暂停执业活动6个月至1年
   D. 调离医师岗位

E. 给予行政或纪律处分

9. 李某2001年10月因医疗事故受到吊销医师执业证书的行政处罚，2002年9月向当地卫生行政部门申请重新注册，卫生行政部门经过审查决定对黄某不予注册，理由是黄某的行政处罚自处罚决定之日起至申请注册之日止不满（2013、2014）

A. 1年　B. 2年
C. 3年　D. 4年
E. 5年

10. 某医师从医院辞职到一家药品生产企业从事营销工作，后因事业不顺，想重回医院工作，但因其终止医师执业活动已满法定期限被卫生行政部门注销了注册，该法定期限是（2016）

A. 1年　B. 3年
C. 6个月　D. 2年
E. 4年

11、12题共用备选答案（2013）

A. 15日　B. 30日
C. 45日　D. 60日
E. 90日

11. 医师申请执业注册，卫生行政部门应当自受理申请之日起，做出是否准予注册的决定的法定期限是

12. 申请执业医师注册的人，对不予注册的决定有异议的，可以自收到不予注册通知之日起提起行政诉讼的法定期限是

13、14题共用备选答案（2014）

A. 吊销医师执业证书
B. 罚款并没收违法所得
C. 警告或者责令暂停营业活动3~6个月
D. 警告或者责令暂停执业活动6个月至1年
E. 降职或撤职

13. 医师在诊疗过程中，泄露患者隐私，造成严重后果，由卫生行政部门给予的行政处罚是

14. 医师在执行业活动中，由于不负责任，延误急危患者的抢救和诊治，造成严重后果，情节严重的，由卫生行政部门给予的行政处罚是

15、16题共用备选答案（2014）

A. 责令改正　B. 罚款
C. 暂停执业活动　D. 吊销执业证书
E. 通报批评

15. 医师判断患者为非正常死亡但未按照规定报告，应给予的行政处罚是

16. 医师隐匿、伪造或者擅自销毁医学文书且情节严重的，应给予的行政处罚是

第二章　医疗机构管理条例

1. 张某注册登记的执业类别是外科医师，张某应一产妇请求，为其实施了剖宫产术。张某的行为属于（2011）

A. 医疗事故　B. 医疗不当行为
C. 正当医疗行为　D. 非法行医
E. 医疗差错

2. 某医院未经批准新设医疗美容科，从外地聘请了一位退休外科医师担任主治医师。该院的行为性质属于（2011）

A. 非法行医　B. 超范围执业
C. 正常医疗行为　D. 特殊情况
E. 开展新技术

3. 医疗机构工作人员上岗工作，必须佩带（2013）

A. 载有本人姓名、性别和年龄的标牌
B. 载有本人姓名、年龄和专业的标牌
C. 载有本人姓名、专业和职务的标牌
D. 载有本人姓名、职务或者职称的标牌
E. 载有本人姓名、职称及科室的标牌

4. 医疗机构开展诊疗活动必须按照（2013）

A. 核准的项目　B. 登记的项目
C. 核准的诊疗科目　D. 登记的诊疗科目
E. 核准登记的诊疗科目

5. 对危重的三无患者（无钱、无身份证明、无陪伴）需要转诊的，医疗机构应当（2014）

A. 先采取必要措施维持生命，待交费后进行转诊
B. 接诊医务人员在报请院领导批准后转诊
C. 立即抢救
D. 立即抢救，条件许可时及时转诊
E. 先采取必要措施维持生命，报告当地公安、民政部门决定解决办法

第三章　医疗事故处理条例

1. 不属于构成医疗事故的主观方面是（2014）

A. 技术水平欠缺的技术过失
B. 违反卫生法规和诊疗护理规范常规的责任过失
C. 故意违反操作规程
D. 疏忽大意的过失
E. 过于自信的过失

2. 某医院发生一起医疗事故，医患双方在卫生行政部门主持下，就赔偿事宜达成和解。根据《医疗事故处理条例》规定，应当将和解内容制作成的

书面文件是（2011）

A. 裁定书　B. 协议书
C. 调解书　D. 判决书
E. 决定书

3. 王某，4岁，玩耍时将一小跳棋子误吸卡于喉部，导致严重窒息，其父速将其送至张某开设的中医诊所就诊，张某即刻用桌上的一把水果刀将王某的气管切开，并用手伸入切口将棋子捅出。王某的生命虽得救，但伤口感染，经抗感染治疗后，伤口愈合，形成瘢痕，造成气管狭窄。张某行为的性质属于（2012）

A. 违规操作，构成医疗事故
B. 非法行医，不属于医疗事故
C. 超范围执业，构成医疗事故
D. 见义勇为，不构成医疗事故
E. 在紧急情况下抢救垂危患者的生命，采取紧急医疗措施，虽造成不良后果，但不属于医疗事故

4. 晚期肺癌患者刘某，经抢救无效死亡。刘某的亲属对其死因以及医院的诊疗行为无异议，尸体随后火化。但2周后，刘某的家属以医院的抢救过程存在严重问题导致刘某死亡为由，向当地人民法院起诉。法院委托当地市医学会对本案进行医疗事故技术鉴定，鉴定专家应当（2013）

A. 以未进行尸检，不能确定死因为由，将案件退回法院
B. 认定由刘某的亲属承担因未进行尸检而不能确定死因的责任
C. 认定由医方承担因未进行尸检而不能确定死因的举证不能
D. 根据病历资料，依法对医方的医疗行为是否构成医疗事故进行鉴定
E. 让医方拿出充分的证据证明自己医疗行为无过错

5. 青年李某，右下腹疼痛难忍，到医院就诊，经医师检查，当即诊断为急性阑尾炎，遂对其施行阑尾炎切除术。手术情况正常，但拆线时发现伤口愈合欠佳，有淡黄色液体渗出，手术医师告知，此系缝合切口的羊肠线不为李某的人体组织吸收所致，在临床中少见。经过近1个月的继续治疗，李某获得痊愈。根据《医疗事故处理条例》规定，李某被拖延近1个月后才得以痊愈这一客观后果，应当属于（2014）

A. 二级医疗事故
B. 三级医疗事故
C. 四级医疗事故
D. 因患者体质特殊而发生的医疗意外
E. 因不可抗力而造成的不良后果

6、7题共用备选答案（2013）

A. 5年　B. 10年
C. 15年　D. 20年
E. 30年

6. 《医疗事故处理条例》规定，残疾生活补助费应根据伤残等级，自定残之月起最长赔偿

7. 《医疗事故处理条例》规定，对60周岁以上的患者因医疗事故致残的，赔偿其残疾生活补助费的时间不超过

8、9题共用备选答案（2014）

A. 市容监督管理部门
B. 城市规划行政主管部门
C. 卫生行政主管部门
D. 检验检疫行政主管部门
E. 环境保护行政主管部门

8. 对医疗废物的收集、运送、贮存、处置中的疾病防治工作进行定期监督检查的部门是

9. 对医疗废物的收集、运送、贮存、处置中的环境污染防治工作进行不定期抽查的部门是

第四章　母婴保健法

1. 婚前医学检查不包括对下列疾病的检查的是（2013）

A. 严重遗传性疾病　B. 指定传染病
C. 有关精神病　D. 不育症
E. 精神分裂症

2. 医疗保健机构依法开展产前诊断的，必须符合卫生部规定的条件和技术标准，并经县级以上地方人民政府卫生行政部门（2013）

A. 审查　B. 审核
C. 认可　D. 许可
E. 确认

3. 某县从事母婴保健工作的医师胡某，违反《母婴保健法》规定，出具有关虚假医学证明而且情节严重。该县卫生局应依法给予胡某的处理是（2013）

A. 通报批评　B. 警告
C. 取消执业资格　D. 罚款
E. 降职降薪

4. 婚前医学检查，对确诊患有严重遗传病不宜生育者正确的处理方法是（2014）

A. 不能结婚
B. 可以结婚，但需要采取长效避孕措施或者实施结扎手术

C. 可以结婚，但需提交书面声明，保证不生育
D. 可以结婚，但必须符合晚婚规定
E.《婚姻法》未明确规定禁止结婚的，可以结婚

5. 公卫医师何某在取得医师资格证书和执业许可证后的1年里，擅自从事婚前医学检查、遗传病诊断和产前诊断，虽经卫生行政部门制止，仍不改正，并又施行终止妊娠手术。依据《母婴保健法》规定，应对何某给予的行政处罚是（2014）
A. 处以罚款
B. 没收违法所得
C. 没收非法财务
D. 吊销执业许可证
E. 行政拘留

6. 医师王某从国外学成归来，拟从事遗传病诊断业务，根据《母婴保健法》的规定，有权对其进行考核并颁发相应合格证书的单位是（2014）
A. 设区的市级妇幼保健机构
B. 设区的市级卫生行政部门
C. 省级卫生行政部门
D. 省级妇幼保健机构
E. 国务院卫生行政部门

第五章 传染病防治法

1.《传染病防治法》规定，国家对传染病实行的方针与管理办法是（2012）
A. 预防为主，防治结合，统一管理
B. 预防为主，防治结合，分类管理
C. 预防为主，防治结合，划区管理
D. 预防为主，防治结合，分片管理
E. 预防为主，防治结合，层级管理

2. 对传染病患者或疑似传染病患者污染的场所和物品，医疗保健机构应当及时采取（2012）
A. 封闭场所并销毁物品
B. 强制隔离治疗
C. 必要的卫生处理
D. 报告上级卫生行政机关处理
E. 提请卫生防疫部门处理

3. 国家对传染病菌种毒种的采集、保藏、携带、运输和使用实行的管理方式是（2013）
A. 分类管理　　B. 行业管理
C. 专项管理　　D. 集中管理
E. 分层管理

4. 对从事传染病预防、医疗、科研的人员以及现场处理疫情的人员，为了保障其健康，他们所在单位应当根据国家规定采取（2013）
A. 防治措施和强制治疗措施
B. 防治措施和强制隔离措施
C. 防治措施和医疗保健措施
D. 防治措施和追踪调查措施
E. 防治措施和紧急控制措施

5. 按照甲类传染病管理的乙类传染病是（2013）
A. 天花　　B. 猩红热
C. 登革热　　D. 艾滋病
E. 肺炭疽

6. 根据《传染病防治法》的规定，不属于乙类传染病的是（2014）
A. 霍乱　　B. 麻疹
C. 狂犬病　　D. 肺结核
E. 艾滋病

7. 在自然疫源地和可能是自然疫源地的地区兴办的大型建设项目开工前，建设单位应当申请当地卫生防疫机构对施工环境进行（2014）
A. 环保调查　　B. 卫生调查
C. 卫生资源调查　　D. 环境资源调查
E. 危害因素调查

8. 医疗机构发现法定传染病疫情或者发现其他传染病暴发、流行时，其疫情报告应当遵循的原则是（2014）
A. 属地管理　　B. 层级管理
C. 级别管理　　D. 特别管理
E. 专门管理

9. 医疗机构在发现甲类传染病时，对疑似患者在明确诊断前，应在指定场所进行（2014）
A. 访视　　B. 留验
C. 单独隔离治疗　　D. 医学观察
E. 就地诊验

10. 需要进行强制管理的传染病是（2014）
A. 炭疽　　B. 麻风病
C. 艾滋病　　D. 霍乱
E. 血吸虫病

11. 医疗机构为预防传染病院内传播应当承担的职责是（2016）
A. 流行病学调查
B. 实施传染病预防控制规划
C. 医疗废物处置
D. 对传染病预防工作进行指导
E. 收集和分析传染病疫情信息

第六章 艾滋病防治条例

对感染艾滋病病毒的孕产妇，国家依法无偿提供

预防艾滋病母婴传播的服务是（2013）
A. 基因诊断　　B. 终止妊娠
C. 产前指导　　D. 无偿用血
E. 家庭接生

第七章　突发公共卫生事件应急条例

1. 卫生行政部门接到传染病菌（毒）种丢失报告后向本级人民政府报告的法定时限是（2013）
A. 3 小时内　　B. 4 小时内
C. 2 小时内　　D. 5 小时内
E. 6 小时内
2. 省级人民政府接到发生突发卫生公共事件的报告后，应当向国务院卫生行政部门报告的法定时限是（2014）
A. 2 小时内　　B. 12 小时内
C. 1 小时　　D. 3 小时
E. 6 小时
3. 对违反《突发公共卫生事件应急条例》规定，未履行报告职责，隐瞒、缓报或者谎报突发公共卫生事件的医疗机构，应给予的处理不包括（2014）
A. 通报批评
B. 给予警告
C. 停业整顿
D. 吊销《医疗机构执业许可证》
E. 责令改正
4. 某县医院收治了数名高热伴头痛、鼻塞、流涕、全身酸痛等症状的患者，后被确诊为 H7N9 流感。为了防止疾病传播，该医院严格按照有关规定立即对患者予以隔离和治疗，同时在规定的时限内向当地卫生计生行政部门进行了报告。该规定时限是（2014）
A. 4 小时　　B. 2 小时
C. 5 小时　　D. 3 小时
E. 1 小时

第八章　药品管理法

1. 有权批准医疗机构取得麻醉药品、第一类精神药品购用印鉴卡的部门是（2013）
A. 设区的市级药品监督管理部门
B. 省级卫生行政部门
C. 县级卫生行政部门
D. 设区的市级卫生行政部门
E. 县级药品监督管理部门
2. 医疗机构配制制剂，应是本单位临床需要而市场上没有供应的品种，并须经所在地下列哪个部门批准后方可配制（2014）
A. 省级卫生行政部门
B. 省级药品监督管理部门
C. 县级卫生行政部门
D. 地市级药品监督管理部门
E. 省级工商行政管理部门
3. 医疗机构发现可能与用药有关的严重不良反应，必须及时报告，有权接受其报告的单位是（2014）
A. 药品监督管理部门和卫生计生行政部门
B. 药品生产主管部门和药品经营主管部门
C. 药品检验机构和疾病预防控制机构
D. 卫生监督机构和卫生计生行政部门
E. 疾病预防控制机构和卫生监督机构
4. 对收受药品生产经营企业或其代理人财物且情节严重的医师，卫生行政部门应当做出的处理是（2016）
A. 警告
B. 吊销执业证书
C. 暂停执业活动
D. 注销执业证书
E. 记过
5. 某患者到省人民医院就医，接诊医师在诊治过程中，使用了一种新上市的抗生素，致使该患者出现了严重不良反应。按照《药品管理法》的规定，该医院应当向有关部门报告，接受报告的部门是（2013）
A. 国家工商行政管理部门
B. 省级药品监督管理部门和卫生行政部门
C. 国家药品监督管理部门
D. 国务院卫生行政部门
E. 国家中医药管理部门
6. 某药厂销售代表在和某医院几名医师达成协议后，医师在处方时使用 M 药厂生产的药品，并按使用量的多少收受了药厂给予的提成。事情曝光以后，对 M 药厂按《药品管理法》的有关规定处理，对于医师的错误行为，有权决定给予处分、没收违法所得的部门是（2014）
A. 药品监督管理部门
B. 工商行政管理部门
C. 医师协会
D. 消费者权益保护协会
E. 卫生行政部门

第九章　麻醉药品和精神药品管理条例

（本章节历年尚未考查）

第十章　处方管理法

1. 执业医师处方权的取得方式是（2013）
   A. 被医疗机构聘用后取得
   B. 在注册的执业地点取得
   C. 在上级医院进修后取得
   D. 医师资格考试合格后取得
   E. 参加卫生行政部门培训后取得
2. 处方的最长有效期是（2013）
   A. 3天　B. 5天　C. 7天
   D. 10天　E. 2天
3. 医疗机构药剂人员调配处方时的错误行为是（2014）
   A. 处方必须经过核对，对所有药品不得擅自更改
   B. 处方所列药品缺货时用同类药品代用
   C. 对有配伍禁忌的处方，应当拒绝调配
   D. 对有超剂量的处方，应当拒绝调配
   E. 必要时，经处方医师更正或者重新签字，方可调整
4. 李某为中度慢性疼痛患者，医师开具第一类精神药品控制缓解制剂为其治疗。根据《处方管理办法》，每张处方用药量的最多天数是（2013）
   A. 15　B. 3　C. 5
   D. 7　E. 10

5、6题共用备选答案（2016）

A. 3日　B. 2日　C. 7日
D. 10日　E. 5日

5. 开具普通处方，其药物用量一般不得超过的日数是
6. 开具急诊处方，其药物用量一般不得超过的日数是

第十一章　献血法

1. 按照《献血法》规定，对献血者每次采集血液量（2013）
   A. 不少于200 mL，不多于400 mL，两次采血间隔不少于6个月
   B. 不少于200 mL，不多于400 mL，两次采血间隔不少于1年
   C. 一般为200 mL，一般不得超过400 mL，间隔不少于6个月
   D. 一般为200 mL，最多不得超过400 mL，间隔不少于6个月
   E. 一般为200 mL，最多不得超过400 mL，间隔不少于1年
2. 为保障公民临床急救用血需要，国家提倡并指导择期手术的患者（2013）
   A. 率先献血　B. 互助献血
   C. 自愿献血　D. 自身储血
   E. 同型输血
3. 某边远医院收治一名宫外孕破裂失血性休克的患者，紧急手术并输血，当时该医院库存血液不足，又无自体血液回输条件，血站送血需要3小时车程。在此情况下，医院的正确做法应当是（2013）
   A. 动员社会人员互助捐血
   B. 等待血站送血
   C. 外借自体血液回输设备
   D. 立即将患者转院
   E. 临时采集血液，并确保采血用血安全
4. “献血大王”刘某，在过去的7年间，献血总量已达5 600 mL，快满50周岁的刘某告诉记者，如果身体一直保持健康状态，他满55周岁以前，还可争取无偿献血（2013）
   A. 7次　B. 8次
   C. 9次　D. 10次
   E. 11次
5. 患者因车祸致伤送入某县人民医院抢救，入院时神志不清，联系不上家属，此时需输血。医院的处理正确的是（2014）
   A. 无须考虑其他因素，直接给患者输血
   B. 按医院职能部门或主管领导同意后给患者输血
   C. 按医院职能部门或主管领导同意备案后，给患者输血，并记入病历
   D. 按卫生行政部门同意，备案后，给患者输血，并记入病历
   E. 未征得患者家属同意，不得输血

6~8题共用备选答案（2014）

A. 无偿献血制度
B. 无偿义务献血制度
C. 18周岁至55周岁健康公民自愿献血
D. 18周岁至50周岁健康公民自愿献血
E. 国家工作人员、现役军人和高等学校在校学生率先献血

6. 国家实行

7. 国家提倡
8. 国家鼓励

第十二章　侵权责任法

由于医务人员技术水平低所构成对患者安全威胁的因素属于（2016）
A. 医院环境因素　　B. 医院管理因素
C. 医院社会因素　　D. 医院专业因素
E. 医院服务因素

第二篇　医学心理学

第一章　绪　论

1. 医学心理学研究的分支不包括（2012）
A. 临床心理学　B. 健康心理学
C. 发展心理学　D. 神经心理学
E. 护理心理学
2. 医学心理学的任务一般不包括（2014）
A. 研究心理因素对人类社会发展的影响
B. 研究心理治疗方法在治疗中的影响
C. 研究心理评估在疾病诊断中的作用
D. 研究人格特征对疾病和健康的作用
E. 研究心理因素在疾病发生中的作用
3. 医学心理学的基本观点不包括（2014）
A. 遗传决定论的观点
B. 主动适应与调节的观点
C. 情绪因素作用的观点
D. 个性特征作用的观点
E. 认知评价的观点
4. 对于大多数在小学学习成绩中等的孩子而言，可以判断其智力水平处于正常范围，这一心理健康判断的角度为（2016）
A. 人类学角度　B. 社会学角度
C. 统计学角度　D. 病理学角度
E. 文化学角度

第二章　医学心理学基础

1. 心理过程包括的三个过程为（2011）
A. 认知、情绪和意志
B. 感觉、知觉和注意
C. 气质、性格和能力
D. 需要、动机和兴趣
E. 记忆、思维和想象
2. “横看成岭侧成峰，远近高低各不同”形象地说明了知觉的（2013）
A. 多元性　B. 整体性
C. 恒常性　D. 理解性
E. 选择性
3. 动机产生的两个条件是（2013）
A. 需要和目的　B. 需求和目标
C. 诱因与目的　D. 意志与目的
E. 需要与诱因
4. 马斯洛的需要层次理论中，处于最高层次的需要是（2013）
A. 自我实现的需要　B. 安全的需要
C. 生理的需要　D. 尊重的需要
E. 爱和归属的需要
5. 下列说法错误的是（2014）
A. 心理是脑的功能
B. 脑是心理的器官
C. 心理是对事物的主观反映
D. 客观现实是心理的源泉
E. 心理能客观地反映事物
6. 情感对于情绪来说具有的特点是（2014）
A. 强烈而冲动
B. 伴有明显的行为变化
C. 伴有明显的生理变化
D. 稳定而深刻
E. 带有明显的情境性
7. 根据马斯洛的需要层次理论，人的最低需要是（2014）
A. 自我实现　B. 尊重
C. 爱与被爱　D. 安全
E. 生理
8. 知觉的基本特征不包括（2015）
A. 选择性　B. 整体性
C. 倾向性　D. 理解性
E. 恒常性
9. 知觉是人脑对客观事物（2015）
A. 个别属性的反映　B. 整体属性的反映
C. 本质属性的反映　D. 特殊属性的反映
E. 发展属性的反映
10. 患者，男，22岁，大学生。平时乐于助人，尊师爱校。不仅在学习上经常帮助同学，而且在生活上也常常照顾他人，并能积极组织班级的集体活动。这种行为方式在性格特征中属于（2012）
A. 情绪特征　B. 理智特征
C. 行为特征　D. 态度特征
E. 意志特征

11. 某历史人物曾遇到的一个场景是：前有大河，后有追兵，此时该人物面临的动机冲突类型是（2014）
A. 双趋冲突　　B. 趋避冲突
C. 双避冲突　　D. 双重趋避冲突
E. 双重避趋冲突
12. 患者，男，28岁。平时表现出有强烈的时间紧迫感，办事急躁，争强好胜，对人怀有敌意。该男子的行为类型可能属于（2014）
A. D型行为　　B. X型行为
C. A型行为　　D. B型行为
E. C型行为

第三章　心理卫生

1. 心理健康的标准不包括（2011）
A. 智力正常　　B. 健康行为
C. 情绪乐观　　D. 意识清晰
E. 人格健全
2. 心理卫生又称为（2013）
A. 心理平衡　　B. 心理调节
C. 心理宽容　　D. 心理和谐
E. 心理健康
3. 心理健康的标准不包括（2014）
A. 情绪良好　　B. 人际和谐
C. 智力正常　　D. 人格完美
E. 适应环境
4. 在印度丛林有2个由狼抚养的孩子被发现后带回来，这2个孩子被发现时1个1岁，1个8岁。1年后，1岁的孩子因病死亡，8岁的孩子长到17岁只能站立行走，说出简单的单词。此例说明（2013）
A. 心理是人脑对客观事实的客观能动的反映
B. 婴儿早期的脑模仿难以通过类似学习的过程获得一定的修复和补偿
C. 人的语言与智力发展存在关键期
D. 心理发展必须在良好的物质条件下进行
E. 影响人类心理发展的关键因素是遗传，与其生长的环境无关

第四章　心身疾病

1. 关于心身关系，你认为最正确的是（2013）
A. 心身二元论　　B. 心身统一论
C. 神灵支配论　　D. 心身还原论
E. 心身平行论
2. 生活事件、日常困扰、重大变故和文化冲突等心理应激源所属的类型为（2013）
A. 职业性应激源　　B. 环境性应激源
C. 社会性应激源　　D. 物理性应激源
E. 生物性应激源
3. 心理社会因素参与发病的躯体疾病，称为（2014）
A. 心身反应　　B. 情绪反应
C. 心理障碍　　D. 精神疾病
E. 心身疾病
4. 有些人在面对应激事件时易采用“钻牛角尖”的方式应对，这种应对方式属于（2014）
A. 自我防御反应　　B. 行为反应
C. 情绪反应　　D. 生理反应
E. 认知反应
5. 根据心身疾病的定义，以下不属于心身疾病的是（2016）
A. 腹股沟直疝　　B. 原发性高血压
C. 消化性溃疡　　D. 神经性皮炎
E. 支气管哮喘
6. 患者，女，18岁，某大学一年级新生。入学后对新的学习环境和教学模式不适应，出现情绪焦虑、失眠等情况。该生的辅导老师及同学们给予其热情帮助、疏导安慰，使该生逐渐走出适应不良的状态。这种应对应激的方法属于（2014）
A. 催眠心理治疗　　B. 运用自我防御机制
C. 专业思想教育　　D. 取得社会支持
E. 回避应激源

第五章　心理评估

1. 韦克斯勒智力测验包括（2012）
A. 问卷与投射测验
B. 问卷与操作量表测验
C. 语言与操作量表测验
D. 问卷与言语量表测验
E. 神经心理学测验
2. “比奈-西蒙量表”属于一种（2013）
A. 智力测验　　B. 人格测试
C. 神经心理测验　　D. 评定量表
E. 投射测验
3. 反映一个测验工具的正确性是指该测验的（2013）
A. 效度　　B. 信度
C. 样本　　D. 常模
E. 概念
4. 心理测验的原则是（2013）

A. 标准化　　B. 稳定性
C. 社会化　　D. 道德性
E. 独特性

5. 属于投射性测验的是（2013）
A. 明尼苏达多相人格调查表
B. 比奈智力测验量表
C. 卡特尔 16PF 测验
D. 主题统觉测验
E. 90 项症状自评量表

6. 智力单位 IQ = 智力年龄/实足年龄 × 100，为（2014）
A. 人格智商　　B. 离差智商
C. 比率智商　　D. 中位数智商
E. 百分位智商

7. 患者，男，65 岁。近 1 周来感觉右手与右脚麻木，心烦意乱，但生活工作仍能进行。心理治疗师可以选择的心理测验是（2012）
A. EPQ 问卷　　B. 16PF 问卷
C. MMPI 调查表　　D. H-R 成套测验
E. TAT 测验

8. 女，45 岁，大学教授。因车祸导致颅脑损伤，智力测验显示其智商为 85 分。同时有一位从未接受过正规教育的老人测得的智商也是 85 分。心理治疗师认为前者的智力出现了问题，而后者正常。这一判断所遵循的原则是（2016）
A. 操作性原则　　B. 保密性原则
C. 标准化原则　　D. 中立性原则
E. 客观性原则

第六章　心理治疗与咨询

1. 由本能冲突和被压抑愿望引起，并常不能被人们意识到的心理活动属于（2013）
A. 注意　　B. 想象
C. 潜意识　　D. 意志
E. 前意识

2. 行为主义学派的创始人是（2013）
A. 弗洛伊德　　B. 华生
C. 荣格　　D. 罗杰斯
E. 坎农

3. 人本主义常用的方法为（2013）
A. 梦的分析　　B. 生物反馈
C. 系统脱敏　　D. 真诚同感
E. 满灌疗法

4. 精神分析治疗理论基础特别关注的是（2014）
A. 潜意识冲突　　B. 生物学原因
C. 情感性问题　　D. 本能性欲望
E. 生理性原因

5. “心理障碍大多为幼年压抑的潜意识冲突而引起”，持这种观点的学派是（2014）
A. 心理生理学派　　B. 人本主义学派
C. 认知行为学派　　D. 行为主义学派
E. 精神分析学派

6. 精神分析常利用的方法为（2014）
A. 梦的分析　　B. 生物反馈
C. 系统脱敏　　D. 厌恶治疗
E. 满灌疗法

7. 行为治疗常利用的方法为（2014）
A. 梦的分析　　B. 自由联想
C. 系统脱敏　　D. 空椅疗法
E. 家谱分析

8. 某心理治疗师，在公园遇见一位他的患者正与其熟人在一起游玩，正好面对面，但是这位治疗师看到，他的患者并未主动与其打招呼，因而他故意装作不认识而未理睬他的患者。因为他知道，心理治疗要注意的一个原则是（2011）
A. 保密原则　　B. 真诚原则
C. 中立原则　　D. 回避原则
E. 灵活原则

9. 患者，女，32 岁。接受精神分析治疗，舒适地躺在沙发上，把进入头脑中的一切都讲出来，不论其如何微不足道，荒诞不经，都如实地报告出来。这种方法是（2012）
A. 移情　　B. 自由联想
C. 释梦　　D. 阻抗
E. 自我宣泄

10. 某单位职工，男，48 岁。平时性情怪异，与同事相处甚难，某同事想让其就诊心理咨询，但该职工坚决反对。心理医师也不主张这样的人来门诊治疗，是因为心理治疗的性质有（2013）
A. 学习性　　B. 自主性
C. 实效性　　D. 应用性
E. 操作性

11. 患者，女，55 岁，大学老师。20 年来主要因丈夫有外遇，夫妻感情不佳，争吵了 10 年，总想离婚，但又总舍不得孩子，又怕丢面子，来到心理咨询门诊，想问心理咨询师，离婚好还是不离婚好？此时心理咨询师应注意采用的治疗原则是（2013）
A. 回避原则　　B. 中立原则
C. 耐心原则　　D. 综合原则
E. 灵活原则

12. 患者，女，35 岁。丈夫在一次车祸中去世，其来

院就诊时痛不欲生，在心理咨询室痛哭流涕。对于这位来访者，心理咨询师在初始阶段一般不应采取的措施是（2013）

A. 教会其放松

B. 教会其乐观

C. 对质其懦弱

D. 争取其社会支持

E. 增强其耐受挫折的能力

13. 患者，男，50岁。某公司总经理。在公司某次业务培训会的开幕式上致辞后出现口误，宣布“会议闭幕”。此口误背后折射出该总经理的心理活动为（2013）

A. 本我　　B. 潜意识

C. 超我　　D. 意识

E. 前意识

14. 患者，男，46岁。患“汽车恐惧症”。心理治疗师对其进行治疗时，一开始就陪伴他站在马路边上面对车道上飞驰的汽车。此种疗法属于（2013）

A. 冲击疗法　　B. 系统脱敏

C. 生物反馈　　D. 塑造疗法

E. 厌恶疗法

15. 患者，女，19岁。因心理问题正在接受长期的精神分析治疗，在一次治疗时，患者迟到，心理治疗师语带责备，患者当即大发雷霆。患者的发怒现象最可能属于（2013）

A. 变形　　B. 象征

C. 移情　　D. 释义

E. 投射

16. 患者，女，20岁。自述不能见马路上的汽车，因为当汽车经过时总感觉汽车就是向自己开来，很可能撞上自己，因此十分恐惧，来心理门诊就诊。心理医生对该患者采用的最好的行为治疗方法为（2014）

A. 冲击疗法　　B. 厌恶治疗

C. 生物反馈　　D. 前提操纵

E. 系统脱敏

17. 患者，女，20岁。主诉自初中毕业后，越来越不能与陌生人接触，近1年来发展为见到熟人与之说话也紧张，且一说话就脸红。对于该患者，首选的心理治疗方法是（2014）

A. 生物反馈　　B. 系统脱敏

C. 自由联想　　D. 催眠治疗

E. 人本主义

18. 某高校心理咨询工作人员接待一位大学生，该生对心理咨询说，他多次难以自控地想要杀死其女友。那么此情况下心理咨询员的最佳做法是（2014）

A. 严格保守该生的秘密

B. 告知该生女友家属对其进行保护，同时建议该生家属带其进行必要的心理诊治

C. 联系精神病医院并直接送该生入院

D. 劝其尽快接受治疗

E. 通知该生的家长对其妥善监管

19. 男，26岁。因人际关系问题而寻求心理帮助，心理治疗师采用的干预方法是非指令性的，无条件的积极关注，协助来访者充分体验和整合自己的经验。这一心理治疗的方法属于（2016）

A. 催眠治疗　　B. 认知疗法

C. 以人为中心疗法　　D. 行为疗法

E. 精神分析疗法

第七章　医患关系

1. 由患者的家长、家属或他人做出求医决定的求医类型是（2011）

A. 主动求医型　　B. 被动求医型

C. 强制求医型　　D. 稳定求医型

E. 被迫求医型

2. 主动-被动型的医患关系主要用于（2012）

A. 焦虑障碍患者　　B. 康复期治疗患者

C. 严重昏迷的患者　　D. 慢性感染患者

E. 急性感染期患者

3. 在医患互动中，非语言沟通的技巧不包括（2013）

A. 注意倾听　　B. 面部表情

C. 目光接触　　D. 人际距离

E. 身段表情

4. 对于切除阑尾的术后患者，宜采取的医患模式是（2013）

A. 主动-被动型

B. 被动-主动型

C. 指导-合作型

D. 共同参与型

E. 合作-指导型

5. 下列关于医患关系的表述中，错误的是（2013）

A. 非技术关系和技术关系相辅相成

B. 技术关系是建立在利益的基础上

C. 技术关系是维系医患和谐的基础

D. 非技术关系对维系医患和谐非常重要

E. 医患关系包括技术关系和非技术关系

6. 医生的临床知识和技能×患者的依从性，等于（2014）

A. 治疗效果　　B. 技术交往

C. 非技术交往　　D. 言语交往
E. 非言语交往

7. 在诊疗过程中，医生充当是纯科学家的角色，只负责技术工作。该情形在医患关系的维奇模式中称为（2014）
A. 纯技术模式　　B. 传统模式
C. 人本模式　　D. 契约模式
E. 权威模式

8. 在诊疗过程中，医生充当家长式的角色，具有决策权，而患者丧失了自主权，该情形在医患关系的维奇模式中称为（2014）
A. 纯技术模式　　B. 传统模式
C. 人本模式　　D. 契约模式
E. 权威模式

第八章　患者的心理问题

1. 某人已被确诊为某病，而本人否认自己有病。此人角色行为的改变属于（2013）
A. 角色行为冲突　　B. 角色行为减退
C. 角色行为强化　　D. 角色行为缺如
E. 角色行为异常

2. 患者，女，48 岁。某乡镇企业负责人，5 个月前被确诊为乳腺癌并接受了手术治疗，术后患者仅休息了 2 个月，便全身心投入了工作。同患病前一样从事日常工作，参加各种会议和活动，对于自己身体的康复情况并不重视，不按要求到医院复查，也不愿再接受任何其他的治疗。该女性角色行为改变类型属于（2013）
A. 角色行为缺如　　B. 角色行为强化
C. 角色行为异常　　D. 角色行为减退
E. 角色行为冲突

3. 患者，男，61 岁。刚刚从岗位上退休下来，被诊断患有肝硬化合并腹水，他承认有病，但他仍想完成某本书的写作任务，甚至搬到办公室住，废寝忘食而忽略了治疗。该患者的行为属于角色行为的（2014）
A. 缺如　　B. 冲突
C. 减退　　D. 强化
E. 异常

4. 患者，男，大学生。因被诊断为慢性肾衰竭而收住院治疗，入院后出现了失眠、哭闹和攻击性行为。患者的这种角色变化属于（2015）
A. 角色行为异常　　B. 角色行为冲突
C. 角色行为强化　　D. 角色行为减退
E. 角色行为缺如

第三篇　医学伦理学

第一章　绪　论

1. 医学伦理学任务不包括（2012）
   A. 确定符合时代要求的医德原则和规范
   B. 反映社会对医学职业道德的需求
   C. 直接提高医务人员的医疗水平
   D. 为医学的发展导向
   E. 为符合道德的医学行为辩护
2. 《希波克拉底誓言》中提出了（2013）
   A. 不伤害原则、为患者利益原则和保密原则
   B. 不伤害原则、为患者利益原则和尊重原则
   C. 尊重原则、为群众利益原则和保密原则
   D. 尊重原则、为患者利益原则和保密原则
   E. 不伤害原则、尊重原则和保密原则
3. 检验医学伦理学理论正确性的唯一标准是（2013）
   A. 理论全面　　B. 理论系统
   C. 理论深刻　　D. 医学实践
   E. 医学科研
4. “人命至重，有贵千金，一方济之，德逾于此”的提出者是（2013）
   A. 唐代孙思邈　　B. 明代陈实功
   C. 东汉的张仲景　　D. 战国时期的扁鹊
   E. 清代喻昌
5. 最早提出不伤害原则和保密要求的医学伦理学文献是（2013）
   A.《希波克拉底誓言》
   B.《伤寒杂病论·自序》
   C.《外科正宗·医家五戒十要》
   D.《日内瓦宣言》
   E.《医德十二箴》
6. 医学伦理学属于（2014）
   A. 元伦理学　　B. 生态伦理学
   C. 境遇伦理学　　D. 描述伦理学
   E. 规范伦理学
7. 人的社会性需要不包括（2016）
   A. 尊重　　B. 交往
   C. 求知　　D. 劳动
   E. 饮食

8~10题共用备选答案（2014）
   A. “上以疗君亲之疾，下以救贫贱之厄”
   B. “若有疾厄来求救者，不得问其贵贱贫富、长幼妍媸、怨亲善友、华夷愚智，普同一等，皆如至亲之想；……”
   C. “患者对某些科学研究拒绝参加时，绝对不能使医生和患者之间的关系受到影响或妨碍”
   D. “我决心竭尽全力除人类之病痛，助健康之完美，维护医术的圣洁和荣誉”
   E. “凡我所耳闻目睹的关于人们的私生活，我决不到处宣扬，我决不泄露作为应该守密的一切细节”
8. 出自《大医精诚》的是
9. 出自《希波克拉底誓言》的是
10. 出自《赫尔辛基宣言》的是

11~13题共用备选答案（2013）
   A.《赫尔辛基宣言》
   B.《医德十二箴》
   C.《希波克拉底誓言》
   D.《日内瓦宣言》
   E.《纽伦堡法典》
11. 属于西方古老医学道德文献的是
12. 国际上第一个人体试验的伦理文献是
13. 规定军队医院和区务人员在战争中对伤病员保持中立地位的文献是

第二章　医学伦理学的基本原则与规范

1. 在下列各项中，不属于医学伦理学基本原则的是（2013）
   A. 不伤害原则　　B. 人道原则
   C. 有利原则　　D. 尊重原则
   E. 公正原则
2. 在下列医务人员的治疗行为中，符合不伤害原则的是（2014）
   A. 对患者无益，且有轻度伤害
   B. 对患者有益，但构成了强迫
   C. 对患者有利有害，但利小于害
   D. 对患者有利有害，但利大于害

E. 对患者是禁忌的

3. 尊重患者的自主权，下述说法中错误的是（2014）
A. 尊重患者的理性决定
B. 履行帮助、劝导，甚至限制患者的选择
C. 提供正确、易于理解、适量、有利于增强患者信心的信息
D. 当患者的自主选择有可能危及生命时劝导患者做出最佳选择
E. 当患者的自主选择与他人、社会利益发生冲突时，主要履行对患者的义务

4. 医学伦理学中尊重原则所涵盖的权利不包括（2016）
A. 社会免责权 B. 知情同意权
C. 人格尊严权 D. 自主选择权
E. 个人隐私权

5. 患者，男，67岁，知识分子。医生以肺部肿物待查收入院。住院后，确诊为肺癌，但尚未告诉患者和家属，而患者告诉医生自己无儿无女，仅与66岁的老伴相依为命，如果是肺癌，不要将病情告诉他的老伴，以免她冠心病发作，如果手术，可以自己签字。医生此时怎样做在道德上最佳（2012）
A. 对患者家属保密，而对患者不保密
B. 对患者本人不保密，但如何告知家属由患者决定
C. 对患者和家属都保密
D. 对患者和家属都不保密
E. 对患者家属不保密，对患者保密

6~8题共用备选答案（2011）
A. 医生对患者的呼叫或提问给予应答
B. 医生的行为使某个患者受益，但却给别的患者带来了损害
C. 妊娠危及母亲的生命时，医生给予引产
D. 医生给患者实施必要的检查或治疗
E. 医生满足患者的一切要求

6. 各项中属于医生违背尊重原则的是
7. 医生违背有利原则的是
8. 属于医生遵守有利原则的是

9、10题共用备选答案（2013）
A. 公正 B. 权利
C. 廉洁奉公 D. 医德评价
E. 医患关系

9. 属于医学伦理学基本原则的是
10. 属于医学伦理学基本规范的是

11、12题共用备选答案（2013）
A. 有利原则 B. 不伤害原则
C. 尊重原则 D. 公正原则
E. 整体性原则

11. 分配基本医疗卫生资源时依据的伦理原则是
12. 在患者充分知情并同意后实施医疗决策所体现的伦理原则是

13~15题共用备选答案（2014）
A. 医生对自杀的患者予以制止
B. 医生的行为以保护患者利益、促进患者健康、增进其幸福为目的
C. 医生要保护患者的隐私
D. 医生的行为要遵循医德规范的要求
E. 医生在紧急灾难（如传染病流行）面前要服从卫生部门调遣

13. 能体现医生特殊干涉权的是
14. 能体现医学伦理学有利原则的是
15. 体现医学道德和卫生法律义务的是

第三章 医疗人际关系伦理

1. 医患之间的伦理关系是（2012）
A. 主从关系 B. 商品关系
C. 信托关系 D. 陌生关系
E. 私人关系

2. 医务人员的共同义务和天职是（2013）
A. 彼此平等，相互尊重
B. 彼此独立，相互支持和帮助
C. 彼此信任，相互协作和监督
D. 共同维护患者的利益和社会公益
E. 相互学习，共同提高和发挥优势

3. 不属于患者道德义务的是（2014）
A. 支持医学发展
B. 遵守医院规章制度
C. 对医疗机构及其医务人员进行监督
D. 尊重医务人员的人格和劳动
E. 支付医疗费用

4. 下列有关医际关系与医患关系的表述，错误的是（2014）
A. 医际关系与医患关系既互相独立又相互关联
B. 处理医际关系与处理医患关系依据的伦理原则是相同的
C. 医际关系的恶化在一定程度上将对医患关系产生不良影响
D. 医患关系的恶化在一定程度上将对医际关系产生不良影响
E. 良好的医际关系有助于形成良好的医患关系

5. 下列关于医患双方权利与义务关系的说法，不正确的是（2014）
A. 作为弱势群体的患者只享有权利不承担义务

B. 维护医务人员权利的关键是尊重其人格尊严
C. 只有维护了患者的权利，医务人员的权利才能真正得到维护
D. 在医疗实践活动中，医患双方应当履行好各自的义务
E. 保障医疗质量与安全是维护患者权利的关键

6. 当患者对医生所实施的诊治手段有质疑时，医生必须详细地向患者说明、解释，在患者愿意时才能进行。这属于患者的（2014）
A. 平等医疗权　B. 疾病认知权
C. 知情同意权　D. 社会责任权
E. 保护隐私权

7、8 题共用备选答案（2016）
A. 努力消除歧视，促进医疗卫生资源的公平分配
B. 提高道德修养水平
C. 努力钻研业务，更新知识，提高专业技术水平
D. 关心、爱护、尊重患者，保护患者隐私
E. 彼此信任，互相协作

7. 医师对患者应承担的责任是
8. 医师之间应恪守的道德规范是

第四章　临床诊疗伦理

1. 通常情况下，手术治疗前最重要的伦理原则是（2011）
A. 检查周全　B. 知情同意
C. 减轻患者的疑惑　D. 安慰家属
E. 确定手术方式

2. 患者，女，30 岁。因出现类似早孕症状两次到某县医院门诊就医，大夫简单检查后均诊断为妇科炎症，但该女士服药多日症状未见缓解。半个月后，因突然阴道大出血和急腹症被送往医院抢救，后确诊为宫外孕。该案例中，初诊医生可能违背的临床诊疗伦理要求是（2013）
A. 尊重患者，心正无私
B. 举止端庄，态度热情
C. 全面系统，认真细致
D. 关心体贴，减少痛苦
E. 耐心倾听，正确引导

3. 患者，女，50 岁。因子宫肌瘤行全子宫切除术。术中医生发现患者左侧卵巢有病变应切除，在未征得患者及其家属同意的情况下，将左侧卵巢与子宫一并切除。术后患者恢复良好。该案例中，医生违背的临床诊疗伦理原则是（2014）
A. 最优化原则　B. 知情同意原则
C. 守信原则　D. 保密原则
E. 患者至上原则

4. 一位服用了 60 多片安定的精神病患者，被送到医院急救，患者父母表示无力承担抢救费用。按照急救伦理的要求，医生应选择的处理措施是（2016）
A. 向民政部门反映，争取社会支持，并由他们决定是否抢救
B. 放弃抢救，让患者父母将其接回家
C. 在征得患者父母和医院领导同意的情况下，迅速实施抢救
D. 仅给予患者家庭能够承受费用的支持疗法
E. 在征得患者父母同意的情况下，放弃治疗

第五章　临终关怀与死亡伦理

1. 下列关于临终关怀意义的表述中，错误的是（2013）
A. 有利于安乐死立法
B. 为患者家属提供慰藉
C. 体现对临终患者的尊重
D. 减轻患者的痛苦
E. 提高患者的生存质量

2. 对患有不治之症且濒临死亡而又极度痛苦的患者，停止采用人工干预方式抢救而缩短患者痛苦的死亡过程称为（2014）
A. 医生助死　B. 积极安乐死
C. 消极安乐死　D. 自愿安乐死
E. 非自愿安乐死

3. 患者，女，17 岁。脑部重伤入院，3 天后，患者进入脑死亡状态，医生告知父母，并建议脱掉呼吸机，但其父母看到女儿在呼吸支持下仍在呼吸，并能触及女儿的脉搏，所以坚决不接受医生的建议。在我国，对此医生正确的做法是（2015）
A. 脑死亡等于人死亡，劝说患者父母捐献女儿遗体
B. 尊重其父母的意思并不惜一切代价救治
C. 直接拔掉呼吸机并填写死亡报告
D. 请公证机关来公证患者已经死亡
E. 向患者父母解释脑死亡，在征得其同意后撤掉呼吸机

4~7 题共用备选答案（2014）
A. 美国　B. 澳大利亚
C. 英国　D. 比利时
E. 荷兰

4. 首先创立现代临终关怀事业的国家是
5. 首先提出脑死亡标准的国家是

6. 世界上第一个安乐死合法化的国家是
7. 世界上第二个安乐死合法化的国家是

第六章 公共卫生伦理

对甲类传染病患者实施强制隔离措施时，应当遵循的公共卫生伦理原则是（2014）
A. 全社会参与原则 B. 信息公开原则
C. 以患者为中心原则 D. 互助协同原则
E. 社会公正原则

第七章 医疗人员的医学伦理素质的养成与行为规范

1. 通过内心信念来实现的医德评价是（2012）
A. 患者评价 B. 群众评价
C. 领导评价 D. 同行评价
E. 自我评价
2. 医德修养要坚持（2013）
A. 集体性 B. 组织性
C. 实践性 D. 强制性
E. 机动性
3. 医学道德修养是指医务人员在医学道德方面所进行的自我教育、自我锻炼和自我陶冶，以及在此基础上达到的（2014）
A. 医学道德境界 B. 医疗实践能力
C. 医疗技术水平 D. 医患沟通能力
E. 医疗道德意识

4、5 题共同备选答案（2012）
A. 为人民健康服务 B. 人道行医
C. 大医精诚 D. 救死扶伤
E. 以患者为中心
4. 医疗机构从业人员理想的人格形象是
5. 医疗机构从业人员的道德手段是

6~8 题共用备选答案（2013）
A. 知情同意 B. 支持医学科学发展
C. 患者利益至上 D. 医德境界
E. 内心信念
6. 属于患者道德权利的是
7. 属于患者道德义务的是
8. 属于医德评价方式的是

第三部分　预防医学综合

第一章　绪　论

1. 属于第二级预防措施的是（2011）
   A. 疾病筛检　　B. 健康促进
   C. 接种疫苗　　D. 病后康复
   E. 遗传咨询
2. 在下列预防职业病的措施中，属于第一级预防的是（2011）
   A. 对高危人群定出就业禁忌证
   B. 将职业病患者调离工作岗位
   C. 早期诊断
   D. 对已患病者做出正确诊断，及时处理
   E. 早期发现病理性损伤
3. 三级预防措施中的第二级预防是指（2012）
   A. 病因预防　　B. 三早预防
   C. 临床前期预防　　D. 临床期预防
   E. 病残预防
4. 预防疾病最有效的措施是（2013）
   A. 针对致病因素所采取的预防措施
   B. 改善环境措施
   C. 增进人体健康的措施
   D. 预防接种提高人体的免疫水平
   E. 增强自我保健意识
5. 下列属于第三级预防措施的是（2013）
   A. 孕妇产前检查
   B. 遗传咨询
   C. 乳腺癌筛检
   D. 脑卒中患者的康复
   E. 职业性急性中毒患者抢救

6、7 题共用备选答案（2013）
   A. 孕期妇女补充叶酸
   B. COPD 患者的康复护理指导
   C. 糖尿病患者的筛检
   D. 乳腺癌的筛检
   E. 高血压患者的早期诊断
6. 属于第一级预防的是
7. 属于第三级预防的是

第二章　医学统计学方法

1. 可以全面描述正态分布资料特征的两个指标是（2011）
   A. 均数和中位数　　B. 均数和标准差
   C. 均数和极差　　D. 中位数和方差
   E. 几何均数和标准差
2. 正态分布 N（μ，σ）资料，当 μ 恒定时，σ 越大，则（2011）
   A. 曲线越“瘦”
   B. 曲线越“胖”
   C. 曲线沿横轴向右移动
   D. 曲线沿横轴向左移动
   E. 曲线形状和位置都不变
3. 标准正态分布的两个参数值分别是（2012）
   A. $\mu=1$，$\sigma=0$　　B. $\mu=1$，$\sigma=-1$
   C. $\mu=-1$，$\sigma=1$　　D. $\mu=0$，$\sigma=1$
   E. $\mu=0$，$\sigma=0$
4. 四个样本率的比较，进行 χ^2 检验，其中自由度为（2012）
   A. 2　　B. 5　　C. 4
   D. 3　　E. 1
5. 应用统计图必须根据资料的性质和分析目的，正确选择适宜的图形是（2012）
   A. 连续性分组资料宜选用直条图
   B. 比较两种和两种以上事物变化速度，宜选用普通线图
   C. 表示某现象数量随另一现象而变动的幅度和趋势宜选用半对数线图

D. 无连续关系的，相互独立的分组资料宜选用直方图
E. 要表示构成比与分布，可选构成图

6. 统计推断的内容是（2012）
A. 计算样本率
B. 检验统计上的“假设”
C. 计算样本均值
D. 计算标准化率
E. 估计参考值

7. 对某小学全体学生进行视力检查，五个年级学生视力低下情况如下：（2012）

年级	检查人数	视力低下人数
一	200	20
二	200	60
三	200	90
四	200	110
五	200	120
合计	1000	400

五年级学生视力低下占全体视力低下学生人数的构成比是
A. 90%　　B. 30%
C. 20%　　D. 10%
E. 60%

8. 说明样本均数抽样误差大小的指标是（2013）
A. 标准差　　B. 极差
C. 四分位数间距　　D. 变异系数
E. 标准误

9. 观察各种死亡原因所占的比重大小，最好绘制的图形是（2013）
A. 直条图　　B. 直方图
C. 圆图　　D. 普通线图
E. 半对数线图

10. 在两样本均数推断两总体均数差别的 t 检验中，无效假设是（2013）
A. 两样本均数差异无统计学意义
B. 两总体均数差异无统计学意义
C. 两样本均数相等
D. 两总体均数相等
E. 两总体均数不等

11. 欲用统计图比较 1994—2003 年城市和农村 3 岁以下儿童贫血患病率的变化趋势，选用何种统计图最为合适（2013）
A. 条图　　B. 线图
C. 圆图　　D. 直方图
E. 散点图

12. 研究者在某市开展一项 35 岁以上高血压患者的健康状况研究，调查了下列指标，其中属于等级资料的是（2014）
A. 年龄　　B. 病情的严重程度
C. 腰围　　D. ABO 血型
E. 体重

13. 统计工作的四个基本步骤为（2014）
A. 设计、搜集资料、整理资料和分析资料
B. 设计、搜集资料、统计描述和统计推断
C. 设计、整理资料、分析资料和表达资料
D. 搜集资料、整理资料、统计描述和统计推断
E. 搜集资料、整理资料、分析资料和表达资料

14. 已知甲地人口中女多于男，而乙地男多于女，男性钩虫感染率高于女性，现调查得到甲、乙两地全体居民的钩虫总感染率，欲比较甲、乙两地居民钩虫感染率，适宜的分析方法是（2016）
A. 直接比较总感染率
B. 两个率比较的 χ^2 检验
C. 不具可比性，无法比较
D. 比较校正性别后的标化率
E. 两个率比较 Z 检验

15. 某地调查 2 000 名 65 岁以上胃溃疡患者出血率为 40%，而一般胃溃疡患者出血率为 20%，预判断 65 岁以上胃溃疡病患者出血率是否高于一般患者，可进行（2016）
A. 加权平均率的计算
B. 两组均数比较的 t 检验
C. 成组设计四格表 χ^2 检验
D. 配对设计四格表 χ^2 检验
E. 样本率与总体率比较的 Z 检验

16、17 题共用备选答案（2016）
A. 罹患率，续发率
B. 有效率，治愈率
C. 相对危险度，特异危险度
D. 抗体阳转率，保护率
E. 死亡率，患病率

16. 反映人群中某疾病与某因素联系强度，可选用指标
17. 描述一个地区的居民健康状况和卫生保健水平，可选用指标

第三章　流行病学原理和方法

1. 临床试验中的双盲法是指（2011）
A. 两组研究对象互不熟悉

B. 观察者与被观察者均不知分组情况和接受的治疗措施
C. 观察者与被观察者均不知道安慰剂的性质
D. 观察者与被观察者均不知道研究药物的性质
E. 治疗组服用研究药物，对照组服用安慰剂

2. 为观察甲肝疫苗的预防效果，研究对象最好选择（2011）
A. 近期曾有甲肝暴发地区人群
B. 甲肝高发区无免疫人群
C. 甲肝低发区无免疫人群
D. 医院中非肝炎患者
E. 医院中血制品接触者

3. 在流行病学研究中，属于现况研究特点的是（2012）
A. 随访观察研究对象
B. 可确定因果关联
C. 人为施加干预措施
D. 研究对象随机分组
E. 不需特设对照组

4. 流行病学的研究方法不包括（2013）
A. 描述性方法　B. 实验性方法
C. 推论性方法　D. 分析性方法
E. 理论性方法

5. 流行病学主要研究（2013）
A. 医院内的患者及患病有关因素
B. 正常人群的健康水平
C. 亚健康人群的健康水平
D. 人群中疾病与健康状况的分布及其影响因素
E. 社区内高危人群及健康水平

6. 某地为了解某城市儿童近视眼的流行情况，拟进行一次普查。要说明调查结果可用（2013）
A. 发病率　B. 罹患率
C. 患病率　D. 累积发病率
E. 生存率

7. 两样本均数比较的 t 检验，差别有统计学意义时，P 越小，说明（2013）
A. 越有理由认为两总体均数的差别很大
B. 越有理由认为两总体均数不同
C. 两总体均数的差别越大
D. 两总体均数的差别不大
E. 越有理由认为两样本均数不同

8. 在临床试验中，将研究对象进行随机分组的目的是（2014）
A. 使试验组和对照组都受益
B. 增强试验组和对照组的可比性
C. 降低试验组的失访率
D. 增强研究对象的代表性
E. 提高研究对象的依从性

9. 流行病学中与发病相关的常用指标除了发病率外，还包括（2016）
A. 死亡率、病死率　B. 罹患率、患病率
C. 死亡率、续发率　D. 病死率、流行率
E. 死亡率、流行率

10. 下列不属于表示疾病流行性强度指标的是（2016）
A. 大流行　B. 流行
C. 散发　D. 短期波动
E. 暴发

11. 20 世纪 50 年代，发现某省部分地区的居民因长期饮用深井高碘水导致高碘性甲状腺肿，随机抽查得到该地区甲、乙两个村常住居民的高碘性甲状腺肿患病率，甲村为 20.6%，乙村为 25.3%。则甲乙两村该病的合计患病率应为（2012）
A. 两患病率相加，得 45.9%
B. 两患病率的平均数，为 22.95%
C. 甲、乙两村调查人群中患该病总人数除以调查总人数
D. 两患病率的几何平均数，得 29.11%
E. 两个患病率相乘，得 5.21%

12. 为探讨血清胆固醇水平对冠心病的影响，根据血清胆固醇水平将 1 000 名 35 岁以上男性人群分为两组：一组胆固醇水平高于临界值，为暴露组，共 500 人；其余 500 人血清胆固醇在正常值范围内，作为对照组。随访 5 年，暴露组有 45 人发病，对照组有 10 人发病。该研究中，胆固醇水平高于临界值者患冠心病的相对危险度是（2012）
A. 10.0　B. 1.0
C. 45.0　D. 4.5
E. 2.0

13. 某地区进行学龄儿童流脑疫苗接种率调查，首先将该地区各县分为好、中、差三类，然后在每类中随机抽 1/10 的学龄儿童进行调查。这种抽样方法属于（2013）
A. 多级抽样　B. 系统抽样
C. 分层抽样　D. 整群抽样
E. 单纯随机抽样

14. 某地区欲找出对患者的生命威胁最大的疾病，以便制定防治对策。需要计算和评价的统计指标是（2013）
A. 病死率　B. 患病率
C. 死亡率　D. 患病构成比
E. 发病率

15. 某幼儿园有 200 名儿童，近 1 周内有 30 名儿童相继出现发热，手心、脚心出疹子，口腔有溃疡等

症状，经诊断均为手足口病。提示该病流行强度为（2013）

A. 散发　B. 流行
C. 大流行　D. 暴发
E. 聚集

16. 某学者对200名肿瘤患者采用手术加放疗的方法进行治疗，其疗效与3年前只采用手术治疗的同类肿瘤患者效果进行比较。该研究对照设计类型是（2013）

A. 随机对照　B. 自身对照
C. 历史对照　D. 空白对照
E. 交叉对照

17. 国外某镇一学者开展了一项持续多年的啤酒狂欢节饮酒者与心血管疾病死亡关系的研究。研究初，有70名啤酒狂欢节饮酒者和1 500名非饮酒者。在研究结束时，7名啤酒狂欢节饮酒者死于心血管疾病。45名非啤酒狂欢节饮酒者死于心血管疾病。该研究为（2013）

A. 病例对照研究　B. 横断面研究
C. 队列研究　D. 临床试验
E. 生态学研究

18. 为探索新生儿缺氧缺血性脑病（HIE）的病因，选择200例确诊的HIE病例和同期同医院出生的正常新生儿200例，然后对母亲孕期病史及分娩情况进行回顾性分析，调查HIE相关的危险因素。这种研究方法是（2013）

A. 病例对照研究　B. 实验研究
C. 现况研究　D. 临床随访研究
E. 前瞻性队列研究

19. 1966年，全国流脑发病率高达200～400/10万。而其他年份流脑一般发病率为10～20/10万。1966年流脑的流行强度为（2014）

A. 大流行　B. 散发
C. 暴发　D. 长期变异
E. 流行

20. 某学者对某社区进行了有关吸烟与肺癌的关系研究，研究者选择了不吸烟者1 306名，少量吸烟者1 233名，中等吸烟者1 931名，大量吸烟者400名，随访观察10年，然后比较各组肺癌的发病情况。该研究方法是（2015）

A. 生态学研究　B. 现况调查
C. 队列研究　D. 病例对照研究
E. 实验研究

21、22题共用备选答案（2011）

A. 短期波动　B. 长期趋势
C. 特异性　D. 季节性
E. 周期性

21. 传染病夏秋高发，呼吸道传染病冬春季高发，其时间分布具有

22. 糖尿病发病率近15年来持续上升，其时间分布具有

23～25题共用题干（2011）

研究者对某铜矿厂全体男职工开展一项前列腺癌筛检研究，以前列腺酸性磷酸酶作为筛检判断指标，以病理检查作为确诊依据。研究结果如下表：

筛查结果	病理结果	病理结果	合计
	阳性	阴性	
阳性	73	14	87
阴性	27	86	113
合计	100	100	200

23. 筛检实验的灵敏度为

A. 73%　B. 27%
C. 87%　D. 86%
E. 14%

24. 筛检实验的特异度为

A. 73%　B. 27%
C. 87%　D. 86%
E. 14%

25. 筛检实验的约登指数为

A. 0.48　B. 0.34
C. 0.59　D. 0.51
E. 0.13

第四章　临床预防服务

1. 关于营养素的可耐受最高摄入量（UL）的说法，正确的是（2011）

A. 平均每日可以摄入某营养素的最高限量
B. 该摄入量对所有个体是有益的
C. 该摄入水平可满足大部分个体的需要
D. 低于该摄入量对身体是有害的
E. 该摄入量是个体每日摄入营养素的目标

2. 摄入过多容易引起中毒的是（2011）

A. 维生素 B_1　B. 维生素 B_2
C. 维生素D　D. 维生素 B_{12}
E. 维生素C

3. 成人重度肥胖是指体重至少超过标准体重的（2011）

A. 30%　B. 40%

C. 50%　　D. 10%
E. 20%

4. 儿童生长发育迟缓，食欲减退或有异食癖，最可能缺乏的营养素是（2012）
A. 蛋白质和热能　　B. 维生素 B_1
C. 维生素 D　　D. 锌
E. 钙

5. 根据行为改变阶段模式，当健康行为改变处于第一阶段（无转变打算阶段）时，相应的干预策略是（2013）
A. 提供方法，鼓励尝试
B. 激发动机，提供方法
C. 继续支持，不断强化
D. 环境支持，预防复发
E. 提供信息，提高认识

6. 必需脂肪酸和非必需脂肪酸的根本区别在于（2013）
A. 前者可以在人体合成，而后者不能
B. 前者不是人体所必需的，而后者是
C. 前者不能在人体合成，而后者可以
D. 前者是人体所必需的，而后者不是
E. 二者都可以在人体合成，而后者是人体不必需的

7. 关于使用低焦油卷烟对健康的影响，正确的是（2014）
A. 不能降低对健康的危害
B. 可降低患肺癌的可能性
C. 可增加成瘾性
D. 可改善慢性病预后
E. 可减少一氧化碳的吸入

8. 健康管理的首要步骤一般是（2016）
A. 健康维护计划的实施
B. 健康维护计划的制定
C. 收集健康信息
D. 疾病危险度评估
E. 人群的健康体检

9. 以下各项中不适合采取第一预防的是（2016）
A. 心血管疾病　　B. 病因不明的疾病
C. 职业病　　D. 脑卒中
E. 糖尿病

10. 富含无机盐、水溶性维生素和膳食纤维的食物是（2016）
A. 奶制品　　B. 蔬菜
C. 谷类　　D. 肉类
E. 蛋类

11. 食物蛋白质的营养互补作用是（2016）
A. 营养物质与非营养物质的互补
B. 营养必需氨基酸和非必需氨基酸互补
C. 蛋白质的营养价值与脂肪酸的作用互补
D. 营养必需氨基酸之间的互相补充
E. 营养必需氨基酸与营养必需微量元素的互补

12. 患者，男，45 岁。吸烟 12 年，每天 1 包，不想戒烟，他说："我从来不生病，即使吸烟也不会得肺癌。"如果你了解上述情况，按照 5A 戒烟法，对于该男士目前应采取的干预步骤是（2011）
A. 随访　　B. 帮助
C. 劝阻　　D. 评估
E. 询问

13. 某吸烟者在家人的敦促下到戒烟门诊就诊。他说，吸烟不过使人多咳嗽几声，没什么大不了的。按照健康信念模式，戒烟门诊医生应该着重提高患者哪方面的认识（2013）
A. 行为改变的障碍
B. 吸烟相关疾病的易感性
C. 吸烟相关疾病的严重性
D. 行为改变的好处
E. 提高自信的重要性

14. 某山区一孕妇育有 3 个子女，生活贫困，长期从事重体力劳动。近期感觉头昏、乏力，腿部水肿。去医院检查，血清白蛋白 28 g/L，铁蛋白 20 μg/L。建议该妇女应多吃（2013）
A. 绿叶蔬菜　　B. 白面
C. 大豆及其制品　　D. 红薯
E. 大米

15. 某中年男士决定改变生活习惯，从上个月开始每天晨跑。按行为改变的阶段模式，他目前处于（2016）
A. 准备阶段　　B. 维持阶段
C. 行动阶段　　D. 无打算阶段
E. 打算阶段

第五章　社区公共卫生

1. 严重环境污染引起的区域性疾病被称为（2011）
A. 疫源性疾病　　B. 环境相关疾病
C. 公害病　　D. 职业病
E. 地方病

2. 不属于突发公共卫生事件的情形是（2011）
A. 重大传染病疫情　　B. 群体性不明原因疾病
C. 重大交通事故　　D. 重大食物中毒
E. 重大职业中毒

3. 职业中毒诊断的前提和基本条件是（2011）

A. 实验室检查
B. 职业史及劳动卫生条件
C. 既往病史
D. 症状与体征
E. 鉴别诊断

4. 以下不属于突发公共卫生事件的是（2011）
A. 某研究所发生烈性传染病菌株丢失
B. 某城市发生甲肝暴发流行
C. 某核电站发生核泄漏
D. 某城市严重大气污染造成居民肺癌死亡率上升
E. 某食堂发生有死亡病例的食物中毒

5. 下列环境中的化学物，属于二次污染物的是（2011）
A. CO_2　B. 甲基汞
C. CO　D. SO_2
E. 二手烟

6. 不属于食品污染的是（2012）
A. 肉类制品检出过量亚硝酸钠
B. 压榨花生油过程中混入黄曲霉毒素
C. 河豚中检出河豚毒素
D. 粮食中残留有机磷杀虫药
E. 动物性食品中检出沙门氏菌

7. 健康管理的首要步骤一般是（2012）
A. 健康维护计划的实施
B. 疾病危险度评估
C. 人群的健康体检
D. 健康维护计划的制订
E. 收集健康信息

8. 在职业中毒的诊断过程中，具有十分重要意义的前提条件是（2012）
A. 职业史　B. 临床症状
C. 劳动卫生条件调查　D. 实验室检查
E. 体征

9. 属于环境中二次污染物的是（2013）
A. 汞　B. 二手烟
C. 镉　D. 光化学烟雾
E. 二氧化碳

10. 长期食用甲基汞含量高的鱼贝类可致（2013）
A. 乌脚病　B. 水俣病
C. 变性血红蛋白血症　D. 高铁血红蛋白血症
E. 痛痛病

11. 典型矽肺最常见和最重要的 X 线表现是（2013）
A. 肺纹理增多、增粗
B. 肺门的阴影扩大
C. 密度较高的圆形或类圆形阴影
D. 胸膜肥厚、粘连
E. 弥漫性肺气肿

12. 不属于初级卫生保健服务的是（2013）
A. 健康教育和健康促进
B. 疾病预防和保健服务
C. 基本治疗
D. 专科医疗
E. 社区康复

13. 导致食物中毒的副溶血性弧菌最容易污染的食品是（2013）
A. 水果罐头
B. 剩米饭
C. 家庭自制面食
D. 海产品和腌渍食品
E. 禽肉类熟食

14. 用人单位开展就业前健康检查的主要目的是（2014）
A. 及时发现就业禁忌证
B. 便于安排工人从事特殊作业
C. 全面掌握工人的健康状况
D. 确定工作岗位及转岗
E. 便于人事部门对工人的管理

15. 农业生产中主要职业危害不包括（2016）
A. 谷物质引起的肺部疾患
B. 窑内气体中毒
C. 砂尘引起的肺部疾患
D. 农药中毒
E. 化肥中毒

16. 苯急性毒性作用主要影响的是（2016）
A. 消化系统　B. 内分泌系统
C. 造血系统　D. 中枢神经系统
E. 呼吸系统

17. 对社区居民进行有组织、有目的、有系统的一系列教育活动，以鼓励他们增进体育锻炼，这种方法属于（2016）
A. 健康教育　B. 社会动员
C. 临床预防服务　D. 卫生宣传
E. 社区启蒙

18. 北方农村某农户，冬季采用炉灶取暖，家中老人晨起后感到胸闷，呼吸困难，皮肤黏膜呈樱桃红色。引起这些症状的污染物最可能的是（2012）
A. 一氧化碳　B. 二氧化碳
C. 二氧化氮　D. 二氧化硫
E. 甲醛

19. 患者，男，55 岁。自述头痛、乏力，声音嘶哑，吞咽困难。查体：视力下降、眼睑下垂、瞳孔散大，对光反射迟钝，据悉近 2 周以来，进食过自制的臭豆腐及鱼制品。该患者最可能的诊断是（2013）

A. 致病性大肠杆菌中毒
B. 沙门菌属食物中毒
C. 毒蕈中毒
D. 肉毒梭菌毒素中毒
E. 副溶血性弧菌中毒

20. 我国西南某城市数年前发生一次天然气井喷事故，有害的硫化氢气体造成死亡 243 人，累积门诊治疗中毒者 2.7 万人次。判定此次事件为突发公共卫生事件的最主要依据是（2014）
A. 累及野生动物和家禽家畜
B. 大量居民被迫迁移
C. 突然发生并严重损害公众健康
D. 自然环境的破坏
E. 多人并发中毒

21. 患者，男，35 岁。温度计厂工人。主诉：易激动、易怒，2 年前有唇、手指等细小震颤，现发展到全身震颤，并出现书写震颤，有口腔炎反复发作。该患者的可能诊断为（2015）
A. 汞中毒　　B. 铅中毒
C. 苯中毒　　D. 镉中毒
E. 砷中毒

22. 南方某村，居民以玉米为主食，某年秋天突然有 10 余人出现发热、呕吐、厌食、黄疸，随后出现腹水、浮肿。因抢救及时未出现死亡病例。经医生诊断排除传染性肝炎，分析原因与居民主食玉米有关，最可能是（2016）
A. 污水灌田引起玉米中镉超标
B. 玉米被黄曲霉毒素污染
C. 玉米中有农药残留
D. 玉米中混进了有毒植物种子
E. 玉米晾晒过程被多环芳烃污染

23、24 题共用备选答案（2013）
A. 低色素性贫血
B. 间皮瘤
C. 易兴奋症、震颤、口腔炎
D. 白血病
E. 光感性皮炎

23. 长期高浓度苯接触能引起
24. 突然过量汞进入体内能引起

第四部分 临床医学综合

预备篇 症状与体征

1. 语音共振增强常见于（2012）
   A. 肺气肿　B. 胸腔积液
   C. 阻塞性肺不张　D. 胸膜广泛粘连
   E. 大叶性肺炎
2. 提示存在腹水的体征是（2012）
   A. 腹部肌紧张　B. 移动性浊音阳性
   C. 腹部压痛阳性　D. 上腹部振水音
   E. 肠鸣音减弱
3. 成人出现大便隐血阳性时，消化道出血量至少大于（2013）
   A. 10 mL　B. 9 mL
   C. 8 mL　D. 6 mL
   E. 5 mL
4. 下列病史中，可表现为一侧胸廓膨隆且呼吸音消失的是（2014）
   A. 胸椎畸形　B. 肺炎
   C. 气胸　D. 肺气肿
   E. 胸膜肥厚
5. 多尿的标准是指 24 小时尿量大于（2014）
   A. 2 000 mL　B. 1 500 mL
   C. 1 000 mL　D. 2 500 mL
   E. 3 000 mL
6. 符合中度昏迷表现的是（2014）
   A. 对光反射存在　B. 角膜反射存在
   C. 眼球无转动　D. 肌肉松弛
   E. 深反射消失
7. 一般不会出现蜘蛛痣的部位是（2015）
   A. 面部　B. 腹部
   C. 上肢　D. 颈部
   E. 下肢

第一篇　呼吸系统

第一章　慢性阻塞性肺疾病

1. 慢性支气管炎伴小气道阻塞时，最早出现的肺功能改变是（2011）
   A. 流量-容积曲线降低
   B. 残气容积增加
   C. 闭合容量减小
   D. 肺最大通气量降低
   E. 第1秒肺活量占用力肺活量的比值减小
2. 不符合慢性阻塞性肺疾病肺功能检查结果的是（2012）
   A. 肺总量下降
   B. 肺活量下降
   C. 呼吸峰流速下降
   D. 残气量增加
   E. 第1秒用力呼气量（FEV_1）下降
3. 关于慢性支气管炎病因的描述，不正确的是（2012）
   A. 感染是慢性支气管炎急性发作的主要诱因
   B. 吸烟、大气污染是慢性支气管炎发生、发展的重要因素
   C. 急性发作期的主要病原菌为肺炎球菌和流感嗜血杆菌
   D. 慢性支气管炎是感染性和非感染性多种因素长期综合作用所致
   E. 多种抗原引起的过敏反应、气道痉挛
4. 引起阻塞性肺气肿的病因中最主要的因素是（2013）
   A. 吸烟
   B. 感染
   C. 大气污染
   D. 过敏反应
   E. 副交感神经功能亢进
5. 慢性阻塞肺气肿最主要的症状是（2013）
   A. 慢性咳嗽
   B. 晨起咳痰量多
   C. 发作性喘息
   D. 逐渐加重的呼吸困难
   E. 常继发肺部感染
6. 诊断慢性支气管炎的标准是咳嗽、咳痰伴喘息每年发作（2013）
   A. 持续3个月，连续1年以上
   B. 持续3个月，连续2年以上
   C. 持续2个月，连续1年以上
   D. 持续2个月，连续2年以上
   E. 持续2个月，连续3年以上
7. 目前用于判断慢性阻塞性肺疾病严重程度的肺功能指标是（2013）
   A. 用力肺活量（FVC）占预计值百分比
   B. 一秒率（FEV_1/FVC）
   C. 残总比（RV/TLC）
   D. 最大通气量（MVV）占预计值百分比
   E. 一秒量（FEV_1）占预计值百分比
8. 慢性支气管炎急性发作期治疗最主要的措施是（2014）
   A. 止咳祛痰　　B. 控制感染
   C. 解痉平喘　　D. 菌苗注射
   E. 吸氧补液
9. 引起慢性支气管炎最常见的细菌是（2014）
   A. 奈瑟球菌　　B. 甲型链球菌
   C. 流感嗜血杆菌　　D. 草绿色链球菌
   E. 金黄色葡萄球菌
10. 慢性支气管炎呼吸功能开始出现异常最主要的表现为（2014）
    A. 小气道阻塞　　B. FEV_1/FVC<70%
    C. mV降低　　D. RV增加
    E. Dlco降低
11. 引起慢性阻塞性肺疾病急性加重最重要的因素是（2014）
    A. 空气污染　　B. 感染
    C. 吸烟　　D. 过敏
    E. 气温变化
12. 病变部位语音震颤增强的情况最常见于（2014）
    A. 气胸　　B. 阻塞性肺不张
    C. 大叶性肺炎　　D. 肺气肿
    E. 胸膜炎
13. 慢性阻塞性肺疾病最主要的发病危险因素是（2015）
    A. 吸烟　　B. 寒冷气候
    C. 呼吸道感染　　D. 空气污染

E. 过敏

14. 慢性阻塞性肺疾病急性发作最常见的原因是（2015）
A. 气候变化　B. 接触香烟烟雾
C. 接触过敏原　D. 空气污染
E. 感染

15. COPD 合并Ⅱ型呼吸衰竭的患者，拟给予鼻导管吸入 29%的氧，其氧流量应为（2015）
A. 1.5 L/min　B. 1 L/min
C. 2 L/min　D. 3 L/min
E. 0.5 L/min

16. 诊断慢性阻塞性肺疾病必须具备的条件是（2016）
A. 长期大量吸烟史
B. 肺气肿体征
C. 肺功能检查异常
D. 慢性咳嗽、咳痰症状
E. 胸部影像学异常

17. 患者，男，53 岁。连续 2 年冬季“感冒”后咳嗽、咳痰，持续 4~5 周，发作时伴憋气。经使用抗感染、化痰药治疗后缓解。吸烟近 30 年，每天约 1 包。体检及胸部 X 线片无异常发现。为明确诊断，应首先采取的进一步检查是（2013）
A. 支气管镜　B. 超声心动图
C. 胸部 CT　D. 动脉血气分析
E. 肺功能

18. 患者，男，65 岁。慢性阻塞性肺疾病患者，因受凉后咳嗽、咳痰伴呼吸困难加重 2 天入院。查体：坐位，喘息貌。球结膜轻度水肿，口唇发绀。双肺可闻及散在哮鸣音，肺底少许湿啰音，动脉血气分析示 pH 7.21，$PaCO_2$ 65 mmHg，PaO_2 52 mmHg。该患者宜采取的治疗措施为（2013）
A. 无创通气　B. 鼻导管吸氧
C. 有创通气　D. 储氧面罩吸氧
E. 普通面罩吸氧

19. 患者，男，68 岁。慢性阻塞性肺疾病患者。近 2 天来咳嗽、咳痰症状加重，并出现呼吸困难，不能平卧。查体：呼吸 25 次/min，神情疲惫，双肺呼吸音低，可闻及哮喘音即湿啰音，可见胸腹矛盾运动。动脉血气分析：pH 7.24，$PaCO_2$ 65 mmHg，PaO_2 56 mmHg。目前应采取的最重要的治疗措施是（2014）
A. 无创通气
B. 雾化吸入支气管舒张剂
C. 静脉点滴糖皮质激素
D. 静脉点滴碳酸氢钠
E. 静脉点滴呼吸兴奋剂

20. 患者，女，64 岁。患慢性支气管炎、肺气肿 20 余年，加重 1 周入院。入院查动脉血气示：pH 7.31，PaO_2 53 mmHg，$PaCO_2$ 67 mmHg，HCO_3^- 21 mmol/L。目前其酸碱失衡类型最可能的是（2014）
A. 呼吸性酸中毒
B. 呼吸性碱中毒
C. 呼吸性酸中毒合并代谢性酸中毒
D. 呼吸性酸中毒合并代谢性碱中毒
E. 呼吸性酸中毒合并代谢性酸中毒和代谢性碱中毒

21. 患者，男，68 岁。慢性阻塞性肺疾病（COPD）病史 12 年。动脉血气分析示 pH 7.36，$PaCO_2$ 43 mmHg，PaO_2 52 mmHg。对该患者可以肯定改善预后的措施是（2014）
A. 预防性使用抗生素
B. 吸入糖皮质激素
C. 使用支气管舒张剂
D. 肺康复锻炼
E. 长期家庭氧疗

22. 男，65 岁。间断咳嗽、咳痰 5 年。吸烟 35 年，1~2 包/月。胸部 X 线片示双肺透亮度略增加。为明确诊断，宜首选的检查是（2015）
A. 胸部高分辨 CT　B. 动脉血气分析
C. 肺功能　D. 肺通气扫描
E. 支气管镜

23. 男，68 岁。慢性阻塞性肺疾病急性加重，入院后动脉血气分析示 pH 7.32，$PaCO_2$ 56 mmHg，PaO_2 52 mmHg，该患者宜采取的氧疗措施是（2016）
A. 鼻导管吸氧（3 L/mim）
B. 无创通气
C. 储氧面罩吸氧（5 L/min）
D. 普通面罩吸氧（3 L/min）
E. 鼻导管吸氧（2 L/min）

24. 男，57 岁，间断咳嗽、咳痰 15 年，伴活动后气短 2 年，呼吸困难加重 1 天。查体：面色暗红、多汗、口唇发绀。未吸氧时做动脉血气分析，最有可能的结果是（2016）
A. PaO_2 降低，$PaCO_2$ 升高
B. PaO_2 降低，$PaCO_2$ 降低
C. PaO_2 降低，$PaCO_2$ 正常
D. PaO_2 正常，$PaCO_2$ 降低
E. PaO_2 正常，$PaCO_2$ 升高

25. 男，72 岁。慢性阻塞性肺疾病，慢性肺源性心脏病心功能失代偿期。入院查体：意识清楚，颈静脉怒张，双肺呼吸音低，心率 95 min/次，心律齐，心脏各瓣膜区未闻及杂音，双下肢明显水

肿，给予呋塞米利尿治疗改善心功能时，应特别注意复查的项目是（2016）

A. 动脉血气分析　B. 超声心电图

C. D-二聚体　D. 心电图

E. 血电解质

26、27 题共用备选答案（2013）

A. 阻塞性肺气肿　B. 代偿性肺气肿

C. 间质性肺气肿　D. 老年性肺气肿

E. 灶性肺气肿

26. 慢性支气管炎导致

27. 肺组织生理性退变导致

28～30 题共用题干（2014）

患者，男，65 岁。间隔咳嗽、咳痰 10 年，多于秋冬季发作，近 3 年来活动耐力逐渐下降。2 天来再次出现咳嗽，平地行走即感气短。既往高血压病史 10 余年。吸烟 30 余年，每日 1 包。查体：BP 150/90 mmHg，口唇略发绀，颈静脉怒张，双侧肺下界位于肩胛线第 11 肋间，叩诊呈过清音，双肺呼吸音降低，呼气相延长，可闻及散在干、湿啰音。双下肢轻度水肿。

28. 该患者最可能的诊断是

A. 支气管扩张

B. 左心衰竭

C. 过敏性肺炎

D. 慢性阻塞性肺疾病

E. 支气管哮喘

29. 下列检查对明确诊断最有价值的是

A. 动脉血气分析

B. 超声心电图

C. 支气管镜

D. 胸部 X 线片

E. 肺功能

30. 为缓解患者的呼吸困难，下列措施中宜首先采取的是

A. 静脉点滴硝普钠

B. 皮下注射吗啡

C. 静脉注射呋塞米

D. 静脉点滴糖皮质激素

E. 雾化吸入异丙托溴铵

31～33 题共用题干（2016）

女，65 岁。间断咳嗽、咳痰 10 年。1 周前受凉后症状加重，咳少量脓性痰，伴呼吸困难，逐渐加重，近 2 日夜间平卧困难，急诊就诊。既往糖尿病病史 5 年，血糖控制良好。查体：半坐位，球结膜水肿，口唇发绀。颈静脉怒张。双肺可闻及哮鸣音，双下肺少量湿性啰音，呼吸相延长。心界不大，心脏各瓣膜区未闻及杂音。双下肢轻度水肿。

31. 该患者首先考虑的诊断是

A. 慢性阻塞性肺疾病

B. 肺血栓栓塞

C. 支气管扩张

D. 左心衰竭

E. 支气管哮喘

32. 为评价病情严重程度应首先进行的检查是

A. 肺功能　B. 动脉血气分析

C. CT 肺动脉造影　D. 超声心动图

E. 中心静脉压

33. 急诊处理时应首先采取的吸氧方式是

A. 无创通气　B. 储氧面罩吸氧

C. 气管插管机械通气　D. 鼻导管吸氧

E. 普通面罩吸氧

第二章　肺动脉高压与肺源性心脏病

1. COPD 并发肺心病急性加重时，采取的治疗措施中最重要的是（2011）

A. 应用利尿剂　B. 应用呼吸兴奋剂

C. 控制肺部感染　D. 应用血管扩张剂

E. 应用强心剂

2. 提示肺动脉高压最主要的临床表现是（2012）

A. 肺气肿

B. 呼吸衰竭

C. P2 亢进

D. 剑突下异常搏动

E. 三尖瓣区收缩性杂音

3. 诊断慢性肺心病的主要依据是（2013）

A. 慢性支气管-肺疾病病史

B. 发绀，呼吸困难

C. 肺动脉高压，右心室肥大

D. 两肺干、湿啰音

E. 酸碱平衡失调

4. 肺心病与慢性支气管炎、肺气肿的临床征象有很多相似点，但不同点是肺心病具有（2014）

A. 呼吸困难，发绀

B. 严重肺气肿的体征

C. 肺动脉高压和右心室增大的征象

D. 血气分析 PaO_2<60 mmHg，$PaCO_2$>50 mmHg

E. X 线检查显示双肺纹理增多，肺野透亮度增加

5. 慢性肺心病引起的心律失常最常见的是（2014）

A. 房性早搏和房性心动过速

B. 心房颤动

C. 室性早搏
D. 室性心动过速
E. 房室传导阻滞

6. 提示慢性肺心病右心室肥大的最主要表现是（2014）
A. 心音低钝　B. 心界缩小
C. P2＝A2　D. 剑突下有明显搏动
E. 双肺听诊有湿啰音

7. 肺心病肺动脉高压的形成，最重要的原因是（2014）
A. 肺小血管闭塞　B. 肺毛细血管床减少
C. 血容量增加　D. 血液黏稠度增加
E. 肺细小动脉痉挛

8. 造成肺心病肺动脉高压最重要的原因是（2014）
A. 缺氧　B. 血容量增加
C. 二氧化碳蓄积　D. 毛细血管床减少
E. 血液黏稠度增加

9. 患者，女，76 岁。1 小时前被家属发现意识不清急送入院。患者有慢性阻塞性肺疾病史 20 年，近 2 天来烦躁。查体：P 108 次/min，BP 150/90 mmHg，昏迷，球结膜水肿，口唇发绀，双下肺可闻及湿啰音，双侧 Babinski 征（±）。该患者最可能的诊断是（2012）
A. 肺性脑病
B. 中毒
C. 电解质紊乱
D. 急性左心衰
E. 脑血管病

10. 患者，男，58 岁。因肺病呼吸衰竭入院。查体：神志清晰，PaO_2 4 kPa（30 mmHg），$PaCO_2$ 8 kPa（60 mmHg）。吸氧后神志渐不清，昏迷，PaO_2 93 kPa（70 mmHg），$PaCO_2$ 106 kPa（80 mmHg）。其病情恶化的原因最可能是（2013）
A. 感染加重　B. 心力衰竭加重
C. 气道阻力增加　D. 氧疗不当
E. 周围循环衰竭

11. 女，76 岁。1 小时前被家属发现意识不清急送入院。有慢性阻塞性肺疾病病史 20 年，近 1 周来嗜睡。查体：BP 150/90 mmHg，昏迷，球结膜水肿，口唇发绀，双下肺可闻及湿啰音。该患者最可能的诊断是（2015）
A. 左心衰竭　B. 肺性脑病
C. 感染中毒性脑病　D. 脑梗死
E. 电解质紊乱

12～14 题共用题干（2012）

患者，男，65 岁。因反复咳嗽、咳痰 10 年，加重伴呼吸困难 2 天入院。查体：躁动，面色暗红，皮肤潮湿，口唇发绀，双肺呼吸音减弱，可闻及散在干、湿啰音。心率 96 次/min，P2>A2，各瓣膜区未闻及杂音。肝肋下 3 cm，轻压痛，双下肢轻度凹陷性水肿。动脉血气分析（吸氧时）：pH 7.20，$PaCO_2$ 67 mmHg，PaO_2 55 mmHg，HCO_3^- 28.3 mmol/L，K^+ 4.6 mmol/L，Na^+ 129 mmol/L，Cl^- 96 mmol/L。

12. 该患者血气分析的判断，正确的是
A. 代谢性酸中毒
B. 代谢性碱中毒
C. 呼吸性碱中毒
D. 呼吸性酸中毒+代谢性酸中毒
E. 呼吸性酸中毒

13. 对改善该患者酸碱平衡紊乱，最重要的治疗措施是
A. 静脉点滴碳酸氢钠
B. 纠正低钠血症
C. 机械通气
D. 静脉点滴呼吸兴奋剂
E. 静脉注射呋塞米

14. 该患者经治疗后症状改善出院，出院时动脉血气分析（呼吸室内空气）显示 pH 7.35，$PaCO_2$ 48 mmHg，PaO_2 50 mmHg，HCO_3^- 26.3 mmol/L。对改善该患者预后最有价值的治疗措施是
A. 长期家庭氧疗
B. 按需吸入支气管舒张剂
C. 接种肺炎链球菌疫苗
D. 康复运动训练
E. 规律使用吸入糖皮质激素

第三章　支气管哮喘

1. 下列呼吸困难的临床表现中，强烈提示患者为支气管哮喘的是（2010）
A. 夜间或凌晨发作的喘息
B. 发作时呼气相明显延长
C. 活动时出现呼吸困难
D. 频繁发作的叹息样呼吸
E. 呼吸困难常常不能自行缓解

2. 支气管哮喘最有意义的临床表现特点是（2011）
A. 呈反复发作，持续不能缓解
B. 呈发作性，可缓解
C. 呈进行性加重
D. 有肺气肿体征
E. 有哮鸣音

3. 主要作用为控制支气管哮喘气道炎症的药物是

（2012）

A. 糖皮质激素

B. 短效 β_2 受体激动剂

C. M 受体拮抗剂

D. 长效 β_2 受体激动剂

E. 茶碱类

4. 重症哮喘时最多见的酸碱失衡是（2012）

A. 呼吸性碱中毒

B. 呼吸性碱中毒合并代谢性碱中毒

C. 呼吸性碱中毒合并代谢性酸中毒

D. 呼吸性酸中毒合并代谢性碱中毒

E. 呼吸性酸中毒合并代谢性酸中毒

5. 心源性哮喘与支气管哮喘不同点在于（2013）

A. 慢性，阵发性，季节性发作史

B. 呼吸性呼吸困难

C. 肺部听诊哮鸣音

D. 心脏无特殊体征

E. 咳粉红色泡沫痰

6. 支气管哮喘与心源性哮喘鉴别如果有困难时忌用（2013）

A. 氨茶碱　　B. 沙丁胺醇

C. 异丙嗪　　D. 吗啡

E. 泼尼松

7. 以咳嗽、喘息为主要症状，且多于夜间或凌晨发作的情况最常见于（2014）

A. 支气管哮喘

B. 特发性肺动脉高压

C. 慢性纤维空洞性肺结核

D. 慢性阻塞性肺疾病

E. 支气管扩张

8. 外源性支气管哮喘，浆细胞产生使人体致敏的抗体是（2014）

A. IgA　　B. IgG

C. IgE　　D. IgM

E. IgD

9. 支气管哮喘发作时，最有诊断意义的体征是（2014）

A. 胸廓饱满

B. 肋间隙增宽

C. 触诊胸部语颤减弱

D. 叩诊胸部过清音

E. 听诊两肺广泛哮鸣音

10. 关于支气管哮喘轻度急性发作时的治疗措施，不正确的是（2014）

A. 吸氧

B. 小量茶碱控释片

C. 每日吸入沙丁胺醇

D. 按需吸入特布他林

E. 定时吸入糖皮质激素

11. 支气管哮喘呼吸困难的最典型特征是（2014）

A. 休息时呼吸困难　　B. 发作性呼吸困难

C. 日间呼吸困难　　D. 劳力性呼吸困难

E. 消化性溃疡

12. 支气管哮喘的典型临床表现是（2016）

A. 夜间阵发性呼吸困难

B. 吸气性呼吸困难

C. 发作性呼吸困难

D. 混合性呼吸困难

E. 劳力性呼吸困难

13. 患者，女，37 岁。反复发作性干咳、喘息 5 年，再发加重 6 天入院。入院查体：T 37℃，P 120 次/min，R 36 次/min，BP 100/70 mmHg。话不成句，烦躁不安，端坐呼吸，口唇发绀，双肺满布哮鸣音，动脉血气示 pH 7.51，$PaCO_2$ 29.6 mmHg，PaO_2 48 mmHg，HCO_3^- 25mmHg。FEV_1/FVC%为 43%。最可能的诊断是（2011）

A. 支气管哮喘急性发作期

B. 支气管哮喘非急性发作期

C. 喘息型支气管炎迁延期

D. 喘息型支气管炎急性发作期

E. 喘息型慢性支气管炎缓解期

14. 患者，男，34 岁。因反复咳嗽、喘息 1 个月就诊。既往过敏性鼻炎病史 5 年。查体：双肺散在哮鸣音。肺功能检查示阻塞性通气功能障碍，FEV_1 改善率 23%。该患者可能选择的治疗药物中，对控制疾病进展最重要的是（2012）

A. 茶碱缓释片

B. 白三烯受体调节剂

C. 吸入糖皮质激素

D. H_1 受体拮抗剂

E. 长效 β 受体阻滞剂

15. 患者，男，71 岁。咳嗽，咳痰 20 年，加重 3 天。高血压病史 20 年。查体：T 37.3 ℃，BP 150/90 mmHg。半坐位，口唇发绀，呼吸急促，呼气相延长，双肺可闻及干啰音，心界向左下扩大，心率 120 次/min，心律齐。为改善患者的临床症状，下列选项中宜首选的是（2012）

A. 毛花苷丙（西地兰）

B. 氨茶碱

C. 肾上腺素

D. 吗啡

E. 呋塞米

16. 支气管哮喘患者，持续发作约 26 小时，大汗淋漓，发绀，端坐呼吸，双肺肺气肿征，有散在哮

鸣音。首选的治疗是（2012）
A. 山莨菪碱（654-2）静脉注射
B. 补液+氨茶碱+$β_2$ 受体激动剂
C. 沙丁胺醇气雾剂吸入+溴化异丙托品吸入
D. 色苷酸钠吸入+糖皮质激素
E. 补液+糖皮质激素+氨茶碱

17. 患者，男，34 岁。间断喘息发作 2 月余，夜间症状明显。既往体健。胸部 X 线片未见异常。为明确诊断，首选的检查是（2013）
A. 血气分析　B. 胸部 CT
C. 超声心动图　D. 肺功能
E. 支气管镜

18. 患者，女，28 岁。今日凌晨突觉胸闷、呼吸困难至急诊。查体：T 37.3 ℃，P 100 次/min，R 24 次/min。烦躁，双肺可闻及哮鸣音。PaO_2 78 mmHg，$PaCO_2$ 28 mmHg。该患者属于哮喘（2013）
A. 急性发作轻度
B. 急性发作中度
C. 急性发作重度
D. 急性发作极重度
E. 非急性发作重度

19. 患者，女，35 岁。诊断支气管哮喘 2 年。间断口服糖皮质激素及氨茶碱治疗，时有发作。该患者应采取的主要治疗措施是（2013）
A. 规律使用氨茶碱
B. 规律口服糖皮质激素
C. 规律使用吸入型糖皮质激素
D. 规律吸入 $β_2$ 受体激动剂
E. 肌内注射长效糖皮质激素

20. 患者，男，34 岁。支气管哮喘患者。因急性加重就诊，静脉点滴氨茶碱治疗后效果欠佳，动脉血气分析示Ⅰ型呼吸衰竭。目前宜采用的药物治疗措施中最重要的是（2013）
A. 静脉滴注糖皮质激素
B. 口服白三烯受体调节剂
C. 雾化吸入糖皮质激素
D. 吸入长效 $β_2$ 受体激动剂
E. 静脉滴注广谱抗生素

21. 患者，女，24 岁。间断喘息 2 个月。发作时以吸气性呼吸困难为主。查体：可见三凹征，吸气相延长，双肺未闻及哮鸣音及湿啰音。该患者发生呼吸困难最可能的原因是（2013）
A. 支气管哮喘　B. 慢性心力衰竭
C. 慢性阻塞性肺疾病　D. 上气道阻塞
E. 阻塞性肺炎

22. 患者，男，25 岁。突感胸闷、呼吸困难、全身大汗。过去曾有类似发作，休息后自行缓解。查体：R 26 次/min，唇稍发绀，双肺满布哮鸣音，心率 90 次/min，心律齐。该患者最可能的诊断是（2014）
A. 支气管哮喘　B. 变态反应性肺浸润
C. 喘息性支气管炎
D. 心源性哮喘
E. 肺栓塞

23. 患者，男，45 岁，支气管哮喘。本次因哮喘急性发作入院，动脉血气分析：pH 7.48，$PaCO_2$ 32 mmHg，PaO_2 56 mmHg。该患者血气分析的正确诊断是（2014）
A. 呼吸性碱中毒　B. Ⅱ型呼吸衰竭
C. Ⅰ型呼吸衰竭　D. 呼吸性酸中毒
E. 低氧血症

24. 患者，男，25 岁。发作性干咳 3 个月伴夜间胸闷，无发热咯血，双肺未闻及湿啰音。为明确诊断首选（2014）
A. 心脏彩超　B. X 线胸片
C. 肺功能　D. 心电图
E. 纤维支气管镜

25~27 题共用备选答案（2012）
A. 肺部局限性哮鸣音，$β_2$ 受体激动剂疗效不佳
B. 两肺满布哮鸣音，$β_2$ 受体激动剂疗效较好
C. 哮鸣音与湿啰音并存，对抗生素反应较好
D. 两肺哮鸣音伴湿啰音，忌用肾上腺素类药物
E. 两肺散在干啰音，伴呼吸音减弱

25. 喘息性慢性支气管炎
26. 支气管哮喘
27. 原发性支气管肺癌

28~30 题共用题干（2011）
患者，女，24 岁。发作性干咳 3 个月，无发热、咯血、胸痛、胸闷，多次拍胸片未发现异常，反复用过“阿莫西林、阿奇霉素及止咳药”未见效。去年 3 月曾有同样症状发作，服用过“氨茶碱”后完全缓解。查体：T 37.2 ℃，P 100 次/min，R 18 次/min，BP 120/75 mmHg，双肺未闻及哮鸣音及湿啰音。

28. 最可能的诊断是
A. 急性支气管炎　B. 支气管哮喘
C. 支气管肺癌　D. 支原体肺炎
E. 肺结核

29. 为明确诊断首选的检查是
A. 支气管激发试验　B. 结核菌素试验
C. 胸部 X 线片　D. 心电图
E. 血常规

30. 假若诊断明确，控制症状所需药物的最佳选择是

A. 每日口服长效 β_2 受体激动剂+泼尼松片
B. 按需吸入长效 β_2 受体激动剂+吸入糖皮质激素
C. 每日口服长效 β_2 受体激动剂
D. 按需间断吸入沙丁胺醇
E. 按需口服白三烯调节剂

31～33 题共用题干（2012）

患者，男，27 岁。自幼起反复发作性咳嗽、胸闷，每次发作时静脉推注“氨茶碱和地塞米松”可缓解，夜间发作更甚，以致剧咳不能入睡，无发热和盗汗，多次胸片未发现肺部实质性病变。反复使用过“罗红霉素、头孢菌素”等治疗均未见明显效果。查体：双肺未闻及哮鸣音。

31. 最可能的诊断是
A. 咳嗽变异型哮喘
B. 支原体肺炎
C. 支气管内膜炎结核
D. 原发性支气管肺癌
E. 喘息型慢性支气管炎

32. 为明确诊断，最有意义的检查是
A. 痰细胞学　B. 胸部 CT
C. 支气管激发试验　D. 血白细胞计数
E. 过敏原皮试

33. 诊断确定后最有效的药物是
A. 氨茶碱+沙丁胺醇
B. 利福平+异烟肼
C. 亚胺培南+氨茶碱
D. 沙丁胺醇气雾剂+氨茶碱
E. 倍氯米松+沙丁胺醇气雾吸入

34～36 题共用题干（2013）

患者，男，56 岁。近 1 周来“上呼吸道感染”后出现呼吸困难，夜间为著，可逐渐自行缓解。白天症状不明显。既往高血压病史 10 年，血压控制欠满意。已戒烟 10 年，过敏性鼻炎病史 5 年。门诊心肺检查及胸部 X 线片未见异常，行超声心动图检查未见异常。

34. 该患者首先考虑的诊断是
A. 冠心病　B. 支气管哮喘
C. 慢性阻塞性肺疾病　D. 睡眠呼吸暂停综合征
E. 心力衰竭

35. 为明确诊断应首先采取的检查是
A. 动脉血气分析
B. 睡眠呼吸监测
C. 肺功能
D. 冠状动脉 CT 血管造影术
E. 胸部 CT

36. 该患者入院后仍间断发作憋气，在进行检查和临床观察时应特别关注的是
A. 症状缓解时的活动耐力
B. 有无杵状指
C. 血压波动情况
D. 发作时心肺体征
E. 上呼吸道检查

37～39 题共用题干（2014）

患者，男，55 岁。咳嗽、咳痰 10 余年，近 2 年来加重。常咳黄色脓痰，伴有气喘，1 周前受凉后症状加剧，发绀，两肺闻及湿啰音和哮鸣音。

37. 最可能诊断为
A. 支气管哮喘继发感染
B. 支气管扩张症继发感染
C. 慢性喘息性支气管炎急性发作
D. 肺结核继发感染
E. 尘肺继发感染

38. 最能提示该患者并发慢性阻塞性肺气肿紫肿型的表现是
A. 慢性咳嗽咳痰量多
B. 呼吸困难明显
C. 肺气肿体征明显
D. 肺功能检查残气量增加明显
E. 血气分析氧分压下降明显

39. 最重要的治疗措施是
A. 吸氧+解氢平喘
B. 抗生素+解痉平喘
C. 祛痰剂+抗生素
D. 吸氧+糖皮质激素
E. 糖皮质激素+祛痰剂

40～42 题共用题干（2015）

男，18 岁。自幼年始反复出现发作性喘息，可自行缓解或经使用“抗炎、平喘药”缓解。6 岁后症状逐渐消失。近 3 天来再次出现喘息，严重时影响睡眠。查体：T 37.1 ℃，肥胖。双肺可闻及哮鸣音。心率 100 次/min，律齐，P2>A2，双下肢无水肿。

40. 该患者最可能的诊断是
A. 支气管哮喘
B. 睡眠呼吸暂停综合征
C. 慢性阻塞性肺疾病
D. 特发性肺动脉高压
E. 先天性心脏病

41. 对明确诊断最有价值的检查是
A. 超声心动图　B. 肺功能检查
C. 动脉血气分析　D. 胸部 X 线片
E. 睡眠呼吸监测

42. 患者出现喘息发作时，为迅速缓解症状，宜首选的治疗是

A. 吸入糖皮质激素
B. 吸入M受体拮抗剂
C. 吸入短效β_2受体激动剂
D. 舌下含硝酸甘油
E. 吸氧

第四章 支气管扩张

1. 支气管扩张最有意义的体征是（2011）
A. 贫血
B. 杵状指
C. 固定的局限性湿啰音
D. 消瘦
E. 多变的哮鸣音
2. 支气管扩张患者发生大咯血时，首选的治疗药物是（2012）
A. 立止血　B. 凝血酶
C. 生长抑素　D. 垂体后叶素
E. 鱼精蛋白
3. 干性支气管扩张症的主要症状是（2013）
A. 反复咳嗽　B. 大量脓痰
C. 反复咯血　D. 营养不良
E. 肌肉酸痛
4. 目前用于确诊支气管扩张的常用检查是（2013）
A. 数字化高清晰胸部X线片
B. 胸部增强CT
C. 胸部高分辨CT
D. 支气管镜
E. 支气管碘油造影
5. 引起国内咯血的最常见的临床病因是（2014）
A. 支气管扩张
B. 肺结核
C. 慢性支气管炎
D. 支气管肺癌
E. 风湿性心脏病二尖瓣狭窄
6. 慢性咳嗽，大量脓痰，反复咯血最多见于（2014）
A. 慢性支气管炎　B. 支气管肺癌
C. 支气管扩张　D. 肺结核
E. 肺炎
7. 引起支气管扩张最基本最常见的原因是（2014）
A. 继发于肺结核
B. α_1抗胰蛋白酶缺乏
C. 机体免疫功能失调
D. 继发于慢性支气管炎
E. 支气管-肺组织感染及阻塞
8. 患者，女，22岁。2年来反复痰中带血，间有大口咯血。体格检查无异常体征，X线胸片示左下肺纹理增粗，紊乱。最可能的诊断是（2012）
A. 风心病二尖瓣狭窄　B. 慢性支气管炎
C. 支气管扩张症　D. 支气管肺癌
E. 肺结核
9. 患者，女，35岁。间断咳嗽、咳脓痰伴咯血10余年，再发2天入院。咯血总量600 mL，经抗感染、静脉点滴垂体后叶素治疗后，咯血停止。行胸部CT检查示右下叶多发囊状及柱状影，部分囊腔内可见液平，余肺未见异常。该患者宜进一步采取的最佳治疗措施为（2012）
A. 支气管动脉栓塞
B. 规律使用流感疫苗
C. 感染时联合使用抗生素
D. 手术切除病变肺叶
E. 抗生素预防感染
10. 男，34岁。间断咯血5年。曾行胸部CT示右肺中叶和左肺下叶囊状支气管扩张。近2年咯血频率逐渐增加，曾3次因为大咯血住院治疗。经静脉滴注垂体后叶素及抗感染治疗可控制。患者希望更好地控制咯血，最适宜的医疗建议是（2016）
A. 注射流感疫苗　B. 支气管动脉栓塞术
C. 手术治疗　D. 支气管镜介入治疗
E. 注射肺炎球菌疫苗

第五章 肺 炎

1. 休克型肺炎最常见的病原菌是（2011）
A. 军团菌　B. 肺炎球菌
C. 肺炎支原体　D. 革兰阴性杆菌
E. 金色葡萄球菌
2. 引起医院内获得性肺炎的常见致病菌中占比例最高的是（2012）
A. 金黄色葡萄球菌　B. 革兰阴性杆菌
C. 肺炎球菌　D. 真菌
E. 病毒
3. 肺炎链球菌最主要的致病因素是（2012）
A. 荚膜侵袭性　B. 内毒素
C. 炎症因子　D. 外毒素
E. 蛋白水解酶
4. 不符合肺炎支原体肺炎X线改变的是（2013）
A. 两肺呈弥漫性网状结节样改变
B. 肺下野出现片状阴影
C. 均质性的片状阴影
D. 胸腔积液

E. 肺尖圆形高密度影

5. 某中年男性，临床诊断为大叶性肺炎，应首选（2013）
A. 庆大霉素　B. 青霉素
C. 多西环素　D. 红霉素
E. 头孢噻肟钠

6. 在整个病变过程中没有肺泡壁和其他结构损害的肺炎是（2014）
A. 克雷白杆菌肺炎　B. 金黄色葡萄球菌肺炎
C. 干酪样肺炎　D. 绿脓杆菌肺炎
E. 肺炎球菌肺炎

7. 关于克雷白杆菌肺炎的胸部X线征象，下列各项中错误的是（2014）
A. 可见大叶实变
B. 可见小叶实变
C. 阴影密度较肺炎球菌肺炎深
D. 不易形成肺脓肿
E. 叶间裂呈弧形下坠

8. 社区获得性肺炎中最常见的革兰阴性菌是（2014）
A. 大肠杆菌　B. 不动杆菌
C. 铜绿假单胞菌　D. 流感嗜血杆菌
E. 肺炎克雷白杆菌

9. 健康成人社区获得性肺炎最常见的病原体是（2014）
A. 肺炎支原体　B. 嗜肺军团菌
C. 铜绿假单胞菌　D. 肺炎链球菌
E. 流感嗜血杆菌

10. 病变部位没有空洞形成最常见于（2014）
A. 肺炎链球菌肺炎
B. 病毒性肺炎
C. 肺炎克雷白杆菌肺炎
D. 金黄色葡萄球菌肺炎
E. 肺炎支原体肺炎

11. 针对既往健康成人的重症社区获得性肺炎，宜首选的抗菌药物是（2016）
A. 大环内酯类
B. 碳青霉烯类
C. 半合成青霉素+酶抑制剂
D. 氟喹诺酮类
E. 三代头孢菌类

12. 患者，男，20岁。因受凉后寒战、发热伴咳嗽、咳痰6天就诊。查体：T 39.3 ℃，P 100 次/min，R 24 次/min。右下肺可闻及管状呼吸音。WBC 12.3×10^9/L，N 0.95。该患者最可能的诊断是（2011）
A. 干酪性肺炎
B. 肺炎球菌肺炎
C. 肺炎杆菌肺炎
D. 肺炎支原体肺炎
E. 金黄色葡萄球菌肺炎

13. 患者，男，18岁。3天前淋雨后出现寒战、发热、咳嗽。查体：T 39.5 ℃，急性病容，右下肺叩诊浊音，呼吸音减弱，语音共振增强。胸部X线片示右下肺大片状模糊阴影。该患者最可能的诊断是（2012）
A. 肺炎支原体肺炎
B. 金黄色葡萄球菌肺炎
C. 结核性胸膜炎
D. 肺炎链球菌肺炎
E. 肺炎克雷白杆菌肺炎

14. 患者，女，30岁。受凉后高热、寒战、咳嗽、咳痰3天。体检：体温38.5 ℃，右上肺语颤增强，有湿啰音。血白细胞 18×10^9/L，中性粒细胞0.90，淋巴细胞0.10。最可能的诊断为（2012）
A. 上呼吸道感染　B. 急性支气管炎
C. 肺炎链球菌肺炎　D. 急性肺脓肿
E. 肺结核

15. 患者，女，45岁。发热、咳嗽、咳脓痰3天。胸部X线片示右上肺大片状阴影，其内可见多个透亮区，叶间裂略下移。该患者最可能的诊断为（2012）
A. 肺炎链球菌肺炎
B. 军团菌肺炎
C. 肺结核
D. 肺脓肿
E. 肺炎克雷白杆菌肺炎

16. 患者，男，32岁。3天前受凉后出现寒战、高热，继之咳嗽，咳少量脓性痰伴右侧胸痛。查体：T 39 ℃，急性病容，左侧口角疱疹。心率110次/min，律齐。血 WBC 11.0×10^9/L，N 0.78。最可能的诊断是（2013）
A. 肺炎链球菌肺炎
B. 急性肺脓肿
C. 金黄色葡萄球菌肺炎
D. 干酪性肺炎
E. 肺炎支原体肺炎

17. 患者，男，25岁。咳嗽半月，呈阵发性干咳，服用阿莫西林和止咳药治疗无效。体检：体温正常，咽充血，心肺无异常。血白细胞计数正常。X线胸片显示右下肺间质性炎症改变。治疗应首先考虑选用的药物为（2013）
A. 大环内酯类　B. 青霉素类
C. 氨基糖苷类　D. 氟喹诺酮类
E. 头孢菌素类

18. 患者，女，30岁。畏寒、高热、咳嗽5天。查体：右上肺语颤增强，呼吸音减弱，血 WBC 15.2×10^9/L，N 0.92。该患者最可能的诊断是（2013）

A. 干酪性肺炎 B. 肺炎链球菌肺炎
C. 支气管扩张 D. 病毒性肺炎
E. 肺炎支原体肺炎

19. 患者，男，34岁。受凉后出现发热、咳嗽、咳脓痰3天来诊。既往体健。胸部X线片示左下肺大片渗出性病变，WBC 14.9×10^9/L，N 0.86。该患者最可能的病原体是（2014）

A. 肺炎支原体 B. 肺炎衣原体
C. 肺炎链球菌 D. 流感嗜血杆菌
E. 金黄色葡萄球菌

20. 患者，男，70岁。有慢性支气管炎、肺气肿病史。因畏寒、发热，伴咳嗽、气急5天就诊。住院后，高热不退，气急、发绀明显，咳黏稠脓性血痰。X线胸片示右上叶大片密度增高的阴影，内有多个小透亮区，水平叶裂呈弧形下坠。最可能的诊断是（2014）

A. 肺炎球菌肺炎
B. 肺脓肿
C. 克雷白杆菌肺炎
D. 干酪性肺炎
E. 金黄色葡萄球菌肺炎

21. 患者，男，18岁。慢性肾炎5年，肌酐清除率65 mL/min，3天前患肺炎。应选用的抗生素是（2014）

A. 卡那霉素 B. 羧苄青霉素
C. 四环素 D. 庆大霉素
E. 链霉素

22. 男，16岁。发热伴咳嗽、头痛2天。查体：T 38.3℃，双肺呼吸音清晰，心脏各瓣膜区未闻及杂音。血常规 WBC 8.4×10^9/L，Hb 134 g/L。胸部X线片示“右下肺浅淡的渗出影”，既往体健，下列抗菌药物可作为经验性治疗首选的是（2016）

A. 喹诺酮类 B. 青霉素
C. 三代头孢菌素 D. 氨基糖苷类
E. 大环内酯类

23. 男，25岁。发热、咳嗽3天。行胸部X线片检查诊断为“右下肺炎”，经抗感染治疗后症状好转，后体温再次升高，伴憋气、胸痛，吸气时加重。查体发现右下肺呼吸音消失。此时最可能出现的并发症是（2016）

A. 肺血栓栓塞
B. 急性呼吸窘迫综合征
C. 肺不张
D. 类肺炎性胸腔积液
E. 自发性气胸

24~26题共用备选答案（2012）

A. 反复发作性呼气性呼吸困难
B. 发热伴刺激性干咳
C. 咳大量脓痰或反复咯血
D. 发热、咳嗽、肺部固定性细湿啰音
E. 咳嗽、午后低热、乏力、盗汗、消瘦

24. 肺炎支原体肺炎的主要临床表现是
25. 支气管哮喘的主要临床表现是
26. 肺结核的临床表现是

27、28题共用备选答案（2013）

A. 金黄色葡萄球菌 B. 肺炎支原体
C. 厌氧菌 D. 肺炎克雷白杆菌
E. 肺炎链球菌

27. 患者，男，56岁。“流感”后出现高热、咳嗽、咳黄痰伴痰中带血。胸部X线片示右下肺大片状影，其内可见多个圆形透亮区。最可能感染的病原体是
28. 患者，男，66岁。慢性阻塞性肺疾病患者。“上感”后出现高热、咳嗽、脓痰伴痰中带血。胸部X线片示右上肺大片状影，其内可见多个圆形透亮区，叶间裂略下移。最可能感染的病原体是

29、30题共用备选答案（2014）

A. 流感病毒 B. 柯萨奇病毒
C. 冠状病毒 D. 副流感病毒
E. 腺病毒

29. 疱疹性咽峡炎的病原体是
30. 咽结合膜热的病原体是

31、32题共用备选答案（2015）

A. 肺炎支原体肺炎
B. 肺炎克雷白杆菌肺炎
C. 病毒性肺炎
D. 肺炎链球菌肺炎
E. 葡萄球菌肺炎

31. 高热、胸痛、咳铁锈色痰最常见于
32. 高热、胸痛、咳砖红色胶冻样痰最常见于

33、34题共用备选答案（2016）

A. 厌氧菌 B. 肺炎链球菌
C. 金黄色葡萄球菌 D. 肺炎支原体
E. 肺炎克雷白杆菌

33. 男，34岁，醉酒后出现高热，大量浓痰，胸部X线片示右上肺边缘模糊的球形病灶，可见厚壁空洞，其内可见液平，引起该患者肺部感染最可能的病原体是
34. 男，23岁，过度劳累后出现高热，寒战，咳嗽，

少量脓痰，胸部X线片示右上肺部大片状实变影，密度均匀，引起该患者肺部感染最可能的病原体是

第六章 肺结核

1. 抗结核的用药原则（2011）
   A. 足量用药，检查出敏感药物
   B. 无症状即停，个体化差异
   C. 检查出敏感药物，足量用药
   D. 个体化差异，联合用药
   E. 联合用药，适量用药
2. 抗结核化疗时可引起高尿酸血症的药物是（2011）
   A. INH　B. RFP
   C. EMB　D. PAS
   E. PZA
3. 不属于肺结核一线治疗药物的是（2012）
   A. 吡嗪酰胺　B. 左氧氟沙星
   C. 链霉素　D. 异烟肼
   E. 利福平
4. 判定肺结核临床类型的主要依据是（2012）
   A. 肺部体征　B. 痰菌检查
   C. 结核菌素试验　D. 全身中毒症状
   E. 胸部X线征象
5. 具有胸膜摩擦音体征的疾病是（2012）
   A. 结核性干性胸膜炎
   B. 结核性渗出性胸膜炎
   C. 肺结核并发气胸
   D. 结核性脓胸
   E. 金黄色葡萄球菌肺炎
6. 抗结核药联合短程化疗最有价值的是（2013）
   A. 减少药物副作用
   B. 减少并发症
   C. 减少或避免后遗症
   D. 减少或避免耐药性发生
   E. 症状缓解快
7. 对初治结核病病例的短程化疗方案主要联用药物是（2013）
   A. INH+PZA+RFP　B. SM+INH+PAS
   C. SM+PZA+EMB　D. INH+SM+EMB
   E. PAS+EMB+SM
8. 最常伴有脑膜炎的肺结核是（2013）
   A. Ⅰ型　B. Ⅱ型
   C. Ⅲ型　D. Ⅳ型
   E. Ⅴ型
9. 减轻结核性胸膜炎患者后期胸膜肥厚有效的措施是（2014）
   A. 反复穿刺抽液
   B. 胸腔内注射尿激酶
   C. 口服小剂量糖皮质激素
   D. 胸腔内注射抗结核药物
   E. 胸腔内注射小剂量糖皮质激素
10. 结核性胸膜炎处理措施中不正确的是（2014）
   A. 口服三联或四联抗结核药物
   B. 加强营养支持
   C. 常规使用小剂量糖皮质激素
   D. 定期检测肝功能和血常规
   E. 反复胸腔穿刺抽液
11. 判断患者肺结核具有活动性最有价值的检查结果是（2014）
   A. 血清结核抗体阳性
   B. PPD试验强阳性
   C. 血沉显著增快
   D. 胸部X线片示肺部空洞性病变
   E. 痰涂片抗酸杆菌染色阳性
12. 早期发现肺结核最有效的方法是（2014）
   A. 痰菌检查　B. 结核菌素试验
   C. 血沉测定　D. 纤维支气管镜检查
   E. X线检查
13. 结核渗出性胸膜炎常规治疗不包括（2014）
   A. 胸腔抽液　B. 激素治疗
   C. 对症治疗　D. 支持疗法
   E. 抗结核治疗
14. 抗结核药物中INH的成人常规每日用量是（2014）
   A. 50 mg　B. 100 mg
   C. 150 mg　D. 200 mg
   E. 300 mg
15. 浸润性肺结核的好发部位是（2016）
   A. 左上叶　B. 左下叶
   C. 双上肺尖　D. 右下叶
   E. 右中叶
16. 患者，女，18岁，学生。咳嗽3周，少量咯血2天，无发热。查体未见异常。胸部X线片示右下叶背段不规则片状影，可见薄壁空洞。血WBC 8.5 $\times 10^9$/L，N 0.80，Hb 110 g/L，Plt 225 $\times 10^9$/L。为明确诊断，应首选的检查是（2012）
   A. PPD试验
   B. 血沉
   C. 痰涂片找抗酸杆菌
   D. 痰真菌培养
   E. 支气管镜
17. 患者，女，28岁。因肺结核咯血入院，1小时前又咯血约60 mL，现在患者感胸闷气促，咯血不

畅，继之两手乱抓，不能说话，张口瞪目。应采取的抢救措施是（2013）

A. 口对口人工呼吸
B. 高压给氧
C. 垂体后叶素静脉推注
D. 检查口腔并清除血凝块
E. 使呈头低足高位，拍背

18. 患者，男，45岁。发热、咳嗽、咳痰伴痰中带血2周就诊。糖尿病病史5年，血糖控制欠满意。胸部X线片示右上肺大片状阴影。其内是“虫蚀样空洞”。该患者最可能的诊断是（2014）

A. 支气管扩张合并感染
B. 肺脓肿
C. 真菌性肺炎
D. 干酪性肺炎
E. 慢性纤维性空洞性肺结核

19. 患者，男，45岁。因咳嗽、咳痰伴痰中带血7天就诊。查体：T 37.8 ℃，右下肺可闻及少量湿啰音。为明确诊断应首选的检查是（2014）

A. 胸部X线片　　B. 支气管镜
C. 痰找癌细胞　　D. PPD试验
E. 痰找结核菌

20. 患者，男，60岁。咳嗽，活动后气短，发现胸腔积液，胸水化验为渗出液，经抗结核治疗2个月，胸液仍增多，为明确诊断，进一步应采取的措施是（2014）

A. 加强抗结核治疗
B. 胸水的酶学检查
C. 胸水的结核杆菌培养
D. 胸部超声波检查
E. 胸水的病理细胞检查和胸膜活检

21. 女，24岁。间断发热、咳嗽10余天。最高体温37.6 ℃，无痰。既往体健。查体：T 37.4 ℃，P 86次/min，R 19次/min，BP 100/70 mmHg，右上肺叩诊呈浊音，血常规：WBC 8.6×10^9/L，N 0.68。胸部X线片示右上肺斑片状阴影，其内可见不规则透亮区。最可能的诊断是（2015）

A. 肺炎克雷白杆菌肺炎
B. 金黄色葡萄球菌肺炎
C. 吸入性肺脓肿
D. 肺结核
E. 肺囊肿继发感染

22. 女，26岁。乏力、纳差、消瘦1个月。胸部X线片示右上肺野可见淡薄片状阴影，痰涂片抗酸染色阳性，不宜作为一线抗感染治疗的药物是（2016）

A. 乙胺丁醇　　B. 利福平
C. 吡嗪酰胺　　D. 异烟肼
E. 左氧氟沙星

23. 女，28岁。产后高热，体温39.3 ℃，无咳嗽、咳痰。查体：心肺无明显异常。血常规：WBC 8.9×10^9/L，N 0.74，Hb 104 g/L，胸部X线片大致正常。静脉滴注多种抗生素治疗2周无效。复查胸部X线片示：双肺弥漫分布直径约2 mm的小结节影。该患者最可能的诊断是（2016）

A. 血行播散型肺结核　B. 结节病
C. 绒毛膜癌肺转移　　D. 白血病肺浸润
E. 过敏性肺炎

第七章 肺 癌

1. 肺癌的肺外表现常见的是（2011）

A. 杵状指　　B. 面颈部水肿
C. 吞咽困难　　D. 一侧瞳孔缩小
E. 锁骨上淋巴结肿大

2. 肺癌筛查首选的检查方法是（2012）

A. 支气管镜　　B. 胸部X线片
C. 肿瘤标志物检测　　D. 胸部B超
E. 胸部CT

3. 胸痛在深呼吸时加重，屏气时减轻的情况最常见于（2012）

A. 肋间神经痛　　B. 脑栓塞
C. 胸膜炎　　D. 肋软骨炎
E. 肺癌

4. 常表现为中央型肺癌并易累及纵隔淋巴结的肿瘤类型是（2013）

A. 大细胞肺癌　　B. 类癌
C. 小细胞肺癌　　D. 鳞癌
E. 腺癌

5. 肺癌组织学类型中多见于女性的是（2013）

A. 鳞状细胞癌　　B. 腺癌
C. 小细胞癌　　D. 大细胞癌
E. 燕麦细胞癌

6. 胸部CT疑诊中心型肺癌时，最有诊断价值的检查是（2013）

A. 痰找瘤细胞　　B. 经皮肺穿刺
C. 支气管镜　　D. 血清肿瘤标志物
E. 纵隔镜

7. 不属于早期肺癌临床表现的是（2014）

A. 痰中带血　　B. 胸痛
C. 胸部不适　　D. 声音嘶哑
E. 咳嗽

8. 对肺鳞癌生物学特性的描述，正确的是（2014）

A. 多为中央型肺癌　B. 较早胸膜转移
C. 较早经血行转移　D. 多为周围型肺癌
E. 较早经淋巴转移

9. 原发性支气管肺癌早期最常见的表现是（2014）
A. 刺激性咳嗽　B. 顽固性胸痛
C. 声音嘶哑　D. 锁骨上淋巴结肿大
E. 霍纳（Horner）综合征

10. 周围型肺癌的典型X线影像特点不包括（2015）
A. 胸壁空洞，内见液平
B. 团块呈分叶状
C. 胸膜凹陷征
D. 孤立性团块影
E. 团块有毛刺

11. 中央型肺癌最常见的病理类型是（2015）
A. 类癌　B. 腺癌
C. 鳞癌　D. 大细胞癌
E. 小细胞癌

12. 肺癌患者出现“杵状指”提示（2016）
A. 肿瘤出现非转移性肺外表现
B. 肿瘤类型为鳞癌
C. 肿瘤已经扩散转移
D. 肿瘤类型为小细胞癌
E. 肿瘤恶性程度高

13. 早期出现肺门及纵隔多发淋巴结转移的肺癌类型是（2016）
A. 小细胞肺癌　B. 大细胞肺癌
C. 鳞癌　D. 腺癌
E. 类癌

14. 患者，男，72岁。痰中带血4个月余。无发热、盗汗。吸烟50年，10支/d。1年前胸部X线片检查发现右上肺2 cm×2 cm结节影。本次入院胸部X线片检查示右上肺4 cm×3 cm团块状影。首先考虑的诊断是（2013）
A. 肺错构瘤　B. 肺囊肿
C. 肺脓肿　D. 肺癌
E. 肺结核球

15. 患者，女，54岁。因刺激性干咳3周就诊。胸部CT示右上叶直径约3 cm的团块影，右上叶支气管明显狭窄。下列对明确诊断最有意义的检查是（2014）
A. PET-CT　B. 血清肿瘤标志物
C. 胸部增强CT　D. 支气管镜
E. CT引导经皮肤穿刺

16. 男，57岁。干咳1个月。胸部CT示左肺门肿块，左主支气管狭窄，纵隔及左肺门淋巴结肿大。支气管镜活检病理示“小细胞肺癌”。该患者应首选的治疗措施是（2015）
A. 靶向治疗　B. 放疗
C. 化疗　D. 中药调理
E. 手术

17. 男，67岁。胸闷2周，无发热、咳嗽。查体：右中下肺叩诊实音，呼吸音消失。可见杵状指。胸部X线片示右侧中等量胸腔积液。胸水常规示：外观血性，有核细胞2 900×10^6/L，多核细胞0.12，单核细胞0.82，间皮细胞0.06。LDH 342 U/L，ADA 14 U/L，该患者首先考虑的诊断是（2016）
A. 类肺炎性胸腔积液
B. 心力衰竭
C. 结缔组织病所致胸腔积液
D. 肺癌胸膜转移
E. 结核性胸膜炎

18~20题共用题干（2011）

患者，女，34岁。间断咳嗽，咳脓痰3年，加重并发热，痰中带血3天入院。查体：体温38.6 ℃，呼吸24次/min，血压110/70 mmHg，左下肺可闻及湿啰音，心率未见异常。可见杵状指，胸部X线片示左下肺明显增粗紊乱，并可见少许渗出性阴影。

18. 该患者最可能的诊断是
A. 支气管肺癌　B. 慢性肺脓肿
C. 慢性支气管炎　D. 肺结核
E. 支气管扩张

19. 为明确诊断，首选的检查是
A. 痰找嗜酸杆菌　B. 痰找瘤细胞
C. 胸部CT　D. 支气管镜
E. 痰培养

20. 患者住院期间咯血量增加。一次咯血量约200 mL。此时，该患者宜首选的治疗措施是
A. 口服云南白药　B. 支气管镜下止血
C. 手术治疗　D. 静脉点滴垂体后叶素
E. 支气管动脉栓塞

第八章　呼吸衰竭

1. 慢性呼吸衰竭时少见的电解质紊乱类型是（2011）
A. 低钾血症　B. 高钾血症
C. 高钙血症　D. 低钠血症
E. 低氯血症

2. 呼吸衰竭患者缺氧的典型表现是（2012）
A. 呼吸困难　B. 呼吸急促
C. 发绀　D. 心率增快
E. 神经精神症状

3. 治疗呼吸衰竭时，为建立通畅的气道应采取以下措施，除了（2013）
A. 给予祛痰药促进排痰
B. 给予可待因止咳
C. 给予支气管解痉药
D. 必要时做气管插管吸痰
E. 必要时做气管切开吸痰
4. 最常并发Ⅱ型呼吸衰竭的疾病是（2013）
A. 慢性阻塞性肺疾病　B. 特发性肺动脉高压
C. 胸膜炎　D. 肺结核
E. 肺炎
5. 诊断呼吸衰竭最重要的血气分析指标是（2014）
A. 动脉血氧分压低于 60 mmHg
B. 动脉血二氧化碳分压高于 50 mmHg
C. pH 低于 7.35
D. 二氧化碳结合力高于 29 mmol/L
E. BE<2.3 mmol/L
6. 下列疾病中，最常发生Ⅱ型呼吸衰竭的是（2014）
A. 肺炎　B. 慢性阻塞性肺疾病
C. 结核性胸膜炎　D. 肺血栓栓塞
E. 间质性肺疾病
7. 肺栓塞所致呼吸衰竭的主要机制是（2016）
A. 氧耗量增加
B. 肺内动静脉样分流
C. 通气/血流比例失调
D. 肺泡通气量下降
E. 弥漫功能障碍
8. 患者，男，71 岁，吸烟患者。反复咳嗽气喘 40 年，近 1 周来，白天嗜睡，夜间不眠。查体：BP 148/90 mmHg，瞳孔增大，球结膜水肿，双肺可闻及较多干、湿啰音。心率 120 次/min，可闻及早搏，双下肢凹陷性水肿，未引起病理反射。该患者昏睡最可能的原因是（2013）
A. 脑出血　B. 脑血栓
C. 脑梗死　D. 肺性脑病
E. 代谢性碱中毒
9. 男，71 岁，COPD 患者，长期家庭氧疗。近 10 天来因呼吸困难增加氧流量。1 小时前被发现无法唤醒而就诊。查体：昏睡，球结膜充血水肿。双肺呼吸音低。双侧 Babinski 征（+）。动脉血气分析（鼻导管吸氧 1.5 L/min）示 pH 7.20，PaO_2 71 mmHg，$PaCO_2$ 76 mmHg。该患者出现意识障碍最可能的原因是（2014）
A. 电解质紊乱　B. 脑梗死
C. 感染中毒性脑病　D. CO_2 蓄积
E. 氧中毒
10. 患者，男，58 岁。反复咳嗽、咳痰 38 年，气促 10 年，加重伴昏睡 1 天入院。查体：T 38 ℃，P 120 次/min，R 28 次/min，BP 160/90 mmHg，昏迷状，球结膜水肿，口唇发绀，双肺散在干、湿啰音，PaO_2 63 mmHg，$PaCO_2$ 78 mmHg。其昏迷的最主要原因是（2014）
A. 脑血管意外　B. 右心衰
C. 肺性脑病　D. 碱血症
E. DIC

11～12 共用备选答案（2012）
A. 肺动静脉分流　B. 通气/血流比例失衡
C. 肺泡通气量下降　D. 弥散功能障碍
E. 氧耗量增加
11. 慢性阻塞性肺疾病发生单纯低氧血症最主要的机制是
12. 间质性肺疾病发生Ⅰ型呼吸衰竭最主要的机制是

13～15 题共用题干（2014）
患者，女，50 岁。为慢性阻塞性肺疾病（COPD）支气管炎型患者，近 1 周受凉后咳嗽、气急加重，咳脓性痰。血气分析：PaO_2 7.3 kPa（55 mmHg），$PaCO_2$ 10 kPa（75 mmHg）。
13. 该 COPD 患者病情发展已出现
A. Ⅰ型呼吸衰竭　B. Ⅱ型呼吸衰竭
C. 低氧血症　D. 高碳酸血症
E. 呼吸性酸中毒
14. 根据血气分析结果，该患者的呼吸功能障碍为
A. 通气功能障碍
B. 换气功能障碍
C. 通气和换气功能障碍并存
D. 肺泡膜增厚所致弥散功能降低
E. 通气/血流比例增高
15. 对该患者的最佳治疗措施应为
A. 联合应用抗生素静脉滴注
B. 应用祛痰药和解痉平喘药
C. 持续给予 2 L/min 流量的氧吸入
D. 应用呼吸兴奋剂以增加通气量
E. 控制感染和改善呼吸功能

第九章　胸腔积液、脓胸

1. 不符合结核性胸腔积液表现的是（2012）
A. 胸液中单核细胞比例增加
B. 胸液总蛋白水平显著下降
C. 血性胸液
D. 胸液 ADA 明显增加
E. 胸液 LDH 明显增加
2. 患者，女，23 岁。因“右侧胸痛伴发热 1 周”就

诊，既往体健。体检：右侧第 8 后肋以下叩诊实音，呼吸音消失。胸部 X 线片示右下肺大片致密影，上缘呈外高内低弧形。为明确诊断应首选的检查措施是（2013）

A. 胸腔穿刺　　B. 胸部 CT
C. 支气管镜　　D. PPD 试验
E. 胸腔镜

3. 深吸气加重屏气减轻，胸痛病变部位为（2014）

A. 胸膜　　B. 心脏
C. 肺尖　　D. 肺底
E. 肺外野

第十章　胸部损伤

1. 出现明显皮下气肿的胸部损伤是（2012）

A. 闭合性气胸　　B. 多根单处肋骨骨折
C. 开放性气胸　　D. 大量血胸
E. 张力性气胸

2. 不符合张力性气胸病理生理改变的是（2013）

A. 患侧肺萎陷，纵隔向健侧移位
B. 严重皮下及纵隔气肿
C. 肺破口形成活瓣
D. 纵隔扑动
E. 血压下降、脉速

3. 纵隔扑动主要发生在（2014）

A. 胸部挤压伤　　B. 多发性肋骨骨折
C. 闭合性气胸　　D. 开放性气胸
E. 张力性气胸

4. 胸外伤中最易发生骨折的肋骨（2015）

A. 第 4~7 肋骨　　B. 第 8~10 肋骨
C. 第 11~12 肋骨　　D. 第 1~3 肋骨
E. 概率相同

5. 以下不属于张力性气胸临床表现的是（2016）

A. 常发生皮下气肿
B. 患侧肺萎缩，健侧肺扩张受限
C. 纵隔明显向患侧移位
D. 重度呼吸困难
E. 患侧胸膜腔压力升高

6. 患者，男，20 岁。胸部刀扎伤后 1 小时来诊。查体：右侧腋前线第 5 肋间 2.5 cm 创口，有少量渗血。随呼吸有气体进出创口，右侧呼吸音明显减弱。该患者目前的诊断是（2011）

A. 进行性血胸　　B. 支气管断裂
C. 张力性气胸　　D. 创伤性窒息
E. 开放性气胸

7. 患者，男，28 岁。车祸致右侧胸壁开放伤半小时，患者极度呼吸困难，伤口少量渗血，随患者呼吸有明显气体进出。该患者首要的急救措施是（2012）

A. 开放静脉，输液
B. 胸腔穿刺抽液
C. 气管插管辅助通气
D. 吸氧
E. 封闭伤口并胸腔闭式引流

8. 患者，女，25 岁。自行车撞伤右胸 1 天，胸疼，不敢深呼吸。查体见右锁中线第 5 肋有压痛，为明确有无肋骨骨折在病史或查体方面最需要补充的是（2013）

A. 受伤后有无呕吐
B. 是否有血痰
C. 受伤后意识是否清楚
D. 局部是否有血肿
E. 胸廓挤压试验是否阳性

9. 患者，女，26 岁。右胸外伤，疼痛，呼吸急促，血压 90/60 mmHg。心率 100 次/min，神清，烦躁，轻度发绀，气管明显左移，右侧呼吸音消失，右胸壁皮下气肿，逐渐加重，治疗方法首选（2013）

A. 补液，输血
B. 抗感染治疗
C. 剖胸探查
D. 右胸腔穿刺
E. 气管插管、吸痰、给氧

10. 患者，男，40 岁。因肺大疱 3 个月前行右肺上、中叶切除，3 天来发热 39 ℃，白细胞 19×10^9/L，胸片右上肺野可见液平面，胸穿抽出黄白色黏稠液体，伴臭味。当前治疗应首先选择（2014）

A. 胸膜纤维板剥脱术　　B. 余肺全部切除
C. 胸膜腔闭式引流术　　D. 胸廓成形术
E. 胸膜全肺切除术

11. 患者，男，18 岁。胸痛伴呼吸困难 1 天。查体：瘦高体型。胸部 X 线片示右侧气胸，纵隔明显左移。患者既往有类似症状，但程度较轻。此时应采取的诊治措施不包括（2014）

A. 右侧胸腔闭式引流　　B. 无创通气
C. 面罩吸氧　　D. 胸腔镜手术
E. 右侧胸腔穿刺抽气

12. 男，18 岁，突发右侧胸痛伴轻度呼吸困难 1 天。查体：体型瘦高，右胸叩诊呈鼓音，右侧呼吸音减低。最可能的诊断是（2016）

A. 肺炎　　B. 自发性气胸
C. 肺结核　　D. 胸腔积液
E. 结核性胸膜炎

第二篇 心血管系统

第一章 心力衰竭

1. 不宜用血管扩张剂治疗的心功能不全是（2011）
A. 急性左心功能不全
B. 严重高血压性心脏病合并心功能不全
C. 严重二尖瓣狭窄合并心功能不全
D. 严重主动脉瓣关闭不全合并心功能不全
E. 急性心肌梗死合并心功能不全
2. 评价心功能最常用的检查方法是（2011）
A. 常规心电图
B. 超声心动图
C. 动态心电图
D. 放射性核素
E. 心电图运动负荷试验
3. 单纯左心衰竭的典型体征是（2012）
A. 肝压痛　　B. 颈静脉怒张
C. 双下肢水肿　　D. 双肺底湿啰音
E. 移动性浊音阳性
4. 患者从事每天日常活动即出现心悸、气短症状，休息后缓解，其心功能分级应为（2012）
A. 心功能Ⅰ级　　B. 心功能Ⅱ级
C. 心功能Ⅲ级　　D. 心功能Ⅳ级
E. 心功能Ⅴ级
5. 下列临床情况最易引起急性左心衰的是（2012）
A. 频发室性期前收缩　B. 1级高血压
C. 反复发作的肺栓塞　D. 二尖瓣腱索断裂
E. 慢性持续性房颤
6. 诊断心力衰竭较为准确的是（2013）
A. X线
B. 超声心动图
C. 放射性核素
D. 有创血流动力学检查
E. 心肺吸氧运动试验
7. 单纯慢性左心衰最常见的临床表现是（2013）
A. 黄疸　　B. 少尿
C. 下肢水肿　　D. 劳力性呼吸困难
E. 咳粉红色泡沫样痰
8. 改善急性左心衰症状最有效的药物是（2013）
A. 利尿剂
B. 洋地黄
C. 钙离子拮抗剂
D. β肾上腺素能受体阻滞剂
E. 血管紧张素转换酶抑制剂
9. 典型右心衰的临床表现是（2014）
A. 端坐呼吸　　B. 急性肺水肿
C. 颈静脉怒张　　D. 肺部湿啰音
E. 心排量不足
10. 慢性心力衰竭症状急性加重的最常见诱因是（2014）
A. 情绪激动　　B. 肺血栓栓塞
C. 药物治疗不当　　D. 体力活动
E. 感染
11. 对判断左心收缩功能不全最有价值的辅助检查结果是（2014）
A. 胸部X线片示心胸比增大
B. 超声心动图示左室射血分数降低
C. 心电图运动负荷试验阳性
D. 胸部X线片示肺部渗出影
E. 超声心动图示室壁运动障碍
12. 超声心动图检查评价心脏收缩功能的主要指标是（2014）
A. E/A　　B. 左房大小
C. 左室大小　　D. 右室大小
E. 左室射血分数
13. 目前慢性心力衰竭的最常见病因是（2015）
A. 心房颤动
B. 甲状腺功能亢进致心肌损害
C. 冠心病
D. 扩张型心肌病
E. 风湿性心脏瓣膜病
14. 急性左心衰竭典型的体征是（2015）
A. 双肺满布湿性啰音
B. 颈动脉异常搏动
C. 腹部移动性浊音阳性
D. 肝肿大
E. 颈静脉怒张
15. 属于左心衰竭临床表现的是（2016）
A. 下肢水肿　　B. 夜间阵发性呼吸困难
C. 眼睑水肿　　D. 颈静脉怒张
E. 活动后胸痛

16. 患者，女，46 岁。劳力性心慌，伴恶心、呕吐、食欲不振、水肿。可能会有下列哪项症状（2012）
A. 夜间阵发性呼吸困难
B. 急性肺水肿
C. 肝瘀血
D. 肾衰竭
E. 肺瘀血
17. 患者，男，68 岁。1 年前急性广泛前壁心肌梗死时呼吸困难、不能平卧，双肺满布细湿啰音，经积极治疗后逐渐好转。现啰音消失，平地慢速步行 50 米左右感喘憋，可平卧。其心功能诊断为（2013）
A. NYHA Ⅱ级　　B. NYHA Ⅲ级
C. Killip Ⅲ级　　D. Killip Ⅰ级
E. Killip Ⅱ级
18. 患者，女，60 岁。慢性心力衰竭 2 年。查体：BP 130/90 mmHg，双肺呼吸音清；心率 98 次/min，律齐；双下肢无水肿。加用美托洛尔治疗，其主要目的是（2013）
A. 降低心脏后负荷　　B. 扩张冠状动脉
C. 改善心肌顺应性　　D. 降低心肌耗氧量
E. 降低心脏前负荷
19. 患者，女，64 岁。突发气急 4 小时，伴咳嗽、咳粉红色泡沫样痰，不能平卧。高血压病史 10 余年。查体：BP190/110 mmHg，心率 110 次/min，律齐。双肺可闻及干啰音及细湿啰音。治疗措施不正确的是（2013）
A. 静脉推注呋塞米　　B. 高流量吸氧
C. 静脉推注吗啡　　D. 静脉推注美托洛尔
E. 静脉滴注硝普钠
20. 男，50 岁。活动后心悸、气短伴双下肢水肿 10 余年，每于“着凉”后症状加重，不能平卧。查体：颈静脉怒张，双肺可闻及细湿啰音，心界向两侧扩大，心率 110 次/min，无杂音，肝颈静脉回流征阳性，双下肢凹陷性水肿。目前该患者心衰的类型是（2016）
A. 慢性右心衰竭　　B. 急性右心衰竭
C. 急性左心衰竭　　D. 全心衰竭
E. 慢性左心衰竭

第二章　心律失常

1. 符合室性早搏心电图的特征是（2011）
A. 提前出现的 QRS 波群，形态宽大畸形
B. QRS 波群时限≤0. 12 秒
C. QRS 波前可见异位 P 波
D. T 波低平
E. 多数为不完全性代偿间歇
2. 下列心律失常，表现为心律不齐的是（2012）
A. 阵发性室上性心动过速
B. 房性期前收缩
C. 窦性心动过速
D. 窦性心动过缓
E. Ⅰ度房室传导阻滞
3. 终止心室颤动最有效的治疗方法是（2012）
A. 静脉推注毛花苷丙
B. 植入永久起搏器
C. 胺碘酮
D. 利多卡因
E. 静脉推注阿托品
4. 不支持室性心动过速诊断的心电图表现是（2012）
A. 室性融合波
B. 房室分离
C. QRS 波宽大畸形
D. 3 个或以上室性期前收缩连续出现
E. 心动过速常由期前发生的 P 波开始
5. 最有助于确诊室性心动过速的心电图表现是（2012）
A. P 波与 QRS 波群无固定关系
B. QRS 波群形态畸形
C. R-R 间期绝对不等
D. T 波倒置
E. 心室夺获与室性融合波
6. 阵发性室上性心动过速的心率一般在（2013）
A. 60~100 次/min　　B. 150~200 次/min
C. 200~300 次/min　　D. 250~300 次/min
E. 300~350 次/min
7. 血流动力学不稳定的持续性室性心动过速患者的首选治疗是（2013）
A. 利多卡因
B. 胺碘酮
C. 心律平
D. 直流电转复律
E. 安置永久性人工心脏起搏器
8. 引起心房颤动最主要的心外疾病是（2014）
A. 慢性支气管炎　　B. 贫血
C. 甲状腺功能亢进症　　D. 睡眠呼吸暂停综合征
E. 肥胖症
9. 禁忌使用洋地黄的情况是（2014）
A. 心功能不全
B. 阵发性室上性心动过速
C. 心房颤动

D. 肥厚性梗阻性心肌病
E. 心房扑动

10. Ⅲ度房室传导阻滞最有效的治疗措施是（2014）
A. 口服β受体阻滞剂
B. 植入心脏起搏器
C. 口服阿托品
D. 冠状动脉内支架置入
E. 静脉推注利多卡因

11. 阵发性室性心动过速最常见的病因是（2016）
A. 二尖瓣脱垂　B. 高钾血症
C. 冠心病　D. 甲状腺功能亢进症
E. 慢性肺源性心脏病

12. 心电图示P波规律出现，P-R间期为0.22秒，每隔2个P波之后有1次QRS波群脱漏，心房率75次/min，心室率50次/min。其诊断为（2010）
A. Ⅰ度房室传导阻滞
B. Ⅱ度Ⅰ型房室传导阻滞
C. Ⅱ度Ⅱ型房室传导阻滞
D. Ⅲ度房室传导阻滞
E. 房性心动过速伴3∶2房室传导阻滞

13. 患者，女，30岁。患风心病二尖瓣狭窄合并关闭不全，心悸，气短，下肢水肿。每日口服地高辛0.25 mg，双氢克尿噻25 mg，1个月后感恶心、呕吐，心电图示窦性心率，心率68次/min。室性期前收缩二联律治疗（2011）
A. 改用毒毛花苷K
B. 停地高辛，给氯化钾
C. 停地高辛，给呋塞米
D. 增加地高辛用量
E. 电复律

14. 患者，男，39岁。反复心悸10余年，突发突止。发作时查体：心率180次/min。节律规整，心电图示QRS波群形态和时限正常。最可能的诊断是（2012）
A. 室性心动过速
B. 阵发性心房颤动
C. 阵发性心房颤动伴差异性传导
D. 阵发性室上性心动过速
E. 窦性心动过速

15. 患者，男，56岁。近日来感心悸、乏力、头晕，心电图示P-R间期在相继的心动周期中逐渐延长，最后发生QRS波群脱漏。如此周而复始，最可能是（2012）
A. Ⅱ度Ⅱ型房室传导阻滞
B. Ⅱ度Ⅰ型房室传导阻滞
C. 心房颤动
D. Ⅰ度房室传导阻滞
E. Ⅲ度房室传导阻滞

16. 患者，男，52岁。持续胸痛3小时，诊断为急性下壁心肌梗死。查体：BP 70/50mmHg，心率40次/min。ECG示：P-P间期较R-R间期短，R-R间期整齐。最可能的心律失常是（2012）
A. 心房颤动
B. 窦性心动过缓
C. Ⅲ度房室传导阻滞
D. Ⅱ度房室传导阻滞
E. 室性早搏

17. 一风湿性心脏病患者，因气急，全身水肿，肝大，颈静脉怒张，服用地高辛半个月后出现室性早搏呈二联律。除立即停用洋地黄并补充钾盐外，首选的抗心律失常药是（2013）
A. 利多卡因静注　B. 胺碘酮口服
C. 苯妥英钠静注　D. 维拉帕米
E. 普罗帕酮静注

18. 心电图示：提前发生的P波，其形态与窦性P波略不同，P-R间期0.14 s，QRS波群形态和时限正常。该心律失常最可能是（2013）
A. 阵发性室上性心动过速
B. 房性期前收缩
C. 室性期前收缩
D. 阵发性室性心动过速
E. 心房颤动

19. 患者，女，37岁。突发心悸10 min。心电图示心率164次/min，P波与QRS波无固定关系，QRS波时限>0.12 s，可见室性融合波。最可能的诊断是（2014）
A. 心房扑动　B. 房性心动过速
C. 室性心动过速　D. 交界区心动过速
E. 窦性心动过速

20. 患者，男，71岁。高血压20年，规律服用福辛普利及氢氯噻嗪10年。近2年出现活动耐量下降，伴夜间憋醒。1周来患者感心悸，不能平卧。查体：P 100次/min，BP 130/80 mmHg，双肺底可闻及湿啰音，心率128次/min，心律不齐，S_1强弱不等，心尖部可闻及2/6级收缩期杂音。缓解该患者心悸的最适宜药物是（2014）
A. 地高辛　B. 利多卡因
C. 美托洛尔　D. 地尔硫
E. 普罗帕酮

21. 患者，女，18岁。患上呼吸道感染1周后，感心悸、气短、乏力。心率98次/min。心电图示，P-R间期为0.22 s。应诊断为（2014）
A. 窦性心动过速
B. 窦性心律不齐

C. Ⅱ度Ⅰ型房室传导阻滞
D. Ⅱ度Ⅱ型房室传导阻滞
E. Ⅰ度房室传导阻滞

22. 患者，女，67岁。活动后心悸，气短3年，患有慢性支气管炎10年病史。体检：心脏听诊发现心率127次/min，心律不齐。心电图P波消失，代之f波，心室律绝对不规律，QRS波群形态正常。该患者心律不齐最可能的诊断是（2014）
A. 室性期前收缩
B. 心房颤动
C. 阵发性室性心动过速
D. 阵发性室上性心动过速
E. Ⅱ度Ⅰ型房室传导阻滞

23. 男，48岁。'发心悸，喘憋1小时，既往有扩张型心肌病，慢性心力衰竭病史。窦性心动过缓5年，心率50~60次/min。接诊时查体：T 36.3 ℃，P 94次/min，BP 150/70 mmHg，心率160次/min，律不齐，S_1强弱不等，双肺可闻及湿性啰音。该患者喘憋的最可能的诱因是（2015）
A. 心肌炎　　B. 过敏
C. 心房颤动　　D. 电解质紊乱
E. 感染

24. 男，70岁。反复心悸，头晕和黑矇1个月。查体：BP 70/40 mmHg，心率36次/min，律齐，心电图示Ⅲ度房室传导阻滞，为防止患者反复心悸、黑蒙，最适宜的治疗措施是（2015）
A. 静脉滴注异丙肾上腺素
B. 继续观察，暂不处理
C. 口服阿托品
D. 静脉滴注多巴酚丁胺
E. 植入心脏永久起搏器

25. 男，28岁。发作性心动过速8年，突发突止。发作时心电图提示心率180次/min，节律规则，QRS波群时限正常，可见逆行P波。该患者最可能的诊断是（2016）
A. 窦性心动过速
B. 室性心动过速
C. 心房颤动
D. 阵发性室上性心动过速
E. 心房扑动

26、27题共用备选答案（2014）
A. P波呈双峰
B. P-R间期逐渐延长
C. P波消失，代之以f波
D. P波与QRS波群完全无关
E. P波为逆行型，与QRS波群关系恒定

26. 阵发性室上性心动过速
27. Ⅱ度Ⅰ型房室传导阻滞

28~30题共用题干（2012）
患者，女，56岁。风湿性心脏病二尖瓣狭窄20年。心悸气短5年，1个月来咳嗽，咳黄痰，喘憋，不能进行任何体力活动，夜间不能平卧。颈静脉怒张，心率130次/min，心律绝对不齐，心音强弱不等，二尖瓣听诊区可闻及舒张期隆隆样杂音及奔马律。

28. 该患者最可能的心律失常
A. 心房颤动
B. 房性期前收缩
C. 室性期前收缩
D. 窦性心律不齐
E. Ⅱ度Ⅰ型房室传导阻滞

29. 该患者颈静脉怒张的原因
A. 肾功能不全　　B. 结核性心包炎
C. 肺部感染　　D. 右心功能不全
E. 肝硬化

30. 针对患者的心律失常，治疗首选
A. 控制心室率
B. 抗凝治疗
C. 利尿剂
D. 血管紧张素转化酶抑制剂
E. 硝酸甘油

31~33题共用题干（2013）
患者，男，60岁。突发心前区疼痛4 h，心电图示急性前壁心肌梗死，既往无高血压、癫痫和出血性疾病史。入院时心率80次/min，律齐，血压150/90 mmHg（20/12 kPa），入院后2 h突然出现短暂意识丧失，抽搐，心音消失。

31. 最可能的心电图表现是
A. 心房颤动　　B. 心室颤动
C. 窦房传导阻滞　　D. 房室传导阻滞
E. 室性心动过速

32. 如果并发乳头肌断裂，出现何种体征的可能最大
A. 心包摩擦音
B. 心尖区出现舒张期奔马律
C. 室性心律失常
D. 心尖区出现收缩中晚期喀喇音和响亮的收缩期杂音
E. 心尖区S_1降低，出现第四心音

33. 急性心肌梗死4 h，最适宜的治疗方案是
A. 哌替啶+静滴硝酸甘油
B. 溶栓治疗+静滴硝酸甘油
C. 射频消融治疗+静滴硝酸甘油
D. 静滴硝酸甘油
E. 糖皮质激素+静滴硝酸甘油

第三章　心搏骤停和心脏性猝死

1. 关于胸外心脏按压的操作方法，下列选项错误的是（2011）
   A. 背部垫硬板
   B. 部位在锁骨中线第5肋间
   C. 按压次数80~100次/min
   D. 使胸骨下陷4~5 cm
   E. 每按压15次后进行人工呼吸2次
2. 胸外心脏按压正确的部位是（2011）
   A. 心前区
   B. 胸骨下半部
   C. 胸骨中上1/3交界处
   D. 胸骨中部
   E. 胸骨角
3. 心室颤动时初次直流电除颤选用的能量（2012）
   A. 300 J　　B. 360 J
   C. 200~300 J　　D. 200 J
   E. 100 J
4. 心搏呼吸骤停患者现场急救的先决条件是（2013）
   A. 口对口人工呼吸
   B. 开放静脉输液通道
   C. 通畅呼吸道
   D. 心内注射复苏药物
   E. 口对口人工呼吸和胸外心脏按压
5. 双人复苏时，心脏按压与口对口人工呼吸的比例是（2013）
   A. 4∶1　　B. 30∶2
   C. 6∶1　　D. 7∶1
   E. 3∶1
6. 下列因素最易导致心脏停搏的是（2013）
   A. 慢性支气管炎伴房性期前收缩
   B. 纤维蛋白性心包炎伴心包摩擦音
   C. 急性心肌梗死后左室射血分数降低
   D. 甲状腺功能亢进症伴心房颤动
   E. 高血压伴左室肥厚
7. 心搏骤停最常见于（2014）
   A. 室性心动过速　　B. 心脏破裂
   C. 心脏压塞　　D. 心室颤动
   E. 窦性停搏
8. 心搏呼吸骤停，最确定的诊断依据是（2014）
   A. 瞳孔散大　　B. 心音消失
   C. 血压测不到　　D. 颈动脉搏动消失
   E. 心前区触不到搏动
9. 心肺初期复苏CAB步骤中不包括（2014）
   A. 清除口腔异物　　B. 口对口人工呼吸
   C. 胸外心脏按压　　D. 除颤
   E. 胸内心脏按压
10. 诊断心搏骤停必须满足的条件是（2016）
   A. 突发意识丧失　　B. 呼吸停止
   C. 足背动脉搏动消失　　D. 呼吸音消失
   E. 肢端湿冷
11. 患者，女，60岁。与人争吵时突感胸闷痛，随之跌倒，呼之不应，大小便失禁。查体：对刺激无反应，有微弱、断续的叹息样呼吸，未触及颈动脉搏动。首要的处置是（2012）
   A. 气管插管　　B. 脱水降颅压
   C. 脑脊液体外引流　　D. 胸外按压
   E. 高浓度吸氧

第四章　原发性高血压

1. 鉴别肾性高血压和原发性高血压的要点是（2011）
   A. 血压高低
   B. 有无血尿
   C. 有无肾功能损害
   D. 有无左室增大
   E. 尿改变和高血压发病的先后
2. 根据世界卫生组织规定，诊断高血压的标准是（2011）
   A. ≥140/90 mmHg　　B. >120/80 mmHg
   C. >130/85 mmHg　　D. >135/80 mmHg
   E. >120/75 mmHg
3. 根据WHO/ISH标准，下列属于临界收缩期高血压的是（2012）
   A. 135/85 mmHg　　B. 140/90 mmHg
   C. 150/85 mmHg　　D. 145/85 mmHg
   E. 150/95 mmHg
4. 血管紧张素转化酶抑制剂最适用于（2012）
   A. 高血压伴左心室肥厚
   B. 高血压伴主动脉瓣狭窄
   C. 高血压伴双侧肾动脉狭窄
   D. 妊娠期高血压
   E. 高血压伴高钾血症
5. 对鉴别Ⅱ期、Ⅲ期高血压有意义的是（2012）
   A. 有无眼底动脉硬化　　B. 有无左心室肥大
   C. 有无左心衰竭　　D. 尿中有无蛋白
   E. 血压增高的程度
6. 高血压患者，伴发心悸（心率99次/min）和劳力性心绞痛时，应首选哪种药物（2012）

A. β受体阻滞剂
B. 血管紧张素转化酶抑制剂
C. 受体阻滞剂
D. 钙离子拮抗剂
E. 利尿剂

7. 高血压危象降低血压宜首选（2014）
A. 硝苯地平口服　B. 卡托普利口服
C. 硝普钠静滴　D. 哌唑嗪口服
E. 呋塞米稀释后静注

8. 患者，男，52岁。高血压脑出血1天入院，浅昏迷状态。以下最有效的治疗措施是（2013）
A. 介入治疗　B. 溶栓治疗
C. 激素治疗　D. 手术清除
E. 脱水疗法

9. 患者，男，40岁。近10年来血压升高，血压最高为21.3/14.5 kPa（160/110 mmHg），尿常规（-），眼底有动静脉交叉压迫现象，心脏X线检查提示左心室增大。应考虑诊断（2013）
A. 急进性高血压　B. 高血压Ⅱ期
C. 高血压Ⅲ期　D. 高血压危象
E. 高血压脑病

10. 患者，男，75岁。高血压病史16年，平素血压170/70 mmHg左右。实验室检查：空腹血糖5.6 mmol/L，血肌酐180 μmol/L，尿蛋白（++）。该患者收缩压至少应控制在（2013）
A. 150 mmHg以下　B. 140 mmHg以下
C. 110 mmHg以下　D. 130 mmHg以下
E. 120 mmHg以下

11. 患者，男，61岁。患有高血压，同时伴有2型糖尿病，尿蛋白（+），最佳选择降压药物为（2014）
A. 利尿剂　B. 钙拮抗剂
C. ACEI　D. α受体阻滞剂
E. β受体阻滞剂

12. 患者，男，48岁。血压160/100 mmHg，空腹血糖8.2 mmol/L，尿蛋白（+），降压首选（2014）
A. 利尿剂
B. 钙拮抗剂
C. 血管紧张素转化酶抑制剂
D. α_1受体阻滞剂
E. β受体阻滞剂

13. 患者，女，66岁。体检发现高血压，无不适。其父亲于49岁时死于急性心肌梗死。查体：BP 155/100 mmHg。实验室检查：血清总胆固醇5.90 mmol/L，尿蛋白240 mg/24h。对该患者高血压的诊断应为（2014）
A. 1级，高危
B. 2级，高危
C. 2级，极高危
D. 2级，中危
E. 1级，极高危

14. 男，66岁。2天前与人争吵时觉头晕，当时测血压140/80 mmHg，今天骑车10公里到县医院就诊，到达时测血压160/85 mmHg，关于此时该患者的血压诊断，正确的说法是（2015）
A. 暂不能诊断高血压，须多次测量安静休息时血压后才可能明确诊断
B. 诊断为单纯收缩期高血压2级，但须进一步检查后才能明确危险分组
C. 诊断为高血压1级，低危
D. 诊断为单纯收缩期高血压2级，中危
E. 诊断为高血压2级，中危

15. 女，62岁。高血压病史8年，最高血压200/100 mmHg。糖尿病病史5年。实验室检查：血肌酐82 μmol/L。该患者正确的诊断是（2016）
A. 高血压2级（中危）
B. 高血压2级（高危）
C. 高血压3级（高危）
D. 高血压3级（极高危）
E. 高血压2级（极高危）

16. 男，77岁，高血压病史1年，血压最高为160/65 mmHg。肾功能、血钾浓度、血脂水平、血糖水平及尿常规等均在正常范围，该患者的收缩压控制目标值至少应低于（2016）
A. 160 mmHg　B. 120 mmHg
C. 140 mmHg　D. 150 mmHg
E. 130 mmHg

17~18题共用备选答案（2012）
A. 氢氯噻嗪　B. 美托洛尔
C. 厄贝沙坦　D. 硝苯地平
E. 福辛普利

17. 合并痛风的高血压患者不宜选用
18. 合并支气管哮喘的高血压患者不宜选用

19~21题共用备选答案（2014）
A. 高血压病1级　B. 高血压病2级
C. 高血压病3级　D. 高血压病危象
E. 高血压心脏病

19. 血压持续在21.3/12.6 kPa（160/95 mmHg）以上，眼底动脉普遍狭窄，属于
20. 血压骤然升高，剧烈头痛，呕吐，意识模糊抽搐属于
21. 血压持续升高，合并心脏扩大、心力衰竭属于

22、23题共用备选答案（2016）
A. 卡托普利　B. 美托洛尔

C. 氢氯噻嗪　D. 氨氯地平
E. 酚妥拉明

22. 高血压伴支气管哮喘患者禁用的药物是
23. 高血压伴高钾血症患者禁用的药物是

24、25题共用题干（2015）

男，46岁。体检发现血压升高6个月。查体：血压150/100 mmHg，心率86次/min，律齐。实验室检查：血肌酐96 μmol/L，血尿酸500 μmol/L。

24. 该患者控制血压的目标值是血压低于
A. 140/80 mmHg　B. 120/70 mmHg
C. 130/90 mmHg　D. 140/90 mmHg
E. 130/80 mmHg

25. 该患者不宜选用的降压药是
A. β受体拮抗剂
B. 噻嗪类利尿剂
C. 血管紧张素转换酶抑制剂
D. 钙通道阻滞剂
E. 血管紧张素受体拮抗剂

第五章 冠状动脉粥样硬化性心脏病

1. 急性心肌梗死并发症中心脏破裂发生在（2010）
A. 1~2周　B. 2~3周
C. 7天之内　D. 3~4周
E. 4周以上

2. 心肌梗死最先出现和最突出的症状是（2010）
A. 恶心呕吐腹痛　B. 剧烈胸痛
C. 心力衰竭　D. 心律失常
E. 发热

3. 下列最有助于区别心绞痛与心肌梗死的是（2011）
A. 疼痛部位　B. 疼痛性质
C. 有无发热　D. 心电图变化
E. 有无心率增快

4. 心绞痛急性发作时，为迅速缓解症状，应该选用（2011）
A. 皮下注射阿托品
B. 肌内注射哌替啶
C. 口服对乙酰氨基酚
D. 舌下含化硝酸甘油
E. 口服硝酸甘油

5. 急性前壁心肌梗死后24小时内出现急性肺水肿时应该慎用（2011）
A. 西地兰　B. 速尿
C. 硝酸甘油　D. 硝普钠
E. 氨茶碱

6. 冠心病的主要危险因素包括（2012）
A. 吸烟
B. 高密度脂蛋白水平增高
C. 体力活动过多
D. 酗酒
E. 低密度脂蛋白水平降低

7. 关于典型心绞痛发作临床特点正确的是（2012）
A. 多于夜间睡眠时发作
B. 发作时间多超过30分钟
C. 疼痛性质为针刺样疼痛
D. 发作时心电图ST段抬高
E. 含服硝酸甘油后疼痛迅速缓解

8. 血清肌酸激酶水平开始升高的时间为急性心肌梗死后（2012）
A. 1~3小时　B. 4~6小时
C. 7~9小时　D. 10~12小时
E. 13~24小时

9. 冠心病的确诊手段是（2013）
A. 胸部X线　B. 常规心电图
C. 超声心动图　D. 动态心电图
E. 冠状动脉造影

10. 变异型心绞痛的治疗宜选用（2013）
A. 普萘洛尔　B. 美托洛尔
C. 卡维地洛　D. 地尔硫䓬
E. 比索洛尔

11. 急性前壁心肌梗死时最常见的心律失常是（2013）
A. 心房颤动
B. 预激综合征
C. 房室传导阻滞
D. 室性早搏及室性心动过速
E. 非阵发性交界性心动过速

12. 对诊断冠心病最有价值的辅助检查是（2014）
A. 常规心电图
B. 动态心电图
C. 心电图运动负荷试验
D. 超声心动图
E. 心音图

13. 下列哪一项不是我国冠心病主要的易患因素（2014）
A. 高血压　B. 高脂血症
C. 吸烟　D. 甲状腺功能低下
E. 糖尿病

14. 不符合冠心病心绞痛特点的是（2014）
A. 在体力活动或情绪激动时发生
B. 部位在胸骨体中上段的后面
C. 呈压榨样疼痛

D. 有压迫感或紧缩感

E. 常放射至右肩，右臂内侧

15. 诊断典型劳力性心绞痛，下列最具有特征性的是（2014）

A. 胸痛多在夜间发作

B. 胸痛发作多在 15 分钟以上

C. 持续性左前胸憋闷感

D. 疼痛时心电图示 ST 段抬高

E. 休息或含硝酸甘油数分钟内疼痛消失

16. 不符合急性心肌梗死胸痛特点的是（2014）

A. 在体力活动或情绪激动当时发作，休息数分钟可缓解

B. 胸痛比心绞痛更严重

C. 持续时间长，含硝酸甘油不缓解

D. 可伴休克

E. 可伴心力衰竭或心律失常

17. 不属于冠心病发病危险因素的是（2015）

A. 低密度脂蛋白增高

B. 收缩压升高

C. 高密度脂蛋白降低

D. 吸烟

E. 饮酒

18. 不属于动脉粥样硬化主要危险因素的是（2016）

A. 高胆固醇饮食　　B. 吸烟

C. 饮酒　　D. 肥胖

E. 缺乏体力活动

19. 患者，男，49 岁，因劳累后胸痛 3 年收住入院。入院后根据其发作时的心电图诊为“心绞痛”。其发作时最可能的心电图表现是（2011）

A. T 波高大

B. 左室肥厚劳损

C. 窦性心动过速

D. ST 段下移，T 波低平，双向，倒置

E. ST 段呈短暂的抬高，形成单向曲线

20. 患者，男，55 岁。肥胖，血压达 21.3/12 kPa（160/90 mmHg），已经 10 年。近 1 周，在早晨锻炼时，出现胸骨后压榨样疼痛，伴有窒息感，疼痛持续约 5 分钟左右。急送医院检查心电图发现 Ⅰ、Ⅱ、aVF、V_5、V_6 导联 ST 段水平型压低 0.1 mV，T 波倒置。应首先考虑诊断（2012）

A. 隐匿性冠心病

B. 高血压危象

C. 心绞痛型冠心病

D. 心肌梗死型冠心病

E. 心力衰竭型冠心病

21. 患者，女，58 岁。近半年自觉心前区阵发性疼痛，常在休息或是清晨时候发作，持续时间一般为 20 分钟或半小时，含服硝酸甘油后缓解。疼痛发作时候，心电图胸前导联 ST 段抬高，运动负荷试验阴性，其诊断为（2012）

A. 初发型心绞痛　　B. 卧位型心绞痛

C. 稳定型心绞痛　　D. 变异型心绞痛

E. 恶化型心绞痛

22. 患者，男，55 岁。2 天前，发生急性心肌梗死，1 小时前突发喘憋、咳粉红泡沫痰，不能平卧，既往体检时心脏听诊无异常发现。体检 BP 90/60 mmHg，心尖部可闻及 4/6 级粗糙的收缩期杂音，双肺满布中小水泡音及哮鸣音。该患者喘憋最可能的原因是（2012）

A. 心肌梗死后综合征

B. 心脏乳头肌断裂

C. 心脏游离壁破裂

D. 心室膨胀瘤

E. 肺动脉栓塞

23. 患者，男，54 岁。阵发性胸痛 1 月余，均发生于夜间睡眠中，每次持续约 30 分钟。胸痛发作时心电图示 ST 段一过性抬高。最可能的诊断是（2013）

A. 急性心肌梗死

B. 急性心包炎

C. 变异型心绞痛

D. 初发型劳力性心绞痛

E. 稳定型心绞痛

24. 患者，女，70 岁。胸痛 14 小时入院，诊断为急性心肌梗死。住院第 4 天患者突感喘憋，症状迅速加重。查体：P 120 次/min，BP 85/50 mmHg。面色发灰，口唇发绀，大汗淋漓，双肺可闻及较多湿啰音，心尖部闻及新出现的 3/6 级收缩期吹风样杂音。该患者喘憋的最可能原因是（2013）

A. 肺栓塞　　B. 气胸

C. 感染性心内膜炎　　D. 肺炎

E. 乳头肌断裂

25. 患者，男，60 岁。2 个月前患急性前壁心肌梗死。规律服用美托洛尔、阿司匹林、雷米普利、辛伐他汀。1 周来双下肢无力，不伴胸闷、气短。查体：BP 110/70 mmHg，心肺无异常，血清肌钙蛋白水平正常，血清肌酸激酶升高至正常值的 5 倍，心电图正常。该患者双下肢无力的最可能原因是（2013）

A. 再发心肌梗死

B. 美托洛尔不良反应

C. 辛伐他汀不良反应

D. 雷米普利不良反应

E. 阿司匹林不良反应

26. 患者，女，80岁。持续胸痛6小时来诊。既往糖尿病病史5年。心电图示 V_1 ~ V_6 导联ST段弓背向上抬高0.3 mV，Ⅱ、Ⅲ、aVF导联ST段压低0.2 mV。实验室检查：血清肌钙蛋白升高。该患者心电图ST段抬高的最可能原因是（2014）
A. 稳定型心绞痛　B. 变异型心绞痛
C. 室壁瘤　D. 急性心肌梗死
E. 急性心包炎

27. 患者，男，68岁。近1周晨起锻炼时感胸痛，持续10余分钟，休息后可缓解。1年前体检时发现HbA1c 8.3%。查体未见明显异常。胸痛发作时心电图示 V_3 ~ V_6 导联ST段压低。该患者胸痛最可能的病因是（2014）
A. 心绞痛　B. 肋软骨炎
C. 肥厚性心肌病　D. 心肌梗死
E. 肺血栓栓塞

28. 患者，男，52岁。晚间突感左胸前区疼痛，伴有恶心、呕吐，并出现严重的呼吸困难，送医院途中死亡。尸检发现左心室前壁大面积坏死。最可能发生阻塞的血管是（2014）
A. 右冠状动脉　B. 左冠状动脉旋支
C. 窦房结动脉　D. 左冠状动脉前降支
E. 后室间支

29. 患者，男，52岁。突发心前区闷痛4小时，心电图 V_1 ~ V_4 导联ST段弓背向上抬高，有病理性Q波，提示（2014）
A. 急性下壁心肌梗死
B. 急性前间壁心肌梗死
C. 急性广泛前壁心肌梗死
D. 急性高侧壁心肌梗死
E. 急性正后壁心肌梗死

30. 女，69岁。持续胸痛6小时。查体：BP 110/70 mmHg，双肺未闻及干湿性啰音，心率125次/min，律齐，心脏各瓣膜区未闻及杂音。心电图示部分ST-T抬高。实验室检查：血肌钙蛋白水平升高。该患者最可能的诊断是（2015）
A. 胸膜炎　B. 心绞痛
C. 肺血栓栓塞　D. 急性心肌梗死
E. 心包炎

31. 男，65岁。劳累时胸骨后疼痛1个月，每次持续约5分钟，休息后自行缓解，近1个月来发作渐频繁。既往糖尿病病史10年。查体：R 16次/min，BP 120/70 mmHg，心率70次/min，A_2>P_2，心律齐，未闻及心脏杂音。该患者最可能的诊断是（2016）
A. 不稳定型心绞痛　B. 急性心包炎
C. 急性心肌梗死　D. 肺血栓栓塞
E. 病毒性心肌炎

32. 男，67岁。因憋气2天于6月1日凌晨来诊。查体：血压80/60 mmHg，端坐位，大汗，双肺可闻及细湿啰音，心率105次/min。心电图示 V_1 ~ V_5 导联呈QS型。实验室检查：血清肌钙蛋白升高。该患者血压低的最主要原因是（2016）
A. 左室射血受阻
B. 循环血量减少
C. 外周血管阻力降低
D. 心脏每搏输出量减少
E. 左心室充盈不足

33. 女，80岁。精神萎靡1周，不能平卧3天。查体：端坐位，大汗淋漓，双肺可闻及湿性啰音，心尖部可闻及3/6级收缩期吹风样杂音。心电图示 V_1 ~ V_6 导联呈QS型、ST段抬高0.2~0.3 mV，入院后1小时，患者突然意识丧失，心音消失。心电监护显示为室性逸搏心律，心率40次/min。急查超声心动图心包腔内可见中等量液性暗区。该患名意识丧失的最可能原因是（2016）
A. 急性心肌梗死合并心室游离壁破裂
B. 急性心肌梗死合并乳头肌断裂
C. 陈旧性心肌梗死，室壁瘤形成
D. 急性心肌梗死合并室间隔穿孔
E. 急性渗出性心包炎，心脏压塞

34、35题共用题干（2012）

患者，男，60岁。持续性胸部压榨样疼痛5小时，深吸气无加重。既往体健。心电图 V_1 ~ V_5 导联ST段弓背向上抬高0.4 mV，血清肌钙蛋白水平升高。

34. 该患者最可能的诊断是
A. 反流性食管炎
B. 急性前间壁心肌梗死
C. 急性广泛前壁心肌梗死
D. 急性下壁心肌梗死
E. 胸膜炎

35. 目前最重要的治疗药物是
A. 枸橼酸铋钾　B. 红霉素
C. 尿激酶　D. 奥美拉唑
E. 哌替啶

36、37题共用题干（2013）

男，69岁。阵发性胸骨后闷痛1周，持续胸痛6小时。高血压病史3年。查体：BP 100/70 mmHg。心率45次/min，律齐，心脏各瓣膜听诊区未闻及杂音。心电图示：Ⅱ、Ⅲ、aVF导联ST段抬高0.3 mV，V_1 ~ V_6 导联ST段下斜型压低0.2 mV。

36. 为明确诊断首选的检查是
A. 血清肌钙蛋白

B. 超声心动图
C. 胸部 X 线片
D. 血常规
E. 血沉

37. 不正确的治疗是
A. 口服抗血小板药物
B. 口服 β 受体阻滞剂
C. 静脉滴注溶栓药
D. 口服他汀类药物
E. 口服镇痛药

38～40 题共用题干（2014）

患者，男，65 岁。突发心前区疼痛 10 小时，心电图示 V_1～V_5 导联有病理性 Q 波，ST 段弓背向上抬高，T 波倒置。入院查体：BP 150/90 mmHg；心率 80 次/min，律齐。

38. 最可能的诊断是急性
A. 广泛前壁心肌梗死
B. 下壁心肌梗死
C. 后壁心肌梗死
D. 前间壁心肌梗死
E. 高侧壁心肌梗死

39. 入院后心电图提示频发室性期前收缩，最有效的治疗措施是
A. 直流电复律
B. 按压颈动脉窦
C. 静脉滴注阿托品
D. 静脉滴注利多卡因
E. 安置临时性人工心脏起搏器

40. 入院第 2 天心尖部出现收缩中晚期喀喇音和收缩晚期杂音，约 3 小时后上述心脏附加音和杂音消失。提示其可能出现了心脏
A. 乳头肌功能失调
B. 乳头肌断裂
C. 左室游离壁破裂
D. 室间隔穿孔
E. 心室膨胀瘤

第六章　心脏瓣膜病

1. 重度二尖瓣狭窄是指二尖瓣瓣口面积（2010）
A. 小于 2 cm^2　　B. 小于 1～2 cm^2
C. 小于 1 cm^2　　D. 1.0～1.5 cm^2
E. 小于 3 cm^2

2. 在发展中国家，二尖瓣关闭不全的最常见病因是（2011）
A. 二尖瓣脱垂　　B. 风湿性心脏病
C. 感染性心内膜炎　　D. 二尖瓣环钙化
E. 冠心病

3. 重度主动脉瓣反流时心尖部可存在（2011）
A. Craham-Steell 杂音　　B. Austin-Flint 杂音
C. Duroziez 征　　D. Traube 征
E. DeMusset 征

4. 二尖瓣狭窄典型的杂音是（2011）
A. 颈静脉怒张
B. 第一心音亢进
C. 肺动脉瓣区第二心音亢进伴分裂
D. 心尖部舒张期隆隆样杂音
E. Graham-Steell 杂音

5. 二尖瓣狭窄最典型的体征是（2012）
A. 心尖部舒张早期奔马律
B. 胸骨右缘第 2 肋间收缩期喷射样杂音
C. 心尖部舒张期隆隆样杂音
D. 心尖部全收缩期吹风样杂音
E. 胸骨左缘第 3 肋间舒张期叹气样杂音

6. 对风湿性心脏病最具有诊断意义的病变是（2012）
A. 心肌变性、坏死
B. 纤维蛋白性心外膜炎
C. 心瓣膜赘生物
D. 风湿小体（Aschoff 小体）
E. 心肌间质炎细胞浸润

7. 主动脉听诊区闻及收缩期喷射样杂音，向颈部传导，最可能的诊断是（2012）
A. 二尖瓣狭窄　　B. 二尖瓣关闭不全
C. 主动脉瓣狭窄　　D. 主动脉瓣关闭不全
E. 肺动脉瓣狭窄

8. 风湿性二尖瓣狭窄，其特征性的体征是（2013）
A. 颈静脉怒张
B. 第一心音亢进
C. 肺动脉瓣区第二心音亢进伴分裂
D. 心尖区舒张期隆隆样杂音
E. Graham-Steell 杂音

9. 心尖区听诊提示"二尖瓣狭窄"的特征性杂音呈（2013）
A. 收缩期吹风样　　B. 舒张期隆隆样
C. 叹气样　　D. 机器样
E. 乐音样

10. 二尖瓣关闭不全的特异性体征是（2013）
A. 胸骨左缘第 3 肋间舒张期叹气样杂音
B. 心尖部全收缩期吹风样杂音
C. 心尖部舒张中晚期隆隆样杂音
D. 胸骨右缘第 2 肋间收缩期喷射样杂音
E. 胸骨左缘第 2 肋间连续性机器样杂音

11. 风湿性心脏病二尖瓣狭窄患者，早期呼吸困难常

表现为（2014）
A. 端坐呼吸
B. 劳力性呼吸困难
C. 夜间阵发性呼吸困难
D. 心源性哮喘
E. 急性肺水肿

12. Austin-Flint 杂音的发生与以下哪项有关（2014）
A. 二尖瓣狭窄
B. 二尖瓣关闭不全
C. 主动脉瓣狭窄
D. 主动脉瓣关闭不全
E. 肺动脉瓣关闭不全

13. 风湿性心内膜炎最好发于（2014）
A. 主动脉瓣
B. 二尖瓣
C. 二尖瓣及主动脉瓣
D. 主动脉瓣及肺动脉瓣
E. 二尖瓣及三尖瓣

14. 最有助于诊断主动脉瓣关闭不全的体征是（2015）
A. 胸骨左缘第 3 肋间舒张期杂音
B. Graham Steell 杂音
C. 心尖抬举样搏动
D. 心界呈靴形
E. 脉压增加

15. 终止心室颤动最有效的方法是（2016）
A. 静脉推注利多卡因
B. 静脉滴注胺碘酮
C. 同步直流电除颤
D. 同步交流电除颤
E. 非同步直流电除颤

16. 患者，女，56 岁。28 年前确诊风湿性二尖瓣狭窄，5 年来出现呼吸困难、咯血，半年前出现腹胀、双下肢水肿，呼吸困难、咯血发作次数减少。和近半年临床表现有关的原因最可能是（2011）
A. 二尖瓣狭窄程度减轻
B. 合并肾小球肾炎
C. 合并主动脉瓣狭窄
D. 出现了右心衰
E. 二尖瓣钙化

17. 患者，男，42 岁，二尖瓣狭窄 10 年。查体：脉搏 99 次/min，BP 120/80 mmHg，心率 108 次/min，心律绝对不齐。该患者最可能的心律失常是（2011）
A. 心房颤动
B. 室性早搏
C. 阵发性室上性心动过速
D. 阵发性室性心动过速
E. Ⅲ度房室传导阻滞

18. 患者，男，65 岁。急性广泛前臂心肌梗死 4 天，突发喘憋 2 小时。查体：BP 90/60 mmHg，双肺未闻及干、湿啰音，心率 105 次/min，律齐，胸骨左缘第 4 肋间可闻及响亮的收缩期杂音伴震颤。该患者喘憋最可能的原因是（2012）
A. 支气管哮喘
B. 心房颤动
C. 感染性心内膜炎
D. 室间隔穿孔
E. 肺炎

19. 一位风湿性心脏病二尖瓣狭窄的 25 岁患者，因左下 3、5 龋齿需要拔掉。为防止亚急性感染性心内膜炎的发生，正确的做法是（2013）
A. 术前休息 1 天，术后给予青链霉素肌内注射 3 天
B. 术前 1 天开始肌内注射青链霉素至术后 3 天停药
C. 术后口服头孢氨苄
D. 术后给予庆大霉素肌内注射 3 天
E. 术后给予青霉素静脉滴注 3 天

20. 患者，男，65 岁。近 2 年来活动时气短。查体：BP 130/50 mmHg，胸骨左缘第 3 肋间可闻及舒张早期叹气样杂音。与上述心脏病变相关的体征为（2013）
A. Graham-Steell 杂音
B. 奇脉
C. Ewart 征
D. 心尖部开瓣音
E. Austin-Flint 杂音

21. 患者，女，65 岁。冠脉介入手术时突感呼吸困难，欲坐起。查体：BP 100/70 mmHg，心率 102 次/min，律齐，心尖部新出现收缩期吹风样杂音。该患者心脏杂音的最可能原因是（2014）
A. 左室流出道狭窄
B. 风湿性心脏瓣膜病
C. 主动脉瓣脱垂
D. 急性心包炎
E. 急性二尖瓣关闭不全

22. 患者，女，28 岁。活动后心悸、气短 1 个月。既往有游走性关节肿痛病史。查体：双颊呈紫红色，叩诊心腰饱满，心尖部可闻及舒张期杂音。该患者最可能的诊断是（2014）
A. 主动脉瓣关闭不全
B. 二尖瓣狭窄

C. 主动脉瓣狭窄
D. 肺动脉瓣狭窄
E. 二尖瓣关闭不全

23. 患者，女，9岁。不规则发热4周，伴乏力、腹痛。查体：T 37.8 ℃，P 110 次/min，R 28 次/min，精神尚好，面色略苍白，咽充血，扁桃体Ⅱ度肿大，心界不大，心尖部可闻及2/6级收缩期杂音，肺、腹检查无异常。实验室检查：Hb 100 g/L，血沉72 mm/h，抗链“O”（+），C反应蛋白56 mg/L。心电图示P-R间期延长，ST段下移、T波低平。最可能的诊断是（2014）
A. 败血症　　B. 病毒性心肌炎
C. 风湿性心脏病　　D. 原发性肺结核
E. 贫血性心脏病

24. 女，30岁。双侧面颊呈紫红色5年。查体：心尖部可闻及舒张期隆隆样杂音，P_2亢进。该患者最可能发生的心浊音界异常是（2016）
A. 心腰凹陷
B. 心界向右扩大
C. 心界向左下扩大
D. 心腰饱满
E. 坐位与卧位时心浊音界有明显变化

25. 男，50岁。活动时胸闷10年，加重2周。既往15年有游走性关节肿痛病史。查体：血压110/45 mmHg，心界向左下扩大，心尖部可闻及舒张早期递减型隆隆样杂音，毛细血管搏动征阳性，可触及水冲脉。该患者最可能发现的其他体征是（2016）
A. 胸骨左缘第3肋间闻及舒张期叹气样杂音
B. 心尖部闻及开瓣音
C. A_2亢进
D. 心尖部S_1亢进
E. 心尖部闻及收缩期吹风样杂音

26~28题共用备选答案（2014）
A. 动脉导管未闭
B. 房间隔缺损
C. 小型室间隔缺损
D. 法洛四联症
E. 大型室间隔缺损

26. 胸部X线片示肺野清晰的是
27. 胸部X线片示肺血多、主动脉弓增大的是
28. 胸部X线片示肺血多，右心房、右心室增大的是

29~32题共用题干（2013）

患者，女，27岁。劳累后心悸、气短5年，近1周间断咯血，无发热。查体：双颊紫红，口唇轻度发绀，静脉无怒张。两肺未闻干、湿啰音。心浊音界在胸骨左缘第3肋间向左扩大。心尖部局限性舒张期隆隆样杂音，第一心音亢进。肝脏不肿大，下肢无水肿。

29. 本病诊断应首先考虑
A. 肺结核
B. 风心病二尖瓣狭窄
C. 室间隔缺损
D. 扩张型心肌病
E. 风心病二尖瓣关闭不全

30. 本病最易发生的心律失常是
A. Ⅰ度房室传导阻滞
B. 心房颤动
C. 心室颤动
D. 室性期前收缩
E. 窦性心动过缓

31. 本病致死的主要原因是
A. 心功能不全
B. 心律失常
C. 肺栓塞
D. 亚急性感染性心内膜炎
E. 呼吸道感染

32. 预防本病的关键在于
A. 注意休息
B. 劳逸结合，增强体质
C. 积极防治高血脂
D. 积极防治风湿热
E. 预防金黄色葡萄球菌感染

第七章　感染性心内膜炎

1. 亚急性感染性心内膜炎最常见的致病菌是（2011）
A. 乙型溶血性链球菌
B. 草绿色链球菌
C. 革兰阴性杆菌
D. 白色葡萄球菌
E. 肠球菌

2. 感染性心内膜炎最好发的心脏部位是（2012）
A. 乳头肌　　B. 室间隔
C. 心房内膜　　D. 心室内膜
E. 心脏瓣膜

3. 为感染性心内膜炎患者做血培养时，应抽取的静脉血量至少是（2013）
A. 2 mL　　B. 6 mL
C. 4 mL　　D. 8 mL
E. 10 mL

4. 属于感染性心内膜炎主要诊断标准的是（2013）
A. 风湿性心脏病伴发热

B. 睑结膜瘀点
C. sler 结节
D. 两次血培养均为同一典型致病菌
E. Janeway 损害

5. 感染性心内膜炎的抗生素治疗原则是（2014）
A. 在血培养结果回报以前避免使用抗生素
B. 体温正常后需及时停药
C. 连续使用足量敏感抗生素 4~8 周
D. 应尽量选用口服抗生素
E. 需联用两种以上抗生素

6. 诊断感染性心内膜炎的最重要方法是（2014）
A. 免疫学检查　B. 心电图检查
C. X 线检查　D. 血培养
E. 常规生化检查

7. 亚急性自体瓣膜感染性心内膜炎最常见的致病菌是（2016）
A. 肠球菌
B. 牛链球菌
C. 表皮葡萄球菌
D. 草绿色链球菌
E. 金黄色葡萄球菌

8. 患者，女，22 岁。自幼患先天性心脏病。近 2 个月来发热，体温波动在 37.5~38.5 ℃，周身乏力，无咳嗽，间断用抗生素治疗，疗效不佳。查体：胸骨左缘第 3 肋间可闻及全收缩期杂音。为明确诊断最主要的检查是（2012）
A. 胸部 X 线片　B. 超声心动图
C. 心电图　D. 血钾浓度
E. 血沉

9. 患者，女，40 岁。发现室间隔缺损 38 年。3 个月前拔牙后持续发热至今。查体：体温 37.6 ℃，睑结膜苍白，有瘀点，胸骨左缘第3肋间可闻及全收缩期杂音，脾肋下可触及。最有助于确诊的检查是（2012）
A. 腹部 B 超　B. 血常规
C. 血培养　D. 血清铁
E. 尿蛋白

10. 患者，男，69 岁。8 周前“感冒”后持续低热，有主动脉瓣狭窄及关闭不全史。首先应考虑下列哪种诊断（2014）
A. 结缔组织病
B. 急性感染性心内膜炎
C. 亚急性感染性心内膜炎
D. 小叶性肺炎
E. 大叶性肺炎

11. 女，43 岁。近 3 个月来发热、乏力、气短。有先天性心脏病病史。查体：双肺呼吸音清，心率 100 次/min，律齐，胸骨左缘第 3 肋间可闻及响亮粗糙的收缩期杂音。实验室检查：尿常规 RBC 5 个/HP，多次血培养为草绿色链球菌。该患者需首先考虑的诊断是（2015）
A. 感染性心内膜炎
B. 急性心肌炎
C. 病毒性心肌炎
D. 心脏瓣膜病
E. 风湿热

12. 女，20 岁。3 个月前拔牙后持续发热至今，有先天性心脏病病史。查体：体温 38.6 ℃，贫血貌，脾肋下 1 cm。最有助于确诊的检查是（2016）
A. 胸部 X 线片　B. 血培养
C. 血清铁　D. 腹部 B 超
E. 心电图

13~15 题共用题干（2012）

患者，女，30 岁。发现先天性室间隔缺损 20 年，2 个月前拔牙后感心悸、乏力至今。查体：睑结膜苍白，可见出血点，心率 98 次/min，律齐，双肺呼吸音清，脾肋下可及。

13. 该患者最可能的诊断为
A. 心肌炎　B. 心包炎
C. 左心衰　D. 心房颤动
E. 感染性心内膜炎

14. 最有助于确诊的检查为
A. 血培养　B. 心电图
C. 胸部 X 线　D. 超声心动图
E. 血心肌酶浓度

15. 首选治疗措施为使用
A. 铁剂
B. 抗生素类药物
C. 洋地黄类药物
D. 抗心律失常药物
E. 血管紧张素转化酶抑制剂

第八章　心肌疾病

1. 最有助于确诊肥厚型心肌病的检查是（2011）
A. 胸部 X 线
B. 常规心电图
C. 超声心动图
D. 动态心电图
E. 心电图运动负荷试验

2. 不符合病毒性心肌炎体征的是（2013）
A. 心率增快与体温不相称
B. 第一心音增强

C. 可有舒张期奔马律
D. 可有心包摩擦音
E. 心律失常多见

3. 扩张型心肌病的主要临床表现是（2014）
A. 心音减弱
B. 左室明显扩大
C. 第三心音或第四心音
D. 心尖部收缩期杂音
E. 下肢水肿

4. 患者，男，36 岁。活动后气短、夜间阵发性呼吸困难 3 年。查体：血压 100/60 mmHg，无颈静脉怒张，双下肺可闻及少许湿啰音，心率 98 次/min，双下肢水肿（+）。超声心动图示：全心扩大，以左心增大为主，二尖瓣瓣膜正常，二尖瓣前叶舒张活动幅度降低，瓣口开放小，呈钻石样双峰图形。该患者最可能的诊断是（2012）
A. 扩张型心肌病
B. 肥厚型心肌病
C. 纤维蛋白性心包炎
D. 风湿性心脏病
E. 渗出性心包炎

5. 患者，女，25 岁。发热、咳嗽、流涕 2 周后热退，但又出现胸闷心悸，心率 120 次/min，心律不齐，偶闻早搏。心电图示低电压，T 波低平。应首先考虑（2012）
A. 急性心包炎
B. 扩张型心肌病
C. 病毒性心肌炎
D. 风湿性心肌炎
E. 风湿性心脏病

6. 患者，男，28 岁。劳动时突然出现胸部闷痛，多次晕倒，数分钟后意识恢复，体检发现胸骨左缘闻及喷射性收缩期杂音，屏气时杂音增强。初步诊断为（2013）
A. 冠状动脉粥样硬化性心脏病
B. 风湿性心瓣膜病
C. 肥厚性梗阻性心肌病
D. 先天性心脏病
E. 病态窦房结综合征

7. 患者，男，24 岁，因劳力时气短就诊。查体发现胸骨左缘第 3～4 肋间听到收缩期喷射性杂音，X 线胸片示心脏轻度增大，超声心动图示室间隔与左室后壁增厚，其比值＞1.3。最可能的诊断是（2013）
A. 冠心病
B. 高血压性心脏病
C. 肥厚型心肌病
D. 风湿性心脏病主动脉瓣狭窄
E. 扩张型心肌病

8. 患者，女，38 岁。心悸 2 天，无胸痛。2 周前发热、流涕。查体：T 36.5 ℃，心界不大，心率 102 次/min，律齐，未闻及心脏杂音和心包摩擦音。心电图示：P-R 间期 0.21 s，余未见异常。血清肌钙蛋白升高。最可能的诊断是（2013）
A. 急性心肌炎
B. 心肌病
C. 急性心肌梗死
D. 甲状腺功能亢进症
E. 急性心包炎

9. 患者，女，70 岁。急性广泛前壁心肌梗死 10 小时。查体：端坐位；呼吸 30 次/min，BP 110/60 mmHg，心率 120 次/min，心律齐，双肺满布中小水泡音。该患者最可能合并（2014）
A. 休克
B. 肺部感染
C. 心力衰竭
D. 呼吸衰竭
E. 心肌梗死后综合征

10. 患者，男，40 岁。活动后心悸、气短 5 个月，夜间不能平卧 2 周。超声心动图示：全心扩大，以左侧增大为著；二尖瓣前叶舒张活动振幅降低，瓣口开放小，呈钻石样双峰图形，余未见异常。该患者最可能的诊断是（2014）
A. 风湿性心脏瓣膜病
B. 肥厚型心肌病
C. 扩张型心肌病
D. 病毒性心肌炎
E. 急性心包炎

11. 患者，男，40 岁。因活动后心悸，气短 10 余年，活动耐力逐年下降来诊。查体：心尖搏动减弱、范围弥散，心界向双侧扩大，心音减弱，心尖部可闻及 2/6 级收缩期吹风样杂音。该患者最可能的诊断是（2014）
A. 扩张型心肌病
B. 肺源性心脏病
C. 心包积液
D. 风湿性心脏病
E. 缺血性心肌病

12、13 题共用备选答案（2012）
A. 心肌收缩期泵功能障碍
B. 心肌搏动减弱，并有反常搏动，局部心缘突出
C. 心内膜心肌纤维化，心室舒张功能不全
D. 血压升高，左心室肥厚
E. 心肌非对称性肥厚

12. 扩张型心肌病
13. 肥厚型心肌病

14、15 题共用题干（2014）

患者，男，22 岁。3 周前发热、流涕、咽痛，体温 37~38 ℃，近 1 周自觉喘憋、心悸和乏力，呈进行性加重。既往体健。查体：T 37 ℃，R 22 次/min，BP 100/65 mmHg，颈静脉无怒张，双下肺可闻及湿啰音。心界不大，心率 120 次/min，心律不齐，可闻及期前收缩，心脏各瓣膜区未闻及杂音及心包摩擦音。实验室检查：血肌钙蛋白升高。

14. 该患者最可能的诊断是
A. 扩张型心肌病　B. 肥厚型心肌病
C. 急性心肌梗死　D. 肺血栓栓塞
E. 病毒性心肌炎

15. 最有助于确定喘憋原因的辅助检查是
A. 血气分析　B. 超声心动图
C. 冠状动脉造影　D. 心电图
E. 血常规

16、17 题共用题干（2016）

男，33 岁，因活动时心悸、心前区疼痛 1 年就诊。查体：BP 146/80 mmHg，双肺呼吸音清，心界不大，心率 78 次/min，心律齐，胸骨左缘第 4 肋间可闻及 3/6 级收缩期喷射性杂音。超声心动图示舒张期末的室间隔厚度 16 mm，左室流出道狭窄，二尖瓣前叶收缩期前向运动

16. 该患者最可能的诊断是
A. 风湿性心脏病
B. 病毒性心肌炎
C. 高血压性心脏损害
D. 扩张型心肌病
E. 肥厚型心肌病

17. 该患者首选的治疗药物是（2016）
A. 地高辛　B. 硝酸甘油
C. 美托洛尔　D. 氨茶碱
E. 氢氯噻嗪

第九章　心包疾病和心脏损伤

1. 纤维蛋白性心包炎典型体征是（2011）
A. 肝大
B. 支气管呼吸音
C. 心包摩擦音
D. 颈静脉怒张
E. 肝颈静脉反流征阳性

2. 纤维蛋白性心包炎的典型体征是（2012）
A. 心包叩击音　B. Ewart 征
C. 心包摩擦音　D. 奇脉
E. 心浊音界扩大

3. Ewart 征见于（2013）
A. 病毒性心肌炎
B. 渗出性心包炎
C. 肥厚型心肌病
D. 急性心肌梗死
E. 纤维素性心包炎

4. 心包炎中最常见的病因是（2014）
A. 非特异性　B. 化脓性
C. 结核性　D. 霉菌性
E. 肿瘤

5. 心包填塞的特征性体征是（2014）
A. 心音低钝
B. 声音嘶哑
C. 奇脉
D. 肝颈静脉反流征阳性
E. 右肺受压征

6. 结核性心包炎初期最关键的治疗是（2014）
A. 口服泼尼松
B. 抗结核治疗
C. 营养支持治疗
D. 心包穿刺引流
E. 口服利尿药

7. 最有助于提示急性渗出性心包炎的体征是（2016）
A. 奇脉　B. 心界呈梨形
C. 心包摩擦音　D. 心底部增宽
E. 心包叩击音

8. 患者，男，20 岁。低热、气促、腹胀 14 天。查体：心界向两侧扩大，心尖搏动点位于左侧心界内侧，心音低钝，心脏各瓣膜区未闻及杂音，肝肋下 3 cm。胸部 X 线片示：肺野清晰，心影增大。心电图：窦性心动过速，QRS 波群低电压，广泛性 T 波低平。该患者最可能的诊断是（2012）
A. 急性心肌梗死　B. 急性心包炎
C. 缩窄性心包炎　D. 肥厚型心肌病
E. 风湿性心脏病

9. 患者，男，30 岁。持续心前区疼痛 2 天，深吸气或咳嗽可加重，胸骨左缘第 3、4 肋间闻及抓刮样粗糙的附加音。该患者最可能的诊断是（2013）
A. 心绞痛　B. 急性心包炎
C. 急性心肌梗死　D. 肥厚型心肌病
E. 感染性心内膜炎

10. 患者，女，35 岁。左胸持续性闷痛 2 天，平卧位加重，心电图示 aVR 导联 ST 段压低，其余导联 ST 段凹面向上抬高，血清肌酸磷酸激酶正常。最

可能的诊断是（2014）

A. 变异型心绞痛　B. 急性心肌梗死
C. 急性心包炎　D. 扩张型心肌病
E. 病毒性心肌炎

11. 男，28 岁。持续性胸闷、气促 1 周。查体：颈静脉怒张，心界向两侧扩大，心尖搏动点位于心浊音界内 1 cm，心音弱，心脏各瓣膜区未闻及杂音。心电图示窦性心动过速，低电压，广泛性 T 波低平。该患者最可能的诊断是（2015）

A. 急性心肌梗死　B. 心包积液
C. 感染性心内膜炎　D. 扩张型心肌病
E. 病毒性心肌炎

第十章　休　克

1. 休克患者中心静脉压为 5 cmH_2O，血压 80/65 mmHg。处理原则为（2011）

A. 适当补液　B. 使用强心药物
C. 使用扩血管药物　D. 补液试验
E. 充分补液

2. 最能反映休克预后的检测指标是（2013）

A. 静脉血氧测定　B. 动脉血气分析
C. 动脉血乳酸盐值　D. 二氧化碳结合力
E. 血细胞比容

3. 可引起感染性休克的是（2014）

A. 骨盆骨折　B. 青霉素过敏
C. 张力性气胸　D. 绞窄性肠梗死
E. 脾破裂

4. 患者，男，35 岁，既往身体健康。因外伤性骨盆骨折入院。查体：神志恍惚，面色苍白，脉搏 120 次/min，血压 90/70 mmHg，Hb 70 g/L。首选的治疗方案是输注（2011）

A. 全血
B. 胶体液和全血
C. 晶体液和全血
D. 新鲜冰冻血浆和红细胞悬液
E. 晶体液和红细胞悬液

5. 患者，女，40 岁。误食不洁食物 4 小时，腹泻多次。查体：面色苍白，神情淡漠。首先给予的治疗是（2012）

A. 快速静脉滴注平衡盐溶液
B. 输入红细胞
C. 静脉营养
D. 抗生素治疗
E. 输入白蛋白

6、7 题共用备选答案（2013）

A. 交感-肾上腺髓质系统兴奋，释放大量儿茶酚胺
B. 组织缺氧，乳酸增多，代谢性酸中毒
C. 无氧代谢下能量产生不足，细胞功能衰退
D. 出现 DIC，血压下降
E. 出现多器官功能障碍

6. 休克代偿期的生理调节改变主要是
7. 休克失代偿期的生理调节改变主要是

8~10 题共用题干（2012）

患者，男，38 岁。双侧股骨干骨折 3 小时，体温 36.5 ℃，脉搏细弱，血压 60/40 mmHg，四肢冰冷，无尿。

8. 初步诊断是

A. 轻度休克　B. 中度休克
C. 重度休克　D. 感染性休克
E. 高排低阻型休克

9. 首选的治疗措施是

A. 静脉用强心药物　B. 迅速扩充血容量
C. 立即手术治疗　D. 利尿剂改善肾功能
E. 应用抗生素

10. 患者应采取的体位是

A. 平卧位
B. 头和躯干抬高 10°
C. 头、躯干抬高 10°~20°，下肢抬高 20°~30°
D. 头、躯干抬高 20°~30°，下肢抬高 15°~20°
E. 下肢抬高 60°

第十一章　周围血管病

1. 造成下肢深静脉血栓形成的相关因素不包括（2013）

A. 静脉损伤　B. 脾功能亢进
C. 久病卧床　D. 妊娠
E. 长期服用避孕药

2. 诊断下肢大隐静脉曲张最可靠的依据是（2014）

A. 大隐静脉瓣膜功能试验
B. 深静脉通畅试验
C. 交通静脉膜瓣功能试验
D. 下肢静脉造影
E. 临床表现

3. 大隐静脉曲张者，拟行大隐静脉剥脱术，术前检查中决定术式是否恰当的主要试验是（2016）

A. 深静脉通畅试验
B. 肢体抬高试验
C. 大隐静脉瓣膜功能试验

D. 交通静脉瓣膜功能试验
E. 直腿抬高试验

4. 患者，男，55岁。近10年来感左下肢酸胀，小腿内侧皮下静脉迂曲伴瘤样突起，下延至内踝部，皮肤色素沉着、湿疹样变。有高血压和糖尿病病史，药物控制。查体：左大隐静脉曲张明显，大隐静脉瓣膜功能不全。患者要求行大隐静脉手术，术前还应做的检查中最重要的是（2013）
A. 小隐静脉瓣膜功能试验
B. 监测空腹血糖
C. 检查下肢深静脉是否通畅
D. 大隐静脉曲张并发症的严重程度
E. 连续测血压3天

5. 男，45岁。右下肢静脉迂曲扩张10年。近期出现右下肢酸胀感，白天活动后肿胀，晨起消失。查体：右下肢踝部轻度水肿，足靴区皮肤色素沉着，大腿下1/3内侧及小腿后方浅静脉明显扩张、迂曲，大隐静脉瓣膜功能试验（+），深静脉通畅试验（-），交通静脉瓣膜功能试验（-）。该患者最可能的诊断是（2015）
A. 动静脉瘘
B. 单纯性下肢静脉曲张
C. 血栓性浅静脉炎
D. 血栓闭塞性脉管炎
E. 下肢深静脉血栓形成

第三篇　消化系统

第一章　食管疾病

1. 关于食管的描述，正确的是（2011）
   A. 食管是管径上下均匀一致的肌性管道
   B. 食管的两端经常处于开放状态
   C. 食管可分为颈部、胸部和腹部三部分
   D. 食管的腹部最长
   E. 食管由平滑肌组成
2. 食管癌的 X 线表现不包括（2013）
   A. 管壁僵硬
   B. 黏膜皱襞增粗
   C. 黏膜呈串珠样改变
   D. 黏膜皱襞断裂
   E. 充盈缺损或龛影
3. 食管癌的典型临床表现是（2013）
   A. 食管内异物感
   B. 咽部干燥感
   C. 吞咽停滞感
   D. 咽后疼痛感
   E. 进行性吞咽困难
4. 食管癌的早期临床表现不包括（2014）
   A. 食管内异物感
   B. 胸骨后针刺样疼痛
   C. 咽下食物时哽噎感
   D. 进行性吞咽困难
   E. 上腹部烧灼感
5. 患者，男，55 岁。2 个月前出现吃干硬食物时有哽噎感，喜软食，且哽噎感越来越明显，体检无阳性体征，钡餐造影见局限性食管管壁僵硬，化验检查无明显异常。应首先考虑（2008）
   A. 食管憩室　　B. 食管炎
   C. 食管静脉曲张　　D. 食管癌
   E. 贲门失弛缓症
6. 患者，男，55 岁。进食胸骨后烧灼感 3 周。上消化道钡餐造影检查：见食管中段黏膜紊乱、中断，管壁僵硬，管腔狭窄，长约 3 cm。此时首先考虑的诊断是（2009）
   A. 食管裂孔疝　　B. 食管囊肿
   C. 食管癌　　D. 食管平滑肌瘤
   E. 食管憩室
7. 患者，女，70 岁。反酸、胃灼热 1 年，时轻时重。胃镜：食管下段可见条状糜烂。最适合的治疗药物是（2010）
   A. 奥美拉唑　　B. 雷尼替丁
   C. 铝碳酸镁　　D. 枸橼酸铋钾
   E. 西咪替丁
8. 女，32 岁。反酸、烧心、胸骨后隐痛半年。餐后加重，体重无明显变化。胃镜检查示食管黏膜未见明显异常。口服奥美拉唑症状可缓解。最可能的诊断是（2016）
   A. 慢性胃炎　　B. 慢性胆囊炎
   C. 功能性消化不良　　D. 慢性胰腺炎
   E. 胃食管反流病

第二章　胃、十二指肠疾病

1. 确定早期胃癌最重要的指标是（2004）
   A. 肿瘤浸润深度
   B. 肿瘤生长部位
   C. 肿瘤直径
   D. 是否淋巴转移
   E. 肿瘤浸润范围
2. 消化性溃疡最常见的并发症是（2004）
   A. 癌变　　B. 幽门梗阻
   C. 穿孔　　D. 胃憩室
   E. 出血
3. 胃溃疡最好发于（2004）
   A. 胃底部
   B. 胃体部
   C. 胃窦小弯角切迹附近
   D. 胃窦近幽门前区
   E. 胃体底交界处
4. 关于胃溃疡的叙述错误的是（2004）
   A. 多发生于慢性萎缩性胃炎
   B. 好发胃体大弯侧
   C. 与口服非甾体抗炎药有密切关系
   D. 根除幽门螺杆菌可降低复发率

E. 可发生癌变

5. Curling 溃疡的病因是（2004）
A. 非甾体抗炎药
B. 幽门螺杆菌感染
C. 中枢神经系统严重损伤
D. 严重烧伤
E. 乙醇

6. 溃疡病致瘢痕性幽门梗阻最典型的临床表现为（2005）
A. 呕吐　　B. 腹胀
C. 消瘦　　D. 贫血
E. 脱水

7. 消化性溃疡瘢痕性幽门梗阻最典型的临床表现是（2005）
A. 消瘦　　B. 腹泻
C. 贫血　　D. 发热
E. 呕吐

8. 消化性溃疡最常见的并发症是（2006）
A. 幽门梗阻　　B. 出血
C. 穿孔　　D. 癌变
E. 腹腔脓肿

9. 上消化道出血最常见的原因是（2006）
A. 肝硬化食管胃底静脉曲张破裂
B. 消化性溃疡
C. 急性糜烂出血性胃炎
D. 胃黏膜脱垂
E. 胃癌

10. 不是抑制胃酸分泌的药物是（2006）
A. 法莫替丁　　B. 阿托品
C. 丙谷胺　　D. 氢氧化铝
E. 奥美拉唑

11. 证实幽门螺杆菌现正感染的检查方法中不包括（2007）
A. 血清幽门螺杆菌抗体检测
B. ^{13}C 尿素呼气试验
C. 胃黏膜活检幽门螺杆菌培养
D. 胃黏膜活检快速尿素酶试验
E. 粪便幽门螺杆菌抗原检测

12. 消化性溃疡发生的决定因素是（2007）
A. 胃蛋白酶　　B. 胆盐
C. 乙醇　　D. 胃酸
E. 非甾体类药物

13. 胃体部癌肿发生淋巴转移，一般首先受累的淋巴结群位于（2007）
A. 腹主动脉旁　　B. 腹腔
C. 胃大弯　　D. 肝十二指肠韧带
E. 结肠中动脉旁

14. 诊断消化性溃疡并发幽门梗阻最有价值的临床表现是（2008）
A. 易呕吐
B. 呕吐物量大
C. 呕吐物内无胆汁
D. 呕吐物内含大量宿食
E. 呕吐后症状可暂时缓解

15. 消化性溃疡并发急性肠穿孔时，不可能出现（2008）
A. 板状腹
B. 全腹压痛，反跳痛
C. 肝浊音界扩大
D. 肠鸣音减弱或消失
E. 膈下游离气体

16. 有关胃良性溃疡和恶性溃疡的鉴别，正确的是（2008）
A. 良性溃疡粪便潜血持续阳性
B. 恶性溃疡胃酸正常或升高
C. 胃肠钡餐检查良性溃疡位于胃腔轮廓之内
D. 恶性溃疡多见于青中年患者
E. 恶性溃疡组织僵硬，质脆，易出血

17. 确诊慢性胃炎的主要依据是（2009）
A. 胃液分析　　B. X 线钡餐检查
C. 粪便潜血试验　　D. 病史和临床表现
E. 胃镜及胃黏膜活检

18. 消化性溃疡并幽门梗阻时最典型的临床表现是（2009）
A. 呕吐物有粪味　　B. 呕吐大量宿食
C. 呕吐大量胆汁　　D. 餐后上腹饱胀
E. 进脂餐后腹痛

19. 降低胃内酸度作用最强的药物是（2009）
A. 含铝抗酸剂　　B. H_2 受体拮抗剂
C. 质子泵抑制剂　　D. 抗胆碱能药物
E. 胃泌素受体拮抗剂

20. 胃溃疡所致瘢痕性幽门梗阻最突出的临床表现是（2009）
A. 消瘦
B. 持续呃逆
C. 腹部移动性浊音阳性
D. 呕吐胃内容物及胆汁
E. 呕吐隔夜宿食、不含胆汁

21. 诊断消化性溃疡并发幽门梗阻最有价值的临床表现是（2011）
A. 进餐后上腹部饱胀不适
B. 呕吐物量大
C. 呕吐物内含大量宿食
D. 呕吐物内无胆汁

E. 呕吐后症状可暂时缓解

22. 为判断幽门螺杆菌是否被根除，正确的检查时间应在治疗结束后至少（2011）
A. 1 周　　B. 3 天
C. 3 周　　D. 2 周
E. 4 周

23. 慢性胃炎最主要的致病因素是（2011）
A. 对胃黏膜有损伤的药物
B. 幽门螺杆菌感染
C. 自身免疫因素
D. 十二指肠液反流
E. 粗糙食物等物理因素

24. 胃癌最主要的转移途径是（2011）
A. 直接蔓延　　B. 淋巴转移
C. 血行转移　　D. 腹腔内种植
E. 医源性转移

25. 行胃大部切除的患者不会发生的功能变化是（2011）
A. 维生素 B_{12} 的吸收减少
B. 食物蛋白的消化减弱
C. 胃蛋白酶原的分泌减少
D. 胰液中 HCO_3^- 的分泌减少
E. 铁的吸收减少

26. 慢性胃炎最主要的病因是（2012）
A. 药物损伤
B. 幽门螺杆菌感染
C. 化学损伤
D. 刺激性食物
E. 物理损伤

27. 容易引起贫血的胃炎是（2013）
A. 慢性非萎缩性全胃炎
B. 慢性萎缩性胃炎，胃体萎缩为主
C. 慢性萎缩性胃炎，胃窦萎缩为主
D. 慢性浅表性胃炎，胃体为主
E. 慢性浅表性胃炎，胃窦为主

28. 溃疡病行胃大部切除的绝对手术适应证是（2013）
A. 单纯穿孔
B. 第一次出血
C. 瘢痕性幽门梗阻
D. 胰源性溃疡
E. 反复门诊治疗无效的溃疡

29. 对降低消化性溃疡复发率最有效的措施是（2013）
A. 抗生素治疗
B. 激素治疗
C. 根除幽门螺杆菌治疗
D. 抗酸剂治疗
E. 胃黏膜保护剂治疗

30. 胃癌致幽门梗阻最突出的临床表现是（2013）
A. 呕吐　　B. 腹胀
C. 消瘦　　D. 贫血
E. 脱水

31. 胃的区域淋巴结分为（2013）
A. 3 站 16 组　　B. 3 站 12 组
C. 3 站 9 组　　D. 2 站 16 组
E. 2 站 12 组

32. 溃疡病活动期患者不宜服用（2014）
A. 胶体铋　　B. 前列腺素制剂
C. 痢特灵　　D. 硫糖铝
E. 布洛芬

33. 急性糜烂出血性胃炎的诊断主要依靠（2014）
A. 病史及临床表现
B. X 线钡餐检查
C. 胃镜检查
D. 胃电图检查
E. 胃液分析

34. 诊断消化性溃疡急性穿孔最有价值的临床表现是（2014）
A. 溃疡病史
B. 严重上腹部疼痛
C. 腹胀，尿少
D. 上腹部疼痛
E. 肝浊音区消失

35. 十二指肠溃疡的典型症状是（2015）
A. 进食后呕吐
B. 疼痛与进食脂肪有关
C. 进食后疼痛可缓解
D. 左上腹部钝痛
E. 右上腹痉挛性疼痛

36. 食管癌患者出现声音嘶哑提示肿瘤累及（2016）
A. 喉返神经　　B. 气管
C. 喉上神经　　D. 胸膜
E. 膈神经

37. 慢性胃炎最主要的病因是（2016）
A. 刺激性食物　　B. 药物损伤
C. 化学损伤　　D. 幽门螺杆菌感染
E. 物理损伤

38. 患者，男，36 岁。间断上腹痛 10 余年，饥饿及夜间加重。1 天前饮酒后腹痛加剧，1 小时前排柏油样便 300 mL，伴头晕。为明确诊断，首选的检查是（2004）
A. 胃镜　　B. 粪常规+隐血
C. 结肠镜　　D. 上消化道钡剂造影

E. 腹部B超

39. 患者，男，55岁。慢性胃炎病史30年，近期体检发现胃幽门螺杆菌感染。胃镜检查：角切迹处可见直径0.5 cm的粗糙不平黏膜，超声胃镜示病变位于黏膜内。病理诊断重度异型增生。最适宜的治疗是（2005）
A. 根除幽门螺杆菌
B. 化疗
C. 病灶局部切除术
D. 胃大部切除术
E. 生物治疗

40. 患者，男，40岁。反复发作上腹部不适、疼痛6年。疼痛多发生在餐后约60分钟，1~2小时后逐渐缓解。查体：腹平软，肝脾未触及，上腹轻度压痛，无反跳痛，移动性浊音（-）。上消化道X线钡餐造影：胃窦小弯侧1.5 cm壁外龛影，大弯侧有痉挛性切迹。最可能的诊断是（2006）
A. 胃憩室　　B. 胃炎
C. 胃溃疡　　D. 胃癌
E. 胃平滑肌瘤

41. 患者，女，18岁。因大面积烧伤住院治疗3天，上腹痛1天，2小时来排柏油便3次。查体：P 96次/min，BP 110/70 mmHg。实验室检查WBC 11.8×10^9/L，血红蛋白92 g/L。首选的治疗措施是（2006）
A. 静脉应用H_2受体拮抗剂
B. 输血
C. 静脉应用止血药
D. 静脉应用质子泵抑制剂
E. 口服胃黏膜保护剂

42. 男，65岁。间断上腹痛、腹胀25年，10年前经胃镜检查诊断为“慢性萎缩性胃炎伴肠化生”。3个月来上腹痛加重，影响睡眠，并有间断呕吐，黑便，体重下降8 kg。最可能的诊断是（2007）
A. 慢性胃炎急性发作
B. 胃癌
C. 十二指肠溃疡并幽门梗阻
D. 胃淋巴瘤
E. 胃息肉

43. 患者，男，23岁。上腹痛2年，常空腹及夜间发生，进食后可缓解。半小时前餐后突感上腹部持续性剧痛。查体：腹式呼吸消失，上腹肌紧张，有压痛、反跳痛，肝浊音界消失，肠鸣音消失。考虑最可能的诊断是（2007）
A. 急性肠梗阻
B. 急性胆囊炎
C. 急性胰腺炎
D. 十二指肠溃疡穿孔
E. 胃溃疡穿孔

44. 患者，男，45岁。反复上腹痛3个月。胃镜检查见十二指肠球部溃疡。快速尿素酶试验阳性。最佳的治疗方案是（2007）
A. 质子泵抑制剂+两种抗生素
B. 胃黏膜保护剂+H_2受体拮抗剂
C. H_2受体拮抗剂+两种抗生素
D. 质子泵抑制剂+胃黏膜保护剂
E. 抗酸剂+两种抗生素

45. 男，26岁。周期性上腹痛3年。空腹及夜间加重，进食后缓解。^{13}C尿素呼气试验阳性。最重要的预防复发措施是（2009）
A. 胃黏膜保护剂维持治疗
B. 抗酸剂维持治疗
C. 外科手术
D. 内镜治疗
E. 根除幽门螺杆菌治疗

46. 患者，男，35岁。周期性空腹及夜间上腹痛3年。加重伴腹胀2周，泛酸、呕吐宿食1周。最可能的诊断是（2009）
A. 十二指肠溃疡合并幽门梗阻
B. 胃淋巴瘤
C. 慢性萎缩性胃炎
D. 胃食管反流病
E. 胃溃疡癌变合并幽门梗阻

47. 患者，女，40岁。胃溃疡穿孔行胃大部切除术后6天，发热，最高体温38.2 ℃，伴腹痛，有里急后重感。最简便易行又具诊断意义的检查是（2010）
A. 粪常规
B. 腹部B超检查
C. 立位腹部X线平片
D. 腹腔诊断性穿刺
E. 直肠指检

48. 患者，男，25岁，反复上腹痛、泛酸4年。胃镜检查示十二指肠球部溃疡，尿素酶试验阳性。治疗方案首选抑酸剂加（2011）
A. 一种有效抗生素　　B. 解痉剂
C. 胃黏膜保护剂　　D. 促胃动力剂
E. 两种有效抗生素

49. 患者，男，35岁。诊断肾病综合征，用泼尼松60 mg/d，持续2个月，尿蛋白由（++++）降低为（±）。近1周发生上腹痛、胃灼热。应如何处理（2013）
A. 停用泼尼松　　B. 加用雷尼替丁
C. 改用环磷酰胺　　D. 加用潘生丁

E. 改用消炎痛

50. 女，31岁。间断上腹隐痛伴嗳气4年，疼痛无规律，多餐后发生，无反酸、烧心、消瘦。查体：心肺无异常，腹部无压痛，未触及包块，肝脾肋下未触及。腹部B超未见异常。最有可能的诊断是（2016）

A. 慢性胰腺炎　　B. 慢性胃炎

C. 慢性胆囊炎　　D. 胃食管反流病

E. 慢性阑尾炎

51. 男，43岁。反复上腹胀痛、不适、嗳气3年，无反酸。查体：上腹轻压痛，胃镜：胃窦黏膜光滑，散在条状、片状红斑，最可能的诊断为（2016）

A. 十二指肠球炎

B. 慢性非萎缩性胃炎

C. 慢性萎缩性胃炎

D. 胃溃疡

E. 十二指肠溃疡

52. 男，52岁。因关节痛服用“止痛药”1个月，近日出现上腹部疼痛、反酸、有胃溃疡病史。查体：腹软，上腹部压痛。首选的治疗药物是（2016）

A. 法莫替丁　　B. 氢氧化铝

C. 奥美拉唑　　D. 莫沙必利

E. 多潘立酮

53. 男，38岁。间断上腹痛2年，饱餐后突发加重4小时。疼痛剧烈，迅速波及全腹，伴恶心、呕吐。查体：腹稍胀，全腹有肌紧张、压痛和反跳痛，以上腹为著。肝浊音界消失，肠鸣音弱。血常规：WBC $15.6\times10^9/L$，N 0.88，血淀粉酶正常。最可能的诊断是（2016）

A. 重症急性胰腺炎

B. 肠扭转

C. 胃十二指肠溃疡穿孔

D. 阑尾炎穿孔，腹膜炎

E. 胆囊炎穿孔，腹膜炎

54、55题共用备选答案（2004）

A. 急性糜烂出血性胃炎

B. 慢性萎缩性胃炎

C. 嗜酸细胞性胃炎

D. 慢性浅表性胃窦胃炎

E. 慢性浅表性胃体胃炎

54. 与胃癌发生相关的疾病是

55. 应用非甾体抗炎药可导致的疾病是

56～58题共用备选答案（2007）

A. 慢性浅表性胃炎

B. A型胃炎

C. B型胃炎

D. 急性单纯性胃炎

E. 急性腐蚀性胃炎

56. 血中可检出抗壁细胞抗体的胃炎是

57. 血中可检出抗内因子抗体的胃炎是

58. 与幽门螺杆菌感染关系密切的胃炎是

59、60题共用备选答案（2011）

A. 倾倒综合征

B. 输出袢梗阻

C. 低血糖综合征

D. 碱性反流性胃炎

E. 慢性不完全性输入袢梗阻

59. 胃大部切除术后患者，进食后20分钟，出现心悸、乏力、出汗、头晕

60. 胃大部切除术后3个月，出现上腹部及胸骨后烧灼样疼痛，进食后加重，呕吐胆汁样液

61、62题共用备选答案（2012）

A. 无明显规律性

B. 疼痛—排便—加重

C. 进食—疼痛—缓解

D. 疼痛—进食—缓解

E. 疼痛—便意—缓解

61. 胃溃疡腹痛的规律是

62. 十二指肠球部溃疡的腹痛规律是

63～65题共用备选答案（2013）

A. 氢氧化铝凝胶　　B. 硫酸镁

C. 西咪替丁　　D. 奥美拉唑

E. 枸橼酸铋钾

63. 能强烈抑制胃酸分泌又能提高抗生素对幽门螺杆菌疗效的药物是

64. 口服可以导泻的药物

65. 不用于胃溃疡治疗的药物是

66～68题共用题干（2007）

患者，男，50岁。“胃痛”史15年，近年来消瘦、乏力，持续性呕吐宿食，胃痛规律改变，伴腰背痛。

66. 最可能的诊断是

A. 胃窦癌

B. 多发性溃疡

C. 瘢痕性幽门梗阻

D. 萎缩性胃炎

E. 胃后壁溃疡浸润至胰腺

67. 对诊断最有价值的检查方法是

A. 胃液测定酸度

B. 查胃液脱落细胞

C. 纤维胃镜检查

D. 四环素荧光试验

E. CT 检查

68. 最可能出现的电解质酸碱失衡的是
A. 高氯高钾酸中毒
B. 高氯高钾碱中毒
C. 低氯低钾酸中毒
D. 低氯低钾碱中毒
E. 高氯低钾碱中毒

69~71 题共用题干（2007）

患者，男，58 岁。上腹部隐痛、腹胀 3 个月。症状逐渐加重，食欲不佳，曾服胃药后症状有所缓解。近 20 天消瘦、乏力，有时大便发黑。X 线钡餐透视：胃窦小弯侧黏膜紊乱，胃壁僵硬、不规则。

69. 其最可能的诊断是
A. 胃癌　B. 胃黏膜脱垂
C. 胃平滑肌瘤　D. 慢性胃炎
E. 胃溃疡

70. 下一步首选的检查是
A. 胃液分析及幽门螺杆菌检测
B. 腹部 CT
C. 血清肿瘤标志物检测
D. 胃镜检查
E. 腹部 B 超

71. 明确诊断后，最主要的治疗是
A. 手术
B. 给予质子泵抑制剂
C. 药物清除幽门螺杆菌
D. 给予胃黏膜保护剂
E. 给予 H_2 受体阻滞剂

72~74 题共用题干（2007）

患者，男，77 岁。饮酒后呕咖啡样物 1 次，量约 150 mL。3 个月来因冠心病口服小剂量阿司匹林。查体：P 80 次/min，BP 128/68 mmHg。神清，腹软，剑突下轻压痛，未触及包块，肝脾肋下未触及。

72. 最可能的诊断是
A. 十二指肠球炎
B. 反流性食管炎
C. 贲门黏膜撕裂综合征
D. 急性胃黏膜病变
E. 胃癌

73. 首选的检查是
A. 胃镜　B. 腹部 X 线平片
C. 腹部 CT　D. 腹部 B 超
E. 血肿瘤标志物

74. 首选的治疗是
A. 静脉点滴止血环酸
B. 口服胃黏膜保护剂
C. 静脉点滴质子泵抑制剂
D. 静脉点滴 H_2 受体拮抗剂
E. 口服云南白药

75~77 题共用题干（2008）

患者，男，30 岁。上腹痛 7 天，餐后突然加剧 6 小时，并很快波及全腹，既往有胃病史。当时查体：全腹压痛、反跳痛，肌紧张，肝浊音界消失，肠鸣音减弱。

75. 入院后最可能的诊断
A. 急性阑尾炎穿孔
B. 胃十二指肠溃疡穿孔
C. 绞窄性肠梗阻
D. 急性胆囊炎穿孔
E. 急性出血性胰腺炎

76. 以下哪项检查最有助于诊断
A. 腹腔穿刺　B. 直肠指检
C. 腹部 B 超　D. 腹部 CT
E. 立位腹部平片

77. 该患者进行手术治疗的主要目的是
A. 明确诊断
B. 去除病因
C. 清洗腹腔
D. 腹腔引流
E. 预防腹腔脓肿形成

78~80 题共用题干（2011）

患者，男，38 岁。腹痛、泛酸 9 年。1 周来症状加重，并出现夜间痛，进食能部分缓解。

78. 诊断首先考虑
A. 胃癌
B. 肠易激综合征
C. 慢性胃炎
D. 十二指肠球部溃疡
E. 胃溃疡合并幽门梗阻

79. 最有助于明确诊断的检查是
A. 胃液分析　B. 胃肠钡餐
C. 胃镜　D. 结肠镜
E. 腹部 B 超

80. 最佳的治疗方案是
A. 手术治疗
B. 胃黏膜保护剂+抗生素
C. 胃黏膜保护剂+铋剂
D. 质子泵抑制剂+抗生素+铋剂
E. 质子泵抑制剂

81~83 题共用题干（2014）

患者，男，26 岁。反复上腹痛 4 年，常于秋冬换季时加重，饥饿时加重，餐后可缓解。

81. 该患者最可能的诊断是
A. 胃癌　B. 十二指肠溃疡
C. 慢性浅表性胃炎　D. 慢性萎缩性胃炎
E. 胃溃疡

82. 该患者2小时前突发上腹剧烈疼痛，难以忍受，最可能发生了
A. 消化道穿孔　B. 消化道出血
C. 消化道梗阻　D. 胆石症
E. 急性胰腺炎

83. 为明确诊断应首先选择的检查是
A. 上消化道钡剂造影
B. 腹部超声
C. 立位腹部平片
D. 卧位腹部X线平片
E. 胃镜

第三章　肝脏疾病

1. 门脉高压症手术治疗的主要目的是（2003）
A. 止血或防止出血
B. 消除腹水
C. 消除脾亢
D. 根除肝损害
E. 改善消化功能

2. 反映肝硬化肝脏合成功能减退的指标是（2004）
A. γ-谷氨酰转肽酶
B. 丙氨酸氨基转移酶
C. 白蛋白
D. 碱性磷酸酶
E. 乳酸脱氢酶

3. 我国肝硬化最常见的病因是（2004）
A. 慢性酒精中毒
B. 乙型病毒性肝炎
C. 自身免疫性肝炎
D. 丙型病毒性肝炎
E. 药物中毒

4. 门静脉高压症的主要临床表现不包括（2004）
A. 脾大　B. 呕血或黑粪
C. 肝掌　D. 腹水
E. 食管静脉曲张

5. 对诊断门脉高压症最有价值的是（2005）
A. 腹水
B. 脾大
C. 肝大质硬
D. 黄疸下肢水肿
E. 食管吞钡X线检查

6. 对肝硬化有确诊价值的检查是（2006）
A. X线钡餐检查　B. 腹部CT
C. 胃镜检查　D. 腹部B超
E. 腹腔镜检查+活检

7. 肝硬化患者近期肝脏进行性增大，应首先考虑的情况是（2006）
A. 并发肝癌　B. 肝瘀血
C. 门静脉高压加重　D. 肝硬化加重
E. 肝炎活动

8. 肝硬化时，下列临床表现中与内分泌失调有关的是（2007）
A. 夜盲　B. 黄疸
C. 全身恶病质　D. 蜘蛛痣
E. 出血点或出血斑

9. 外科治疗门静脉高压症最主要的目的是（2007）
A. 减轻肝性脑病
B. 纠正血小板减少
C. 预防腹水并发感染
D. 防止食管胃底静脉破裂出血
E. 治疗顽固性腹水

10. 提示肝脏对雌激素灭活功能减退的体征是（2007）
A. 蜘蛛痣　B. 腹壁静脉曲张
C. 脾大　D. 皮肤紫癜
E. 巩膜黄染

11. 肝性脑病最有意义的体征是（2007）
A. 肌张力增高　B. 腱反射亢进
C. 踝阵挛阳性　D. 巴宾斯基征阳性
E. 扑翼样震颤

12. 普查原发性肝癌最常用的影像学检查是（2008）
A. 放射性核素肝扫描
B. 肝脏CT
C. 肝脏MRI
D. 肝脏B超
E. 腹部X线片

13. 肝性脑病时首选的灌肠药物是（2008）
A. 弱碱性溶液　B. 肥皂水
C. 中草药汤剂　D. 中性液
E. 乳果糖

14. 在门静脉与腔静脉间的交通支中最主要的是（2008）
A. 胃底食管下段交通支
B. 直肠下段、肛管交通支
C. 前腹壁交通支
D. 腹膜后交通支
E. 肝被膜交通支

15. 肝硬化失代偿期最重要的临床表现是（2009）

A. 食欲不振 B. 腹水
C. 乏力 D. 腹泻
E. 消瘦

16. 高度提示肝硬化患者并发肝癌的体征是（2009）
A. 男性乳房发育
B. 肝脏进行性增大
C. 腹水进行性增多
D. 蜘蛛痣、肝掌
E. 脾脏进行性增大

17. 肝硬化最常见的死亡原因是（2010）
A. 肝性脑病
B. 上消化道出血
C. 原发性肝癌
D. 自发性腹膜炎
E. 肝肾综合征

18. 对肝硬化门脉高压最有诊断意义的是（2011）
A. 下肢水肿
B. 食管胃底静脉曲张
C. 胸水和腹水
D. 脾大
E. 肝大

19. 门静脉血流受阻后，首先出现的是（2012）
A. 充血性脾大
B. 门静脉高压性胃病
C. 腹水
D. 肝性脑病
E. 脾功能亢进

20. 肝硬化失代偿期时，肝功能减退的表现是（2013）
A. 脾大
B. 肝掌、蜘蛛痣
C. 腹壁静脉曲张
D. 腹水
E. 食管胃底静脉曲张

21. 对肝性脑病患者的饮食治疗不恰当的是（2013）
A. 高热卡
B. 高碳水化合物
C. 高维生素
D. 高蛋白质
E. 不能进食者可鼻饲或静滴葡萄糖

22. 提示肝硬化并发自发性腹膜炎的主要表现是（2014）
A. 脾脏进行性肿大
B. 腹壁静脉曲张加重
C. 全腹压痛及反跳痛
D. 尿量减少
E. 腹部柔韧感

23. 与肝硬化腹水形成机制无关的是（2016）
A. 门静脉压力升高
B. 有效循环血容量不足
C. 心房利钠肽过度分泌
D. 醛固酮及抗利尿激素增多
E. 血浆胶体渗透压下降

24. 门静脉高压症患者常见的静脉交通支循环部位不包括（2016）
A. 胃底 B. 肛管
C. 食管 D. 下肢
E. 肛周

25. 肝癌筛查首选的影像学检查是（2016）
A. 肝脏 MRI
B. 肝脏血管造影
C. 肝脏 B 超
D. 肝脏同位素扫描
E. 肝脏 CT

26. 患者，男，50 岁。呕血 2 小时，量 600 mL。慢性乙型肝炎 10 年。查体：脾肋下 2 cm，出血原因首先考虑是（2004）
A. 消化性溃疡
B. 胃血管畸形破裂
C. 食管胃底静脉曲张破裂
D. 食管贲门黏膜撕裂综合征
E. 胃癌

27. 患者，男，34 岁。因发热 4 天，恶心、呕吐伴尿黄 2 天就诊。下列检查对诊断最有帮助的是（2005）
A. 凝血功能 B. 血常规
C. 尿常规 D. 血细菌培养
E. 肝功能

28. 患者，男，57 岁。进食后呕吐大量鲜血 6 小时。既往乙肝病史 30 余年。为迅速明确出血病因，首选的检查是（2006）
A. 腹部 CT
B. 选择性腹腔动脉造影
C. 上消化道 X 线钡餐造影
D. 胃镜
E. 腹部 B 超

29. 患者，男，40 岁。乙型肝炎病史 10 年。2 年前拟诊肝硬化，1 周来出现腹胀及巩膜黄染，腹水检查为血性渗出液。对于明确诊断下列哪项最为重要（2007）
A. 尿胆红素及尿胆原检查
B. 肝功能检查
C. 肝 B 超检查
D. 血 AFP 检查

E. 肝活检

30. 患者，男，44 岁。乙肝病史 10 年，近年来自觉右上腹胀痛、乏力、消瘦。首选检查为（2008）

A. MRI　　B. B 超

C. 肝动脉造影　　D. CT

E. 核素扫描

31. 患者，男，50 岁。乙型肝炎病史 30 年，腹胀、乏力、双下肢水肿伴尿少 1 个月。B 超：肝脏回声增粗、不均匀，中等量腹水。该患者肝脏病理最可能的表现是（2009）

A. 肝细胞脂肪变性　　B. 假小叶形成

C. 瘀血性改变　　D. 淋巴细胞浸润

E. 小胆管普遍淤胆

32. 患者，男，60 岁。进食苹果后呕鲜血 500 mL，伴头晕、出汗。乙肝病史 30 年。查体：BP 80/50 mmHg，心率 110 次/min，腹水征（+）。最可能的呕血原因是（2009）

A. 胃血管畸形

B. 食管胃底静脉曲张破裂

C. 胃癌

D. 十二指肠溃疡

E. 急性糜烂性胃炎

33. 患者，男，65 岁。大量饮酒 30 年，因神志不清半天入院。查体：面色晦暗，扑翼样震颤阳性。该患者意识障碍最可能的原因是（2010）

A. 戒断反应　　B. 低血糖发作

C. 慢性酒精中毒　　D. 肝性脑病

E. 电解质紊乱

34. 患者，男，52 岁。发现肝硬化 5 年。2 周来全腹胀痛伴畏寒、发热。T 37.8～38.5℃，尿量约 500 mL/d。对目前病情判断最有意义的体征是（2011）

A. 腹壁静脉曲张呈海蛇头样

B. 脾肋下 4 cm

C. 腹部移动性浊音阳性

D. 全腹压痛及反跳痛阳性

E. 蜘蛛痣及肝掌

35. 男，45 岁。肝功异常 15 年，门腔静脉分流术后 2 年，性格改变、睡眠倒错 3 天。以下处理措施正确的是（2011）

A. 输血

B. 口服乳果糖

C. 碱性肥皂水灌肠

D. 静脉滴注抗生素

E. 口服巴比妥

36. 患者，男，51 岁。腹胀、乏力 9 个月，加重伴憋气、尿量明显减少 2 周。尿量 200～300 mL/d。查体：P 78 次/min，R 20 次/min，神清，颈部可见蜘蛛痣，巩膜黄染。腹膨隆，无压痛及反跳痛，肝肋下未触及，脾平脐，移动性浊音（+）。双下肢凹陷性水肿。实验室检查：血 WBC 3.5×10^9/L，N 0.60，HBsAg（+），ALT 45 U/L，AST 95 U/L，TBil 56 μmol/L，BUN 16.5 mmol/L，Scr 198.1 μmol/L。最可能的诊断为乙肝肝硬化合并（2012）

A. 肝肾综合征　　B. 自发性腹膜炎

C. 肝肺综合征　　D. 肝癌

E. 结核性腹膜炎

37. 患者，男，45 岁。乙肝病史 20 年，纳差、消瘦、皮肤黄染半个月。查体：肝肋下 3 cm，质硬，表面不平，肝区有叩击痛。下列实验室检查对明确诊断最有价值的是（2013）

A. 丙氨酸氨基转移酶

B. 乙肝病毒 DNA 定量

C. 前白蛋白

D. 甲胎蛋白

E. 凝血酶原活动度

38. 女，52 岁。肝炎肝硬化 10 年，近 3 个月腹围明显增大，1 周来少尿，无腹痛、发热。查体：腹部无压痛，移动性浊音（+）。实验室检查：血肌酐 130 μmol/L，AFP 正常。最可能的并发症是（2013）

A. 继发性腹膜炎

B. 门静脉血栓形成

C. 肝肾综合征

D. 肝癌

E. 自发性腹膜炎

39. 患者，男，76 岁。少尿、双下肢水肿、腹胀 1 个月，饮酒 40 年。前胸可见数枚蜘蛛痣。腹部 B 型超声示大量腹水。最可能的诊断是（2014）

A. 右心衰　　B. 结核性腹膜炎

C. 腹膜间皮瘤　　D. 腹膜转移癌

E. 肝硬化失代偿期

40. 男，62 岁。反复腹胀 4 年，既往慢性肝炎病史，查体发现脐周静脉曲张成海蛇头样，其最可能的原因为（2016）

A. 心包积液　　B. 下腔静脉阻塞

C. 门静脉高压　　D. 上腔静脉阻塞

E. 肝静脉阻塞

41. 男，53 岁。乙肝肝硬化病史 4 年。近 3 个月甲胎蛋白持续高于 500 μg/L。腹部 B 超发现肝右叶直径约 2 cm 实性结节。最可能的诊断是（2016）

A. 肝囊肿　　B. 肝脓肿

C. 肝胆管细胞癌　　D. 肝血管瘤

E. 肝细胞肝癌

42、43 题共用备选答案（2008）

A. 静脉给予支链氨基酸
B. 应用抗生素
C. 肥皂水灌肠
D. 口服乳果糖
E. 应用精氨酸

42. 肝性脑病患者不宜
43. 酸中毒不宜

44、45 题共用备选答案（2009）

A. 应用谷氨酸钠　　B. 应用精氨酸
C. 生理盐水灌肠　　D. 口服乳果糖
E. 应用抗生素

44. 肝性脑病合并碱中毒首选
45. 肝性脑病合并酸中毒时不宜

46、47 题共用备选答案（2011）

A. 支链氨基酸　　B. 乳果糖
C. 甘露醇　　D. 糖皮质激素
E. 左旋多巴

46. 治疗肝性脑病时，为减少肠内毒素合成和吸收，应使用的药物是
47. 治疗肝性脑病时，具有纠正氨基酸代谢紊乱作用的药物是

48～50 题共用题干（2006）

男，48 岁。呕血 5 小时。查体：P 120 次/min，BP 95/60 mmHg。营养状况差，巩膜明显黄染。腹壁可见静脉曲张，肝未触及，脾肋下 6 cm，移动性浊音阳性。

48. 该患者最可能的呕血原因是
A. 消化性溃疡
B. 胆道出血
C. 食管胃底静脉曲张破裂
D. 急性糜烂出血性胃炎
E. 胃癌

49. 当前最有意义的检查是
A. 腹部 CT
B. 腹部 B 超
C. 上消化道 X 线钡剂造影
D. 胃镜
E. 腹部 X 线平片

50. 首先应输注的液体是
A. 平衡盐溶液　　B. 人血白蛋白
C. 复方氨基酸溶液　　D. 全血
E. 5%葡萄糖溶液

51～53 题共用题干（2007）

患者，男，52 岁。20 年前患乙型肝炎，近 3 个月腹胀。3 年前曾因鱼刺发生上消化道出血。查体：面色晦暗，结膜苍白，胸前可见蜘蛛痣，腹部隆起、移动性浊音阳性。

51. 最有助于明确腹胀原因的检查是
A. 腹部 X 线平片　　B. 胃镜检查
C. 上消化道造影　　D. 腹腔穿刺检查
E. 肝功能化验

52. 来诊次日呕鲜血约 500 mL，排黑粪 2 次，每次约 200 mL。查体：BP 105/70 mmHg，P 102 次/min，肝肋下未及，脾肋下 5 cm。急查血：Hb 75 g/L，ALT 256 U/L。此患者上消化道出血原因首先考虑
A. 食管静脉曲张破裂出血
B. 十二指肠溃疡出血
C. 胃溃疡出血
D. 胃癌出血
E. 急性胃炎出血

53. 对该患者主要的治疗方法是
A. 三腔管压迫止血
B. 静脉给予止血药
C. 静脉给予抑酸剂
D. 加压输血
E. 冰盐水洗胃

54、55 题共用题干（2011）

患者，男，55 岁。有饮酒史 20 年，每日半斤白酒，2 年来间断上腹隐痛，腹胀乏力，大便不成形，双下肢水肿。B 超：肝脏回声不均匀增强，脾大，少量腹水。

54. 该患者最可能的诊断是
A. 慢性胰腺炎　　B. 胰腺癌
C. 酒精性肝硬化　　D. 慢性胆囊炎
E. 胃癌

55. 为明确诊断，最有价值的检查方法是
A. 腹部 CT　　B. ERCP 造影
C. 肝脏穿刺　　D. 腹部磁共振
E. 静脉胆囊造影

56～59 题共用题干（2013）

患者，女，30 岁。因食欲不振、尿少、腹胀 2 个月住院。19 岁时检查曾发现肝大。查体：消瘦，腹膨隆，肝未触及，脾肋下 3 cm，腹部移动性浊音（+），腹水检查比重 1.012，黏蛋白定性试验（-），细胞数 80×10^6/L。

56. 本病诊断首先考虑是
A. 结核性腹膜炎　　B. 肝硬化腹水
C. 原发性肝癌　　D. 脾肿瘤
E. 巨大卵巢囊肿

57. 对本患者腹水的治疗，原则上不采用
A. 利尿剂
B. 静滴白蛋白

C. 腹腔穿刺放液
D. 腹水浓缩回输
E. 腹腔-颈内静脉分流术

58. 下述利尿剂治疗时，宜首先选用
A. 呋塞米　　B. 甘露醇
C. 氢氯噻嗪　　D. 氨苯喋啶
E. 螺内酯

59. 利尿治疗以每周体重减轻不超过多少千克为宜
A. 0.5　　B. 1.0
C. 1.5　　D. 2.0
E. 2.5

60~62 题共用题干（2014）

男，41 岁。突发寒战、高热，伴肝区疼痛 5 天。呈弛张热，大量出汗、心慌，肝区胀痛不适，为持续性钝痛，伴恶心、食欲不振。查体：皮肤无黄染，肝肋下 4 cm，有压痛，右肋弓及腋中处肋间皮肤水肿，压痛（+）。血常规：WBC 18×10^9/L，N 0.90。

60. 首先考虑的诊断是
A. 细菌性肝脓肿
B. 急性胆囊炎
C. 肝癌并发感染
D. 胆石症并发感染
E. 肝囊肿合并感染

61. 引起感染常见的致病菌是
A. 破伤风梭菌　　B. 白色念珠菌
C. 草绿色链球菌　　D. 大肠埃希菌
E. 表皮葡萄球菌

62. 首选的检查方法是
A. 腹部 CT　　B. 诊断性肝穿刺
C. 腹部 X 线平片　　D. 腹部 B 超
E. 静脉法胆道造影

63~65 题共用题干（2016）

男，63 岁。呕血、排柏油样便 3 天，意识不清 4 小时、乙肝病史 20 年，糖尿病病史 10 年。查体：P 95 次/min。BP 100/80 mmHg，嗜睡，皮肤及巩膜黄染。脾肋下 5 cm，移动性浊音阳性。扑翼样震颤阳性，Babinski 征阳性。

63. 其意识障碍最可能的诊断是
A. 低血糖昏迷　　B. 肝性脑病
C. 急性脑血管病　　D. 糖尿病酮症昏迷
E. 颅内感染

64. 提示该患者出血尚未控制的临床表现是
A. 肠鸣音 3 次/min
B. 粪隐血阳性
C. 充分补液后，心率下降
D. 充分补液后，血尿素氮上升
E. 输血 400 mL 后，血红蛋白上升 10 g/L

65. 首选的治疗措施是
A. 手术治疗
B. 静脉应用生长抑素
C. 三腔二囊管压迫
D. 静脉应用垂体后叶素
E. 静脉应用质子泵抑制剂

第四章　胆道疾病

1. 急性胆囊炎的典型体征是（2012）
A. 上腹部有压痛及反跳痛
B. Grey-Turner 征阳性
C. McBurney 点有压痛及反跳痛
D. 肝浊音界缩小
E. Murphy 征阳性

2. 无症状性胆囊结石，应考虑及时手术治疗的是（2013）
A. 发现胆囊结石 3 年
B. 口服胆囊造影胆囊显影
C. 高龄患者
D. 结石直径小于 1 cm
E. 瓷性胆囊

3. 急性梗阻性化脓性胆管炎的典型临床表现不包括（2014）
A. 黄疸　　B. 寒战高热
C. 休克　　D. 腹痛
E. 贫血

4. 急性梗阻性化脓性胆管炎，最常见的病因是（2015）
A. 急性胃肠炎　　B. 胆囊结石
C. 肝脓肿　　D. 胆管结石
E. 上呼吸道感染

5. 临床表现为右上腹痛，寒战，高热，黄疸，首先考虑的疾病是（2016）
A. 急性胰腺炎
B. 急性梗阻性化脓性胆管炎
C. 急性肝炎
D. 急性阑尾炎
E. 急性胃炎

6. 患者，男，44 岁。因急性继发性腹膜炎入院，行非手术治疗，观察 10 小时。若决定手术治疗，不属于其手术适应证的是（2004）
A. 腹腔积液增多　　B. 腹痛进行性加重
C. 呼吸性碱中毒　　D. 出现休克
E. 病因诊断不明

7. 患者，男，18岁。转移性右下腹痛16小时，伴恶心、呕吐。16小时前右下腹有局限性压痛，4小时前疼痛范围扩大。查体：T 38.8 ℃，P 92次/min。腹部稍胀，全腹肌紧张，压痛和反跳痛（+），右下腹为重，肠鸣音消失。血常规：WBC 18.6×10^9/L，N 0.91。病情加重主要的解剖学原因是（2009）
A. 阑尾蠕动弱而慢，阻塞的粪便残渣不易排出
B. 阑尾与盲肠相通的开口狭窄易梗阻
C. 阑尾系膜短而阑尾本身长，易坏死
D. 阑尾动脉是终末血管易痉挛缺血
E. 阑尾壁内淋巴组织丰富易化脓

8. 患者，女，40岁。腹腔镜胆囊切除术后1周，腹胀伴皮肤黄染、粪便呈陶土样1天。查体：皮肤、巩膜黄染，右上腹轻度压痛，移动性浊音（-）。最可能的原因是（2011）
A. 胃损伤　　B. 胆囊管残端漏
C. 胆总管损伤　　D. 十二指肠损伤
E. 结肠肝曲损伤

9~11题共用题干（2006）

患者，女，44岁。上腹绞痛伴高热1天，皮肤黄染2小时。呕吐1次，伴寒战、高热。发病后小便色深。既往反复发作上腹部隐痛3年，向右肩背部放射。查体：T 39.1 ℃，P 108次/min，R 30次/min，BP 150/95 mmHg。皮肤、巩膜黄染。上腹部肌紧张，压痛、反跳痛（+）。

9. 为明确诊断，首选的检查是
A. 腹部CT
B. 经皮肝穿胆管造影
C. 内镜逆行胆胰管造影
D. 腹部B超
E. 腹部MRI

10. 最可能的检查结果是
A. 壶腹部占位　　B. 胰头增大
C. 胰管扩张　　D. 胆囊缩小
E. 胆总管直径增粗

11. 若患者出现休克，最有效的治疗措施是
A. 应用有效足量抗生素
B. 纠正休克同时急症行胆管引流手术
C. 纠正休克同时急症行胆囊切除手术
D. 应用多巴胺药物
E. 应用糖皮质激素

12、13题共用题干（2010）

女，63岁。间断发作右上腹隐痛12年，进食油腻食物后发作，症状逐年加重。查体：肥胖，皮肤巩膜无黄染，Murphy征（+）。

12. 首选的检查方法是
A. 胆囊造影　　B. 腹部X线平片
C. 腹部B超　　D. 腹部MRI
E. 腹部CT

13. 首选的治疗是
A. 应用解痉止痛药
B. 胆囊切除
C. 胆囊切开取石
D. 服用消炎利胆中药
E. 应用广谱抗生素

第五章　胰腺疾病

1. 我国急性胰腺炎的主要病因是（2011）
A. 高脂饮食　　B. 药物
C. 胆道疾病　　D. 手术、创伤
E. 病毒感染

2. 胰头癌常见的首发临床表现是（2011）
A. 上腹隐痛　　B. 皮肤瘙痒
C. 黄疸　　D. 稀便
E. 贫血

3. 急性胰腺炎尿淀粉酶开始升高的时间是发病后（2014）
A. 36~48小时　　B. 12~24小时
C. 6~10小时　　D. 1~2小时
E. 3~4小时

4. 用于判断急性胰腺炎严重程度的血清学检查项目是（2015）
A. 血清钙
B. 碱性磷酸酶
C. 丙氨酸氨基转移酶
D. 淀粉酶
E. 血清钾

5. 可出现高血糖及低血钙的疾病是（2016）
A. 急性胰腺炎
B. 急性梗阻性化脓性胆管炎
C. 急性肝炎
D. 急性阑尾炎
E. 急性胃炎

6. 提示重症急性胰腺炎的试验检查是（2016）
A. 血蛋白升高
B. 血钙降低
C. 血清脂肪酶早期升高
D. 血淀粉酶升高
E. 血钾升高

7. 急性胰腺炎最常见的临床表现是（2016）
A. 腹泻　　B. 停止排气排便

C. 呕吐　　D. 腹痛
E. 腹胀

8. 患者，男，52 岁。饱餐后上腹持续性剧烈疼痛 7 小时。口服铝碳酸镁不缓解，排便正常。查体：左上腹有压痛，Murphy 征阴性，肝浊音界存在。心电图正常。首先应进行的检查是（2004）
A. 血淀粉酶　　B. 超声心动图
C. 腹部 X 线平片　　D. 血脂肪酶
E. 胃镜

9. 患者，女，55 岁。1 天前于餐后 2 小时突发上腹痛，伴恶心、呕吐，继之发热。1 天后出现黄疸，查血淀粉酶及胆红素明显增高。最可能的诊断是（2007）
A. 胆总管结石
B. 急性肝炎
C. 急性溶血
D. 胆源性胰腺炎
E. 胰腺肿物压迫胆管

10. 患者，男，56 岁。皮肤黄染进行性加重 2 个月。体重减轻 5 kg。查体：T 37.2 ℃，皮肤黄染，右肋下可触及肿大胆囊，无压痛。实验室检查：血清淀粉酶正常，血总胆红素 222 μmol/L。最可能的诊断是（2008）
A. 慢性胰腺炎　　B. 胰头癌
C. 胆总管结石　　D. 胆囊癌
E. 肝门部胆管癌

11. 患者，男，55 岁。胰头癌行胰十二指肠切除术后 1 年，门诊复查时最常用的血清学检查指标是（2011）
A. 胰腺癌特异抗原（PaA）
B. 癌胚抗原（CEA）
C. 胰胚抗原（POA）
D. 胰腺癌相关抗原（PCAA）
E. 糖链抗原（CA19-9）

12. 男，60 岁。急性重症胰腺炎保守治疗中，无尿 3 日。查体：BP 180/92 mmHg，P 120 次/min，双下肺布满细湿啰音。实验室检查：血钾 6.9 mmol/L，BUN 25.2 mmol/L，肌酐 577 μmol/L。目前应采取的最有效治疗手段是（2016）
A. 紧急血液透析
B. 控制入液量，停止补钾
C. 静滴甘露醇利尿
D. 袢利尿剂静脉注射
E. 口服甘露醇或硫酸镁导泻

13、14 题共用备选答案（2005）
A. 增强 CT
B. B 超
C. X 线
D. 磁共振胰胆管造影
E. 经内镜逆行性胰胆管造影（ERCP）

13. 胆道疾病检查首选
14. 易诱发急性胰腺炎的是

15~17 题共用题干（2013）
患者，男，50 岁。饮酒后出现持续性上腹痛 8 小时。向腰背部放射，伴恶心、呕吐，无腹泻。查体：T 37 ℃，中上腹部压痛（+），无肌紧张及反跳痛，Murphy 征（-）。

15. 最可能的诊断是
A. 急性胃炎　　B. 急性胰腺炎
C. 急性胆囊炎　　D. 消化性溃疡
E. 急性肠梗阻

16. 为明确诊断，最重要的检查是
A. 血清电解质
B. 立位腹部 X 线平片
C. 腹部 B 超
D. 血尿淀粉酶
E. 胃镜

17. 目前最重要的治疗是
A. 应用质子泵抑制剂
B. 对症治疗
C. 禁食补液
D. 手术治疗
E. 应用广谱抗生素

第六章　肠道疾病

1. 急性暴发型溃疡性结肠炎最常见的并发症是（2001）
A. 腹腔内脓肿　　B. 肠穿孔
C. 癌变　　D. 肠梗阻
E. 中毒性巨结肠

2. 肠梗阻的四大典型临床表现是（2004）
A. 腹痛、腹胀、呕吐、停止排便排气
B. 腹痛、腹胀、呕吐、肠鸣音亢进
C. 腹痛、肠型、呕吐、停止排便排气
D. 腹痛、肠型、腹胀、停止排便排气
E. 腹痛、呕吐，停止排便排气，肠鸣音减弱

3. 老年人初发机械性肠梗阻最常见的病因是（2013）
A. 蛔虫团块阻塞　　B. 肿瘤
C. 腹股沟疝嵌顿　　D. 小肠扭转
E. 乙状结肠扭转

4. 典型溃疡性结肠炎患者的粪便特点是（2013）
A. 白陶土样便

B. 含泡沫粪样便
C. 黏液脓血便
D. 脂肪泻
E. 大量水样便
5. 溃疡性结肠炎活动期最重要的临床表现是（2016）
A. 体重下降 B. 发热
C. 黏液脓血便 D. 腹泻便秘交替
E. 腹痛
6. 麻痹性肠梗阻的典型临床表现中不包括（2016）
A. 肠型
B. 呕吐
C. 肠鸣音亢进
D. 停止肛门排气排便
E. 腹胀
7. 患者，男，30岁。间断黏液脓血便10年，抗生素治疗效果不佳。肠镜示：乙状结肠及直肠黏膜广泛充血糜烂，病理检查可见隐窝脓肿。应首选的治疗药物是（2004）
A. 蒙脱石散 B. 地衣芽孢杆菌制剂
C. 黄连素 D. 5-氨基水杨酸
E. 左氧氟沙星
8. 患者，女，55岁。间断腹泻5年，黏液脓血便3~4次/d，伴左下腹部疼痛，口服甲硝唑及利复星治疗无明显好转。查体：左下腹部压痛（+）。最可能的诊断是（2006）
A. 克罗恩病
B. 慢性细菌性痢疾
C. 溃疡性结肠炎
D. 结肠癌
E. 缺血性肠病
9. 患者，男，65岁。突发腹痛，停止排气排便1天。既往曾因十二指肠溃疡行胃大部切除术。查体：T 37.8 ℃，P 100次/min，BP 100/80 mmHg，全腹压痛、反跳痛（+）。立位腹部X线平片见多发气液平面。诊断性腹腔穿刺抽出血性液体。该患者下一步首选的处理是（2007）
A. 立即肛管排气
B. 快速补液，扩容
C. 立即手术探查
D. 全消化道X线钡剂造影
E. 严密观察病情12小时
10. 患者，女，18岁。间断排黏液脓血便伴发热2个月。大便每日10余次，体温波动在38.0~39.5 ℃，广谱抗生素治疗1周后症状无好转。结肠镜检查示：全结肠弥漫性充血、糜烂，伴溃疡形成。首选的治疗是（2008）
A. 更换抗生素
B. 应用硫唑嘌呤
C. 应用免疫抑制剂
D. 应用柳氮磺吡啶
E. 应用糖皮质激素
11. 患者，女，32岁。因绞窄性肠梗阻急症手术。术中不能确定肠管坏死时，用等渗温盐水纱布热敷和0.5%普鲁卡因封闭后，观察其有无生机。要求观察的时间应当是（2010）
A. 35~45分钟 B. 6~9分钟
C. 0~30分钟 D. 50~60分钟
E. 1~5分钟
12. 女，32岁。确诊溃疡性结肠炎6年。腹痛，腹泻加重伴高热、腹胀3天，2天来大量便血，腹胀明显。查体：全腹压痛，反跳痛明显，腹部听诊3分钟未闻及肠鸣音。首选的检查是（2014）
A. 腹部CT
B. 立位腹部X线平片
C. 腹部B超
D. 结肠镜
E. 结肠X线气钡双重造影
13. 女，23岁。寒战、高热、腹泻5小时就诊，共腹泻4次，开始为稀水样便，继之便中带有黏液和脓血，伴下腹疼痛。实验室检查：血WBC 14.2×10^9/L。粪常规：WBC阳性，20/HP。首选的病原治疗药物是（2016）
A. β-内酰胺类 B. 喹诺酮类
C. 氨基糖苷类 D. 大环内酯类
E. 四环素类
14. 女，20岁，间断脓血便1年，曾用喹诺酮类抗生素和甲硝唑治疗无效，1个月来每日脓血便2~3次，粪便镜检WBC及RBC满视野。首选的治疗药物是（2016）
A. 泼尼松 B. 美沙拉嗪
C. 蒙脱石散 D. 硫唑嘌呤
E. 异烟肼
15. 女，33岁。间断腹痛、排黏液脓血便半年，加重1周，为明确诊断，最重要的检查是（2016）
A. 结肠镜 B. 腹部X线片
C. 腹部B超 D. 腹部血管造影
E. 腹部CT
16. 女，60岁，乏力，低热3个月。查体：贫血貌，腹平坦，右侧中腹部叩及5 cm×3 cm纵行肿块，可推动。血常规：WBC 7.0×10^9/L，N 0.60，Hb 80 g/L，Plt 205×10^9/L。为明确诊断首选的检查是（2016）
A. 腹部CT
B. 立位腹部X线平片

C. 结肠镜
D. 全胃肠X线钡剂造影
E. 腹部B超

17. 女，35岁。因急性阑尾炎穿孔行阑尾切除。术后5天出现发热、下腹坠胀、里急后重。首选的检查是（2016）
A. 腹部CT
B. 腹部B超
C. 立位腹部X线平片
D. 直肠指诊
E. 腹部MRI

18、19题共用备选答案（2011）
A. 小肠　B. 升结肠
C. 乙状结肠　D. 横结肠
E. 十二指肠

18. 青壮年肠扭转最常见的部位是
19. 老年人肠扭转最常见的部位是

20~22题共用题干（2016）

男，54岁，腹胀，呕吐1周。每次呕吐量约1 500 mL，呕吐物为隔夜宿食及大量黏液，并有酸臭味，不含胆汁。呕吐后腹胀症状能明显缓解。十二指肠球部溃疡病史20年。查体：上腹膨隆，可见胃型及蠕动波，腹软，无局限性压痛和反跳痛，移动性浊音（-），肠鸣音活跃。

20. 最可能的诊断是
A. 幽门梗阻　B. 回肠梗阻
C. 结肠梗阻　D. 十二指肠梗阻
E. 空肠梗阻

21. 对确诊最有意义的检查是
A. 腹部B超
B. 腹部MRI
C. 腹部CT
D. 立位腹部X线平片
E. 胃镜

22. 以下处置措施错误的是
A. 持续胃肠减压
B. 纠正脱水和补钾
C. 静脉输注碳酸氢钠
D. 温生理盐水洗胃
E. 改善营养状况

第七章　直肠肛管疾病

1. 血栓性外痔的典型表现是（2008）
A. 肛周白色圆形肿块，无压痛
B. 肛周白色圆形肿块，有压痛
C. 肛周暗紫色圆形肿块，有压痛
D. 肛周紫色不规则肿块，有压痛
E. 肛周紫色不规则肿块，无压痛

2. 大肠癌最好发的部位是（2013）
A. 乙状结肠　B. 直肠
C. 升结肠　D. 降结肠
E. 横结肠

3. 女，25岁。排便时肛门痛15天，查体：膝胸位于肛门12点处见纵行皮肤裂口，有新鲜血迹，其下方见一小皮垂。最可能的诊断是（2016）
A. 内痔脱出　B. 混合痔
C. 外痔　D. 直肠息肉
E. 肛裂

4. 男，60岁。直肠癌根治术后4天，晨起时突发左下肢肿胀，左腿皮温增高，股三角区有深压痛。最可能的诊断是左下肢（2016）
A. 血栓性浅静脉炎
B. 大隐静脉曲张
C. 淋巴水肿
D. 深静脉血栓形成
E. 动脉栓塞

5、6题共用备选答案（2010）
A. 肛周脓肿　B. 外痔
C. 内痔　D. 肛裂
E. 肛瘘

5. 肛周有暗紫色长圆形肿物，质硬、压痛明显，符合
6. 肛门部潮湿、瘙痒，肛门旁有一小孔并有脓血性分泌物，符合

7、8题共用备选答案（2012）
A. 外痔　B. 直肠脱垂
C. 混合痔　D. 环形痔
E. 内痔

7. 排便时脱出肛门，需手推才能还纳的圆形肿物是
8. 肿物呈梅花瓣样脱出肛门，同时肛门括约肌不松弛的是

第八章　腹膜炎

1. 引起继发性腹膜炎最常见的细菌是（2001）
A. 链球菌　B. 大肠埃希菌
C. 铜绿假单胞菌　D. 变形杆菌
E. 拟杆菌

2. 患者，女，32岁。脐周胀痛伴低热1月余。腹部B超示腹腔积液。腹水常规：有核细胞1 000×10^6/L，淋巴细胞0.90。最可能的诊断是（2014）

A. 原发性腹膜炎　　B. 肝硬化腹水
C. 结缔组织病　　D. 结核性腹膜炎
E. 腹腔恶性肿瘤

3. 腹水腺苷脱氨酶（ADA）活性升高，最可能的疾病是（2016）
A. 肝硬化腹水　　B. 结核性腹膜炎
C. 继发性腹膜炎　　D. 自发性腹膜炎
E. 右心功能衰竭腹水

4. 女，35岁，间断发热，腹胀伴全腹痛3个月。查体：体温37.5℃。腹壁柔韧感，移动性浊音阳性。腹水常规：黄绿色，白细胞600×10^6/L，单核细胞0.80。最可能的诊断是（2016）
A. 肝硬化腹水
B. 腹膜转移癌
C. 自发性细菌性腹膜炎
D. 结核性腹膜炎
E. 腹膜间皮瘤

第九章　腹外疝

1. 阴囊内无痛性包块，透光试验阳性。最可能的诊断是（2004）
A. 鞘膜积液　　B. 精索静脉曲张
C. 腹股沟斜疝　　D. 附睾结核
E. 睾丸肿瘤

2. 腹股沟疝检查时，压迫腹股沟深环的部位应在（2014）
A. 精索的内前方2 cm
B. 肿块隆起最明显处
C. 耻骨结节外侧2 cm
D. 腹股沟韧带中点上方2 cm
E. 髂前上棘与耻骨结节连线的中点

3. 最容易发生疝内容物坏死的临床类型是（2015）
A. 易复性疝
B. 绞窄性疝
C. 难复性疝
D. 滑动性疝
E. 嵌顿性疝

4. 患者，女，62岁。右侧股疝嵌顿10小时。查体：腹胀明显，右下腹局限性压痛（+），肌紧张，肠鸣音亢进。右侧腹股沟韧带下方隆起肿块，有压痛。手术时发现小肠坏死，行坏死小肠切除后，下一步正确的手术措施是（2013）
A. Ferguson法疝修补术
B. Bassini法疝修补术
C. McVay法疝修补术
D. Halsted法疝修补术
E. 单纯疝囊高位结扎术

5. 男，70岁。右腹股沟区可复性肿物15年。糖尿病病史7年，口服降糖药控制，空腹血糖近1个月来维持在6.2~9.0 mmol/L。吸烟20余年，20~30支/d。查体：P 84次/min，R 20次/min，BP 160/110 mmHg。拟行右腹股沟无张力疝修补术。其围手术期处理错误的是（2016）
A. 练习床上排便
B. 口服降压药控制血压
C. 术前戒烟2周
D. 术前当日晨起应用胰岛素
E. 术前禁食12小时

6、7题共用备选答案（2010）
A. Bassini法　　B. Halsted法
C. Ferguson法　　D. Shouldice法
E. McVay法

6. 重点行腹横筋膜加强缝合的方法是
7. 加强腹股沟管前壁的疝修补术是

8、9题共用备选答案（2016）
A. 股疝　　B. 白线疝
C. 腹股沟斜疝　　D. 脐疝
E. 腹股沟直疝

8. 小儿先天性疝最常见的是
9. 老年人最常见的不容易发生嵌顿的疝是

第十章　腹部损伤

1. 肝脾损伤后可能发生的主要危险是（2004）
A. 腹腔内出血　　B. 腹膜炎
C. 肠麻痹　　D. 全身感染
E. 胃肠道出血

2. 腹腔内脏器损伤行剖腹探查的适应证不包括（2007）
A. 顽固性休克
B. 肠蠕动异常活跃
C. 明显腹胀
D. 腹膜刺激征范围扩大
E. 膈下游离气体

3. 腹部闭合性损伤导致空腔脏器破裂但不表现为腹膜炎的是（2016）
A. 直肠下端　　B. 乙状结肠
C. 回肠末端　　D. 胃窦小弯侧
E. 空肠上段

4. 女，35岁。被汽车撞到腹部2小时。查体：P 90次/min，BP 120/80 mmHg，神志清，全腹肌紧张，

压痛伴反跳痛（+），移动性浊音（-），肠鸣音消失。该患者最可能损伤的器官是（2016）

A. 脾　　B. 肾
C. 肝　　D. 小肠
E. 胰

5~7 题共用题干（2008）

患者，男，23 岁。突然晕倒 2 小时。5 天前因车祸撞伤下胸部，曾卧床休息 2 天。查体：P 140 次/min，R 30 次/min，BP 75/60 mmHg。神志清，面色苍白，左下胸有皮肤瘀斑，腹部膨隆，轻度压痛，反跳痛（+），移动性浊音（+），肠鸣音减弱。

5. 最可能的诊断是
A. 小肠破裂　　B. 结肠破裂
C. 胃破裂　　D. 脾破裂
E. 肾破裂

6. 为尽快明确诊断，首选的辅助检查是
A. 腹部 MRI　　B. 胸部 X 线片
C. 腹部 B 超　　D. 腹部 CT
E. 腹部 X 线片

7. 最佳的处理方法是
A. 小肠修补术　　B. 结肠修补术
C. 胃修补术　　D. 脾切除术
E. 肾切除术

第四篇　泌尿系统（含男性生殖系统）

第一章　尿液检查

1. 肾小管性蛋白尿中不会出现的是（2009）
A. 免疫球蛋白G　　B. 视黄醇结合蛋白
C. α_1 微球蛋白　　D. β_2 微球蛋白
E. 溶菌酶
2. 临床上最常见的蛋白尿是（2010）
A. 肾小球性　　B. 肾小管性
C. 溢出性　　D. 分泌性
E. 组织性
3. 下列提示肾小球源性血尿的是（2011）
A. 尿沉渣可见红细胞管型
B. 肉眼血尿
C. 伴有凝血块
D. 尿相差显微镜示均一形态红细胞
E. 伴尿路刺激征
4. 患者，女，70岁。蛋白尿1个月。尿蛋白定量6 g/d，蛋白电泳显示以小分子蛋白为主，呈单克隆分布。其蛋白尿的性质为（2004）
A. 组织性蛋白尿　　B. 肾小球性蛋白尿
C. 溢出性蛋白尿　　D. 分泌性蛋白尿
E. 肾小管性蛋白尿
4. 患者，女，70岁。蛋白尿1个月。尿蛋白定量6 g/d，蛋白电泳显示以小分子蛋白为主，呈单克隆分布。其蛋白尿的性质为（2004）
A. 组织性蛋白尿　　B. 肾小球性蛋白尿
C. 溢出性蛋白尿　　D. 分泌性蛋白尿
E. 肾小管性蛋白尿
5. 患者，男，16岁。参加学校运动会5 000米长跑后出现泡沫尿，乏力。实验室检查：尿蛋白（+）。休息1天后复查尿常规正常。该蛋白尿最可能是（2013）
A. 肾小管性蛋白尿　　B. 组织性蛋白尿
C. 溢出性蛋白尿　　D. 功能性蛋白尿
E. 分泌性蛋白尿
6. 女，28岁，体检发现镜下血尿，蛋白尿半年。无高血压、糖尿病病史。父母体健。查体：BP 110/80 mmHg。下肢无水肿，尿红细胞10～15/高倍视野，90%变形，尿蛋白定量0.4 g/d。血肌酐72 μmol/L，补体正常，抗核抗体阴性。该患者最可能的诊断是（2016）
A. 慢性间质性肾炎
B. 无症状性血尿和（或）蛋白尿
C. 慢性肾小球肾炎
D. 肾病综合征
E. 急性肾小球肾炎

7～9题共用备选答案（2008）
A. 白细胞管型　　B. 红细胞管型
C. 透明管型　　D. 蜡样管型
E. 上皮细胞管型
7. 正常人尿中偶可见到
8. 对肾盂肾炎的诊断有意义的是
9. 提示慢性肾小球肾炎晚期的是

第二章　肾小球疾病

1. 急性弥漫性增生性肾小球肾炎增生的细胞是（2003）
A. 肾小球壁层上皮细胞和脏层上皮细胞
B. 肾小球脏层上皮细胞和系膜细胞
C. 肾小球周围纤维细胞和系膜细胞
D. 肾小球毛细血管内皮细胞和系膜细胞
E. 肾小球脏层上皮细胞和炎症细胞
2. 引起变形红细胞血尿的主要原因是（2004）
A. 尿路畸形　　B. 肾小球肾炎
C. 尿路结石　　D. 泌尿系统肿瘤
E. 左肾静脉受压
3. 急性肾小球肾炎的治疗不包括（2004）
A. 降压
B. 抗感染
C. 低盐及限制液体入量
D. 糖皮质激素
E. 利尿
4. 能引起肾病综合征的疾病是（2005）
A. 隐匿性肾炎　　B. 间质性肾炎
C. 急性肾盂肾炎　　D. 慢性肾盂肾炎
E. 狼疮性肾炎
5. 慢性肾炎主要病变部位是（2006）
A. 肾小动脉　　B. 肾小管

C. 肾小球　　D. 肾间质
E. 肾集合管系统

6. 确诊急进性肾小球肾炎的依据是（2006）
A. B型超声及腹部X线平片均提示双肾增大
B. 血清抗肾小球基底膜抗体阳性
C. 血清免疫复合物阳性伴血清补体下降
D. 血清抗中性粒细胞胞浆抗体阳性
E. 50%以上肾小球囊内有新月体形成

7. 慢性肾炎患者，尿蛋白≥1 g/d，血压控制的理想水平是（2006）
A. 120/70 mmHg以下
B. 125/75 mmHg以下
C. 130/80 mmHg以下
D. 135/85 mmHg以下
E. 140/90 mmHg以下

8. 急性链球菌感染后肾小球肾炎，补体C_3恢复时间在病后（2007）
A. 4周左右　　B. 8周左右
C. 12周左右　　D. 16周左右
E. 20周左右

9. 慢性肾脏病5期，肾小球滤过率至少小于（2007）
A. 20 mL/min　　B. 30 mL/min
C. 15 mL/min　　D. 10 mL/min
E. 25 mL/min

10. 慢性肾炎治疗的主要目的是（2008）
A. 消除尿红细胞
B. 消除管型尿
C. 消除轻微蛋白尿
D. 改善营养状况
E. 防止或延缓肾功能恶化

11. 治疗成人原发性肾病综合征的药物不包括（2009）
A. 环磷酰胺
B. 血管紧张素转化酶抑制剂
C. 氯喹
D. 肾上腺糖皮质激素
E. 低分子肝素

12. 治疗原发性肾病综合征的首选药物是（2009）
A. 环磷酰胺　　B. 苯丙酸诺龙
C. 氯喹　　D. 肾上腺糖皮质激素
E. 血浆白蛋白

13. 肾病综合征的一般治疗正确的是（2010）
A. 必须卧床休息，痊愈后可起床活动
B. 无盐饮食以减轻水肿
C. 低蛋白饮食以减少蛋白尿
D. 低热卡饮食防止高脂血症
E. 多食富含多聚不饱和脂肪酸饮食

14. 关于急进性肾小球肾炎描述不正确的是（2010）
A. B超及腹部X线平片均提示双肾增大
B. Ⅰ型血清抗肾小球基底膜抗体阳性
C. Ⅱ型血清免疫复合物阳性伴血清补体下降
D. Ⅲ型血清抗中性粒细胞胞浆抗体阳性
E. 50%以上肾小球囊内有新月体形成

15. 在原发性肾小球肾炎的病理分型中，预后最好的是（2011）
A. 轻微病变
B. 硬化性病变
C. 系膜毛细血管性病变
D. 膜性肾病
E. 局灶节段性病变

16. 急性链球菌感染后肾小球肾炎血生化改变意义最大的是（2013）
A. 抗链“O”明显升高
B. 血沉升高
C. 血IgG升高
D. 血白蛋白下降
E. 血C_3明显下降

17. 关于急进性肾炎描述正确的是（2013）
A. 肾活检提示25%以上肾小球囊内有大新月体形成
B. Ⅲ型患者抗中性粒细胞胞浆抗体常呈阳性，好发于中老年
C. Ⅰ型患者循环免疫复合物常呈阳性，好发于中青年
D. Ⅱ型患者抗基底膜抗体常呈阳性，补体C_3常升高
E. Ⅰ型、Ⅲ型患者适用甲泼尼龙冲击治疗，Ⅱ型适合强化血浆置换治疗

18. 肾病综合征最基本的表现是（2013）
A. 尿蛋白定量>3.5 g/24 h
B. 尿颗粒管型
C. 血浆白蛋白<35 g/L
D. 高度水肿
E. 高脂血症

19. 鉴别肾炎型肾病综合征和单纯型肾病综合征的指标是（2013）
A. 持续高血压　　B. 低白蛋白血症
C. 高胆固醇血症　　D. 高度水肿
E. 大量蛋白尿

20. 首选糖皮质激素治疗的肾脏疾病（2014）
A. 急性肾小管坏死
B. 微小病变肾病
C. 急性肾小球肾炎
D. 乙肝病毒相关性肾炎

E. 隐匿性肾炎

21. 急性弥漫性增生性肾小球肾炎中增生的主要细胞是（2016）
A. 肾球囊壁层上皮细胞及毛细血管内皮细胞
B. 肾小球毛细血管内皮细胞及系膜细胞
C. 肾球囊脏层上皮细胞及系膜细胞
D. 肾小球周围的成纤维细胞及系膜细胞
E. 肾球囊脏层上皮细胞及壁层上皮细胞

22. 下类疾病中最常出现变形红细胞血尿的是（2016）
A. 多囊肾并出血　B. 急性肾小球肾炎
C. 肾结核　D. 急性肾盂肾炎
E. 尿路结石

23. 患者，男，55岁。经穿刺活检证实为微小病变肾病，足量治疗8周，尿蛋白仍未转阴，后发现肛周脓肿。除治疗肛周脓肿外，还应采取的治疗是（2003）
A. 加用细胞毒药物　B. 激素用量不变
C. 激素加量　D. 激素停用
E. 激素冲剂治疗

24. 患者，女，35岁。寒战、发热伴腰痛、尿频1天。查体：T 39.2 ℃，左肾区叩击痛（+）；血WBC明显升高；尿常规RBC 25～30/高倍视野，WBC 50~60/高倍视野，尿蛋白（+），亚硝酸盐（+）。最可能的诊断是（2004）
A. 急性肾盂肾炎　B. 肾乳头坏死
C. 急性间质性肾炎　D. 急性肾小球肾炎
E. 肾结核

25. 患者，男，11岁。患急性肾炎住院14天，水肿消退，肉眼血尿消失，血压正常。该患儿适于（2004）
A. 出院，不上学，可下床运动
B. 继续住院治疗
C. 出院，不上学，卧床休息
D. 可上学，避免剧烈运动
E. 可上学，参加体育运动

26. 患者，男，33岁。发作性腰痛伴尿频、尿急5年，时有尿液混浊及终末血尿。此次因发热伴腰痛、尿痛2天入院。查体：T 38 ℃，血压140/90 mmHg；尿常规：尿蛋白（+）、红细胞（+）、白细胞（+++）；肾B超：右肾11 cm×5 cm×3 cm，左肾8 cm×4 cm×2 cm；腹部平片：左肾区可见钙化灶。最可能的诊断是（2006）
A. 肾结核　B. 肾结石
C. 急性肾盂肾炎　D. 慢性肾盂肾炎
E. 慢性肾炎急性发作

27. 患者，男，35岁。发现血尿、蛋白尿3周。既往经常有咽炎发作。查体：血压145/95 mmHg，下肢轻度水肿。血肌酐88 μmol/L，尿蛋白定量1.25 g/d，尿RBC 5～10/高倍视野。患者最可能的肾脏病理诊断是（2006）
A. 微小病变肾病　B. 膜性肾病
C. 膜增生性肾炎　D. 新月体肾炎
E. IgA肾病

28. 患者，女，32岁。突然寒战，高热，伴腰痛、尿频及尿痛3天就诊。查体：肾区有叩击痛，尿蛋白（+）。尿液镜检白细胞满视野，白细胞管型0~2/高倍视野。最可能的诊断是（2007）
A. 急性肾小球性肾炎
B. 急性肾盂肾炎
C. 慢性肾小球肾炎急性发作
D. 慢性肾盂肾炎，隐匿性
E. 急性膀胱炎

29. 患者，男，28岁。因感冒后出现进行性少尿做肾活检，结果为细胞新月体型肾小球肾炎，血浆抗肾小球基底膜抗体（+）。首选治疗（2007）
A. 甲泼尼龙冲击
B. 环磷酰胺冲击
C. 强化血浆置换疗法
D. 抗凝药物
E. 抗血小板药物

30. 患者，男，65岁。膜性肾病，应用激素治疗2周突然出现左侧腰痛，肉眼血尿。B超示左肾增大，最可能的原因是（2007）
A. 肾动脉栓塞　B. 肾小球疾病进展
C. 肾静脉血栓　D. 肾盂肾炎
E. 出血性膀胱炎

31. 患者，男，23岁。2年前体检发现BP 140/95 mmHg。化验：Hb 102 g/L，尿蛋白（+++），尿沉渣RBC 3～5/HP，血肌酐102 μmol/L。其临床诊断可能是（2007）
A. 慢性肾盂肾炎　B. 慢性肾炎
C. 急性肾炎　D. 遗传性肾炎
E. 隐匿性肾炎

32. 患者，男，15岁。扁桃体炎2周，颜面部水肿、尿量减少3天。查体：BP 160/80 mmHg。实验室检查：尿蛋白（++），尿红细胞20～30/高倍视野，红细胞管型1～2/低倍视野，血补体C_3降低。该患者肾脏病变最可能的病理类型是（2008）
A. 微小病变型肾病
B. 系膜增生性肾小球肾炎
C. 系膜毛细血管性肾小球肾炎
D. 毛细血管内增生性肾小球肾炎
E. 膜性肾病

33. 患者，女，38岁。间歇性水肿8年，恶心、呕吐1周。查血压20/13 kPa（150/100 mmHg），Hb 80 g/L，尿蛋白（++），蜡样管型（+），血BUN 40 mmol/L，Cr 760 μmol/L，血钾5.5 mmol/L。最适宜的首选治疗是（2008）
A. 降压治疗　B. 利尿治疗
C. 纠正贫血　D. 血液透析
E. 饮食治疗

34. 患者，男，20岁。感冒后7天出现颜面及双下肢水肿，尿少。查体：血压160/100 mmHg，尿蛋白（++），尿沉渣：红细胞（++），Cr 130μmol/L。2周后少尿，BUN 28mmol/L，Cr 620μmol/L。哪种疾病可能性大（2009）
A. 急性肾小球肾炎
B. 急进性肾小球肾炎
C. 慢性肾炎
D. 肾病综合征
E. 高血压肾病

35. 患者，男，78岁。水肿、大量蛋白尿3周余。肾活检示膜性肾病，近2日出现右下肢水肿加重，胀痛。应首先考虑的并发症是（2009）
A. 动脉栓塞　B. 静脉曲张
C. 痛风发作　D. 静脉血栓
E. 淋巴管炎

36. 患者，男，23岁。血尿、蛋白尿2年。查体：BP 160/90 mmHg。尿蛋白1.3～1.8 g/d，血肌酐100 μmol/L。最可能的诊断是（2010）
A. 无症状性蛋白尿和血尿
B. 高血压肾损害
C. 慢性肾小球肾炎
D. 肾病综合征
E. 慢性间质性肾炎

37. 患者，男，22岁。反复咽痛伴腰酸、发作性单纯血尿2年余。查体：BP 114/72 mmHg，咽红，扁桃体Ⅱ度肿大，肾区无叩击痛，下肢无水肿。尿常规：RBC 20～40/HP，WBC 0～2/HP，尿蛋白（-）。最可能的诊断是（2010）
A. 急性肾盂肾炎
B. 慢性肾盂肾炎
C. 慢性肾盂肾炎急性发作
D. 慢性肾炎
E. 隐匿型肾炎

38. 患者，男，63岁。膜性肾病，应用糖皮质激素和环磷酰胺治疗3周后，突然出现左下肢肿胀、疼痛。最可能的诊断是（2010）
A. 下肢淋巴管炎　B. 股骨头坏死
C. 下肢深静脉血栓　D. 痛风性关节炎
E. 下肢动脉栓塞

39. 患者，男，33岁。间断双下肢水肿2年，发热、咽痛后症状加重1周。BP 180/110 mmHg，Hb 72 g/L，尿比重1.012，尿RBC 8～10/HP，尿蛋白（++），血尿氮素28 mmol/L，血肌酐399 μmol/L。最可能的诊断是（2011）
A. 急进性肾小球肾炎
B. 慢性肾小球肾炎
C. 隐匿性肾小球肾炎
D. 高血压肾损害
E. 急性肾小球肾炎

40. 患者，男，27岁。头晕1周，加重伴乏力、心悸、牙龈出血就诊。查体：BP 165/105 mmHg；血红蛋白69 g/L，血肌酐879 μmol/L，尿蛋白（++），尿红细胞2～3/HP；B超示左肾8.9 cm×4.8 cm×4.2 cm，右肾8.6 cm×4.7 cm×3.9 cm，双肾皮质变薄。该患者最可能的诊断为（2011）
A. 慢性肾小球肾炎（CKD3期）
B. 急进性肾小球肾炎
C. 急性肾小球肾炎
D. 慢性肾小球肾炎（CKD4期）
E. 慢性肾小球肾炎（CKD5期）

41. 患儿，男，6岁。眼睑水肿伴尿量减少1周，精神尚可。实验室检查：尿蛋白（++++），红细胞5/HP，血浆总蛋白35 g/L，白蛋白20 g/L，胆固醇7.0 mmol/L。首选的治疗是（2012）
A. 输注白蛋白
B. 甲泼尼龙冲击疗法
C. 静脉滴注低分子右旋糖酐
D. 口服环磷酰胺
E. 口服泼尼松

42. 患者，女，17岁。鼻塞、流涕、咽痛、发热1天后出现肉眼血尿，伴颜面部水肿。BP 140/100 mmHg，尿蛋白（+++）。为明确诊断，最有价值的进一步检查是（2012）
A. 肾脏B超　B. 24小时尿蛋白定量
C. 尿沉渣镜检　D. 肾活检
E. 双肾CT

43. 患者，男，28岁。少尿、水肿1个月余。7岁时曾发现尿蛋白阳性。血压180/120 mmHg，尿蛋白（-），红细胞5～10/HP，白细胞3～5/HP，BUN 30 mmol/L，血红蛋白65 g/L。初步诊断为（2012）
A. 急性肾小球肾炎
B. 慢性肾小球肾炎，肾功能不全
C. 肾病综合征
D. 慢性肾盂肾炎，肾功能不全

E. 高血压3期

44. 患者，女，10岁。无明显前驱病史，近3天来颜面水肿，伴少尿，肉眼血尿，测血压150/100 mmHg。查尿常规示：蛋白（+++），红细胞>100/HP，白细胞15~20/HP，管型5~10/HP，血沉50 mm/h，血BUN 15 mmol/L，血补体$C_3$0.1 g/L，该患儿最可能的诊断是（2014）

A. 急性链球菌感染后肾炎
B. 急进性肾炎
C. 狼疮性肾炎
D. 肾炎性肾病
E. 急性肾小球肾炎伴泌尿系感染

45. 患者，男，33岁。确诊为慢性肾小球肾炎。查体：血压135/80 mmHg，无水肿。24小时尿蛋白定量0.3~0.7 g/d，血肌酐116 μmol/L。最好的药物治疗是（2014）

A. 低分子肝素
B. 血管紧张素转化酶抑制剂
C. 钙离子拮抗剂
D. 糖皮质激素
E. 细胞毒药物

46、47题共用备选答案（2007）

A. IgA肾病　　B. 肾淀粉样变
C. 微小病变肾病　　D. 糖尿病肾病
E. 紫癜性肾炎

46. 以上疾病首选糖皮质激素治疗的是
47. 以上疾病禁用糖皮质激素治疗的是

48、49题共用备选答案（2013）

A. ACEI联合血管紧张素Ⅱ受体阻滞剂
B. 糖皮质激素足量2~3个月，以后缓慢减量
C. 糖皮质激素足量4个月以上
D. 细胞毒类药物
E. 糖皮质激素联合细胞毒类药物

48. 肾病综合征、微小病变肾病应采取的治疗是
49. 肾病综合征、膜性肾病应采取的治疗是

50~52题共用题干（2011）

患者，男，30岁。间歇出现颜面及下肢水肿已经5年，伴乏力、头痛，查血压180/110 mmHg，Hb80 g/L，尿蛋白（++），尿红细胞6~8/HP。

50. 为明确诊断，对患者应该首选的检查项目是

A. 尿蛋白定量
B. 血K^+、Cl^-、Na^+、Ca^{2+}
C. 血BUN，Cr
D. 肾B超
E. 肾活检

51. 可能性最大的诊断是

A. 急性肾炎
B. 急进性肾炎
C. 高血压肾小动脉硬化
D. 慢性肾炎
E. 慢性肾盂肾炎

52. 下列治疗措施中，不选用

A. 糖皮质激素
B. 氢氯噻嗪
C. 阿司匹林
D. 卡托普利
E. 普萘洛尔

第三章　泌尿、男性生殖系统感染

1. 急性肾盂肾炎一般不出现（2003）

A. 畏寒、发热　　B. 尿路刺激征
C. 血尿　　D. 肾区叩痛
E. 贫血

2. 肾盂肾炎最常见的病原菌（2007）

A. 葡萄球菌　　B. 粪肠球菌
C. 大肠杆菌　　D. 变形杆菌
E. 白色念珠菌

3. 尿路感染最常见的致病菌是（2009）

A. 革兰阳性球菌　　B. 革兰阴性球菌
C. 革兰阳性杆菌　　D. 革兰阴性杆菌
E. 抗酸杆菌

4. 肾盂肾炎最常见的感染途径（2011）

A. 上行感染
B. 血行感染
C. 淋巴道感染
D. 外伤直接感染
E. 肾周围器官直接感染蔓延

5. 膀胱刺激症状为（2015）

A. 尿频、血尿
B. 尿急、脓尿
C. 尿痛、排尿困难
D. 血尿、脓尿、尿频
E. 尿频、尿急、尿痛

6. 患者，男，18岁。因腰痛、发热、尿频、尿痛而求治。检查后诊断为大肠杆菌所致的泌尿系感染，应该首先选择（2006）

A. 诺氟沙星　　B. 红霉素
C. 青霉素　　D. 头孢氨苄
E. 苯唑西林

7. 患者，女，28岁。寒战、发热伴尿频3天。查体：T 39.5 ℃，右肾区叩击痛（+）。尿常规：红细胞

5~10/高倍视野，白细胞 20~30/高倍视野。该患者抗生素治疗的疗程应为（2008）

A. 3 天　　B. 1 周
C. 4 周　　D. 2 周
E. 3 周

8. 患者，女，29 岁。右腰痛伴发热、尿频、尿急、尿痛 2 天住院，7 年前有类似病史。尿常规示白细胞 20~30/HP，红细胞 5/HP，蛋白质（+），血常规白细胞总数升高。泌尿系 B 超检查及 IVP 未见异常。最可能的诊断是（2009）

A. 急性膀胱炎
B. 慢性膀胱炎
C. 急性肾盂肾炎
D. 慢性肾盂肾炎
E. 慢性肾盂肾炎急性发作

9. 女，66 岁。发热伴尿频、尿急、尿痛 3 天。既往糖尿病病史 10 年。查体：左肾区叩击痛（+）。尿沉渣镜检红细胞 3~5/HP，白细胞满视野，清洁中段尿细菌定量培养为大肠埃希菌 10^6/mL。下列处理措施正确的是（2016）

A. 抗生素治疗 1 周　　B. 抗生素治疗 2 周
C. 抗生素治疗 3 天　　D. 单剂量抗生素治疗
E. 无须抗生素治疗

10. 女，63 岁。发热伴腹痛 3 天。既往糖尿病病史 8 年。查体：T 38.5 ℃，右肾区叩击痛（+）。血 WBC 11.3×10^9/L，N 0.88；尿常规 RBC 8~10/HP，WBC 25~30/HP，糖（++），蛋白（+）。对明确诊断最有意义的检查是（2016）

A. 尿找病理细胞
B. 泌尿系 B 超
C. 肾穿刺活检
D. 尿相差显微镜
E. 清洁中段尿培养+药敏

11. 男，29 岁，尿频、尿急、尿痛伴尿道内不适 1 年余。近日晨起排尿终末可见尿道口"滴白"，下腹部及会阴部隐痛，无寒战和高热。最可能的诊断是（2016）

A. 慢性膀胱炎　　B. 良性前列腺炎
C. 慢性尿道炎　　D. 慢性前列腺炎
E. 急性细菌性前列腺炎

第四章　泌尿、男性生殖系统结核

1. 诊断肾结核最可靠的依据是（2004）

A. 尿频、尿急、尿痛症状
B. 尿培养结核菌阳性
C. 输精管串珠样改变
D. 肾盂肾盏变形
E. 尿中有大量脓细胞

2. 长期尿频、尿急，经抗生素治疗无效的患者，应考虑的疾病是（2012）

A. 膀胱炎　　B. 泌尿系结核
C. 尿道炎　　D. 上尿路结石
E. 肾盂肾炎

3. 慢性膀胱刺激症状和脓尿，应首先考虑为（2013）

A. 急性肾炎　　B. 肾结石
C. 膀胱炎　　D. 肾结核
E. 肾肿瘤

第五章　尿路结石

1. 肾绞痛发作时，首选的治疗方法是（2007）

A. 饮水、补液　　B. 解痉止痛
C. 碱化尿液　　D. 中药排石
E. 抗感染

2. 老年男性发生膀胱结石最常见的诱因是（2008）

A. 膀胱炎　　B. 前列腺炎
C. 膀胱憩室　　D. 前列腺增生
E. 膀胱异物

3. 诊断输尿管结石最简便的方法是（2011）

A. 摄腹部平片　　B. B 超检查
C. 尿常规检查　　D. 排泄性尿路造影
E. 逆行尿路造影

4. 某青年在运动过程中突然出现腰部绞痛、血尿，最大的可能是（2012）

A. 尿道结石　　B. 膀胱结石
C. 腰扭伤　　D. 上尿路结石
E. 急性肾炎

5. 下面哪种血尿应考虑肾、输尿管结石（2012）

A. 无痛性血尿　　B. 终末血尿
C. 活动后血尿　　D. 初期血尿
E. 严重血尿伴血块

6. 活动后出现右肾绞痛伴血尿，应考虑（2014）

A. 肾肿瘤　　B. 肾炎
C. 肾结核　　D. 肾损伤
E. 肾结石

7. 上尿路结石体外冲击波碎石的禁忌证是（2016）

A. 合并肾积水　　B. 结石直径 1.5 cm
C. 腰部疼痛　　D. 结石远端尿路梗阻
E. 血尿

8、9 题共用备选答案（2013）

A. 体外冲击波碎石

B. 开放性手术取石
C. 经皮肾镜碎石
D. 药物治疗及大量饮水
E. 经输尿管镜碎石

8. 输尿管结石 4 mm，结石远端无梗死，首选的治疗方案是
9. 肾结石 2.5 cm，患者有严重心脏病，装有心脏起搏器，不宜选择的治疗方案是

第六章　泌尿、男性生殖系统肿瘤

1. 膀胱肿瘤最常见的临床表现是（2004）
A. 尿频、尿急、尿痛
B. 疼痛+血尿
C. 镜下血尿
D. 排尿困难
E. 全程肉眼血尿

2. 肾盂癌常见症状是（2004）
A. 高血压　B. 腰部包块
C. 肾绞痛并有血尿　D. 间歇无痛性血尿
E. 精索静脉曲张

3. 成人肾肿瘤最常见的症状是（2005）
A. 腰部包块　B. 腹部包块
C. 高血压　D. 精索静脉曲张
E. 间断无痛性血尿

4. 下列有关泌尿生殖系统肿瘤的说法，不正确的是（2007）
A. 膀胱肿瘤以鳞癌和腺癌多见
B. 睾丸肿瘤多发生于20~40 岁青壮年
C. 肾母细胞瘤多发生于婴幼儿
D. 肾肿瘤多为恶性
E. 前列腺癌在我国近年发病率逐年上升

5. 关于成人肾肿瘤描述，错误的是（2007）
A. 多发于40 岁以上男性
B. 发生于肾实质的肾癌多见
C. 早期出现腰部包块
D. 反复发生间歇无痛性肉眼血尿
E. X 线片显示患侧肾影增大，不规则

6. 肾肿瘤常见的三大症状是（2009）
A. 疼痛、包块、低热
B. 血尿、疼痛、包块
C. 血尿、包块、高血压
D. 消瘦、血尿、低热
E. 血尿、疼痛、乏力

7. T_2a 期膀胱肿瘤浸润的组织是（2009）
A. 原位癌　B. 黏膜固有层
C. 浅肌层　D. 深肌层
E. 膀胱邻近组织

8. 肾细胞癌最常见的病理类型是（2010）
A. 嫌色细胞癌
B. 透明细胞癌
C. 未分类肾细胞癌
D. 乳头状肾细胞癌
E. 集合管癌

9. 肾癌患者首选的治疗方法是（2011）
A. 肿瘤切除术　B. 肾癌根治术
C. 放疗　D. 化疗
E. 中药治疗

10. 诊断肾癌最有价值的检查是（2013）
A. 磁共振　B. B 超
C. 增强 CT　D. 肾动脉造影
E. 静脉尿路造影

11. 判断膀胱肿瘤恶性程度的依据是（2016）
A. 血尿程度　B. 肿瘤的数目
C. 肿瘤的大小　D. 肿瘤浸润深度
E. 肿瘤细胞分化程度

12. 可以确诊膀胱癌的检查是（2016）
A. 膀胱镜检查+活检
B. 尿液原位荧光杂交（FISH）检查
C. 尿脱落细胞检查
D. 膀胱尿道造影
E. 静脉尿路造影

13. 患者，女，42 岁。肉眼血尿 1 个月余。IVU 显示双肾功能正常，见右肾盂有充盈缺损 1.5 cm×1.2 cm，尿细胞学检查发现肿瘤细胞。治疗方法首选（2006）
A. 放疗　B. 右肾输尿管全切术
C. 化疗　D. 右肾切除术
E. 肿瘤切除术

14. 患者，男，40 岁。血尿 3 天，膀胱镜见膀胱底部有一 1.5 cm×1.0 cm 新生物，有蒂，活检为 T_1 期。首选治疗方法是（2008）
A. 化疗
B. 膀胱部分切除
C. 经尿道膀胱肿瘤电切除术
D. 膀胱全切除
E. 放疗

15、16 题共用备选答案（2006）
A. B 超　B. CT（平扫+增强）
C. 尿细胞学　D. X 线平片
E. 膀胱镜+活检

15. 确诊膀胱肿瘤最直接的手段是

16. 了解膀胱肿瘤的浸润范围及深度、是否有盆腔淋巴结转移，应选用的检查方法是

17、18 题共用备选答案（2008）

A. 移行细胞癌　B. 横纹肌肉瘤
C. 腺癌　D. 鳞癌
E. 透明细胞癌

17. 膀胱肿瘤最常见的组织类型是
18. 肾细胞癌最常见的组织类型是

第七章　泌尿系统梗阻

1. 前列腺增生最主要的症状是（2006）
A. 进行性排尿困难　B. 尿频
C. 血尿　D. 尿潴留
E. 尿失禁

2. 前列腺增生所致急性尿潴留时，最常用的方法是（2009）
A. 服利尿药
B. 中药、针灸
C. 导尿
D. 耻骨上膀胱穿刺
E. 耻骨上膀胱造瘘技术

3. 动力性梗阻致急性尿潴留的病因是（2010）
A. 前列腺增生　B. 尿道外伤
C. 尿道结石　D. 膀胱颈挛缩
E. 脊髓损伤

4. 前列腺增生患者最早出现的症状是（2016）
A. 肉眼血尿　B. 尿急
C. 尿频　D. 尿潴留
E. 进行性排尿困难

5. 患者，男，65 岁。排尿困难 2 年，尿线细、射程短、排尿时间延长。1 天前因感冒后突发不能自行排尿，下腹区胀痛难忍，应先行（2003）
A. 输液抗感染　B. 导尿
C. 前列腺切除术　D. 针刺
E. 理疗

6. 患者，男，70 岁。进行性排尿困难 3 年，加重伴尿失禁 2 天。此尿失禁为（2004）
A. 充盈性尿失禁　B. 急迫性尿失禁
C. 混合性尿失禁　D. 压力性尿失禁
E. 真性尿失禁

7. 患者，男，70 岁。前列腺增生 10 年，口服药物治疗。1 天前饮酒后出现不能自行排尿，下腹胀痛。首选的治疗方法是（2007）
A. 前列腺切除手术
B. 耻骨上膀胱穿刺
C. 耻骨上膀胱穿刺造瘘
D. 口服 α_1 受体阻滞剂
E. 导尿并留置尿管

8. 患者，男，65 岁。尿频、排尿等待、尿线变细、无力 2 年，无尿道感染及外伤史。首先应考虑的诊断是（2007）
A. 尿道狭窄　B. 良性前列腺增生
C. 尿道结石　D. 神经源性膀胱
E. 膀胱癌

9. 患者，男，3 岁。右侧阴囊包块，质软，透光试验阳性，平卧后可消失。应考虑哪种疾病（2011）
A. 右侧睾丸鞘膜积液
B. 右侧交通性鞘膜积液
C. 右侧斜疝
D. 右侧睾丸肿瘤
E. 右侧精索鞘膜积液

10. 患者，男，60 岁。近期出现尿频、排尿等待、尿流变细、尿后滴沥等症状。首选的检查是（2013）
A. 直肠指诊　B. B 超
C. CT　D. 膀胱镜
E. 尿流率

第八章　泌尿系统损伤

1. 最严重的肾损伤类型是（2001）
A. 肾挫伤　B. 肾全层裂伤
C. 肾蒂断裂　D. 肾部分损伤
E. 肾皮质裂伤

2. 怀疑肾损伤时，首选的检查是（2006）
A. 尿路造影（IVU）　B. 血常规
C. 肾功能　D. 肾脏 CT
E. 尿常规

3. 为明确尿道损伤部位及程度，首选检查是（2016）
A. 膀胱镜检查+活检
B. 尿液原位荧光杂交（FISH）检查
C. 尿脱落细胞检查
D. 膀胱尿道造影
E. 静脉尿路造影

4. 后尿道损伤最常见的病因是（2016）
A. 骨盆骨折　B. 盆腔手术
C. 枪弹伤　D. 刀刺伤
E. 会阴部骑跨伤

5. 某男，骨盆骨折后，下腹胀痛，排尿困难。查体：下腹膨隆，压痛明显，叩诊浊音。此时应考虑为（2005）

A. 肠破裂　　　　B. 后尿道损伤
C. 膀胱破裂　　　　D. 前尿道损伤
E. 输尿管损伤

6. 患者，男，30 岁。因车祸致骨盆骨折，不能自行排尿，膀胱充盈，导尿管不能插入膀胱。多为（2009）
A. 膀胱破裂　　　　B. 后尿道断裂
C. 尿道球部损伤　　　　D. 尿道悬垂部损伤
E. 直肠损伤

7. 患者，男，50 岁。骑跨在树干上，会阴部受伤，伤后排尿困难及尿潴留，会阴部及阴囊肿胀，瘀斑伴剧痛。可能性最大的诊断是（2010）
A. 会阴部软组织损伤
B. 尿道球部损伤
C. 尿道膜部损伤
D. 膀胱破裂
E. 骨盆骨折

8. 患者，男，35 岁，建筑工人。从脚手架跌下伤及会阴部，3 小时后不能自行排尿且有尿外渗。尿外渗的范围多局限在（2013）
A. 腹腔　　　　B. 会阴部及阴囊
C. 膀胱周围　　　　D. 前列腺周围
E. 耻骨后间隙

9、10 题共用备选答案（2007）
A. 试插导尿管　　　　B. 尿道造影
C. 尿道探子　　　　D. B 超
E. 尿道镜检查

9. 确定尿道损伤部位及程度，应选用的方法是
10. 检查尿道是否连续、完整，首选的方法是

第九章　肾功能不全

1. 急性肾衰竭电解质和酸碱平衡失调的防治，最主要是针对（2004）
A. 代谢性酸中毒　　　　B. 氮质血症
C. 高血磷　　　　D. 低血钙
E. 高血钾

2. 慢性肾衰竭最常并发的电解质及酸碱平衡紊乱是（2005）
A. 高钾血症、代谢性酸中毒
B. 低钾血症、代谢性酸中毒
C. 高钾血症、呼吸性酸中毒
D. 低钾血症、呼吸性碱中毒
E. 高钾血症、代谢性碱中毒

3. 下列检查结果支持急性肾小管坏死的是（2007）
A. 双侧肾盂扩张
B. 尿钠排泄率减少
C. 血清尿素/肌酐比值增高
D. 大量蛋白尿
E. 尿渗透压下降

4. 下列属于紧急血液透析适应证的是（2007）
A. 血钙 1.75mmol/L
B. 血 pH 7.30
C. 血钾 6.6 mmol/L
D. 血氯 111 mmol/L
E. 血钠 105 mmol/L

5. 慢性肾衰竭最常见的诱发因素是（2009）
A. 劳累
B. 感染
C. 饮食中蛋白质过量
D. 有效循环血量减少
E. 应用肾毒性药物

6. 慢性肾功能不全贫血最主要的原因是（2011）
A. 骨髓受抑制　　　　B. 失血
C. 营养不良　　　　D. 促红细胞生成素减少
E. 红细胞破坏增加

7. 尿毒症患者贫血的最主要原因是（2012）
A. 慢性失血
B. 血红蛋白合成障碍
C. 红细胞寿命缩短
D. 红细胞生成素缺乏
E. 铁及叶酸摄入不足

8. 我国现在引起慢性肾功能不全的病因最常见的是（2014）
A. 慢性肾盂肾炎　　　　B. 肾结核
C. 肾结石　　　　D. 肾小动脉硬化
E. 慢性肾小球肾炎

9. 患者，男，62 岁。急性重症胰腺炎患者，于保守治疗中尿量逐渐减少，无尿 2 日，出现气促、全身水肿，血压 180/92 mmHg，心率 120 次/min。听诊闻及两肺下部布满湿啰音，查血钾 6.9 mmol/L，BUN 25.2 mmol/L，肌酐 577 μmol/L。目前应采取最有效的治疗手段是（2009）
A. 袢利尿剂静脉注射
B. 静滴甘露醇利尿
C. 口服甘露醇或硫酸镁导泻
D. 控制入液量，停止补钾
E. 及时紧急透析

10. 患者，女，61 岁。慢性肾衰竭 1 年，1 周来感头晕、乏力、四肢发麻，心电图示 T 波高尖，急查血钾为 6.8 mmol/L。最有效的治疗是（2010）
A. 静脉推注碳酸氢钠
B. 限制钾盐摄入

C. 静脉推注葡萄糖酸钙
D. 口服降钾树脂
E. 血液透析

11. 患者，男，40 岁。间歇性水肿 10 年，恶心、呕吐 1 周，查血压 150/100 mmHg，Hb 80 g/L，尿蛋白（++），蜡样管型（+），血 BUN 40 mmol/L，Cr 760 μmol/L，血钾 5.5 mmol/L。最适宜的首选治疗方法是（2013）
A. 降压治疗　　B. 利尿剂
C. 纠正贫血　　D. 饮食治疗
E. 血液透析

12. 患者，男，45 岁。因恶心、呕吐 1 周就诊。检查发现贫血貌，血压 195/110 mmHg，血肌酐 998 μmol/L；肾脏 B 超：长轴 7.8 cm。最可能的诊断是（2013）
A. 急性肾小管坏死　　B. 急性间质性肾炎
C. 急性肾小球肾炎　　D. 慢性肾衰竭
E. 恶性高血压

13. 患者，女，51 岁。慢性肾衰竭病史 3 年，头晕、乏力、四肢发麻 1 天。查体：BP160/100 mmHg，贫血貌；心电图示：窦性心律，T 波高尖；急查血肌酐 789 μmol/L，血钾 6.8 mmol/L。对该患者最关键的治疗是（2014）
A. 导泻　　B. 限制钾盐摄入
C. 补液　　D. 血液透析
E. 口服降压药物

14. 患者，男，28 岁。查血压 2.3/12.6 kPa（160/95 mmHg），Hb 85 g/L，尿蛋白（+），颗粒管型 2～3/HP，BUN 10 mmol/L，Cr 220 μmol/L。对该患者不宜采取（2014）
A. 低蛋白饮食
B. 高蛋白饮食
C. 低钠饮食
D. 根据尿量多少适当限水
E. 低磷饮食

15、16 题共用备选答案（2004）
A. 心血管疾病
B. 感染性疾病
C. 胃肠道症状
D. 呼吸系统症状
E. 神经肌肉系统症状

15. 慢性肾衰竭最常见的死亡原因是
16. 慢性肾衰竭最常见、最早出现及最突出的临床症状是

17、18 题共用备选答案（2006）
A. 口服碳酸钙
B. 静脉注射碳酸氢钠
C. 补充 1，25-（OH）$_2$-D$_3$
D. 给予促红细胞生成素
E. 做血液滤过治疗

17. 慢性肾功能不全、高磷血症
18. 慢性肾功能不全伴心力衰竭

19、20 题共用备选答案（2007）
A. 急性间质性肾炎
B. 肾前性氮质血症
C. 急进性肾小球肾炎
D. 急性肾小管坏死
E. 肾后性急性肾衰竭

19. 腹泻患者，应用庆大霉素治疗后出现少尿，尿钠 40 mmol/L，其肾衰竭原因最可能是
20. 腹膜后淋巴瘤患者突然无尿，其肾衰竭原因最可能是

21、22 题共用备选答案（2007）
A. 口服碳酸钙
B. 必需氨基酸疗法
C. 补充 1，25-（OH）$_2$-D$_3$
D. 促红细胞生成素
E. 血液透析治疗

21. 慢性肾功能不全出现肾性贫血最合适的治疗药物是
22. 尿毒症患者伴高钾血症最有效的降血钾疗法是

23、24 题共用备选答案（2009）
A. 肾前性氮质血症
B. 急性间质性肾炎
C. 肾后性急性肾衰竭
D. 急性肾小管坏死
E. 急进性肾小球肾炎

23. 消化道大出血后少尿，尿钠 10 mmol/L，该种情况考虑为
24. 下尿路梗阻可引起

25、26 题共用备选答案（2014）
A. 降钾树脂
B. 碳酸氢钠
C. 促红细胞生成素
D. 呋塞米（速尿）
E. 活性维生素 D$_3$

25. 慢性肾衰竭高钾血症
26. 慢性肾衰竭继发性甲状腺功能亢进

27、28 题共用备选答案（2016）
A. 低镁血症　　B. 高磷血症
C. 低钠血症　　D. 高钙血症
E. 高钾血症

27. 慢性肾脏病继发性甲状旁腺功能亢进的主要原因是
28. 慢性肾衰竭最常危及生命的电解质紊乱是

第五篇　女性生殖系统

第一章　女性生殖系统解剖

1. 关于子宫韧带的解剖，正确的是（2011）
   A. 圆韧带起于子宫角，止于腹股沟
   B. 阔韧带富于肌纤维，与子宫体肌纤维相连
   C. 卵巢固有韧带使子宫倾向后方
   D. 主韧带横行于宫颈两侧与骨盆侧壁之间
   E. 子宫动静脉从阔韧带上部穿过
2. 外阴部外伤后最易发生血肿的部位是（2012）
   A. 阴阜　　B. 阴蒂
   C. 大阴唇　　D. 小阴唇
   E. 会阴部
3. 关于女性外生殖器解剖，正确的是（2013）
   A. 女性外生殖器即外阴
   B. 女性阴毛分布呈菱形
   C. 双侧小阴唇前端为腹股沟韧带终止点
   D. 前庭大腺开口于阴道内
   E. 阴道前庭为双侧大阴唇之间的菱形区
4. 关于子宫峡部解剖学特点，正确的是（2014）
   A. 为子宫较宽的部分
   B. 妊娠期变软不明显
   C. 下端为解剖学内口
   D. 临产后子宫下段平脐
   E. 非孕时长度约为 1 cm
5. 卵巢动脉来自（2015）
   A. 腹主动脉
   B. 髂总动脉
   C. 髂内动脉
   D. 髂外动脉
   E. 肾动脉
6. 卵巢内侧与宫角之间的韧带称为（2016）
   A. 子宫圆韧带
   B. 卵巢悬韧带
   C. 子宫主韧带
   D. 子宫底韧带
   E. 卵巢固有韧带

第二章　女性生殖系统生理

1. 卵子排出后若未受精，黄体开始萎缩在排卵后（2012）
   A. 5~6 天　　B. 7~8 天
   C. 9~10 天　　D. 11~12 天
   E. 13~14 天
2. 关于排卵的说法，正确的是（2013）
   A. 排卵多发生在下次月经来潮前 14 天左右
   B. 妇女自青春期开始周期性规律排卵
   C. 在 FSH 作用下黄体形成
   D. 每一月经周期，每个卵巢排出一个卵子
   E. 卵巢排出卵子直接进入输卵管
3. 属于孕激素的生理作用的是（2013）
   A. 使子宫内膜增生
   B. 促卵泡发育
   C. 使乳腺管增生
   D. 促进钠与水的潴留
   E. 排卵后使基础体温上升 0.3~0.5 ℃
4. 关于月经的描述，正确的是（2013）
   A. 初潮年龄多数在 15~16 岁
   B. 经期多为 3~5 天
   C. 月经周期一般为 28~35 天
   D. 一次经血量为 80~100 mL
   E. 一般在经期的第 4~5 天经量最多
5. 卵巢分泌的性激素主要有（2014）
   A. 黄体生成素、孕激素、雌激素
   B. 卵泡刺激素、雌激素、孕激素
   C. 催乳素、雌激素、孕激素
   D. 雌激素、孕激素、雄激素
   E. 促性腺激素、雄激素、孕激素

第三章　妊娠生理

1. 正常妊娠 38 周时的羊水量约为（2013）
   A. 600 mL　　B. 800 mL
   C. 1 000 mL　　D. 1 200 mL
   E. 1 500 mL

2. 妊娠子宫开始出现不规律无痛性收缩的时间是（2013）
   A. 自妊娠 24 周起
   B. 自妊娠 16 周起
   C. 自妊娠 28 周起
   D. 自妊娠 12 周起
   E. 自妊娠 20 周起
3. 不属于卵巢功能检查范畴的是（2014）
   A. 基础体温测定
   B. 性激素测定
   C. 子宫颈细胞学检查
   D. 月经前子宫内膜组织检查
   E. 子宫颈黏液检查
4. 孕妇尿中与胎儿胎盘功能关系密切的激素为（2014）
   A. 雌酮　B. 孕酮
   C. 睾酮　D. 雌二醇
   E. 雌三醇
5. 关于妊娠期子宫的生理性变化，正确的是（2016）
   A. 子宫峡部变软并逐渐拉长变薄
   B. 子宫血流量与妊娠孕周无关
   C. 子宫内膜发生脱落模样变分为四部分
   D. 子宫颈黏液变得稀薄
   E. 子宫增大主要是肌细胞数目的增加
6. 生理状态下，能产生 HCG 的部位是（2016）
   A. 卵巢　B. 胎盘
   C. 脐带　D. 子宫
   E. 胎膜

第四章　妊娠诊断

1. 关于妊娠期母体循环系统的改变，正确的是（2012）
   A. 心排出量自妊娠 15 周逐渐增加
   B. 心排出量至妊娠 32~34 周达高峰
   C. 妊娠晚期休息时，心率每分钟增加不足 10 次
   D. 妊娠晚期舒张压轻度升高
   E. 心脏容量至妊娠末期约增加 30%
2. 胎头矢状缝与母体骨盆入口右斜径一致，小囟门位于母体骨盆左前方，其胎位是（2012）
   A. 枕左横　B. 枕右横
   C. 枕左前　D. 枕右前
   E. 枕右后
3. 在妊娠期间，人绒毛膜促性腺激素（HCG）分泌量达高峰的时期是（2013）
   A. 妊娠 5~7 周　B. 妊娠 8~10 周
   C. 妊娠 11~13 周　D. 妊娠 14~16 周
   E. 妊娠 17~19 周
4. 胎盘的组成为（2014）
   A. 羊膜、叶状绒毛膜和底蜕膜
   B. 羊膜、平滑绒毛膜和包蜕膜
   C. 羊膜、叶状绒毛膜和包蜕膜
   D. 羊膜、平滑绒毛膜和底蜕膜
   E. 羊膜、平滑绒毛膜和真蜕膜
5. 下列能确诊为早期妊娠的是（2016）
   A. B 超见原始心管搏动
   B. 子宫增大
   C. 子宫颈黏液量少
   D. 血 β-HCG 增高
   E. 停经

第五章　孕期监护与孕期保健

1. 月经周期规则，末次月经 2014 年 1 月 28 日，预产期应是（2011）
   A. 2014 年 11 月 1 日
   B. 2014 年 11 月 2 日
   C. 2014 年 11 月 3 日
   D. 2014 年 11 月 4 日
   E. 2014 年 11 月 5 日
2. 计算预产期的方法是从末次月经（2013）
   A. 第 4 天算起　B. 第 2 天算起
   C. 第 5 天算起　D. 第 1 天算起
   E. 第 3 天算起
3. 产妇骨盆的几条径线低于正常的是（2013）
   A. 髂棘间径 24 cm
   B. 髂嵴间径 27 cm
   C. 骶耻外径 18 cm
   D. 坐骨棘间径 10 cm
   E. 坐骨结节间径 7 cm
4. 底蜕膜在妊娠过程中将发育为（2014）
   A. 羊膜　B. 固定绒毛
   C. 胎膜　D. 胎盘的母体部分
   E. 叶状绒毛膜
5. 测孕妇坐骨结节间径 7.5 cm 时，还应测量（2014）
   A. 出口前矢状径　B. 出口后矢状径
   C. 对角径　D. 坐骨棘间径
   E. 趾骨弓角度
6. 对角径是指（2015）
   A. 骨盆入口平面的前后径
   B. 骨盆平面的前后径

C. 坐骨棘间径
D. 耻骨联合下缘至骶岬上缘中点的距离
E. 耻骨联合下缘至骶尾关节

7. 首次产前检查的时间应从（2016）
A. 确诊早孕时开始
B. 末次月经首日开始
C. 计划怀孕开始
D. 出现宫缩时开始
E. 出现胎动时开始

第六章　正常分娩

1. 初产妇开始保护会阴的时机是（2011）
A. 宫口开全后阴道口见胎头时
B. 胎头拨露使阴唇后联合紧张时
C. 胎头着冠时
D. 胎头开始仰伸时
E. 胎肩娩出前后

2. 正常足月分娩时，胎头俯屈后通过产道的胎头径线为（2012）
A. 双颞径　B. 枕额径
C. 枕颏径　D. 双顶径
E. 枕下前囟径

3. 第二产程出现的标志是（2013）
A. 外阴膨隆
B. 胎头拨露
C. 胎头着冠
D. 肛门括约肌松弛
E. 宫口开大 10 cm

4. 胎儿能否衔接入盆的关键径线是（2013）
A. 坐骨棘间径　B. 入口前后径
C. 坐骨结节间径　D. 入口横径
E. 中骨盆前后径

5. 协助胎儿胎先露在骨盆腔进行内旋转的产力是（2013）
A. 腹直肌收缩力
B. 肛提肌收缩力
C. 腹内斜肌收缩力
D. 阴道收缩力
E. 膈肌收缩力

6. 枕左前位胎头进入骨盆入口时其衔接的径线是（2013）
A. 双顶径　B. 双颞径
C. 枕下前囟径　D. 枕额径
E. 枕颏径

7. 正式发动分娩的主要表现为（2013）
A. 见红　B. 下腹隐痛
C. 宫颈变软　D. 规律宫缩
E. 胎先露部衔接

8. 临产后正常的子宫收缩起自（2014）
A. 子宫底部　B. 子宫颈部
C. 子宫下段　D. 两侧宫角部
E. 两侧子宫侧壁

9. 胎头于临产后迟迟不入盆，骨盆测量径线最有价值的是（2015）
A. 髂棘间径　B. 髂嵴间径
C. 骶耻外径　D. 坐骨棘间径
E. 对角径

10. 26 岁，初产妇，妊娠 40 周，规律宫缩 13 小时，自然破膜 2 小时，子宫口开大 4 cm，胎心 110 次/min，胎心监测频繁出现晚期减速。本例正确处置应是（2011）
A. 急查尿雌激素/肌酐比值
B. 吸氧，左侧卧位
C. 静脉滴注 25% 葡萄糖液内加维生素 C
D. 静脉滴注缩宫素，加速产程进展
E. 立即行剖宫产术

11. 25 岁初产妇，妊娠 39 周，规律宫缩 7 小时，血压 110/70 mmHg，骨盆外测量未见异常。预测胎儿体重为 2 650 g，枕左前位，胎心 140 次/min，肛查子宫口开大 3 cm，S = 0。本例正确的处置是（2013）
A. 不予干涉，观察产程进展
B. 静脉滴注缩宫素
C. 静脉推注地西泮
D. 静脉滴注 10% 葡萄糖液内加维生素 C
E. 人工破膜

12. 初产妇，26 岁，临产 6 小时胎头未进入骨盆入口，此时测量骨盆最有价值的径线为（2014）
A. 对角径　B. 出口横径
C. 坐骨棘间径　D. 出口后矢状径
E. 中骨盆前后径

13. 孕妇进入第二产程，胎头 +4，胎心 102 次/min，此时的处理应该为（2015）
A. 立即行剖宫术
B. 等待自然分娩
C. 行产钳术助娩
D. 静脉滴注缩宫素加强宫缩
E. 静注地西泮（安定）加速产程进展

14. 女，23 岁，初产妇。规律宫缩 10 小时，胎膜已破。查体：宫口开大 9 cm，胎头拨露，最可能的诊断为（2016）

A. 正常产程　B. 活跃期延长
C. 潜伏期延长　D. 第一产程延长
E. 减速期延长

第七章　正常产褥

1. 影响子宫复旧的最主要因素是（2011）
A. 宫内感染　B. 分娩次数
C. 卧床时间　D. 产妇情绪
E. 是否哺乳
2. 初产妇，25 岁，足月顺产后第 3 天，纯母乳喂养，乳房胀痛，无红肿，乳汁排出不畅，体温 37.6 ℃。恰当的处理方法是（2013）
A. 生麦芽煎服　B. 少喝水
C. 让新生儿吸吮双乳　D. 抗生素治疗
E. 芒硝外敷用

第八章　病理妊娠

1. 孕产妇死亡率较低的疾病是（2011）
A. 妊娠高血压综合征
B. 产后出血
C. 产褥感染
D. 妊娠合并心脏病
E. 妊娠合并肝炎
2. 早期流产最常见的原因是（2011）
A. 黄体功能不足
B. 染色体异常
C. 甲状腺功能减退
D. 过多接触放射线
E. 严重感染、高热
3. 确诊为输卵管妊娠破裂、失血性休克，紧急抢救措施应该是（2013）
A. 给止血及升压药
B. 立即剖腹探查术
C. 输血，输液
D. 纠正休克后手术
E. 抗休克与剖腹探查术同时进行
4. 治疗重度妊娠高血压综合征首选的药物是（2013）
A. 氯丙嗪　B. 硫酸镁
C. 双氢克尿噻　D. 20%甘露醇
E. 白蛋白
5. 前置胎盘最安全可靠的诊断方法是（2013）
A. 阴道内诊检查
B. X 线腹部平片
C. 下腹部听诊胎盘杂音
D. B 型超声检查
E. 放射性同位素扫描
6. 重型胎盘早期剥离的并发症不包括（2013）
A. 子宫胎盘卒中　B. 凝血功能障碍
C. 子宫破裂　D. 产后出血
E. 急性肾衰竭
7. 诊断胎儿窘迫的可靠依据是（2013）
A. 宫缩时胎心减慢，宫缩间歇期可恢复
B. 胎儿头皮血 pH 值 7.28
C. 胎心监护出现多个变异减速
D. 胎动时，胎心率达 170 次/min
E. 胎心监护出现频发晚期减速
8. 重型胎盘早剥与先兆子宫破裂共有的临床表现是（2013）
A. 合并妊娠高血压综合征
B. 剧烈腹痛
C. 跨耻征阳性
D. 子宫呈板状硬
E. 出现病理缩复环
9. 输卵管妊娠最常见的着床部位为（2013）
A. 伞部
B. 峡部
C. 壶腹部
D. 间质部
E. 峡部与间质部交界处
10. 胎儿窘迫的主要诊断依据不包括（2014）
A. 胎心率异常　B. 胎动异常
C. 胎粪污染羊水　D. 胎位异常
E. 胎儿酸中毒
11. 先兆流产的诊断不包括（2014）
A. 尿妊娠试验阴性
B. 停经后少量阴道出血
C. 下腹坠痛
D. 子宫大小与停经时间相符
E. 子宫口未开
12. 应用硫酸镁治疗重度妊高征时，最先出现的中毒反应是（2014）
A. 发热　B. 心率减慢
C. 呼吸次数减少　D. 膝反射减弱
E. 尿量减少
13. 晚期习惯性流产最多见的原因是（2015）
A. 胚胎发育异常　B. 胎盘功能不全
C. 染色体异常　D. 子宫畸形
E. 宫颈内口松弛
14. 关于死胎正确的说法是（2016）
A. 一旦确诊为死胎应尽快引产

B. 听不到胎心时可确诊为死胎
C. 胎儿死亡4天尚未排除，必须行凝血功能检查
D. 死胎只能阴道分娩
E. 妊娠24周胎儿在子宫内死亡

15. 初产妇，32岁，G_4P_0。妊娠35周，因阴道无痛性中等量流血2天入院。查体：P 72次/min，BP 120/80 mmHg。产科检查：子宫长度33 cm，无宫缩，头先露高浮，胎心率150次/min。该患者最可能的诊断是（2011）
A. 临产　B. 胎盘早剥
C. 前置胎盘　D. 宫颈炎
E. 早产

16. 患者，女，29岁，经产妇。妊娠33周反复性阴道流血，曾晕倒1次。查体：面色苍白，脉搏110次/min，血压90/60 mmHg，腹软无压痛，宫底位于脐与剑突之间，枕左前位，胎心156次/min。错误的检查方法是（2011）
A. B型超声检查　B. 血常规检查
C. 肛诊检查　D. 凝血功能检查
E. 胎儿电子监护

17. 24岁初孕妇，妊娠33周，头痛6天，经检查血压160/110 mmHg，治疗3天无显效。今晨5时突然出现剧烈腹痛，检查子宫板状硬。最可能的诊断是（2011）
A. 妊娠合并急性阑尾炎
B. 胎盘早剥
C. 前置胎盘
D. 先兆子宫破裂
E. 先兆早产

18. 初孕妇，24岁。妊娠38周，未做系统产前检查。自诉孕前血压正常，3天前突觉头痛且逐渐加重。查体：BP 166/112 mmHg，双下肢水肿（++）。24小时蛋白尿5 g，血细胞比容0.42。此时首要的处理措施是（2011）
A. 立即行剖宫产
B. 头颅CT检查
C. 静脉注射呋塞米
D. 静脉滴注白蛋白
E. 缓慢静注25%硫酸镁

19. 患者，女，28岁。妊娠40天，因下腹阵痛伴阴道少量出血1天就诊。查体：子宫增大与停经月份相符，宫口未开。既往妊娠50天时自然流产1次。目前对该患者的正确处置是（2012）
A. 静卧保胎
B. 行宫颈内口环扎术保胎
C. 肌注炔雌醇抑制宫缩
D. 行刮宫术清除宫内胚胎
E. 静点缩宫素止血

20. 患者，女，26岁。结婚1年半未孕。现停经41天，阴道少量流血6小时。今晨突感下腹剧烈疼痛，伴明显肛门坠胀感。BP 66/44 mmHg。妇科检查：宫颈举痛、摇摆痛明显，子宫稍大。稍软，左侧附件区压痛明显。本例恰当的处理措施是（2012）
A. 输液输血，同时行剖腹探查术
B. 立即行剖腹探查术
C. 输液输血，观察病情进展
D. 立即行刮宫术
E. 待纠正休克后行剖腹探查术

21. 初孕妇，妊娠30周。因头痛、突发视物不清1天急诊就诊。查体：P 60次/min，BP 160/110 mmHg，脚踝部凹陷性水肿，神经系统检查未发现异常。产科检查：子宫底高度在脐上2横指，胎心率120次/min。为评估病情的严重程度，首选的检查是（2013）
A. 心脏彩超　B. 头颅CT
C. 眼底检查　D. 尿常规
E. 甲状腺功能测定

22. 患者，女，22岁。因下腹疼痛逐渐加重，伴肛门坠胀感6小时急诊就诊。查体：P 110次/min，BP 90/60 mmHg。面色苍白、表情痛苦、微汗，阴道后穹穿刺抽出不凝血。需对该患者采取的措施是（2013）
A. 期待疗法，密切随访
B. 立刻行腹腔镜探查术
C. 立刻行刮宫术
D. 中药活血化瘀治疗
E. 静滴甲氨蝶呤

23. 患者，女，27岁，已婚。停经49天，阴道少量出血3天伴阵发性下腹痛。检查宫口未开，子宫与停经天数相符合。本例最可能的诊断是（2014）
A. 异位妊娠流产　B. 葡萄胎
C. 先兆流产　D. 难免流产
E. 不全流产

24. 患者，女，27岁。停经7周，阴道少量流血2天，睡前突感下腹剧痛并伴明显肛门坠胀感，诊断腹腔内出血的直接证据是（2014）
A. 宫颈举痛
B. 后穹饱满
C. 移动性浊音（+）
D. 腹部压痛及反跳痛
E. 后穹穿刺

25. 女，30岁。停经45天，阴道少量流血1天。平

素月经规律，查体：P 96 次/min，BP 100/60 mmHg。妇科检查：子宫稍大，左侧附件区增厚，压痛明显。B超提示左侧附件区有一3 cm×3 cm×2 cm大小包块，少量盆腔积液。首选的处理是（2016）

A. 严密观察
B. 诊断性刮宫
C. 超声引导下包块穿刺
D. 介入治疗
E. 血β-HCG测定

26. 女，24岁，初产妇。妊娠33周，血压明显升高1周，突发腹部持续性胀痛伴有少量阴道出血2小时，胎心率160次/min。最可能的诊断是（2016）

A. 先兆流产　B. 先兆子宫破裂
C. 前置胎盘　D. 胎盘早剥
E. 胎盘血管前置

27. 女，32岁。进行性痛经8年，加重3年，婚后4年未孕。查体：子宫后位，大小正常，子宫左后方可触及大小约5 cm的囊性包块，张力较大，触痛。血CA125 50 U/mL，抗子宫内膜抗体（+）。首先应考虑的诊断是（2016）

A. 盆腔炎性包块　B. 盆腔结核
C. 转移性卵巢肿瘤　D. 卵巢上皮癌
E. 子宫内膜异位症

28、29题共用备选答案（2012）

A. 硫酸镁静脉滴注
B. 哌替啶肌内注射
C. 肼苯达嗪静脉滴注
D. 甘露醇快速静滴
E. 速尿静脉推注

28. 不协调性子宫收缩乏力时首选药物是
29. 妊高征孕妇头痛剧烈伴呕吐时首选药物是

30、31题共用备选答案（2012）

A. 静滴缩宫素加强宫缩
B. 立即剖宫产
C. 等待自然分娩
D. 米索前列醇加强宫缩
E. 静滴硫酸镁抑制宫缩

30. 初产妇，24岁。孕41周，规律下腹痛6小时，骨盆测量正常，胎儿发育正常，胎心率150次/min，枕左前位，宫颈口开大4 cm。正确的处理措施是

31. 初产妇，23岁。孕42周，规律宫缩6小时，宫颈口开大4 cm，胎膜破裂，羊水黄绿色，胎心率102次/min。首选的治疗措施是

32、33题共用备选答案（2016）

A. 手术动产缩短第二产程
B. 人工破膜
C. 严密观察产程进展
D. 缩宫素引产
E. 剖宫产

32. 女，28岁，初产妇。妊娠40周，规律性宫缩8小时，宫口开大4 cm，胎心140次/min，骨盆无异常，此时最适合的处理是

33. 女，30岁，初产妇。妊娠36周，规律性腹痛伴阴道多量出血2小时。B超示中央性前置胎盘。胎儿双顶径8.9 cm，胎心率130次/min。目前最适宜的处理是

34~36题共用题干（2012）

初孕妇，30岁。子痫前期，3小时前突然腹痛伴阴道流血，色鲜红，量较多。查体：P116次/min，BP100/80 mmHg，子宫板状硬，胎位不清，胎心消失。子宫颈管未消失，子宫口未开大。

34. 该患者最可能的诊断是

A. 子宫破裂　B. 先兆子宫破裂
C. 胎盘早剥　D. 前置胎盘
E. 早产

35. 此时最有诊断价值的辅助检查是

A. 血常规、尿常规　B. B超检查
C. 眼底检查　D. 凝血功能检查
E. 胎盘功能测定

36. 此时最恰当的处理措施是

A. 纠正休克为主，死胎不急于引产
B. 立即扩张子宫口，破膜，缩宫素引产
C. 纠正休克同时尽早剖宫产
D. 立即人工破膜，等待自然分娩
E. 静脉滴注缩宫素引产

37~39题共用题干（2013）

患者，女，35岁。G_3P_0，孕32周，阴道少量出血3天，无腹痛，曾自然流产，过期流产各1次。入院检查，枕左前位，胎头浮，胎心好，耻骨联合上方可闻及胎盘杂音。

37. 该病例最可能的诊断是

A. 胎盘早期剥离　B. 前置胎盘
C. 先兆流产　D. 先兆子宫破裂
E. 胎盘边缘血窦破裂

38. 最恰当的处理是

A. 确诊后即行人工破膜
B. 人工破膜及静滴缩宫素
C. 期待疗法
D. 尽快剖宫产术
E. 卧床休息吸氧

39. 为明确诊断，首选哪种检查方法
A. X线腹部平片
B. 阴道内镜检查
C. 腹部B超检查
D. 血常规及凝血功能检查
E. 肛门检查

40~42题共用题干（2014）

初孕妇，26岁。妊娠38周，自觉胎动减少10小时入院。

40. 应立即采取的措施中不包括
A. 胎儿电子监护
B. 间歇吸氧
C. 左侧卧位
D. 胎儿生物物理评分
E. 立即终止妊娠

41. 入院后B超检查提示羊水5 cm，无应激试验反应型，此时正确的处理措施是
A. 人工破膜
B. 间歇吸氧并严密观察
C. 复查无应激试验
D. 静脉滴注缩宫素
E. 米索前列醇引产

42. 5小时后，产程发动，听诊胎心率100次。此时最恰当的处理措施是
A. 加压给氧　B. 产钳助产
C. 给予宫缩抑制剂　D. 继续观察
E. 剖宫产

43~45题共用题干（2016）

女，25岁。初孕妇。停经50天，下腹胀痛伴阴道少量流血半天。妇科检查：子宫前位，约50天妊娠大小，软，宫口未开。

43. 首先考虑的诊断是
A. 先兆流产　B. 不全流产
C. 难免流产　D. 完全性葡萄胎
E. 完全流产

44. 1天后下腹阵发性疼痛明显，阴道流血量增多，妇科检查：子宫约50天妊娠大小，可见宫口处有胚胎组织堵塞。此时最可能的诊断是
A. 先兆流产　B. 不全流产
C. 难免流产　D. 稽留流产
E. 完全流产

45. 此时最有效的处理措施是
A. 尽快行宫颈环扎术
B. 阴道放置天然黄体酮
C. 尽快行清宫术
D. 纱布条填塞阴道压迫止血
E. 静脉注射止血药物

第九章　妊娠合并症

1. 心脏病孕妇最容易发生心力衰竭的时期是（2013）
A. 妊娠20~22周　B. 妊娠24~26周
C. 妊娠28~30周　D. 妊娠32~34周
E. 妊娠36~38周

2. 妊娠合并心脏病，其发病率最高的是（2014）
A. 先天性心脏病　B. 贫血性心脏病
C. 高血压心脏病　D. 风湿性心脏病
E. 围生期心脏病

3. 初产妇，28岁。足月妊娠，合并风湿性心脏病，心功能2级。检查枕左前位，胎心率正常，无头盆不称，决定经阴道分娩，其产程处理，下列哪项正确（2011）
A. 产妇取平卧位休息
B. 出现心衰征象时吸氧
C. 第二产程鼓励产妇屏气用力
D. 胎肩娩出后腹部放置沙袋并用腹带包扎固定
E. 产后常规注射麦角新碱

4. 初产妇，29岁。妊娠40周，自然临产。宫缩强，胎膜破裂后产妇突然出现咳嗽、烦躁不安，继而出现呼吸困难、昏迷。该患者最可能的诊断是（2012）
A. 羊水栓塞　B. 胎盘早剥
C. 子痫　D. 子痫前期
E. 子宫破裂

5. 初孕妇，26岁。妊娠36周，恶心、呕吐进行性加重5天，明显黄疸3天，血丙氨酸氨基转移酶及血清胆红素明显增高，乙肝表面抗原（+）。该患者最佳的处理措施是（2012）
A. 卧床休息，口服保肝药物，继续妊娠
B. 隔离，保肝治疗，继续妊娠，密切观察
C. 立即行剖宫产
D. 治疗1周，肝功能无明显好转终止妊娠
E. 积极治疗24小时后终止妊娠

6. 初孕妇，25岁。尿痛、尿频伴阴道脓性分泌物2天。尿道及子宫颈管分泌物涂片查见中性粒细胞内革兰阴性双球菌。首选的治疗药物是（2013）
A. 头孢曲松　B. 四环素
C. 阿奇霉素　D. 氧氟沙星
E. 青霉素

7. 初孕妇，26岁。妊娠30周，尿频、尿急伴阴道分泌物增多半个月。查体：尿道口及子宫颈口均见多量黏液脓性分泌物。下列治疗药物中不宜选择

的是（2016）
A. 头孢噻肟钠　　B. 阿奇霉素
C. 红霉素　　D. 头孢曲松
E. 左氧氟沙星

第十章　遗传咨询、产前筛查、产前诊断

（本章历年尚未考查）

第十一章　异常分娩

1. 臀先露孕妇于妊娠26周来院就诊，应采取的处理措施是（2011）
A. 内转胎位术　　B. 暂不需要处理
C. 左侧卧位　　D. 外转胎位术
E. 胸膝卧位
2. 处理不协调性子宫收缩乏力的首选措施应是（2012）
A. 静脉补充能量
B. 温肥皂水灌肠
C. 行人工破膜
D. 肌内注射哌替啶
E. 静脉滴注缩宫素
3. 初产妇第一产程活跃期延长是指活跃期超过（2013）
A. 8小时　　B. 12小时
C. 16小时　　D. 4小时
E. 6小时
4. 关于肩后位难产的正确处理是（2014）
A. 剖宫产　　B. 娩肩法
C. 继续待产　　D. 观察产程
E. 内倒转术
5. 孕1产0，孕40周，枕左前位，临产16小时入院，胎心好，子宫口开全，先露S-1。骨盆外测量：髂棘间径23 cm，髂嵴间径26 cm，骶耻外径18.5 cm，坐骨结节间径7.5 cm，出口后矢状径6 cm，胎儿估计3 000 g。应选择（2011）
A. 静滴缩宫素加强宫缩
B. 胎吸术
C. 产钳术
D. 自然分娩
E. 剖宫产术
6. 初孕妇，29岁。妊娠39周，宫缩10小时。查体：BP 140/90 mmHg。下腹压痛明显并出现凹陷。预测胎儿体重3 100 g，枕左前位，胎心148次/min。肛查：子宫口开大4 cm，S-2，胎膜未破。目前应立即采取的措施是（2012）
A. 哌替啶肌内注射　　B. 人工破膜
C. 地西泮静推　　D. 缩宫素静滴
E. 肥皂水灌肠
7. 初产妇，26岁，妊娠39周。估计胎儿体重3 600 g，坐骨结节间径7 cm，出口后矢状径6.5 cm。正确的处理措施应为（2013）
A. 产钳术
B. 剖宫产术
C. 等待自然分娩
D. 静脉滴注缩宫素
E. 会阴切开分娩
8. 初产妇，宫口开全2小时，诊断为持续性枕横位S+4，胎心148次/min。本例最适宜的分娩方式是（2013）
A. 静脉滴注缩宫素经阴道分娩
B. 等待胎头转为枕前位后经阴道分娩
C. 会阴侧切后行产钳术
D. 会阴侧切后手转胎头行产钳术
E. 行剖宫产术
9. 初产妇，25岁。妊娠41周，宫缩规律，枕左前位，胎心144次/min，宫口开大3 cm，胎头未衔接。最可能符合本产妇实际情况的骨盆测量数值是（2015）
A. 对角径13 cm
B. 髂棘间径25 cm
C. 坐骨棘间径10 cm
D. 髂嵴间径27 cm
E. 骶耻外径17 cm

10、11题共用备选答案（2011）
A. 软产道裂伤　　B. 胎盘滞留
C. 胎盘粘连　　D. 胎盘嵌顿
E. 凝血功能障碍
10. 子宫收缩乏力易发生
11. 子宫收缩过强易发生

12、13题共用备选答案（2013）
A. 潜伏期延长　　B. 正常产程
C. 胎头下降延缓　　D. 活跃期停滞
E. 活跃期延长
12. 初产妇，28岁，妊娠40周。8时开始规律宫缩，15时宫口开大4 cm，S-3，18时宫口开大9 cm，胎头+2。此时首先考虑的诊断是
13. 初产妇，29岁。妊娠39周。4时开始规律宫缩，10时自然破膜，宫口开大3 cm，S-3，15时宫口开大7 cm，S-2。此时首先考虑的诊断是

14~16 题共用题干（2011）

初产妇，27 岁，妊娠 40 周。阵发性腹痛 10 小时，宫缩 10~15 分钟 1 次，持续 30 秒，宫口开大 2 cm。

14. 出现上述临床表现的原因是
A. 子宫收缩节律性异常
B. 子宫收缩对称性异常
C. 子宫收缩极性异常
D. 子宫收缩缩复作用异常
E. 腹肌和膈肌收缩力异常

15. 此时的处理原则应是
A. 静脉滴注缩宫素
B. 静脉滴注麦角新碱
C. 肌内注射哌替啶（度冷丁）
D. 人工破膜
E. 立即行剖宫产术

16. 若已进入第二产程，胎头+4，胎心 102 次/min，此时的处理应是
A. 立即行剖宫产术
B. 等待自然分娩
C. 行产钳术助娩
D. 静脉滴注缩宫素加强宫缩
E. 静注地西泮（安定）加速产程进展

17~19 题共用题干（2013）

初产妇，25 岁，妊娠 39 周，枕右前位。阵发性腹痛 8 小时，宫缩 10 分钟 1 次，持续 30 秒，宫口开大 2 cm。

17. 出现上述临床表现的原因为
A. 子宫收缩极性异常
B. 子宫收缩对称性异常
C. 子宫收缩节律性异常
D. 子宫收缩缩复作用异常
E. 腹肌和膈肌收缩力异常

18. 此时处理原则应为
A. 人工破膜
B. 肌注麦角新碱
C. 静脉滴注缩宫素
D. 肌注哌替啶 50 mg
E. 立即行剖宫产术

19. 若已宫缩正常，进入第二产程，S+3，胎心良好。此时处理应为
A. 等待自然分娩
B. 立即行产钳术
C. 肌注麦角新碱
D. 立即行剖宫产术
E. 继续静脉滴注缩宫素

第十二章　分娩并发症

1. 产后出血最常见的原因是（2012）
A. 胎盘植入　　B. 血小板减少
C. 子宫收缩乏力　　D. 胎盘嵌顿
E. 胎盘粘连

2. 产后出血是指胎儿娩出后 24 小时内，阴道流血量超过（2013）
A. 400 mL　　B. 500 mL
C. 600 mL　　D. 700 mL
E. 800 mL

3. 胎儿娩出 15 分钟，阴道出血量 150 mL，首要的处理是（2014）
A. 肌注缩宫素　　B. 缝合会阴伤口
C. 牵拉脐带　　D. 快速娩出胎盘
E. 按摩子宫

4. 产后出血是指（2016）
A. 胎儿娩出后 12 小时内出血超过 1 000 mL
B. 胎儿娩出后 2 小时出血超过 500 mL
C. 胎盘娩出后出血超过 500 mL
D. 胎儿娩出后 24 小时内出血超过 500 mL
E. 剖宫产 1 小时内出血超过 1 000 mL

5. 初产妇，胎儿娩出 5 分钟后，阴道流血达 300 mL，暗红色，有凝血块。首先考虑的是（2011）
A. 宫颈裂伤　　B. 凝血功能障碍
C. 子宫收缩乏力　　D. 胎盘部分剥离
E. 子宫胎盘卒中

6. 初孕妇，30 岁，妊娠 40 周。规律宫缩 4 小时入院，因产程不佳，给予缩宫素静脉滴注，加强宫缩，2 小时后下腹疼痛难忍，孕妇烦躁不安，呼吸急促，心率 110 次/min，胎心率 100 次/min，子宫下段有明显压痛，导尿见血尿。本例最可能的诊断是（2012）
A. 先兆子宫破裂　　B. 子宫破裂
C. 强直性宫缩　　D. 羊水栓塞
E. 胎盘早期剥离

7. 初产妇，妊娠 40 周，滞产，产钳助产 4 000 g 女婴，胎盘娩出后阴道流血，量时多时少，检查子宫软。本例应诊断为（2013）
A. 胎膜残留　　B. 软产道损伤
C. 胎盘残留　　D. 子宫收缩乏力
E. 凝血功能障碍

8. 女，22 岁，初产妇。孕 41 周，规律宫缩 8 小时后宫口开大 8 cm，自然破膜，破膜后突然呼吸困难，发绀、血压下降。最可能的诊断是（2016）

A. 子宫破裂　　B. 胎膜早破
C. 胎盘早剥　　D. 羊水栓塞
E. 前置胎盘

9~11题共用题干（2011）

初产妇，32岁。宫口开全后2小时行会阴侧切低位产钳术助产，娩出一体重4 000 g男婴。15分钟后胎盘娩出，遂缝合侧切口。

9. 对该产妇正确的处理是
A. 留置产房由家属陪护24小时
B. 留置产房观察2小时
C. 留置产房观察1小时
D. 留置产房观察4小时
E. 立刻送回病房由家属监护

10. 该产妇胎盘娩出30分钟后，阴道出现多量流血。1小时后产妇出现心慌、气短、口渴。查体：P 110次/min，BP 90/50 mmHg；面色苍白，子宫软，轮廓不清，阴道有多量血凝块。导致该产妇产后出血最可能的原因是
A. 阴道裂伤　　B. 宫缩乏力
C. 胎盘残留　　D. 凝血障碍
E. 子宫破裂

11. 此时应立即采取的措施是
A. 注射缩宫药物　　B. 手取残留胎盘
C. 缝合撕裂阴道　　D. 缝合破裂子宫
E. 静注止血药物

12~14题共用题干（2014）

初产妇，24岁，妊娠39周。规律宫缩9小时入院。查体：髂棘间径24 cm，坐骨结节间径7.5 cm；枕左前位，胎心140次/min；肛查子宫口开大4 cm，S=0。2小时后产妇呼叫腹痛难忍，检查宫缩1分钟1次，持续40秒，宫缩时胎心116次/min，子宫下段压痛明显。阴道检查子宫口开大5 cm，先露胎头。

12. 此时产程受阻的原因是
A. 骨盆入口狭窄　　B. 骨盆出口狭窄
C. 中骨盆狭窄　　D. 扁平骨盆
E. 漏斗骨盆

13. 此时最可能的诊断是
A. 胎儿窘迫
B. 不协调性子宫收缩过强
C. 不协调性子宫收缩乏力
D. 先兆子宫破裂
E. 重型胎盘早剥

14. 应采取的措施是
A. 即刻做宫缩应激试验，若异常行剖宫术
B. 停止静滴缩宫素，继续观察产程
C. 立即肌注哌替啶或地西泮
D. 等待子宫口开全行产钳术
E. 立即行剖宫产术

第十三章　异常产褥

（本章历年尚未考查）

第十四章　女性生殖系统炎症

1. 维持阴道正常酸性环境的主要菌群是（2011）
A. 葡萄球菌　　B. 肠球菌
C. 大肠埃希菌　　D. 乳酸杆菌
E. 棒状杆菌

2. 白色稠厚呈凝乳块状白带主要见于（2011）
A. 滴虫性阴道炎　　B. 细菌性阴道炎
C. 淋菌性阴道炎　　D. 老年性阴道炎
E. 念珠菌性阴道炎

3. 哺乳期妇女患滴虫性阴道炎，适宜的治疗方法是（2012）
A. 甲硝唑口服
B. 甲硝唑栓置入阴道
C. 甲硝唑口服或置入阴道
D. 1%龙胆紫涂阴道黏膜
E. 己烯雌酚置入阴道

4. 诊断宫颈糜烂Ⅱ度的依据是糜烂面积（2013）
A. 小于子宫颈面积的1/4
B. 小于子宫颈面积的1/3
C. 占子宫颈面积的1/3~2/3
D. 占子宫颈面积的4/5
E. 占子宫颈面积的2/3以上

5. 念珠菌性阴道炎典型的白带性状是（2013）
A. 凝乳块状　　B. 泡沫状
C. 黄色脓性　　D. 水样
E. 血性

6. 慢性宫颈炎患者的主要症状（2014）
A. 腰骶酸痛感　　B. 下腹坠痛
C. 白带增多　　D. 月经量增多
E. 血性白带

7. 外阴阴道假丝酵母菌病典型的白带性状是（2016）
A. 灰白稀薄状　　B. 白色豆渣样
C. 脓性泡沫状　　D. 血性水样
E. 脓性稠厚状

8. 患者，女，35岁。白带增多伴外阴瘙痒1个月余。妇科检查：子宫颈散在红色斑点，阴道后穹有多量稀薄脓性泡沫状分泌物。其最可能感染的病原

菌是（2011）

A. 厌氧菌　　B. 白色念珠菌
C. 淋菌　　D. 加德纳菌
E. 阴道毛滴虫

9. 患者，女，23岁。白带增多1周。有不洁性交史。妇科检查：小阴唇内侧见多个小菜花赘生物。为确认应进行的辅助检查是（2012）
A. 白带革兰染色检查
B. 子宫颈刮片细胞学检查
C. 血常规，尿常规检查
D. B超检查
E. 赘生物活组织检查

10. 患者，女，32岁。药物流产后3天，右下腹痛伴发热2天。妇科检查：阴道脓性分泌物，宫颈举痛，子宫饱满，压痛（+），右附件区压痛明显。最可能的诊断是（2014）
A. 卵巢巧克力囊肿破裂
B. 急性阑尾炎
C. 卵巢黄体破裂
D. 异位妊娠破裂
E. 急性盆腔炎

11. 患者，女，24岁，已婚。1年前第1胎行早孕吸宫术。术后反复下腹及腰骶部疼痛，每于经期及劳累后加重，且经量较以往增多，时有低热，1年中未避孕但未再受孕。妇科检查：宫颈中度糜烂，子宫后屈，正常大，双侧附件增厚、压痛。最可能的诊断是（2014）
A. 陈旧性宫外孕
B. 子宫内膜异位症
C. 慢性盆腔炎
D. 生殖器结核
E. 卵巢恶性肿瘤

12~14题共用备选答案（2013）

A. 子宫颈糜烂　　B. 子宫颈息肉
C. 子宫颈肥大　　D. 子宫颈腺体囊肿
E. 慢性宫颈管炎

12. 炎症刺激使宫颈间质组织充血、水肿，腺体和纤维组织增生的是
13. 宫颈糜烂愈合过程中，腺管的开口被阻塞，分泌物滞留于腺腔内，在子宫颈表面形成小囊肿的是
14. 子宫颈管黏膜局限性增生，形成椭圆形赘生物凸向子宫口的是

15~17题共用题干（2012）

患者，女，32岁。发热伴下腹坠痛2天，3天前因不孕症行宫腔镜检查，术后出现下腹部坠痛，阴道分泌物增多，伴有发热。查体：T 39.2 ℃；下腹部压痛阳性，反跳痛阳性；双合诊可触及右侧附件区包块直径约5 cm，触痛明显。血常规示：WBC 18×10^9/L，N 0.87。

15. 该患者最可能的诊断是
A. 盆腔结核　　B. 盆腔脓肿
C. 宫外孕　　D. 阑尾炎
E. 子宫穿孔

16. 最可能的病原是
A. 葡萄球菌　　B. 结核分枝杆菌
C. 白色念珠菌　　D. 大肠埃希菌
E. 支原体

17. 经常规治疗10天后，盆腔包块无缩小趋势。正确的处理是
A. 手术治疗　　B. 加用物理治疗
C. 更改治疗药物　　D. 加用中药治疗
E. 加大药物剂量

第十五章　女性生殖器官肿瘤

1. 确诊子宫内膜癌最常用的检查方法是（2011）
A. 阴道细胞学检查
B. 分段诊断性刮宫
C. 宫腔镜检查
D. 子宫颈刮片细胞学检查
E. B型超声检查

2. 宫颈病理切片报告为“鳞状上皮化”，是指（2011）
A. 癌变病变　　B. 原位癌
C. 浸润癌　　D. 糜烂愈合过程
E. 宫颈糜烂的类型

3. 不属于炎症的疾病是（2011）
A. 股白肿　　B. 卵巢巧克力囊肿
C. 输卵管积水　　D. 输卵管结核
E. 盆腔脓肿

4. 女性生殖器恶性肿瘤放疗效果最好的是（2011）
A. 子宫肉瘤
B. 子宫内膜腺癌
C. 卵巢无性细胞瘤
D. 卵巢未成熟畸胎瘤
E. 绒毛膜癌

5. 卵巢上皮性肿瘤不包括（2011）
A. 浆液性囊腺瘤　　B. 黏液性囊腺瘤
C. 子宫内膜样肿瘤　　D. 颗粒细胞瘤
E. 透明细胞瘤

6. 早期子宫颈癌最有价值的诊断方法是（2012）
A. 子宫颈及子宫颈管活体组织检查
B. 子宫颈刮片细胞学检查

C. 高危型 HPV-DNA 检测
D. 子宫颈碘试验
E. 阴道镜检查

7. 卵巢纤维瘤伴胸腹水形成称为（2012）
A. Meniere 综合征
B. Down 综合征
C. Meigs 综合征
D. Cushing 综合征
E. 类癌综合征

8. 子宫内膜癌已累及宫颈间质，其分期应为（2012）
A. Ⅰb 期　B. Ⅲ期
C. Ⅰa 期　D. Ⅱb 期
E. Ⅳ期

9. 卵巢肿瘤最常见的并发症是（2012）
A. 感染　B. 恶变
C. 蒂扭转　D. 自发性破裂
E. 外伤性破裂

10. 与子宫颈癌的发生关系最为密切的病原体是（2012）
A. 单纯疱疹病毒
B. 滴虫
C. 苍白密螺旋体
D. 人乳头瘤病毒
E. 巨细胞病毒

11. 早期发现宫颈癌的简便、可靠的初筛方法是（2013）
A. 子宫颈刮片细胞学检查
B. 阴道镜
C. 子宫颈活检
D. 碘试验
E. 子宫颈锥形切除术

12. 子宫肌瘤患者与临床症状轻重关系最密切的是（2013）
A. 肌瘤大小
B. 肌瘤数目
C. 肌瘤生长部位
D. 肌瘤与肌壁关系
E. 肌瘤有无变性

13. 子宫肌瘤最常发生的变性是（2013）
A. 玻璃样变　B. 红色样变
C. 肉瘤样变　D. 囊性变
E. 钙化

14. 月经量多或经期延长但周期基本正常，应首先考虑（2014）
A. 子宫内膜癌
B. 子宫颈癌
C. 子宫肌瘤
D. 无排卵性功能失调性子宫出血
E. 子宫颈息肉

15. 子宫颈癌最早出现的症状是（2014）
A. 尿频尿急
B. 接触性出血
C. 进行性下肢肿痛
D. 大量米汤样恶臭白带
E. 绝经后长期阴道流血

16. 确诊子宫颈癌的可靠方法是（2014）
A. 阴道镜检查
B. 子宫颈活检
C. 子宫颈刮片细胞学检查
D. 白带涂片检查
E. 子宫颈锥形切除

17. 子宫颈癌的临床分期依据（2014）
A. 盆腔检查
B. 术中探查结果
C. 有无淋巴结转移
D. 临床表现
E. 病理检查

18. 子宫颈早期浸润癌浸润深度的标准是（2014）
A. 不超过基底膜下 2 mm
B. 不超过基底膜下 3 mm
C. 不超过基底膜下 1 mm
D. 不超过基底膜下 5 mm
E. 不超过基底膜下 4 mm

19. 子宫颈癌的主要病因是（2016）
A. 早产、多产
B. 早婚、早育
C. 高危型 HPV 持续感染
D. 配偶包皮过长
E. 不洁性交史

20. 患者，女，45 岁，月经增多。经期延长已 2 年，伴头晕、心悸。妇科检查子宫如妊娠 3 个月大，B 型超声检查提示子宫肌瘤。血红蛋白 80 g/L，最恰当的处理是（2011）
A. 随访观察
B. 应用宫缩剂、止血药
C. 应用雄激素
D. 肌瘤摘除术
E. 子宫切除

21. 患者，女，36 岁。月经量增多 2 年。妇科检查：子宫增大，如孕 3 个月大小，形态不规则、质硬。该患者最可能的诊断是（2012）
A. 子宫内膜癌
B. 急性子宫内膜炎
C. 弥漫型子宫腺肌病

D. 子宫肌瘤
E. 早期妊娠

22. 光镜下见子宫颈黏膜上皮全层异型增生并延伸到腺体，病理性核分裂象多见，但病变尚未突破基底膜，应诊断为（2013）
A. 重度非典型增生
B. 原位癌
C. 原位癌累及腺体
D. 早期浸润癌
E. 浸润癌

23. 患者，女，52 岁。绝经 6 年，阴道淋漓流血 10 天。查右附件区扪及手拳大肿物，阴道脱落细胞提示雌激素高度影响。本例最可能的诊断应是右侧卵巢（2013）
A. 纤维瘤
B. 浆液性囊腺瘤
C. 良性囊性畸胎瘤
D. 黏液性囊腺瘤
E. 卵泡膜细胞瘤

24. 患者，女，45 岁。白带增多 2 年，近半年出现性交后出血。子宫颈细胞学检查结果为鳞状上皮内高度病变（HSIL）。为明确诊断应首选（2014）
A. 子宫颈管搔刮
B. 子宫颈冷刀锥切
C. 阴道镜下活检
D. HPV-DNA 检测
E. 子宫颈环形电切除术

25. 患者，女，46 岁。近半年月经不规则，现停经 60 天，阴道流血 12 天，量时多时少。妇科检查：子宫颈光滑，子宫稍大，质中等硬，双侧附件无异常。为明确诊断最恰当的检查方法是（2014）
A. 尿妊娠试验
B. 基础体温测定
C. 子宫颈刮片细胞学检查
D. 子宫内膜病理检查
E. 子宫输卵管碘油造影

26. 经产妇，28 岁。妊娠 30 周，阴道分泌物增多半个月。查体：外阴可见多个鸡冠状、指状突起。该患者不适宜的治疗是（2016）
A. 局部微波
B. 干扰素软膏局部涂擦
C. 激光治疗
D. 局部冷冻
E. 三氯醋酸局部涂擦

27. 女，50 岁，G_3P_2，8 年前行绝育术。月经不规则 1 年，阴道不规则流血 15 天。查体：心率 86 次/min，血压 100/65 mmHg，结膜苍白，子宫略大，稍软，无压痛，子宫旁未触及异常。为确定诊断，应首选的检查是（2016）
A. 尿 HCG 测定
B. 阴道镜检查
C. 盆腔 CT 检查
D. 分段诊刮
E. 女性激素水平检查

28. 女，38 岁。经量增多半年，超声提示子宫腔内低回声团块，直径 3 cm，最佳的处理措施是（2016）
A. 子宫切除术
B. 宫腔镜检查及手术
C. 雄激素治疗
D. 口服止血药
E. 口服避孕药

29. 女，60 岁。绝经 8 年后阴道不规则流血 1 个月。糖尿病病史 4 年。查体：体重 87 kg，子宫如孕 2 个月妊娠大小，稍软。B 超示子宫内膜 1.8 cm，其内探及 1.2 cm×0.8 cm 不均质回声光团，有丰富血流信号。最可能的诊断是（2016）
A. 子宫内膜癌　　B. 子宫内膜炎
C. 子宫肉瘤　　D. 黏膜下子宫肌瘤
E. 子宫内膜息肉

30. 女，45 岁。同房后阴道流血 3 个月，G_5P_1。妇科检查：子宫颈重度糜烂状，下唇息肉样赘生物，直径 2 cm。三合诊宫颈旁组织无异常，取宫颈赘生物送病理，提示宫颈鳞癌。首选的治疗方法是（2016）
A. 根治性放疗
B. 子宫颈切除+盆腔淋巴结切除术
C. 筋膜外子宫切除术
D. 宫颈锥形切除术
E. 广泛性子宫切除+盆腔淋巴结切除术

31. 女，52 岁。腹胀 2 个月，加重 1 周。患者绝经 2 年，无不规则阴道流血，胃镜、肠镜均未发现异常。妇科超声波提示左附件肿物，实性为主，大小约 6 cm×6 cm×5 cm，血清 CA125 1 805 u/mL。首先考虑的诊断是（2016）
A. 盆腔结核
B. 卵巢子宫内膜异位囊肿
C. 卵巢转移性肿瘤
D. 输卵管卵巢囊肿
E. 卵巢恶性上皮性肿瘤

32、33 题共用备选答案（2012）
A. 上皮性肿瘤
B. 生殖细胞肿瘤
C. 性索间质肿瘤

D. 转移性肿瘤
E. 非特异性间质肿瘤

32. 卵巢畸胎瘤是
33. 卵巢颗粒细胞肿瘤是

34、35 题共用备选答案（2014）

A. 每年 1 次　　B. 每 2 年 1 次
C. 每 3 年 1 次　　D. 每 1~2 年 1 次
E. 每 1~3 年 1 次

34. 18 岁以上成年人既往血压在 130/85 mmHg 以下者，检查血压的频率是
35. 为了早期发现宫颈癌，对一切有性生活的妇女进行脱落细胞涂片检查的频率是

36~38 题共用题干（2012）

患者，女，48 岁。接触性出血 1 个月余，白带有恶臭。妇科检查：宫颈Ⅱ度糜烂，前唇有 5 cm×3 cm 的质脆赘生物，易出血。子宫正常大，三合诊(-)。

36. 最可能的诊断是
A. 子宫颈息肉
B. 子宫颈结核
C. 子宫颈癌
D. 子宫内膜异位症
E. 宫颈绒癌

37. 为确定诊断，最可靠的诊断方法为
A. 宫颈刮片细胞学检查
B. 碘试验
C. 阴道镜检查
D. 氮激光肿瘤固有荧光诊断法
E. 子宫颈活检

38. 确诊后，其临床分期为
A. Ⅰa 期　　B. $Ⅰb_1$ 期
C. $Ⅰb_2$ 期　　D. Ⅱa 期
E. Ⅱb 期

39、40 题共用题干（2013）

患者，女，59 岁。绝经 8 年，近 1 周白带带血丝。妇科检查：宫颈中度糜烂，子宫后倾稍小，双侧附件未见异常，宫颈刮片细胞学检查巴氏Ⅲ级。

39. 该患者最可能的诊断是
A. 子宫内膜癌　　B. 子宫颈癌
C. 绒毛膜癌　　D. 子宫颈糜烂
E. 侵蚀性葡萄胎

40. 对子宫颈癌确诊最有意义的辅助检查手段是
A. 子宫颈刮片细胞学检查
B. 子宫颈碘检查
C. 子宫颈活检
D. 子宫颈锥形切除
E. 阴道镜检查

41~43 题共用题干（2014）

患者，女，54 岁。绝经 5 年，近 2 个月阴道流水样白带，近 2 周出现阴道间断少量血性排液。妇科检查：子宫颈光滑，子宫体稍大且软，双侧附件未扪及异常。

41. 最可能的诊断为
A. 子宫内膜增生过度
B. 子宫内膜息肉
C. 子宫内膜癌
D. 子宫颈癌
E. 子宫黏膜下肌瘤

42. 最有确诊价值的方法是
A. B 超检查
B. 阴道镜检查
C. 分段诊断刮宫病理检查
D. 进行碘试验和阴道镜检查
E. 阴道后穹分泌物涂片检查

43. 确诊后最佳治疗方案是
A. 刮宫
B. 宫颈锥形切除
C. 子宫切除保留卵巢
D. 全子宫切除及双附件切除术
E. 放射治疗

第十六章　妊娠滋养细胞疾病

1. 葡萄胎清宫术后避孕方法首选（2012）
A. 口服避孕药
B. 针剂避孕药
C. 皮下埋植剂
D. 阴茎套
E. 宫内节育器

2. 葡萄胎清除后随访时间至少为（2013）
A. 0.5 年　　B. 1 年
C. 1 年半　　D. 2 年
E. 3 年

3. 鉴别侵蚀性葡萄胎与绒毛膜癌的主要依据是（2014）
A. 肺转移
B. HCG 测定
C. 病理检查有无组织坏死
D. 是否浸润至子宫深肌层
E. 病理检查有无绒毛结构

4. 滋养细胞肿瘤最常见的转移部位是（2014）
A. 肺　　B. 阴道

C. 肾　　D. 肝
E. 脑

5. 滋养细胞肿瘤Ⅲ期是指病变（2014）
A. 局限于子宫　　B. 局限于盆腔
C. 转移至肺　　D. 转移至肝
E. 转移至脑

6. 患者，女，29 岁。G_2P_2，诊断为葡萄胎。查体：子宫如 16 周妊娠大小。肺部 CT 无异常。该患者治疗方法宜采用（2011）
A. 清宫术
B. 子宫全切术
C. 先清宫后手术切除子宫
D. 清宫后化疗
E. 化疗

7. 患者，女，28 岁，已婚，无子女。葡萄胎行清宫术 8 周后，HCG 持续阳性，拟诊断为侵蚀性葡萄胎。适宜的治疗方法是（2012）
A. 清宫术　　B. 子宫切除术
C. 化疗　　D. 放疗
E. 放疗+子宫切除术

8. 患者，女，22 岁。停经 3 个月余，阴道少量流血。妇科检查：子宫如妊娠 5 个月大，双侧附件区均触及直径 5~6 cm 囊性肿块，活动，无触痛。B 超显示宫腔内充满弥漫分布的飞絮状光点，未测到胎体和胎盘回声。初步诊断是（2012）
A. 绒毛膜癌　　B. 胎儿停止发育
C. 双侧卵巢肿瘤　　D. 难免流产
E. 葡萄胎

9. 患者，女，35 岁。人工流产术后 3 个月阴道流血，HCG 测定持续阳性。妇科检查：子宫如 50 天妊娠大小。肺部摄片见左上肺有圆形棉絮状阴影直径 2 cm，考虑最可能的诊断为（2014）
A. 侵蚀性葡萄胎
B. 吸宫不全
C. 功能失调性子宫出血
D. 绒毛膜癌
E. 子宫内膜癌

10. 女，34 岁，停经 48 天，阴道出血 3 天。平素月经规律，1 周前自测尿妊娠试验阳性，伴下腹隐痛，G_1P_0。妇科检查发现宫口有血块堵塞，子宫增大如孕 9 周大小，质软，无压痛。妇科超声显示：宫腔内多发囊性区，呈“落雪状”。首先考虑的诊断是（2016）
A. 难免流产　　B. 侵蚀性葡萄胎
C. 异位妊娠　　D. 葡萄胎
E. 先兆流产

11、12 题共用备选答案（2014）
A. 直接蔓延
B. 淋巴转移
C. 血行转移
D. 直接蔓延和种植
E. 直接蔓延和淋巴转移

11. 绒毛膜癌的主要转移途径是
12. 子宫颈癌的主要转移途径是

13~15 题共用题干（2012）
患者，女，27 岁。G_2P_1，停经 60 天，阴道流血 10 余天。尿妊娠试验阳性。

13. 首选的检查是
A. 宫腔镜检查
B. 诊断性刮宫
C. B 型超声检查
D. CT 检查
E. MRI 检查

14. 如诊断为葡萄胎，首选治疗方案为
A. 化学治疗
B. 手术切除治疗
C. 放射治疗
D. 清宫术
E. 抗炎保守治疗

15. 如为葡萄胎，治疗后应该避孕的时间为
A. 0.5~1 年　　B. 1~2 年
C. 2~3 年　　D. 3~4 年
E. 4~5 年

16、17 题共用题干（2012）
患者，女，28 岁。葡萄胎清宫术后阴道持续少量流血 3 个月。妇科检查：子宫如妊娠 50 天大小，质软，双侧附件均可触及囊性肿物，大小约 5 cm ×4 cm。活动好，尿 HCG 阳性，盆腔超声显示子宫肌层有一 4 cm×3 cm 不均质回声，血流信号丰富，两侧附件区有囊性低回声包块。

16. 该患者最可能的诊断为
A. 子宫腺肌症合并卵巢囊肿
B. 不全流产
C. 早孕合并卵巢囊肿
D. 绒毛膜癌
E. 侵蚀性葡萄胎

17. 首选的治疗为
A. 卵巢囊肿切除术
B. 放射治疗
C. 子宫病灶切除术
D. 清宫术
E. 化学治疗

18~20 题共用题干（2013）

患者，女，26 岁。产前检查发现子宫肌瘤直径 2 cm，足月顺产后，阴道流血淋漓 2 个月余，2 日前妇科检查子宫如孕 10 周，均匀增大，血 HCG 阳性。

18. 此病例最大的可能是

A. 子宫复旧差　B. 子宫内膜炎

C. 滋养细胞疾病　D. 肌瘤变性

E. 月经不调

19. 为明确诊断应行的检查是

A. B 型超声波检查

B. 宫腔镜检

C. 盆腔 CT

D. 盆腔磁共振成像

E. 腹部平片

20. 首选的治疗是

A. 全子宫切除+双附件切除

B. 全子宫切除

C. 抗癌药物治疗（化疗）

D. 全子宫切除+化疗

E. 广泛性子宫切除

第十七章　女性内分泌疾病

1. 席汉氏（Sheehan）综合征属于（2012）

A. 下丘脑性闭经　B. 精神性闭经

C. 子宫性闭经　D. 卵巢性闭经

E. 垂体性闭经

2. 关于无排卵性功能失调性子宫出血的描述，正确的是（2012）

A. 血清雌激素呈持续低水平

B. 血清雌激素呈持续高水平

C. 血 LH 不出现陡直高峰

D. 血 FSH 呈持续高水平

E. 血清孕激素呈持续高水平

3. 女性垂体泌乳素腺瘤的典型临床表现是（2013）

A. 持续泌乳及头痛

B. 视野缺损和视力下降

C. 月经稀发

D. 体重增加并糖耐量降低

E. 闭经，泌乳

4. 排卵型功能失调性子宫出血多见于（2013）

A. 青春期　B. 生育期

C. 更年期　D. 绝经期

E. 老年期

5. 黄体功能不足的常见症状是（2013）

A. 月经过多　B. 月经频发

C. 月经过少　D. 月经稀发

E. 月经不规则

6. 考虑黄体萎缩不全，诊断性刮宫时间应在（2014）

A. 月经干净后 5 天

B. 月经第 5 天

C. 月经来潮 24 小时内

D. 月经来潮 12 小时内

E. 随时刮宫

7. 诊断子宫性闭经的依据是（2014）

A. 注射黄体酮有撤退性出血

B. 注射黄体酮无撤退性出血

C. 雌-孕激素无撤退性出血

D. 雌-孕激素有撤退性出血

E. 雌激素有撤退性出血

8. 符合无排卵性功能失调性子宫出血基础体温表现的是（2016）

A. 单相型

B. 双相型，高温相时间长于 14 天

C. 双相型，高温相体温下降缓慢

D. 双相型，高温相时间短于 11 天

E. 双相型，高温相体温上升缓慢

9. 患者，女，50 岁。近 1 年月经不规律，月经周期延长，经量减少，伴潮热、出汗。查体：外阴阴道黏膜菲薄，子宫颈及子宫萎缩。对该患者体内激素水平阐述正确的是（2011）

A. 雌激素下降，孕激素下降，促性腺激素上升

B. 雌激素下降，孕激素上升，促性腺激素上升

C. 雌激素下降，孕激素上升，促性腺激素下降

D. 雌激素上升，孕激素上升，促性腺激素上升

E. 雌激素下降，孕激素下降，促性腺激素下降

10. 经产妇，38 岁。近半年经期 8~10 天，周期正常，经量多。妇科检查子宫前位，稍大，无压痛，双侧附件正常，基础体温双相。恰当处理应是（2012）

A. 口服克罗米芬

B. 人工周期疗法

C. 肌注 HMG

D. 经前 7 天肌注黄体酮

E. 月经干净后肌注黄体酮

11. 患者，女，15 岁。月经不规则，子宫附件都是（-）。需要的检查是（2012）

A. B 型超声检查

B. 基础体温测定

C. X 线检查

D. 血雌激素水平测定

E. 诊断性刮宫

12. 未婚女，28 岁，闭经 2 年。肛诊：子宫正常大小，孕激素试验阴性。下一步最佳检查方法是（2014）
A. 垂体兴奋试验
B. 基础体温测定
C. 染色体检查
D. 激素水平测定
E. 雌激素试验
13. 患者，女，46 岁。月经周期延长，经量增多及经期延长，此次月经量多且持续 12 天，妇科检查子宫稍大稍软。本例有效的止血措施选择（2014）
A. 静脉注射立止血（或 6-氨基己酸）
B. 口服大剂量雌激素
C. 口服大量安宫黄体酮
D. 口服甲基睾丸素
E. 行刮宫术
14. 患者，女，14 岁。月经时多时少。肛门检查：子宫正常大小，双侧附件（-）。最可能的诊断是（2014）
A. 黄体功能不全
B. 黄体萎缩不全
C. 无排卵型功能失调性子宫出血
D. 子宫内膜息肉
E. 黏膜下子宫肌瘤
15. 患者，女，40 岁。闭经、泌乳半年。磁共振发现垂体 1.5 cm×1.0 cm 占位病变。需要进行的激素检查中，不包括的是（2015）
A. 生长激素
B. 促甲状腺激素
C. 催产素
D. 泌乳素
E. 促肾上腺皮质激素
16. 患者，女，29 岁。体型肥胖，婚后 2 年未孕，月经周期 45~60 天，月经量少，血 LH/FSH>2。该患者的内分泌特征不包括（2015）
A. 高雄激素血症
B. 胰岛素抵抗
C. 雌酮/雄二醇比例倒置
D. 高孕激素血症
E. 高胰岛素血症

17~19 题共用备选答案（2013）
A. 萎缩型子宫内膜
B. 子宫内膜腺囊型增生过长
C. 黄体功能不全
D. 黄体萎缩不全
E. 子宫内膜非典型性增生
17. 停经 3 个月后不规则阴道流血 2 个月，经血量时多时少，常见为
18. 子宫内膜癌的癌前期改变是
19. 月经周期正常，经期延长，经血量多，应诊断为

第十八章　子宫内膜异位症及子宫腺肌症

1. 子宫内膜异位症采用性激素疗法的主要作用是（2012）
A. 镇静，止痛，对症治疗
B. 调节月经周期
C. 减轻痛经程度
D. 促进排卵
E. 抑制内膜增生
2. 子宫内膜异位症最常见的发病部位是（2013）
A. 直肠　　B. 膀胱
C. 卵巢　　D. 输卵管
E. 阴道
3. 子宫内膜异位症的确诊依据是（2013）
A. 典型病史
B. B 型超声波检查
C. 血 CA125 升高
D. 病理组织学检查
E. 妇科检查
4. 子宫腺肌病的典型症状是（2013）
A. 阴道不规则流血
B. 阴道分泌物增多
C. 月经周期逐渐延长
D. 继发性痛经进行性加重
E. 月经期延长伴经量增多
5. 子宫内膜异位症最主要的临床特点是（2014）
A. 经期第 1~2 日出现腹痛
B. 两侧下腹剧烈疼痛
C. 经期腹痛伴发热
D. 经期腹痛伴肛门坠胀感
E. 继发性痛经、进行性加重
6. 患者，女，32 岁。婚后 4 年未孕，继发性痛经 5 年。妇科查体：子宫后位，正常大小，右附件区扪及 8 cm×7 cm×7 cm 大小囊性包块，活动欠佳。血清 CA125 80 u/mL。最适合的治疗方法是（2014）
A. 口服短效避孕药
B. 假绝经治疗
C. B 超引导下穿刺
D. 保留生育功能手术
E. 子宫加附件切除术

7. 患者，女，30岁。继发性痛经7年，婚后2年未孕。妇科检查：子宫后位，正常大小，固定，左侧附件区触及5~6 cm囊性包块，边界清，固定，血清CA125升高。该患者首选的治疗方法是（2014）
   A. 人工助孕　B. 手术治疗
   C. 中药治疗　D. 激素治疗
   E. 止痛治疗

8~10题共用题干（2012）

28岁不孕妇女，痛经3年且逐渐加重。查子宫后壁有2个触痛性硬韧结节，右侧附件区扪及超鸭卵大、活动不良囊性肿物，压痛不明显。

8. 本病例右侧附件区囊性肿物最可能是
   A. 卵巢滤泡囊肿
   B. 卵巢黄体囊肿
   C. 卵巢内膜异位囊肿
   D. 输卵管卵巢囊肿
   E. 多囊卵巢综合征
9. 为进一步确诊，最有价值的辅助检查方法是
   A. 腹部X线摄片
   B. 盆腔B型超声检查
   C. 诊断性刮宫或组织检查
   D. 子宫输卵管碘油造影
   E. 腹腔镜检查
10. 确诊后的合理治疗方法是
   A. 囊肿剥除及病灶切除术
   B. 左侧附件切除
   C. 双侧附件切除
   D. 子宫次全切除及双附件切除
   E. 子宫全切除及双附件切除

11、12题共用题干（2015）

患者，女，30岁。进行性痛经8年，婚后5年未孕。妇科检查：子宫大小正常，质软，固定。盆底可触及多个痛性结节，右侧附件区触及直径约6 cm的囊性包块，不活动，左侧附件区组织略增厚。

11. 首先考虑的诊断是
   A. 盆腔结核
   B. 原发性痛经
   C. 慢性盆腔炎
   D. 子宫内膜异位症
   E. 卵巢肿瘤
12. 首选的治疗方案为
   A. 孕激素治疗
   B. 手术治疗
   C. 抗感染治疗
   D. 抗结核治疗
   E. 镇痛治疗

第十九章　女性生殖器损伤性疾病

1. 患者，女，58岁。绝经8年，发现阴道内脱出肿物3个月，休息后可消失。妇科检查：平卧位屏气向下用力时，宫颈脱出阴道口外，子宫体仍在阴道内。该患者子宫脱垂的临床分度是（2013）
   A. Ⅰ度重型　B. Ⅲ度
   C. Ⅰ度轻型　D. Ⅱ度轻型
   E. Ⅱ度重型
2. 患者，女，68岁。顺产3个子女。腰骶部酸痛2年，站立时明显，休息时缓解。近半年行走时自觉有块状物自阴道脱出。妇科检查：平卧时用力向下屏气，子宫颈达处女膜缘，阴道口可见子宫颈。其子宫脱垂的分度是（2014）
   A. Ⅱ度重型　B. Ⅰ度轻型
   C. Ⅲ度　D. Ⅱ度轻型
   E. Ⅰ度重型

第二十章　不孕症与辅助生殖技术

1. 最常见的女性不孕原因是（2012）
   A. 宫体因素　B. 精神因素
   C. 阴道因素　D. 输卵管因素
   E. 宫颈因素
2. 患者，女，27岁。平素月经不规律，婚后3年未孕。以下哪种检查最常用于评价卵巢功能（2012）
   A. 宫颈醋酸白试验
   B. B超
   C. 子宫内膜活检
   D. 性激素测定
   E. 子宫颈细胞学检查
3. 检查卵巢功能简便易行的方法是（2013）
   A. 阴道脱落细胞检查
   B. 基础体温测定
   C. 宫颈黏液检查
   D. 子宫内膜活检
   E. 性激素测定
4. 判断有无排卵的检查不包括（2014）
   A. 性激素测定
   B. 基础体温测定
   C. 诊断性刮宫

D. 子宫颈黏液结晶检查
E. 阴道分泌物检查

5~6 题共用题干（2013）

患者，女，28 岁。结婚 3 年未孕，月经规律。妇科检查：子宫正常大，双侧附件正常。男方精液检查正常。

5. 本例应首先进行
A. 阴道脱落细胞学检查
B. 输卵管通畅检查
C. 宫颈黏液结晶
D. 子宫内膜病理检查
E. 子宫输卵管造影

6. 经检查诊断为黄体发育不良，最恰当的内分泌治疗是
A. 雌激素治疗
B. 排卵后黄体酮治疗
C. 人工周期
D. 少量肾上腺皮质激素
E. 口服溴隐亭

第二十一章 计划生育

1. 人工流产术后 10 天仍有较多的阴道出血，首先考虑的诊断是（2011）
A. 子宫穿孔　　B. 子宫复旧不良
C. 吸宫不全　　D. 子宫内膜炎
E. 子宫颈裂伤

2. 人工流产负压吸宫术适用于妊娠时间最多不超过（2011）
A. 妊娠 6 周　　B. 妊娠 8 周
C. 妊娠 10 周　　D. 妊娠 12 周
E. 妊娠 14 周

3. 新婚夫妇欲婚后半年要孩子，最恰当的避孕方法是（2012）
A. 安全期避孕法
B. 口服避孕药
C. 放置宫内节育器
D. 阴茎套
E. 皮下埋植 NorplantⅡ

4. 不属于短效口服避孕药禁忌证的是（2012）
A. 哺乳期　　B. 慢性宫颈炎
C. 乳腺癌根治术后　　D. 血栓性静脉炎
E. 乙型病毒性肝炎

5. 关于不同方法的避孕原理，错误的是（2012）
A. 安全期避孕是通过将性生活避开排卵前后 1~2 日的不安全期而达到避孕目的
B. 宫内节育器通过干扰着床而达到避孕目的
C. 阴茎套可阻止精子进入阴道而达到避孕目的
D. 阴道隔膜可阻止精子进入宫腔而达到避孕目的
E. 口服避孕药主要通过抑制排卵、阻碍受精和着床而达到避孕目的

6. 关于口服短效避孕药的反应，正确的是（2012）
A. 类早孕反应是孕激素刺激胃黏膜所致
B. 服药期间出现阴道流血，是由于撤退性出血所致
C. 经量增多
D. 白带增多是孕激素作用的结果
E. 体重增加

7. 人工流产综合征的主要发生原因是（2012）
A. 较长时间仰卧截石位
B. 精神过度紧张
C. 疼痛刺激
D. 吸宫后负压过大
E. 迷走神经兴奋

8. 口服避孕药后不规则出血，正确的处理方法是（2013）
A. 加服少量雌激素
B. 需立即停药
C. 加服少量孕激素
D. 加服少量雄性激素
E. 加倍服药

9. 药物避孕的机制不包括（2013）
A. 抑制排卵
B. 增加子宫颈黏液黏稠度
C. 使内膜增生不良
D. 抑制精子获能
E. 阻止精子与卵子结合

10. 不是宫内节育器放置禁忌证的是（2013）
A. 月经稀发
B. 生殖道急、慢性炎症
C. 生殖器官肿瘤
D. 宫颈内口松弛
E. 子宫畸形

11. 人工流产术的术中并发症不包括（2013）
A. 子宫穿孔　　B. 子宫腔粘连
C. 出血　　D. 人工流产综合征
E. 羊水栓塞

12. 短效口服避孕药含（2014）
A. 雌激素
B. 孕激素
C. 雌激素+雄性激素
D. 孕激素+雄性激素
E. 雌激素+孕激素

13. 下列不属于人工流产禁忌证的是（2014）
    A. 术前 24 小时体温 2 次在 37.5℃以上
    B. 严重心力衰竭
    C. 慢性生殖器炎症
    D. 全身情况衰弱
    E. 各种疾病的急性期
14. 短效避孕药的禁忌证不包括（2015）
    A. 慢性肝炎　B. 哺乳期
    C. 月经稀少　D. 血栓性疾病
    E. 子宫颈糜烂
15. 非妊娠期输卵管结扎最适宜的时间是（2015）
    A. 月经干净后 3~7 天
    B. 月经来潮前 3~7 天
    C. 月经来潮 3~7 天
    D. 月经干净后 8~10 天
    E. 月经干净后 11~12 天
16. 不宜放置宫内节育器的是（2015）
    A. 阴道炎治疗中
    B. 月经干净后 3~7 天
    C. 哺乳期已排除早孕
    D. 刮宫产术后半月，月经已复潮
    E. 人工流产术后
17. 患者，女，27 岁。妊娠 7 周行人工流产负压吸引术，术者突觉“无底”感，患者随即感到下腹部剧烈疼痛，伴恶心，心率 75 次/min。首先应考虑的诊断是（2012）
    A. 失血性休克　B. 流产不全
    C. 羊水栓塞　D. 子宫穿孔
    E. 人工流产综合反应
18. 患者，女，30 岁。平时月经周期 25~35 天，经量多。检查：子宫颈重度糜烂。最适合该妇女的避孕方法是（2013）
    A. 安全期　B. 阴茎套
    C. 阴道隔膜　D. 宫内节育器
    E. 口服短效避孕药
19. 患者，女，24 岁。因妊娠 8 周行负压吸宫人工流产术。术中出现血压下降、心率过慢、面色苍白、出汗、胸闷。正确处置应是（2013）
    A. 立即输液输血
    B. 肌注肾上腺素
    C. 静脉注射阿托品
    D. 静脉滴注间羟胺
    E. 终止手术，待病情好转再进行
20. 患者，女，25 岁。初产妇，孕 50 天，行人工流产术，术中出现心率 50 次/min，BP 80/50 mmHg，面色苍白，呕吐。应考虑为（2014）
    A. 子宫穿孔　B. 腹腔内出血
    C. 吸宫不全　D. 羊水栓塞
    E. 人工流产综合征
21. 女，24 岁。月经规律，经量较多。尚无生育计划。咨询避孕方法，最合适的是（2016）
    A. 复方短效口服避孕药
    B. 长效避孕针
    C. 体外排除
    D. 宫内节育器
    E. 安全期避孕

22、23 题共用题干（2016）

女，34 岁。停经 58 天，在行人工流产负压吸宫术时，突然出现胸闷、面色苍白、大汗淋漓、下腹坠痛、头晕恶心等症状。查体：T 37.1 ℃，P 49 次/min，R 30 次/min，BP 90/50 mmHg。阴道流血不多。

22. 最可能的诊断是
    A. 羊水栓塞
    B. 仰卧位低血压综合征
    C. 子宫穿孔
    D. 人工流产综合反应
    E. 失血性休克
23. 此时应暂停手术，并给予
    A. 阿托品　B. 地塞米松
    C. 多巴胺　D. 缩宫素
    E. 输血

第二十二章　妇女保健

（本章历年尚未考查）

第六篇 血液系统

第一章 贫 血

1. 缺铁性贫血患者，最可能出现的体征（2010）
   A. 肝脾大　　B. 淋巴结肿大
   C. 舌乳头萎缩　　D. 指甲变薄变脆
   E. 胸骨压痛
2. 下列治疗再生障碍性贫血的药物中，属于免疫抑制的药物是（2010）
   A. 司坦唑醇　　B. 达那唑
   C. 丙酸睾酮　　D. 环孢素
   E. 安雄
3. 诊断缺铁性贫血最敏感最可靠的检查是（2011）
   A. 骨髓细胞内铁
   B. 血清铁蛋白
   C. 外周血红细胞及血红蛋白
   D. 血清铁
   E. 血清总铁结合力
4. 肿瘤坏死因子（TNF）等造血负调控因子产生增多会引起贫血的疾病是（2011）
   A. 肿瘤性疾病　　B. 肾功能不全
   C. 垂体功能低下　　D. 肝病
   E. 甲状腺功能低下
5. 对于再生障碍性贫血患者采取输血治疗，应选择（2011）
   A. 全血
   B. 少白细胞的红细胞
   C. 血小板
   D. 冷沉淀
   E. 血浆
6. 贫血伴黄疸最可能的诊断是（2012）
   A. 溶血性贫血　　B. 急性失血性贫血
   C. 缺铁性贫血　　D. 再生障碍性贫血
   E. 营养不良性贫血
7. 下列不支持缺铁性贫血的实验室检查是（2012）
   A. 平均红细胞体积降低
   B. 血清铁降低
   C. 血清铁蛋白降低
   D. 总铁结合力降低
   E. 转铁蛋白饱和度降低
8. 下列不符合急性再生障碍性贫血诊断标准的是（2012）
   A. 贫血进行性加重
   B. 脾大
   C. 网织红细胞绝对值 $<15\times10^9/L$
   D. 中性粒细胞 $<0.5\times10^9/L$
   E. 血小板 $<20\times10^9/L$
9. 重度贫血的血红蛋白浓度是（2013）
   A. <30 g/L　　B. 30~59 g/L
   C. 60~89 g/L　　D. 90~100 g/L
   E. >100 g/L
10. 在缺铁性贫血的实验室检查中，最能说明体内贮备铁缺乏的指标是（2013）
   A. 小细胞低色素
   B. 血清铁降低
   C. 总铁结合力升高
   D. 血清铁蛋白降低
   E. 骨髓铁染色，铁粒幼细胞减少
11. 正常人铁的主要吸收部位是（2013）
   A. 胃　　B. 十二指肠
   C. 空肠下段　　D. 回肠
   E. 结肠
12. 缺铁性贫血患者应用铁剂治疗有效的最早期指标是（2013）
   A. 血红蛋白上升　　B. 网织红细胞上升
   C. 红细胞总数上升　　D. 血清铁上升
   E. 血清铁蛋白上升
13. 易导致胎儿期重度溶血的疾病是（2013）
   A. ABO 血型不合
   B. 葡萄糖-6-磷酸脱氢酶缺乏症
   C. β 地中海贫血
   D. Rh 血型不合
   E. 遗传性球形红细胞增多症
14. 下列属于正细胞性贫血的是（2014）
   A. 缺铁性贫血
   B. 巨幼细胞贫血
   C. 再生障碍性贫血
   D. 铁粒幼细胞性贫血
   E. 珠蛋白生成障碍性贫血
15. 缺铁性贫血采用的铁剂治疗，观察疗效最早的指标是（2014）

A. 血红蛋白上升
B. 网织红细胞增高
C. 面色红润
D. 血清铁恢复正常
E. 红细胞平均体积增大

16. 最容易引起再生障碍性贫血的是（2014）
A. 氯霉素　B. 磺胺嘧啶
C. 环磷酰胺　D. 保太松
E. 他巴唑

17. 在再生障碍性贫血的治疗中，下列属于促进造血的药物是（2014）
A. 抗淋巴细胞球蛋白
B. 环孢素
C. 环磷酰胺
D. 甲泼尼龙
E. 司坦唑醇（康力龙）

18. 维生素 B_{12} 缺乏与叶酸缺乏所致营养性巨幼细胞贫血临床表现的主要区别点是（2014）
A. 骨髓象改变　B. 神经系统症状
C. 肝脾大　D. 贫血症状
E. 血象改变

19. 下列检查项目中最能反映体内贮存铁水平的是（2015）
A. 骨髓铁染色
B. 外周血网织红细胞
C. 血清铁结合力
D. 血清转铁蛋白饱和度
E. 血清铁

20. 观察有无贫血，最可靠的查体部位是（2015）
A. 手背皮肤及口腔黏膜
B. 耳郭皮肤
C. 睑结膜、指甲及口唇
D. 颈部皮肤及舌面
E. 面颊、皮肤及上腭黏膜

21. 下列不属于缺铁性贫血病因的是（2016）
A. 胃大部切除术后
B. 女性子宫肌瘤月经量增多
C. 肝硬化胃底食管静脉曲张破裂大出血
D. 痔出血
E. 女性妊娠和哺乳

22. 患者，男，74 岁。渐进性乏力伴面色苍白 2 个月。查体为贫血貌，有反甲，巩膜无黄染，浅表淋巴结无肿大，心率 102 次/min，肝脾肋下未触及。血常规 Hb 79 g/L，RBC 2.5×10^{12}/L，MCV 78fl，WBC 5.0×10^{9}/L。首先考虑（2011）
A. 缺铁性贫血　B. 再生障碍性贫血
C. 海洋性贫血　D. 巨幼细胞贫血
E. 溶血性贫血

23. 患者，女，20 岁。头晕、乏力 3 个月，加重 1 周。近期月经量多。查体：四肢皮肤散在出血点，浅表淋巴结不大，胸骨压痛（-），肝脾未触及。血常规：血红蛋白 50 g/L，白细胞 1.5×10^{9}/L，中性 0.20，淋巴 0.80，网织红细胞 0.001，血小板 11×10^{9}/L。最可能的诊断是（2011）
A. 巨幼细胞性贫血
B. 急性白血病
C. 自身免疫性溶血性贫血
D. 骨髓增生异常综合征
E. 再生障碍性贫血

24. 患者，女，34 岁。两年来月经量多，乏力、心悸。检查：面色较苍白，血红蛋白 70 g/L，白细胞 8×10^{9}/L，血小板 110×10^{9}/L，血清铁 300 μg/L。治疗首选（2012）
A. 输血
B. 硫酸亚铁口服
C. 维生素 B_{12} 肌内注射
D. 右旋醣酐铁肌注
E. 肾上腺糖皮质激素

25. 一孕妇，26 岁，妊娠 7 个月，贫血、头昏、无力、纳差，Hb 45 g/L，RBC 2.5×10^{12}/L，血常规提示小细胞低色素贫血。其贫血是（2013）
A. 再生障碍性贫血
B. 缺铁性贫血
C. 稀释性贫血
D. 维生素 B_{12} 缺乏
E. 自身免疫性溶血性贫血

26. 患者，男，24 岁。近 3 个月乏力，面色苍白，近 1 周来反复鼻出血。查体：贫血面容，肝脾未及，血红蛋白 70 g/L，白细胞 3.5×10^{9}/L，血小板 25×10^{9}/L，骨髓细胞增生低下，巨核细胞明显减少。首选治疗（2013）
A. 肾上腺糖皮质激素
B. 雄激素
C. 碳酸锂
D. 硝酸士的宁
E. 抗胸腺细胞球蛋白

27. 患者，女，25 岁。因皮肤紫癜 1 个月，高热，口腔黏膜血疱，牙龈出血不止 2 天入院，肝脾淋巴结不大，胸骨无压痛。化验 Hb 40 g/L，WBC 2×10^{9}/L，Plt 15×10^{9}/L，骨髓增生极度减低，全片未见巨核细胞。诊断首先考虑（2013、2014）
A. 急性再生障碍性贫血
B. 慢性再生障碍性贫血
C. 急性白血病

D. 血小板减少性紫癜

E. 过敏性紫癜

28. 男，20岁。发热伴皮肤出血点1周。查体：浅表淋巴结无肿大，胸骨压痛（-），肝脾肋下未触及，血常规：Hb 70 g/L，WBC 1.5×10^9/L，N 0.20，L 0.80，Plt 11×10^9/L，网织红0.001，该患者最可能的诊断是（2016）

A. 溶血性贫血

B. 急性白血病

C. 特发性血小板减少性紫癜

D. 巨幼细胞贫血

E. 再生障碍性贫血

29、30题共用备选答案（2012）

A. 血清铁降低，铁蛋白降低，总铁结合力降低

B. 血清铁降低，铁蛋白降低，总铁结合力升高

C. 血清铁降低，铁蛋白增加，总铁结合力升高

D. 血清铁降低，铁蛋白增加，总铁结合力降低

E. 血清铁增加，铁蛋白增加，总铁结合力降低

29. 缺铁性贫血患者的改变是

30. 慢性病性贫血患者的改变是

31、32题共用备选答案（2014）

A. 再生障碍性贫血

B. 巨幼细胞贫血

C. 缺铁性贫血

D. 慢性失血性贫血

E. 海洋性贫血

31. 叶酸缺乏性贫血

32. 珠蛋白合成障碍性贫血

33~35题共用题干（2010）

患者，男，50岁。头晕、乏力、心悸2个月。查体：贫血貌，皮肤干燥，指甲脆裂，浅表淋巴结未触及，肝脾不大。实验室检查：血红蛋白70 g/L，网织红细胞计数0.005，血片示小细胞低色素贫血改变，血清铁6.2 μmol/L，总铁结合力92 μmol/L，粪便检查钩虫卵（+）。

33. 该病病因治疗最主要的措施应该是

A. 驱钩虫

B. 口服铁剂

C. 注射铁剂

D. 口服维生素C

E. 进食含铁量高的饮食

34. 该患者采用铁剂治疗，显示疗效最早的指标是

A. 血红蛋白升高

B. 网织红细胞增高

C. 红细胞计数升高

D. 红细胞平均体积增大

E. 血清铁上升

35. 本病铁剂治疗的最终目的是

A. 血常规恢复正常

B. 红细胞形态恢复正常

C. 血清铁恢复正常

D. 总铁结合力恢复正常

E. 补足储存铁

36、37题共用题干（2011）

患者，女，28岁。头晕、心慌、乏力半年。面色苍白3个月，1周来病情加重，食欲下降。既往月经量增多2年。查体：T 37 ℃，P 104次/min，R 20次/min，BP 100/70 mmHg，贫血貌，双肺听诊未见异常，心律齐。腹软，无压痛，肝脾肋下未触及。实验室检查：Hb 70 g/L，Plt 110×10^9/L，骨髓增生活跃，以红系增生明显，幼红细胞体积小。

36. 为明确诊断首选的检查是

A. 肝功能检查

B. MCV，MCH，MCHC

C. 血清铁蛋白

D. 血细胞比容

E. 网织红细胞计数

37. 该患者首选的治疗方法是

A. 皮下注射促红细胞生成素

B. 静脉输注红细胞悬液

C. 雄激素治疗

D. 维生素B_{12}，叶酸治疗

E. 口服铁剂及维生素C

38~40题共用题干（2013）

患儿，男，1岁。面色苍白2个月。生后母乳喂养至今，未规律添加辅食，平日易感冒。查体：发育营养稍差，皮肤黏膜苍白，无黄疸，浅表淋巴结不大，心前区可闻及2级收缩期杂音，肝、脾无肿大。血常规：Hb 85 g/L，RBC 3.5×10^9/L，MCV 68 fl，MCH 24 pg，MCHC 0.28，WBC、Plt正常。

38. 该患儿最可能的诊断是

A. 营养性巨幼细胞贫血

B. 再生障碍性贫血

C. 溶血性贫血

D. 缺铁性贫血

E. 感染性贫血

39. 为进一步确诊，首选的检查是

A. 抗碱血红蛋白测定

B. 血红蛋白电泳

C. 铁代谢指标测定

D. 叶酸、维生素B_{12}测定

E. 骨髓检查

40. 首选的治疗是
A. 红细胞输注
B. 维生素 B_{12}
C. 维生素 C
D. 琥珀酸亚铁
E. 叶酸

41、42 题共用题干（2014）

患者，男，26 岁。乏力，间断鼻出血 3 周。既往体健。查体：T 36 ℃，面色苍白，双下肢可见数个瘀斑，浅表淋巴结未触及肿大，巩膜无黄染，舌尖可见血疱，心肺检查未见异常。腹平软，肝脾肋下未触及。血常规：RBC 2.3×10^{12}/L，Hb 70 g/L，WBC 2.9×10^{9}/L，N 0.30，L 0.65，M 0.05，Plt 22×10^{9}/L，网织红细胞 0.001。

41. 该患者最可能的诊断是
A. 骨髓增生异常综合征
B. Evans 综合征
C. 阵发性睡眠性血红蛋白尿
D. 再生障碍性贫血
E. 巨幼细胞贫血

42. 如需进一步明确诊断，最重要的检查是
A. 血清铁和铁蛋白测定
B. 血清叶酸和维生素 B_{12}测定
C. 多部位骨髓穿刺
D. 血细胞 CD55、CD59 测定
E. Coombs 试验

第二章　白血病

1. 急性白血病诊断的主要依据是（2010）
A. 发热多汗　B. 贫血出血
C. 肝脾大　D. 胸骨下段压痛
E. 骨髓细胞学检查

2. DIC 多见于（2010）
A. 急性粒细胞白血病
B. 急性早幼粒细胞白血病
C. 急性单核细胞白血病
D. 红白血病
E. 急性淋巴细胞白血病

3. 中枢神经系统白血病最常见于（2011、2013）
A. 急性粒细胞白血病
B. 急性淋巴细胞白血病
C. 急性单核细胞白血病
D. 急性早幼粒细胞白血病
E. 慢性粒细胞白血病

4. 急性白血病并发中枢神经系统白血病最常见于白血病的（2012）
A. 缓解时　B. 耐药时
C. 起病时　D. 复发时
E. 化疗时

5. 急性白血病诊断必须具备（2012）
A. 骨髓增生极度活跃
B. 白细胞计数显著增高
C. 骨髓中原始及幼稚细胞比例明显增高
D. 胸骨压痛伴肝脾增大
E. 发热、贫血及出血

6. 对判断慢性粒细胞白血病预后最有价值的是（2012）
A. Plt 计数
B. WBC 计数
C. Ph 染色体测定
D. 中性粒细胞碱性磷酸酶积分
E. 外周血幼粒细胞计数

7. 纤维蛋白（原）降解产物（FDP）增高最常见于（2014）
A. 血管性出血疾病　B. 血小板疾病
C. 血凝固异常　D. 血抗凝物增多
E. 纤溶亢进

8. 急性淋巴白血病首选治疗方案（2014）
A. TAC 方案
B. VDLP 方案
C. 糖皮质激素冲击疗法
D. PA 方案
E. 干扰素治疗

9. 急性粒细胞白血病治疗方案（2014）
A. VDLP 方案　B. PA 方案
C. DA 方案　D. TAC 方案
E. 干扰素治疗

10. 患者，男，25 岁。发热伴皮肤出血点 2 周。查体：双下肢皮肤可见出血点，胸骨下段压痛（+），肝肋下 3 cm，脾肋下 1.5 cm。血常规：Hb 105 g/L，WBC 2.0×10^{9}/L，分类可见幼稚细胞，Plt 35×10^{9}/L。最可能的诊断是（2011）
A. 再生障碍性贫血
B. 脾功能亢进
C. 巨幼细胞贫血
D. 急性白血病
E. 阵发性睡眠性血红蛋白尿

11. 患者，男，17 岁。发热，皮肤紫癜、齿龈肿胀 1 个月，皮肤散在紫癜，淋巴结、肝脾大，白细胞 42.0×10^{9}/L，分类可见原始细胞，非特异性酯酶染色强阳性，能被 NAF 抑制，过氧化酶染色弱阳性。最可能的诊断是（2012）

A. 急性单核细胞白血病
B. 急性粒细胞白血病
C. 急性淋巴细胞白血病
D. 类白血病反应
E. 淋巴瘤

12. 患者，男，28 岁。低热，乏力伴左上腹肿块半年，检查肝肋下 3 cm，脾肋下 8 cm。化验结果：血红蛋白 85 g/L，白细胞 100×10^9/L，骨髓象原始粒细胞 3%，Ph 染色体阳性。正确治疗应为(2013)
A. DA 方案　　B. CHOP 方案
C. 羟基脲　　D. VP 方案
E. 脾切除

13. 患者，男，20 岁。发热、咽痛、皮肤出血点 2 周。实验室检查：Hb 80 g/L，WBC 2.0×10^9/L，Plt 30×10^9/L，骨髓增生极度活跃，原始细胞 80%，部分原始细胞浆中可见 Auer 小体。此患者首选的治疗措施是（2014）
A. 羟基脲治疗
B. 输血
C. 长春新碱与强的松治疗
D. 柔红霉素与阿糖胞苷治疗
E. 全反式维甲酸治疗

14. 患者，男，30 岁。因头晕、乏力，伴皮肤出血点 1 周入院，既往体健。查体见牙龈增生，肿胀，血常规发现 Hb 86g/L，WBC 5.0×10^9/L，血小板 24×10^9/L。骨髓中原始细胞占 45%，POX 染色弱阳性，非特异性酯酶（NSE）染色阳性，NaF 可抑制。诊断急性白血病，最可能的类型是(2014)
A. 淋巴细胞　　B. 粒细胞
C. 单核细胞　　D. 粒单核细胞
E. 巨核细胞

15、16 题共用备选答案（2010）
A. 出血
B. 贫血
C. 明显脾大
D. 发热、贫血、出血
E. 发热、贫血、出血、淋巴结或肝脾大

15. 急性白血病的主要临床表现是
16. 慢性粒细胞白血病的主要临床表现是

17、18 题共用备选答案（2011）
A. 急性单核细胞白血病
B. 慢性粒细胞白血病急变期
C. 急性淋巴细胞白血病
D. 急性粒细胞白血病未分化型
E. 急性早幼粒白细胞白血病

17. 易发生睾丸白血病的白血病类型是
18. 易出现巨脾的白血病类型是

19～21 题共用备选答案（2013）
A. 急性粒细胞白血病
B. 急性早幼粒细胞白血病
C. 急性单核细胞白血病
D. 红白血病
E. 急性淋巴细胞白血病

19. 易导致肝脾淋巴结明显肿大的是
20. 可导致弥散性血管内凝血（DIC）的是
21. 常可导致牙龈肿胀，口腔溃疡的是

22、23 题共用备选答案（2014）
A. 寒战，高热，出血并迅速衰竭
B. 头痛，呕吐，脑脊液可检出白血病细胞
C. 低热，乏力，颈部淋巴结肿大，切口不愈合
D. 低热，贫血，巨脾
E. 贫血，发热，无痛性淋巴结进行性肿大

22. 中枢性神经系统白血病的临床特点
23. 慢性粒细胞白血病的临床特征是

24、25 题共用备选答案（2014）
A. 急性粒细胞白血病部分分化型
B. 急性早幼粒细胞白血病
C. 急性单核细胞白血病
D. 急性淋巴细胞白血病
E. 慢性粒细胞白血病

24. Ph 染色体阳性见于
25. 首选羟基脲治疗的是

26、27 题共用备选答案（2014）
A. 急性早幼粒细胞白血病
B. 急性单核细胞白血病
C. 急性巨核细胞白血病
D. 慢性粒细胞白血病
E. 急性淋巴细胞白血病

26. 非特异性酯酶（+）不被氟化钠抑制见于
27. 非特异性酯酶（+）能被氟化钠抑制见于

28、29 题共用备选答案（2016）
A. 0.5×10^9/L　　B. 1.3×10^9/L
C. 3.0×10^9/L　　D. 1.0×10^9/L
E. 4.0×10^9/L

28. 白细胞减少症的诊断标准是指外周血白细胞的总量低于
29. 粒细胞缺乏症的诊断标准是指外周血中性粒细胞绝对数低于

30、31 题共用题干（2014）
患者，男，48 岁。体检时发现脾肋下 6 cm，乏力，低热，体重减轻。
30. 该患者最可能的诊断是

A. 肝硬化
B. 慢性粒细胞白血病
C. 脾亢
D. 急性粒细胞白血病
E. 先天性脾大

31. 最有效的治疗是
A. 化学疗法
B. 同种异基因骨髓移植
C. 干扰素
D. 伊马替尼
E. 环磷酰胺

32、33 题共用题干（2016）

女，17 岁。皮肤出血点伴月经量过多 1 月余。查体：四肢和胸部皮肤散在出血点，浅表淋巴结无肿大，肝脾肋下未触及。血常规：Hb 105 g/L，WBC 6.0×10^9/L，Plt 7×10^9/L。骨髓细胞学检查：颗粒型巨核细胞在 1.5 cm×2.0 cm 涂片膜上可见 126 个，产板型巨核细胞为 0 个。

32. 该患者最可能的诊断是
A. 急性白血病
B. 特发性血小板减少性紫癜
C. 再生障碍性贫血
D. 巨幼细胞贫血
E. 过敏性紫癜

33. 首选的治疗是
A. 化疗
B. 输注浓缩血小板
C. 口服糖皮质激素
D. 补充维生素 B_{12}、叶酸
E. 口服雄激素

第三章　出血性疾病

1. 下列支持 ITP 诊断的是（2010）
A. 遗传病史
B. 骨髓中产板型巨核
C. PT 时间延长
D. 3P 试验阳性
E. 鱼精蛋白试验阳性

2. 慢性特发性血小板减少性紫癜最常见于（2011）
A. 幼儿　　B. 儿童
C. 青年女性　　D. 壮年男性
E. 老年人

3. 造成下肢深静脉血栓形成的相关因素不包括（2012）
A. 脾功能亢进　　B. 久病卧床
C. 静脉损伤　　D. 长期服用避孕药
E. 妊娠

4. 关于特发性血小板减少性紫癜，正确的是（2012）
A. 急性型常见于老年人
B. 慢性型常见于男性
C. 脾脏一般不增大
D. 骨髓巨核细胞数大多减少
E. 脾切除对慢性型无效

5. 特发性血小板减少性紫癜可有（2012）
A. 骨髓巨核细胞消失
B. 凝血时间延长
C. 血小板寿命缩短
D. 网织红细胞绝对值降低
E. Coombs 试验（+）

6. 符合过敏性紫癜实验室检查的是（2012）
A. 血小板减少
B. 出血时间延长
C. 凝血时间延长
D. 血块收缩不良
E. 毛细血管脆性试验可阳性

7. 特发性血小板减少性紫癜治疗首选（2013）
A. 长春新碱静脉滴注
B. 脾切除
C. 输浓缩血小板
D. 静脉注射大剂量丙种球蛋白
E. 肾上腺糖皮质激素

8. 慢性特发性血小板减少性紫癜首选的治疗措施是（2013）
A. 静滴长春新碱
B. 脾切除手术
C. 输注血小板
D. 输注免疫球蛋白
E. 口服糖皮质激素

9. 缺乏时可使 APTT 延长而 PT 正常的凝血因子是（2014）
A. Ⅱ　　B. Ⅴ　　C. Ⅶ
D. Ⅷ　　E. Ⅹ

10. 下列临床表现不属于凝血机制障碍所致出血的是（2014）
A. 迟发出血
B. 深度血肿
C. 皮肤出血点、紫癜
D. 关节腔出血
E. 肌肉出血

11. 下列不符合腹型过敏性紫癜临床表现的是（2014）
A. 皮肤紫癜　　B. 恶心、呕吐

C. 便秘　　D. 腹泻
E. 便血

12. 患者，男，25岁。四肢皮肤间断分批出现紫癜1个月，紫癜稍痒，略高出皮面，其余部位皮肤正常，既往体健。对诊断最无帮助的是（2011）
A. 血小板计数　　B. 尿常规
C. 粪便常规　　D. 束臂试验
E. 骨髓检查

13. 患者，男，36岁。进食海鲜后四肢皮肤紫癜伴瘙痒1周，腹痛、便血3天。血常规：血红蛋白115g/L，白细胞 8.3×10^9/L，中性粒细胞0.68，血小板 231×10^9/L。尿常规：蛋白质（+），红细胞10～15/高倍视野。患者的诊断最可能是（2012）
A. 溃疡性结肠炎
B. 急性肾小球肾炎
C. 过敏性紫癜
D. 单纯性紫癜
E. 特发性血小板减少性紫癜

14. 患者，女，16岁。近3天双下肢伸侧出现紫癜，分批出现、两侧对称、颜色鲜红，伴腹痛及关节痛，血小板 100×10^9/L，WBC 101×10^9/L，Hb 110 g/L，凝血时间正常。应该首先考虑为（2012）
A. 特发性血小板减少性紫癜
B. 过敏性紫癜
C. 急性白血病
D. 再生障碍性贫血
E. 血友病

15. 患者，女，28岁。月经量多1年，近10日经常鼻出血，脾肋下未触及。血红蛋白90 g/L，白细胞 10×10^9/L，血小板 30×10^9/L。骨髓检查：粒红细胞系增生旺盛，巨核细胞增多，伴成熟障碍应诊断为（2013）
A. 特发性血小板减少性紫癜
B. 血友病
C. 过敏性紫癜
D. 弥散性血管内凝血
E. 血小板增多

16. 患者，男，25岁。半个月来原因不明的牙龈出血，下肢皮肤发现出血点和瘀斑，既往体健。化验结果：Hb 122 g/L，WBC 5.4×10^9/L，N 64%，L 32%，M 4%，血小板 23×10^9/L。为明确诊断，首选的检查是（2014）
A. 凝血功能　　B. 骨髓检查
C. 骨髓活检　　D. 血小板功能
E. 束臂试验

17、18题共用题干（2013）

患者，男，32岁。皮肤反复出现紫癜1个月，加重并出现恶心、腹痛2天。查体：四肢皮肤散在紫癜，心肺未见异常，腹平软，脐周轻压痛，无反跳痛和肌紧张，肝脾肋下未触及，肠鸣音活跃。

17. 下述情况对明确病因意义不大的是
A. 应用药物情况
B. 有无食用鱼、虾、蟹等
C. 皮肤紫癜有无瘙痒
D. 有无花粉、尘埃过敏
E. 发病前有无呼吸道感染

18. 该患者目前不需要的治疗药物是
A. 低分子肝素　　B. 泼尼松
C. 芦丁　　D. 山莨菪碱
E. 异丙嗪

第四章　白细胞减少和粒细胞缺乏症

1. 关于骨髓的描述，正确的是（2011）
A. 位于长骨的骨髓腔内
B. 在胎儿和幼儿骨内是红骨髓
C. 在成年人骨内是黄骨髓
D. 变为黄骨髓后仍具有造血功能
E. 成为黄骨髓后不能再转变为红骨髓

2. 周期性中性粒细胞减少症是由于粒细胞（2012）
A. 在脾脏滞留　　B. 释放障碍
C. 分布异常　　D. 生成减少
E. 破坏过多

3. 中性粒细胞反应性增多最常见的原因不包括（2014）
A. 急性白血病　　B. 急性感染
C. 急性失血　　D. 急性溶血
E. 恶性肿瘤

4、5题共用备选答案（2014）

A. 4.0×10^9/L　　B. 3.0×10^9/L
C. 2.0×10^9/L　　D. 1.0×10^9/L
E. 0.5×10^9/L

4. 粒细胞缺乏症是指外周血中性粒细胞绝对值低于
5. 白细胞减少是指外周血白细胞绝对值持续低于

第五章　输　血

1. 输血曾出现过敏反应的患者需要红细胞输血时，

应选用（2010）
A. 辐照红细胞　B. 红细胞悬液
C. 洗涤红细胞　D. 少白细胞的红细胞
E. 浓缩红细胞

2. 输血早期非溶血性发热反应最常见的原因是（2011）
A. 致敏物　B. 白细胞凝集素
C. 致热原　D. 肝炎病毒
E. 以上都不是

3. 临床上输注新鲜冰冻血浆的主要目的是（2011）
A. 扩充血容量
B. 增强免疫力
C. 维持酸碱平衡
D. 维持胶体渗透压
E. 补充凝血因子

4. 应用下列哪一种血液制品无传播病毒性疾病的是（2012）
A. 冷沉淀
B. 浓缩血小板
C. 白蛋白
D. 少细胞的红细胞
E. 洗涤红细胞

5. 输血是救治患者重要的医疗手段，为做好医疗服务，保证临床治疗效果，应当（2012）
A. 使用全血
B. 满足患者及家属的输血要求
C. 给所有手术患者输血
D. 使用成分血
E. 使用3天内采集的新鲜血

6. 全血在保存过程中，发生了“保存损害”，增加了一些有害物质，其中有（2013）
A. 钾　B. 钠　C. 钙
D. 铁　E. 镁

7. 对于失血量小于自身血容量20%的急性失血患者，临床医师应给予输注（2013）
A. 新鲜全血1单位
B. 新鲜冰冻血浆600 mL
C. 血小板1个治疗量
D. 红细胞悬液2单位
E. 晶体液和胶体液，原则上不输血

8. 洗涤红细胞的特点是（2013）
A. 淋巴细胞含量与全血相同
B. 红细胞含量与全血相同
C. 粒细胞含量与全血相同
D. 血浆蛋白的含量很少
E. 血小板含量与全血相同

9. 为了预防输血相关移植物抗宿主病，输注前需要进行辐照的血液成分是（2013）
A. 普通冰冻血浆　B. 新鲜冰冻血浆
C. 新鲜血浆　D. 浓缩血小板
E. 冷沉淀

10. 临床输注新鲜冰冻血浆的目的是补充（2014）
A. 凝血因子　B. 白蛋白
C. 免疫球蛋白　D. α-球蛋白
E. 电解质

11. 属于血小板输注禁忌证的是（2014）
A. 肿瘤化疗后的血小板减少
B. 体外循环
C. 血栓性血小板减少性紫癜
D. 肿瘤放疗后的血小板减少
E. 肝移植手术

12. 急性大量失血患者需要输注红细胞时，应首选的品种是（2015）
A. 去除白细胞的红细胞
B. 辐照红细胞
C. 浓缩红细胞
D. 悬浮红细胞
E. 洗涤红细胞

13. 输注新鲜冰冻血浆的主要目的是（2016）
A. 补充营养　B. 补充凝血因子
C. 提高免疫力　D. 提高血液携氧能力
E. 提高血容量

14. 血小板输注的禁忌证是（2016）
A. 放疗引起的血小板减少
B. 血液稀释引起的血小板减少
C. 血小板功能异常引起的出血
D. 弥散性血管内凝血高凝期
E. 化疗引起的血小板减少

15. 患者，男，80岁，体重45 kg。因胃癌需要手术治疗。脉搏100次/min，血压140/95 mmHg，Hb 60 g/L，血小板 90×10^9/L，医生决定给予输血。此时应该选用（2010）
A. 新鲜全血　B. 浓缩红细胞
C. 红细胞悬液　D. 浓缩红细胞和血浆
E. 红细胞悬液和血浆

16. 患者，男，58岁。患肝炎已10余年，因无力、纳差、腹胀20天诊断为乙肝后肝硬化（失代偿期）入院。肝功能试验显著异常，其中白蛋白降低，球蛋白增高，白蛋白/球蛋白比率倒置。为治疗低蛋白血症，首选的血液制品是（2011）
A. 全血　B. 新鲜冰冻血浆
C. 普通冰冻血浆　D. 冷沉淀
E. 白蛋白

17. 患者，男，39岁，体重45 kg。因外伤引起出血

800 mL，经手术后已经止血。现脉搏 90 次/min，血压 105/70 mmHg，血红蛋白 60 g/L，患者家属强烈要求输血。此时应该（2011）

A. 给患者输全血 200 mL
B. 给患者输红细胞悬液 1 单位
C. 给患者输血浆 200 mL
D. 给患者输洗涤红细胞 1 单位
E. 不给患者输血

18. 患者，男，61 岁。患慢性支气管炎伴肺气肿已 10 年，此次因主动脉瘤入院手术，手术中出血约 1 500 mL，手术中输液 1 400 mL，输红细胞悬液 7 单位。处置中以输液和红细胞为主，未输全血，其主要理由是（2012）

A. 全血宝贵，应节约用血
B. 红细胞悬液黏性小，输注速度快
C. 输全血容易引起发热性输血反应
D. 输液加红细胞足以处置此手术出血，输大量全血容易导致循环超负荷
E. 输全血传播病毒性疾病的危险相对较大

19. 患者，女，50 岁。因肺癌进行化疗。2 天来陆续出现皮肤瘀斑，时有鼻出血，体温 3 8℃，血压 120/70 mmHg，Hb 105 g/L，WBC 3.1×10^9/L，血小板 15×10^9/L。此时医生应给予输注（2012）

A. 全血
B. 新鲜全血
C. 红细胞悬液
D. 血小板
E. 红细胞悬液和新鲜冰冻血浆

20. 患者，男，38 岁。因胃癌行胃大部切除术，术中估计失血 1 200 mL，术后患者感胸闷、心悸。血常规：Hb 70 g/L，Plt 100×10^9/L。给患者输注的血液成分首选的是（2013）

A. 辐照红细胞　　B. 冰冻红细胞
C. 悬浮红细胞　　D. 浓缩红细胞
E. 洗涤红细胞

21. 患者，女，40 岁。患乳腺癌进行化疗。因血小板计数低下进行血小板输注。开始输注 15 分钟后，患者出现寒战，体温 39 ℃，血压 80/40 mmHg。此时应首先考虑的输血不良反应是（2013）

A. 输血相关移植物抗宿主病
B. 非溶血性发热性输血反应
C. 细菌污染反应
D. 循环超负荷
E. 溶血反应

22. 患者，男，35 岁，体重 75 kg。因陈旧性股骨干骨折入院行择期手术。查体：P 85 次/min，BP 125/80 mmHg，一般状况良好，心肺无异常。实验室检查：Hb 130 g/L，凝血功能正常，肝、肾功能正常。手术中因出血可能需要输血，下列治疗方案中不应首选的是（2014）

A. 术中回收式自身输血
B. 急性等容血液稀释
C. 输注异体红细胞和新鲜冰冻血浆
D. 术后回收式自身输血
E. 术前储存式自身输血

23. 患者，女，49 岁。因子宫肌瘤，阴道出血先后在某医院输注 ABO 同型全血 2 次，共 800 mL。两次输血后均出现全身荨麻疹，且有广泛性皮肤瘙痒。此次入院准备做子宫切除需要输血，最好选择下列何种血制品（2014）

A. 保存全血　　B. 红细胞悬液
C. 浓缩红细胞　　D. 洗涤红细胞
E. 新鲜全血

24. 患者，男，50 岁。血型 A，有胃溃疡病史 10 余年，最近胃镜检查怀疑有癌变而入院手术。术前输 A 型全血约 150 mL 时突然畏寒、寒战、体温 40 ℃，呕吐 1 次，血压正常。停止输血并经对症处理症状很快缓解。这种输血不良反应最有可能是（2014）

A. 非溶血性发热性输血反应
B. 过敏反应
C. 急性（即发性）溶血性输血反应
D. 循环超负荷
E. 细菌污染反应

25. 某患者输血后不久，即感心前区压迫感，腰背剧痛，寒战，呼吸急促，血压下降，创口渗血，出现血红蛋白尿。可能是（2015）

A. 发热反应　　B. 过敏反应
C. 细菌污染反应　　D. 溶血反应
E. 枸橼酸中毒反应

26. 女，30 岁。因再生障碍性贫血 3 个月入院输血治疗。输注悬浮红细胞 30 分钟后出现寒战，既往有输血史。查体：T 39.5 ℃，BP 130/75 mmHg。患者最可能出现的输血不良反应是（2015）

A. 输血相关循环超负荷
B. 过敏反应
C. 输血相关移植物抗宿主病
D. 非溶血性发热性反应
E. 急性溶血性输血反应

27. 男，65 岁。患再生障碍性贫血 2 年，多次输血治疗。最近 2 次输血过程中出现发热，体温达 39 ℃以上，经对症处理症状缓解。此次拟输血改善贫血症状，应输注的血液成分是（2015）

A. 辐照红细胞

B. 浓缩红细胞
C. 去除白细胞的红细胞
D. 悬浮红细胞
E. 冰冻红细胞

28. 男，50 岁。拟行骨髓移植入院。因库存血液不足，需要其亲属献血给患者使用，患者兄妹各献血 400 mL，血液检测合格，拟供患者输注，此时应对这两袋血液采取的处理措施是（2016）
A. γ 射线照射
B. 滤除白细胞
C. 细菌灭活
D. 反复洗涤
E. 病毒灭活

第七篇　内分泌系统

第一章　内分泌及代谢疾病概述

1. 血中 FT_3、FT_4 和 TSH 均升高时应检查（2001）
   A. 甲状腺 B 超　　B. TSH 受体抗体
   C. 头颅 MRI　　D. 甲状腺核素显像
   E. 甲状腺 ^{131}I 摄取率
2. 不属于腺垂体靶腺的是（2003）
   A. 甲状腺　　B. 睾丸
   C. 胰腺　　D. 肾上腺
   E. 卵巢
3. 下列不属于内分泌器官的是（2016）
   A. 甲状旁腺　　B. 睾丸
   C. 前列腺　　D. 肾上腺
   E. 腺垂体

第二章　下丘脑-垂体功能疾病

1. 腺垂体功能减退症最常见的病因是（2007）
   A. 垂体或邻近的肿瘤
   B. 颅内感染
   C. 产后大出血
   B. 颅脑外伤
   E. 脑血管疾病
2. 腺垂体功能减退症最早出现的靶腺功能减退是（2009）
   A. 肾上腺皮质功能减退
   B. 甲状腺功能减退
   C. 性腺功能减退
   D. 肾上腺与甲状腺功能减退
   E. 甲状腺与性腺功能减退
3. 腺垂体功能减退症所致垂体危象最紧急的治疗药物是（2010）
   A. 甲状腺激素　　B. 促性腺激素
   C. 升压药　　D. 高渗盐水
   E. 糖皮质激素

4、5 题共用备选答案（2011）

A. 体重减轻　　B. 畏寒便秘
C. 性欲减退　　D. 食欲减退
E. 低血糖症

4. 甲状腺功能减退症的最主要表现是
5. 腺垂体功能减退症危象的最主要表现是

6、7 题共用备选答案（2013）

A. 垂体腺瘤压迫浸润
B. 产后大出血
C. 脑垂体卒中
D. 垂体腺瘤手术治疗后
E. 创伤性垂体柄损伤

6. 引起继发性腺垂体功能减低症的是
7. 引起希恩综合征的是

8、9 题共用备选答案（2016）

A. 皮质醇
B. 泌乳素
C. 肾上腺素
D. 促甲状腺释放激素
E. 血管加压素

8. 腺垂体分泌的激素是
9. 神经垂体储存的激素是

10~12 题共用题干（2014）

患者，女，36 岁。近 2 年来月经周期延长，闭经 6 个月。既往月经规律。查体：子宫及双侧附件未见明显异常，乳房挤压后有乳汁分泌。盆腔 B 超未见异常。

10. 该患者最可能的诊断是
    A. 特纳综合征
    B. 雄激素不敏感综合征
    C. 希恩综合征
    D. 闭经溢乳综合征
    E. 多囊卵巢综合征
11. 对诊断最有价值的血清学指标是
    A. 泌乳素　　B. 雄激素
    C. 雌激素　　D. 孕激素
    E. 绒毛膜促性腺激素
12. 主要的治疗药物是
    A. 溴隐亭　　B. 多巴胺
    C. 克罗米芬　　D. GnRHa
    E. 黄体酮

第三章　甲状腺疾病

1. 硫脲类抗甲状腺药物治疗甲状腺功能亢进的主要作用是（2001）
   A. 降低靶细胞对 T_3、T_4 的敏感性
   B. 抑制碘的吸收
   C. 抑制甲状腺激素的释放
   D. 抑制促甲状腺激素的释放
   E. 抑制甲状腺激素合成
2. 甲状腺功能亢进症术前准备，脉率应降至每分钟（2003）
   A. 80 次以下　　B. 90 次以下
   C. 100 次以下　　D. 110 次以下
   E. 120 次以下
3. 下列不符合单纯性甲状腺肿的是（2003）
   A. 抗甲状腺抗体正常
   B. 甲状腺轻度或中度弥漫性肿大
   C. 甲状腺肿大伴震颤或血管杂音
   D. 随病情发展呈多结节性甲状腺肿
   E. 甲状腺肿大引起气管压迫症状
4. 甲状腺功能亢进症患者合并妊娠 8 个月宜采用的治疗措施是（2003）
   A. 大剂量硫脲类药物
   B. 手术治疗
   C. 大剂量 β 受体阻滞剂
   D. 大剂量丙基硫氧嘧啶
   E. 放射性核素治疗
5. 甲状腺恶性肿瘤中最常见的是（2005）
   A. 滤泡状癌　　B. 髓样癌
   C. 未分化型癌　　D. 乳头状癌
   E. 鳞状细胞癌
6. 目前诊断甲状腺功能亢进症最可靠的检查方法是（2007）
   A. 基础代谢率测定
   B. 甲状腺摄 ^{131}I 率测定
   C. 甲状腺激素浓度测定
   D. TSAb 测定
   E. 抗甲状腺抗体测定
7. 甲状腺功能亢进症患者术后 48 小时以内最危急的状况是（2007）
   A. 严重呼吸困难
   B. 一侧喉返神经损伤
   C. 一侧喉上神经损伤
   D. 四肢麻木、抽搐
   E. 甲状腺危象
8. 以下关于甲状腺肿的描述，错误的是（2007）
   A. 单纯性甲状腺肿的甲状腺功能正常
   B. 单纯性甲状腺肿的发病率男性高于女性
   C. 甲状腺肿分为非毒性甲状腺肿和毒性甲状腺肿两类
   D. 甲状腺肿是甲状腺上皮细胞的非炎症性非肿瘤性增生
   E. 单纯性甲状腺肿包括地方性、散发性和代偿性三种
9. 在病程的不同阶段，甲状腺功能可以分别出现亢进和减退的情况最常见于（2008）
   A. 亚急性甲状腺炎
   B. 结节性甲状腺肿
   C. Graves 病
   D. 甲状腺腺瘤
   E. 桥本甲状腺炎
10. 轻度甲状腺功能亢进症患者的基础代谢率测定值范围是（2008）
    A. 1%～10%　　B. 20%～30%
    C. 10%～20%　　D. 30%～40%
    E. 40%～50%
11. 妊娠合并甲状腺功能亢进症治疗宜用（2009）
    A. 地西泮（安定）
    D. 普萘洛尔（心得安）
    C. 丙硫氧嘧啶
    D. 复方碘溶液（Lugol 液）
    E. 核素 ^{131}I
12. 甲状腺大部分切除术后 48 小时内，需注意最危急的并发症是（2009）
    A. 喉上神经内侧支损伤
    B. 喉返神经单侧损伤
    C. 呼吸困难和窒息
    D. 甲状腺危象
    E. 手足抽搐
13. 地方性甲状腺肿的主要病因是（2009）
    A. 自身免疫性甲状腺炎
    B. 碘摄入过多
    C. 甲状腺素合成障碍
    D. 碘摄入不足
    E. 致甲状腺肿物质损伤
14. 地方性单纯性甲状腺肿最主要的发病原因是（2011）
    A. 妊娠、授乳等因素对甲状腺激素需要量增加
    B. 食物和饮水中含碘量多而长期摄碘量过多
    C. 土壤、食物和饮水中含碘量低而长期摄碘量不足
    D. 长期服用抗甲状腺作用的硫脲类药物

E. 先天性酶缺乏使甲状腺激素合成障碍

15. 手术治疗甲状腺功能亢进症长期治愈率达（2012）
A. 90%　B. 80%
C. 75%　D. 70%
E. 65%

16. 为抑制甲状腺功能亢进症患者甲状腺素的释放，外科手术前选择的常用药物是（2012）
A. 复方碘溶液　B. 普萘洛尔
C. 卡比马唑　D. 丙硫氧嘧啶
E. 甲巯咪唑

17. 甲状腺癌的临床表现不包括（2013）
A. 偶然发现甲状腺有一硬而不光滑的肿块
B. 近甲状腺峡部活动度大的肿块
C. 甲状腺肿块短期内迅速增大
D. 甲状腺包块伴声嘶
E. 甲状腺包块伴颈淋巴结肿大

18. Graves 病患者最具有诊断意义的体征是（2014）
A. 皮肤湿润多汗，手颤
B. 眼裂增大，眼球突出
C. 收缩压升高，脉压增大
D. 心脏扩大，心律不齐
E. 弥漫性甲状腺肿大伴血管杂音

19. 鉴别实性甲状腺结节功能常用的方法是（2014）
A. 放射性核素扫描
B. B 超检查
C. MRI 或 CT
D. 血甲状腺激素水平
E. 甲状腺摄^{131}I 率

20. 甲状腺功能亢进症患者手术后出现甲状腺危象，以下治疗错误的是（2016）
A. 口服复方碘化钾溶液
B. 皮下注射肾上腺素
C. 静脉滴注氢化可的松
D. 静脉输注葡萄糖溶液
E. 肌内注射镇静剂

21. 抗甲状腺药物治疗过程中，需立即停药的情况是（2016）
A. 甲状腺危象
B. 浸润性突眼
C. 粒细胞缺乏
D. 甲亢性心脏病
E. 药物性甲状腺功能减退病

22. 患者，女，17 岁。疲乏无力、心悸、怕热、多食半年。大便 3 次/d、不成形。体重下降约 11 kg。查体：BP 140/70 mmHg，皮肤潮湿，手有细颤，轻微突眼，甲状腺Ⅰ度弥漫性肿大，质软，无触痛，心率 108 次/min。该患者治疗宜选用（2003）
A. 甲状腺大部切除术
B. 放射性碘
C. β 受体阻滞剂
D. 甲巯咪唑
E. 复方碘溶液

23. 患者，男，43 岁。3 年前确诊为 Graves 病。间断用他巴唑、中药、针灸治疗 1 年多，近半年双眼睑红肿、怕光流泪、眼球突出，诊断为 Graves 病甲亢，浸润性突眼。目前甲亢的治疗选择（2004）
A. 抗甲状腺药物
B. 甲状腺次全切除术
C. 核素^{131}I
D. 复方碘溶液
E. β 受体阻滞剂

24. 患者，女，30 岁。因甲亢行甲状腺大部切除术后 3 小时，切口深面进行性肿胀，患者出现呼吸困难。紧急行气管插管后，呼吸困难解除。下一步最佳处理措施是（2005）
A. 静脉应用广谱抗生素
B. 静脉注射葡萄糖酸钙
C. 静脉注射止血药物
D. 静脉应用大剂量激素
E. 拆开手术切口探查

25. 患者，女，56 岁。颈粗 20 年，甲状腺 3 度肿大，多个结节，最大 5 cm，诊断单纯结节性甲状腺肿。接受手术，术后处理（2006）
A. 不需用药、定期观察
B. 多食含碘丰富的食物
C. 忌用含碘食物或药物
D. 长期服用甲状腺素
E. 核素^{131}I 治疗

26. 患者，女，36 岁。甲状腺功能亢进症 1 年，甲状腺Ⅲ度肿大，决定手术治疗。空腹、安静、平卧位时，T 37.8 ℃，P 104 次/min，BP 130/90 mmHg。应用简便公式粗略估计该患者的基础代谢率是（2007）
A. 44%　B. 33%
C. 22%　D. 11%
E. 55%

27. 患者，女，21 岁。心悸、怕热、多汗 3 个月，诊断为 Graves 病。血白细胞 4.0×10^9/L，中性粒细胞 2.5×10^9/L，给予甲巯咪唑和美托洛尔治疗。2 周后复查血白细胞 1.0×10^9/L，中性粒细胞 0.4×10^9/L。中性粒细胞缺乏最可能的原因是（2009）

A. 粒细胞分布异常
B. β 受体阻滞剂副作用
C. 甲亢病情加重
D. 抗甲状腺药物副作用
E. 叶酸或维生素 B_{12} 缺乏

28. 患者，女，30 岁。既往无甲状腺功能亢进症病史，妊娠 2 个月时出现怕热、心悸、多汗。查体：甲状腺Ⅰ度肿大，FT_3 和 FT_4 升高，TSH 降低，TRAb 阳性。该患者最合适的治疗是（2010）
A. 应用丙硫氧嘧啶
B. 外科手术
C. 应用复方碘化钠溶液
D. ^{131}I 治疗
E. 应用甲巯咪唑

29. 患者，女，56 岁。颈前肿大 20 余年就诊。查体：甲状腺Ⅲ度肿大，质地硬，多个结节，最大结节直径达 5.0 cm，随吞咽活动，气管轻度左移。血 T_3、T_4、TSH 正常，TGAb、TPOAb 阴性。气管正、侧位 X 线片提示气管局部受压、向左移位。最佳的处理措施是（2012）
A. 长期服用甲状腺素
B. 定期监测甲状腺功能
C. 手术治疗
D. 多食含碘丰富的食物
E. 禁用含碘药物

30. 患者，女，28 岁，未婚。心悸多汗 3 个月余，曾有支气管哮喘史。查体：甲状腺Ⅱ度肿大，有血管杂音，心率 120 次/min。FT 3.12 pmol/L，TSH <1.0 μu/mL（微单位/毫升）。治疗方案用（2014）
A. 他巴唑+心得安
B. 丙基硫氧嘧啶+心得安
C. 他巴唑或丙基硫氧嘧啶+短期安定
D. ^{131}I 治疗
E. 手术治疗

31. 女，30 岁。甲状腺肿大，性情急躁 2 年，查体：T 37 ℃，P 116 次/min，R 22 次/min，BP 130/60 mmHg，甲状腺弥漫性Ⅲ度肿大，甲状腺区域听诊可闻及低调的连续性静脉“嗡鸣”音。实验室检查：FT_3、FT_4 均增高，TSH 降低。既往曾服用硫脲类药物治疗，效果不佳，拟进行手术治疗。目前使用碘剂进行术前准备，但基础代谢率控制不满意，为做好术前准备可联合使用（2016）
A. 胍乙啶　　B. 苯巴比妥钠
C. 氯丙嗪　　D. 普萘洛尔
E. 氢化可的松

32. 女，20 岁。发现左颈前质硬包块 1 个月，无不适。颈部 B 超：甲状腺左叶肿物，直径 2 cm，血流丰富，内有细小钙化灶。术后病理最可能的组织学类型是（2016）
A. 未分化癌　　B. 乳头状癌
C. 乳头状囊性腺瘤　　D. 髓样癌
E. 滤泡状腺癌

33、34 题共用备选答案（2004）
A. FT_3　　B. TT_3
C. FT_4　　D. TT_4
E. TSH
33. Graves 病甲状腺功能亢进时最早出现异常的是
34. 原发性甲状腺功能减退症最早出现异常的是

35、36 题共用备选答案（2009）
A. FT_3、FT_4　　B. TT_3、TT_4
C. TRAb　　D. rT_3
E. 甲状腺摄 ^{131}I 率
35. 诊断甲状腺功能亢进症的首选实验室检查
36. 甲状腺功能亢进症内科治疗停药首选实验室检查

37、38 题共用备选答案（2011）
A. 左旋甲状腺素钠
B. 放射性碘
C. 丙硫氧嘧啶
D. 溴隐亭
E. 酚苄明
37. 属于阻断激素合成的药物是
38. 属于 α 受体阻滞剂的药物是

第四章　糖尿病与低血糖症

1. 2 型糖尿病的主要特点是（2003）
A. 胰岛素缺乏
B. 有发生酮症酸中毒倾向
C. 发病由自身免疫介导
D. 大多存在胰岛素抵抗
E. 年轻人多见

2. 糖尿病酮症酸中毒首先静脉滴注的药物是（2004）
A. 碳酸氢钠　　B. 甘露醇
C. 胰岛素　　D. 抗生素
E. 多巴胺

3. 糖尿病最常见的神经病变是（2005）
A. 周围神经炎　　B. 动眼神经麻痹
C. 坐骨神经痛　　D. 自主神经病变
E. 腕管综合征

4. 双胍类降血糖药物主要适用于（2006）
A. 妊娠期糖尿病

B. 肥胖的1型糖尿病
C. 消瘦的1型糖尿病
D. 肥胖的2型糖尿病
E. 消瘦的2型糖尿病

5. 2型糖尿病的基础治疗措施是（2007）
A. 胰岛素治疗
B. 饮食治疗
C. 双胍类降血糖药
D. 磺脲类降血糖药
E. 双胍类及磺脲类降血糖药联合治疗

6. 下列对2型糖尿病的描述正确的是（2007）
A. 都发生在中老年人
B. 都有糖尿病家族史
C. 大部分患者超重或肥胖
D. 不会发生酮症酸中毒
E. 均不需要胰岛素治疗

7. 2型糖尿病发病主要的病理生理改变是（2007）
A. 自身免疫介导胰岛B细胞破坏
B. 胰岛素受体防疫异常
C. 胰岛素分泌过多
D. 胰岛素抵抗和分泌相对不足
E. 胰岛素分泌绝对不足

8. 糖尿病诊断标准中，随机血糖应大于（2007）
A. 7.0 mmol/L　B. 11.1 mmol/L
C. 5.6 mmol/L　D. 6.1 mmol/L
E. 7.8 mmol/L

9. 早期糖尿病肾病尿液检查重点检测的指标为（2008）
A. 24小时尿蛋白定量
B. 微量白蛋白
C. 红细胞
D. 尿糖定量
E. 颗粒管型

10. 下列口服降血糖药易引起严重低血糖不良反应的是（2009）
A. 双胍类口服降糖药
B. 磺脲类口服降糖药
C. α-葡萄糖苷酶抑制剂
D. 胰岛素增敏剂
E. 胰岛B细胞保护剂

11. 关于2型糖尿病，正确的说法是（2009）
A. 应有三多一少的症状
B. 尿糖阳性
C. 胰岛素水平低于正常
D. 空腹血糖应升高
E. 糖耐量试验有助于可疑病例的诊断

12. 糖尿病筛查中高危人群不包括（2009）
A. 肥胖（BMI≥28）
B. 2型糖尿病一级亲属
C. 有糖调节受损史
D. 年龄在45岁以下
E. 有分娩巨大胎儿史

13. 2型糖尿病的主要发病机制是（2011）
A. 胰岛素抵抗
B. 胰岛素绝对缺乏
C. 胰升血糖激素分泌升高
D. 编码胰岛素基因异常
E. 胰岛素相对升高

14. 反映糖尿病病情控制的指标是（2013）
A. 空腹及餐后2小时血糖
B. 尿糖定性
C. 血清胰岛素水平
D. 口服葡萄糖耐量试验
E. 血清胰岛素细胞抗体

15. 下列提示糖尿病微血管病变的是（2016）
A. 心肌梗死　B. 高血压
C. 足部溃疡　D. 脑卒中
E. 眼底出血

16. 患者，男，50岁。半年前体检发现2型糖尿病，无口渴、多尿症状，身高165 cm，体重66 kg。坚持饮食控制及运动锻炼，近3个月空腹血糖5.0~6.0 mmol/L（90~108 mg/dL），餐后血糖10.0~13.0 mmol/L（180~234 mg/dL），拟加用（2002）
A. 双胍类降血糖药
B. α-葡萄糖苷酶抑制剂
C. 磺脲类降糖药
D. 短效胰岛素
E. 中效胰岛素

17. 患者，女，28岁。烦渴、多尿1年，不规律用胰岛素治疗，纳差、呕吐3天。体检：T 36.2 ℃，呼吸深大、有异味。血糖22 mmol/L，尿糖（++++），酮体（+++）。最可能的诊断为（2003）
A. 急性肠炎+代谢性酸中毒
B. 代谢性碱中毒
C. 乳酸酸中毒
D. 糖尿病酮症酸中毒
E. 非酮症高渗性糖尿病昏迷

18. 患者，女，42岁。多饮、多食10年，空腹血糖经常大于10.8 mmol/L，近两个月来眼睑及下肢轻度水肿，血压160/100 mmHg，尿蛋白（++），最可能诊断为（2003）
A. 糖尿病肾病
B. 高血压病
C. 糖尿病合并肾盂肾炎

D. 肾小球肾炎
E. 糖尿病酮症酸中毒

19. 糖尿病患者，女，45岁。尿糖（++++），血糖25 mmol/L，使用胰岛素60 u后血糖降至10 mmol/L。此时应注意补充（2004）
A. 氯化钾　　B. 氯化钠
C. 氯化钙　　D. ATP
E. 细胞色素C

20. 患者，男，67岁。身高170 cm，体重80 kg，因肺部肿瘤准备近日手术切除。术前检查空腹血糖10.2~11.8 mmol/L，既往无糖尿病病史。针对血糖最合理的处理是（2004）
A. 饮食控制
B. 服用双胍类降血糖药物
C. 服用磺脲类降血糖药物
D. 胰岛素治疗
E. 不需要治疗

21. 患者，女，45岁。2型糖尿病2年。用二甲双胍0.25 g，每日3次。空腹血糖6.2 mmol/L，餐后2小时血糖12.6 mmol/L。近2个月发热、咳嗽，痰结核菌阳性。控制血糖应给予（2005）
A. 加大二甲双胍剂量
B. 磺脲类口服降糖药
C. 胰岛素
D. α-葡萄糖苷酶抑制剂
E. 胰岛素增敏剂

22. 患者，女，46岁。糖尿病病史3年，经饮食治疗并服二甲双胍，病情控制良好。近日受凉后发热，咳嗽，咳黄痰，X线检查为右下肺炎。血糖18.6 mmol/L，尿糖（++++）。对该患者除治疗肺炎外，糖尿病的处理应为（2005）
A. 用胰岛素治疗
B. 增加二甲双胍剂量
C. 改用格列吡嗪
D. 加用格列吡嗪
E. 加用α-葡萄糖苷酶抑制剂

23. 患者，男，68岁。近2周来多饮、多尿，食欲减退，精神差，软弱无力。今晨发现神志不清而就诊，血压80/60 mmHg，血糖38.1 mmol/L，尿糖（++++），尿酮体（±）。最可能的诊断是（2006）
A. 脑出血
B. 脑血栓形成
C. 糖尿病酮症酸中毒昏迷
D. 高渗性非酮症性糖尿病昏迷
E. 乳酸性酸中毒昏迷

24. 患者，男，52岁。初诊2型糖尿病2个月，每日进主食量约500 g。身高171 cm，体重90 kg，BMI 30.8。实验室检查：空腹血糖7.5 mmol/L，餐后2小时血糖12.8 mmol/L，糖化血红蛋白7.2%。目前首选的糖尿病治疗药物是（2006）
A. 吡格列酮　　B. 二甲双胍
C. 格列苯脲　　D. 那格列奈
E. 阿卡波糖

25. 患者，女，15岁。多尿、多饮20余天，体重下降5 kg。近2天出现恶心、呕吐，呼吸深大，有烂苹果味。血糖20 mmol/L，尿酮体（++++）。首选的降糖治疗是（2007）
A. 静脉输注大剂量胰岛素
B. 静脉输注小剂量胰岛素
C. 皮下注射中效胰岛素
D. 皮下注射长效胰岛素
E. 皮下注射预混胰岛素

26. 患者，女，70岁。食欲减退，双下肢水肿3个月，昏迷5小时入院。糖尿病病史8年，长期口服苯乙双胍治疗。查血糖10.6 mmol/L，血肌酐204 μmol/L，尿糖（+++），尿酮体弱阳性，尿蛋白（++）。昏迷原因应首先考虑（2007）
A. 糖尿病肾病尿毒症
B. 糖尿病乳酸性酸中毒
C. 高渗性非酮性糖尿病
D. 糖尿病酮症酸中毒
E. 糖尿病并发低血糖

27. 患者，女，20岁。1型糖尿病患者，出现恶心、厌食2天，神志不清1小时。查体：面色潮红，呼吸深快，意识障碍。诊断方面最可能是（2008）
A. 糖尿病酮症酸中毒
B. 糖尿病高渗性昏迷
C. 乳酸性酸中毒
D. 糖尿病合并尿毒症酸中毒
E. 低血糖昏迷

28. 患者，男，56岁。口渴、多饮、多尿3个月。查空腹血糖9.5 mmol/L（171 mg/dL），餐后血糖14.0 mmol/L（252 mg/dL），肝功能、肾功能正常，患者体重75 kg、身高168 cm。降血糖治疗可选用（2008）
A. 普通（短效）胰岛素
B. 中效胰岛素
C. 磺脲类降血糖药
D. 双胍类降血糖药
E. α-葡萄糖苷酶抑制剂

29. 患者，男，17岁。糖尿病2个月，有酮症酸中毒病史，每日进主食量400 g，血糖波动大，身高172 cm，体重46 kg。最适宜的治疗是（2009）

A. 控制饮食　B. 加强运动
C. 胰岛素　D. 双胍类降糖药
E. 磺脲类降糖药

30. 患者，女，50岁。糖尿病病史9年，因双足趾端麻木，大腿皮肤刺痛3个月余就诊。查体：双手骨间肌萎缩，肌力Ⅳ级，病理反射（-）。空腹血糖14 mmol/L，血酮（-）。应考虑糖尿病慢性并发症是（2010）
A. 周围神经病变　B. 自主神经病变
C. 视网膜病变　D. 脑血管病变
E. 肾脏病变

31. 患者，女，18岁。心慌、怕热、多汗，体重下降3个月，双手有细颤，突眼不明显，甲状腺Ⅱ度弥漫性肿大、质地软、有血管性杂音，心率108次/min，两肺呼吸音清，考虑为Graves病。为明确诊断，首先要检查（2010）
A. 甲状腺摄^{131}I率
B. 血TSH、FT_3、FT_4
C. 抗甲状腺抗体TG-Ab、TOP-Ab
D. 甲状腺B型超声
E. 甲状腺放射性核素扫描

32. 患者，女，64岁。2型糖尿病病史10年，近2个月出现双下肢水肿。查体：BP 140/100 mmHg。神志清楚，营养差，甲状腺无肿大，双肺未闻及干、湿啰音，心率70次/min，心律齐。肝脾未触及，双下肢明显水肿。实验室检查：空腹血糖9.6 mmol/L，血清总胆固醇7.6 mmol/L，低密度脂蛋白胆固醇4.6 mmol/L，血浆蛋白28 g/L。为明确水肿原因，首先应进行的检查是（2011）
A. 双肾CT　B. 双肾B超
C. 糖化血红蛋白　D. 胰岛素释放试验
E. 尿蛋白定量

33. 患者，男，56岁。糖尿病患者，用胰岛素治疗。晚10时突起心慌、多汗、软弱，继而神志不清。查脉搏120次/min，尿糖（-），尿酮（-），尿素氮10.0 mmol/L。最可能为（2011）
A. 低血糖昏迷　B. 高渗性昏迷
C. 酮症酸中毒昏迷　D. 脑血管意外
E. 尿毒症昏迷

34. 患者，男，66岁。2型糖尿病12年，长期每日口服格列苯脲15 mg和二甲双胍1.5 g，近2年血糖控制不满意。查空腹血糖10.5 mmol/L，餐后2小时血糖16.8 mmol/L，糖化血红蛋白10.3%。目前糖尿病治疗最适宜的选择是（2011）
A. 改用胰岛素
B. 原治疗药物加量
C. 格列苯脲改为格列齐特
D. 加胰岛素增敏剂
E. 加α-葡萄糖苷酶抑制剂

35. 女，18岁。因多食、多饮、多尿、消瘦，诊断为1型糖尿病，给予胰岛素治疗，清晨出现出汗、心悸，继而意识障碍。最可能的原因是（2016）
A. 乳酸酸中毒　B. 过敏性休克
C. 酮症酸中毒　D. 高渗高血糖综合征
E. 低血糖昏迷

36. 男，50岁。高血压病史10年，2型糖尿病病史6年，BMI 28.2 kg/m^2，目前格列本脲5 mg tid，二甲双胍2 g/d治疗。空腹血糖12.6 mmol/L，餐后2小时血糖18.2 mmol/L，糖化血红蛋白9.6%。肝肾功能正常，心功能Ⅲ级（NYHA分级）。下列治疗最恰当的是（2016）
A. 加用噻唑烷二酮类降糖药
B. 增加格列本脲的剂量
C. 加用基础胰岛素
D. 增加二甲双胍的剂量
E. 加用α-葡萄糖苷酶抑制剂

37、38题共用备选答案（2003）
A. 24小时尿糖定量测定
B. 餐后2小时血糖测定
C. 糖化血红蛋白测定
D. 口服葡萄糖耐量试验
E. 胰岛素释放试验

37. 对糖尿病诊断首选
38. 对糖尿病分型首选

39、40题共用备选答案（2004）
A. 饮食治疗
B. 正规胰岛素
C. 长效胰岛素（精蛋白锌胰岛素）
D. 口服降血糖药
E. 口服降血糖药加小剂量胰岛素

39. 1型糖尿病治疗首选
40. 2型糖尿病并发急性感染时治疗选择

41、42题共用备选答案（2008）
A. 噻唑烷二酮类
B. 格列奈类
C. α-葡萄糖苷酶抑制剂
D. 磺脲类
E. 双胍类

41. 最容易引起严重低血糖的药物是
42. 减少肝脏葡萄糖输出的药物是

43、44题共用备选答案（2012）
A. 空腹血糖6.8 mmol/L，餐后2小时血糖7.5 mmol/L
B. 空腹血糖5.5 mmol/L，餐后2小时血糖7.2

mmol/L

C. 空腹血糖 2.7 mmol/L,餐后 2 小时血糖 3.9 mmol/L

D. 空腹血糖 5.8 mmol/L,餐后 2 小时血糖 10.2 mmol/L

E. 空腹血糖 7.8 mmol/L,餐后 2 小时血糖 11.5 mmol/L

43. 属于正常血糖水平的是

44. 可诊断糖尿病的血糖水平是

第五章 水、电解质代谢紊乱和酸碱平衡失调

1. 下列因素中不能引起低钾血症的是（2003）
A. 尿少　B. 禁食 3 天
C. 呕吐腹泻　D. 代谢性碱中毒
E. 使用胰岛素

2. 等渗性脱水时补钾每小时尿量必须超过（2004）
A. 20 mL　B. 30 mL
C. 40 mL　D. 50 mL
E. 60 mL

3. 等渗性缺水患者，给予补充液体治疗应首选（2005）
A. 平衡盐　B. 等渗盐水
C. 1.86%乳酸钠　D. 5%葡萄糖
E. 1.25%碳酸氢钠

4. 不符合低钾血症临床表现的是（2006）
A. 腹胀　B. 心律失常
C. 腱反射亢进　D. 肠鸣音消失
E. 精神萎靡

5. 患者，男，56 岁。上腹部创伤高位肠瘘 5 天，血压 90/60 mmHg，血 pH7.2，HCO_3^- 3.15mmol/L。该患者酸碱失衡类型是（2007）
A. 呼吸性碱中毒
B. 代谢性碱中毒
C. 呼吸性酸中毒
D. 代谢性酸中毒
E. 呼吸性酸中毒合并代谢性碱中毒

6. 患者，男，10 个月。吐泻 1 周，嗜睡，口渴，尿量减少。皮肤弹性差，前囟及眼眶明显凹陷，脉细速，四肢稍凉，测血钠 125 mmol/L。考虑为（2008）
A. 中度低渗性脱水　B. 中度等渗性脱水
C. 中度高渗性脱水　D. 重度低渗性脱水
E. 重度等渗性脱水

7. 患者，男，38 岁。诊断为脓毒性休克。动脉血气分析示代谢性酸中毒、Ⅰ型呼吸衰竭。下列治疗措施中可能造成组织缺氧加重的是（2008）
A. 补充胶体液
B. 快速补充碳酸氢钠
C. 静脉滴注小剂量多巴胺
D. 快速补充晶体液
E. 静脉滴注糖皮质激素

8. 成人细胞外液占体重的百分比约是（2009）
A. 35%　B. 30%
C. 40%　D. 20%
E. 25%

9. 代谢性酸中毒患者的呼吸变化是（2010）
A. 浅而快　B. 浅而慢
C. 深而快　D. 深而慢
E. 不规则

10. 下列常引起低渗性缺水的原因是（2016）
A. 急性弥漫性腹膜炎
B. 尿崩症
C. 应用排钠利尿剂
D. 急性肠梗阻
E. 大量出汗

11. 患者，男，50 岁。因反复呕吐 5 天入院，血清钠 108 mmol/L，脉搏 120 次/min，血压 70/50 mmHg。应诊断为（2010）
A. 轻度缺钠　B. 中度缺钠
C. 重度缺钠　D. 中度缺水
E. 重度缺水

12. 患者，女，50 岁，体重 60 kg。因反复呕吐 5 天入院，血清钠 130 mmol/L。入院当天应补充的钠量是（2013）
A. 10.5 g　B. 25.5 g
C. 4.5 g　D. 15 g
E. 21 g

13. 患者，男，45 岁。因反复腹痛伴腹胀半年入院。入院诊断考虑胃窦癌。近日出现呕吐隔夜宿食。查体：T 37.0 ℃，P105 次/min，BP 100/70 mmHg，唇舌干燥，皮肤失去弹性，眼窝凹陷。该患者除脱水外，最可能出现的酸碱失衡是（2014）
A. 低氯高钾性碱中毒
B. 低氯低钾性酸中毒
C. 高氯低钾性碱中毒
D. 低氯低钾性碱中毒
E. 低氯高钾性酸中毒

14. 男，25 岁。煤矿工人。被困井下 9 天。获救后诉口渴，体重由 70 kg 降至 57 kg，血钠 155 mmol/L，血钾 4.0 mmol/L。其水、电解质平衡失调的类型是（2016）

A. 高钾血症　　B. 等渗性缺水
C. 高渗性缺水　　D. 低钠血症
E. 低渗性缺水

15. 男，38岁，反复上腹痛5年，加重1个月，伴呕吐大量宿食5天，该患者最可能出现的电解质紊乱是（2016）
A. 低镁血症　　B. 低钾血症
C. 低钙血症　　D. 高磷血症
E. 高氯血症

16. 男，50岁。幽门梗阻持续胃肠减压半个月，每日补10%葡萄糖2 500 mL，5%葡萄糖盐水1 000 mL。10%氯化钾30 mL，每日尿量1 500 mL，2天前出现全腹胀，无压痛及反跳痛，肠鸣音消失，最可能的原因是（2016）
A. 低钾血症　　B. 低氯血症
C. 低钠血症　　D. 低磷血症
E. 低钙血症

17、18题共用备选答案（2003）
A. 低钾血症　　B. 低血糖症
C. 低钙血症　　D. 低氯血症
E. 低镁血症

17. 久泻或佝偻病的患儿脱水及酸中毒纠正后出现惊厥，多考虑为
18. 久泻或营养不良患儿输液后出现精神萎靡、腹胀、肠鸣音减弱，多为

19、20题共用备选答案（2011）
A. 呼吸性酸中毒
B. 代谢性酸中毒
C. 呼吸性碱中毒
D. 代谢性碱中毒
E. 呼吸性酸中毒合并代谢性酸中毒

19. 幽门梗阻患者可发生
20. 临床上外科最常见的酸碱失衡是

21～23题共用题干（2008）
患者，男，60岁。粘连性肠梗阻5天，出现呼吸深快。查体：面部潮红，心率110次/min，血压90/60 mmHg，腱反射减弱。化验结果：血pH 7.20，血浆HCO_3^-15 mmol/L。

21. 该患者酸碱失衡诊断为
A. 呼吸性酸中毒
B. 代谢性酸中毒
C. 呼吸性碱中毒
D. 代谢性碱中毒
E. 呼吸性酸中毒合并代谢性酸中毒

22. 首选的治疗措施是
A. 辅助呼吸，加速CO_2排出
B. 静滴生理盐水
C. 静滴5%的碳酸氢钠
D. 快速输入高渗糖水
E. 静滴5%的葡萄糖盐水

23. 如果输液后，患者出现手足抽搐，应立即静脉注射
A. 5%碳酸氢钠
B. 地西泮（安定）
C. 硫喷妥钠
D. 5%葡萄糖盐水
E. 10%葡萄糖酸钙

第八篇 神经系统

第一章 神经病学概论

1. 急性起病的神经系统疾病有（2011）
   A. 肿瘤　B. 老年性痴呆
   C. 神经系统变性　D. 遗传疾病
   E. 血管病变
2. 符合中枢性瘫痪的临床特征是（2013）
   A. 肌群瘫痪为主　B. 有肌萎缩
   C. 肌张力增高　D. 腱反射消失
   E. 无病理反射
3. 属于上运动神经元性瘫痪的体征是（2013）
   A. 运动感觉消失　B. 肌张力减低
   C. Babinski 征阳性　D. 显著的肌萎缩
   E. 肌束颤动
4. 常见以急性和亚急性起病的三类神经系统疾病是（2014）
   A. 肿瘤、感染、血管性病
   B. 外伤、感染、血管性病
   C. 退行性变性、感染、血管性病
   D. 遗传代谢病、感染、血管性病
   E. 肿瘤、遗传代谢病、退行性变性
5. 皮质运动中枢损害后的肢体瘫痪表现为（2014）
   A. 对侧肢体的中枢性瘫痪
   B. 对侧单个肢体的中枢性瘫痪
   C. 对侧单个肢体的周围性瘫痪
   D. 四肢的中枢性瘫痪
   E. 对侧肢体几个肌群的周围性瘫痪

第二章 周围神经病

1. 不符合面神经损伤表现的是（2011）
   A. 患侧额纹消失　B. 患侧鼻唇沟变浅
   C. 患侧不能闭眼　D. 患侧不能鼓腮
   E. 常伴有偏瘫
2. 急性感染性多发性神经炎累及的部位有（2012）
   A. 神经末梢、脊神经根、脑神经
   B. 神经末梢、脊神经根、脑干
   C. 神经末梢、脊神经根、脊髓
   D. 神经末梢、脑神经、脊髓
   E. 脊神经、脑神经、脑干
3. 吉兰-巴雷综合征危及患者生命的最主要的临床情况是（2013）
   A. 误吸　B. 呼吸肌瘫痪
   C. 肺部感染　D. 心肌炎
   E. 电解质紊乱
4. 以下哪项不是急性感染性多发性神经炎的常用治疗措施（2014）
   A. 糖皮质激素　B. 甲状腺激素
   C. 血浆置换　D. B 族维生素
   E. 肢体功能锻炼
5. 下列面神经炎治疗措施中无效的是（2014）
   A. 复合维生素 B　B. 糖皮质激素
   C. 抗病毒药物　D. 物理治疗
   E. 非甾体抗炎药
6. 患者，男，20 岁。四肢肌无力 4 天，呼吸困难 1 天，无大小便障碍，无发热。查体：四肢肌力 1 级，腱反射消失，病理征未引出。首先考虑的疾病是（2012）
   A. 重症肌无力
   B. 吉兰-巴雷综合征
   C. 周期性瘫痪
   D. 急性脊髓炎
   E. 脊髓灰质炎
7. 患者，男，21 岁。手足麻木，双下肢无力 1 天，大小便正常。2 周前曾有低热、腹泻。查体：神志清楚，脑神经无明显异常，四肢肌张力降低，双上肢肌力 3 级，双下肢肌力 1~2 级，远端重，腱反射消失，双侧腓肠肌压痛（+），病理征未引出，无明显感觉异常。心电图和头颅 CT 检查未见明显异常。最可能的诊断是（2014）
   A. 脑梗死
   B. 周期性瘫痪
   C. 吉兰-巴雷综合征
   D. 脑出血
   E. 急性脊髓炎
8. 吉兰-巴雷综合征患者病后 5 天出现严重面神经麻痹、吞咽困难，严重呼吸麻痹、构音含糊。首选的治疗是（2014）
   A. 肾上腺糖皮质激素

B. 鼻饲流质
C. 大量维生素 B_1
D. 抗生素治疗
E. 气管切开并用呼吸机

9、10 题共用题干（2016）

男，18 岁。5 天前晨起无诱因感双下肢无力，当天下午不能独立行走，第 2 天出现双上肢不能抬举。无意识障碍、惊厥发作、视物不清、言语含糊。二便正常。查体：神志清、眼球运动正常，四肢肌张力低，双下肢肌力 2~3 级，双上肢肌力 3~4，四肢腱反射消失，无明确痛觉或位置觉异常，无引出病理征。

9. 该患者的病变部位可能位于
A. 皮质运动区　B. 脊髓
C. 锥体束　D. 周围神经
E. 脑干

10. 为明确诊断，应即刻对患者进行的检查是
A. 头颅 CT
B. 经颅多普勒
C. 头颅 MRI
D. 神经传导速度检查
E. 脑电图

第三章　脊髓病变

1. 急性脊髓炎的可能诱因为（2011）
A. 疫苗接种　B. 肠道感染
C. 败血症　D. 肺炎
E. 强直性脊柱炎

2. 脊髓炎急性期的典型临床表现是（2014）
A. 腱反射亢进、肌张力增高、手套-袜子型感觉障碍
B. 腱反射消失、肌张力降低、节段型感觉障碍
C. 腱反射消失、肌张力增高、节段型感觉障碍
D. 腱反射消失、肌张力降低、手套-袜子型感觉障碍
E. 腱反射亢进、肌张力增高、节段型感觉障碍

3. 急性脊髓炎休克期的典型表现是（2014）
A. 咽痛，流涕
B. 高热，头痛，颈强直
C. 弛缓性瘫痪
D. 肢体畸形
E. 感觉障碍

4. 急性脊髓炎的运动障碍特点是（2015）
A. 偏瘫　B. 交叉瘫
C. 单肢瘫　D. 截瘫
E. 四肢远端瘫痪

5. 患者，男，25 岁。双下肢乏力伴尿潴留 10 天就诊。查体：双下肢肌力 3 级，脐以下感觉缺失。最可能的诊断是（2013）
A. 急性脊髓炎　B. 周期性瘫痪
C. 吉兰-巴雷综合征　D. 亚急性联合变性
E. 脊髓压迫症

6. 男，35 岁。“感冒”后双下肢进行性无力伴排尿困难 3 天。查体：胸 4 平面以下痛、温觉消失。双下肢肌力 2 级，腱反射消失，双侧 Babinski 征阴性。双眼视觉诱发电位未见异常。胸髓 MRI 见片状异常信号，轻度肿胀，有强化。可能的诊断是（2016）
A. 脊髓出血
B. 胸髓肿瘤
C. 腰椎间盘突出症
D. 急性脊髓炎
E. 急性硬膜外脓肿

7、8 题共用题干（2012）

完全截瘫的急性脊髓炎患者伴尿失禁。4 天后发现骶部皮肤小片无痛性红肿区，无溃破，无发热。

7. 该骶部小片区是最可能处于早期的疾病是
A. 丹毒　B. 疖肿
C. 结核　D. 骨髓炎
E. 压疮

8. 最适宜的治疗
A. 全身应用抗生素
B. 加大地塞米松量
C. 留置导尿管
D. 局封后，清创
E. 勤翻身，软垫，50%酒精轻揉

9、10 题共用题干（2014）

患者，男，25 岁。狂犬病疫苗注射后 1 天出现荨麻疹，3 天后消退。第 7 天后再注射该疫苗，次日双下肢无力伴小便困难。体检：视力正常，胸以下深浅感觉缺失，双下肢肌力Ⅳ度，膝踝反射亢进，双侧病理征阳性，脊柱无压痛。狂犬疫苗注射后，视力正常，胸 4 以下深浅感觉缺失。

9. 最可能的诊断是
A. 狂犬病　B. 急性脊髓炎
C. 视神经脊髓炎　D. 脊髓出血
E. 脊髓肿瘤

10. 对确诊最有价值的检查是
A. 脑脊液检查、生化
B. 脊柱平片
C. 脊柱 CT

D. 脊柱 MRI
E. 血清狂犬病毒抗体测定

第四章　颅脑损伤

1. 颅底骨折的诊断主要依靠（2010）
A. 病史　B. 临床表现
C. X 线摄片　D. B 超
E. CT
2. 脑部受伤后出现中间清醒期常见于（2010）
A. 硬脑膜下血肿　B. 脑内血肿
C. 脑挫裂伤　D. 硬脑膜外血肿
E. 脑干损伤
3. 单纯闭合性颅盖骨线性骨折的治疗原则是（2011）
A. 清除碎骨　B. 不需特殊处理
C. 手术复位　D. 手术钢丝固定
E. 外固定
4. 对诊断脑震荡最有意义的临床表现是（2011）
A. 恶心、呕吐
B. 短暂意识障碍，进行性遗忘
C. 生命体征改变
D. 昏迷
E. 头痛、头昏
5. 头皮裂伤时，在未使用抗生素的情况下，清创缝合的时间不得超过（2011）
A. 8 小时　B. 12 小时
C. 16 小时　D. 20 小时
E. 24 小时
6. 闭合性颅脑损伤不包括（2012）
A. 头皮裂伤　B. 颅底骨折
C. 脑震荡　D. 颅盖骨线状骨折
E. 颅骨凹陷骨折
7. 脑震荡临床表现不包括（2012）
A. 意识障碍不超过 30 分钟
B. 意识障碍期肌腱反射消失
C. 醒后常有头晕、头痛、恶心、呕吐
D. 腰穿脑脊液中红细胞 $1\,000\times10^9$/L（$1\,000/mm^3$）
E. 逆行性遗忘
8. 关于颅骨骨折的叙述，下列选项不正确的是（2013）
A. 骨折线跨过硬脑膜中动脉沟时须防止硬膜外血肿的发生
B. 运动区部位的凹陷性骨折禁忌手术复位
C. 颅底骨折有脑脊液，耳、鼻漏时禁忌堵塞耳、鼻道
D. 颅底骨折属内开放性颅脑损伤
E. 颅盖骨骨折的诊断主要依靠 X 线摄片
9. 对于开放性颅脑损伤的首选紧急处理应该是（2013）
A. 立即应用大剂量抗生素
B. 应用人工材料修补创伤性缺损
C. 立即去除创腔内异物和污染物
D. 立即应用止血剂
E. 立即应用抗癫痫药物预防癫痫
10. 开放性颅脑损伤最基本的处理原则是（2013）
A. 清除颅内深部挫伤脑组织
B. 应用镇静剂
C. 清创后严密修补缝合硬脑膜
D. 应用激素
E. 及时应用血管扩张剂
11. 急性硬脑膜外血肿患者出现的中间清醒期的长短主要取决于（2013）
A. 血肿部位
B. 出血的来源
C. 血肿的体积
D. 血肿形成的速度
E. 原发性颅脑损伤的程度
12. 帽状腱膜下血肿不能吸收者，首选的治疗方法是（2014）
A. 切开止血
B. 应用止血药
C. 加压包扎，促进血肿吸收
D. 穿刺引流
E. 穿刺抽液，加压包扎
13. 闭合性颅盖骨骨折诊断的主要依据是（2014）
A. 触诊局部有凹陷感
B. 出现神经系统损伤体征
C. 头皮肿胀并有波动感
D. X 线平片
E. 触之有骨擦音
14. 急性硬脑膜外血肿最典型的临床表现是（2016）
A. 双侧瞳孔不等大
B. 视乳头水肿
C. 一侧肢体瘫痪
D. 昏迷—清醒—再昏迷
E. 大脑强直抽搐
15. 患者，男，40 岁。4 小时前由 6 米高处坠落，伤后意识丧失 5 分钟。醒后头痛、呕吐 2 次，烦躁，左耳流血水，CT 示颅内少许积气影。下列不正确的处理是（2011）
A. 应用止血带
B. 填塞左耳
C. 静脉应用抗生素预防感染

D. 暂不手术
E. 如有病情变化及时复查 CT
16. 患者，男，25 岁。夜间行走时不慎摔倒，头部着地，感轻微头痛，无其他不适而自行回家。5 天后晨起家人发现呼之不应，伴尿失禁，急送医院。查体：生命征尚平稳，意识处于昏睡至浅昏迷，瞳孔左：右 = 2：3，对光反射迟钝。左侧肢体刺激少动。CT 显示右颞顶骨板下半月形高密度影。确切诊断是右颞顶（2012）
A. 晚期硬膜下血肿
B. 早期硬膜下血肿
C. 慢性硬膜下血肿
D. 亚急性硬膜下血肿
E. 急性硬膜下血肿
17. 患者，男，80 岁。2 个月前轻微头部外伤，半月前出现头痛，间断呕吐，并逐渐出现左侧肢体无力。CT 见右侧顶枕新月形低密度影，中线明显移位。首选的治疗措施是（2013）
A. 钻孔血肿引流
B. 静脉滴注抗生素
C. 静脉滴注止血剂
D. 开颅手术血肿清除
E. 静脉滴注脱水剂
18. 患者，女，35 岁。车祸后昏迷，被送至医院 3 小时后清醒。查体：神志尚清，双侧眶周青紫，右鼻孔有血性液体流出，嗅觉丧失，能遵嘱活动。临床诊断颅底骨折最可靠的依据是（2014）
A. 右鼻孔流出血性液体
B. 同向性偏盲
C. 嗅觉丧失
D. 眶周青紫
E. 伤后昏迷时间较长
19. 男，28 岁，不慎从 4 m 高处坠落。当即昏迷约 3 小时。醒后出现头痛、呕吐，右耳道流血性液体，口向左歪。诊断应考虑（2014）
A. 脑震荡、颅前窝骨折
B. 脑震荡、颅中窝骨折
C. 脑震荡、颅后窝骨折
D. 脑挫伤、颅前窝骨折
E. 脑挫伤、颅中窝骨折
20. 男，80 岁。半个月前出现头痛、间断呕吐，并逐渐出现左侧肢体无力。3 个月前有头部外伤史。头颅 CT 示右顶枕新月形低密度影。最可能诊断是（2015）
A. 急性硬膜外血肿
B. 硬脑膜下积脓
C. 慢性硬脑膜下血肿
D. 慢性硬膜外血肿
E. 急性硬脑膜下血肿
21. 男，20 岁。1 小时前骑电动自行车摔倒，左额部着地，当时昏迷 20 分钟，清醒后有轻微头痛，呕吐 2 次。查体：心、肺、腹无异常，四肢活动正常。为明确诊断，首选的检查是（2016）
A. 腰椎穿刺脑脊液检查
B. 脑血管造影
C. 经颅多普勒超声
D. 脑电图
E. 头颅 CT
22. 男，80 岁。半个月前出现头痛、间断呕吐，并逐渐出现左侧肢体无力。3 个月前有头部外伤史。头颅 CT 示右项枕新月形低密度影。最可能的诊断是（2016）
A. 硬脑膜下积液
B. 慢性硬脑膜外血肿
C. 急性硬脑膜外血肿
D. 急性硬脑膜下血肿
E. 慢性硬脑膜下血肿

23、24 题共用题干（2012）

患者，男，25 岁。头外伤后 5 分钟后清醒，送医院途中再度昏迷。体检：浅昏迷，双侧瞳孔等大等圆，对光反射迟钝，左侧肢体肌力 5 级，巴宾斯基征阳性。

23. 最有可能的诊断是
A. 脑震荡　B. 脑挫裂伤
C. 硬脑膜外血肿　D. 硬膜下血肿
E. 脑内血肿
24. 若行 CT 检查，典型的表现是
A. 颅内无异常
B. 颅内散在点片状高密度影
C. 颅骨内板与颅表面间双凸形高密度影
D. 颅骨内板下新月形高密度影
E. 脑内圆形高密度影

第五章　脑血管疾病

1. 脑血栓形成的重要危害因素之一是（2011）
A. 抽烟史
B. 蛛网膜下腔出血史
C. 脑出血史
D. 短暂脑缺血发作史
E. 梅毒史
2. 自发性蛛网膜下腔出血的定性诊断检查是（2012）
A. 头颅 MRI

B. 腰椎穿刺
C. 头颅正侧位X线片
D. 头颅CT
E. 脑血管造影

3. 脑栓塞的临床表现不正确的是（2013）
A. 患者较年轻
B. 多有风湿性心瓣膜病史
C. 起病急骤
D. 多有脑膜刺激征
E. 可有偏瘫，失语

4. 一位亚急性细菌性心内膜炎患者，下床活动后出现意识逐渐模糊至昏迷，并有右侧偏瘫，其最可能的原因是（2014）
A. 肺动脉栓塞
B. 脑动脉栓塞
C. 心冠状动脉栓塞
D. 右上下肢动脉栓塞
E. 右上下肢静脉栓塞

5. 典型的大脑中动脉主干闭塞的临床特征是（2016）
A. 偏侧感觉障碍伴偏侧轻瘫
B. 偏侧瘫痪，上肢重于下肢
C. 同向偏盲伴失读和失写
D. 意识障碍伴四肢瘫痪
E. 偏瘫、偏身感觉障碍和偏盲

6. 基底节脑出血最常见的病因是（2016）
A. 糖尿病　　B. 出血性疾病
C. 动脉粥样硬化　　D. 原发性高血压
E. 脑动脉瘤

7. 患者，女，58岁。右耳后疼痛3天，口角歪斜，流涎2天，症状逐渐加重。查体：右侧额纹和鼻唇沟变浅，口角向左侧偏斜，右眼不能闭合，余无阳性体征。该患者最可能的诊断是（2011）
A. 耳大神经痛　　B. 急性脑血管病
C. 面神经炎　　D. 三叉神经痛
E. 面肌痉挛

8. 患者，男，52岁。晨起时右上肢无力伴头痛，次日右下肢无力，有高血压、糖尿病病史。查体：嗜睡，运动性失语。右侧鼻唇沟浅，右侧肢体肌力0级，右侧腱反射消失，右侧Babinski征阳性。右侧肢体痛温觉减退。CT示左侧额顶区大片低密度影，其中有高密度区，周边有水肿。其最可能的脑梗死类型是（2012）
A. 大面积脑梗死
B. 多发性脑梗死
C. 缓慢进展型脑梗死
D. 出血性脑梗死
E. 分水岭脑梗死

9. 患者，女，30岁。跑步时突然剧烈头痛、呕吐，一过性意识不清，醒后颈枕部疼痛，颈强直，Kernig征（+）。最可能的临床诊断是（2013）
A. 脑干出血
B. 急性脑膜炎
C. 脑出血合并脑疝
D. 小脑出血
E. 蛛网膜下腔出血

10. 患者，女，39岁。患风湿性心脏病二尖瓣狭窄突然出现偏瘫失语。检查示神志清楚，脑脊液正常，心电图提示心房纤颤。最可能的诊断是（2013）
A. 脑出血
B. 脑栓塞
C. 脑血栓形成
D. 蛛网膜下腔出血
E. 短暂性脑缺血发作

11. 患者，男，71岁。乘长途车2小时后发现右侧肢体无力。查体：BP 180/100 mmHg，右侧肢体肌力1级，右侧Babinski征（+），右侧肢体痛觉、深感觉消失。头颅CT示左侧基底节见高密度影。该患者最可能的诊断是（2013）
A. 脑栓塞　　B. 基底节梗死
C. 脑叶梗死　　D. 脑出血
E. 小脑出血

12. 患者，女，39岁。患风湿性心脏病二尖瓣狭窄，突发偏瘫，失语。查体：神志清楚，脑脊液正常；心电图提示：心房颤动。最可能的诊断是（2014）
A. 脑出血　　B. 脑栓塞
C. 脑血栓形成　　D. 蛛网膜下腔出血
E. 短暂性脑缺血发作

13. 患者，男，50岁。昏倒在浴室被人发现送来急诊。体检：面色潮红，口唇呈樱桃红色。该患者最可能是（2014）
A. 脑出血　　B. 脑栓塞
C. 脑血栓形成　　D. 蛛网膜下腔出血
E. 短暂性脑缺血发作

14、15题共用题干（2011）

患者，男，65岁。情绪激动后忽然神志不清，呼之不应，既往有心房颤动病史。查体：右侧肢体疼痛刺激无反应，左侧肢体可动，Babinski征（+），颈无抵抗。

14. 该患者首先应考虑的诊断是
A. 脑栓塞　　B. 昏厥
C. 高血压脑病　　D. 蜘网膜下腔出血
E. 脑出血

15. 患者最可能的病因是
A. 血流动力学异常
B. 脑血管痉挛
C. 脑动脉瘤破裂
D. 心源性栓子
E. 动脉硬化

16、17 题共用题干（2013）

患者，男，59 岁。晨起 1 小时发现右侧肢体不自主抖动、麻木，无出凝血疾病病史。查体：视野缺损，四肢肌力 5 级，腱反射对称，双侧 Babinski 征阴性。头颅 CT 无异常发现。

16. 该患者最可能损害的脑血管是
A. 左大脑中动脉皮层支
B. 左大脑后动脉深穿支
C. 左大脑后动脉皮层支
D. 右大脑后动脉深穿支
E. 右大脑后动脉皮层支

17. 该患者的最佳治疗药物是
A. 阿司匹林 B. 低分子右旋糖酐
C. 尼莫地干 D. rt-PA
E. 降纤酶

18、19 题共用题干（2014）

患者，男，71 岁。8 小时前于日常活动中出现右侧肢体无力，且逐渐加重。查体：BP 160/80 mmHg，神志清，右鼻唇沟浅，右侧肢体肌力 4 级，右侧 Babinski 征阳性，右偏身痛觉减退。头颅 CT 未见异常。

18. 最可能的诊断是
A. 脑血栓形成
B. 脑出血
C. 短暂性脑缺血发作
D. 脑肿瘤
E. 蛛网膜下腔出血

19. 对该患者最适宜的治疗措施是
A. 溶栓治疗 B. 积极降压
C. 抗血小板聚集 D. 止血治疗
E. 加强脱水

20、21 题共用备选答案（2012）

A. 脑血栓形成 B. 脑栓塞
C. 蛛网膜下腔出血 D. 脑出血
E. 短暂性脑出血

20. 患者，男，48 岁。打牌时突感头痛，颈部僵硬，CT 示脑池内高密度影的是

21. 患者，女，58 岁。晨起后觉头晕，下午语言不清，右侧肢体运动不便，次日症状加重。CT 示左侧内囊低密度影的是

第六章 颅内压增高症

1. 颅内压增高的三主征是（2010）
A. 头痛、呕吐、抽搐
B. 头痛、视乳头水肿、抽搐
C. 头痛、呕吐、视乳头水肿
D. 头痛、呕吐、视萎缩
E. 呕吐、抽搐、视乳头水肿

2. 伴发蛛网膜下腔出血最常见的脑神经损害是（2011）
A. 舌下神经 B. 滑车神经
C. 面神经 D. 展神经
E. 动眼神经

3. 关于颅内压的叙述，不正确的是（2012）
A. 颅内的代偿容积一般占颅腔容积的 15%~20%
B. 颅内压是指颅内容物对颅腔壁所产生的压力
C. 颅内压是侧卧位时腰椎穿刺所测得的脑脊液静水压
D. 腰椎穿刺测得的压力为 100 mmH_2O，属正常范围
E. 去大骨瓣减压后，腰椎穿刺所获得压力不是真正的颅内压

4. 以下哪项治疗蛛网膜下腔出血的措施不妥（2013）
A. 卧床休息 4~6 周
B. 应用止血药物
C. 低分子肝素注射
D. 静滴 2% 甘露醇
E. 口服尼莫地平

5. 脑出血的确诊依据是（2014）
A. 争吵后头痛、呕吐
B. 偏瘫、偏盲、偏身感觉者
C. 急性偏瘫者，伴 CT 中对应区域有低密度病灶
D. 急性偏瘫者，伴 CT 中对应区域有高密度病灶
E. 持续昏迷者

6. 符合高血压病脑出血的手术指征是（2014）
A. 血压高于 160/100 mmHg
B. 年龄 65 岁以上
C. 脑叶出血 30 mL
D. 内科治疗中病情加重，意识不清加重
E. 内科治疗中病情加重，出现呼吸暂停

7. 蛛网膜下腔出血最常见的病因是（2014）
A. 脑外伤 B. 出血性疾病
C. 抗凝治疗 D. 脑血管畸形
E. 腰椎穿刺损伤

8. 以下疾病，最常出现智能障碍的是（2014）

A. 焦虑症　　B. 抑郁发作
C. 精神分裂症　　D. 强迫障碍
E. 脑器质性精神障碍

9. 颅内压增高的昏迷患者，出现上呼吸道梗阻最先采取的措施是（2016）
A. 胃肠减压　　B. 吸氧
C. 气管内插管　　D. 翻身、拍背、吸痰
E. 应用呼吸兴奋剂

10. 患者，女，71 岁。头部摔伤 1 天，左面部着地，当时无意识障碍。1 天来出现剧烈头疼伴喷射状呕吐 5 次，并逐渐出现意识丧失。CT 示左额颞颅骨下梭形高密度影。最可能的诊断是（2011）
A. 硬脑膜下积液
B. 急性脑内血肿
C. 急性硬脑膜下血肿
D. 急性硬脑膜外血肿
E. 慢性硬脑膜下血肿

11. 患者，男，28 岁。4 小时前突然剧烈头痛伴恶心、呕吐，继而出现意识障碍，持续大约半小时后意识逐渐转清。查体：脑膜刺激征阳性，其余神经系统体征阴性。该患者最可能的诊断是（2011）
A. 短暂性脑缺血发作
B. 脑栓塞
C. 基底核出血
D. 脑血栓形成
E. 蛛网膜下腔出血

12. 患者，男，60 岁。2 小时前与人争吵后突发头痛，吐咖啡色液体。查体：血压 190/120 mmHg，深昏迷，双侧瞳孔小，四肢瘫，颈有阻力。四肢有阵发性强直出现，诊断为高血压性脑出血。出血部位可能为（2012）
A. 内囊　　B. 额叶
C. 小脑　　D. 脑室
E. 枕叶

13. 患者，男，59 岁。有高血压史，与人争吵后出现头痛、呕吐、右侧肢体无力。6 小时后嗜睡，血压 200/100 mmHg。MRI 示左侧内囊有 T1 加权和 T2 加权均呈高信号异常区，诊断为脑出血。对此患者一般不用的治疗是（2014）
A. 20%甘露醇　　B. 维生素 K_1
C. 利血平　　D. 10%葡萄糖液
E. 间歇给氧

14. 患者，男，28 岁。车祸后出现短暂昏迷，醒后轻微头痛，逐渐进展到剧烈头痛、频繁呕吐，伤后 3 小时急送医院就诊，途中意识丧失。查体：昏迷，右侧瞳孔散大，对光反射消失，左侧肢体瘫痪。头颅 X 线显示右颞骨骨折，且向颅底方向延伸。其主要临床诊断为（2014）
A. 脑震荡　　B. 脑干损伤
C. 颅底骨折　　D. 脑疝
E. 脑挫裂伤

15. 男，40 岁。车祸后出现短暂昏迷，2 小时后剧烈头痛，频繁呕吐。急诊查体：神志清楚，双侧瞳孔大小多变，对光反射迟钝，肢体活动正常。行头颅 CT 检查途中，发生呼吸骤停，最可能的原因是（2015）
A. 脑挫裂伤
B. 急性颅后窝血肿并发枕骨大孔疝
C. 急性颅内血肿并发小脑幕切迹疝
D. 脑干损伤
E. 脑震荡

第七章　癫　痫

1. 抗癫痫药物治疗用药的原则是（2010）
A. 大剂量、突击、静脉用药
B. 按发作类型短期用药，随时改变品种
C. 按发作类型长期、规则用药
D. 长期、规则用药，禁酒
E. 大剂量、短期，合并用药

2. 单纯部分运动癫痫的病理机制是（2011）
A. 中央后回被破坏
B. 中央后回被刺激
C. 中央前回被破坏
D. 中央前回被刺激
E. 中央前回、中央后回均被破坏

3. 继发性癫痫的临床特征是（2012）
A. 不能归入部分性或全面发作类型
B. 儿童开始发病
C. 脑内无器质性疾病
D. 抗癫痫药疗效不佳
E. 由其他疾病引起

4. 检查继发性癫痫病因最有效的方法之一是（2013）
A. 分析癫痫临床发作类型
B. 脑 MRI 检查
C. 24 小时脑电图监测
D. 各种诱发脑电图
E. 经颅超声多普勒

5. 癫痫发作的两大主要类型是（2014）
A. 全面性发作和复杂部分发作
B. 全面性发作和失神发作
C. 全面性发作和单纯部分发作
D. 部分发作和强直-阵挛发作

E. 部分运动型发作和失神发作

6. 患者，男，17 岁。考试中突然意识丧失，手中钢笔掉在地上，全身强直伴抽搐，约 10 分钟后逐渐缓解，再约 10 分钟后神志转清，过后对上述情况全无记忆。以后反复有类似发作。最可能的癫痫发作类型是（2013）
   A. 单纯性发作
   B. 强直-阵挛发作
   C. 复杂部分性发作
   D. 失神发作
   E. 单纯部分性发作

7. 有全身强直、阵挛发作癫痫青年患者，1 年来服用抗癫痫药物已完全控制发作，申请汽车驾照，咨询医生的正确回答是（2014）
   A. 一直不应申领　B. 五年后可申领
   C. 四年后可申领　D. 三年后可申领
   E. 二年后可申领

8. 患者，男，20 岁。近半年来常无诱因出现短暂意识丧失，伴左上肢节律性抽动及口角抽动，持续数分钟。最可能的癫痫类型是（2014）
   A. 肌阵挛发作
   B. 强直阵挛发作
   C. 单纯部分发作
   D. 复杂部分发作
   E. 失神发作

9. 男，15 岁。3 年内发作性肢体抽搐伴意识丧失 20 余次。表现为无诱因的口角和右上肢抽搐，意识尚清，但不能对答，约 5~10 秒后意识丧失伴全身抽搐。持续 30 秒后，逐渐停止。事后不能回忆发作过程，未发作时的神经系统检查未见明显异常，常规脑电图检查未见异常。该患者的首选治疗药物是（2016）
   A. 苯巴比妥　B. 氯硝西泮
   C. 卡马西平　D. 苯妥英钠
   E. 乙琥胺

10、11 题共用题干（2012）

患者，男，34 岁。反复发作性四肢抽搐伴意识丧失 2 年余。入院前 8 小时四肢抽搐频繁发作，每次 15~25 分钟，伴尿失禁及舌咬伤；发作间歇期意识不清。既往粪便中曾有白色节片。头颅 CT 可见多发性钙化灶。

10. 诊断应首先考虑
   A. 原发性癫痫
   B. 多发性脑肿瘤继发性癫痫
   C. 脑囊虫继发癫痫
   D. 手足搐症
   E. 癔症性抽搐

11. 采用的急诊治疗措施是
   A. 静注地西泮（安定）
   B. 肌注地西泮
   C. 肌注氯丙嗪
   D. 肌注苯巴比妥钠
   E. 静注山梗菜碱（洛贝林）

12、13 题共用题干（2013）

成年男性，从高楼跌下后出现抽搐，每次抽搐先从左侧面部开始，然后双眼球向左凝视，左侧上肢抽搐，最后左侧下肢抽搐，整个过程约 30 秒，每小时发作 20 次。查体时浅昏迷。

12. 本病诊断
   A. 癫痫部分发作
   B. 癫痫强直-阵挛发作
   C. 癔症性抽搐
   D. 癫痫失神发作
   E. 杰克逊癫痫

13. 脑部主要病灶可能在
   A. 左侧中央后回　B. 右侧中央后回
   C. 左侧中央前回　D. 右侧中央前回
   E. 颞叶

14、15 题共用题干（2014）

患者，男，18 岁。在车上突然发生口似咀嚼某物，双手不断搓捏衣角，10 秒即过。过后不能回忆此事。类似发作 10 次，脑电图呈双侧额颞叶区阵发性慢波-棘慢波。

14. 可能的癫痫发作类型是
   A. 单纯性部分发作
   B. 失神发作
   C. 全面发作
   D. 复杂部分性发作
   E. 全身性痉挛发作

15. 最佳选用的治疗药物
   A. 乙琥胺　B. 扑米酮
   C. 氯硝西泮　D. 卡马西平
   E. 水合氯醛

第九篇　精神系统

第一章　精神症状

1. 对客观事物歪曲的知觉是（2011）
   A. 非真实感　　B. 错觉
   C. 幻觉　　D. 谵妄
   E. 妄想
2. 属于虚幻的知觉体验是（2012）
   A. 知觉改变　　B. 人格解体
   C. 错觉　　D. 非真实感
   E. 幻觉
3. 对精神障碍的木僵临床表现的叙述，不正确的是（2012）
   A. 是一种精神活动的全面抑制
   B. 表现为不吃、不喝、呼之不应、推之不动
   C. 可出现蜡样屈曲
   D. 有意识障碍
   E. 可见于精神分裂症、抑郁症及反应性精神障碍
4. 遗忘综合征的三大特征是（2012）
   A. 记忆障碍、虚构、定向障碍
   B. 谵妄、幻觉、记忆障碍
   C. 幻觉、虚构、定向障碍
   D. 谵妄、虚构、定向障碍
   E. 记忆障碍、幻觉、定向障碍
5. 感知综合障碍不包括（2012）
   A. 空间知觉障碍
   B. 视物变形症
   C. 对周围环境真实性的感知障碍
   D. 错觉
   E. 对自身躯体结构感知障碍
6. 患者对周围环境漠然置之，毫无感情，一切都无所谓，属于（2013）
   A. 情感低落　　B. 情感倒错
   C. 情感淡漠　　D. 情感高涨
   E. 焦虑
7. 关于妄想，下列说法正确的是（2013）
   A. 在意识障碍时出现的杂乱思维
   B. 在智力缺损时出现的离奇想法
   C. 在意识清晰的情况下的病理性歪曲信念
   D. 是可被说服的不现实想法
   E. 在意识中占主导地位的错误观念
8. 关于自知力的描述不正确的是（2013）
   A. 自知力是自我控制的能力
   B. 神经症患者大都有自知力
   C. 自知力是判断精神疾病严重程度的重要指标
   D. 自知力是判断精神疾病恢复程度的重要指标
   E. 自知力与治疗依从性有关
9. 破裂性思维的表现是（2013）
   A. 句与句之间无意义上的联系
   B. 联想缓慢，言语速度慢
   C. 用具体概念来代替抽象概念
   D. 联想加速，思维活跃
   E. 逻辑倒错性思维
10. 妄想是指（2013）
    A. 对客观事物的正确感知
    B. 对某事物虚幻的知觉
    C. 对某事物的反复思考
    D. 对病理信念的坚信不疑
    E. 对客观事物的错误感知
11. 协调性精神运动性兴奋常见于（2013）
    A. 创伤后应激障碍
    B. 躁狂发作
    C. 精神分裂症青春型
    D. 广泛性焦虑障碍
    E. 激越性抑郁症
12. 关于自知力的描述，正确的是（2012、2014）
    A. 自知力是对自己行为的控制能力
    B. 分离（转换）性障碍患者都有自知力
    C. 精神病性症状完全缓解后自知力就会完全恢复
    D. 重度精神病患者都没有自知力
    E. 自知力可用于判断精神疾病的严重程度
13. 规范全世界精神科医生行为的准则是（2014）
    A.《希波克拉底誓言》
    B.《赫尔辛基宣言》
    C.《纽伦堡法典》
    D.《纪念白求恩》
    E.《夏威夷宣言》
14. 患者知觉体验中表现为错觉的是（2014）
    A. 看见面前的高楼变矮了
    B. 将输液管看成是一条蛇
    C. 感觉周围的事物变得不真实了

D. 听见汽车喇叭声音里有骂他的声音
E. 感觉自己的双手不属于自己了

15. 患者的记忆障碍表现属于虚构的是（2014）
A. 不能部分或全部再现以往的经历
B. 对以往的经历由于再现部分失真引起的记忆障碍
C. 以想象的未曾亲身经历的事件来填补记忆的缺损
D. 回忆过去经历时，在具体的时间、地点或人物上不自觉地加以歪曲
E. 体验新事物时有一种似乎早已体验过的熟悉感

16. 幻觉的定义是（2016）
A. 人脑对客观刺激分析综合后所得出的知觉体验
B. 客观刺激作用于感觉器官所产生的不真实感
C. 客观刺激作用于感觉器官后所产生的不真实感
D. 客观刺激作用于感觉器官后所产生的歪曲的知觉体验
E. 缺乏客观刺激作用于感觉器官时所产生的知觉体验

17. 男，70岁。近3天夜间吵闹不安，称看见墙上有蜈蚣、蛇在爬行，紧张、语乱。白天较安静，对夜间的行为不能回忆。生活自理能力下降。当前最恰当的诊断是（2016）
A. 遗忘综合征　B. 躁狂状态
C. 幻觉妄想状态　D. 痴呆状态
E. 谵妄状态

18~20题共用备选答案（2013）
A. 物理影响妄想　B. 关系妄想
C. 钟情妄想　D. 嫉妒妄想
E. 被害妄想

18. 患者认为自己的思想、情感和行为均受雷达的控制，因而终日坐卧不安。这种表现是
19. 患者认为同事之间聊天是在议论他，别人咳嗽是在唾骂他。这种表现属于
20. 患者坚信配偶对自己不忠贞，另有新欢，因而经常跟踪监视配偶的日常活动。这种表现属于

21、22题共用备选答案（2013）
A. 思维被夺取
B. 思维被洞悉
C. 思维贫乏
D. 思维散漫
E. 思维迟缓

21. 患者认真讲了一番话，但周围的医生们都不理解他要说什么问题。该症状为
22. 患者对医生的问题只能在表面上产生反应，缺乏进一步的联想。该症状为

第二章　脑器质性疾病所致精神障碍

1. 痴呆最常见于（2013）
A. 脑器质性精神障碍
B. 躁狂症
C. 抑郁症
D. 广泛性焦虑障碍
E. 精神分裂症

2. 记忆障碍在脑器质性精神障碍的早期主要表现是（2014）
A. 顺行性遗忘　B. 逆行性遗忘
C. 错构　D. 虚构
E. 近事遗忘

3. 有关急性脑综合征的叙述，正确的是（2016）
A. 一般无意识障碍
B. 可见于精神分裂
C. 主要症状是易兴奋和易疲劳
D. 对神经性障碍的诊断共有特异性
E. 多由器质性疾病所致

4. 患者，男，58岁。近半年工作压力大，经常出现不必要的差错，刚做过的事就记不起来，性格变得古怪，喜怒无常，有时情绪低落。一次喝了两口白酒后，找不到家而露宿街头。本例最可能的诊断是（2012）
A. 抑郁症　B. 阿尔茨海默病
C. 躁狂症　D. 急性酒精中毒
E. 神游症

5、6题共用备选答案（2016）
A. 早期出现人格改变
B. 常有妄想
C. 常有错觉、幻觉
D. 有意识障碍
E. 有记忆障碍和智能障碍

5. 阿尔茨海默病和血管性痴呆的共同点是
6. 阿尔茨海默病区别于血管性痴呆的特点是

第三章　躯体疾病所致精神障碍

1. 关于躯体疾病所致精神障碍的临床表现的共同特点，不正确的是（2013）
A. 精神症状多有“昼轻夜重”的波动性
B. 可表现为急性或慢性脑综合征
C. 精神症状一般发生在躯体疾病的恢复期

D. 病程及预后取决于原发躯体疾病的状况与治疗是否得当
E. 具有躯体疾病的临床表现和实验室生化阳性表现

2. 关于躯体障碍的描述，错误的是（2016）
A. 患者接受“症状并不等同于躯体疾病”
B. 女性多于男性
C. 患者躯体症状是其真实的体验
D. 症状多种，而且多变
E. 症状无法用躯体疾病来解释

3. 男，30 岁，工程师。长期对工作不满。近半年失眠、多梦、易惊醒、头痛，部位不定，怀疑得了脑瘤，反复要求检查，没有阳性发现，医生解释也不能改变他的想法。注意力不集中，记忆力下降，工作效率低。该患者最可能的诊断是（2016）
A. 精神分裂症　B. 强迫障碍
C. 恐惧性焦虑障碍　D. 疑病障碍
E. 广泛性焦虑障碍

第四章　精神活性物质所致精神障碍

1. 强制性使用某种药物来取得特定的心理效应，以避免断药时出现戒断的现象，是指（2012）
A. 戒断综合征　B. 慢性中毒
C. 渴求　D. 药物依赖
E. 耐受性

2. 关于酒精性震颤谵妄的处理措施，错误的是（2012）
A. 肌内注射或静脉点滴地西泮
B. 大剂量使用抗精神病药物，以迅速控制幻觉妄想
C. 大剂量 B 族维生素治疗
D. 大量补充营养，纠正水、电解质紊乱
E. 积极预防感染

3. 慢性酒精中毒不出现（2012）
A. 柯萨可夫综合征　B. 震颤谵妄
C. 戒断综合征　D. 病理性醉酒
E. 嫉妒妄想

4. 患者，男，65 岁。大量饮酒 30 年，因神志不清半天入院。查体：面色晦暗，扑翼样震颤阳性。该患者意识障碍最可能的原因是（2012）
A. 戒断反应　B. 低血糖发作
C. 慢性酒精中毒　D. 肝性脑病
E. 电解质紊乱

5. 患者，男，50 岁。反复饮酒 25 年，出现言行紊乱，双手震颤 3 天入院。精神检查：意识不清，定向障碍，言语紊乱。诉：看见许多蚂蚁在地上爬。行为兴奋、躁动不安。诊断应首先考虑（2013）
A. 酒精性痴呆　B. 幻觉妄想症状
C. 兴奋状态　D. 躁狂状态
E. 谵妄状态

6. 患者，男，40 岁。15 年前开始在社交应酬时饮酒，开始饮约合白酒每次 100~150 g，12 年前饮酒量明显增加，饮 50 度白酒每次大于 300 g 才能喝醉。11 年前出现渴望喝酒，常寻找饮酒机会，不喝酒则感心慌。9 年前减少或停止饮酒除感心慌外，还出现全身不适、疼痛、双手发抖，饮酒后症状就消失。2 年前曾因急性阑尾炎手术而停止饮酒 2 天后，出现心慌、烦躁不安、大汗、双手震颤，晚上还说看见床上到处都是虫子，还不停拍打床单。该患者开始出现酒精依赖是在（2013）
A. 15 年前　B. 12 年前
C. 11 年前　D. 9 年前
E. 2 年前

7、8 题共用备选答案（2013）
A. 病理性醉酒　B. 慢性酒精中毒
C. 酒精滥用　D. 酒精依赖
E. 戒断综合征

7. 某些个体在一些因素影响下，饮用不导致常人出现中毒剂量的酒精后，出现精神障碍的情况称为
8. 长期饮酒后突然减量或停酒后出现情绪和睡眠障碍的现象称为

第五章　精神分裂症

1. 精神分裂症与神经症的重要区别是（2013）
A. 自知力是否存在　B. 生活懒散
C. 睡眠不佳　D. 工作学习效率下降
E. 急躁发怒

2. 注意增强常见于（2013）
A. 青春型精神分裂症
B. 偏执型精神分裂症
C. 单纯型精神分裂症
D. 紧张型精神分裂症
E. 慢性精神分裂症

3. 判断抗精神病药是否有效需在足剂量下使用至少（2013）
A. 2 周　B. 3 周
C. 4 周　D. 5 周
E. 6 周

4. 非典型抗精神病药物主要用于治疗（2013）

A. 抑郁症　　B. 睡眠障碍
C. 精神分裂症　　D. 适应障碍
E. 焦虑症

5. 精神分裂症患者最常出现的幻觉是（2013、2014）
A. 嗅幻觉　　B. 听幻觉
C. 触幻觉　　D. 视幻觉
E. 味幻觉

6. 精神分裂症单纯型的特点是（2014）
A. 言语增多　　B. 不发生幻觉
C. 常有兴奋冲动　　D. 紧张性兴奋
E. 被迫妄想

7. 不属于第二代抗精神病药的是（2014）
A. 奎地平　　B. 利培酮
C. 奥氮平　　D. 氯氮平
E. 舒必利

8. 对精神分裂症最具诊断价值的症状是（2014）
A. 虚无妄想　　B. 夸大妄想
C. 关系妄想　　D. 被害妄想
E. 妄想知觉

9. 治疗抗精神病药物引起的动作不灵活，双手震颤的药物是（2014）
A. 丙咪嗪　　B. 唑吡坦
C. 苯海索　　D. 地西泮
E. 普萘洛尔

10. 关于精神分裂症的临床特点，错误的是（2016）
A. 偏执型是最常见类型
B. 思维、情感、行为不协调
C. 多以急性方式起病
D. 常有自知力的丧失
E. 多于青壮年时发病

11. 患者，女，18岁。2年前被同学打耳光后，逐渐出现性格改变，对所有事情都不感兴趣，有时莫名其妙哭泣，不关心家人，1年来不上学，不做家务，不梳洗打扮，有时反复闻臭袜子达几个小时。该患者最可能的诊断是（2012）
A. 癔症　　B. 抑郁症
C. 强迫症　　D. 精神分裂症
E. 反应性精神病

12. 患者，女，25岁。近半年来睡眠不好，疲乏无力，与家人和同事很少说话，工作效率明显下降，常常独自发笑，有时自言自语，怀疑邻居和同事说她的坏话，甚至监视她。头颅CT及体格检查均未见异常。该患者最可能的诊断是（2014）
A. 焦虑症　　B. 麻痹性痴呆
C. 精神分裂症　　D. 分离性障碍
E. 抑郁发作

13、14题共用备选答案（2012）
A. 利培酮　　B. 舒必利
C. 奥氮平　　D. 氯氮平
E. 喹硫平

13. 最易出现锥体外系不良反应的药物是
14. 最易出现粒细胞缺乏不良反应的药物是

15、16题共用题干（2013）
患者，男，30岁。近5个月来变得少语，与同事和朋友接触少，睡眠差，疲乏无力，工作效率明显下降，有时自笑自语，怀疑有人监视他的言行，个人独处时听到有人议论他的衣着和打扮或批评他。体格检查及头颅CT均无异常发现。

15. 最可能的诊断是
A. 创伤后应激障碍　　B. 焦虑症
C. 精神分裂症　　D. 躁狂症
E. 抑郁症

16. 应选择的治疗药物是
A. 中枢兴奋剂
B. 苯二氮䓬类药物
C. 选择性5-羟色胺再摄取抑制剂
D. 抗精神病药物
E. 心境稳定剂

17、18题共用题干（2014）
患者，男，18岁。高三学生，既往学习成绩一贯优良，品德良好。据父母反映该生近半年来，可能因为学习任务太重、高考压力太大，出现学习成绩明显下降，且变得孤僻不与人交往，对父母态度既冷漠又粗暴，失眠，有时自语自笑。精神检查时，该学生回答问题语词单调，对上述表现回答说压力太大，脑子变得空白听不进老师讲课，记忆力变差，回答时面无表情。

17. 最可能的诊断是
A. 焦虑症　　B. 抑郁症
C. 精神分裂症　　D. 神经衰弱
E. 应激相关障碍

18. 属于精神分裂症阳性症状的是
A. 意志减退　　B. 思维贫乏
C. 情感平淡　　D. 情感淡漠
E. 思维散漫

第六章　心境障碍（情感性精神障碍）

1. 抑郁症特有的睡眠障碍是（2011）
A. 入睡困难　　B. 易醒
C. 多梦　　D. 早醒

E. 白天瞌睡

2. 抑郁症的急性期，抗抑郁剂治疗至少（2013）

A. 1~2 周　B. 2~4 周

C. 4~6 周　D. 6~8 周

E. 8~10 周

3. 可出现幻觉、妄想症状的精神障碍是（2013）

A. 抑郁症　B. 恐惧症

C. 强迫症　D. 焦虑症

E. 疑病症

4. 抗抑郁剂分类中不包括（2013）

A. 选择性 5-羟色胺再摄取抑制剂

B. 5-羟色胺和去甲肾上腺素再摄取抑制剂

C. 三环类和四环类药物

D. 5-羟色胺和多巴胺受体拮抗剂

E. 单胺氧化酶抑制剂

5. 关于抑郁症的临床表现，正确的是（2016）

A. 很少伴有消化系统症状

B. 无望、无助、无价值是情感体验

C. 不会出现幻觉、妄想等精神病性症状

D. 自责、自罪、自杀观念是核心症状

E. 愉快感缺乏是必要症状之一

6. 患者，女，26 岁。失眠、难以入睡 1 个月，食欲较差，体重减轻 2 kg。自觉自己没有价值，没有人关心自己，对未来也不抱任何希望，偶尔出现生不如死的想法。目前患者存在的突出症状是（2012）

A. 思维迟缓　B. 睡眠障碍

C. “三自”症状　D. 消极观念

E. “三无”症状

7. 患者，女，26 岁。产后近 1 个月出现睡眠差、心烦、坐立不安、情绪低落、全身乏力、食欲差，体重下降 5 公斤。最可能的诊断是（2013）

A. 失眠症　B. 抑郁症

C. 焦虑症　D. 厌食症

E. 神经衰弱

8. 患者，男，24 岁。近 3 个月来觉得疲乏无力，早醒，食欲下降，工作效率明显低下，感觉头脑迟钝，不愿多说话，觉得度日如年，认为前途暗淡，有轻生念头。体格检查无明显异常。该患者最可能的诊断是（2013）

A. 焦虑症　B. 抑郁发作

C. 精神分裂症　D. 神经衰弱

E. 分离性障碍

9. 患者，男，45 岁。近 3 个月来早醒，食欲下降，疲乏无力，感觉头脑反应迟钝，话少，兴趣下降，认为前途暗淡，有厌世和消极念头。精神状况检查未发现幻觉和妄想。查体无明显异常发现，头颅 CT 正常。最可能的诊断是（2014）

A. 焦虑症　B. 精神分裂症

C. 抑郁症　D. 分离性障碍

E. 适应障碍

10、11 题共用备选答案（2013）

A. 氯米帕明　B. 文拉法辛

C. 舍曲林　D. 利培酮

E. 米氮平

10. 属于 5-羟色胺和去甲肾上腺素再摄取抑制剂的药物是

11. 属于 D_2-受体与 5-HT 受体平衡拮抗剂的药物是

第七章　神经症及分离(转换)性障碍

1. 分离（转换）性障碍最突出的特征是（2012）

A. 心理社会因素与发病无关

B. 社会功能受损

C. 发病与转归受暗示影响

D. 存在精神病性症状

E. 自知力缺乏

2. 广泛性焦虑障碍的主要临床表现是（2012）

A. 对自己躯体的健康过分担心

B. 与现实不符的过分紧张和担心

C. 对一些无意义想法的反复出现的不安

D. 面临现实危险时的恐惧反应

E. 濒死感，失控感

3. 神经症的特点是（2013）

A. 有器质性病变的基础

B. 可因心理暗示而发病

C. 不同程度意识障碍

D. 常有自知力，主动求治

E. 可出现肢体瘫痪

4. 治疗分离（转换）性障碍最重要的方法是（2014）

A. 镇静

B. 药物

C. 心理治疗+药物治疗

D. 休息

E. 中医中药治疗

5. 下列疾病中，以强迫思维为特征的是（2014）

A. 慢性酒精中毒　B. 强迫障碍

C. 精神分裂症　D. 广泛性焦虑障碍

E. 疑病障碍

6. 女，24 岁。与同事发生口角后出现手舞足蹈、喊叫、打滚，一会又喊着对方的名字骂。约半小时左右恢复正常。患者以前也有类似发作 3 次，脑电

图等检查均未发现异常。最可能的诊断是（2013）

A. 急性应激障碍　B. 精神分裂症
C. 躁狂症　D. 焦虑症
E. 分离性障碍

7、8 题共用备选答案（2013）

A. 被害妄想和被控制妄想
B. 思维中断和思维不连贯
C. 紧张性木僵
D. 自主神经功能亢进和运动性不安
E. 强迫观念和（或）强迫动作

7. 强迫症的主要症状是
8. 广泛性焦虑障碍的主要症状是

9、10 题共用题干（2012、2014）

患者，女，53 岁。近 1 年来怕脏，不敢倒垃圾，在街边遇到垃圾车也害怕，会反复洗手，知道不应该，但自己不能控制，感到苦恼而就诊。

9. 对患者的诊断是
A. 焦虑症　B. 强迫症
C. 恐惧症　D. 癔症
E. 疑病症

10. 首选的治疗药物是
A. 利培酮　B. 阿普唑仑
C. 氯米帕明　D. 奥氮平
E. 丁螺环酮

11、12 题共用题干（2014）

患者，男，36 岁。近半年反复出现发作性心慌、气短，多次被送到急诊室救治，输液后缓解，做多项检查未见异常，患者仍担心再次发作，因此而不能正常工作。

11. 该患者最可能的诊断是
A. 广泛性焦虑症　B. 惊恐障碍
C. 抑郁症　D. 癔症
E. 急性应激障碍

12. 目前患者最适宜的治疗药物是
A. 帕罗西汀　B. 阿立哌唑
C. 丙戊酸钠　D. 碳酸锂
E. 利培酮

13、14 题共用题干（2016）

女，20 岁。2 年以来经常反复思考某个问题，如：人思考问题多了会不会伤脑细胞？虽然知道想问题不会伤脑细胞，但却不放心，仍要反复思虑，感觉痛苦。近半年来因为怕脏，出现反复多次，甚至长时间洗手。因为浪费时间，耽误学习和工作，又难以控制而苦恼。头颅 CT 检查正常。

13. 该患者最可能的诊断是
A. 分离障碍　B. 强迫障碍
C. 精神分裂症　D. 广泛性焦虑障碍
E. 抑郁症

14. 该患者的药物治疗应选择
A. 苯二氮䓬类药物
B. 非典型抗精神病药物
C. 中枢兴奋剂
D. 心境稳定剂
E. 5-羟色胺再摄取抑制剂

第十篇　运动系统

第一章　骨折概论

1. 符合骨折治疗原则的是（2003）
   A. 复位固定　B. 消炎消肿
   C. 口服接骨药物　D. 止痛镇静
   E. 骨折处理疗
2. 骨折的专有体征是（2004）
   A. 肿胀
   B. 瘀斑
   C. 压痛
   D. 功能障碍
   E. 反常活动
3. 患者，女，33 岁。右踝关节扭伤 5 小时，行走时疼痛明显。查体：右踝关节肿胀、压痛明显。进行踝关节影像学检查时，首选的方法是（2005）
   A. CT　B. MRI
   C. X 线片　D. B 超
   E. ECT
4. X 线检查对骨折的重要意义是（2005）
   A. 了解受伤机制　B. 明确诊断
   C. 判断骨折预后　D. 了解伤情
   E. 了解骨质密度
5. 骨折的治疗原则是（2006）
   A. 抢救生命、保护患肢
   B. 迅速转送、积极治疗
   C. 复位、固定、功能锻炼
   D. 保证不出现畸形愈合
   E. 消除疼痛、改善功能
6. 骨折的晚期并发症（2007）
   A. 脂肪栓塞　B. 休克
   C. 出血　D. 内脏损伤
   E. 骨化性肌炎
7. 最易出现失血性休克的骨折是（2007）
   A. 脊柱骨折　B. 股骨颈骨折
   C. 肱骨髁上骨折　D. 骨盆骨折
   E. 肱骨干骨折
8. 不属于骨折急救目的的是（2007）
   A. 迅速转运　B. 包扎伤口
   C. 抢救休克　D. 镇静止痛
   E. 妥善固定
9. 造成浮动胸壁的原因是（2007）
   A. 单根单处肋骨骨折
   B. 单根多处肋骨骨折
   C. 单根两处肋骨骨折
   D. 多根多处肋骨骨折
   E. 多根单处肋骨骨折
10. 骨折休克的主要原因是（2008）
    A. 精神刺激　B. 疼痛刺激
    C. 骨折出血　D. 不正确的搬运
    E. 不正确的固定
11. 骨折急救固定的目的不包括（2008）
    A. 便于搬动运送
    B. 避免搬运中造成血管、神经损伤
    C. 恢复肢体的正常解剖关系
    D. 减轻患者疼痛
    E. 减少骨折端活动
12. 骨折血肿机化演进期大约需要（2009）
    A. 3 天　B. 5 天
    C. 1 周　D. 2 周
    E. 3 周
13. 关于肋骨骨折的一般处理原则，错误的是（2010）
    A. 鼓励患者咳嗽、排痰
    B. 提早下地活动
    C. 使用抗生素控制感染
    D. 多根多处肋骨骨折做肋骨固定
    E. 酌情使用镇痛和镇静剂
14. 骨折最易发生延迟愈合的是（2011）
    A. 胫骨上 1/3 骨折
    B. 桡骨下段骨折
    C. 股骨颈基底骨折
    D. 锁骨骨折
    E. 胫骨中下 1/3 骨折
15. 属于骨折早期并发症的是（2011）
    A. 急性骨萎缩
    B. 血管神经损伤
    C. 缺血性骨坏死
    D. 创伤性骨关节炎
    E. 关节僵硬
16. 关节内骨折最常见的并发症是（2011）

A. 创伤性关节炎　　B. 缺血性骨坏死
C. 骨化性肌炎　　D. 骨生成异常
E. 骨折不愈合

17. 属于不完全骨折的是（2011）
A. 螺旋骨折　　B. 斜行骨折
C. 粉碎骨折　　D. 青枝骨折
E. 压缩骨折

18. 属于稳定型骨折的是（2013）
A. 斜行骨折　　B. 螺旋形骨折
C. 多段骨折　　D. 横行骨折
E. 粉碎骨折

19. 股骨颈骨折后出现股骨头坏死最主要的原因是（2013）
A. 股骨头血运破坏
B. 采用切开复位内固定
C. 年龄高、体质虚弱
D. 固定不牢固
E. 没有达到解剖复位

20. 骨折临床愈合标准，错误的是（2013）
A. 患肢无纵轴叩击痛
B. 局部无异常活动
C. X 线摄片骨折线消失
D. 解除外固定后不变形
E. 受伤上肢向前平举 1 kg 持续 1 分钟

21. 属于骨折晚期并发症的是（2014）
A. 急性骨萎缩
B. 休克
C. 周围神经损伤
D. 骨筋膜室综合征
E. 脂肪栓塞综合征

22. 属于骨折早期并发症的是（2016）
A. 脂肪栓塞综合征
B. 缺血性肌痉缩
C. 损伤性骨化
D. 创伤性骨关节炎
E. 缺血性骨坏死

23. 骨折急救的基本原则不包括（2016）
A. 迅速转运　　B. 完善固定
C. 彻底清创　　D. 包扎伤口
E. 纠正休克

24. 关于上肢骨折临床愈合标准，不正确的叙述是（2016）
A. 局部无异常活动
B. 局部无压痛
C. X 线片显示骨折处有连续性骨痂
D. 无纵向叩痛
E. 拆除处固定后上肢平举 0.5 kg 重物达 1 分钟

25. 男，48 岁。半小时前自高处坠落，双下肢完全不能活动，双侧腹股沟水平以下感觉障碍，大小便失禁。CT 显示椎体爆裂骨折，椎管内可见骨折块。目前应选择的治疗方法是（2016）
A. 手术治疗　　B. 石膏固定
C. 平卧硬板床　　D. 牵引治疗
E. 药物治疗

第二章　上肢骨折

1. 腕部外伤后出现“枪刺刀”畸形，可能的诊断是（2011）
A. 尺神经损伤　　B. 尺骨骨折
C. 桡神经损伤　　D. Smith 骨折
E. Colles 骨折

2. 中年男性，侧身跌倒，手掌着地，患肩下垂，健手托患侧肘部，杜加征阴性，胸锁关节至肩峰连线中点肿胀压痛。其最可能的诊断是（2013）
A. 肩关节脱位　　B. 锁骨骨折
C. 肱骨解剖颈骨折　　D. 肱骨外髁颈骨折
E. 肩部挫伤

第三章　下肢骨折

1. 股骨颈骨折内收型其 Pauwels 角度是（2004）
A. >50°　　B. <50°
C. <40°　　D. <30°
E. =30°

2. 不稳定型股骨颈骨折是指 Pauwels 角（2006）
A. >40°　　B. >20°
C. >30°　　D. >50°
E. >10°

3. 伤后表现为“银叉”样畸形的是（2006）
A. Smith 骨折　　B. Colles 骨折
C. 尺神经损伤　　D. 桡神经损伤
E. 正中神经损伤

4. 股骨颈骨折的常见体征是患肢多呈（2007）
A. 屈曲、内收、内旋畸形
B. 伸直、外展、内旋畸形
C. 短缩、内旋、外展畸形
D. 短缩、外旋、内收畸形
E. 屈曲、外展、内旋畸形

5. 大腿受伤后确诊股骨干骨折最主要的依据是（2013）
A. 伤处严重瘀血

B. 大腿中部肿胀
C. 大腿中部静脉怒张
D. 大腿中部异常活动
E. 伤处疼痛剧烈不敢活动

6. 患者，女，68 岁。不慎跌倒，手掌着地受伤，腕部出现“枪刺”样畸形，X 线检查证实为 Colles 骨折。其最适合的固定方法是（2004）
A. 持续骨牵引
B. 持续皮牵引
C. 外固定架固定
D. 手法复位小夹板固定
E. 切开复位髓内针固定

7. 患者，男，21 岁。被汽车撞伤后即送急诊。查体：BP 80/50 mmHg，神志清楚，面色苍白，右侧上肢和下肢不敢活动，明显肿胀和压痛。胸腹未见异常，X 线片显示右侧肢体多发骨折。最可能的并发症是（2008）
A. 失血性休克　　B. 骨筋膜室综合征
C. 尿道损伤　　D. 脊髓损伤
E. 直肠损伤

8. 患者，男，40 岁。因外伤性股骨干骨折而入院，入院次日突然出现呼吸困难，继发昏迷，皮下出血，血压 80/60 mmHg。其诊断最可能是（2009）
A. 继发感染
B. 大血管破裂
C. 脂肪栓塞
D. 骨筋膜室综合征
E. 骨折断端严重再移位

9. 患者，女，60 岁。路滑不慎跌倒，右臀部着地，扶起不能行走，右臀部明显压痛，经 X 线摄片诊断为右股骨颈骨折。其右下肢的畸形应是（2010）
A. 屈曲内旋　　B. 屈曲外旋
C. 屈曲内收　　D. 延长内旋
E. 缩短外旋

10. 患者，男，30 岁。车祸致右侧胫腓骨近端骨折，伴足趾不能背屈，第 1~2 足趾间感觉减退。最可能的原因是（2010）
A. 坐骨神经损伤　　B. 腓总神经损伤
C. 胫神经损伤　　D. 股神经损伤
E. 闭孔神经损伤

11. 患者，男，28 岁。外伤后右髋部疼痛，不能活动。查体：右下肢短缩，屈曲、内收、内旋畸形。最可能的诊断是（2011）
A. 髋部软组织受伤
B. 股骨颈骨折
C. 髋关节前脱位
D. 髋关节后脱位
E. 髋关节中心脱位

12、13 题共用备选答案（2007）
A. 异常活动　　B. 功能障碍
C. 呼吸困难　　D. 持续高热
E. 血压降低

12. 骨折特有体征
13. 开放骨折感染

14~16 题共用备选答案（2008）
A. 肱骨髁上骨折　　B. 股骨颈骨折
C. 股骨干骨折　　D. 腓骨上段骨折
E. 胫骨下 1/3 骨折

14. 易发生延迟愈合的是
15. 易发生神经损伤的是
16. 易发生缺血坏死的是

17~19 题共用备选答案（2013）
A. 骨折处皮肤黏膜完整，骨折端不与外界相通
B. 骨折处软组织破裂，骨折端与外界相通
C. 骨折部碎成 3 块以上
D. 发生于肌腱附着部位的骨折
E. 骨折有移位、畸形

17. 开放性骨折
18. 粉碎性骨折
19. 撕脱性骨折

第四章　脊柱和骨盆骨折

1. 男性骨盆骨折最易损伤的尿道部位是（2009）
A. 全尿道　　B. 前列腺部
C. 膜部　　D. 球部
E. 阴茎部

2. 患者，男，52 岁。井下作业巷道塌方砸伤腹部。查体：P 120 次/min，BP 80/50 mmHg，颜面苍白，腹部明显压痛；耻骨联合处压痛，挤压试验阳性。腹腔穿刺抽出约 15 mL 血性液体。首先应考虑骨盆骨折合并（2013）
A. 尿道损伤　　B. 腹膜后血肿
C. 膀胱损伤　　D. 肝脾破裂
E. 直肠损伤

3~5 题共用题干（2016）

男，45 岁。弯腰搬重物后出现腰痛伴右下肢放射痛、麻木 1 周，无间歇性跛行。查体：右下肢直腿抬高试验阳性，外踝附近与足外侧感觉减退，足趾跖屈力减弱，双侧病理反应阴性。

3. 最可能的受累节段是
A. $L_{4\sim5}$　　B. $L_{1\sim2}$
C. $L_{3\sim4}$　　D. $L_{2\sim3}$

E. $L_5 \sim S_1$

4. 为明确诊断，下列检查中最有价值的是

A. 核素扫描　　B. B超

C. X线　　D. CT

E. 电生理

5. 首选的治疗方案是

A. 内窥镜下髓核摘除术

B. 开窗髓核摘除术

C. 经皮髓核切吸术

D. 椎板切除减压、植骨、内固定术

E. 卧床休息，理疗、按摩

第五章 关节脱位与损伤

1. 将患肢放在对侧肩部时，肘不能贴胸，而肘部贴胸时，手不能放上肩部，称为（2006）

A. 杜加征阳性　　B. 托马斯征阳性

C. 川德伦伯征阳性　　D. 盖氏征阳性

E. 加强试验阳性

2. 肩关节脱位特有的临床表现是（2007）

A. 功能障碍

B. 肿胀压痛

C. 肩部瘀斑

D. 反常活动

E. 搭肩试验阳性（Dugas）

3. 桡骨头半脱位的治疗措施是（2011）

A. 手法复位不必固定

B. 切开复位内固定

C. 切开复位韧带修补

D. 手法复位外固定

E. 切开复位外固定

4. 下列最易发生脱位的关节是（2013）

A. 膝关节　　B. 肘关节

C. 踝关节　　D. 肩关节

E. 髋关节

5. 髋关节后脱位的典型体征是（2013）

A. 髋关节伸直、内收、外旋畸形

B. 髋关节屈曲、内收、内旋畸形

C. 髋关节屈曲、外展、内旋畸形

D. 髋关节屈曲、内收、外旋畸形

E. 髋关节伸直、外展、内旋畸形

6. 中年男性，右上肢外展牵拉伤，患肩疼痛，以健手托患侧前臂。检查患侧方肩，杜加征阳性。其可能的诊断是（2003）

A. 锁骨骨折

B. 肱骨解剖颈骨折

C. 肱骨外髁颈骨折

D. 肩关节脱位

E. 肩锁关节脱位

7. 一成年男性，右肩部摔伤活动受限。来诊时见其以手托右侧前臂，方肩畸形，将其右手搭在左侧肩部，则右肘不能靠近胸壁。应首先考虑的诊断是（2007）

A. 肩关节脱位　　B. 肩锁关节脱位

C. 锁骨骨折　　D. 肩关节周围炎

E. 肩部骨折

8. 患者，男，18岁。由于侧身倒地右掌支撑，致右肩部肿胀，疼痛剧烈。查体：右肩轻度外展，弹性固定，方肩畸形，Dugas征（搭肩试验）阳性。临床诊断是（2008）

A. 肱骨外髁颈骨折

B. 肱骨干骨折

C. 锁骨骨折

D. 肩关节挫伤

E. 肩关节脱位

9. 女，35岁。车祸后右髋部疼痛3小时，不能站立。查体：右下肢缩短，右髋关节屈曲、内收、内旋畸形。最可能的诊断是（2016）

A. 股骨颈骨折

B. 髋关节后脱位

C. 股骨转子间骨折

D. 髋关节中心脱位

E. 髋关节前脱位

10~12题共用题干（2010）

患者，男，35岁。驾车肇事，右髋致伤剧痛，检查见右下肢缩短，内旋位，内收位，弹性固定，右足不能背屈。

10. 为明确诊断，首先提出的检查是

A. 肌电图　　B. CT

C. MRI　　D. X线片

E. 血型及血常规

11. 如果经过检查确定为髋关节后脱位，其治疗方法应尽早考虑

A. 下肢皮牵引复位

B. 下肢骨牵引复位

C. 手法复位

D. 手术切开复位

E. 镇静止痛，肢体重力复位

12. 该损伤容易出现的晚期并发症是

A. 坐骨神经损伤

B. 急性骨萎缩

C. 股骨头坏死

D. 下肢深静脉血栓

E. 下肢淋巴水肿

13～15题共用题干（2011）

男性司机，驾车行驶中两车相撞受伤后，右髋关节疼痛活动受限，右下肢呈屈曲、内收、内旋畸形，大粗隆上移。

13. 应首先考虑的诊断是

A. 股骨颈骨折　　B. 股骨干骨折

C. 髋关节挫伤　　D. 髋关节后脱位

E. 胫骨骨折

14. 首选的治疗方法是

A. 消肿止痛　　B. 休息制动

C. 尽早手法复位　　D. 尽早手术治疗

E. 持续皮牵引

15. 如果该患者伤后发现右下肢麻木。右足背屈无力，应考虑

A. 股外侧皮神经损伤

B. 股神经损伤

C. 单纯腓总神经损伤

D. 坐骨神经损伤

E. 单纯胫神经损伤

第六章　运动系统慢性损伤

1. 患者，女，50岁。右肩痛，右上肢上举、外展受限8个月，无肩周红、肿、热等现象，疼痛可向颈、耳、前臂及手放射。最可能的诊断是（2004）

A. 肩关节骨关节炎　　B. 肩周炎

C. 肩关节结核　　D. 颈椎病

E. 类风湿关节炎

2. 肩关节周围炎的好发年龄是（2006）

A. 20岁左右　　B. 30岁左右

C. 40岁左右　　D. 50岁左右

E. 各年龄发生率相等

3. 拇指活动时出现弹响伴疼痛，最可能的原因是（2007）

A. 尺神经损伤　　B. 桡神经损伤

C. 狭窄性腱鞘炎　　D. 正中神经损伤

E. 腱鞘囊肿

4. 患者，男，46岁。近两年来逐渐出现左手拇指掌指关节处疼痛，可触及结节状肿物，拇指伸屈时有弹响。最适宜的治疗方法是（2010）

A. 早期手术　　B. 加强锻炼

C. 中药外敷　　D. 局部封闭

E. 局部按摩

第七章　颈腰椎疾病

1. 以下节段最常发生腰椎间盘突出的是（2011）

A. L_2～L_3

B. L_1～L_2

C. L_3～L_4

D. L_4～L_5

E. T_{12}～L_1

2. 早期诊断股骨头缺血性坏死最有价值的检查是（2014）

A. CT　　B. X线

C. 血管造影　　D. MRI

E. B超

3～5题共用题干（2009）

男性装卸工人，40岁，腰扭伤，经治疗腰痛缓解，但仍有左下肢麻痛并放射。查体：腰背肌痉挛，沿坐骨神经走行有压痛，直腿抬高试验阳性。

3. 为明确诊断首选的检查方法是

A. X线片　　B. CT

C. MRI　　D. ECT

E. 肌电图

4. 最可能的诊断是

A. 腰部棘上韧带炎　　B. 腰椎结核

C. 腰椎骨髓炎　　D. 单纯坐骨神经痛

E. 腰椎间盘突出症

5. 如果病史较长，反复发作，其治疗方法应考虑

A. 牵引　　B. 按摩

C. 手术　　D. 理疗

E. 封闭

6～8题共用题干（2014）

患者，男，35岁。1个月前搬重物时突然出现腰痛，经理疗1周腰痛缓解，后逐渐出现右下肢放射痛，劳累、咳嗽、排便时症状加重，无低热、盗汗。查体：直腿抬高试验阳性。

6. 最可能的诊断是

A. 强直性脊柱炎　　B. 腰椎骨折

C. 类风湿关节炎　　D. 腰椎结核

E. 腰椎间盘突出症

7. 对其定位、定性诊断最有帮助的检查是

A. 电生理检查　　B. X线片

C. 核素扫描　　D. CT

E. B超

8. 目前首选的治疗方法是

A. 手术治疗　　B. 加大腰部活动

C. 应用非甾体抗炎药　　D. 背肌锻炼

E. 休息牵引

第八章　周围神经损伤

1. 肱骨中下1/3骨折最可能导致（2003）
A. 桡神经损伤　　B. 坠积性肺炎
C. 尺动脉损伤　　D. 缺血性骨坏死
E. 创伤性关节炎
2. 最可能出现Froment征阳性的是（2009）
A. 尺神经损伤　　B. 指深屈肌腱断裂
C. 指浅屈肌腱断裂　　D. 桡神经损伤
E. 正中神经损伤

第九章　骨与关节感染

1. 对于急性化脓性骨髓炎早期诊断最具价值的检查是（2009）
A. CT
B. 白细胞计数
C. X线
D. B超
E. 局部分层穿刺涂片与培养
2. 关于急性化脓性骨髓炎的治疗叙述，正确的是（2010）
A. 患肢制动以减轻疼痛和防止病理骨折
B. 加强营养，纠正水电解质紊乱，多量输血
C. 凡确诊后立即静脉推入少量多种有效抗生素
D. 骨膜下抽到脓液，但无全身症状时不必切开排脓
E. 根据药敏试验选用最佳抗生素，至全身症状消失即可停药
3. 骨与关节结核最好发的部位是（2011）
A. 踝关节　　B. 腕关节
C. 脊柱　　D. 膝关节
E. 髋关节
4. 拾物试验阳性的骨关节疾病是（2013）
A. 髋关节结核　　B. 膝关节结核
C. 化脓性髋关节炎　　D. 化脓性膝关节炎
E. 腰椎结核
5. 关于脊柱结核的正确描述是（2014）
A. 主要累及棘突
B. 可有拾物试验阳性
C. 可有托马斯征阳性
D. 手术治疗无须抗结核药物配合
E. 早期易形成寒性脓肿
6. 骨关节炎止痛治疗，下列方法中首选的是（2016）
A. 口服糖皮质激素
B. 口服对乙酰氨基酚
C. 关节腔内注射糖皮质激素
D. 关节腔内注射透明质酸钠
E. 口服硫酸氨基葡萄糖
7. 改善骨关节炎病情的药物是（2016）
A. 泼尼松　　B. 甲氨蝶呤
C. 青霉胺　　D. 地塞米松
E. 氨基葡萄糖
8. 患者，女，25岁。右小腿窦道反复流脓5年，近10天再次出现局部发热、红肿、疼痛，窦道口流出脓液增多。X线示右胫骨中段死骨形成，周围有新生骨，包壳形成。目前的最佳治疗是（2004）
A. 局部应用抗生素
B. 清除病灶，消灭无效腔
C. 肢体制动，抗生素治疗
D. 闭合伤口，放置引流
E. 穿刺抽脓，药物注入
9. 患者，男，28岁。胫骨开放性骨折创口不愈，治疗3个月后形成窦道，有少量脓性分泌物，并有死骨排出。应考虑为（2007）
A. 骨结核　　B. 骨肿瘤
C. 慢性骨髓炎　　D. 缺血性骨坏死
E. 急性化脓性骨髓炎
10. 患儿，男，7岁。突发寒战、高热（T39.8℃），烦躁不安，诉右膝下方剧痛，膝关节呈半屈曲状，拒动。查体发现右小腿近端皮温高，压痛，病变区域穿刺抽出混浊液体，送细菌培养。最可能的结果是（2009）
A. 乙型链球菌　　B. 金黄色葡萄球菌
C. 大肠杆菌　　D. 链球菌
E. 无细菌生长
11. 某男童，消瘦、低热、右髋痛，跛行步态，腹股沟及臀部可触及囊性肿物，“4”字试验阳性。其最可能的诊断是（2011）
A. 风湿性关节炎　　B. 类风湿关节炎
C. 骨肿瘤　　D. 髋关节结核
E. 髋关节脱位
12. 成人，出现腰痛数月，行走时双手扶腰，伴有盗汗，午后潮热、消瘦、食欲不振，全身乏力。应首先考虑的诊断是（2012）
A. 腰椎间盘脱出症　B. 腰肌劳损
C. 腰椎结核　　D. 髋关节结核
E. 脊柱退行性变
13. 患者，女，40岁。进行性背部疼痛，全身消瘦乏力1年。查体：第6胸椎后突畸形，局部有压痛

及叩痛，X线片示胸椎6、7间隙变窄，上下缘模糊，第1小时末的血沉为60 mm。临床诊断为（2013）
A. 椎体骨软骨病 B. 胸椎血管瘤
C. 胸椎结核 D. 胸椎转移癌
E. 化脓性脊柱炎

14~16题共用题干（2012）
患者，女，28岁。出现进行性背痛、下肢无力1个月。查体：腰部叩痛阳性，拾物试验阳性。腰椎X线片示第3、4腰椎间隙变窄，可见椎旁软组织阴影。
14. 最可能的诊断是
A. 腰椎结核 B. 类风湿关节炎
C. 强直性脊柱炎 D. 腰椎间盘突出症
E. 腰椎肿瘤
15. 对确诊最有价值的检查是
A. B型超声 B. 活检
C. 血沉 D. MRI
E. CT
16. 目前最适宜的治疗方法是
A. 支持治疗 B. 药物治疗
C. 手术治疗 D. 休息牵引
E. 康复理疗

第十章 骨肿瘤

1. 骨巨细胞瘤的好发年龄是（2007）
A. 5~9岁 B. 10~19岁
C. 20~40岁 D. 41~60岁
E. 61~80岁
2. X线片上表现为肥皂泡样改变的疾病是（2012）
A. 骨囊肿 B. 骨软骨瘤
C. 骨肉瘤 D. 骨巨细胞瘤
E. 骨尤文肉瘤
3. 患者，女，15岁。左小腿近端持续性疼痛3个月，夜间加重。查体：左小腿近端局部肿胀、皮温增高。X线片示左胫骨上段日光射线样改变。最可能的诊断是（2009）
A. 骨结核 B. 骨囊肿
C. 骨髓炎 D. 骨肉瘤
E. 骨软骨瘤

4、5题共用备选答案（2008）
A. X线片脊柱呈“竹节”样
B. X线片骨膜反应呈三角形
C. X线片见骨端膨胀呈肥皂泡样
D. X线片见长管骨干骺区有骨性疣状突起
E. X线片见有死骨形成并有包壳
4. 骨软骨瘤
5. 骨肉瘤

6、7题共用题干（2007）
患者，女，24岁。近日发现在左膝关节疼痛，行走困难，休息缓解，自觉左小腿上内侧有肿块，压痛。查体：左膝关节活动稍受限，胫骨上端内侧肿胀，压痛。X线摄片可见左胫骨上段内侧有一肥皂泡样阴影，膨胀性生长。
6. 本例最可能的诊断是
A. 骨结核 B. 骨髓炎
C. 骨坏死 D. 骨巨细胞瘤
E. 骨软骨瘤
7. 本例适当的治疗方法是
A. 休息、营养 B. 广谱抗生素治疗
C. 手术治疗 D. 抗结核治疗
E. 物理治疗

8~10题共用题干（2010）
患者，男，26岁。左膝持续性隐痛1个月余。查体：左小腿上端内侧略肿，压痛，X线摄片见左胫骨上端内侧有一肥皂泡样的阴影，膨胀性生长，骨皮质变薄。
8. 应首先考虑的诊断为
A. 骨结核 B. 骨髓炎
C. 骨肉瘤 D. 骨软骨瘤
E. 骨巨细胞瘤
9. 其最佳治疗措施为
A. 单纯性化疗 B. 单纯性截肢手术
C. 病灶刮除植骨 D. 单纯放疗
E. 抗炎抗结核
10. 如果是骨肉瘤，其最佳治疗方案为
A. 单纯化疗
B. 单纯放疗
C. 单纯截肢手术
D. 肿瘤切除，人工关节置换
E. 化疗-肿瘤切除-化疗

第十一章 非化脓性关节炎

1. 类风湿关节炎最常累及的关节是（2004）
A. 髋关节 B. 肘关节
C. 膝关节 D. 肩关节
E. 四肢小关节
2. 类风湿关节炎的诊断标准中有对称性关节肿和（2007）
A. 皮疹 B. 晨僵

C. 发热　D. 活动障碍
E. 肢体麻木

3. 脊柱X线片呈“竹节”样改变最常见于（2007）
A. 类风湿关节炎　B. 化脓性骨髓炎
C. 强直性脊柱炎　D. 腰椎间盘突出症
E. 脊柱结核

4. 有晨僵的是（2008）
A. 骨性关节炎　B. 痛风
C. 银屑病关节炎　D. 类风湿关节炎
E. 风湿性关节炎

5. 不属于弥漫性结缔组织病的是（2011）
A. 系统性硬化病　B. 干燥综合征
C. 强直性脊柱炎　D. 系统性红斑狼疮
E. 多发性肌炎

6. 类风湿关节炎的主要表现是（2013）
A. 游走性大关节肿痛
B. 全身关节肿痛伴发热、皮疹
C. 对称性小关节肿痛伴晨僵
D. 多关节肿痛伴四肢末梢感觉障碍
E. 腰骶痛伴晨痛

7. 属于弥漫性结缔组织病的疾病是（2016）
A. 强直性脊柱炎
B. 纤维肌痛综合征
C. 未分化脊柱关节炎
D. 类风湿关节炎
E. 痛风关节炎

8. 治疗类风湿关节炎的首选药物是（2016）
A. 泼尼松　B. 甲氨蝶呤
C. 青霉胺　D. 地塞米松
E. 氨基葡萄糖

9. 患者，男，20岁。右髋关节和下腰部疼痛伴晨僵3个月。查体：双侧下肢“4”字试验阳性。骶髂关节压痛阳性，血沉46 mm/h，HLA-B27阳性。最可能的诊断是（2004）
A. 类风湿关节炎　B. 腰椎间盘突出症
C. 骨关节炎　D. 强直性脊柱炎
E. 腰椎结核

10. 患者，女，50岁。掌指和腕关节反复肿痛2年余，近1个月病情加重，晨起时出现关节僵硬，活动后可缓解。首先考虑的诊断是（2009）
A. 风湿性关节炎　B. 痛风
C. 强直性脊柱炎　D. 骨关节炎
E. 类风湿关节炎

11. 患者，女，40岁。双手第2、3近端指间关节肿痛6周，晨僵>1小时。实验室检查：Hb 90 g/L，WBC 4.3×10^9/L，Plt 433×10^9/L；抗环瓜氨酸肽抗体（+），ANA（-）。最可能的诊断是（2012）
A. 痛风性关节炎　B. 骨关节炎
C. 系统性红斑狼疮　D. 类风湿关节炎
E. 风湿性关节炎

12. 男，40岁。发作性关节红肿热痛2周未诊治。左足第一跖趾肿痛1天。查体：左足第一趾关节红肿，压痛（+）。实验室检查：血尿酸640μmol/L。此时应采取的措施不包括（2016）
A. 口服抗生素　B. 低嘌呤饮食
C. 禁烟酒　D. 口服非甾体抗炎药
E. 多饮水

13、14题共用备选答案（2012）
A. 环孢素A　B. 甲氨蝶呤
C. 氨基葡萄糖　D. 青霉素
E. 泼尼松

13. 上述药物中，治疗类风湿关节炎首选的改善病情抗风湿药是

14. 上述药物中，治疗骨关节炎的常用药是

15~17题共用题干（2013）
患儿，男，7岁。突发寒战，体温39.8℃，烦躁不安，右膝下方剧痛，膝关节呈半屈曲状，拒绝活动。查体：右小腿近端皮温高，压痛明显。

15. 最可能的诊断是
A. 骨巨细胞瘤
B. 骨肉瘤
C. 关节结核
D. 急性化脓性骨髓炎
E. 类风湿关节炎

16. 早期确诊主要依靠
A. 局部分层穿刺涂片
B. 血常规
C. X线
D. CT
E. 高热、肿痛

17. 该患者确诊后应立即采取的治疗措施是
A. 联合应用抗生素
B. 口服糖皮质激素
C. 抗炎镇痛
D. 手术治疗
E. 肢体制动

第十一篇　风湿免疫性疾病

第一章　风湿性疾病概论

1. 下列自身抗体中，对类风湿关节炎的诊断敏感性和特异性最高的是（2003）
   A. 抗环瓜氨酸肽抗体
   B. 类风湿因子
   C. 抗核周因子抗体
   D. 抗角蛋白抗体
   E. 抗聚角蛋白微丝蛋白抗体
2. 下列关于类风湿关节炎关节受累的描述，正确的是（2012）
   A. 常下肢不对称性大关节受累
   B. 常游走性关节受累
   C. 常双手远端指间关节受累
   D. 常上肢对称性小关节受累
   E. 常单关节受累
3. 患者，女，35 岁。双手第 2、5 近端指间关节和双腕关节肿痛 3 个月，双颞颌关节及颈椎疼痛 1 个月，伴晨僵 1 小时。对明确诊断最有意义的实验室检查是（2009）
   A. C 反应蛋白
   B. 抗链“O”
   C. 抗环瓜氨酸肽抗体
   D. 血沉
   E. 免疫球蛋白
4. 患者，女，手关节疼痛伴晨僵 5 个月。查体：双手掌指关节，近端指间关节均有肿胀压痛。化验：ESR 42 mm/h，类风湿因子 67 u/L（正常 20 u/L），抗 CCP 抗体阳性，HLA-B27（+）。最可能的诊断是（2013）
   A. 风湿性关节炎
   B. 强直性脊柱炎
   C. 类风湿关节炎
   D. 银屑病关节炎
   E. 骨关节炎

第二章　系统性红斑狼疮

1. 诊断系统性红斑狼疮最有价值的化验是（2004）
   A. 抗核抗体　　B. 类风湿因子
   C. 狼疮细胞　　D. 抗 Sm 抗体
   E. C_3 补体
2. 使用环磷酰胺治疗系统性红斑狼疮的指征是（2007）
   A. 口腔溃疡　　B. 关节炎
   C. 肾炎　　D. 浆膜炎
   E. 蝶形红斑
3. 关于系统性红斑狼疮的叙述，不正确的是（2007）
   A. 青年女性多见
   B. 属于自身免疫性疾病
   C. 抗 Sm 抗体是其标记性抗体
   D. 所有患者抗核抗体均为阳性
   E. 主要的治疗手段是糖皮质激素
4. 系统性红斑狼疮患者的典型皮肤损害为（2009）
   A. 环行红斑　　B. 结节性红斑
   C. 面部蝶形红斑　　D. 多形性红斑
   E. 网状青斑
5. 对系统性红斑狼疮的诊断最特异的检查项目是（2013）
   A. 狼疮细胞　　B. 抗核抗体
   C. 类风湿因子　　D. 抗双链 DNA 抗体
   E. 抗 Sm 抗体
6. 患者，女，30 岁。低热伴关节肿痛 3 个月，轻度贫血，抗核抗体（+），抗双链 DNA 抗体（+），疑患系统性红斑狼疮。治疗首选的药物是（2007）
   A. 非甾体抗炎药　　B. 抗生素
   C. 免疫抑制剂　　D. 糖皮质激素
   E. 柳氮磺胺吡啶
7. 患者，女，20 岁。系统性红斑狼疮患者，狼疮肾，尿蛋白持续（++），足量糖皮质激素治疗 4 周无效。应（2007）
   A. 加大激素用量　　B. 加用免疫抑制剂
   C. 加抗疟疾药　　D. 雷公藤
   E. 加利尿剂
8. 患者，女，20 岁。发热伴口腔溃疡、关节痛 1 个月。血 WBC 3.2×10^9/L，抗核抗体（+），抗 dsDNA（+），尿常规正常。首选的治疗药物是（2007）
   A. 青霉素　　B. 布洛芬
   C. 泼尼松　　D. 利血生
   E. 阿司匹林

9. 患者，女，26 岁。双腕双踝关节痛伴高热 1 个月。近1周来心悸气促，心脏彩超提示中等量心包积液，X 线胸片示右侧少量胸腔积液，血 Hb、WBC 及血小板下降，尿蛋白（++），多种抗生素治疗无效。诊断应考虑（2009）
   A. 结核菌感染
   B. 肾小球肾炎急性发作
   C. 系统性红斑狼疮
   D. 再生障碍性贫血
   E. 恶性肿瘤
10. 患者，女，18 岁。双手关节疼痛 6 个月，面部红斑1周，不规律低热。血白细胞 $28\times10^9/L$，尿蛋白 1.0 g/L，血沉 52 mm/h。最可能的诊断是（2009）
   A. 急性白血病
   B. 类风湿关节炎
   C. 系统性红斑狼疮
   D. 甲状腺功能亢进症
   E. 急性中毒
11. 患者，女，22 岁。不规则热伴关节痛 1 个月，3 天来尿少水肿，皮肤瘀斑，尿蛋白（+++），红细胞 10/HP，血 ESR 40 mm/h，ANA 1/160（+）。首先考虑（2010）
   A. 风湿性关节炎
   B. 系统性红斑狼疮
   C. 急性肾小球肾炎
   D. 关节型过敏性紫癜
   E. 原发性肾病综合征
12. 患者，女，27 岁。双手近端指间关节痛 2 个月，有时肿胀，伴不规则低热。查体：双手近端指间关节有压痛，肿胀不明显，无畸形。血白细胞 $3.2\times10^9/L$，尿蛋白 100 mg/dL，血沉 35 mm/h。本例最可能的诊断是（2011）
   A. 风湿性关节炎　　B. 类风湿关节炎
   C. 反应性关节炎　　D. 系统性红斑狼疮
   E. 急性白血病
13. 患者，女，20 岁。双下肢水肿伴口腔溃疡半年。24 小时尿蛋白定量 4 g，ANA 1∶320，抗 dsDNA 抗体阳性。最可能的诊断是（2014）
   A. 干燥综合征　　B. 系统性硬化病
   C. 系统性红斑狼疮　D. 原发性肾小球肾炎
   E. 系统性血管炎
14. 女，32 岁，发热伴面部皮疹 2 个月，双膝、双踝关节肿痛 1 个月。查体：四肢皮肤散在瘀点。实验室检查：血红蛋白 78 g/L，血小板 $42\times10^9/L$，网织红细胞 0.01，尿蛋白（+++），ESR40 mm/h，Coombs 实验阳性。最可能的诊断是（2016）
   A. 风湿热　　B. 败血症
   C. 慢性肾小球肾炎 D. 系统性红斑狼疮
   E. 淋巴瘤

15、16 题共用备选答案（2011）

   A. 抗 SSA 抗体　　B. 抗 Sm 抗体
   C. 抗磷脂抗体　　D. 抗 dsDNA 抗体
   E. 抗 RNP 抗体
15. 虽为系统性红斑狼疮标记性抗体，但与疾病活动无关的自身抗体是
16. 与系统性红斑狼疮疾病活动密切相关的自身抗体是

第十二篇　儿科学

第一章　绪　论

1. 新生儿期是指从出生断脐至足（2011）
   A. 7 天　　B. 18 天
   C. 28 天　　D. 30 天
   E. 40 天
2. 小儿生长发育最迅速的时期是（2012）
   A. 婴儿期　　B. 幼儿期
   C. 学龄前期　　D. 学龄期
   E. 青春期
3. 小儿年龄分期中婴儿期是指（2012）
   A. 出生 1 个月后至少满 1 周岁前
   B. 出生 1 个月后至少满 3 周岁前
   C. 出生 1 周岁后至少满 3 周岁前
   D. 出生后至满 1 周岁前
   E. 出生后至满 3 周岁前
4. 衡量一个国家医疗卫生水平的重要指标是（2013）
   A. 胎儿期死亡率　　B. 围生期死亡率
   C. 新生儿期死亡率　　D. 婴儿期死亡率
   E. 幼儿期死亡率
5. 我国现阶段采用的围产期是指（2013）
   A. 从妊娠满 28 周至产后 6 周
   B. 从妊娠满 28 周至产后 4 周
   C. 从妊娠满 20 周至产后 1 周
   D. 从妊娠满 28 周至产后 1 周
   E. 从胚胎成形至产后 1 周
6. 胚胎期是指受孕后的（2013）
   A. 8 周以内　　B. 9 周以内
   C. 10 周以内　　D. 11 周以内
   E. 12 周以内
7. 小儿年龄分期，幼儿期是指（2013）
   A. 出生后至足 28 天
   B. 出生后至满 1 周岁
   C. 1 周岁后至满 3 周岁
   D. 3 周岁后至 6~7 周岁
   E. 6~7 周岁至青春期前
8. 儿童死亡率最高的时期是（2014）
   A. 新生儿期　　B. 胎儿期
   C. 婴儿期　　D. 幼儿期
   E. 围生期
9. 易发生各种感染和传染病的时期是（2014）
   A. 新生儿期　　B. 婴儿期
   C. 幼儿期　　D. 学龄前期
   E. 青春期
10. 智力发展的关键期在（2014）
   A. 3 岁前　　B. 4 岁前
   C. 5 岁前　　D. 6 岁前
   E. 7 岁前

第二章　生长发育

1. 关于小儿运动发育的一般规律，错误的是（2013）
   A. 由上向下　　B. 由近及远
   C. 由不协调到协调　　D. 由简单到复杂
   E. 由精细到粗糙
2. 反映小儿骨骼发育的重要指标是（2013）
   A. 体重　　B. 头围
   C. 身长　　D. 胸围
   E. 牙齿
3. 体格发育最快的时期是（2013）
   A. 新生儿期　　B. 婴儿期
   C. 幼儿期　　D. 学龄前期
   E. 学龄期
4. 小儿乳牙共有（2013）
   A. 16 枚　　B. 18 枚
   C. 20 枚　　D. 22 枚
   E. 24 枚
5. 最能反映近期营养状况的灵敏指标是（2013）
   A. 身高　　B. 体重
   C. 头围　　D. 胸围
   E. 牙齿
6. 2~12 岁小儿平均身长（cm）推算公式是（2013）
   A. 年龄×7+75　　B. 年龄×5+70
   C. 年龄×6+80　　D. 年龄×7+80
   E. 年龄×9+80
7. 小儿前囟闭合最迟的年龄是（2013）
   A. 10 个月　　B. 18 个月
   C. 24 个月　　D. 30 个月
   E. 36 个月

8. 3个月婴儿的标准头围是（2013）
A. 36 cm B. 40 cm
C. 44 cm D. 42 cm
E. 38 cm

9. 关于小儿骨骼发育的描述，正确的是（2013）
A. 后囟最晚闭合的年龄是生后1个月
B. 脊柱出现第3个生理弯曲的年龄是2岁
C. 颅缝一般闭合的年龄是生后2个月
D. 前囟最晚闭合的年龄是生后10个月
E. 脊柱出现第1个生理弯曲的年龄是3个月

10. 正常2岁小儿的头围大约是（2014）
A. 46 cm B. 48 cm
C. 52 cm D. 44 cm
E. 50 cm

11. 出齐的小儿乳牙数目是（2016）
A. 18个 B. 16个
C. 22个 D. 14个
E. 20个

12. 反映儿童体格发育与近期营养状况的指标是（2016）
A. 体重 B. 身高
C. 头围 D. 骨龄
E. 胸围

13. 健康小儿，会发出单音，能独坐一会儿，用手摇玩具，其月龄最可能是（2016）
A. 7个月 B. 8个月
C. 9个月 D. 5个月
E. 6个月

14. 一健康儿童，体检结果为：身高110 cm，体重20 kg，腕部骨化中心数为7个。按照小儿生长发育的一般规律，最可能的年龄是（2011）
A. 4岁 B. 5岁
C. 6岁 D. 7岁
E. 8岁

15. 小儿，体重8 kg，身长68 cm，会抬头，会独坐，会爬，不会站，萌牙2枚。为判断骨骼发育年龄，最具有临床意义的X线拍片部位是（2012）
A. 膝部 B. 左手指
C. 左手掌 D. 踝部
E. 左手腕

16. 小儿，5岁，生长发育正常，根据身高公式计算法，小儿身高为（2013）
A. 105 cm B. 120 cm
C. 100 cm D. 110 cm
E. 115 cm

17. 一正常小儿，身长88 cm，体重12.5 kg，出牙16颗。现会双脚跳，会用勺子吃饭。其最可能的年龄是（2014）
A. 1岁 B. 3岁
C. 2岁 D. 4岁
E. 5岁

18. 男婴，胎龄42^{+1}周，出生体重3 850 g，其体重位于同胎龄标准体重的第80百分位，以下诊断正确的是（2016）
A. 足月儿，巨大儿
B. 过期产儿，大于胎龄儿
C. 过期产儿，适于胎龄儿
D. 足月儿，大于胎龄儿
E. 足月儿，适于胎龄儿

第三章 儿童保健

1. 婴儿接种百白破的基础免疫时间是出生后（2013）
A. 第3、4、5个月 B. 第4、5、6个月
C. 第5、6、7个月 D. 第2、3、4个月
E. 第1、2、3个月

2. 在儿童中进行卡介苗接种，下列选项正确的是（2013）
A. 接种前不需做PPD试验
B. 皮下注射效果可靠
C. 菌苗为减毒牛型结核杆菌
D. 初生时初种1次
E. 接种后均可产生免疫力

3. 1岁以后儿童完成计划免疫复种的第一个疫苗是（2013）
A. 乙脑疫苗 B. 百白破疫苗
C. 乙肝疫苗 D. 麻疹疫苗
E. 卡介苗

4. 男婴，3个半月。3周前曾患肺炎。按计划免疫接种程序，此时应接种（2013）
A. 百白破混合制剂第一针
B. 麻疹疫苗第一次
C. 乙肝疫苗第二针
D. 百白破混合制剂第二针
E. 脊髓灰质炎糖丸第一次

5、6题共用备选答案（2014）
A. 出生时、1个月、3个月
B. 出生时、1个月、6个月
C. 2个月、3个月、4个月
D. 3个月、4个月、5个月
E. 4个月、5个月、6个月

5. 1岁内婴儿乙肝疫苗接种时间为
6. 1岁内婴儿百白破三联针接种时间为

7、8题共用备选答案（2016）

A. 百白破混合制剂
B. 卡介苗
C. 脊髓炎质炎疫苗
D. 麻疹疫苗
E. 乙脑疫苗

7. 刚出生时应接种的疫苗是
8. 出生8个月时应接种的疫苗是

第四章　营养和营养障碍疾病

1. 维生素D缺乏性佝偻病最早出现的骨骼改变是（2012）
A. 肋骨串珠　B. "O"形腿
C. 手镯、足镯　D. 方颅
E. 颅骨软化

2. 营养不良患儿皮下脂肪减少，首先累及的部位是（2012）
A. 面颊部　B. 胸部
C. 腹部　D. 臀部
E. 四肢

3. 重度营养不良患儿热量供给开始应为（2012）
A. 40~60 kcal/kg
B. 60~80 kcal/kg
C. 80~100 kcal/kg
D. 100~120 kcal/kg
E. 120~140 kcal/kg

4. 4~6个月婴儿，不宜添加的辅食是（2012）
A. 烂粥　B. 肉末
C. 蛋黄　D. 米糊
E. 水果泥

5. 3~6个月佝偻病患儿，多见的骨骼系统改变是（2013）
A. 方颅　B. 胸廓畸形
C. 手镯、脚镯征　D. 颅骨软化
E. 下肢畸形

6. 营养性维生素D缺乏性佝偻病，早期诊断的可靠指标是（2013）
A. 多汗、烦躁、夜惊
B. 方颅、肋骨串珠等骨骼畸形
C. 钙磷乘积<30
D. 干骺端临时钙化带消失
E. 血清25-（OH）D_3水平降低

7. 营养不良小儿皮下脂肪逐渐减少，其脂肪最后消失的部位是（2013）
A. 腹部　B. 躯干
C. 臀部　D. 四肢
E. 面颊

8. 有关维生素D缺乏性手足搐搦症的论述，错误的是（2013）
A. 因缺乏维生素D所致
B. 神经肌肉兴奋性增高
C. 出现惊厥时，血钙离子低于1.25 mmol/L(5 mg/dL)
D. 甲状旁腺反应迟钝
E. 血磷基本正常

9. 疑为维生素D缺乏性手足搐搦症患儿做陶瑟征检查，袖带的压力应维持在（2013）
A. 舒张压以下
B. 收缩压与舒张压之间
C. 收缩压以下
D. 舒张压以上
E. 收缩压以上

10. 为预防营养性维生素D缺乏性佝偻病，小儿每日口服维生素D的剂量是（2013）
A. 1 600~2 000 u　B. 400~800 u
C. 1 300~1 500 u　D. 200~300 u
E. 900~1 200 u

11. 冬季出生婴儿，1个月左右应给予维生素D的预防量是（2013）
A. 每天400 u　B. 每天1 000 u
C. 每天1 500 u　D. 每天2 000 u
E. 每天3 000 u

12. 维生素D缺乏性佝偻病活动期的主要表现为（2013）
A. 肌肉松弛
B. 语言发育迟缓
C. 骨骼系统的改变
D. 低热、盗汗
E. 突然惊厥或喉痉挛

13. 婴儿期每日热量及水的需要约是（2013）
A. 418 kJ/kg，150 mL/kg
B. 430 kJ/kg，130 mL/kg
C. 380 kJ/kg，120 mL/kg
D. 380 kJ/kg，110 mL/kg
E. 360 kJ/kg，100 mL/kg

14. 小儿重度蛋白质-能量营养不良进行饮食调整治疗，热量开始给予的水平是（2013）
A. 40~60 kcal/kg·d
B. 60~80 kcal/kg·d
C. 80~100 kcal/kg·d
D. 100~120 kcal/kg·d
E. 120~150 kcal/kg·d

15. 维生素 D 缺乏性佝偻病的临床表现不易出现在（2013）
A. 单纯母乳或牛奶喂养的婴幼儿
B. 患慢性腹泻或肝炎疾病的婴幼儿
C. 生长发育迅速的婴幼儿，尤其是早产儿
D. 户外活动较少的婴幼儿
E. 患重度营养不良的婴幼儿

16. 儿童生长发育迟缓、食欲减退或有异食癖，最可能缺乏的营养素是（2013）
A. 蛋白质和热能　B. 维生素 B_1
C. 维生素 D　D. 锌
E. 钙

17. 小儿代谢旺盛需水量较多，婴儿期每天每千克体重需水量是（2013）
A. 90 mL　B. 110 mL
C. 130 mL　D. 150 mL
E. 170 mL

18. 小儿特有的能量需求是（2014）
A. 食物热力作用　B. 排泄丢失
C. 活动所需　D. 生长发育
E. 基础代谢

19. 与牛乳相比，母乳的优点是（2014）
A. 乳糖含量少
B. 含饱和脂肪酸较多
C. 钙磷比例为 1∶2
D. 酪蛋白含量少
E. 铁吸收率达 30%

20. 8~11 个月的患维生素 D 缺乏性佝偻病的婴儿最常见的骨骼改变是（2014）
A. 颅骨软化　B. 方颅
C. 肋膈沟　D. 肋骨串珠
E. “O”形腿

21. 随着小儿年龄增长，母乳的量和质逐渐不能满足小儿所需，一般最迟断奶的时间是（2014）
A. 6 个月左右　B. 8 个月左右
C. 10 个月左右　D. 12 个月左右
E. 18 个月左右

22. 维生素 D 缺乏性佝偻病初期的临床表现是（2016）
A. 非特异性神经精神症状
B. 运动发育迟缓
C. 胸廓畸形
D. 方颅
E. 肌肉关节松弛

23. 蛋白质-能量营养不良患儿皮下脂肪逐渐减少的顺序是（2016）
A. 腹部—躯干—面颊—臀部—四肢
B. 腹部—躯干—臀部—四肢—面颊
C. 躯干—臀部—腹部—四肢—面颊
D. 躯干—臀部—四肢—腹部—面颊
E. 四肢—躯干—腹部—臀部—面颊

24. 小儿，8 个月，咳嗽 2 天，2 小时前突然惊厥 1 次。查体：体温 38.5 ℃，神志清，咽充血，心肺无异常，无脑膜刺激征，白细胞 6.5×10^9/L，血清钙 1.60 mmol/L。最可能的诊断是（2012）
A. 低血糖
B. 维生素 D 缺乏性手足搐搦症
C. 上感伴高热惊厥
D. 化脓性脑膜炎
E. 中毒性脑病

25. 患儿，4 个月，生后牛乳喂养。突发四肢抽搐、面肌颤动、两眼上翻，持续数秒至数分钟后自然缓解，一天发作 4~5 次，每次缓解后一切活动正常。急诊处理应给予（2013）
A. 止惊剂+钙剂
B. 止惊剂+脱水剂
C. 止惊剂+抗生素
D. 止惊剂+维生素 D
E. 以上都不是

26. 患儿，女，5 个月。母乳喂养不足，未及时添加辅食。查体：体重 4.5 kg，腹部皮下脂肪 0.3 cm，皮肤弹性差，肌肉松弛，双眼角膜外侧可见结膜干燥斑。最可能的诊断是（2013）
A. 重度营养不良伴维生素 C 缺乏
B. 中度营养不良伴维生素 A 缺乏
C. 重度营养不良伴维生素 A 缺乏
D. 中度营养不良伴维生素 C 缺乏
E. 轻度营养不良伴维生素 A 缺乏

27. 患儿，男，6 个月。平时多汗，有夜惊。检查：枕秃明显，无颅骨软化症，前囟 2.0 cm，无方颅及鸡胸，肋外翻，四肢肌肉松弛，心肺检查无异常。早期诊断最可能的依据是（2013）
A. 血碱性磷酸酶升高
B. 病史与临床症状
C. 血钙、磷降低
D. 长骨 X 线异常
E. 血 1，25-（OH）$_2$D$_3$ 下降

28. 患儿，男，1 岁。因发热 1 天入院。查体：T 39 ℃，体重减轻 15%，面红而光滑，唇红不干，咽充血，轻度肋外翻，心肺（-），腹壁皮下脂肪 0.7 cm，弹性好。此患儿除上呼吸道感染外，伴有的疾病是（2014）
A. 中度脱水　B. 活动性佝偻病
C. 营养不良　D. 酸中毒

E. 呆小病

29. 1个月婴儿，冬季出生，母乳喂养，为预防佝偻病的发生，最好的办法是（2014）
A. 母亲摄入富含钙、磷的食物
B. 母亲摄入富含维生素D的食物
C. 婴儿每日补充维生素D 400 u
D. 婴儿每日补充维生素D 1万u
E. 婴儿每日肌注维生素D 30万u

30. 患儿，男，6个月。出生体重3.0 kg，生后人工喂养，近3个月来反复腹泻，精神反应差，老人貌，现体重3.5 kg，身长65 cm，腹部皮下脂肪消失，皮肤干燥，轻度水肿，心、肺检查无异常，肝、脾不大。该患儿最可能的诊断是（2014）
A. 重度营养不良水肿型
B. 重度营养不良消瘦水肿型
C. 中度营养不良水肿型
D. 重度营养不良消瘦型
E. 中度营养不良消瘦型

31. 患者，男，4个月。人工喂养，未添加辅食。2天来轻咳、流涕，伴低热，今晨抽搐4次，每次持续约2分钟，缓解后玩耍如常。为确诊最有价值的化验检查是（2014）
A. 心电图
B. 腹部B型超声
C. 胸片
D. 血钾、钠、氯，血糖测定
E. 血钙、磷、碱性磷酸酶测定

32、33题共用备选答案（2013）
A. 400 mL　　B. 550 mL
C. 600 mL　　D. 750 mL
E. 850 mL

32. 4 kg婴儿人工喂养每天约需8%糖牛奶
33. 6 kg婴儿人工喂养每天约需8%糖牛奶

34、35题共用备选答案（2013）
A. O形腿　　B. 颅骨软化
C. 方颅　　D. X形腿
E. 鸡胸

34. 3~6个月儿童患佝偻病，骨骼病变多为
35. 7~8个月儿童患佝偻病，骨骼病变多为

第五章　新生儿和新生儿疾病

1. 早产儿体温常低于正常的原因不包括（2011）
A. 体温调节中枢发育未成熟
B. 缺乏棕色脂肪
C. 新陈代谢低下而产热少
D. 体表面积相对较小
E. 皮下脂肪少

2. 早产儿外生殖器特点是（2012）
A. 男婴睾丸已降
B. 男婴阴囊皱折少
C. 女婴小阴唇被覆盖
D. 女婴阴蒂被覆盖
E. 女婴大阴唇发育好

3. 新生儿出生后2~4天生理性体重可下降（2012）
A. 2%　　B. 5%
C. 3%~9%　　D. 11%
E. 14%

4. 新生儿皮肤黏膜的特点是（2012）
A. 皮肤无胎脂覆盖
B. 角质层较厚
C. 口腔黏膜血管少
D. 唾液腺发育不良
E. 牙龈切缘少见黄白色小点

5. 有关新生儿溶血症的论述，不正确的是（2012）
A. 因母婴血型不合引起
B. 生后24小时之内出现黄疸
C. 血清胆红素浓度超过205.2 μmol/L（12 mg/dL）
D. 以结合胆红素升高为主
E. 抗红细胞抗体阳性

6. 导致新生儿胆红素生成过多的疾病是（2013）
A. 新生儿败血症
B. 先天性甲状腺功能减退症
C. 先天性胆道闭锁
D. 新生儿窒息
E. 胆汁黏稠综合征

7. 有助于确定新生儿缺氧缺血性脑病脑损害严重程度和判断预后的检查首选（2013）
A. 脑氢质子磁共振波谱
B. 头颅CT
C. 头颅MRI
D. 脑电图
E. 颅脑超声检查

8. 重度窒息新生儿推迟喂养，第一天静脉补液的量是（2013）
A. 60~90 mL/kg　　B. 150~180 mL/kg
C. 60~80 mL/kg　　D. 90~120 mL/kg
E. 120~150 mL/kg

9. 新生儿缺氧缺血性脑病的病因是（2013）
A. 窒息　　B. 低血糖
C. 低血钙　　D. 低血镁
E. 维生素K缺乏

10. 早产儿跖纹外观特点是（2013）

A. 足底纹理多　B. 足底纹理少
C. 足跟纹理多　D. 足底血管多
E. 足底纹理呈网状

11. 早产儿易发生肺透明膜病的原因是（2013）
A. 肺水含量相对多
B. 肺泡表面活性物质少
C. 心脏代偿功能差
D. 肺毛细血管通透性增加
E. 肺泡Ⅱ型细胞数量相对少

12. 评价新生儿窒息程度的 Apgar 评分指标不包括（2014）
A. 体温　B. 肌张力
C. 呼吸　D. 心率
E. 皮肤颜色

13. 符合足月新生儿生理性黄疸特点的是（2014）
A. 黄疸持续时间>2 周
B. 黄疸退而复现
C. 生后 24 小时内出现黄疸
D. 血清胆红素<221 μmol/L
E. 每日血清胆红素升高>85 μmol/L

14. 关于新生儿败血症，错误的是（2014）
A. 临床表现常不典型
B. 可出现黄疸
C. 可伴肝脾大
D. 易并发脑膜炎
E. 均有高热

15. 早产儿指甲外观特点是（2014）
A. 指甲硬　B. 反甲
C. 甲面多白纹　D. 指甲未达指尖
E. 指甲超过指尖

16. 新生儿生理性黄疸的特点是（2014）
A. 发生于所有的足月儿
B. 生后即出现黄疸
C. 4 周后黄疸消退
D. 一般情况差
E. 血清胆红素<205.2 μmol/L（12 mg/dL）

17. 新生儿缺氧缺血性脑病，控制惊厥首选（2014）
A. 地西泮　B. 劳拉西泮
C. 苯妥英钠　D. 卡马西平
E. 苯巴比妥

18. 为早期诊断和治疗，目前可在新生儿期进行筛查的疾病是（2015）
A. 21-三体综合征，苯丙酮尿症
B. 苯丙酮尿症，糖原累积病
C. 先天性甲状腺功能减退症，苯丙酮尿症
D. 先天性甲状腺功能减退症，21-三体综合征
E. 21-三体综合征，糖原累积病

19. 新生儿生后 24 小时内出现黄疸应首先考虑（2016）
A. 新生儿败血症　B. 生理性黄疸
C. 新生儿溶血　D. 新生儿脑膜炎
E. 先天性胆道闭锁

20. 新生儿缺氧缺血性脑病的主要病因是（2016）
A. 宫内感染
B. 体温过低
C. 肺表面活性物质缺乏
D. 吸入羊水
E. 窒息

21. 患儿，女，25 天。不明显原因反复惊厥发作 3 次。首选的止惊药物是（2012）
A. 地西泮　B. 苯巴比妥
C. 苯妥英钠　D. 异丙嗪
E. 硫喷妥钠

22. 一新生儿，出生时身体红，四肢青紫，呼吸 24 次/min，不规则，心率 90 次/min，四肢能活动，弹足底有皱眉反应。最可能的诊断是（2013）
A. 新生儿重度缺氧缺血性脑病
B. 新生儿重度窒息
C. 新生儿轻度缺氧缺血性脑病
D. 新生儿轻度窒息
E. 新生儿中度缺氧缺血性脑病

23. 女婴，1 天，足月产。出生 1 分钟 Apgar 评分 3 分。查体：P 90 次/min，R 30 次/min，嗜睡，面色微发绀，前囟饱满，心音低钝，四肢肌张力差，拥抱反射消失。最可能的诊断是（2014）
A. 新生儿肺透明膜病
B. 新生儿湿肺
C. 新生儿缺氧缺血性脑病
D. 胎粪吸入综合征
E. 新生儿低血糖

24、25 题共用备选答案（2012）
A. 37 周　B. 38 周
C. 40 周　D. 42 周
E. 44 周

24. 早产儿的胎龄小于
25. 过期产儿的胎龄大于

26～28 题共用题干（2012）
足月婴儿，生后 1 天内出现黄疸、拒乳。查体：嗜睡，面色苍白，Hb 90 g/L，血清未结合胆红素 342 μmol/L。

26. 此患儿的可能诊断是
A. 新生儿肝炎
B. 新生儿胆管发育不佳
C. 新生儿溶血病

D. 新生儿败血症
E. 新生儿硬肿症

27. 首先要做的检查是
A. 肝功能　B. 血常规
C. 血培养　D. 血型
E. 肾功能

28. 首选的治疗是
A. 输注葡萄糖液　B. 应用抗生素
C. 应用病毒唑　D. 换血疗法
E. 光照疗法

第六章　遗传性疾病

1. 典型苯丙酮尿症最主要的治疗方法是给予（2011）
A. 低苯丙氨酸饮食　B. 酪氨酸
C. 四氢生物蝶呤　D. 5-羟色胺
E. 左旋多巴

2. 典型苯丙酮尿症，是由于缺乏（2012）
A. 酪氨酸羟化酶
B. 苯丙氨酸羟化酶
C. 二氢生物蝶呤还原酶
D. 鸟苷三磷酸环化水合酶
E. 丙酮酰四氢生物蝶呤合成酶

3. 对21-三体综合征最有确诊价值的是（2013）
A. 智力低下　B. 特殊面容
C. 染色体核型分析　D. 通贯手
E. 肌张力低下

4. 苯丙酮尿症主要的神经系统危害是（2014）
A. 智能发育落后　B. 肌阵挛
C. 癫痫小发作　D. 行为异常
E. 多动

5. 21-三体综合征的特点不包括（2014）
A. 眼裂小，眼距宽
B. 张口伸舌，流涎多
C. 皮肤粗糙增厚
D. 常合并先天性畸形
E. 精神运动发育迟缓

6. 苯丙酮尿症患儿临床上最突出的表现是（2014）
A. 肌张力增高
B. 毛发、皮肤色泽变浅
C. 尿和汗液有鼠尿臭味
D. 智力低下
E. 惊厥

7. 21-三体综合征标准核型是（2016）
A. 47，XX（或XY），+21
B. 46，XX（或XY）/47，47，XX（或XY），+21
C. 46，XX（或XY），-14，+t（14q21q）
D. 46，XX（或XY），-22，+t（14q21q）
E. 46，XX（或XY），-21，+t（14q21q）

8. 患儿，男，1岁，出生时体重正常。3个月后皮肤和头发色泽变浅，时有抽搐，不会独站，不会喊“爸、妈”。有助于初步诊断的检查是（2011）
A. 尿三氯化铁试验
B. 尿甲苯胺蓝试验
C. 血镁测定
D. 脑电图
E. 血钙测定

9. 患儿诊断为易位型21-三体综合征，其父正常，其母为D/G平衡易位，则第二胎风险率为（2012）
A. 10%　B. 20%
C. 1%　D. 100%
E. 50%

10. 10个月男婴，不能独坐，眼距宽，眼裂小，鼻梁低平，皮肤细嫩，舌伸出口外，通贯掌。可能的诊断是（2013）
A. 呆小症
B. 先天愚型
C. 佝偻病活动期
D. 苯丙酮尿症
E. 先天性脑发育不全

11. 患儿，男，1岁，因发育落后来诊。查体：皮肤细嫩，眼距宽、鼻梁扁平、舌常伸出口外，小拇指向内侧弯曲，通贯掌。为确诊需首选的检查是（2014）
A. 骨龄　B. 染色体
C. 甲状腺功能　D. 尿氨基酸
E. 智商测定

12. 男孩，1岁。生后半年发现尿有霉臭味，经常呕吐，1岁发现比同龄儿智力落后，查体：目光呆滞，皮肤白皙，毛发浅黄。明确诊断的检查是（2016）
A. 血苯丙氨酸浓度测定
B. 染色体核性分析
C. 脑电图
D. 头颅CT
E. 血T_3、T_4测定

13. 男孩，3岁。智力与生长发育落后，经常便秘。查体：身高75 cm，皮肤粗糙，鼻梁低平，舌常伸出口外，心脏听诊未闻及杂音。为明确诊断，首选的检查是（2016）
A. 血氨基酸分析
B. 智商测定
C. 血T_3、T_4、TSH检测

D. 骨龄测定
E. 染色体核型分析

14、15 题共用备选答案（2013）

A. 酪氨酸转氨酶缺乏
B. 苯丙胺转氨酶缺乏
C. 苯丙氨酸羟化酶缺乏
D. 酪氨酸羟化酶缺乏
E. 二氢生物蝶呤还原酶缺乏

14. 典型苯丙酮尿症的发病原因是
15. 非典型苯丙酮尿症的发病原因是

16、17 题共用备选答案（2014）

A. Guthrie 细菌生长抑制试验
B. 尿有机酸分析
C. 血氨基酸分析
D. 尿三氯化铁试验
E. 尿氨基酸分析

16. 新生儿期苯丙酮尿症的筛查，宜选用
17. 儿童期苯丙酮尿症的筛查，宜选用

18～20 题共用题干（2013）

患儿，男，1.5 岁。生后半年发现尿有怪臭味，1 岁时发现智力较同龄儿落后，近 1 个月有惊厥发作 2 次。查体：患儿表情呆滞，毛发浅黄，皮肤白皙，面部见湿疹。

18. 本病最可能的诊断是
A. 癫痫
B. 21-三体综合征
C. 苯丙酮尿症
D. 先天性甲状腺功能减退症
E. 先天性脑积水

19. 首选的检查是（2013）
A. 尿三氯化铁试验
B. 染色体模型分析
C. 脑电图
D. 头颅 CT
E. 血 T_3、T_4、TSH 测定

20. 最主要的治疗措施是（2013）
A. 补充 L-多巴胺
B. 抗癫痫治疗
C. 补充 L-甲状腺素
D. 限制苯丙氨酸摄入量
E. 补充 5-羟色胺

第七章　免疫与风湿性疾病

1. 小儿风湿热急性期有心肌炎者逐渐起床活动需在（2011）
A. ASO 正常时
B. 血沉正常时
C. 黏蛋白正常时
D. C-反应蛋白正常时
E. 心电图恢复正常时

2. 有心肌炎的风湿热患儿需应用糖皮质激素，其总疗程是（2012）
A. 1～2 周　　B. 3～4 周
C. 6～8 周　　D. 8～12 周
E. 16～20 周

3. 风湿性心内膜炎常受侵犯的瓣膜是（2013）
A. 二尖瓣
B. 三尖瓣
C. 主动脉瓣
D. 肺动脉瓣
E. 三尖瓣和肺动脉瓣

4. 导致风湿热最常见的病原菌是（2013）
A. A 组乙型溶血性链球菌
B. 金黄色葡萄球菌
C. 肺炎链球菌
D. 流感嗜血杆菌
E. 脑膜炎奈瑟菌

5. 不符合风湿热主要表现诊断标准的是（2015）
A. 发热
B. 心肌炎
C. 游走性多发性关节炎
D. 皮下结节
E. 环形红斑

6. 患儿，女，13 岁。发热 2 周，近 2 天胸闷、心慌，发病前 1 周有明显咽痛史。实验室检查：血 Hb 100 g/L，WBC 13.6×10^9/L，N 0.82，L 0.17，ESR 50 mm/h，CRP（+），ASO 1 200 u/L。心电图示 P-R 间期延长，ST-T 段改变。首选的治疗药物是（2012）
A. 甲氨蝶呤　　B. 阿司匹林
C. 泼尼松　　D. 环磷酰胺
E. 青霉素

7. 急性风湿热患儿，心尖区闻及 2/6 级吹风样收缩期杂音，主要原因为（2013）
A. 二尖瓣狭窄
B. 同时存在先天性心脏病
C. 心肌炎
D. 主动脉瓣关闭不全
E. 三尖瓣关闭不全

8. 患者，女，7 岁。低热月余，双膝关节酸痛，出汗，乏力，面色苍白，躯干可见散在红色斑疹，咽赤，心率 130 次/min，心律齐，心尖部可闻及 3

级收缩期吹风样杂音，血白细胞 15×10^9/L，中性 0.78。最可能的诊断是（2013）

A. 病毒性心肌炎　　B. 风湿性心肌炎
C. 先天性心脏病　　D. 风湿性关节炎
E. 败血症

9. 患儿，女，10 岁，发热 3 周。查体：神清，胸腹部可见环形红斑，心率 160 次/min，奔马律，血沉 60 mm/h，OT（-），血培养（-）。该患儿的可能诊断是（2013）

A. 肺结核　　B. 风湿热
C. 败血症　　D. 伤寒
E. 扁桃体炎

10. 患者，女，10 岁。因发热 15 天，皮肤出现环形红斑，并伴有肘膝关节游走性疼痛入院。辅助检查：ASO 升高。治愈出院，为预防复发，应至少肌内注射长效青霉素到患儿（2014）

A. 15 岁　　B. 12 岁
C. 11 岁　　D. 14 岁
E. 13 岁

11. 患儿，女，9 岁。不规则发热 4 周，伴乏力、腹痛。查体：T 37.8 ℃，P 110 次/min，R 28 次/min，精神尚好，面色略苍白，咽充血，扁桃体Ⅱ度肿大，心界不大，心尖部可闻及 2/6 级收缩期杂音，肺、腹检查无异常。实验室检查：Hb 100 g/L，血沉 72 mm/h，抗链“O”（+），C 反应蛋白 56 mg/L。心电图示 P-R 间期延长，ST 段下移，T 波低平。最可能的诊断是（2015）

A. 败血症　　B. 病毒性心肌炎
C. 风湿性心肌炎　　D. 原发性肺结核
E. 贫血性心脏病

12~14 题共用题干（2016）

女孩，6 岁。发热 2 个月，心悸 1 个月。伴左膝关节痛，双肘、腕关节红肿，偶有胸闷，口服抗生素疗效不佳。查体：T 38.2 ℃，心率 134 次/min，第一心音减弱，心尖区可闻及吹风样收缩期杂音，偶可闻及早搏。左膝、双肘、腕关节红肿，有触痛。实验室检查：血 WBC 12×10^9/L，N 0.8，ESR 40 mm/h，血 ASO 增高。心电图示Ⅰ度房室传导阻滞，ST 段下移，T 波平坦。

12. 最可能的诊断是

A. 风湿热
B. 结核性关节炎
C. 幼年特发性关节炎
D. 化脓性关节炎
E. 风湿性心脏瓣膜病

13. 该患儿需绝对卧床休息的时间是

A. 4 周　　B. 2 周
C. 6 周　　D. 5 周
E. 3 周

14. 若患儿出现心力衰竭，首选的治疗药物是

A. 洋地黄　　B. 酚妥拉明
C. 呋塞米　　D. 甲泼尼龙
E. 阿司匹林

第八章　感染性疾病

1. 幼儿急疹的显著特点是（2011）

A. 发热 1~2 天后出疹
B. 红色斑丘疹，多见于四肢及头部
C. 热退后出疹
D. 同时存在多种形态皮疹
E. 皮疹于 3~5 天分批出齐，结痂后不留下瘢痕

2. 最易并发维生素 A 缺乏症的疾病是（2012）

A. 幼儿急疹　　B. 麻疹
C. 川崎病　　D. 风疹
E. 咽结合膜热

3. 目前国内最常见的细菌性痢疾病原菌是（2012）

A. 福氏痢疾杆菌　　B. 宋氏痢疾杆菌
C. 鲍氏痢疾杆菌　　D. 舒氏痢疾杆菌
E. 志贺痢疾杆菌

4. 麻疹患儿合并肺炎时应隔离至出疹后（2013）

A. 10 天　　B. 14 天
C. 7 天　　D. 21 天
E. 5 天

5. 幼儿急疹的病原是（2013）

A. 柯萨奇病毒
B. 带状疱疹病毒
C. 腺病毒
D. 人类疱疹病毒 6 型
E. 呼吸道合胞病毒

6. 麻疹早期诊断最有意义的临床表现是（2013）

A. 发热、流涕、咳嗽
B. 有感冒接触史
C. 耳后淋巴结肿大
D. 手、足出现红色斑丘疹
E. Koplik 斑

7. 中毒型细菌性痢疾多见于（2013）

A. 2~7 岁体格健壮的小儿
B. 3~6 个月体格健壮的婴幼儿
C. 低出生体重儿
D. 8~10 岁营养状况较差的儿童
E. 12~14 岁青春期儿童

8. 典型麻疹的出疹顺序是（2014）

A. 先耳后、颈部，延及额面部，而后躯干、四肢
B. 先耳后、四肢，后躯干、手掌、脚心
C. 先额部、面部，后躯干、四肢
D. 先躯干、后四肢，最后头面部
E. 先前胸、后背部，延及四肢、手心、脚底

9. 不属于中毒型细菌性痢疾临床特征的是（2015）
A. 起病时肠道症状可不明显
B. 迅速发生休克与呼吸衰竭
C. 均有脑膜刺激征
D. 多见于 2~7 岁儿童
E. 急起高热，反复惊厥

10. 不符合水痘皮疹特点的是（2015）
A. 皮疹呈向心性分布
B. 皮疹最初形态为斑丘疹
C. 黏膜处也可见皮疹
D. 丘疹、疱疹、结痂可同时存在
E. 皮疹不伴瘙痒

11. 猩红热出现皮疹多在发热后（2015）
A. 12 小时之内　　B. 12~48 小时
C. 60~72 小时　　D. 84~96 小时
E. 大于 96 小时

12. 患儿，男，2 岁。发热、流涕，咳嗽 3 天，今晨前额及耳后出现浅红色斑丘疹，球结膜充血，口腔黏膜粗糙，声音嘶哑，精神萎靡，两肺呼吸音粗，最可能的诊断是（2012）
A. 川崎病　　B. 风疹
C. 猩红热　　D. 幼儿急疹
E. 麻疹

13. 患儿，男，4 岁。发热 1 天伴出疹，体温 39℃，发热半天后即出疹，1 天布满全身，密集而均匀的红色细小丘疹，面部潮红，不见皮疹，口唇周围发白，有咽痛，扁桃体充血水肿。该患儿最可能的诊断是（2012）
A. 风疹　　B. 猩红热
C. 麻疹　　D. 幼儿急疹
E. 水痘

14. 患儿，女，6 岁，夏季发病，因高热 1 天，惊厥 1 次住院。查体：嗜睡，面色苍白，四肢发凉，BP 70/40 mmHg，心率 126 次/min，心音低钝，颈无抵抗，巴氏征（-）。最可能的诊断是（2012）
A. 热性惊厥
B. 流行性脑脊髓膜炎
C. 中毒型细菌性痢疾
D. 结核性脑膜炎
E. 急性风湿热

15. 患儿，男，2 岁。发热 4 天，体温达 40 ℃，伴流涕、鼻塞、咳嗽、眼结膜充血、眼泪较多，今发现耳后、颈枕部出现散在红色丘疹，疹间皮肤正常。最可能的诊断为（2012）
A. 幼儿急疹　　B. 风疹
C. 水疹　　D. 猩红热
E. 麻疹

16. 皮疹在腋窝、肘窝、腹股沟处密集，可有皮下出血点形成紫红色帕氏线。见于（2013）
A. 猩红热　　B. 水痘
C. 麻疹　　D. 幼儿急疹
E. 风疹

17. 1 岁半男孩，高热 3 天，体温高达 39 ℃，第 4 天热退，皮肤出现红色斑丘疹，以躯干、颈部及上肢为多。最可能的诊断是（2013）
A. 风疹　　B. 麻疹
C. 幼儿急疹　　D. 猩红热
E. 水痘

18. 患儿，2 岁。发热 3 天，流涕、流泪、怕光，今天开始耳后、颈部、面部出现充血性红色斑丘疹，疹间皮肤正常。查体：口腔颊内侧黏膜可见白色斑点。此患儿的隔离期是出疹后（2013）
A. 3 天　　B. 5 天
C. 7 天　　D. 9 天
E. 10 天

19. 患儿，男，2 岁。高热 4 天，发现面部、躯干红色皮疹。出疹后第 3 天突发惊厥 1 次，伴呕吐 3 次。查体：T 38.5 ℃，嗜睡，全身皮肤可见红色斑丘疹，疹间皮肤正常，心音有力，肺部无啰音，脑膜刺激征（+）。最可能的诊断是（2014）
A. 麻疹脑炎
B. 麻疹并发热性惊厥
C. 化脓性脑膜炎
D. 风疹并发热性惊厥
E. 风疹脑炎

20. 患儿，男，5 岁。突发高热 4 小时，惊厥 2 次来院。病前可疑不洁饮食史。查体：T 39.5 ℃，BP 80/50 mmHg，热病容，昏睡状，心音尚有力，双肺无异常，腹部稍胀，四肢凉。实验室检查：WBC 19 × 10^9/L，N 0.78。最可能的诊断是（2014）
A. 热性惊厥
B. 流行性脑脊髓膜炎
C. 中毒型细菌性痢疾
D. 病毒性脑炎
E. 化脓性脑膜炎

21. 男孩，3 岁，昨凌晨开始发热，今日发现皮疹来院。查体：T 38.2 ℃，P 110 次/min，R 32 次/min，眼结膜充血，耳后、颈部浅表淋巴结轻度

肿大，面颈部、躯干皮肤可见斑丘疹，心、肺、腹无异常。最可能的诊断是（2016）

A. 水痘　　B. 猩红热

C. 麻疹　　D. 风疹

E. 幼儿急疹

22、23 题共用备选答案（2013）

A. 幼儿急诊　　B. 水痘

C. 猩红热　　D. 麻疹

E. 风疹

22. 皮疹为全身皮肤弥漫性发红，广泛性密集均匀的红色细小丘疹。最可能的诊断是

23. 皮疹为皮肤上同时存在斑疹、丘疹、水疱疹和结痂疹。最可能的诊断是（2013）

第九章　结核病

1. 肺结核原发综合征的临床表现是（2012）

A. 病灶常为多结节性

B. 原发灶、淋巴管炎及肺门淋巴结炎

C. 肺内可有一个或多个空洞

D. 病灶位于锁骨上、下

E. 肺内常见结核球

2. 不符合小儿原发综合征的常见临床表现的是（2012）

A. 结核菌素试验强阳性

B. 胸片示“双极影”

C. 胸片上肺叶有空洞形成

D. 低热、盗汗

E. 食欲减退，消瘦

3. 结核性脑膜炎，抗结核强化治疗阶段应选择（2013）

A. 异烟肼+利福平+吡嗪酰胺

B. 异烟肼+利福平+乙胺丁醇

C. 异烟肼+利福平+链霉素

D. 异烟肼+利福平+链霉素+吡嗪酰胺

E. 异烟肼+利福平+链霉素+乙胺丁醇

4. 诊断结核性脑膜炎最可靠的依据是（2013）

A. 脑脊液中细胞数增多，以淋巴细胞增多为主

B. 脑脊液中糖及氯化物下降

C. 脑脊液中蛋白质含量增加

D. 颅压高，脑脊液呈毛玻璃样

E. 脑脊液中找到抗酸杆菌

5. 做结核菌素试验，看结果应在注射后（2014）

A. 20 分钟　　B. 12~24 小时

C. 24~36 小时　　D. 48~72 小时

E. 4~8 周

6. 患儿，女，3 岁。出生时曾接种卡介苗，2 岁时 PPD 试验 5 mm×6 mm，最近 PPD 试验 15 mm×16 mm，胸片未见异常，血沉 12 mm/h。目前最适宜的处理是（2012）

A. 不需处理

B. 需用异烟肼 2 个月

C. 需用异烟肼 3 个月

D. 需用异烟肼 6~9 个月

E. 需用链霉素+异烟肼 6 个月

7. 8 岁儿童，发热 2 周，食欲差，乏力，近 2 日高热头痛，喷射性呕吐，1 日来烦躁、嗜睡。查体：嗜睡状，右侧鼻唇沟变浅，心、肺、腹（-），未见卡介苗瘢痕，PPD（++），脑膜刺激征（+），巴氏征（+），脑脊液压力高，外观透明，白细胞 100×10^6/L，单核 70%，多核 30%，蛋白 500 mg/L，糖 2.2 mmol/L，氯化物 105 mmol/L。该患儿最可能的诊断是（2013）

A. 病毒性脑炎

B. 乙型脑炎

C. 结核性脑膜炎

D. 化脓性脑膜炎

E. 新型隐球菌脑膜炎

8. 患儿，8 个月，发热伴间断呕吐 10 天，体检精神可，较兴奋，方颅，前囟门稍饱满。脑脊液检查：外观呈毛玻璃样，细胞数 300×10^6/L，中性 0.6，蛋白质 0.43 g/L，氯化物 108 mmol/L，糖 2.5 mmol/L。此患儿的诊断应该是（2014）

A. 化脓性脑膜炎

B. 结核性脑膜炎

C. 病毒性脑膜炎

D. 流行性脑膜炎球菌性脑膜炎

E. 感染中毒性脑病

9. 1 岁半小儿，其父患浸润性肺结核，有咯血，小儿与父母同住，无任何症状，胸片未见异常，结核菌素试验阳性。应采取的措施是（2015）

A. 立即给小儿接种卡介苗

B. 隔离小儿，继续观察

C. 口服异烟肼，疗程 6 个月

D. 口服异烟肼+链霉素肌注，疗程 1 年

E. 不必给小儿服药，定期复查 X 线胸片，发现病灶再行抗结核治疗

10. 小儿初次感染结核分枝杆菌至结核菌素实验呈阳性反应的时间是（2016）

A. 1~3 周　　B. 9~13 周

C. 18 周以上　　D. 4~8 周

E. 14~18 周

11~13 题共用题干（2011）

患儿，男，2 岁。1 个月来食欲减退，消瘦伴乏力，近 2 周低热、盗汗、干咳，2 个月前曾患麻疹。查体：消瘦，未见卡疤，颈部可及数个肿大淋巴结，质硬，无明显压痛，心脏检查未见异常，右肺可闻及少许干、湿啰音，肝肋下 3 cm，脾不大。

11. 最可能的诊断是
A. 肺炎链球菌肺炎 B. 麻疹肺炎
C. 原发型肺结核 D. 肺炎支原体肺炎
E. 腺病毒肺炎

12. 首选的检查是
A. 血常规
B. 胸部 X 线片
C. 淋巴结活检
D. 肺炎支原体抗体检查
E. EBV 特异性抗体检测

13. 主要治疗药物是
A. 头孢曲松
B. 阿奇霉素
C. 阿昔洛韦
D. 异烟肼+利福平
E. 异烟肼+泼尼松

14~16 题共用题干（2012）

患者，男，4 岁。因反复低热、咳嗽和盗汗 15 天就诊。查体：T 37.5 ℃，右眼球结膜充血，内眦部有一疱疹，咽部充血，右颈部可触及黄豆大小淋巴结，无明显压痛，心肺无异常，肝肋下 1.5 cm，血 WBC 5.6×10^9/L，L 0.70。

14. 最可能的诊断是
A. 咳嗽变异性哮喘
B. 结核感染
C. 肺炎支原体感染
D. 急性上呼吸道感染
E. 支气管异物

15. 若胸部 X 线片示肺门有直径 3 cm 的圆形致密阴影，其肺部病灶的病理改变应是
A. 渗出、水肿、坏死
B. 充血、水肿、渗出
C. 渗出、增殖、坏死
D. 充血、水肿、坏死
E. 充血、水肿、增殖

16. 宜采取的治疗措施是
A. 应用大环内酯类抗生素
B. 糖皮质激素治疗
C. 抗结核治疗
D. 抗病毒治疗
E. 支气管镜取异物

第十章 消化系统疾病

1. 患儿经补液纠正脱水酸中毒后发生惊厥可能的原因是（2011）
A. 低钠血症 B. 低钾血症
C. 低钙血症 D. 低血糖
E. 碱中毒

2. 小儿腹泻的治疗原则，错误的是（2011）
A. 调整饮食 B. 合理用药
C. 纠正脱水 D. 应用红霉素
E. 纠正电解质紊乱

3. 婴儿腹泻进行补液时兼扩充血容量及纠正酸中毒的最合适的溶液是（2012）
A. 2∶3∶1 溶液
B. 1.4%的碳酸氢钠
C. 5%的碳酸氢钠
D. 11.2%的乳酸钠
E. 5%的生理盐水

4. 口服补液盐（ORS）通常适用于（2013）
A. 重度脱水伴周围循环障碍患儿
B. 腹泻伴心肺功能不全患儿
C. 新生儿腹泻
D. 腹泻伴呕吐、腹胀者
E. 轻中度脱水且无周围循环障碍患儿

5. 轻型腹泻与重型腹泻的最主要鉴别点是（2013）
A. 大便性状 B. 末梢循环状态
C. 腹泻次数 D. 呕吐次数
E. 尿量多少

6. 轻型和重型腹泻的主要区别点是（2014）
A. 腹泻次数
B. 体温高低
C. 呕吐次数
D. 脱水，电解质紊乱
E. 全身中毒症状

7. 重度低渗脱水伴休克时，扩容治疗采用的液体张力是（2015）
A. 1/5 张 B. 1/3 张
C. 1/2 张 D. 2/3 张
E. 等张

8. 患儿，女，9 个月。秋季发病，呕吐伴腹泻 2 天，每日大便 6~8 次，为蛋花汤样，无腥臭味，哭时有泪，尿量减少。查体：精神好，心肺无异常，皮肤弹性尚可。最可能的诊断是（2011）
A. 轮状病毒肠炎

B. 真菌性肠炎
C. 假膜性小肠结肠炎
D. 大肠杆菌性肠炎
E. 空肠弯曲菌肠炎

9. 小儿腹泻，中度脱水，伴中度酸中毒，血钠含量是 127 mmol/L。此患儿补充累计损失量首选的液体是（2012）
A. 2：3：1 液　B. 4：3：2 液
C. 2：1 等张含钠液　D. 1：1 液
E. 1/3 张液

10. 患儿，女，1 岁。于 7 月就诊，腹泻、呕吐 3 天，大便每日 10 余次，量中等，蛋花汤样，有黏液，霉臭味。查体：精神稍萎靡，皮肤弹性差，哭泪少，粪常规发现少量白细胞。最可能的病原体是（2013）
A. 致病性大肠埃希菌　B. 真菌
C. 铜绿假单胞菌　D. 轮状病毒
E. 痢疾杆菌

11. 患儿，男，5 岁。患肾病综合征，长期忌盐，5 天来低热、咳嗽，颜面四肢水肿，曾用呋塞米（速尿）4 支。体检：精神萎靡，嗜睡，手足冷，血压 74/40 mmHg。最可能诊断的是（2013）
A. 低钠血症　B. 低钙血症
C. 代谢性酸中毒　D. 代谢性碱中毒
E. 低钾血症

12. 8 个月婴儿，于 11 月 8 日因呕吐、水样泻、发热、流涕 2 日入院，大便镜检白细胞 1~3/HP，可见脂肪滴，大便 pH 偏酸性。可能的病原体是（2014）
A. 致病性大肠杆菌
B. 真菌
C. 腺病毒
D. 金黄色葡萄球菌
E. 轮状病毒

13. 1 岁小儿腹泻，重度脱水伴重度酸中毒，此患儿需补充的累计损失液量及首次补充的 5%碳酸氢钠的量分别约是（2014）
A. 600 mL，25 mL　B. 800 mL，35 mL
C. 1000 mL，45 mL　D. 1 200 mL，58 mL
E. 1 400 mL，65 mL

14. 3 个月小儿，母乳喂养，腹泻 2 个月，大便 3~4 次/d，糊状、无黏液脓血，精神、食欲好，多种药物治疗无效。诊断为（2014）
A. 真菌性肠炎　B. 病毒性肠炎
C. 大肠杆菌肠炎　D. 生理性腹泻
E. 迁延性腹泻

15. 患儿，男，8 个月，因腹泻 2 天入院。体检：精神可，哭有泪，皮肤弹性稍差，口稍干，眼窝稍凹，尿量减少不明显。为纠正该患儿脱水，首日需补总液量是（2014）
A. 80 mL/kg　B. 120 mL/kg
C. 160 mL/kg　D. 200 mL/kg
E. 240 mL/kg

16. 患儿，男，8 个月。因患支气管肺炎，用多种抗生素治疗半月余，病情好转。近 2 天再次发热伴呕吐、腹泻，大便 5~6 次/d，腥臭，呈暗绿色水样便，镜检见大量白细胞、脓球。该患儿最可能的诊断是（2014）
A. 病毒性肠炎
B. 真菌性肠炎
C. 致病性大肠杆菌性肠炎
D. 侵袭性大肠杆菌性肠炎
E. 金黄色葡萄球菌性肠炎

17. 患儿，5 个月，因腹泻 3 天入院。每日大便 10 余次，尿少，哭时泪少，查血钠 125 mmol/L，大便常显示黄稀便，余阴性。考虑诊断为婴儿腹泻合并（2014）
A. 中度脱水，低渗性
B. 轻度脱水，等渗性
C. 重度脱水，低渗性
D. 中度脱水，等渗性
E. 轻度脱水，低渗性

18. 患儿，男，9 个月。3 天来腹泻，6~8 次/d，为黄色水样便，呕吐 3~5 次/d，为胃内容物，尿量减少，哭时少泪。查体：精神萎靡，口唇干燥，呼吸略深长，皮肤弹性差，眼窝及前囟明显凹陷，血钠 132 mmol/L。最可能的诊断是（2015）
A. 重度低渗性脱水　B. 重度等渗性脱水
C. 中度低渗性脱水　D. 轻度等渗性脱水
E. 中度等渗性脱水

19. 患儿，男，5 个月。母乳喂养，腹泻 2 个月，大便 5~6 次/d，稀糊便，无脓血，食欲好，面有湿疹，体重 7.6 kg。最可能的诊断是（2015）
A. 迁延性腹泻　B. 过敏性腹泻
C. 饮食性腹泻　D. 生理性腹泻
E. 感染性腹泻

20. 患儿，男，10 个月。吐泻 1 周，嗜睡、口渴，尿量减少，皮肤弹性差，前囟及眼窝明显凹陷，脉细速，四肢稍凉，测血钠 125 mmol/L。考虑为（2015）
A. 中度低渗性脱水　B. 中度等渗性脱水
C. 中度高渗性脱水　D. 重度低渗性脱水
E. 重度等渗性脱水

21. 男婴，9 个月，3 天来腹泻，6~8 次/d，微黄色水样便，呕吐 3~5 次/d，为胃内容物，尿量减少，哭时少泪。查体：精神萎靡，口唇干燥，呼吸略深长，皮肤弹性差。眼窝及前囟明显凹陷，血钠 132 mmol/L。最可能的诊断是（2016）
A. 重度等渗性脱水
B. 中度等渗性脱水
C. 中度低渗性脱水
D. 轻度等渗性脱水
E. 重度低渗性脱水

22. 男婴，2 个月，易发生溢奶及呕吐。查体及辅助检查均正常。最合理的解释是（2016）
A. 幽门括约肌发育不成熟
B. 贲门括约肌发育不成熟
C. 胃容量大
D. 胃排空时间快
E. 胃呈鱼钩状

23. 男婴，5 个月。母乳喂养，腹泻 3 个月，大便 5~6 次/d，稀糊便，无脓血，食欲好，面有湿疹，体重 7.6 kg。最可能的诊断是（2016）
A. 过敏性腹泻　　B. 饮食性腹泻
C. 感染性腹泻　　D. 生理性腹泻
E. 迁延性腹泻

24~26 题共用备选答案（2011）
A. 2：1 等张含钠液
B. 4：3：2（2/3 张）混合液
C. 2：3：1（1/2 张）混合液
D. 1：4（1/5 张）混合液
E. 1：2（1/3 张）混合液

24. 腹泻患儿重度低渗性脱水扩容应首先选用
25. 婴儿肺炎维持体液平衡应选用
26. 重度营养不良腹泻时应选用

27、28 题共用备选答案（2012）
A. 低钾血症　　B. 低钙血症
C. 低血糖症　　D. 低氯血症
E. 低镁血症

27. 久泻或佝偻病的患儿脱水酸中毒纠正后出现惊厥，多考虑为
28. 久泻或营养不良患儿输液后出现精神萎靡、腹胀肠鸣音减弱，多考虑为

29~31 题共用备选答案（2014）
A. 60~90 mL/kg　　B. 150~180 mL/kg
C. 50~60 mL/kg　　D. 90~120 mL/kg
E. 120~150 mL/kg

29. 重度窒息新生儿推迟喂养，第 1 天静脉补液的量是
30. 小儿腹泻，中度脱水，第 1 天静脉补液的量是
31. 小儿腹泻，重度脱水，第 1 天静脉补液的量是

32、33 题共用题干（2011）
7 个月患儿，呕吐、腹泻 4 天，大便 10~15 次/d，呈蛋花汤样，尿量极少，皮肤弹性差，呈花纹状，眼窝、前囟明显凹陷，心音低钝，四肢厥冷，大便镜检偶见白细胞，血清钠 124 mmol/L。

32. 该患儿的诊断为
A. 中度等渗性脱水　　B. 重度等渗性脱水
C. 中度低渗性脱水　　D. 重度低渗性脱水
E. 中度高渗性脱水

33. 该患儿腹泻的病因可能是
A. 真菌　　B. 金黄色葡萄球菌
C. 产毒性大肠杆菌　　D. 耶尔森菌
E. 绿脓杆菌

34~36 题共用题干（2015）
患儿，女，10 个月。腹泻伴呕吐 5 天，大便 10 余次/d，呈蛋花汤样，呕吐 2~3 次/d，尿量减少。查体：体重 8 kg，眼窝凹陷，皮肤弹性差，四肢尚暖。实验室检查：血钠 125 mmol/L，粪镜检 WBC 0~2/HP。

34. 该患儿最可能的诊断是
A. 轮状病毒肠炎
B. 金黄色葡萄球菌肠炎
C. 空肠弯曲菌肠炎
D. 抗生素相关性腹泻
E. 真菌性肠炎

35. 该患儿脱水的程度及性质是
A. 重度低渗性脱水
B. 中度等渗性脱水
C. 中度低渗性脱水
D. 轻度低渗性脱水
E. 轻度等渗性脱水

36. 第 1 天补液选用的液体种类是
A. 1/4 张含钠液
B. 1/3 张含钠液
C. 1/2 张含钠液
D. 2/3 张含钠液
E. 等张含钠液

第十一章　呼吸系统疾病

1. 小儿重症肺炎出现严重腹胀，最可能的原因是（2011）
A. 低钙血症　　B. 消化不良
C. 低钾血症　　D. 低钠血症
E. 中毒性肠麻痹

2. 腺病毒肺炎最易出现的并发症是（2012）

A. 张力性气胸　　B. 心力衰竭
C. 肺脓肿　　D. 肺大疱
E. 脓气胸、脓胸

3. 判断小儿支气管肺炎严重程度的主要根据是（2012）
A. 有无累及其他系统
B. 咳嗽的轻重
C. 发热的高低
D. 血白细胞数的多少
E. 病程的长短

4. 重症肺炎患儿发生腹胀主要是由于（2013）
A. 低钾血症
B. 中毒性肠麻痹
C. 胃肠道毛细血管通透性增加
D. 低钠血症
E. 代谢性酸中毒

5. 小儿下呼吸道的解剖特点是（2013）
A. 气管腔较宽
B. 黏膜血管少
C. 纤毛运动好
D. 左侧支气管较直
E. 肺弹力纤维发育差

6. 肺炎时，不属于肾上腺皮质激素使用指征的是（2014）
A. 严重喘憋　　B. 中毒性脑病
C. 感染性休克　　D. 呼吸衰竭
E. 气胸

7. 小儿重症肺炎最常见的酸碱平衡紊乱是（2014）
A. 呼吸性酸中毒　　B. 代谢性酸中毒
C. 呼吸性碱中毒　　D. 代谢性碱中毒
E. 混合性酸中毒

8. 疱疹性咽峡炎的病原体是（2014）
A. 流感病毒
B. 副流感病毒
C. 柯萨奇 A 组病毒
D. 柯萨奇 B 组病毒
E. 单纯疱疹病毒

9. 治疗支原体肺炎首选的抗生素是（2015）
A. 青霉素　　B. 妥布霉素
C. 氨苄青霉素　　D. 红霉素
E. 链霉素

10. 引起疱疹性咽峡炎的病原体是（2016）
A. B 族链球菌
B. 呼吸道合胞病毒
C. 腺病毒 3、7 型
D. 副流感病毒
E. 柯萨奇 A 组病毒

11. 患儿，男，1 岁。发热、咳嗽 3 天。今日突然出现气促、呼吸困难，发绀，面色苍白，心率增快达 180 次/min，两肺闻及细湿啰音和哮鸣音，肝肋下 3 cm。最可能合并的疾病是（2012）
A. 急性心力衰竭　　B. 艾森曼格综合征
C. 脓胸　　D. 气胸
E. 心肌炎

12. 患儿，女，10 个月。高热 1 周伴咳嗽，喘憋重，嗜睡，面色苍白，左肺背部叩诊稍浊，闻少量中小水泡音，胸片示左下肺大片阴影，血白细胞 9×10^9/L，中性 0.56，淋巴 0.44。最可能的诊断为（2012）
A. 肺炎链球菌肺炎
B. 腺病毒肺炎
C. 金黄色葡萄球菌肺炎
D. 毛细支气管炎
E. 肺炎支原体肺炎

13. 患儿，男，2 岁。持续高热、咳嗽 1 周，加重伴烦躁、气促 1 天。查体：T 39.5 ℃，P 144 次/min，R 48 次/min，口唇青紫，可见三凹征，双肺可闻及中、粗湿啰音，肝肋下 2 cm。实验室检查：血 WBC 20.0×10^9/L，N 0.88，L 0.12。胸部 X 线片示双肺散在斑片状阴影，可见肺大疱。最可能的诊断是（2012）
A. 腺病毒肺炎
B. 肺炎链球菌肺炎
C. 呼吸道合胞病毒肺炎
D. 肺炎支原体肺炎
E. 金黄色葡萄球菌肺炎

14. 2 岁患儿，发热咳嗽 3 天，惊厥昏迷 1 天，体温 39 ℃，鼻煽，肺部散在干、湿啰音，心律齐，心率 130 次/min，肝未触及。诊断是支气管肺炎合并（2013）
A. 呼吸衰竭　　B. 心力衰竭
C. 中毒性脑病　　D. 中毒性肠麻痹
E. DIC

15. 患儿，男，6 个月。咳嗽伴发热 5 天。加重 2 天。查体：T 38.5 ℃，P 160 次/min，R 54 次/min，热病容，憋喘、烦躁不安，可见三凹征，双肺哮鸣音为主，可闻及少量细湿啰音，腹软，肝肋下 2.5 cm。最可能的诊断是（2013）
A. 金黄色葡萄球菌肺炎
B. 腺病毒肺炎
C. 呼吸道合胞病毒肺炎
D. 肺炎链球菌肺炎
E. 肺炎支原体肺炎

16. 患儿，女，1 岁。发热咳嗽 3 天，口周围稍紫青。

用鼻前庭导管吸氧，氧流量应为（2014）

A. 0.5~1 L/min　B. 1.5~2 L/min

C. 2.5~3 L/min　D. 3.5~4 L/min

E. 4.5~5 L/min

17. 患儿，男，6岁。因发热、干咳6天入院，无中毒症状。体检：T 39 ℃，双肺未闻及湿啰音，X线示大片云雾状阴影，血清冷凝集1∶64。最可能的诊断是（2014）

A. 腺病毒肺炎

B. 葡萄球菌肺炎

C. 肺炎链球菌肺炎

D. 呼吸道合胞病毒肺炎

E. 肺炎支原体肺炎

18. 患儿，女，5个月。3天来咳喘伴发热来诊。查体：热病容，喘憋，烦躁不安，三凹征（+），呼吸急促64次/min，心率168次/min，两肺喘鸣音为主，少量细湿啰音，腹软，肝肋下2 cm。该患儿最可能的诊断是（2015）

A. 支气管肺炎　B. 喘息性支气管炎

C. 毛细支气管炎　D. 婴幼儿哮喘

E. 支原体肺炎

19. 女，5岁，低热干咳1周，加重3天，呈刺激性干咳，夜眠不安。查体：T 38 ℃，双肺呼吸音粗，未闻及啰音，心腹未见异常。WBC 11×10^9/L，N 0.70，ESR 40 mm/h，胸片示右下肺呈云雾状薄片影，其最可能的诊断是（2016）

A. 支气管肺炎　B. 肺炎支原体肺炎

C. 腺病毒肺炎　D. 嗜酸性粒细胞肺炎

E. 大叶性肺炎

20、21题共用备选答案（2011）

A. 柯萨奇病毒　B. 带状疱疹病毒

C. 腺病毒　D. 人类疱疹病毒6型

E. 呼吸道合胞病毒

20. 疱疹性咽峡炎的病原是

21. 咽结合膜热的病原是

22~24题共用题干（2012）

患儿，男，14个月。发热咳嗽3天，气急发绀，烦躁不安2小时入院。体检：体温39.5 ℃，气急，面色苍白，明显三凹征，呼吸60次/min，心率180次/min，两肺布满中细湿啰音，肝肋下3 cm，胸片示右下肺点片状阴影。

22. 本病最可能的诊断是

A. 金黄色葡萄球菌性肺炎

B. 毛细支气管炎

C. 支气管肺炎伴心力衰竭

D. 腺病毒肺炎

E. 支气管肺炎伴败血症

23. 该患儿紧急处理原则是

A. 吸氧加用抗生素

B. 镇静，退热，祛痰，止咳

C. 吸氧，镇静，强心，血管活性药

D. 能量合剂

E. 地塞米松

24. 患儿在治疗过程中，突然抽搐1次，呈全身性四肢抽动，前囟饱满，眼睑及球结膜水肿，立即行腰穿，脑脊液除压力增高外，余正常。最可能的诊断是

A. 高热惊厥　B. 低钙

C. 中毒性脑病　D. 低钠

E. 癫痫

25~28题共用题干（2014）

患儿，男，1岁。发热伴咳嗽3天，食欲差，偶有呕吐。查体：T 39 ℃，P 110次/min，R 32次/min，咽充血，双侧扁桃体Ⅰ度大，颈部可触及多个黄豆大小淋巴结，皮肤可见密集点状丘疹，双肺可闻及中、细湿啰音，心率110次/min，律齐，腹部未见异常。

25. 该患儿目前的主要诊断是

A. 急性扁桃体炎　B. 急性咽峡炎

C. 咽结合膜热　D. 急性支气管炎

E. 急性支气管肺炎

26. 病程中，患儿高热不退，呈弛张热型，出现面色苍白、呻吟不安、咳嗽加重、呼吸困难，右侧呼吸音降低。为了解病情变化，应首选的检查是

A. 血常规　B. 超声心电图

C. 胸部X线片　D. 血培养

E. 心电图

27. 若患儿在病程中出现烦躁不安、眼球上窜、凝视、瞳孔对光反射迟钝、前囟隆起，继之昏睡，查脑脊液压力增高，余正常，血电解质正常。最可能并发

A. 心力衰竭

B. 脑水肿

C. 抗利尿激素异常分泌综合征

D. 中毒性脑病

E. 中枢神经系统感染

28. 若患儿除上述表现外，还伴有凹陷性水肿，查血钠120 mmol/L，尿钠40 mmol/L，肾功能和肾上腺皮质功能正常。最可能并发

A. 中枢神经系统感染

B. 心力衰竭

C. 抗利尿激素异常分泌综合征

D. 中毒性脑病

E. 脑水肿

第十二章　心血管系统疾病

1. 用药物可能治愈的先天性心脏病是（2011）
A. 法洛四联症　B. 动脉导管未闭
C. 房间隔缺损　D. 室间隔缺损
E. 大血管部分转位

2. 小儿先天性心脏病中，属青紫型的是（2011）
A. 室间隔缺损　B. 动脉导管未闭
C. 肺动脉狭窄　D. 法洛四联症
E. 主动脉缩窄

3. 2岁以上小儿的收缩血压计算公式为（2012）
A. 年龄×2+80 mmHg
B. 年龄×2+70 mmHg
C. 年龄×3+70 mmHg
D. 年龄×5+70 mmHg
E. 年龄×5+80 mmHg

4. 血流动力学改变示左心房、右心房、肺循环、右心室血量增多，而左心室、体循环血量减少时，先天性心脏病可能是（2012）
A. 房间隔缺损　B. 室间隔缺损
C. 动脉导管未闭　D. 法洛四联症
E. 肺动脉狭窄

5. X线检查示肺动脉段凹陷的先天性心脏病是（2012）
A. 房间隔缺损　B. 室间隔区缺损
C. 法洛四联症　D. 动脉导管未闭
E. 主动脉狭窄

6. 房间隔缺损特征性的改变是（2012）
A. 生长发育延迟、乏力、心悸
B. 心前区可听到粗糙收缩期杂音
C. 有肺动脉高压时，可出现青紫
D. 肺动脉瓣区第2心音亢进并固定性分裂
E. X线可见心房心室的扩大及肺门“舞蹈”

7. 动脉导管未闭脉压增大的主要原因是（2013）
A. 心脏存在着异常的通道
B. 主动脉的血分流至肺动脉
C. 肺循环血流量的明显增多
D. 体循环血流量的明显减少
E. 收缩压的明显升高

8. 关于胎儿正常血液循环特点的描述，错误的是（2014）
A. 营养与气体交换通过胎盘与脐血管完成
B. 只有体循环，几乎无肺循环
C. 体内绝大部分是动脉血
D. 静脉导管、卵圆孔及动脉导管是特殊通道
E. 肝血含氧量最高

9. 符合法洛四联症病理改变的是（2014）
A. 房间隔缺损　B. 主动脉骑跨
C. 主动脉缩窄　D. 肺动脉扩张
E. 左心室肥大

10. 室间隔缺损和动脉导管未闭患儿，喉返神经受压迫出现声音嘶哑。最可能的原因是（2014）
A. 右心房增大
B. 肺动脉显著扩张
C. 左、右心室扩大
D. 左心室增大
E. 右心室增大

11. 患儿，男，6个月。患法洛四联症。近2天反复于哭闹时四肢抽搐，青紫加重，神志不清，呼吸急促，持续2~3分钟。主要原因是（2011）
A. 脑栓塞　B. 肺动脉梗阻
C. 心力衰竭　D. 脑炎
E. 心包炎

12. 患儿，女，4岁。因心悸、多汗入院。体检：消瘦、气急、水冲脉，心率120次/min，胸骨左缘第2肋间闻及粗糙的连续性机器样杂音，肺动脉瓣第二心音亢进。最可能的诊断是（2011）
A. 法洛四联症　B. 动脉导管未闭
C. 肺动脉狭窄　D. 室间隔缺损
E. 房间隔缺损

13. 患儿，女，5岁。自幼体弱，易患呼吸道感染。查体：心前区稍隆起，无震颤，胸骨左缘第2~3肋间闻及3/6级收缩期杂音，P2亢进，固定分裂。最可能的诊断是（2011）
A. 房间隔缺损　B. 室间隔缺损
C. 动脉导管未闭　D. 法洛四联症
E. 风湿性心脏病

14. 患儿，男，3岁。体格瘦小，乏力、多汗，活动后气促，哭闹时唇周青紫，胸骨左缘第2~3肋间可闻及3级收缩期杂音，肺动脉瓣区第二心音亢进并固定分裂，X线示右房、右室扩大。最可能的诊断是（2012）
A. 营养不良　B. 佝偻病
C. 法洛四联症　D. 房间隔缺损
E. 室间隔缺损

15. 小儿，5个月。2个月前出现面部灰暗，哭闹及吃奶时出现发绀。查体：较瘦，口周发绀，心前区可闻及3级左右的收缩期喷射音。X线示：右心室肥大，肺动脉段凹陷，心脏呈靴形，肺野清晰。此患儿最可能的诊断是（2012）
A. 房间隔缺损　B. 室间隔缺损
C. 肺动脉狭窄　D. 动脉导管未闭

E. 法洛四联症

16. 患儿，10个月。出生后反复呼吸道感染，2天前发热、咳嗽、气促、烦躁不安，呼吸60次/min，脉搏168次/min，唇周发绀，胸骨左缘第3~4肋间有3/6级收缩期杂音，P2亢进，双肺可闻固定细湿啰音，肝右肋下3.5 cm。最可能的诊断是(2012)

A. 动脉导管未闭合并急性支气管肺炎

B. 室间隔缺损合并急性支气管肺炎、充血性心力衰竭

C. 室间隔缺损合并感染性心内膜炎

D. 房间隔缺损合并急性支气管肺炎

E. 室间隔缺损合并急性支气管肺炎

17. 患儿，男，3岁。发育落后、少动、发绀，有蹲踞现象，胸骨左缘第2~4肋间可闻及3级收缩期喷射性杂音，X线示胸片心脏外形呈靴型。应诊断为（2013）

A. 房间隔缺损　　B. 室间隔缺损

C. 动脉导管未闭　　D. 法洛四联症

E. 肺动脉狭窄

18. 患儿，女，8岁。近5年来活动后感心悸、气促，生长发育尚可，无发绀，胸骨左缘第3~4肋间可闻及3~4级全收缩期杂音，传导广泛，有震颤。胸片示：肺血管影增粗，肺动脉段突出，左右心室大，左心房亦增大。可能的诊断是（2014）

A. 室间隔缺损　　B. 房间隔缺损

C. 动脉导管未闭　　D. 法洛四联症

E. 肺动脉狭窄

19~21题共用备选答案（2011）

A. 动脉导管未闭

B. 房间隔缺损

C. 小型室间隔缺损

D. 法洛四联症

E. 大型室间隔缺损

19. 胸部X线片示肺野清晰的是

20. 胸部X线片示肺血多、主动脉弓增大的是

21. 胸部X线片示肺血多，右心房、右心室增大的是

22~24题共用备选答案（2016）

A. 室间隔缺损

B. 动脉导管未闭

C. 房间隔缺损

D. 法洛四联症

E. 动脉导管未闭合并肺动脉高压

22. 胸部X线片示肺动脉凹陷见于

23. 周围血管症阳性见于

24. 下半身青紫常见于

第十三章　泌尿系统疾病

1. 有关急性肾小球肾炎的描述，以下选项正确的是（2011）

A. 多见于8岁后的年长儿

B. 1/3~1/2患者有镜下血尿

C. 患者均有不同程度的高血压

D. 水肿多为重度，指压凹陷性明显

E. 严重症状常在1~2周内发生

2. 小儿急性肾小球肾炎的病因中最常见的相关病因是（2011）

A. 金黄色葡萄球菌

B. β-溶血性链球菌

C. 肺炎支原体

D. 乙型肝炎病毒

E. 肺炎

3. 小儿肾病综合征出现最早的表现是（2011）

A. 肉眼血尿　　B. 水肿

C. 少尿　　D. 面色苍白

E. 精神萎靡

4. 诊断肾病综合征的基本条件是（2011）

A. 明显水肿，大量蛋白尿

B. 明显水肿，高脂血症

C. 低白蛋白血症，高脂血症

D. 低白蛋白血症，大量蛋白尿

E. 大量蛋白尿，氮质血症

5. 下列不属于小儿肾脏生理功能的是（2011）

A. 肾小球滤过功能

B. 产生抗利尿激素

C. 肾小管重吸收及排泄功能

D. 调节酸碱平衡功能

E. 浓缩和稀释功能

6. 链球菌感染后所致的急性肾小球肾炎与膜增生性肾小球肾炎相鉴别的要点是（2013）

A. ASO是否升高

B. 有无前驱感染

C. 是否伴肾病综合征表现

D. 早期有无少尿、无尿及肾功能恶化

E. 低补体血症是否于8周内恢复

7. 急性肾炎患儿参加体育锻炼的标准是（2013）

A. 尿常规正常　　B. 血沉正常

C. 血压正常　　D. 尿阿迪计数正常

E. 抗“O”滴定度正常

8. 小儿肾病综合征最常见的并发症是（2014）

A. 低钠血症　　B. 感染

C. 低钾血症　　D. 肾静脉血栓形成
E. 低钙血症

9. 治疗小儿原发性肾病综合征的首选药物是（2014）
A. 速尿（呋塞米）
B. 低分子右旋糖酐
C. 白蛋白
D. 肾上腺皮质激素
E. 细胞毒药物

10. 急性链球菌感染后肾小球肾炎血生化改变意义最大的是（2014）
A. 抗“O”明显升高
B. 血沉升高
C. 血 IgG 升高
D. 血白蛋白下降
E. 血 C_3 明显下降

11. 急性肾小球肾炎患儿正确的饮食措施是（2014）
A. 限制糖摄入　　B. 多食植物油
C. 多饮含钾的饮料　　D. 少盐
E. 多饮矿泉水

12. 鉴别肾炎型肾病综合征和单纯型肾病综合征的指标是（2014）
A. 持续高血压　　B. 低白蛋白血症
C. 高胆固醇血症　　D. 高度水肿
E. 大量蛋白尿

13. 急性肾小球肾炎患儿在病程早期突然发生惊厥，最可能的原因是（2014）
A. 高血压脑病　　B. 低钙惊厥
C. 中毒性脑病　　D. 高热惊厥
E. 低钠血症

14. 急性肾小球肾炎的治疗不包括（2015）
A. 降压
B. 抗感染
C. 低盐及限制液体入量
D. 糖皮质激素
E. 利尿

15. 急性肾小球肾炎，下行性水肿，双膝关节以下指压凹陷明显，2 天来尿少。下列哪项检查最相符（2011）
A. 大量蛋白尿　　B. 低蛋白血症
C. 高胆固醇血症　　D. 尿中有蜡样管型
E. 血尿素氮异常

16. 患儿，男，7 岁。因尿少、水肿入院。体检：两侧眼睑及下肢水肿，血压 150/90 mmHg（20.0/12.0 kPa），尿镜检 RBC 20/HP，蛋白质（+++），血浆蛋白 2.0 g/L。最可能的诊断是（2011）
A. 泌尿系感染　　B. 肾炎性肾病
C. 急性肾小球肾炎　　D. 单纯性肾病
E. 肾结石

17. 患儿，男，15 岁。扁桃体炎 2 周，颜面部水肿、尿量减少 3 天。查体：BP 160/80 mmHg。实验室检查：尿蛋白（++），尿红细胞 20～30/高倍视野，红细胞管型 1～2/低倍视野，血补体 C_3 降低。该患者肾脏病变最可能的病理类型是（2012）
A. 微小病变型肾病
B. 系膜增生性肾小球肾炎
C. 系膜毛细血管性肾小球肾炎
D. 毛细血管内增生性肾小球肾炎
E. 膜性肾病

18. 患儿，女，10 岁。无明显前驱病史，近 3 天来颜面水肿，伴少尿，肉眼血尿，测血压 150/100 mmHg。查尿常规示：蛋白质（+++），红细胞>100/HP，白细胞 15～20/HP，管型 5～10/HP，血沉 50 mm/h，血 BUN 15 mmol/L，血 C_3 0.1 g/L。该患儿最可能的诊断是（2012）
A. 急性链球菌感染后肾炎
B. 急进性肾炎
C. 狼疮性肾炎
D. 肾炎性肾病
E. 急性肾小球肾炎伴泌尿系感染

19. 患儿，男，10 岁。眼睑水肿伴少尿 3 天，尿如深茶色 1 天，病前 3 周曾患皮肤脓疱疮。查体：BP 130/90 mmHg，心率 110 次/min，肝右肋下 1 cm，压痛（+），双下肢明显非凹陷性水肿。目前最主要的治疗措施是（2012）
A. 青霉素　　B. 卡托普利
C. 限盐　　D. 呋塞米
E. 泼尼松

20. 患儿，男，4 岁。10 天前受凉感冒服药后好转，3 天前眼睑水肿，伴尿少，今天烦躁不安，抽搐 2 次。查体：体温 39 ℃，呼吸 28 次/min，脉搏 110 次/min，BP 150/110 mmHg，心脏正常，肝未触及，神经系统检查无异常。可能的诊断是急性肾炎合并（2013）
A. 高血压脑病　　B. 循环充血
C. 高热惊厥　　D. 低钙血症
E. 肾衰竭

21. 患儿，男，6 岁。眼睑水肿伴尿量减少 1 周，精神尚可。实验室检查：尿蛋白（++++），红细胞 5/HP，血浆总蛋白 35 g/L，白蛋白 20 g/L，胆固醇 7.0 mmol/L。首选的治疗是（2013）
A. 输注白蛋白
B. 甲泼尼龙冲击疗法
C. 静脉滴注低分子右旋糖酐

D. 口服环磷酰胺
E. 口服泼尼松

22. 患儿，男，4岁。慢性肾衰竭患者，饮食控制欠佳。突发抽搐，意识丧失，心搏骤停。死亡原因最可能的是（2014）
A. 代谢性酸中毒　B. 高血压
C. 心功能不全　D. 高钾血症
E. 尿毒症脑病

23. 患儿，男，8岁。肾病综合征初治，体重25 kg，泼尼松每次25 mg，每天2次，治疗2周后，水肿消失，4周时尿蛋白转阴。此时判断该患儿疗效为（2014）
A. 激素部分敏感　B. 激素依赖
C. 激素不耐受　D. 激素敏感
E. 激素耐药

24. 患儿，5岁，3天来眼和下肢水肿，尿量少，血压15/11 kPa（110/82 mmHg），尿蛋白（+++），红细胞（++）/HP，ASO 600 U。最可能的诊断是（2014）
A. 急性肾小球肾炎
B. 泌尿系感染
C. 慢性肾小球肾炎
D. 肾炎性肾病
E. 单纯性肾病

25. 患儿，男，3岁。因水肿伴尿少5天入院，病前1天有“上感”史。查体：眼睑及颜面水肿，双下肢凹陷性水肿，BP 90/60 mmHg。尿常规示：RBC 2~3/HP，WBC（-），蛋白质（++++）；血生化检查示：血浆白蛋白25 g/L，胆固醇7.2 mmol/L，肾功能正常，血C_3 1.25 g/L。最可能的诊断为（2014）
A. 原发性肾炎性肾病综合征
B. 慢性肾小球肾炎急性发作
C. 急性链球菌感染后肾炎
D. 病毒性肾炎
E. 原发性单纯性肾病综合征

26. 患儿，女，13岁。因水肿3天，剧烈头痛，呕吐2天入院。2周前曾发热、咽痛。查体：P 110次/min，BP 170/120 mmHg。双肺无异常，Hb 110 g/L。尿常规：蛋白（++），RBC 30~50/HP，尿比重1.020，血尿素氮9.4 mmol/L。最可能的诊断是（2015）
A. 急性肾小球肾炎并严重循环充血
B. 急进性肾小球肾炎
C. 急性肾小球肾炎并高血压脑病
D. 急性肾小球肾炎并急性肾功能不全
E. 急性肾小球肾炎

27. 男孩，10岁。患急性肾炎住院治疗4周，住院时水肿消退，血压正常，血沉正常，尿常规镜检RBC 3~5/HP，尿蛋白（-），正确的出院医嘱是（2016）
A. 可以上学，不能剧烈运动
B. 休学半年
C. 卧床休息2周
D. 可轻微活动，不上学
E. 正常生活

28、29题共用备选答案（2012）
A. 微小病变肾病
B. 新月体性肾小球肾炎
C. IgA肾病
D. 毛细血管内增生性肾小球肾炎
E. 膜性肾病

28. 链球菌感染后急性肾小球肾炎的病理类型为
29. 儿童原发性肾病综合征最常见的病理类型为

30~32题共用题干（2014）
患儿，女，5岁。尿少、水肿2天，颜面与下肢非凹陷性水肿，血压130/90 mmHg。尿常规：蛋白（+），红细胞20/HP，白细胞2/HP。

30. 首先考虑的诊断是
A. 急进性肾炎
B. 急性尿路感染
C. 急性肾小球肾炎
D. 单纯性肾病
E. 肾炎性肾病

31. 其在入院第2天突然出现呼吸困难，肺底湿啰音，心率150次/min，尿量减少，尿素氮5 mmol/L，肌酐80 mmol/L。应首先考虑出现
A. 急性肾衰竭
B. 严重电解质紊乱
C. 急性代谢性酸中毒
D. 严重循环充血
E. 高血压脑病

32. 应采取的紧急措施是给予
A. 呋塞米
B. 硝普钠
C. 补钾、补钙
D. 5%碳酸氢钠
E. 20%葡萄糖和胰岛素混合液

33~35题共用题干（2015）
患儿，女，8岁。3周前曾患有脓疱病，水肿、少尿、肉眼血尿3天，BP 150/105 mmHg。尿常规：蛋白（+）。大量红细胞，管型1~2/HP。ASO升高，血沉增快，血补体C_3下降。

33. 首选的降压药是

A. 卡托普利　　B. 二氮嗪
C. 硝苯地平　　D. 哌唑嗪
E. 硝普钠

34. 应限制钠盐摄入直到
A. 血沉正常
B. 尿常规正常
C. 水肿消退，血压正常
D. 补体恢复正常
E. 肉眼血尿消失

35. 血补体 C_3 恢复正常的时间多为起病后
A. 12~14 周　　B. 4~8 周
C. 8~12 周　　D. 2~4 周
E. 1~2 周

第十四章　血液系统疾病

1. 人体铁吸收率最高的部位是（2011）
A. 十二指肠及空肠上段
B. 空肠及回肠上段
C. 升结肠及横结肠上段
D. 胃及十二指肠上段
E. 回肠及升结肠上段

2. 营养性巨幼细胞性贫血是因为缺乏（2011）
A. 叶酸和铁
B. 叶酸和维生素 B_{12}
C. 维生素 D 和维生素 B_{12}
D. 叶酸和维生素 C
E. 维生素 A 和维生素 C

3. 营养性缺铁性贫血应用铁剂治疗的时间是（2011）
A. Hb 达正常水平后即可
B. 网织红细胞计数达高峰即可
C. Hb 达正常水平后 1~2 个月左右
D. 网织红细胞和 Hb 均达正常水平
E. 总疗程 4 周

4. 维生素 B_{12} 缺乏与叶酸缺乏所致营养性巨幼细胞贫血临床表现的主要区别点是（2012）
A. 骨髓象改变　　B. 神经系统症状
C. 肝脾大　　D. 贫血症状
E. 血象改变

5. 对于铁的摄入，最好的食物来源是（2012）
A. 豆类　　B. 粮谷类
C. 蔬菜、水果　　D. 动物肝脏
E. 奶及奶制品

6. 6~14 岁儿童贫血的血红蛋白值的低限是（2013）
A. 90 g/L　　B. 100 g/L
C. 110 g/L　　D. 120 g/L
E. 130 g/L

7. 婴儿期白细胞总数维持在（2013）
A. $>20\times10^9/L$　　B. $15\times10^9/L$
C. $10\times10^9/L$　　D. $5\times10^9/L$
E. $<5\times10^9/L$

8. 小儿外周血白细胞总数接近成人水平的年龄是（2013）
A. 4 岁　　B. 6 岁
C. 8 岁　　D. 10 岁
E. 12 岁

9. 生理性贫血最明显的时间为生后（2013）
A. 1 个月以后　　B. 2~3 个月
C. 4~5 个月　　D. 6 个月
E. 7~9 个月

10. 营养性缺铁性贫血的有效治疗措施是（2013）
A. 叶酸加维生素 B_{12}
B. 硫酸亚铁加维生素 C
C. 反复多次输血
D. 服枸橼酸铁胺
E. 肌注右旋糖酐铁

11. 不属于红细胞生成不足性贫血的是（2014）
A. 营养性缺铁性贫血
B. 原发性再生障碍性贫血
C. 继发性再生障碍性贫血
D. 自身免疫性溶血性贫血
E. 营养性巨幼红细胞性贫血

12. 早产儿使用铁剂预防贫血最初的月龄是（2014）
A. 1 个月　　B. 2 个月
C. 3 个月　　D. 4 个月
E. 5 个月

13. 营养性缺铁性贫血的正确预防措施是（2015）
A. 提倡鲜牛奶喂养
B. 提倡母乳喂养
C. 多补充维生素 B_{12}
D. 早产儿需早补锌
E. 婴儿奶粉应强化钙剂

14. 患儿，女，11 个月。面色苍白伴萎靡不振 1 个月。生后混合喂养，未添加辅食。查体：皮肤黏膜苍白，肝肋下 3 cm，脾肋下 1 cm，心肺无异常。实验室检查：Hb 85 g/L，RBC $3.5\times10^{12}/L$，平均红细胞容积 68 fl，血清铁蛋白降低。最可能的诊断是（2011）
A. 再生障碍性贫血
B. 维生素 B_{12} 缺乏性巨幼细胞贫血
C. 溶血性贫血
D. 叶酸缺乏性巨幼细胞贫血
E. 缺铁性贫血

15. 患儿，女，8个月。皮肤蜡黄，虚胖，手足颤抖2个月求诊，肝脾轻度增大，红细胞 2.1×10^{12}/L，血红蛋白80 g/L。本病可能的诊断是（2012）
A. 营养性巨幼细胞贫血
B. 营养性缺铁性贫血
C. 混合性贫血
D. 蚕豆病
E. 再生障碍性贫血

16. 患儿，女，6个月。因贫血住院，实验室检查血清叶酸<3 μg/L，诊断为营养性巨幼细胞贫血，给予叶酸治疗。为了提高疗效，应同时服用（2012）
A. 维生素 B_2　　B. 维生素D
C. 维生素C　　D. 维生素A
E. 维生素E

17. 患儿，女，1岁半。虚胖，面色蜡黄数月，伴烦躁不安，反应迟钝，不认母亲，肢体、头部不规则震颤。查体：头发稀疏发黄，睑结膜、口唇、甲床苍白，肝肋下3 cm，脾肋下2 cm。血常规示：RBC 2.0×10^{12}/L，Hb 90 g/L，MCV 104 fl，MCH 38 pg，血清铁12.8 μmol/L，血清维生素 B_{12} 80 μg/L，血清叶酸6 μg/L。该患儿首选的治疗药物是（2012）
A. 铁剂　　B. 铁剂+维生素C
C. 叶酸　　D. 叶酸+维生素C
E. 维生素 B_{12}

18. 患儿，男，2岁。偏食，不喜欢吃鱼、肉、蛋和蔬菜，喜欢啃泥土，常患口腔炎。实验室检查：Hb 80 g/L，血涂片示红细胞大小不等，小细胞为多。该患者贫血的主要原因是（2014）
A. 铁消耗过多
B. 先天储铁耗尽
C. 铁摄入量不足
D. 红细胞破坏增加
E. 生长发育快

19. 患儿，男，20天。面色苍白7天就诊。血常规：Hb 50 g/L，该患儿属于（2014）
A. 中度贫血　　B. 极重度贫血
C. 重度贫血　　D. 正常
E. 轻度贫血

20. 营养性巨幼细胞贫血伴有神经系统症状时，首选维生素 B_{12} 的治疗方案是（2015）
A. 每天100 μg肌内注射，至少2周
B. 每次500 μg肌内注射，每周2~3次
C. 每天500 μg肌内注射，至少2周
D. 每次1 000 μg肌内注射，每周2~3次
E. 每天1 000 μg肌内注射，至少2周

21. 患儿，男，6个月。面色苍白2个月就诊，无其他不适，患儿为早产儿，生后鲜牛奶喂养，尚未添加辅食。查体：体重6 kg，心、肺检查无异常，肝肋下3 cm，脾肋下1.5 cm。外周血象示：Hb 80 g/L，RBC 3.0×10^{12}/L，MCV 65 fl，WBC 11×10^{9}/L，Plt 250×10^{9}/L，血清铁蛋白10 μg/L。最可能的诊断是（2015）
A. 生理性贫血　　B. 溶血性贫血
C. 巨幼细胞贫血　　D. 缺铁性贫血
E. 白血病

22. 女婴，9个月。因皮肤黏膜苍白，伴食欲欠佳10天就诊。查体：面色苍白，呼吸平稳，心肺查体未见异常，肝肋下3 cm，脾肋下1.5 cm。实验室检查：Hb 80 g/L，RBC 3.5×10^{12}/L，血清蛋白10 μg/L。血涂片可见RBC大小不等，以小细胞为主，中心淡染区扩大。最可能的诊断是（2016）
A. 营养性巨幼细胞贫血
B. 地中海贫血
C. 缺铁性贫血
D. 再生障碍性贫血
E. 铁粒幼细胞性贫血

23~25题共用备选答案（2011）
A. 营养性巨幼细胞贫血
B. 营养性缺铁性贫血
C. 溶血性贫血
D. 再生障碍性贫血
E. 生理性贫血

23. 末梢血象中红细胞数目降低比血红蛋白量降低更明显的是
24. 末梢血象中血红蛋白量降低比红细胞数目降低更明显的是
25. 不需要进行特殊治疗的是

26、27题共用备选答案（2012）
A. 骨髓　　B. 胸腺
C. 脾　　D. 中胚叶
E. 肝

26. 胚胎第4周时造血器官是
27. 胚胎第6周后主要造血器官是

28、29题共用备选答案（2014）
A. 卵黄囊　　B. 胆囊
C. 淋巴管　　D. 肝脾
E. 骨髓

28. 胚胎期造血5周出现在
29. 胚胎期第5个月的重要造血器官是

30、31题共用备选答案（2014）
A. Hb>120 g/L　　B. Hb 120~90 g/L
C. Hb 90~60 g/L　　D. Hb 60~30 g/L

E. Hb<30 g/L

30. 小儿中度贫血的诊断指标是

31. 小儿极重度贫血的诊断指标是

32～35 题共用题干（2012）

患儿，男，10 个月。母乳加米糕喂养，未添加其他辅食，近 2 个月来患儿面色苍白，食欲减退，肝脾轻度肿大，Hb 80 g/L，RBC 3.5×10^{12}/L，WBC 正常。

32. 最可能的诊断是
A. 营养性缺铁性贫血
B. 营养性巨幼细胞贫血
C. 地中海贫血
D. 混合性贫血
E. 再生障碍性贫血

33. 本病有助于确立诊断的检查是
A. 骨体检查
B. 血清铁蛋白测定
C. 红细胞形态检查
D. 胎儿血红蛋白测定
E. 血红蛋白量测定

34. 本病治疗措施正确的是
A. 铁剂加维生素 C
B. 维生素 B_{12}加叶酸
C. 维生素 C 加叶酸
D. 铁剂加抗生素
E. 输全血

35. 本病治疗的早期有效指标是
A. 血红蛋白量上升
B. 红细胞数上升
C. 网织红细胞上升
D. 红细胞变大
E. 红细胞中心浅染消失

36～38 题共用题干（2014）

患儿，女，4 个月。双胎之小，单纯母乳喂养，面色苍白，食欲减退 2 个月。查体：肤色苍白，肝肋下 3.5 cm，脾肋下 1.5 cm，血 Hb 80 g/L，RBC 3.3×10^{12}/L，MCV 60 fl，MCH 24 pg，MCHC 25%，Plt、WBC 正常。

36. 最可能的诊断为
A. 再生障碍贫血
B. 营养性巨幼细胞贫血
C. 感染性贫血
D. 混合性贫血
E. 缺铁性贫血

37. 经有效治疗后，首先出现的变化是
A. 血红蛋白上升
B. 红细胞上升
C. 细胞内含铁酶活性开始恢复
D. 红细胞游离原卟啉上升
E. 网织红细胞上升

38. 若 Hb 恢复正常，还需要继续药物治疗的时间是
A. 3～4 周　　B. 1～2 周
C. 9～12 周　　D. 13～18 周
E. 6～8 周

第十五章　神经系统疾病

1. 婴幼儿时期，外界刺激不易在大脑皮质形成明确兴奋灶的原因是（2011）
A. 树突、轴突少
B. 神经髓鞘形成和发育不完善
C. 神经元少
D. 神经元体积小
E. 树突、轴突短

2. 化脓性脑膜炎最可靠的诊断依据是（2012）
A. 急性高热、惊厥、昏迷
B. 剧烈头痛、呕吐、抽搐
C. 脑膜刺激征阳性
D. 脑脊液细胞数升高
E. 脑脊液中检出化脓性细菌

3. 婴儿时期腰椎穿刺的椎间隙是（2013）
A. T_{12}～L_1 椎间隙
B. L_1～L_2 椎间隙
C. L_2～L_3 椎间隙
D. L_3～L_4 椎间隙
E. L_4～L_5 椎间隙

4. 对病原菌尚未明确的化脓性脑膜炎患儿首选的抗生素是（2016）
A. 阿奇霉素　　B. 青霉素
C. 氯霉素　　D. 万古霉素
E. 头孢曲松

5. 患儿，女，6 个月。诊断为化脓性脑膜炎，经抗感染治疗后，脑脊液恢复正常，停药后 2 天再次发热，并出现惊厥，考虑合并硬脑膜下积液。最简便易行的检查是（2011）
A. 头颅 B 超　　B. 头颅 CT
C. 头颅 MRI　　D. 颅骨透照试验
E. 硬膜下穿刺

6. 患儿，男，8 个月。高热 1 天，伴呕吐、烦躁、抽搐。查体：面色晦暗，前囟饱满，双目凝视，颈抵抗，Babinski 征（+）。为明确诊断，首选的检查是（2013）
A. 头颅 B 超　　B. 脑电图

C. 头颅 CT　　D. 血生化
E. 脑脊液

7. 患儿，女，10 个月。诊断为“化脓性脑膜炎”，抗生素治疗 10 天，病情好转，体温正常，近 2 天又出现发热、抽搐，前囟饱满，颅缝分离。应首先考虑并发（2013）
A. 脑水肿
B. 脑性低钠血症
C. 硬脑膜下积液
D. 脑室管膜炎
E. 脑积水

8. 患儿，女，7 个月。发热伴轻咳 5 天，近 2 天出现频繁呕吐达 10 余次。查体：T 38.2 ℃，P 140 次/min，R 32 次/min，嗜睡，前囟饱满，心、肺未见异常，双侧巴氏征（+），左上臂卡疤（+）。脑脊液检查：外观混浊，WBC 800×10^6/L，N 0.78，蛋白 2 g/L，糖 1.2 mmol/L，氯化物 100 mmol/L。最可能的诊断是（2013）
A. 中毒性脑病
B. 结核性脑膜炎
C. 化脓性脑膜炎
D. 隐球菌性脑炎
E. 病毒性脑膜炎

9. 患儿，女，8 个月。流涕、轻咳 2 天，今突起惊厥。查体：体温 39℃，前囟平，心肺无异常，诊断为高热惊厥。首选的治疗是（2014）
A. 抗生素　　B. 鲁米那
C. 棕色合剂　　D. 甘露醇
E. 板蓝根冲剂

10. 夏季，3 岁小儿突然高热，体温 40 ℃，惊厥 1 次。体检：神清、面色红、咽红，心、肺、腹未见异常，神经系统未见异常。最可能的诊断是（2014）
A. 高热惊厥　　B. 中毒性痢疾
C. 流行性脑膜炎　　D. 结核性脑膜炎
E. 脑脓肿

11. 男孩，2 岁，发热伴皮肤出血点 1 天，昏迷 2 小时，于 2 月 3 日就诊，查体：昏迷，血压测不出，全身可见较多瘀点、瘀斑，双下肢有融合成片的紫癜。为快速明确临床诊断，最重要的检查是（2016）
A. 瘀点涂片做细菌血检查
B. 脑脊液常规
C. 血常规
D. 凝血功能
E. 头颅 MRI

12、13 题共用备选答案（2011）
A. 肺炎链球菌
B. 流感嗜血杆菌
C. 大肠埃希菌
D. 金黄色葡萄球菌
E. 隐球菌

12. 引起新生儿化脓性脑膜炎最常见的致病菌是
13. 引起年长儿化脓性脑膜炎最常见的致病菌是

14～16 题共用题干（2013）
5 岁患儿，发热、头痛、呕吐 3 天，抽搐 1 次入院。查体：体温 39 ℃，面色苍白。血常规示：白细胞 22×10^9/L，中性粒细胞占 0.88。

14. 该患儿最可能的诊断是
A. 高热惊厥（复杂型）
B. 癫痫
C. 化脓性脑膜炎
D. 病毒性脑炎
E. 结核性脑膜炎

15. 体检中，最常见的体征是
A. 瞳孔不等大，对光反射迟钝
B. 深昏迷，呼吸不规则
C. 血压升高，皮肤有瘀点、瘀斑
D. 单侧肢体肌张力增高
E. 颈有抵抗，神经系统检查异常

16. 为确诊，最为必要的检查是
A. 血常规　　B. 血培养
C. 脑电图　　D. 脑脊液检查
E. 头颅 CT

17、18 题共用题干（2013）
患儿，男，10 个月。诊断为“化脓性脑膜炎”，经有效抗生素治疗 10 天，病情好转，体温正常，近 3 天又发热、抽搐、前囟饱满，颅缝分离。

17. 首先考虑到
A. 脑水肿　　B. 脑室管膜炎
C. 脑性低钠血症　　D. 硬脑膜下积液
E. 脑积水

18. 为确诊，必要的检查是
A. 血常规　　B. 血培养
C. 脑电图　　D. 脑脊液检查
E. 头颅 CT

19～22 题共用题干（2014）
患儿，女，8 个月。因发热 2 天，抽搐 2 次，伴呕吐、吃奶量减少、喜哭、易怒就诊，母乳喂养。查体：精神差，前囟饱满，心肺腹无异常发现，肌张力增高。脑脊液检查：外观混浊，白细胞 $1\,000\times10^6$/L，中性粒细胞为主，糖 1 mmol/L，氯化物 107 mmol/L，蛋白质 2.0 g/L。

19. 最可能的诊断是
A. 病毒性脑膜炎
B. 结核性脑膜炎
C. 隐球菌性脑膜炎
D. 化脓性脑膜炎
E. 中毒性脑病
20. 针对病因，首选的治疗药物是
A. 阿普洛韦　B. 异烟肼
C. 甘露醇　D. 头孢曲松
E. 氟康唑
21. 如合并硬膜下积液，积液量较大，颅内压明显增高，应选择硬膜下穿刺放出积液，每侧放液量宜
A. 21~25 mL　B. 31~50 mL
C. <15 mL　D. 15~20 mL
E. 26~30 mL
22. 治疗期间，若出现抗利尿激素异常分泌综合征，开始宜选用静脉滴注氯化钠的浓度为
A. 2%　B. 0.9%
C. 0.45%　D. 1.5%
E. 3%

23、24 题共用题干（2015）

患儿，男，12 岁。发热 2 天，伴头痛、神志不清 1 天，8 月中旬来诊。查体：T 39.5 ℃，神志不清，颈抵抗，克氏征、布氏征（+）。实验室检查：血 WBC 16×10^9/L。

23. 最可能的诊断是
A. 疟疾
B. 钩端螺旋体病
C. 流行性乙型脑炎
D. 流行性脑脊髓膜炎
E. 中毒型菌痢
24. 为确诊应进行的检查是
A. 钩体显凝试验
B. 血涂片找疟原虫
C. 血培养
D. 脑脊液常规及培养
E. 血清特异性 IgM 抗体

第十六章　内分泌系统疾病

1. 与散发性先天性甲状腺功能减退症病因无关的是（2011）
A. 促甲状腺激素不足
B. 甲状腺发育不良
C. 甲状腺激素合成障碍
D. 甲状腺异位
E. 碘缺乏
2. 关于散发性甲状腺功能减退症，错误的是（2012）
A. 体格发育落后
B. 结节性甲状腺肿大
C. 特殊外貌
D. 生理功能低下
E. 智能发育差
3. 关于先天性甲状腺功能减退症临床表现中，错误的是（2013）
A. 智能低下　B. 身材矮小
C. 脉搏慢　D. 常有腹泻
E. 血压低
4. 新生儿散发性甲状腺功能减退症最早出现的症状是（2014）
A. 腹泻
B. 贫血
C. 生理性黄疸消退延迟
D. 心率正常
E. 发热
5. 一婴儿诊断为散发性甲状腺功能减退症，不正确的治疗是（2014）
A. 应终身服用甲状腺素片
B. 明确诊断后立即治疗
C. 供给各种维生素和矿物质
D. 需加用碘剂治疗
E. 需供给充足的蛋白质
6. 患儿，女，3 岁。因生长迟缓伴智力低下来诊。查体：身高 75 cm，体重 13 kg，表情呆板，毛发稀少，皮肤粗糙，塌鼻梁，舌体宽厚，心音略低钝，腹胀，有脐疝。最有诊断价值的检查是（2012）
A. 甲状腺功能
B. 尿有机酸分析
C. 染色体核型分析
D. 骨龄
E. 头颅 CT
7. 患儿，男，2 个月。孕 43 周分娩，出生体重 4 000 g，生后 48 h 排胎便，喂养困难并常呕吐、便秘。查体：反应迟钝，皮肤中度黄染，心音低钝，腹胀，脐疝。最可能的诊断是（2013）
A. 21-三体综合征
B. 婴儿肝炎综合征
C. 胃食管反流病
D. 先天性巨结肠
E. 先天性甲状腺功能减退症
8. 患儿，男，2 岁半。头大颈短，面容呆板，身长为 80 cm，前囟未闭，乳牙 18 个，不会走路，反应迟钝，X 线摄片见腕部有 2 个骨化中心，^{131}I 吸收率为

19%，诊断为散发性呆小症。应尽早使用（2015）

A. 甲状腺素片　　B. 碘剂
C. 钙剂　　D. 生长激素
E. 维生素 D

9~11 题共用题干（2014）

患儿，男，2 岁。身高 70 cm，智力低下，鼻梁低，舌体厚大，腹胀便秘，有脐疝。

9. 该患儿最可能的诊断是
A. 先天性巨结肠
B. 21-三体综合征
C. 苯丙酮尿症
D. 先天性甲状腺功能减退症
E. 黏多糖病

10. 最有明确诊断价值的检查是
A. TSH、T_4　　B. 结肠镜检
C. 甲状腺扫描　　D. 尿三氯化铁试验
E. 染色体核型分析

11. 最佳的治疗方案是
A. 给予多种维生素
B. 给予碘制剂
C. 给予低苯丙氨酸饮食
D. 终身服用甲状腺素
E. 供给充足蛋白质

第十三篇　传染病、性传播疾病

第一章　传染病总论

1. 《突发公共卫生事件应急条例》规定，医疗卫生机构应当对传染病做到（2010）
   A. 早发现、早观察、早隔离、早治疗
   B. 早报告、早观察、早治疗、早康复
   C. 早发现、早报告、早隔离、早治疗
   D. 早发现、早报告、早隔离、早康复
   E. 早预防、早发现、早治疗、早康复
2. 切断传播过程的措施不包括（2011）
   A. 早期发现患者　　B. 预防接种
   C. 开展健康教育　　D. 杀虫
   E. 隔离患者
3. 下列属于丙类传染病的疾病是（2012）
   A. 鼠疫，霍乱
   B. 非典，艾滋病，脊髓灰质炎
   C. 包虫病，丝虫病
   D. 狂犬病，流行性乙脑
   E. 炭疽，细菌性痢疾
4. 对疑似甲类传染患者，在明确诊断前应在指定的场所进行（2013）
   A. 医学观察　　B. 留验
   C. 隔离　　D. 访视
   E. 就地诊验
5. 我国发生的严重急性呼吸综合征（SARS），很快波及许多省市，这种发病情况称为（2013）
   A. 暴发　　B. 大流行
   C. 季节性升高　　D. 周期性流行
   E. 长期变异
6. 医疗机构发现发生或者可能发生传染病暴发流行时，应当（2013）
   A. 在1小时内向所在地县级人民政府卫生行政主管部门报告
   B. 在2小时内向所在地县级人民政府卫生行政主管部门报告
   C. 在4小时内向所在地县级人民政府卫生行政主管部门报告
   D. 在6小时内向所在地县级人民政府卫生行政主管部门报告
   E. 在8小时内向所在地县级人民政府卫生行政主管部门报告
7. 对于肺炭疽患者应当采取的预防、控制措施是（2013）
   A. 为甲类传染病，按照甲类处理
   B. 为乙类传染病，按照甲类处理
   C. 为丙类传染病，按照丙类处理
   D. 为丙类传染病，按照乙类处理
   E. 因未发现流行的证据，按常规处理
8. 《传染病防治法》规定，各级各医疗保健机构在传染病防治方面的职责是（2014）
   A. 对传染病防治工作实施统一监督管理
   B. 按照专业分工承担责任范围内的传染病监测管理工作
   C. 承担责任范围内的传染病防治管理任务
   D. 领导所辖区域传染病防治工作
   E. 设立专人负责各施工区域的卫生防疫工作
9. 传染病感染过程中最常见的是（2014）
   A. 显性感染　　B. 隐性感染
   C. 潜伏性感染　　D. 病原体被清除
   E. 病原携带状态
10. 在自然疫源地和可能是自然疫源地的地区兴办的大型建设项目开工前，建设单位应当申请当地卫生防疫机构对施工环境进行（2014）
    A. 环保调查　　B. 卫生调查
    C. 卫生资源调查　　D. 环境资源调查
    E. 危害因素调查
11. 甲类传染病，要求（2014）
    A. 城市须在2小时之内上报卫生防疫机构
    B. 城市须在4小时之内上报卫生防疫机构
    C. 城市须在6小时之内上报卫生防疫机构
    D. 城市须在7小时之内上报卫生防疫机构
    E. 城市须在8小时之内上报卫生防疫机构
12. 关于感染过程中潜伏性感染特点的叙述正确的是（2016）
    A. 每种感染性疾病均有潜伏性感染
    B. 一旦免疫功能下降可引起显性感染
    C. 病原体不能排出体外
    D. 迅速引起显性感染
    E. 病原体侵入人体后，潜伏在各个部位

13、14 题共用备选答案（2013）

A. 黄热病　　B. 风疹
C. 伤寒　　D. 肺炭疽
E. 霍乱

13. 按照甲类传染病管理的乙类传染病是
14. 属于甲类传染病的疾病是

15、16 题共用备选答案（2014）

A. 接触传播　　B. 诊疗手术传播
C. 水和食物传播　　D. 各种制剂传播
E. 虫媒传播

15. 医院内感染的常见传播途径中，不是主要的为
16. 可引起疾病暴发的是

17、18 题共用备选答案（2015）

A. 消毒、杀虫
B. 药物预防（传染）
C. 个人防护
D. 隔离、留验、医学观察
E. 预防接种

17. 属于针对传播途径的措施是
18. 属于针对传染源的措施是

第二章　病毒性肝炎

1. 急性病毒性肝炎（普通型）的病变特点是肝细胞（2013）
A. 广泛坏死，变性轻微
B. 广泛变性，坏死轻微
C. 广泛再生，变性较轻
D. 广泛坏死，再生较轻
E. 变性、坏死、再生均广泛
2. 急性重型病毒性肝炎的病理变化是（2014）
A. 广泛变性及点状坏死
B. 嗜酸性变和形成嗜酸性小体
C. 碎片状坏死
D. 桥接坏死
E. 广泛坏死
3. 我国乙型肝炎的最主要传播途径是（2016）
A. 共用注射器　　B. 呼吸道飞沫
C. 性传播　　D. 输血
E. 母婴传播
4. 患者，男，35 岁。恶心、呕吐、尿色深 2 天。既往感染肝炎史，最大可能的诊断（2011）
A. 肝硬化　　B. 肝癌
C. 急性胆囊炎　　D. 慢性乙型肝炎
E. 急性肾炎
5. 患者，女，40 岁。体检发现抗 - HBs，说明（2012）
A. 急性乙肝潜伏期
B. 乙型肝炎活动期
C. 乙型肝炎病毒已经大部分被清除
D. 有助于早期诊断
E. 感染过 HBV，已产生免疫力
6. 患者，男，44 岁。3 年前体检时发现 HBsAg 阳性，近 1 年 ALT 反复升高，口服“保肝”药物治疗。3 周前因过劳后出现食欲下降，尿黄，明显乏力。逐渐出现腹胀、尿量减少入院。查体：神志清楚，反应迟钝，扑翼样震颤阳性，腹部膨隆，无压痛及反跳痛，移动性浊音阳性。实验室检查：ALT 176 U/L，TBil 432 μmol/L，凝血酶原活动度 32%。该患者最可能的诊断是（2013）
A. 乙肝肝硬化，活动期，失代偿期
B. 慢性乙型肝炎急性发作
C. 急性黄疸型肝炎
D. 慢性重型乙型肝炎
E. 慢性乙型肝炎
7. 患者，女，16 岁。3 天来低热，伴乏力、纳差、恶心、呕吐。来诊当日家长发现其眼黄，出生时曾注射乙肝疫苗。实验室检查：ALT 860 U/L，TBil 120 μmol/L。最可能的诊断是（2014）
A. 戊型肝炎　　B. 丁型肝炎
C. 丙型肝炎　　D. 乙型肝炎
E. 甲型肝炎
8. 男，44 岁。10 年前体检时发现 HBsAg 阳性，当时 ALT 反复升高，未进行抗病毒治疗。3 周前劳累后出现食欲下降、尿黄、明显乏力。症状逐渐加重，出现腹胀、尿量减少入院。查体：神志清楚，反应迟钝，扑翼样震颤阳性。心肺查体未见异常，腰部膨隆，无压痛及反跳痛，移动性浊音阳性。实验室检查：ALT 176 U/L，TBiL 432 μmol/L，凝血酶原活动度 32%。最可能的诊断是（2016）
A. 慢性乙型肝炎
B. 乙型肝炎肝硬化，失代偿期
C. 急性黄疸型肝炎
D. 慢性重型乙型肝炎
E. 急性重型乙型肝炎

9～11 题共用备选答案（2012）

A. 变质性炎症　　B. 浆液性炎症
C. 增生性炎症　　D. 化脓性炎症
E. 出血性炎症

9. 伤寒病属于
10. 病毒性肝炎属于
11. 流行性脑脊髓膜炎属于

第三章 肾综合征出血热

1. 患者，男，50岁。持续高热、头痛、恶心、呕吐、食欲不振伴腹泻5天。查体：皮肤及巩膜轻度黄染，面部及前胸部明显充血，双腋下可见细小的出血点。实验室检查：血 WBC 18.2×10^9/L，Plt 60 $\times10^9$/L，ALT 80 U/L，TBil 45 μmol/L，尿蛋白（+++）。最可能的诊断是（2013）
   A. 败血症
   B. 急性黄疸型肝炎
   C. 流行性脑脊髓膜炎
   D. 肾综合征出血热
   E. 中毒型细菌性痢疾
2. 患者，男，47岁，农民。持续高热3天，尿少1天。查体：神志清楚，皮肤及巩膜轻度黄染，面部及前胸部明显充血，双腋下可见“鞭击样”出血点。实验室检查：血 WBC 18.2×10^9/L，Plt 60×10^9/L，ALT 140 U/L，TBil 45 μmol/L，尿蛋白（++）。最可能的诊断是（2014）
   A. 肾综合征出血热　B. 急性肾小球肾炎
   C. 急性黄疸型肝炎　D. 钩端螺旋体病
   E. 败血症
3. 男，35岁，农民。持续高热、头痛、腹痛、尿少3天入院。查体：神志清楚，皮肤及巩膜轻度黄染，面部及前胸部明显充血，双腋下可见“鞭击样”出血点。实验室检查：血 WBC 14.2×10^9/L，Plt 50 $\times10^9$/L，ALT 240 U/L，TBiL 45 μmol/L，尿蛋白（++）。可能的诊断是（2016）
   A. 急性黄疸型肝炎
   B. 肾综合征出血热
   C. 败血病
   D. 伤寒
   E. 急性肾小球肾炎

第四章 细菌性痢疾（菌痢）

1. 急性细菌性痢疾的病变用于（2011）
   A. 卡他性炎　B. 变质性炎
   C. 化脓性炎　D. 假膜性炎
   E. 出血性炎
2. 急性细菌性痢疾的临床分型不包括（2013）
   A. 休克型　B. 普通型
   C. 脑型　D. 肺型
   E. 混合型
3. 预防菌痢的措施中，最重要的是（2014）
   A. 切断传播途径
   B. 隔离并治疗患者
   C. 治疗慢性菌痢患者
   D. 流行季节预防服药
   E. 口服多价减毒活菌苗
4. 患者，女，20岁。发热、腹痛、腹泻伴里急后重2天。查体：T 39 ℃，BP 120/80 mmHg，神志清醒。腹软，脐周压痛（+），无反跳痛。实验室检查：血 WBC 20.0×10^9/L，N 0.89，L 0.11。粪镜检查：WBC 20~30/HP，RBC 10~15/HP。最可能的诊断是（2014）
   A. 霍乱　B. 急性肠炎
   C. 伤寒　D. 急性细菌性痢疾
   E. 肾综合征出血热

第五章 流行性脑脊髓膜炎（流脑）

1. 流行性脑脊髓膜炎与其他化脓性脑膜炎鉴别诊断最有意义的体征是（2013）
   A. 克氏征阳性　B. 末梢皮肤发凉
   C. Babinski 征阳性　D. 颈抵抗
   E. 皮肤瘀点、瘀斑
2. 流行性脑脊髓膜炎典型的病理变化是（2014）
   A. 神经细胞变性坏死
   B. 脑软化灶形成
   C. 噬神经细胞现象
   D. 蛛网膜下腔脓性渗出物堆积
   E. 淋巴细胞袖套状浸润

第六章 疟疾

1. 进入疟疾高发区预防的药物是（2012）
   A. 华法林　B. 强的松
   C. 利福平　D. 伯氨喹
   E. 异烟肼
2. 患者，男，25岁。于8月份突然发病，表现为发冷、寒战、高热、大汗，隔日发作已2周。血涂片查到疟原虫，经氯喹治疗后症状迅速缓解。为防止复发，应联合应用的药物是（2013）
   A. 甲氟喹　B. 伯氨喹
   C. 青蒿素　D. 乙胺嘧啶
   E. 奎宁
3. 患者，男，46岁。间断发热2周，伴寒战、大汗，于9月10日就诊。发病前10天曾去泰国旅游，有蚊虫叮咬史。查体：T 40.5 ℃，P 100 次/min，R 23 次/min，BP 125/80 mmHg，心肺未见异常，腹软，肝肋下未触及，脾肋下可触及。血常规：Hb 98 g/L，RBC 2.4×10^{12}/L，WBC 8.5×10^{9}/L，该患者最可能的诊断是（2013）

A. 疟疾　　B. 斑疹伤寒
C. 钩端螺旋体病　　D. 伤寒
E. 流行性感冒

第七章　日本血吸虫病

1. 血吸虫病病原治疗首选的药物是（2013）
A. 葡萄酸锑钠　　B. 吡喹酮
C. 依米丁　　D. 利福平
E. 酒石酸锑钾

第八章　艾滋病

1. 不属于艾滋病的传播途径的是（2011）
A. 性接触　　B. 接吻或拥抱
C. 器官移植　　D. 输血及血制品
E. 静脉吸毒
2. 关于艾滋病的传染途径下列选项错误的是（2014）
A. 传染源为艾滋病患者及人类免疫缺陷病毒携带者
B. 主要是血液和精液传播
C. 通过性接触传染
D. 通过输血及血制品传染
E. 不存在围产期传播
3. 患者，男，32岁。腹泻3个月，大便每日7～10次，稀便，无脓血、黏液。查体：肛门周围有疱疹。粪便镜检偶可见白细胞。患者7年前曾到泰国打工3年。为明确诊断，最重要的检查是（2013）
A. 血清 EBVIgM 抗体
B. 纤维结肠镜检查
C. 血清抗 HIV（Ⅰ+Ⅱ）
D. 血清 CMV IgM 抗体
E. 粪便培养

第九章　淋　病

1. 急性淋病的首选治疗药物是（2015）
A. 大观霉素　　B. 红霉素
C. 丙磺舒　　D. 青霉素
E. 氟哌酸
2. 在我国女性中，居首位的性传播疾病是（2016）
A. 淋病　　B. 艾滋病
C. 尖锐湿疣　　D. 生殖器疱疹
E. 梅毒

第十章　梅　毒

1. 梅毒的早期临床表现是（2012）
A. 皮肤黏膜损害　　B. 劳动力丧失
C. 侵犯心血管　　D. 侵犯神经系统
E. 死亡
2. 早期梅毒首选的治疗药物是（2014）
A. 林可霉素　　B. 青霉素
C. 红霉素　　D. 氯霉素
E. 庆大霉素

第十一章　尖锐湿疣

初孕妇，25岁。妊娠37周，外阴开始见小而尖的突起，后扩大，暗红，质软，表面凹凸呈颗粒状。可能的诊断是（2014）
A. 淋病　　B. 梅毒
C. 尖锐湿疣　　D. 真菌感染
E. 无法诊断

第十四篇　其　他

第一章　围手术期处理

1. 消毒是消灭、清除停留在环境中的（2005）
   A. 细菌　　B. 芽孢
   C. 细菌加病毒　　D. 病原体
   E. 微生物
2. 非胃肠道手术，术前禁食时间（2006）
   A. 4 小时　　B. 6 小时
   C. 8 小时　　D. 12 小时
   E. 24 小时
3. 全麻术后处置措施中，错误的是（2007）
   A. 仰卧头低位　　B. 吸氧
   C. 监测心电　　D. 观察切口
   E. 观察引流管
4. 无休克的急性腹膜炎非手术治疗时，应采取的体位是（2007）
   A. 半卧位
   B. 右侧卧位
   C. 头、躯干和下肢各抬高约 20°
   D. 平卧位
   E. 左侧卧位
5. 腹部手术切口感染，错误的处理是（2008）
   A. 局部理疗
   B. 敞开切口清创后立即再缝合
   C. 碘伏纱布湿敷
   D. 拆除缝线，敞开切口
   E. 酌情应用抗生素
6. 应用利多卡因局部浸润麻醉常用浓度为（2011）
   A. 0.25%~0.5%　　B. 0.6%~0.8%
   C. 1.0%~1.2%　　D. 1.4%~1.6%
   E. 1.8%~2.0%
7. 腰麻后出现急性尿潴留，最常用的处理方法是（2013）
   A. 针灸
   B. 耻骨上膀胱造瘘
   C. 导尿
   D. 热敷
   E. 耻骨上膀胱穿刺
8. 杀死细菌芽孢所需温度和时间（2014）
   A. 温度 95 ℃持续 10 分钟
   B. 温度 100 ℃持续 20 分钟
   C. 温度 100 ℃持续 25 分钟
   D. 温度 125 ℃持续 30 分钟
   E. 温度 125 ℃持续 20 分钟
9. 患者，男，63 岁。因小肠穿孔行小肠部分切除吻合术后 5 天，诉切口疼痛。查体：敷料上少量脓性分泌物，切口下端红肿，压痛，挤压时有少量脓性分泌物。正确的处理是（2004）
   A. 拆开皮肤缝线，清创后放置引流物
   B. 伤口全层拆开，彻底清创后缝合
   C. 无须拆开皮肤缝线，用酒精湿敷伤口
   D. 拆开皮肤缝线，彻底清创后再次缝合
   E. 无须拆开皮肤缝线，直接塞入引流物
10. 男，35 岁。拟行背部皮脂腺囊肿切除术。手术区皮肤消毒范围包括手术切口周围（2015）
    A. 25 cm 的区域　　B. 20 cm 的区域
    C. 10 cm 的区域　　D. 30 cm 的区域
    E. 15 cm 的区域
11. 女，74 岁。行胃癌根治术后 7 天，后腹部切口内有大量淡红色液体流出，可能的情况是（2016）
    A. 切口下血肿　　B. 切口裂开
    C. 切口皮下积液　　D. 切口脂肪液化
    E. 切口感染

第二章　营　养

1. 下列关于胃肠外补充营养的适应证中不包括（2002）
   A. 高位小肠瘘
   B. 恶性肿瘤化疗期呕吐
   C. 大面积烧伤
   D. 贫血
   E. 坏死性胰腺炎
2. 外科患者鼻饲肠内营养时，为预防吸入性肺炎的措施是（2008）
   A. 尽量减少输液总量
   B. 降低输液浓度
   C. 输注营养液时采用半卧位
   D. 同时给予促胃肠动力药

E. 控制营养液输注速度

3. 不是患者营养状况评定指标的为（2009）

A. 血清转铁蛋白

B. 血红蛋白

C. 血浆白蛋白

D. 血小板计数

E. 周围血液淋巴细胞计数

4. 通过胃管肠内营养时，判断有胃潴留的标准是，在停止输营养液 30 分钟后，回抽量至少大于（2011）

A. 200 mL　　B. 100 mL

C. 250 mL　　D. 50 mL

E. 150 mL

5. 排除体液因素，提示成人存在营养不良的指标是实际体重至少比标准体重低（2016）

A. 10%　　B. 20%

C. 25%　　D. 30%

E. 35%

6. 长期肠外营养引起肝脂肪变性的主要原因是（2016）

A. 过高的能量供给

B. 糖氨基酸配比不合理

C. 输注白蛋白过量

D. 胆汁淤积

E. 维生素配比不合理

7、8 题共用备选答案（2006）

A. 吸入性肺炎　　B. 急性胆管炎

C. 急性胰腺炎　　D. 急性胃肠炎

E. 全身性感染

7. 鼻饲肠内营养时最易发生的并发症是

8. 肠外营养时最易发生的并发症是

9、10 题共用备选答案（2007）

A. 氮平衡试验　　B. 三头肌皮褶厚度

C. 血清转铁蛋白　　D. 上臂中部周长

E. 肌酐/身高指数

9. 反映机体蛋白质营养状况的是

10. 评价患者营养摄入水平和分解代谢状况的是

11、12 题共用备选答案（2016）

A. 短肠综合征

B. 冠状动脉搭桥术后

C. 肺癌根治术后

D. 长期昏迷病人

E. 直肠癌 Miles 术后

11. 需要接受肠内营养的是

12. 需要接受肠外营养的是

第三章　外科感染

1. 腹部手术后切口化脓性感染，错误的处理是（2005）

A. 碘伏纱布湿敷

B. 局部理疗

C. 局部应用抗菌药物

D. 拆除缝线，换药

E. 切口清创后立即缝合

2. 痈的急性化脓性感染分布在（2007）

A. 单个毛囊及其所属皮脂腺

B. 邻近多个毛囊及其所属皮脂腺

C. 全身广泛的皮肤毛囊及其所属皮脂腺

D. 皮肤网状淋巴管

E. 肌间隙蜂窝组织

3. 痈最常见的发生部位是（2007）

A. 腰部　　B. 臀部

C. 面部　　D. 胸部

E. 背部

4. 急性蜂窝织炎最主要的致病菌是（2009）

A. 肺炎链球菌　　B. 溶血性链球菌

C. 表皮葡萄球菌　　D. 铜绿假单胞菌

E. 厌氧菌

5. 上唇部疖和痈的主要危险是导致（2016）

A. 上颌骨骨髓炎　　B. 大脑脓肿

C. 颈部蜂窝织炎　　D. 眼球感染

E. 海绵状静脉窦炎

6. 丹毒是指（2013）

A. 多个毛囊同时感染

B. 皮肤管状淋巴管的急性炎症

C. 扩散到皮下组织的毛囊感染

D. 皮肤及其网状淋巴管的急性炎症

E. 有全身症状的毛囊及其所属皮脂腺的感染

7. 破伤风发作期出现典型的肌肉强烈收缩，最先表现在（2013）

A. 咬肌　　B. 颈肌

C. 胸肌　　D. 背肌

E. 四肢肌

8. 相邻多个毛囊及其周围组织的急性化脓性感染称为（2014）

A. 蜂窝织炎　　B. 疖病

C. 疖　　D. 痈

E. 丹毒

9. 患者，男，20 岁。右下肢局部皮肤红、肿、热、痛，中央部缺血坏死流出脓液，稀薄，粉红色。

其致病菌是（2006）
A. 金黄色葡萄球菌　B. β-溶血性链球菌
C. 大肠杆菌　D. 绿脓杆菌
E. 变形杆菌

10. 患者，男，70 岁。足刺伤 10 日，头痛、乏力、张口困难及颈项强直，伤口红肿。临床诊断为（20 10）
A. 气性坏疽　B. 败血症
C. 破伤风　D. 脑血栓
E. 牙周炎

11. 患者，男，30 岁。喉结下肿痛 1 周。肿胀渐至颈中部，能讲话。查体：T 38.7 ℃，BP 100/60 mmHg，右颈部明显肿胀、压痛、皮肤不红、无波动。WBC 15×10^9/L，血培养阴性。该患者最可能的诊断是（2011）
A. 急性淋巴管炎　B. 急性颌下腺炎
C. 颈部蜂窝织炎　D. 急性咽喉炎
E. 急性腮腺炎

12. 患者，女，20 岁。足癣多年，近 1 周发热，右小腿出现片状红斑，腹股沟淋巴结肿大、疼痛。最有可能的致病菌是（2011）
A. 乙型溶血性链球菌
B. 铜绿假单胞菌
C. 梭状芽孢杆菌
D. 金黄色葡萄球菌
E. 表皮葡萄球菌

13. 患者，男，45 岁，5 日前耕地时右下肢被拖拉机压伤，已清创缝合，现突然出现伤肢胀裂样剧痛，伤口周围皮肤变黑，伤口裂开，肌肉呈熟肉状，其周围有捻发音，渗出物恶臭，可诊断为（2013）
A. 芽孢菌性蜂窝织炎
B. 厌氧性链球菌性蜂窝织炎
C. 大肠杆菌性蜂窝织炎
D. 梭状芽孢杆菌感染
E. 变形杆菌感染

14. 男，60 岁。唇部疖肿 3 天，如脓头被挤破，最可能发生的危险是（2015）
A. 面颈部蜂窝织炎
B. 眼球化脓性感染
C. 上颌骨骨髓炎
D. 化脓性海绵状静脉窦炎
E. 脑内脓肿

15、16 题共用备选答案（2004）
A. 破伤风梭菌
B. β-溶血性链球菌
C. 铜绿假单胞菌
D. 金黄色葡萄球菌
E. 梭状芽孢杆菌

15. 痈的主要致病菌是
16. 丹毒的致病菌是

第四章　创伤与火器伤

1. 患者，男，30 岁。右小腿贯穿性枪伤，X 线检查未发现骨折及异物残留。正确的处理是（2002）
A. 清创，开放引流 3~5 天，延期缝合伤口
B. 清创，去除异物，缝合伤口
C. 清创，切除伤口周围皮肤 3 mm，缝合伤口
D. 清创，充分引流，包扎伤口，直到愈合
E. 切开弹道全程，清创，缝合伤口

2. 患者，女，20 岁。被机械绞伤右前臂 1 小时，右前臂屈侧皮肤见长 8 cm 的裂口，深达骨膜，边缘不整齐，污染严重，出血不止，且右腕不能背伸。对其处理错误的是（2007）
A. 应立即行清创术
B. 出血如非重要血管可结扎处理
C. 如有神经断裂必须一期修复
D. 肌腱如缺损严重可二期处理
E. 断裂主干血管一期吻合

3. 患者，男，21 岁。3 小时前刀伤致右手五指完全离断。对断指正确的处理是（2007）
A. 分别予以标记，置于保温箱
B. 捆扎一起包好
C. 浸泡酒精中消毒
D. 直接放置冰块中保存
E. 清洁布包好放入 4℃冰箱内

4. 患者，女，35 岁。右小腿前部不慎被锄头砸伤 2 小时，右胫前皮肤创口 3 cm，未见畸形。清创术中错误的处理是（2011）
A. 清创后置引流片
B. 清洗创口周围皮肤
C. 上下纵行延长切口
D. 清除泥沙等异物
E. 过氧化氢冲洗

5. 男，25 岁。跌倒致左下额部皮肤裂口 2.5 cm。自行压迫贴敷 6 小时后，伤口红肿渗血。其适宜的处理方法是（2016）
A. 清创后延期缝合
B. 清洗伤口加压包扎
C. 一般换药
D. 清创后一期缝合
E. 清创止血包扎

第五章 烧 伤

1. 治疗小面积烧伤的过程中错误的是（2006）
   A. 局部应用抗生素溶液控制烧伤面感染
   B. 全身使用抗生素预防或控制感染
   C. 注射破伤风抗毒素
   D. 深Ⅱ度烧伤应去除水疱皮
   E. 口服止痛药
2. 患者，男，30岁。体重60 kg，热力烧伤后4小时入院。查体：休克，Ⅰ度烧伤面积10%，Ⅱ度烧伤面积20%，Ⅲ度烧伤面积30%，入院后8小时内补液总量最好是（2001）
   A. 2 000~2 250 mL　　B. 2 300~2 500 mL
   C. 3 000~3 250 mL　　D. 3 400~3 500 mL
   E. 3 600~4 000 mL
3. 患者，男，50岁。厨师，右上肢烫伤，创面与本人手指并拢时的2只手掌等大，相当于其体表面积的（2007）
   A. 1.0%　　B. 1.5%
   C. 2.0%　　D. 2.5%
   E. 3.0%
4. 患者，男，20岁。右大腿前皮肤烧伤3小时，面积约为8%，布满数个大水疱，创面湿润、痛觉明显。其创面处理应是（2010）
   A. 烧伤处涂碘酒，覆盖敷料
   B. 新洁尔灭消毒烧伤处，包扎
   C. 将水疱消毒后穿刺抽液，定时换药
   D. 消毒后将水疱全部剪除，包扎
   E. 暴露伤口，观察
5. 患者，女，49岁。烧伤后3小时入院。双大腿、小腿及足部布满大小不等水疱，可见创面潮红，疼痛明显。该患者的烧伤面积是（2011）
   A. 45%　　B. 20%
   C. 40%　　D. 35%
   E. 32%
6. 女，28岁。左上肢不慎被开水烫伤1小时。疼痛明显。查体：左前臂约患者手掌大小皮肤红肿明显，有大小不一水疱，水疱无破裂，创面无明显异常感染，关于患者的治疗正确的是（2016）
   A. 抽去水疱液，消毒包扎
   B. 去除水疱皮，消毒包扎
   C. 注射破伤风类毒素
   D. 创面周围注射止痛药物
   E. 消毒后局部加压包扎

第六章 乳房疾病

1. 乳房脓肿临床治疗的主要方法是（2011）
   A. 应用足量抗生素　　B. 局部理疗
   C. 乳罩托起乳房　　D. 停止哺乳
   E. 切开引流
2. 急性乳腺炎最常见的致病菌是（2013）
   A. 溶血性链球菌　　B. 肺炎球菌
   C. 白色葡萄球菌　　D. 厌氧菌
   E. 金黄色葡萄球菌
3. 乳腺癌最多发生的部位在乳房的（2013）
   A. 外上象限　　B. 内上象限
   C. 外下象限　　D. 内下象限
   E. 乳晕区
4. 患者，女，45岁。左乳外上象限扪及4 cm×3 cm质硬肿块，与皮肤、胸肌无粘连，左腋窝扪及肿大孤立的质硬淋巴结，活动。乳房肿块穿刺细胞学检查见癌细胞，其余检查未见异常。该乳腺癌患者按TNM分期应是（2006）
   A. $T_3N_1M_0$　　B. $T_1N_1M_0$
   C. $T_4N_1M_0$　　D. $T_2N_2M_0$
   E. $T_2N_1M_0$
5. 患者，女，45岁。右侧乳腺癌最长径为3 cm，侵及表面皮肤，腋窝扪及肿大的孤立淋巴结，可推动；颈部及锁骨上区未扪及淋巴结，术前检查未见其他远处转移征象。该病的临床TNM分期是（2007）
   A. $T_2N_1M_0$　　B. $T_3N_1M_0$
   C. $T_4N_1M_0$　　D. $T_2N_2M_0$
   E. $T_3N_2M_0$
6. 患者，女，53岁。左乳头脱屑、结痂半年。去除左乳头表面痂皮，刮片细胞学检查发现有派杰（Paget）细胞。最可能的诊断是（2008）
   A. 浸润性导管癌
   B. 乳腺粉刺癌
   C. 乳腺黏液癌
   D. 浸润性小叶癌
   E. 湿疹样乳腺癌
7. 患者，女，60岁。右乳头脱屑、结痂半年。去除右乳头表面痂皮，可见鲜红色糜烂创面，刮片细胞学检查见大而异形、胞质透明细胞。该种细胞称为（2009）
   A. 印戒细胞
   B. R-S细胞

C. 佩吉特（Paget）细胞
D. 浆细胞
E. 类上皮细胞

8. 患者，女，40 岁，月经正常。右乳腺癌根治术后，病理报告为：右乳腺浸润性导管癌，右腋窝淋巴结（4/20）转移，雌激素受体和孕激素受体检测均为阴性。合适的治疗是（2013）
A. 应用芳香化酶抑制剂
B. 卵巢放疗
C. 化疗
D. 应用雌激素受体抑制剂
E. 卵巢切除

9. 女，25 岁。自然分娩后 3 周，母乳喂养。右乳外上红肿、疼痛伴发热 3 天。查体：体温 39.3 ℃，右乳外上象限 5 cm 范围皮肤红肿、触痛，波动感明显。实验室检查：WBC 16.6×10^9/L。最主要的治疗措施是（2016）
A. 应用广谱抗生素　　B. 停止哺乳
C. 切开引流　　D. 脓液穿刺抽吸
E. 局部热敷

10、11 题共用备选答案（2007）
A. 乳腺癌　　B. 乳腺纤维腺瘤
C. 乳腺囊性增生病　　D. 乳管内乳头状瘤
E. 乳房内瘤

10. 患者，女，32 岁。主诉右乳房胀痛，与月经周期有关，检查乳房有多个结节状肿块，边界不清，可推动。诊断首先考虑

11. 患者，女，25 岁。右乳房外上象限有一肿块，3 cm×3 cm，质韧、光滑、边界清楚，易推动。诊断首先考虑

12、13 题共用题干（2008）
患者，女，76 岁。因乳腺癌手术治疗，术后病理检查结果：浸润性导管癌，2 cm×2 cm 大小，淋巴结无转移，ER（++），PR（+）。

12. 该患者最佳的定性诊断方法是
A. 粗针穿刺活检　　B. 钼靶 X 线摄片
C. 切取活检　　D. 近红外线扫描
E. 细针穿刺细胞学检查

13. 该患者若诊断为乳腺癌，手术方式应选择
A. 乳腺癌根治术
B. 乳腺癌扩大根治术
C. 保留胸大肌、小肌的乳腺癌改良根治术
D. 保留胸大肌、切除胸小肌的乳腺癌改良根治术
E. 保留乳房的乳腺癌切除术

14、15 题共用题干（2013）
患者，女，30 岁。哺乳期。左乳房胀痛、发热 2 天。查体：T 39.4 ℃，P 106 次/min。左乳房外上象限 6 cm×4 cm 范围红肿，有明显压痛和波动感。急行切开引流术。

14. 错误的手术措施是
A. 切开后用手指探入脓腔间隔膜
B. 切开扩张的乳腺导管充分引流
C. 按轮辐方向做切口
D. 脓腔最低处引流
E. 行对口引流

15. 术后抗感染治疗针对的主要致病菌是
A. 金黄色葡萄球菌　　B. 腐生葡萄球菌
C. 溶血性链球菌　　D. 白色葡萄球菌
E. 表皮葡萄球菌

16、17 题共用题干（2014）
患者，女，28 岁。哺乳期间左侧乳房胀痛、发热 3 天。查体：T 39.2 ℃，P 106 次/min。左乳房外上象限 6 cm×4 cm 红肿，有明显压痛和波动感。

16. 最可能的致病菌是
A. 腐生葡萄球菌　　B. 金黄色葡萄球菌
C. 溶血性链球菌　　D. 表皮葡萄球菌
E. 厌氧菌

17. 该患者经治疗后康复，避免再次发生的预防措施不包括
A. 注意婴儿口腔卫生
B. 防止乳头损伤
C. 预防性应用抗生素
D. 养成定时哺乳习惯
E. 避免乳汁淤积

18、19 题共用题干（2016）
女，45 岁。左乳房肿块 2 个月。无疼痛、发热。查体：左乳外上象限 5.5 cm×3 cm 肿块，质硬，边缘不清楚，无压痛，与皮肤轻度粘连，与胸肌无粘连，左腋窝扪及一枚 2 cm×1 cm 质硬淋巴结，孤立，活动，无触痛，颈及锁骨上未扪及肿大淋巴结。胸片及肝脏 B 超未见异常。

18. 该患者初步诊断左乳腺癌，其临床分期是
A. $T_4N_2M_0$　　B. $T_3N_1M_0$
C. $T_3N_2M_0$　　D. $T_1N_1M_0$
E. $T_2N_1M_0$

19. 为明确诊断并决定新辅助化疗方案，最佳的检查方法是
A. 空芯针穿刺活检
B. 细针针吸细胞学
C. 手术切取活检
D. 手术切除活检
E. 血清肿瘤标志物检测

第七章 中 毒

1. 肝性脑病灌肠或导泻时应禁用（2001）
A. 25%硫酸镁 B. 肥皂水
C. 生理盐水 D. 生理盐水加食醋
E. 乳果糖加水

2. 治疗急性有机磷农药中毒致肺水肿的主要药物是（2002）
A. 西地兰 B. 阿托品
C. 解磷定 D. 安定（地西泮）
E. 地塞米松

3. 对诊断一氧化碳中毒最具有意义的是（2004）
A. 意识障碍 B. 口唇呈樱桃红色
C. 头痛、头晕 D. 恶心、呕吐
E. 四肢无力

4. 阿托品治疗有机磷杀虫药中毒时，无法缓解的临床表现是（2005）
A. 呼吸困难 B. 肌束震颤
C. 流涎 D. 腹痛
E. 多汗

5. 有机磷杀虫药中毒的烟碱样表现是（2006）
A. 出汗多 B. 瞳孔缩小
C. 血压升高 D. 肺水肿
E. 腹泻

6. 一氧化碳中毒现场急救首先采取（2006）
A. 吸氧 B. 建立静脉通道
C. 就地心肺复苏 D. 清洗皮肤
E. 撤离现场

7. 对敌百虫杀虫剂中毒的患者洗胃忌用（2007）
A. 生理盐水
B. 2%~3%碳酸氢钠溶液
C. 1∶5 000 高锰酸钾液
D. 清水
E. 温开水

8. 一氧化碳中毒时，最容易损害的器官或组织是（2007）
A. 肾 B. 外周神经
C. 脑 D. 眼
E. 肝

9. 治疗口服中毒时最常用的吸附剂是（2016）
A. 树脂 B. 鸡蛋脂
C. 牛奶 D. 活性炭
E. 食用油

10. 有机磷杀虫药中毒的临床表现中属于毒蕈碱样作用的是（2009）
A. 心动过速
B. 支气管平滑肌痉挛
C. 肌肉震颤
D. 昏迷、抽搐
E. 肌无力、肌瘫痪

11. 有机磷杀虫药中毒的表现中，用阿托品治疗无效的是（2009）
A. 呼吸困难 B. 流涎
C. 肌束震颤 D. 腹痛
E. 多汗

12. 一氧化碳中毒最具特征的表现是（2010）
A. 头痛头晕
B. 四肢乏力
C. 口唇黏膜呈樱桃红色
D. 恶心呕吐
E. 意识障碍

13. 对一氧化碳中毒有确诊价值的是（2011）
A. 血氧饱和度下降
B. 皮肤黏膜樱桃红色
C. 呼吸困难
D. 血氧合血红蛋白浓度降低
E. 血碳氧血红蛋白浓度升高

14. 亚硝酸盐食物中毒的机制是（2013）
A. 生成高铁血红蛋白
B. 溶血作用
C. 胆碱酯酶活性被抑制
D. 毛细血管扩张
E. 巯基酶失活

15. 患者，女，22 岁。就诊前 40 分钟口服敌百虫 400 mL，该患者洗胃不宜用（2006）
A. 清水
B. 1∶5 000 高锰酸钾
C. 0.9%氯化钠溶液
D. 5%葡萄糖液
E. 2%碳酸氢钠溶液

16. 患者，男，50 岁。昏倒在浴室中，被人发现送来急诊。查体：面色潮红、口唇呈樱红色。该患者最可能是（2007）
A. 脑出血
B. 心肌梗死
C. 一氧化碳中毒
D. 低血糖昏迷
E. 糖尿病酮症酸中毒

17. 患者，女，22 岁。头晕、呕吐伴流涎半小时。查体：P 90 次/min，BP 100/70 mmHg，神志清楚，双瞳孔缩小如针尖，皮肤潮湿，双下肺可闻及湿啰音。最可能的诊断是（2010）

A. 急性细菌性痢疾
B. 安眠药中毒
C. 急性胃肠炎
D. 亚硝酸盐中毒
E. 急性有机磷中毒

18. 患者，男，15 岁。冬季一天清晨，同学发现其人事不省，室内煤炉取暖，门窗紧闭。送来急诊时查体：面色潮红、口唇呈樱桃红色。该患者最可能是（2010）
A. 急性巴比妥中毒
B. 急性一氧化碳中毒
C. 急性有机磷中毒
D. 低血糖昏迷
E. 脑血管意外

19. 患者，女，60 岁。被家人发现其昏迷在浴室内，浴室使用的是燃气热水器。查体：皮肤潮红，瞳孔大小正常，口唇樱桃红色。最可能的诊断是（2011）
A. 一氧化碳中毒
B. 安眠药中毒
C. 有机磷杀虫药中毒
D. 乙醇中毒
E. 阿托品中毒

20. 某年夏季，某工地 20 余名工人晚餐吃炒米饭后 1 ~3 小时，20 余名工人中有 10 多名工人出现恶心、上腹痛、剧烈呕吐、腹泻等，不发热。首先应考虑的食物中毒是（2012）
A. 沙门菌属食物中毒
B. 葡萄球菌肠毒素食物中毒
C. 副溶血性弧菌食物中毒
D. 亚硝酸盐食物中毒
E. 有机磷农药食物中毒

21. 患者，女，56 岁。冬天煤炉取暖过夜。清晨被家人发现昏迷不醒急送医院。查体：口唇樱桃红色。对诊断最有帮助的检查是（2012）
A. 血胆碱酯酶活力
B. 血气分析
C. 血糖测定
D. 血 HbCO 测定
E. 颅脑 CT

22. 患者，男，60 岁。在家中浴室洗澡，2 小时后发现已昏迷，呼吸不规则，有间歇性暂停，室内烧煤球炉取暖，门窗紧闭。本例现场急救的首要措施是立即（2013）
A. 吸入高浓度氧
B. 使呼吸道通畅
C. 口对口人工呼吸
D. 搬离现场
E. 给予呼吸兴奋剂

23. 女，75 岁。家中浴室洗澡 2 小时后，被发现昏迷在浴室内，室内燃气炉取暖，门窗紧闭。查体：昏迷，呼吸不规则，BP110/70 mmHg。现场急救的首要措施是（2016）
A. 保持呼吸道通畅
B. 吸入高浓度氧气
C. 搬离现场
D. 给予气管插管呼吸机辅助呼吸
E. 口对口人工呼吸

考题精解

第一部分　基础医学综合

第一篇　生理学

第一章　细胞的基本功能

第一节　物质的跨膜转运

1. D

【解析】当细胞内 Na^+浓度增高或细胞膜外 K^+浓度增高时，钠泵被激活。

【点评】钠泵是镶嵌在细胞膜脂质双分子层中的一种特殊蛋白质，具有 ATP 活性，可以分解 ATP 获得能量，并利用能量逆浓度梯度或电位梯度进行 Na^+、K^+的主动转运。钠泵每分解 1 分子 ATP，可将 3 个 Na^+移出细胞外，同时将 2 个 K^+移入细胞内。

2. A

【解析】Na^+泵的活动，可使细胞内的 K^+约为细胞外液的 30 倍，而细胞外液的 Na^+约为胞质内的 10 倍，因此并不是使细胞膜内外 Na^+、K^+呈均匀分布。

【点评】Na^+泵建立的 Na^+跨膜浓度梯度，为葡萄糖、氨基酸在小肠和肾小管的吸收建立势能储备，提供驱动力。Na^+泵活动造成的细胞内高 K^+为胞质内许多代谢反应所必需，如核糖体合成蛋内质就需要高 K^+环境。

3. E

【解析】出胞是指胞质内的大分子物质以分泌囊泡的形式排出细胞的过程。运动神经末梢突触囊泡内的神经递质是 ACh，神经末梢对 ACh 的释放是以囊泡为单位，以出胞形式倾囊而出的。其余选项均属于小分子物质的跨膜转运方式。单纯扩散是 O_2、CO_2、NH 等物质的跨膜转运方式，易化扩散是指物质跨膜转运时需要离子通道或载体的帮助。主动转运是指物质跨膜转运时需各种“泵”（如钠泵、钙泵等）的参与。

4. E

【解析】细胞膜内外 Na^+、K^+浓度差的维持是 Na^+-K^+依赖式 ATP 酶（Na^+-K^+泵）作用的结果。

第二节　细胞的电活动

1. B

【解析】①兴奋性是指可兴奋细胞接受刺激后，产生动作电位的能力，即发生反应的能力。②应激是指机体遭受伤害刺激时发生的非特异性适应反应。适应是指细胞、组织、器官对有害因子和刺激作用产生的非损伤性应答反应。反射是指神经系统活动的基本过程。内环境稳态的维持是机体自我调节的结果。

2. C

【解析】①静息电位绝对值是动作电位上升支的负数部分，超射值是指去极化后膜电位从>0 直至最大值的部分，因此动作电位幅度应为静息电位绝对值与超射值之和。②静息电位接近钾离子平衡电位。

3. D

【解析】阈电位是造成膜对 Na^+通透性突然增大的临界膜电位，即在一段膜上能使 Na^+通道开放的数目足以引起正反馈式的更多 Na^+通道开放，从而引起动作电位上升支的膜去极化的临界水平。

4. D

【解析】动作电位幅度主要由动作电位上升支决

定，而动作电位上升支是去极化达阈电位水平时，膜对 Na^+ 通透性增大，超过了对 K^+ 的通透性，Na^+ 向膜内易化扩散的结果。因此细胞内、外 Na^+ 浓度差是影响动作电位幅度的主要因素。刺激强度、刺激时间、阈电位水平都是引起动作电位的条件，而不是影响动作电位幅度的主要因素。神经纤维直径主要影响动作电位的传导速度，而不是影响动作电位的幅度。

5. A

【解析】当神经纤维受刺激时，膜上 Na^+ 通道开放，即对 Na^+ 通透性最大，当去极化达阈电位水平时，Na^+ 迅速内流引起动作电位的去极相。

6. A

【解析】①可兴奋细胞发生兴奋后，其兴奋性需要经过“绝对不应期—相对不应期—超常期—低常期—恢复正常”的过程。处于绝对不应期的细胞，阈值无限大，无论给予多强的刺激都不能使细胞再次兴奋，表明细胞已失去兴奋性，此时兴奋性为零。②可兴奋细胞兴奋性高于正常的是超常期，兴奋性低于正常的是相对不应期和低常期，各种可兴奋细胞的兴奋性不可能无限大。

7. D

【解析】①刺激要使可兴奋细胞发生兴奋，就必须达到一定的刺激量。刺激量包括3个参数，即刺激的强度、刺激的持续时间、刺激强度对时间的变化率。从所给5个答案项中，只有答案D符合题意。结合上题，可知衡量组织兴奋性的最佳指标为阈值，次选指标为刺激量参数。②肌肉收缩的强度、腺细胞分泌的多少均为动作电位引起的结果。动作电位的幅度只能反映 Na^+ 内流的强度，不能反映组织兴奋性的高低。

8. B

【解析】①动作电位是以局部电流形式进行传导的，由于受刺激部位膜上电位差为内正外负，而未兴奋处仍为安静时内负外正的极化状态，因此局部电流是双向流动的，即动作电位呈双向传导。②根据动作电位的“全或无”的原理，动作电位在细胞膜的某处产生后，其传导不衰减，无论传导距离多远，其幅度和形状均不改变。动作电位一经产生，其幅度就达最大，与传导距离无关。刺激强度只要超过阈值，就可产生动作电位，也与传导距离无关。③多个动作电位不能总和，只有局部电位才可以总和。

9. D

【解析】静息电位的绝对值越大，去极化时产生动作电位的幅度也就越大。静息状态下，细胞膜内 K^+ 承度约为膜外的30倍，膜外浓度为膜内的10倍。N_a^+ 泵活动是维持细胞膜内外和浓度差的基础，低温、缺氧或代谢障碍使 Na^+ 泵活动受抑制后，将导致这种浓度差减小。

10. B

【解析】由于静息电位是细胞膜两侧离子跨膜扩散的结果，因此膜对哪一种离子的通透性越高，则该离子的跨膜扩散对静息电位的影响就越大。事实上，在静息时细胞膜对 K^+ 通透性大约是 Na^+ 的10~100倍，因此静息电位非常接近 K^+ 的平衡电位。

【点评】锋电位属于动作电位范畴，超射是指动作电位中膜电位高于零电位的部分。

11. B

12. B

【解析】静息电位是细胞膜两侧离子跨膜扩散所致，而不是 K^+ 内流形成的。

【点评】静息状态下，细胞膜两侧存在着外正内负的电位差，称为静息电位。生理学上常将这种外正内负的状态，称为极化。

13. B

【解析】静息状态下，细胞膜两侧离子的分布是不均匀的，细胞膜内的 K^+ 浓度是膜外的30倍，而 Na^+ 的细胞膜外浓度是膜内的10倍。静息状态下 K^+ 通道开放，因此 K^+ 通过易化扩散量多，细胞膜对 K^+ 的通透性最大。细胞膜在静息状态下，对 K^+ 的通透性大约是 Na^+ 的10~100倍。

14. E

【解析】动作电位是脉冲式传导，并非电紧张性传播，电紧张性传播是局部电位的特点。不同的可兴奋细胞，其动作电位的幅度和持续时间是不同的。

15. B

【解析】动作电位在同一细胞上的传导，实际上是已兴奋的膜处，通过局部电流刺激未兴奋的细胞膜，使之出现可沿细胞膜传导到整个细胞的动作电位。由于动作电位的传导其实是沿细胞膜不断产生新的动作电位，因此它的形状和幅度在长距离传导中保持不变，其幅度不会随神经纤维直径增加而降低。有髓纤维是沿郎飞结的跳跃式传导，其传导速度比无髓纤维快得多。有髓纤维的跳跃式传导速度与其直径成正比。

16. A　　17. C

【解析】①静息电位是指细胞在静息状态下（未接受刺激时），细胞膜两侧存在的外正内负的膜电位。②阈电位是造成细胞膜对 Na^+ 通透性突然增大的临界膜电位。③动作电位是指可兴奋细胞接受刺激后，产生的可传播的膜电位波动。在锋电位后出现的膜电位低幅、缓慢的波动，称为后电位。局部电位是指细胞接受阈下刺激时，细胞膜两侧产生的微弱电变化（较小的膜去极化或超极化反应）。

第三节 骨骼肌细胞的收缩功能

1. E

【解析】骨骼肌兴奋-收缩耦联的耦联因子是 Ca^{2+}。

2. E

【解析】神经-肌接头处的兴奋传递通常是一对一的，即运动纤维每一次神经冲动到达末梢，都能可靠地引起肌肉兴奋一次，诱发一次收缩，这一点与神经元之间的兴奋传递明显不同。选项E错，故答案为E。

第二章 血 液

第一节 血液的理化性质

1. A

【解析】等渗溶液是指渗透压与血浆渗透压相等的溶液。等张溶液是指与红细胞张力相等的溶液，能使悬浮其中的红细胞保持正常大小和形态。0.85% NaCl既是等渗溶液，也是等张溶液。尿素可自由通过细胞膜，因此1.9%尿素虽是等渗溶液，但不是等张溶液。0.85%葡萄糖为低渗液，5%葡萄糖为等渗液、10%葡萄糖及5%NaCl为高渗液。

2. B

【解析】血细胞比容是指血细胞在血液中所占容积百分比，故血细胞比容可反映血液中红细胞在血浆中的相对浓度。

3. D

【解析】溶液渗透压的高低取决于溶液中溶质颗粒（分子或离子）数目的多少，而与溶质的种类和颗粒大小无关。由蛋白质所形成的渗透压称为胶体渗透压。在血浆蛋白中，清（白）蛋白分子量小，其分子数量远多于球蛋白，故血浆渗透压的75%~85%来源于清（白）蛋白。球蛋白由于分子量大，分子数量少，所形成的胶体渗透压小。

4. B

【解析】血浆pH正常值为7.35~7.45，其相对恒定有赖于血液中的缓冲物质。血浆内的缓冲物质包括 $NaHCO_3/H_2CO_3$、蛋白质钠盐/蛋白质和 Na_2HPO_4/NaH_2PO_4 三个缓冲对，其中最重要的是 $NaHCO_3/H_2CO_3$。

第二节 血细胞生理

1. B

【解析】促红细胞生成素（EPO）主要由肾皮质肾小管周围的间质细胞产生，可促进红细胞的生成。

【点评】血小板生成素（TPO）主要由肝实质细胞产生。

2. E

【解析】红细胞的生成需要足够的蛋白质、铁、叶酸及维生素 B_{12}。其中，蛋白质和铁是合成血红蛋白的重要原料，叶酸和维生素是红细胞成熟所必需的物质。

3. B

【解析】正常红细胞通过微小血管和空隙时主要通过变形运动实现。当红细胞衰老后变形能力减退，通过微小血管和空隙的能力就会下降。

4. C　　5. A

【解析】血沉试验时，红细胞第1小时末下沉的距离称为血沉。血沉与红细胞叠连有关，而后者又主要取决于血浆变化，因此血沉与血浆变化有关，而与红细胞本身无关。因此，只要血浆正常，血沉就正常。

第三节 血 型

1. E

【解析】AB型血红细胞膜上，若存在A+A，+B凝集原（A_1B型血），则血清中无凝集素；若存在A+B凝集原（A_2B型血），则血清中含抗A凝集素。AB血型的人，若不区分 A_1B、A_2B亚型，则红细胞膜上存在A、B凝集原，血清中不会含抗A、抗B凝集素。

2. B

【解析】①ABO血型通常是指红细胞膜上特异性抗原（凝集原）的类型。②凝集素的本质为抗体，存在于血浆中。

3. C　　4. D　　5. E

【解析】一个人的血液中，不可能在红细胞膜上出现凝集原，同时在血清中出现相应凝集素。①若不区分 A_1、A_2 亚型，则A型血红细胞膜上含有A凝集原，血清中含有抗B凝集素（C）。②B型血红细胞膜上含有B凝集原，血清中含有抗A凝集素（D）。③若不区分 A_1B、A_2B亚型，则AB型血红细胞膜上含有A、B两种凝集原，血清中无凝集素。O型血红细胞上无A、B凝集原，血清中含抗A、抗B凝集素。

第三章 血液循环

第一节 心脏的泵血功能

1. B

【解析】后负荷是指心肌开始收缩时所遇到的负

荷，因此体循环（即主动脉）高压为左心室后负荷增加（B），肺循环高压为右心室后负荷增加。

2. C

【解析】主动脉瓣关闭只能在等容舒张期初或减慢射血期末。故正确答案为C。

3. C

【解析】在等容舒张期，左右心室的容积保持不变，因此房室瓣（二尖瓣及三尖瓣）与动脉瓣（主动脉瓣及肺动脉瓣）均应处于关闭状态。

4. A

单位体表面积的心输出量称为心指数。故心指数=心输出量/体表面积=心率×每搏输出量/体表面积，故选A。

5. B

【解析】①在心动周期中，左心室压力快速升高的时期，肯定出现于收缩期，舒张期压力会快速降低，因此首先排除答案D、E。当左心室开始收缩时，室内压升高，推动房室瓣关闭。从房室瓣关闭到主动脉瓣开启前的这段时间，心室容积不变，称为等容收缩期。由于心室继续收缩，但心室容积不变，因此室内压急剧升高，为心室内压力上升最快的阶段。②当左心室压高于主动脉压时，主动脉瓣开放，进入快速射血期，左心室内压可继续缓慢升高至峰值。随后进入缓慢射血期，左心室内压下降。

【点评】类似考点还有左心室压力下降最快的阶段为等容舒张期。

6. D

【解析】①每个心动周期持续约0.8 s，心房收缩0.1 s，舒张0.7 s；心室收缩0.3 s，舒张约0.5 s。可见心室舒张期的前0.4 s期间，心房也处于舒张状态，这一时期称为全心舒张期。全心舒张期为0.4 s，记为t0；等容舒张期仅0.06~0.08 s，记为t1；前者持续时间包含后者持续时间，将两者不重叠的部分记为t2。而等容舒张期（t1）时房室瓣和动脉瓣均关闭，t2期时房室瓣开放，动脉瓣关闭，所以整个全心舒张期均有动脉瓣关闭，故答案为D。

7. C

【解析】心室的充盈主要依靠心室舒张的抽吸作用（占75%的充盈量），其次为心房的收缩射血（占25%的充盈量）。

8. A

【解析】在一个心动周期中，主动脉压最低的时期是在心室射血之前，即等容收缩期末。

9. E

【解析】心室开始收缩后，室内压很快超过房内压，房室瓣立即关闭。房室瓣在心室等容收缩期和射血期一直处于关闭状态，直至心室舒张期开始后，室内压降低。动脉瓣关闭后的等容舒张期末，室内压进一步下降到低于房内压时，房室瓣才开放。故从房室瓣关闭到开放的时间约相当于心室收缩期+等容舒张期。

10. D

【解析】高血压患者由于平均动脉压增高，搏出量不变，因此心脏做功量增加。

11. B

【解析】以左心室为例，典型心动周期的分期为：等容收缩期—快速射血期—减慢射血期—等容舒张期—快速充盈期—减慢充盈期—房缩期。左心室收缩，血液泵出心室时，左心室容积开始缩小，在快速射血期和减慢射血期容积明显减小，至减慢射血期末左心室容积达最小。在紧接着的等容舒张期，左心室容积没有变化。由于选项中没有减慢射血期末，因此选择“等容舒张期末”作为最佳答案。

【点评】从本质理解心脏舒张和收缩变化规律以及和瓣膜的相关性是解题的关键。

12. D

【解析】异长调节是指通过改变心肌细胞收缩的初长度来调节心输出量。心肌收缩初长度取决于心室舒张末期容积（心室舒张末期压）的大小。在一定范围内，心肌收缩强度与其初长度成正比，而影响心肌收缩初长度的直接因素是舒张末期的心室容积。按Frank-Starling定律，心脏前负荷增加—心室舒张末期压增高—心室肌初长度增加—心肌收缩力增强—输出量增加。因此，根据异长调节，每搏量取决于心室舒张末期容积。

【点评】心力贮备是指心输出量随机体代谢需要而增加的能力；心率贮备是指在一定范围内，心率增快时心输出量增加的能力。两者都是指心泵功能的贮备能力，并不是异长调节。

13. D

【解析】单位体表面积的心输出量称为心指数，可作为比较身材不同个体的心功能评价指标。

14. A

【解析】正常成人的最佳心率为60~80次/min。当心率>180次/min时，心室充盈期缩短—心室充盈不足—每搏输出量明显减少，虽然心率增快，但心输出量（=每搏输出量×心率）仍减少。

第二节　心脏的电生理现象

1. C

【解析】心脏的兴奋传导系统由窦房结—心房肌—房室交界区—心室肌构成，但兴奋在心脏各部的传导速度不同，在心房内传导速度为1.0~1.2 m/s，心室浦肯野纤维的传导速度约为 4 m/s，房室交界区的传导速度最慢（仅 0.02 m/s）。因此，兴奋在房室交界区内的传导有一个时间延搁，称为房-室延搁。房-室延搁的生理意义是使心室的收缩必定发生在心房收缩之后，不会发生重叠收缩。

【点评】需要考生在理解的基础上掌握。

2. B

【解析】心肌细胞兴奋性变化的特点是有效不应期特别长，达 200～300 ms 左右，这是使心肌不会产生强直收缩的原因。

【点评】心室肌细胞在一次兴奋过程中兴奋性的周期性变化为：有效不应期（绝对不应期+局部反应期）—相对不应期—超常期。

3. C

【解析】与神经细胞和骨骼肌细胞相比，心肌细胞的有效不应期特别长，达 200～300 ms 左右，一直延续到舒张早期。此有效不应期应包括收缩期+舒张早期。

4. D

【解析】心肌细胞的有效不应期相当长，达 200～300 ms 左右。在此期间，心肌细胞处于不应期，任何强的刺激均不能引起心肌细胞的兴奋和收缩，这是心肌不会产生强直收缩的原因。强直收缩是骨骼肌收缩的特点之一。

5. E

【解析】窦房结起搏细胞最大特点就是有明显的 4 期自动去极化，且自动去极速度快。在每个心动周期中，窦房结细胞 4 期最先去极达到阈电位水平，产生一个新的动作电位，使之成为心脏正常的起搏点。

6. E

【解析】①心电图示“提前出现的宽大畸形的 QRS 波群”，应诊断为室性早搏（室性期前收缩）。故本题考察的是“室早完全性代偿间歇”的机制。②期前收缩有自身的有效不应期，当紧接在期前兴奋后的一次窦房结兴奋传递到心室时，如果正好落在期前兴奋的有效不应期内，则此次正常下传的窦房结兴奋将不能引起心室的兴奋和收缩，即形成一次兴奋和收缩的“脱失”，须等待下一次窦房结的兴奋传来时才能引起兴奋和收缩。这样，在一次期前收缩之后往往会出现一段较长的心室舒张期，称为代偿间歇。可见，代偿间歇的产生主要是由于心肌有效不应期长。

【点评】房-室延搁的生理意义是使心房和心室不同步收缩，故不答 A。B、D 项与心肌传导性有关，而与心肌兴奋性无关，故不答 B、D。自律细胞兴奋性增加将导致心率加快，而不是产生代偿间隙，故不答 C。

7. E

【解析】刺激迷走神经（面部浸于冰水）可使心动过速突然终止，是室上性心动过速的特点，两侧心迷走神经对心脏的支配是有差异的。右侧迷走神经对窦房结的影响占优势，兴奋时主要引起心率减慢；左侧迷走神经对房室结的作用占优势，兴奋时引起的效应以房室传导减慢为主。由于心率快慢主要取决于起搏细胞 4 期自动去极化的速率，故本题答案为 E。

【点评】本题为近年来医师考试典型考题，从心脏神经支配的解剖学和生理学机制角度考察考生对基础知识的理解和应用能力

8. A

【解析】窦房结细胞 T 型 Ca^{2+} 通道激活减少，Ca^{2+} 内流减少，将导致窦房结 4 期自动去极化减慢，使心率减慢，故答案为 A。

9. D　10. B

【解析】①窦房结细胞是慢反应细胞，其动作电位 0 期去极化的原因是 Ca^{2+} 缓慢内流。②浦肯野细胞是快反应细胞，其动作电位 0 期去极化的原因是 Na^{+} 内流。

11. C　12. D　13. A

【解析】①兴奋在心脏各部的传导速度分别为：心房肌 1.0～1.2 m/s，心室浦肯野纤维 4 m/s，房室交界 0.02 m/s。因此心脏内传导速度最慢的部位是房室交界，最快的部位是浦肯野纤维。②自律性是指心肌细胞自动兴奋的频率。窦房结 P 细胞、房室交界、房室束、浦肯野纤维的自律性分别为 100 次/min、50 次/min、40 次/min、25 次/min，可见窦房结 P 细胞的自律性最高，为心脏正常起搏点。

14. C　15. D

【解析】动作电位去极相有超射现象、复极时间长于去极时间，均是动作电位的普遍现象。心室肌细胞和窦房结细胞动作电位的总时间均长于骨骼肌，但心室肌细胞动作电位的主要特点是有复极 2 期平台期，而窦房结细胞动作电位的主要特点是有明显的 4 期自动去极化。

16. E　17. A　18. B

【解析】①体位性低血压恢复正常时，心率加快的原因是心交感神经冲动增多。②按摩颈动脉窦治疗阵发性室上性心动过速的直接作用是心迷走神经冲动增多。③颈动脉窦灌注压升高时诱发降压反射的起因是窦神经冲动增多。

第三节　血管生理

1. B

【解析】静脉注射去甲肾上腺素后，可使全身血

管广泛收缩，外周阻力增大，动脉血压升高。

2. C

【解析】主动脉和肺动脉等大动脉的弹性储器作用可使心脏间断的射血变成血管系统中连续的血流，从而使动脉血压的波动幅度明显减小。若大动脉弹性降低，则血压波动幅度加大，表现为收缩压升高，舒张压降低，脉压增大。

3. B

【解析】人在急性失血时，可出现一系列代偿性反应，但最先出现的调节反应是交感神经兴奋。在急性失血后 30 s 内，就可出现反射性交感神经兴奋。

4. B

【解析】心交感神经兴奋，在心肌表现为正性效应。

【点评】迷走神经兴奋表现为负性效应，引起心输出量降低。

5. A

【解析】①心室收缩期分为等容收缩期和射血期，射血期内左心室将血液射入主动脉。动脉血压升高后，左心室舒张末期压力和主动脉压之间的差值增大，在收缩期为了达到及超过主动脉压，等容收缩期会延长，而射血期则会缩短。②注意：心脏不会为了需要而延长射血期从而延长整个心动周期。因心动周期和心率成反比，如心动周期延长，则心率将减慢。临床上，在高血压患者中，观察到的并不是心率随血压升高而减慢，而是增快或相对不变。

6. A

【解析】①组织液是血浆经毛细血管壁滤过形成的，其有效滤过压=（毛细血管血压+组织液胶体渗透压）-（组织液静水压+血浆胶体渗透压）。右心衰竭的患者，由于静脉血回流右心房受阻，引起毛细血管血压增高，其有效滤过压增高，导致组织液生成增多，甚至下肢水肿。②低蛋白血症发生水肿的原因为血浆胶体渗透压降低。丝虫病引起水肿的原因为淋巴回流受阻。炎症、过敏反应引起水肿的原因为毛细血管通透性增高。

7. D

【解析】毛细血管通透性降低，血浆蛋白滤入组织间液将减少。

8. D

【解析】在骨骼肌血管上，β_2 受体占优势，肾上腺素可引起血管舒张。

【点评】肾上腺素可与 α、β 受体结合。在心脏，肾上腺素与 β 受体结合，产生正性变时、正性变力、正性变传导作用，使心率增快、心肌收缩力增强、心输出量增加。②在血管，肾上腺素的作用取决于血管平滑肌上 α 和 β 受体的分布情况。在皮肤、肾脏和胃肠道的血管平滑肌上，α 受体在数量上占优势，肾上腺素可引起血管收缩。

9. E

【解析】①组织液是由血浆经毛细血管滤过到组织间隙而形成的，其滤过量取决于有效滤过压。有效滤过压（EFP）=（毛细血管血压+组织液胶体渗透压）-（血浆胶体渗透压+组织液静水压）。因此，静脉注射白蛋白，可提高血浆胶体渗透压，降低有效滤过压，促使组织液水分移至毛细血管内（E）。

【点评】有效滤过压与血浆胶体渗透压有关，因此输入晶体液，与组织液的生成无关，故不答 A。血浆胶体渗透压主要由白蛋白产生，丙种球蛋白主要参与机体免疫，故不答 B。葡萄糖溶液主要功能是供给能量，而对血浆渗透压影响不大，故不答 C、D。

10. B

【解析】迷走神经兴奋释放的乙酰胆碱和心肌细胞膜 M 受体结合，使 K^+ 通透性增加，细胞内 K^+ 外流，使最大复极电位变得更负，自动去极化到阈电位所需的时间变长，使窦房结自律性降低，心率减慢。

11. A

【解析】①当人从卧位到站立位时，身体低垂部分的静脉可因跨壁压增大而充盈，容纳的血量增多，故静脉回流减少。②注射肾上腺素，可产生正性效应增强心肌收缩力，使中心静脉压降低，有利于静脉回流。③在慢跑时，两下肢肌肉泵的挤压作用使静脉回流加速。④人浸泡在水中与站在空气中相比，由于前者静脉血管跨壁压减小，因此有利于下肢静脉回流。⑤吸气时，胸膜腔负压更低，有利于静脉血回流至右心房。

12. E

【解析】动脉压力感受器并不是直接感受血压的变化，而是感受血管壁的机械牵张程度。当动脉血压升高时，动脉壁被牵张的程度升高，压力感受器发放的冲动增多，冲动由颈动脉窦神经、主动脉神经传入中枢，反射性引起血压降低。压力感受器的传入神经称为缓冲神经，因为它的作用是纠正偏离正常水平的血压波动。若切断传入神经会导致血压波动范围过大，并非动脉血压明显升高。

13. B　　14. A

【解析】①急性失血引起的生理反应及对机体造成的影响，因失血量和失血速度不同而不同。如果失血量不超过总血量的 10%（即 400 mL），则机体通过神经-体液调节可使血量逐渐恢复，不会出现明显的心血管功能障碍和临床表现；如果失血量较大，达总血量的 20%（即 800 mL），各种调节机制不足以使心血管系统的功能得到代偿，可导致一系列临床症状，如血压降低、心率加快等，故 13 题选 B。②肾上腺髓质激素是指儿茶酚胺，当大量释放时，可使血管收缩，血压增高，心率加快，故 14 题选 A。

15. A　　16. C

【解析】①血压的形成，首先是由于心血管系统内有血液充盈，其次是心脏射血。心室肌收缩时所释放的能量可分为两部分：一部分用于推动血液流动，是血液的动能；另一部分形成对血管壁的侧压，即血压。因此，动脉收缩压主要反映每搏输出量。②当血液从主动脉流向外周时，因不断克服血管对血流的阻力而消耗能量，血压逐渐降低。因此，动脉舒张压的高低主要反映外周血管阻力的大小。

17. B　　18. A

【解析】①血容量增加—回心血量增加—心输出量增加—动脉压升高（以收缩压升高为主）。血容量增加—静脉回心血量增加—中心静脉压升高。②心脏射血能力增强—心肌收缩能力增强—每搏输出量增加—动脉压升高。心脏射血能力增强—能及时将回心血射入动脉—中心静脉压降低。

19. D　　20. E　　21. A

【解析】①心室收缩时，主动脉压升高，在收缩期的中期达到最高值，此时的动脉血压值称为收缩压。②脉压＝收缩压－舒张压。③心室舒张时，主动脉压下降，在心舒末期动脉血压的最低值，称为舒张压。④一个心动周期中每一瞬间动脉血压的平均值，称为平均动脉压。

第四章　呼　吸

第一节　肺通气

1. D

2. D

【解析】胸膜腔由脏层胸膜和壁层胸膜构成，是肺和胸廓之间一个潜在性的密闭腔隙，只有胸膜腔密闭，才能在肺弹性回缩力的作用下维持负压。

3. D

【解析】肺通气阻力包括弹性阻力和非弹性阻力，气道阻力占非弹性阻力的 80%～90%。由于气道阻力与其管道半径的 4 次方成反比，因此气道管径的大小是影响气道阻力的主要因素。吸气时，胸膜腔内负压增大而跨壁压增大，因肺的扩展而使弹性成分对小气道的牵引作用增强，可使气道口径增大，气道阻力减小；呼气时则相反，气道口径变小，气道阻力增加。因此，支气管哮喘患者呼气比吸气更为困难。

4. C

【解析】肺通气量是指每分吸入或呼出的气体总量，等于潮气量×呼吸频率。

5. D

【解析】肺泡通气量＝（潮气量－无效腔气量）×呼吸频率。无效腔气量＝150 mL。若潮气量减少 1/2，而呼吸频率加快 1 倍，则每分肺通气量不变，肺泡通气量减少。

6. D

【解析】胸膜腔内的压力称为胸膜腔内压。由于脏层胸膜和壁层胸膜紧贴在一起，因此胸膜腔为一潜在间隙。胸膜腔受到两种力的作用：一是使肺泡扩张的肺内压（力的方向向外）；另一是使肺泡缩小的肺弹性回缩力。胸膜腔内压就是这两种方向相反的力的代数和，即胸膜腔内压＝肺内压＋（－肺弹性回缩力）。在吸气末或呼气末，肺内压＝大气压，则胸膜腔内压＝大气压+肺弹性回缩力。

7. D

【解析】中心静脉压是指右心房和胸腔内大静脉的血压。在吸气时，胸膜腔负压的绝对值进一步增大，使胸腔内的大静脉和右心房更加扩张，中心静脉压将降低。在呼气时，则中心静脉压将升高，因此不能笼统地说：胸膜腔负压使中心静脉压升高。

【点评】胸膜腔负压对维持肺的扩张状态具有重要意义，一旦气胸时胸膜腔负压消失，将导致相应部位的肺叶塌陷。

8. A

【解析】肺表面活性物质的主要作用：①降低肺泡液-气界面的表面张力，减小肺泡的回缩力，因此，肺表面活性物质减少将导致肺泡回缩，肺萎陷，肺难以扩张；②使肺顺应性变大，减小肺的弹性阻力；③降低肺泡表面张力，使小肺泡表面张力减小，大肺泡表面张力增大，从而维持大小肺泡内压的稳定。

9. D

【解析】每分通气量＝潮气量×呼吸频率，肺泡通气量＝（潮气量－无效腔气量）×呼吸频率，因此每分通气量－肺泡通气量＝无效腔气量×呼吸频率。

10. E

【解析】平静呼吸时，吸气由吸气肌（膈肌和肋间外肌）收缩引起，是一个主动过程；呼气并不是呼气肌收缩引起，而是由膈肌和肋间外肌舒张所致，是一个被动过程。

11. A

【解析】阻塞性通气功能障碍的特点是以流速（FEV）降低为主。

【点评】限制性通气功能障碍则以肺容量（VC）减少为主。

12. D

【解析】①肺表面活性物质能降低肺泡表面张

力，有助于肺泡的稳定性。当肺泡变大时，其密度减小，使肺泡表面张力增大，可防止肺泡过度膨胀；当肺泡变小时，其密度增大，使肺泡表面张力减小，可维持肺泡的扩张状态，防止肺泡塌陷。②肺泡表面张力是肺弹性阻力的主要组成部分，而肺弹性阻力与肺顺应性成反比，因此肺表面活性物质可降低肺泡表面张力，使肺顺应性增大。③肺表面活性物质可减少肺组织液生成，防止毛细血管内的液体流入肺泡内而导致肺水肿。

13. B

14. C

【解析】肺通气的直接动力是外界环境与肺内压力差，肺通气的原动力是呼吸肌的收缩与舒张。

【点评】①肺通气的生理过程为：呼吸肌收缩和舒张—胸廓扩大和缩小—肺的舒缩—大气和肺泡间周期性压力差—通气。②肺泡表面活性物质的作用是降低肺泡表面张力，增加肺泡的稳定性。

15. B

【解析】功能余气量是指平静呼气末尚存留在肺内的气体量。由于功能余气量的稀释作用，吸气时，肺内 PO_2 不致突然升得太高，PCO_2 不致降得太低；呼气时，则 PO_2 不致降得太低，PCO_2 不致突然升得太高。故功能余气量可缓冲呼吸过程中肺泡氧分压（PO_2）和 CO_2 分压（PCO_2）的变化幅度。

16. E　　**17. B**

【解析】①只有肺泡通气量才能真正反映其有效通气量。肺泡通气量是指每分钟吸入肺泡的新鲜空气量。肺泡通气量=（潮气量-无效腔气量）×呼吸频率。②时间肺活量能更好地反映肺通气功能，是评价肺通气功能较好的指标。

第二节　肺换气

1. E

【解析】肺泡与肺毛细血管血液之间的气体交换过程称为肺换气。肺换气必须通过呼吸膜才能进行。

【点评】肺通气是指肺与外界环境之间的气体交换过程，因此支气管、细支气管、肺泡小管都是肺通气时气体通过的部位，而不是肺换气时气体通过的部位。

2. B

【解析】①肺换气是指肺泡与肺毛细血管之间的气体交换过程，是以单纯扩散方式进行的，其动力是气体交换部位两侧的气压差。气体的分压差决定了气体的交换方向，因为气体总是从压力高的一侧向压力低的一侧净移动。②虽然气体的溶解度、分子量、肺泡膜的面积、肺泡膜的通透性等均可影响肺部气体的交换量，但都不是最重要的因素。

3. E

【解析】CO_2 分压由高到低的顺序通常是组织细胞>静脉血>肺泡气>呼出气。

【点评】体内氧分压排序为：吸入气>肺泡气>动脉血>毛细血管>静脉血>组织液>细胞内液，因此 O_2 分压最高的部位是肺泡气，最低的部位是细胞内液。

4. B

【解析】通气/血流（VA/Q）比值是指每分钟肺泡通气量与每分钟肺血流量的比值。①VA/Q 增大说明 V 增大（肺通气过度），或 Q 降低（肺血流量减少），部分肺泡无法进行气体交换，相当于肺泡无效腔增大。②VA/Q 减小说明 V 减小（肺通气不足），或 Q 增大（肺血流量过剩），部分静脉血流经通气不良的肺泡，相当于发生了动-静脉短路。③因此，VA/Q 比值无论增大或减小都降低了肺的换气效率。

第三节　气体在血液中的运输

1. D

【解析】①CO_2 在血液中的运输形式包括物理溶解和化学结合，物理溶解占总运输量的 5%，化学结合为主要运输形式，其中以碳酸氢盐（HCO_3^-）形式运输的占 88%，以氨基甲酰血红蛋白形式运输的占 7%。因此 CO_2 在血液中运输的主要方式是形成碳酸氢盐。

第四节　呼吸运动的调节

1. B

【解析】CO_2 是调节呼吸运动最重要的生理性化学因素。$PaCO_2$ 增高对呼吸的调节既可通过刺激外周化学感受器（颈动脉体和主动脉体），也可通过刺激中枢化学感受器进行，但中枢感受器的敏感性高于外周感受器。因此本题答案为 B 而不是 C。

【点评】中枢感受器的生理性刺激是脑脊液中的 H^+，而不是 CO_2，因此 CO_2 不能直接刺激中枢的呼吸神经元。颈动脉窦和主动脉弓为调节循环的减压反射感受器，心肺感受器为调节循环的容量感受器，均不参与呼吸的调节。

2. C

【解析】缺 O_2 通过外周化学感受器对呼吸进行调节，缺氧对中枢的直接作用是抑制。外周化学感受器感受的是 PaO_2，并不是 O_2 含量。缺氧时 PaO_2 降低，可刺激颈动脉体和主动脉体化学感受器，冲动经窦神经和迷走神经传入延髓，反射性引起呼吸加深加快。

3. B

4. C

【解析】低氧对呼吸运动的刺激作用完全通过外周化学感受器实现的，低氧对中枢的直接作用是抑制的。低氧通过外周化学感受器对呼吸中枢的兴奋作用可对抗其直接抑制效应。但在严重缺氧时，如果外周化学感受器的反射效应不足以克服低氧对中枢的直接抑制作用，将导致呼吸运动减弱。

5. C

【解析】贫血和 CO 中毒时，虽然血红蛋白氧含量降低，但由于溶解在血液中的氧所决定的 PaO_2 并不降低，仍处于正常水平，因此不能兴奋外周化学感受器引起呼吸加强。

6. A

【解析】高碳酸血症时，血液中的 $PaCO_2$ 升高，可刺激呼吸运动增强，反射性使呼吸加深加快。

【点评】本题考察呼吸性酸中毒过程机体调节机制。

7. D

【解析】正常人过度通气后，大量 CO_2 呼出，动脉血 $PaCO_2$ 降到很低的水平，可出现呼吸暂停，答案为 D。

【点评】虽然血 pH 升高、PaO_2 升高，可使呼吸运动受到抑制，但与 CO_2 比较，H^+浓度、PaO_2 都不是调节呼吸最重要的因素，故答案为 D 而不是 A、B。

8. E

【解析】动脉血中的 H^+浓度升高主要通过外周化学感受器（颈动脉体和主动脉体）起调节作用。

【点评】另外，注意颈动脉窦和主动脉弓是压力感受器，为调节循环的感受器，两者都不能通过感受 H^+浓度的变化而调节呼吸运动。

第五章　消化和吸收

第一节　胃肠神经体液调节的一般规律

1. E

【解析】①促胃液素是胃窦部 G 细胞分泌的一种肽类激素，能促进胃酸和胃蛋白酶原的分泌。促胃液素能促进胃体和胃窦的收缩，有利于增加胃内压。②在胃肠激素中，促胃液素、促胰液素、缩胆囊素和抑胃肽等，均可促进胰岛素的分泌。③促胃液素能刺激胃泌酸腺区黏膜和十二指肠黏膜 DNA、RNA 和蛋白质的合成，从而促进消化道黏膜生长。④促胃液素通过促进胃酸分泌，引起促胰液素释放，进而促进胰液分泌。胰岛素和甲状腺激素能促进胆固醇合成，胰高血糖素和皮质醇能抑制胆固醇合成，但促胃液素对胆固醇的合成影响不大。

2. B

【解析】交感神经兴奋可抑制胃肠运动，抑制消化腺分泌，使胃肠括约肌收缩。

【点评】副交感神经兴奋可引起胃肠平滑肌运动，消化腺分泌增加，胃肠括约肌舒张。

3. A

【解析】支配消化道的神经包括内在神经系统和外来神经系统。内在神经系统包括黏膜下神经丛和肌间神经丛（A 正确），广泛分布于消化道壁内，由大量神经元（总数约 108 亿个）和神经纤维组成神经网络。

第二节　胃内消化

1. C

【解析】①胃排空是指食糜由胃排入十二指肠的过程。一般在食物入胃后 5 min 即开始有胃排空。②胃排空的速度与食糜的物理性状和化学组成有关：小颗粒食物比大块食物排空快；3 种营养物质中，糖类排空最快，蛋白质次之，脂肪排空最慢；等渗溶液比高渗溶液排空快。混合性食物由胃完全排空的时间约为 4～6 h。

2. B

【解析】在胃黏膜表面，由上皮细胞、黏液颈细胞等分泌的黏液，与非泌酸细胞分泌的碳酸氢盐，共同构成黏液-碳酸氢盐屏障，可中和胃酸，在一定程度上能有效保护胃黏膜免受 H^+的直接侵蚀，同时也使胃蛋白酶原在上皮细胞侧不被激活，因而使胃黏膜不会被胃液所消化。

【点评】胃液中含有的胃蛋白酶原被激活后可消化胃黏膜。内因子的作用是促进维生素 B_{12} 的吸收，而不是保护胃黏膜。

3. C

【解析】壁细胞分泌的内因子可促进维生素 B_{12} 的吸收，胃大部切除患者由于切除了胃体的大部，导致壁细胞数量减少，内因子分泌减少，维生素 B_{12} 吸收障碍，引起巨幼细胞贫血。

4. C

【解析】①胃泌素（促胃液素）是由胃窦部 G 细胞分泌的一种肽类激素，分布于胃体和胃底的壁细胞主要分泌胃酸和内因子。②蛋白质的消化产物，如肽类和氨基酸，是引起胃泌素释放的主要因素。但胃酸（HCl）可直接抑制胃窦部 G 细胞释放胃泌素。③胃泌素可促进壁细胞分泌胃酸（C 正确）。④胃泌素的生理作用主要由其C端的4个氨基酸引起，故该部分为胃泌素具有生物活性的最小片段。⑤由于分泌胃泌素的G细胞主要分布于胃窦部，因此切除胃窦的患者，胃泌素的分泌将减少（E错）。

5. B

【解析】胃液分泌分头期、胃期和肠期三个时期。将蛋白质类食物通过胃瘘直接放入胃内引起胃液分泌，属于胃期胃酸分泌。胃期胃酸分泌的特点是：持续时间长（可达3~4 h）、胃液分泌量最大（占整个消化期的60%）、胃液酸度高、所含胃蛋白酶原比头期少、消化能力比头期弱（但比肠期强）。因此胃期胃液的消化能力较强（不是最强）。

【点评】考察胃造篓患者消化机制变化特点。

6. A

【解析】①胃酸进入十二指肠后，可促进促胰液素、缩胆囊素的释放，进而促进胰液、胆汁和小肠液的分泌。②胃蛋白酶的作用是消化水解蛋白质，内因子的作用是促进维生素 B_{12} 的吸收，黏液和 HCO_3^- 共同构成黏液-碳酸氢盐屏障，保护胃黏膜免受胃内盐酸和胃蛋白酶的攻击。

7. E

【解析】①促胃液素促进胃酸分泌。组胺可作用于壁细胞上的 H_2 受体引起胃酸分泌。迷走神经兴奋，释放乙酰胆碱作用于壁细胞上的M受体引起胃酸分泌。胆盐经肠-肝循环重吸收回到肝脏，主要促进胆汁的大量分泌，而对胃酸的分泌影响不大。②抑制胃酸分泌的主要因素包括生长抑素、盐酸、脂肪和高张溶液。当胃内胃酸（盐酸）过多时，可通过负反馈调节抑制胃酸分泌。

8. E

【解析】壁细胞分泌的内因子可促进维生素 B_{12} 的吸收，因此胃酸减少不会影响机体对其的吸收。

9. D

【解析】缩胆囊素（又称促胆囊收缩素）由小肠上部I细胞分泌。引起缩胆囊素分泌的因素，按由强至弱的顺序为蛋白质分解产物、脂酸钠、盐酸、脂肪。糖类没有刺激作用。

10. E

【解析】①在十二指肠壁上存在多种感受器，酸、脂肪、高渗溶液及机械扩张均可刺激这些感受器，反射地抑制胃的运动，使胃排空减慢，抑制胃的排空，这个过程称为肠-胃反射，故答案为E。②壁内神经丛反射、迷走-迷走反射都是促进胃排空的因素。组胺是刺激胃酸分泌的因素。进入胃内的食物可增加胃的运动，促进胃排空。

11. E

【解析】①胃黏膜中的主细胞分泌胃蛋白酶原。②壁细胞分泌胃酸和内因子，黏液细胞分泌碱性黏液。肥大细胞、杯状细胞都不是胃黏膜主要的内分泌细胞。

12. C

【解析】胃容受性舒张是指由进食动作和食物对咽食管等处感受器的刺激，反射性引起胃底和胃体肌肉的舒张。其传入、传出神经都是迷走神经，故称迷走-迷走反射。在这个反射过程中，传出通路是抑制性的，其末梢释放的递质为血管活性肠肽（VIP）或一氧化氮（NO）。

13. B **14. C**

【解析】①胆盐经肠-肝循环重吸收至肝脏，主要促进胆汁的大量分泌，而对胃液的分泌影响不大。缩胆囊素主要引起胆囊强烈收缩、胰酶分泌，可使胃液少量分泌。②乙酰胆碱和组胺分别作用于壁细胞上的M受体和 H_2 受体，均可引起胃酸分泌。③盐酸与脂肪都是抑制胃液分泌的主要因素。当胃内盐酸过多时，可通过负反馈调节抑制胃酸分泌。脂肪及其消化产物进入小肠后，引起小肠黏膜释放肠抑胃素，从而抑制胃液分泌。④抑胃肽能抑制胃酸分泌，引起胰岛素释放。促胰液素可抑制胃酸分泌。

【点评】本题为本章节典型考题，也是高频考题。

15. A **16. E**

【解析】①胃容受性舒张是指由进食动作和食物对咽、食管等处感受器的刺激，反射性引起胃底和胃体肌肉的舒张，其传入、传出神经都是迷走神经，故称迷走-迷走反射。②胃内食物，对胃壁的扩张刺激，通过迷走-迷走反射和壁内神经丛反射，可使胃运动加强，从而促进胃排空。

第三节 小肠内消化

1. D

【解析】胆汁的主要功能是促进脂肪及脂溶性维生素A、D、E、K的吸收。

【点评】胃酸可促进钙、铁的吸收。胰液可促进蛋白质及糖类的消化吸收。内因子可促进维生素 B_{12} 的吸收。

2. D

【解析】①胆汁中促进消化吸收的主要成分是胆盐。胆盐、胆固醇和卵磷脂可作为乳化剂乳化脂肪，从而促进脂肪的消化分解；胆盐也可帮助脂肪酸、甘油一酯从小肠黏膜吸收。②胰脂肪酶可帮助脂肪的消化，胆固醇可乳化脂肪，有利于脂肪的消化分解，但脂肪酶和胆固醇在消化吸收中的作用不及胆盐重要。故最佳答案为D，而不是A、E。胆红素和胆绿素属于胆色素，与消化吸收无关。

【点评】本题为胆囊炎发病机制相关考点。

3. B

4. D

【解析】①胰脂肪酶对脂肪的分解需要辅脂酶的存在，辅脂酶对胆盐微胶粒具有较高的亲和力，可使胰脂肪酶、辅脂酶和胆盐形成复合物，有助于胰脂肪酶锚定于脂滴表面发挥其分解脂肪的作用。若胆汁排出障碍，则胆盐分泌减少，导致胰脂肪酶对脂肪的消化作用减弱。②肠激酶的主要作用是激活胰蛋白酶原。胰蛋白酶和糜蛋白酶均为蛋白水解酶，主要帮助蛋白质的消化。胰淀粉酶主要帮助糖类的消化。

5. D

6. A

【解析】胃蛋白酶原由胃的主细胞分泌，进入胃腔后，在盐酸的作用下，分离出1个小分子多肽，即可形成有活性的胃蛋白酶。已被激活的胃蛋白酶对胃蛋白酶原有正反馈激活作用。

7. E　　8. C

【解析】①促胰液素可作用于胰腺导管细胞，分泌富含水和碳酸氢盐、但含胰酶少的胰液。②缩胆囊素可作用于胰腺腺泡细胞，分泌富含胰酶、但含水分和碳酸氢盐少的胰液。③血管活性肠肽可抑制胃酸分泌、舒张胃肠平滑肌。去甲肾上腺素为交感神经兴奋时分泌的神经递质，可抑制胰液分泌，但作用不强。促胃液素可促进胃酸分泌。

第四节　小肠的吸收功能

1. E

2. C

【解析】铁的主要吸收部位在小肠上部，胆盐、维生素B_{12}的主要吸收部位在回肠。

3. C

【解析】①小肠是营养物质的重要吸收部位。②食管一般不能吸收营养物质。③在胃内，食物很少被吸收，仅有乙醇和少量水分可被吸收。④大肠主要吸收水和无机盐。

第六章　能量代谢与体温

第一节　能量代谢

1. D

【解析】①甲状腺激素是调节产热活动最重要的体液因素。甲状腺激素大量分泌，可使机体代谢率增加20%~30%。甲状腺功能亢进（简称甲亢）时，由于甲状腺激素分泌增多，基础代谢率可比正常值高25%~80%。②虽然肾上腺素、生长激素等也可刺激产热，提高基础代谢率，但维持时间较短，作用不强。

【点评】甲亢相关考点，高频考点。

2. C

【解析】进食能刺激机体额外消耗能量的作用，称为食物的特殊动力效应。由于食物的特殊动力效应，为维持机体的能量平衡，应适当增加能量摄入总量。

【点评】蛋白质的主要生理作用不是供能，因此增加蛋白质的摄入量，不能保证机体的能量平衡。“调整各种营养成分的摄入比例”只能提高食物的营养价值，并不能增加能量供给。“细嚼慢咽”只能利于食物的消化吸收，但不能增加能量供给。

3. D

【解析】测定基础代谢率，应在清晨未进餐之前（即进食后12~24 h）进行。而且前一餐最好是清淡饮食，且不要吃得太饱，以排除食物特殊动力效应的影响。测定前应静卧30 min以上，测定时应平卧，使全身肌肉松弛，尽量排除肌肉活动的影响。还应使受试者排除精神紧张的影响。室温应保持在18~25 ℃，以排除环境因素的影响。

4. C

【解析】食物的特殊动力效应是指人体进食后刺激机体额外消耗能量的作用。进食各种食物的特殊动力效应为：蛋白质30%（最强）、糖6%、脂肪4%、混合性食物10%。维生素和无机盐一般不产生特殊动力效应。

5. C

【解析】所有选项均为影响能量代谢的因素，以肌肉活动对能量代谢的影响最显著。

第二节　体　温

1. A

解析：疟疾所致的发热是由于致热原的作用，使体温调节的调定点上移（A），PO/AH热敏神经元的温度反应阈值升高，而冷敏神经元的阈值下降。在开始发热时，先出现寒战等产热反应，直到体温升高到39 ℃以上时才出现散热反应。

【点评】高温环境也可引起机体体温升高，但不是体温调定点的上移，而是由于体温调节功能障碍所致。

2. A

【解析】①虽然甲状腺激素、肾上腺素等均产热，但甲状腺激素是调节产热活动最重要的体液因素。1mg T4 可使机体产热量增加约 4 200 kJ，使基础代谢率（BMR）提高 28%。②乙酰胆碱不能刺激产热。孕激素可使育龄妇女的基础体温呈双相曲线。

3. C

【解析】体温调节的基本中枢在下丘脑，下丘脑的视前区-下丘脑前部是体温调节中枢整合结构的中心部位。

【点评】大脑是各种高级活动的中枢。延髓是生命活动中枢。小脑与基底神经节都参与运动的设计和程序的编制、运动的协调、肌紧张的调节。

4. B

【解析】调节体温的中枢感受器包括热敏神经元和冷敏神经元。在视前区-下丘脑前部，热敏神经元居多；而在脑干网状结构和下丘脑弓状核，则冷敏神经元较多。

5. D

【解析】安静状态下主要的产热器官是肝脏，运动时主要的产热器官是骨骼肌。褐色脂肪组织是新生儿在寒冷环境下的主要产热组织。答案为 D。

6. A

【解析】本例给定的条件是环境温度低于 30 ℃，人体的正常体温为 37 ℃，故皮肤温度>环境温度，其主要散热方式为辐射散射。

【点评】解答此类试题时，首先看给定的温度条件，然后判断散热方式。如皮肤温度>环境温度，则散热方式包括辐射、传导、对流、不感蒸发，其中辐射是机体在安静状态下的主要散热方式，占总散热量的 60%。如皮肤温度<环境温度，则可感蒸发（发汗）为唯一散热方式。

7. B

【解析】汗液中水分占 99%，固体成分不到 1%。在固体成分中，大部分为 NaCl，也有少量 KC1 和尿素。汗液中 NaCl 的浓度一般低于血浆（约 0.25%）。汗液不是简单的血浆滤出物，而是汗腺细胞主动分泌的。刚分泌出来的汗液与血浆是等渗的，但在流经汗腺管腔时，在醛固酮的作用下，汗液中的 Na^+ 和 Cl^- 被重吸收，因此汗液是低渗的。

8. C　9. D　10. E

【解析】①由于水的比热较大，导热性能较好，皮肤与冷水接触时因热传导带走的热量大，临床上常利用冰帽、冰袋给高热患者降温。②由于酒精容易蒸发，因此给高热患者进行酒精擦浴可增加蒸发散热。③游泳时，既可通过与冷水接触而进行传导散热，又可通过皮肤表面水分的蒸发而散热。

【点评】高频考点，务必熟练掌握。

第七章　尿的生成和排出

第一节　肾小球的滤过功能

1. E

肾小球有效滤过压=（肾小球毛细血管血压+囊内液胶体渗透压）-（血浆胶体渗透压+肾小囊内压）。正常情况下，由于血浆蛋白不能通过肾小球滤过膜，囊内液胶体渗透压接近于 0，因此，肾小球有效滤过压=肾小球毛细血管血压-血浆胶体渗透压-囊内压。

2. C

【解析】剧烈运动—交感神经活动加强—入球小动脉强烈收缩、肾血流量减少，肾小球滤过率降低进而尿量减少。

【点评】剧烈运动时，交感神经兴奋，入球小动脉收缩，肾小球毛细血管血流量和毛细血管血压是下降的，而不是增高的。剧烈运动时，血浆晶体渗透压不会升高，不会刺激抗利尿激素的分泌。交感神经兴奋，可刺激醛固酮的分泌，保水保钠排钾增加，尿量减少，但不是少尿的主要原因。剧烈运动时，没有肾小球损害，其滤过膜面积不会减少。

3. E

【解析】肾脏的泌尿活动，一方面可以排出代谢终产物，另一方面又能调控体液中大多数晶体成分的浓度。因此，肾脏在维持机体内环境相对稳定的过程中，起着极其重要的作用。排泄代谢终产物、调节水盐代谢、维持酸碱平衡都是肾脏泌尿功能的具体表现，因此最佳答案为 E。另外，肾脏还可产生一些生物活性物质，如肾素、红细胞生成素等。

4. E

【解析】①肾小球滤过膜由毛细血管内皮细胞、基膜和足细胞的足突构成。此为滤过膜的机械屏障。此外，这三层结构均含有带负电荷的蛋白质，因此带负电荷的物质不易通过滤过膜，此为滤过膜的电荷屏障。由于血浆白蛋白分子量大，且带负电荷，因此受机械屏障和电荷屏障的阻碍，不能自由通过肾小球滤过膜。②A、B、C、D 选项由于分子量小，不带电荷或带正电荷，均容易通过滤过膜。

【点评】肾病综合征和肾脏其他疾病的相关机制为泌尿系统难点也是高频考点。

5. B

【解析】由于肾小球有效滤过压＝肾小球毛细血管血压-血浆胶体渗透压-囊内压，因此当血浆胶体渗透压升高时，将导致肾小球有效滤过压降低，肾小球滤过率减小。

【点评】肾小球有效滤过压与血浆晶体渗透压无关。肾小球毛细血管血压升高可导致肾小球有效滤过压增高，肾小球滤过率增大。

6. A

【解析】肾小球入球小动脉和出球小动脉血管平滑肌受交感神经支配。肾交感神经兴奋时，神经末梢释放去甲肾上腺素作用于血管平滑肌α受体，可使肾血管强烈收缩，肾血流量减少，肾小球毛细血管血压下降。

7. A

【解析】①由于肾小球有效滤过压=肾小球毛细血管血压-血浆胶体渗透压-囊内压，因此，肾小球内压升高、毛细血管血压降低、血浆胶体渗透压升高，均可导致肾小球有效滤过压降低，肾小球滤过率降低。②肾血浆流量并不是通过改变肾小球有效滤过压，而是通过改变平衡点，来影响肾小球滤过率。

第二节　肾小管和集合管的物质转运功能

1. C

【解析】甘露醇静脉注射后，易经肾小球滤过，但不能从肾小管重吸收，使小管液渗透压升高，导致髓袢升支和近曲小管对水的重吸收减少，增加水的排出，从而产生渗透性利尿。

2. B

【解析】输入大量生理盐水后，可引起血浆白蛋白浓度稀释性降低，从而使胶体渗透压降低，肾小球有效滤过压增高，导致尿量增加。

3. B

【解析】血管紧张素Ⅱ对入球小动脉和出球小动脉均有收缩作用，但由于出球小动脉对血管紧张素的敏感性比入球小动脉大，因此对出球小动脉的收缩作用大于入球小动脉。

4. B

【解析】①近端小管对 Na^+ 和水的重吸收随肾小球滤过率的变化而改变，称为球-管平衡（B对），近端小管对 Na^+ 和水的重吸收率总是占肾小球滤过量的65%~70%。②在近端小管前半段，Na^+ 的重吸收与葡萄糖的转运耦联。在近端小管后半段，Na^+ 经细胞旁途径被重吸收，与葡萄糖的重吸收无平行关系。在整个近端小管，对水的重吸收是通过渗透作用进行的等渗性重吸收，也与葡萄糖的重吸收无平行关系。③远端小管（不是近端小管）对 Na^+ 和水的重吸收，可根据机体的水、盐平衡状况进行调节。Na^+ 的重吸收受醛固酮的调节，水的重吸收受血管升压素的调节。

5. B

【解析】刺激抗利尿激素（血管升压素）分泌的最强因素是血浆晶体渗透压增高，次要因素是血容量减少。

【点评】刺激抗利尿激素分泌的是血浆晶体渗透压增高，而不是胶体渗透压增高。大量饮清水后，体液被稀释，由于血浆晶体渗透压降低，抗利尿激素分泌将减少。血钾浓度增高可刺激醛固酮的分泌，但不能刺激抗利尿激素的释放。

6. D

【解析】大量饮清水后，体液被稀释，由于血浆晶体渗透压降低，血管升压素分泌减少，肾远曲小管和集合管对水的重吸收减少，尿量增多。

7. B

【解析】汗液为低渗液，大量出汗将导致高渗性脱水。由于血浆晶体渗透压升高，刺激血管升压素（ADH）分泌增加，增加远曲小管和集合管对水的通透性，使水重吸收增加，导致尿量减少。

8. E

【解析】原尿在肾脏被重吸收的比率约为99%。

9. A

【解析】给家兔静脉内注入葡萄糖，血糖升高，当超过肾糖阈及肾小管的最大重吸收能力时，葡萄糖不能被肾小管完全重吸收，肾小管溶质浓度增高形成渗透性利尿，导致尿量增多。

10. B

【解析】糖尿病患者血糖升高，当超过肾糖阈及肾小管的最大重吸收能力时，葡萄糖不能被肾小管完全重吸收，肾小管溶质浓度增高，形成渗透性利尿，导致尿量增多。因此，引起血糖增高的原因都可引起渗透性利尿，使尿量增多。

第八章　神经系统的功能

第一节　突触传递

1. B

【解析】①经典的突触由突触前膜、突触间隙和突触后膜组成。突触后膜在神经递质作用下，对 Na^+ 和 K^+ 通透性增高，导致突触后膜去极化，使突触后神经元对刺激的兴奋性增高，而产生兴奋性突触后电位。②若突触后膜在神经递质作用下，发生超极化，将产生抑制性突触后电位。

2. A

【解析】①运动神经末梢与肌膜构成骨骼肌的神经-肌接头，在神经末梢内有许多突触囊泡，内含大量神经递质乙酰胆碱（ACh），ACh 释放后可与终板膜上的 ACh 受体结合产生终板电位，刺激肌膜产生动作电位，从而引起肌肉收缩。②多巴胺、去甲肾上腺素、肾上腺素、谷氨酸均为中枢性神经递质。

【点评】在外周大多数交感节后纤维释放的递质是去甲肾上腺素。

3. D

【解析】经典的突触由突触前膜、突触间隙和突触后膜组成。因突触间隙与细胞外液相通，因此内环境理化因素的变化均可影响化学性突触传递。突触传递易发生疲劳，可能与神经递质的耗竭有关。

4. D

【解析】神经末梢能经常释放一些营养性因子，持续地调整所支配组织的内在代谢活动，影响其持久性的结构、生化和生理的变化，这一作用称为神经的营养作用。当神经被切断后，它所支配的肌肉由于失去其营养作用，将导致糖原合成减慢，蛋白质分解加速，肌肉逐渐萎缩。

【点评】神经纤维的主要功能是传导兴奋。支持作用为胶质细胞的功能。允许作用为激素之间的相互作用。

5. C

6. C

【解析】所有自主神经节前纤维释放的递质都是乙酰胆碱，大多数交感节后纤维释放的递质是去甲肾上腺素。

7. C

【解析】反射的结构基础是反射弧，由感受器、传入神经、神经中枢、传出神经元、效应器构成，其中反射中枢的突触传递最易发生疲劳。

8. D

【解析】突触后膜在某种神经递质作用下产生的局部超极化电位变化，称为抑制性突触后电位，其产生机制是抑制性中间神经元释放的抑制性递质（如 GABA）作用于突触后膜，使后膜上的递质门控 Cl^- 通道开放，引起 Cl^- 内流，导致突触后膜发生超极化。

【点评】还可能与突触后膜 K^+ 外流有关，但不是主要因素。

9. D

【解析】冠状血管和脑血管上分布的是 α_1 受体，其效应是收缩的。

10. C

11. D

【解析】Ca^{2+} 进入突触前膜，引起神经递质的释放，经突触间隙扩散至突触后膜，使突触后膜对某种离子的通透性改变，引起突触后膜的去极化或超极化，从而形成突触后电位。可见影响神经末梢递质释放量的关键因素是进入突触前膜的 Ca^{2+} 数量。

12. B

【解析】①虹膜环形肌存在 M 受体，当其兴奋时可引起缩瞳效应。②虹膜辐射肌存在 α 受体，当其兴奋时，可引起扩瞳效应。

13. C

【解析】反射通路上跨越的中枢突触越多，则兴奋传递所需的时间就越长。故完成一个反射所需的时间长短主要取决于中枢突触的多少。

14. C　　15. D　　16. A

【解析】①促使轴突末梢释放神经递质的离子是 Ca^{2+}，如前述解答。②可产生抑制性突触后电位的离子基础是 Cl^-。③静息状态下，细胞膜对 K^+ 的通透性最大，静息电位主要是 K^+ 跨膜扩散的结果。

17. B　　18. C　　19. D

【解析】①肾上腺素与心脏的 α_2 受体结合，引起心率加快、传导加速、心肌收缩力加强。②肾上腺素与支气管平滑肌的 β_2 受体结合，产生强大的舒张效应。③乙酰胆碱与胃肠平滑肌的 M 受体结合，产生收缩效应，从而促进胃肠运动。

20. C　　21. E

【解析】①分布于骨骼肌细胞膜（终板膜）上的受体为乙酰胆碱 N_2 受体，即 N_2 型乙酰胆碱受体阳离子通道。N_1 受体主要分布于自主神经节突触后膜上。M 受体主要分布于大多数副交感节后、少数交感节后。②心肌细胞膜上的肾上腺素能受体主要是 β_2 受体。

22. A　　23. C

【解析】①肌梭是牵张反射的长度感受器，专门感受肌纤维长度的变化。②脊髓可完成一些简单的反射活动，如牵张反射、排尿反射、排便反射等，故脊髓为低位中枢。

24. C　　25. E

【解析】①肾上腺素与肌细胞 β_2 受体结合，加强糖酵解。②肾上腺素可激活甘油三酯酶，加速脂肪分解，使血液中游离脂肪酸浓度升高，可能与激动受体有关。

26. E　　27. C

【解析】①腱反射中，肌梭为感受器，梭外肌纤维属于效应器。②肌紧张是指缓慢牵拉肌腱时发生的牵张反射。在肌紧张反射中，感受器也是肌梭，效应器为慢肌纤维，神经中枢为脊髓前角运动神经元。

第二节　神经反射

1. A

【解析】①反射是指机体在中枢神经系统参与

下，对内、外环境刺激所做出的规律性应答。②反馈是指由受控部分发生的信息反过来影响控制部分的活动。兴奋是指可兴奋细胞发生反应的过程。

2. C

【解析】人体的体液分细胞内液和细胞外液：前者占2/3，分布在细胞内；后者占1/3，分布在细胞外（包括血浆和组织液）。人体的绝大多数细胞都不直接与外界环境接触，而是直接浸浴在细胞外液中，因此细胞外液是细胞在体内直接所处的环境，称为内环境。

3. C

【解析】排尿时，骶段脊髓排尿中枢的传出信号经盆神经传出，引起逼尿肌收缩，尿道内括约肌舒张，尿液被压向后尿道。进入后尿道的尿液刺激尿道感受器，冲动沿阴部神经再次传入骶段脊髓排尿中枢，加强其活动，此为正反馈过程。

【点评】受控部分发出的反馈信息与控制信息作用性质相同，使控制部分的活动加强，这种反馈称为正反馈。A、B、D、E项均属于负反馈调节。

4. E

【解析】条件反射就是由无关刺激（条件刺激）与非条件刺激在时间上多次结合而建立起来的，这是大脑形成条件反射的基本条件。训练过程中，无关刺激一定要出现在非条件刺激之前。

5. B

【解析】反射分为条件反射和非条件反射。条件反射是指通过后天学习和训练而形成的反射，是一种高级反射活动。条件反射可强化或消退，因此其反射弧并不是固定不变的。

【点评】非条件反射是指生来就有、数量有限、比较固定和形式低级的反射活动，是先天遗传的，为种族共有的反射，如防御反射、食物反射、性反射、吸吮反射等。

6. A

【解析】机体内环境是指细胞外液，内环境稳态是指pH、渗透压和各种体液成分等相对恒定的状态，但并不是一成不变的状态，为一种动态平衡。

7. A

【解析】内环境稳态的维持，主要是指机体能在内外各种因素的干扰中仍保持内环境理化特性的相对稳定。

【点评】神经调节、体液调节和自身调节是机体对各种功能活动进行调节的三种方式。反馈控制系统分负反馈控制系统和正反馈控制系统。在正常人体内，绝大多数控制系统是负反馈调节，只有少数是正反馈调节。

第三节　神经系统的感觉分析功能

1. C

【解析】丘脑非特异投射核及其投射至大脑皮层的神经通路称为非特异投射系统，该系统经多次更换神经元后弥散性投射到大脑皮层的广泛区域，因而不具有点对点的投射关系，它本身不能单独激发皮层神经元放电，主要功能是维持大脑皮层兴奋状态。因此该系统被切断后，动物将处于昏睡状态；刺激该系统，动物将处于清醒状态。

2. E

【解析】非特异投射系统的主要功能是维持大脑皮层的兴奋状态，切断该系统可使机体进入睡眠状态。

【点评】大多数痛觉、温度觉、触觉都是经特异性投射系统投射至大脑皮层的特定区域。

3. C

【解析】内脏痛的特点为：①定位不准确为最主要的特点；②发生缓慢、持续时间长；③对牵拉刺激、扩张性刺激敏感，对切割、烧灼刺激不敏感；④特别能引起不愉快的情绪活动。

【点评】为腹膜炎相关生理基础。

4. B

【解析】①感觉投射系统分特异与非特异投射系统。丘脑特异感投射系统，投向大脑皮层的特定区域，具有点对点的投射关系，其主要功能是引起特定感觉。②A、C、D、E项均为非特异投射系统的特点。

5. A

脑干网状结构上行激动系统通过非特异投射系统发挥作用，可弥散投射至大脑皮层的广泛区域，本身不能单独激发皮层神经元放电，主要作用是维持和改变大脑皮层兴奋状态，具有上行唤醒作用。

6. A

【解析】牵涉痛是指某些内脏疾病引起体表一定区域发生疼痛或痛觉过敏。例如，心肌缺血时，常感到心前区、左肩和左上臂牵涉痛。

【点评】胃、胰病变常表现为左上腹和肩胛间牵涉痛；肝胆疾病常表现为右肩胛区牵涉痛。

7. D

【解析】①急性胆囊炎、阑尾炎患者炎性渗出液刺激壁腹膜，可分别出现Murphy征阳性、麦氏点压痛，均属于躯体性疼痛，不是牵涉痛。②冠心病患者胸骨后疼痛为典型的缺血性胸痛，也不属于牵涉痛。③右下肺炎的典型症状为胸痛，右肩部疼痛为牵涉痛。④肋间神经炎患者电击样痛为典型的神经性疼痛，也不属于牵涉痛。

8. C

【解析】非特异性投射系统一方面经多次换元并弥散性投射到大脑皮层的广泛区域，因此与大脑皮层不具有点对点的投射关系；另一方面通过脑干网状结构，间接接受来自感觉传导到第二级神经元侧支的纤维投射。由于该系统没有专一的感觉传导功能，因而不能引起各种特定感觉。

第四节　神经系统对姿势和运动的调节

1. D

【解析】①牵张反射包括腱反射和肌紧张。肌紧张是指缓慢持续牵拉肌腱时发生的牵张反射，表现为受牵拉的肌肉发生紧张性收缩，阻止被拉长。肌紧张是维持躯体姿势最基本的反射活动，是姿势反射的基础。②骨骼肌收缩和舒张的主要功能是做外功，而不是维持躯体姿势。③屈肌反射具有保护意义，不属于姿势反射。④跟腱反射、肱二头肌反射均属于腱反射。腱反射虽然属于姿势反射，但可引起明显的动作，容易疲劳，不能持久进行。⑤对侧伸肌反射也是一种姿势反射，在保持躯体平衡中具有重要意义，但不是最基本的姿势反射。⑥翻正反射是指正常动物可保持站立姿势，如将其推倒则可翻正过来的反射。翻正反射属于较复杂的姿势反射。

2. C

【解析】当副交感神经兴奋时，神经末梢释放的乙酰胆碱（ACh）与虹膜环行肌的M受体结合，使其收缩，导致瞳孔缩小；与膀胱逼尿肌的M受体结合引起逼尿肌收缩。

3. D

【解析】在动物中脑上、下丘之间切断脑干后，动物出现抗重力肌（伸肌）的肌紧张亢进，表现为四肢伸直，坚硬如柱，头尾昂起，脊柱挺硬，这一现象称为去大脑强直。

【点评】肢体痉挛性麻痹属于痉挛性瘫范畴，为上运动神经元受损的表现。在C5离断的动物常出现脊髓休克。若大脑皮层和皮层下失去联系，可出现明显的下肢伸肌强直及上肢的半屈状态，称为去皮层强直。

4. A

【解析】牵张反射是指骨骼肌在受到外力牵拉时能引起受牵拉的同一肌肉收缩的反射活动。

5. E

【解析】帕金森症是由于黑质受损，脑内多巴胺含量下降，对乙酰胆碱能系统的抑制作用减弱，机体出现的ACh递质亢进症状。表现为全身肌张力增高、肌肉强直、随意运动减少、动作迟缓、表情呆板等。临床上，给予多巴胺的前体（左旋多巴）或M受体阻断剂（东莨菪碱、阿托品），可明显缓解这些症状。

【点评】帕金森症患者还可出现静止性震颤，此症状与中缝核5-羟色胺能系统受损有关，而与黑质受损无关，因此不能被左旋多巴或M受体阻断剂缓解，而给予5-羟色胺酸（5-羟色胺的前体）治疗，可显著改善静止性震颤症状。

6. D

【解析】交感神经兴奋时，神经末梢释放的肾上腺素与虹膜辐射状肌的α受体结合，使其收缩，引起瞳孔扩大；与逼尿肌的β受体结合，使其舒张；与消化道括约肌的α受体结合，使其收缩；与有孕子宫的α受体结合，使子宫平滑肌收缩；与无孕子宫的β受体结合，使子宫平滑肌舒张；与支气管平滑肌的β_2受体结合，使其舒张。

7. E

【解析】帕金森症患者由于黑质-纹状体多巴胺能系统受损，黑质分泌的多巴胺减少，使脑内多巴胺含量下降，对ACh系统的抑制作用减弱，机体出现ACh递质亢进的症状。表现为全身肌张力增高、肌肉强直、动作迟缓、表情呆板、静止性震颤。静止性震颤是由中缝核5-羟色胺能系统受损所致，此为帕金森症的次要病因。

【点评】黑质和纹状体之间有许多往返纤维联系，黑质-纹状体的纤维是多巴胺能系统，纹状体-黑质的纤维是GABA能系统，在纹状体内部还有乙酰胆碱（ACh）系统。多巴胺系统的作用是抑制ACh系统的功能。

8. A

【解析】根据小脑的传入、传出纤维联系，可将小脑分为前庭小脑、脊髓小脑和皮层小脑等功能部分。前庭小脑由绒球小结叶组成，主要功能是控制躯体平衡和眼球运动。绒球小结叶损伤后，可表现为站立不稳（A）、步基宽、步态蹒跚、容易跌倒等，但随意运动仍能协调进行。四肢乏力、运动不协调和意向性震颤为脊髓小脑损伤的症状。

【点评】静止性震颤为基底神经节损伤的症状。

9. D　　**10. B**

【解析】①瞳孔对光反射中枢位于中脑。②因为心血管活动、呼吸运动、胃肠运动、消化腺分泌等基本反射中枢均位于延髓，因此延髓被认为是基本生命中枢的所在部位。

【点评】瞳孔对光反射的路径为：强光照射视网膜时，产生的冲动经视神经传到中脑顶盖前区更换神经元，然后到达双侧动眼神经缩瞳核，再沿动眼神经中的副交感纤维传出，使瞳孔括约肌收缩，瞳孔缩小。脊髓是某些初级反射的中枢部位，如血管张力反射、发汗反射、排便反射等。下丘脑是参与体温调节、水平衡调节、生物节律控制的中枢。大脑为高级中枢。

第九章 内分泌

第一节 下丘脑的内分泌功能

1. C

【解析】前列腺分泌的前列腺液是精液的成分，通过输精管道输送，所以它有管腺，是外分泌腺，不属于内分泌器官。

2. B　3. E

【解析】①皮质醇是肾上腺皮质分泌，肾上腺素是肾上腺髓质分泌。促甲状腺释放激素是下丘脑分泌的。②神经垂体储存的激素是抗利尿激素（血管加压素）和催产素。③泌乳素（催乳素）是腺垂体分泌的激素。

第二节 生长激素

1. E

【解析】生长激素的分泌呈日周期变化，进入深睡眠（慢波睡眠）1h 达分泌高峰，转入异相睡眠时分泌减少，觉醒时分泌更少。熟睡时生长激素分泌增多有利于机体的生长发育和体力的恢复。

【点评】饥饿时可引起生长激素分泌增加，但不是最高水平。寒冷时可刺激甲状腺激素的分泌，而不是生长激素的分泌。

2. B

【解析】①生长激素（GH）可促进蛋白质代谢，总效应是合成大于分解，特别是促进肝外组织的蛋白质合成。②GH 可激活激素敏感性脂肪酶，促进脂肪分解，增强脂肪酸的氧化分解，提供能量（B 错）。③GH 能促进生长发育。④GH 可抑制外周组织摄取和利用葡萄糖，减少葡萄糖消耗，升高血糖水平。GH 分泌过多时，可造成垂体性糖尿。⑤GH 能促进氨基酸进入肌肉细胞并利用细胞，减少尿氮排出，呈正氮平衡。

第三节 甲状腺激素

1. B

【解析】甲状腺激素可刺激骨化中心的发育成熟，使软骨骨化，促进长骨的生长。同时，甲状腺激素也是促进神经系统发育最重要的激素，因此甲状腺激素对促进骨和脑的生长发育最为重要。

2. C

3. B

【解析】①甲状腺激素是胎儿和新生儿脑发育的关键激素。在胚胎期，甲状腺激素可促进神经元增殖、分化、突起和突触形成，促进胶质细胞生长和髓鞘形成，诱导神经生长因子和某些酶的合成，促进神经元骨架的发育。虽然甲状腺激素和生长激素都能促进生长发育，但前者可促进神经系统的生长发育，后者则不能。故影响神经系统发育最重要的激素是甲状腺激素。②胰岛素是蛋白质合成和储存不可缺少的激素。

4. A

【解析】①TSH 由腺垂体直接分泌释放入血，随血液循环运送至全身各处发挥作用。②甲状腺组织主动摄取的是原料碘，而不是 TSH。

【点评】腺垂体属于内分泌腺，其内分泌细胞不经过腺管释放激素，而是直接释放到血液中。可达到远距离靶组织，称为远距分泌，如 TSH、ACH、FSH、LH 的递送。

5. C

【解析】原料碘的缺乏，将造成甲状腺激素合成不足，导致脑发育障碍及甲状腺肿大。

6. A

【解析】甲状腺激素是促进胎儿和新生儿脑发育的关键激素。在胚胎期，甲状腺激素可促进神经元增殖、分化和突触形成等。例如，先天性甲状腺发育不全的患儿出生时，即可有脑发育障碍，一般出生后数周至 3~4 个月，即可有明显智力迟钝。

【点评】此题考察小儿先天性甲状腺功能减退症的相关基础理论。

7. C

【解析】下丘脑—垂体（TSH）—甲状腺是一个调节轴，可见能直接调节甲状腺素产生与分泌的激素是促甲状腺激素（TSH）。

第四节 调节钙磷代谢的激素

1. D

【解析】降钙素的生理作用主要是调节钙磷代谢，能抑制破骨细胞的活动，减弱溶骨反应；同时还能增强成骨过程，使骨组织中钙、磷沉积增加，从而使血中钙、磷水平降低。

2. B

【解析】甲状旁腺素（PTH）的靶器官是肾和

骨，主要调节血钙和血磷浓度。PTH 可促进近端小管对钙重吸收，也可促进骨钙入血，从而升高血钙。PTH 还可抑制近端小管对磷的重吸收，促进磷的排出，使血磷降低。

3. A

4. D

5. C

【解析】①降钙素是由甲状腺滤泡旁细胞（C 细胞）分泌的肽类激素。C 细胞位于滤泡之间、滤泡上皮细胞之间。②甲状旁腺主细胞分泌的是 PTH。成骨细胞和破骨细胞相互协同，在骨骼的发育和形成过程中发挥重要作用。

第十章　生　殖

第一节　男性生殖

1. C

【解析】①睾丸间质细胞分泌睾酮（雄激素）。②曲细精管上皮由生精细胞和支持细胞构成，生精细胞的功能是产生精子，支持细胞的功能是“营养和支持生殖细胞”。能够促进精子成熟，具有维持生精作用的是睾酮。支持细胞与支持细胞之间有紧密连接，而其底部又与基膜紧贴，这种特殊结构使液体成分难以直接进入曲细精管，形成血睾屏障。

2. B

【解析】①睾酮能刺激生殖器官的生长发育，也能促进男性副性征的出现并维持正常性欲。②睾酮具有维持生精作用：睾酮自间质细胞分泌后，可进入支持细胞并转变为双氢睾酮，随后进入曲细精管，促进生精细胞的分化和精子的生成。③睾酮可促进骨骼生长（并不是具有溶骨作用）与钙、磷沉积及红细胞生成。④睾酮能促进蛋白质的合成，特别是促进肌肉和生殖器的蛋白质合成。

3. C

【解析】睾丸间质细胞分泌睾酮，支持细胞分泌抑制素，生精细胞产生精子，成纤维细胞和肌样细胞不分泌激素。

4. C

5. E

【解析】男性性腺（睾丸）分泌的激素包括由间质细胞分泌的睾酮、由支持细胞分泌的抑制素、雌激素。睾酮为主要激素，属于类固醇激素；雌激素量少，也属于类固醇激素；抑制素属于蛋白质激素。最佳答案为 E。儿茶酚胺是体内嗜铬组织分泌的激素。

第二节　女性生殖

1. D

【解析】雌激素出现第 2 次高峰的直接原因为黄体生成素（LH）的作用。

2. D

【解析】正常女性基础体温在排卵后可升高 0.5 ℃，并在黄体期一直维持在此水平。临床上将这一基础体温的变化作为判定排卵的指标之一。目前认为基础体温的升高与孕激素有关。

3. D

【解析】LH 在孕激素的配合下，可使卵泡壁溶解酶的活性增强，导致卵泡壁溶化而排卵。排卵前会出现 LH 高峰，LH 高峰是控制排卵的关键因素，若消除这一高峰，则排卵被抑制。不要想当然地认为排卵是由卵泡刺激素（FSH）引起的。

4. B

【解析】孕激素可使增生期子宫内膜进一步增厚，并进入分泌期，为受精卵的生存和着床提供适宜的环境（B 正确）。A、C、D 项都是雌激素的生理作用。E 项是催产素的生理功能。

5. B

【解析】受精卵着床产生胎盘后才会产生 HCG，所以 HCG 是由胎盘合成的。现代认为 HCG 是由滋养层过渡型细胞和合体细胞产生的。在妊娠的前 8 周增值很快，以维持妊娠。在大约孕 8 周以后，HCG 逐渐下降，直到大约 20 周达到相对稳定。

第二篇　生物化学

第一章　蛋白质的结构和功能

1. A

【解析】蛋白质基本组成单位是氨基酸。组成人体蛋白质的氨基酸有20种，除甘氨酸外均为L-α-氨基酸。

2. A

【解析】疏水性氨基酸特征是含有疏水侧链，包括苯丙氨酸、丙氨酸、缬氨酸、亮氨酸、异亮氨酸、色氨酸和脯氨酸。故选A。

3. A

【解析】氨基酸分子之间通过去水缩合形成肽链，NH_2—CH（R）—CO—NH—CH（R）—COOH在相邻两个氨基酸之间新生的酰胺键称为肽键。故选A。

【点评】一级结构的常考点：

定义	氨基酸依次通过肽键相互连接，形成长链，称为蛋白质的一级结构
化学键	肽键
其他	蛋白质变性不受影响

4. D

【解析】α螺旋是蛋白质二级结构之一，稳定α螺旋的是氢键，不是离子键。

【点评】蛋白质二级结构考点：

	一级结构	二级结构	三级结构	四级结构
定义	多肽链中氨基酸残基的排列顺序	一段主肽链的局部空间结构，不涉及残基侧链	肽链中全部氨基酸残基的相对空间位置	各亚基的空间排布及接触部位的布局和相互作用
表现形式	肽链	α-螺旋、α-折叠、β-转角、无规卷曲		
化学键	肽键	氢键		

5. B

【解析】肌红蛋白（Mb）和血红蛋白（Hb）的结构相似性决定了功能的相似性，都能与氧结合；但是肌红蛋白的主要功能是储存氧，血红蛋白的主要功能是在循环中转运氧。故选B。

6. D

【解析】蛋白质的二级结构为氨基酸主链的局部空间结构，主要的化学键为氢键。故选D。

【点评】常考的化学键：

一级结构	肽键	
二级结构	氢键	蛋白质变性主要影响键
三级结构	疏水键、盐键、二硫键、氢键	
四级结构	疏水键	

7. A

【解析】将营养价值较低的蛋白质混合食用，彼此之间必需氨基酸可以互补，从而提高蛋白质的营养价值，这种作用称为食物蛋白质的互补作用。谷类蛋白质含赖氨酸较少而含色氨酸较多，而豆类蛋白质含赖氨酸较多而含色氨酸较少，两种混合使用即可提高蛋白质的营养价值。故选A。

8. C

【解析】蛋白质分子的二级结构共4种，包括α螺旋、β折叠、β转角、无规卷曲。故选C。

9. D

【解析】必需氨基酸是机体需要，但是自己不能合成，只能从食物供给的氨基酸，共有8种，主要包括缬氨酸、异亮氨酸、亮氨酸、苯丙氨酸、甲硫氨酸、色氨酸、苏氨酸及赖氨酸。故选D。

【点评】记忆方法：携（缬氨酸）一（异亮氨酸）两（亮氨酸）本（苯丙氨酸）甲硫（甲硫氨酸）色（色氨酸）书（苏氨酸）来（赖氨酸）。

10. D

【解析】鸟氨酸为尿素循环内的中间代谢产物，不为体蛋白质分子中的氨基酸，故选D。

【点评】常考的特殊氨基酸：

碱性氨基酸	赖氨酸、精氨酸、组氨酸
酸性氨基酸	天冬氨酸、谷氨酸
亚氨基酸	脯氨酸
生酮氨基酸	亮氨酸、异亮氨酸、苯丙氨酸、酪氨酸、色氨酸、赖氨酸

11. B

【解析】组成人体的20种氨基酸，除甘氨酸无L型或D型之分外，其余均为L-α-氨基酸。故选B。

12. D

【解析】蛋白质的变性是指蛋白质空间结构的破坏，是由于维持蛋白质构象稳定的作用力次级键被破坏所造成的，但变性不引起多肽链的降解。所以变性后一级结构不受影响，但其理化性质发生改变，生物活性降低或丧失，水溶性降低，但是部分蛋白质在去除变性因素后也不能复性。故选D。

13. E

【解析】蛋白质的二级结构是指某一段肽链的局部空间结构。其主要形式有α螺旋、α折叠、β转角和无规卷曲。维系蛋白质二级结构稳定的主要化学键是氢键。

第二章　维生素

1. A

【解析】1，25-（OH）$_2$-D$_3$是维生素D$_3$在肾脏内转化之后存在于体内的活性形式，故选A。

2. B

【解析】依据题干提示该患者为肝功能障碍，蛋白质合成及脂类的运输均受到影响，从而影响脂溶性维生素的吸收，由于维生素A、维生素D、维生素E、维生素K均属于脂溶性维生素，故选B。

3. B

【解析】维生素缺乏导致的相关疾病：

维生素A	夜盲症
维生素B$_{12}$	巨幼红细胞性贫血
维生素B$_1$	脚气病
维生素B$_2$	口角炎
维生素D	佝偻病

4. D

【解析】人类维生素PP缺乏主要表现为舌炎、腹泻及痴呆。皮炎常对称出现于暴露部位，痴呆是神经组织变性的结果。

5. C

【解析】细胞色素C是生物氧化呼吸链电子传递体组成成分，其余选项的辅酶均为含有B族维生素的辅酶，故选C。

【点评】辅酶的相关考点：

硫胺素焦磷酸	硫胺素
四氢叶酸	叶酸
辅酶A	泛酸
磷酸吡哆醛、转氨酶	维生素B$_6$

6. C　7. D

【解析】参考本节第4题解析及点评，故6题选C，7题选D。

第三章　酶

1. A

2. E

【解析】Km是酶的特征性常数，其数值是达到最大反应速度一半时所需要的底物浓度。Km可以反映酶与底物亲和力的大小，即Km值越小，酶与底物的亲和力越大；反之，则越小。故选E。

3. E

【解析】酶的化学修饰调节又称为共价修饰调节，主要形式有磷酸化/去磷酸化、乙酰化/去乙酰化、甲基化/去甲基化、脂酰化/去脂酰化等，其中以磷酸化/去磷酸化最为常见。故选E。

4. C

【解析】酶就是通过降低活化能加速化学反应。酶在体内发挥作用时会受到酶浓度、底物浓度、温度、pH、激活剂、抑制剂等的影响。故选C。

【点评】生物体内的酶是由体内细胞产生的，由蛋白质组成（少数为RNA）。并不是所有酶都需要辅酶，单纯蛋白质的酶完全由α-氨基酸组成。

5. B

【解析】参与构成酶活性中心的化学基团包括结合基团和催化基团，这两类基团统称为活性中心内必需基团。酶的活性中心由酶作用的必需基团组成，这些必需基团在空间位置上接近组成特定的空间结构，能与底物特异地结合并将底物转化为产物，位于活性中心内，是维持酶活性所必需的基团。故选B。

6. A

【解析】结合酶由酶蛋白和辅助因子共同组成，辅助因子主要由金属离子或小分子有机化合物构成，其中酶蛋白决定酶的专一性。故选A。

7. A

【解析】底物浓度对反应速度的影响，根据米-

曼氏方程式可以推出底物饱和时，反应速度随酶浓度增加而增加。B、C、D、E 四个选项的说法都是错误的。

第四章　糖代谢

1. D

【解析】磷酸戊糖途径是体内生成 NADPH 的主要代谢途径，故选 D。

【点评】磷酸戊糖途径的考点归纳：

反应过程	葡萄糖→磷酸戊糖
反应部位	细胞液内
产物	5-磷酸核糖、NADPH
关键酶	6-磷酸葡萄糖脱氢酶
生理学意义	提供核苷酸合成的戊糖及供氢体
临床意义	蚕豆病

2. A

【解析】在缺氧状态下，葡萄糖生成乳酸的过程称为糖酵解。剧烈运动时氧耗增多，乳酸生成增多。糖尿病时糖代谢异常会出现乳酸酸中毒。故选 A。

3. C

【解析】血糖的主要去路包括：①氧化分解供能；②合成糖原（肝糖原、肌糖原）；③转变为脂肪或氨基酸；④转变为其他糖类物质。不包括转变成激素类物质。故选 C。

4. B

【解析】糖原合成途径中的糖原合酶及糖原分解途径中的磷酸化酶是催化不可逆反应的关键酶，其活性决定不同途径的代谢速率，从而影响糖原代谢的方向，故选 B。

5. D

【解析】该类试题为记忆性试题，细胞内的 2，6-二磷酸果糖升高后会抑制糖异生，故选 D。

6. E

【解析】由非糖物质（如丙酮酸、乳酸、甘油、生糖氨基酸等）转变为葡萄糖或糖原的过程称为糖异生。糖异生的原料是乳酸、甘油、丙酮酸及生糖氨基酸（天冬氨酸、丙氨酸、丝氨酸、苏氨酸）。故选 E。

7. B

【解析】长期饥饿时体内的葡萄糖及存储的肝糖原分解提供能量，导致体内血糖降低，此时只有经过糖异生补充血糖，故选 B。

8. C

【解析】短期饥饿靠肝糖原分解维持血糖，故选 C。

9. D

【解析】长期饥饿时体内的糖异生过程加强，需要的功能物质增多，脂肪酸分解代谢生成酮体，此过程也是糖尿病患者酮症酸中毒的主要原因，故选 D。

10. E

【解析】糖原分解、三羧酸循环、磷酸戊糖途径和有氧氧化都是在线粒体中进行的，而成熟的红细胞没有线粒体，所以无氧氧化是成熟红细胞唯一的功能形式。

11. B

【解析】α-葡萄糖苷酶抑制剂不良反应主要为胃肠反应。禁忌证为妊娠、哺乳妇女，慢性胃肠功能紊乱患者；18 岁以下及过敏患者。

第五章　生物氧化

1. A

【解析】机体内任何形式的能量分子均须转变成三磷酸腺苷（ATP），才能供给生命活动所需的能量。故选 A。

2. A

【解析】有机物质在生物体内氧化生成二氧化碳和水并释放出能量的过程称为生物氧化，细胞色素 C 是其主要组成部分，故选 A。

3. C

【解析】在调节正常人体氧化磷酸化的主要因素中，甲状腺激素可诱导细胞膜上 Na^+，K^+-ATP 酶的生成，使 ATP 加速分解为 ADP 和 Pi，ADP 增多会促进氧化磷酸化。故选 C。

第六章　脂类代谢

1. C

【解析】在甘油三酯的分解代谢过程中，甘油三酯脂肪酶是脂肪动员的限速酶，为激素敏感脂肪酶。胰高血糖素、肾上腺素和去甲肾上腺素与脂肪细胞膜受体作用，这些可以促进脂肪动员的激素称为脂解激素。胰岛素和前列腺素等与上述激素作用相反，可抑制脂肪动员，称为抗脂解激素。故选 C。

2. B

【解析】必需脂肪酸为人体健康和生命所必需，但机体自己不能合成，必须依赖食物供应的脂肪酸，它们都是不饱和脂肪酸。必需脂肪酸包括亚油酸、亚麻酸和花生四烯酸。故选 C。

3. A

【解析】血浆脂蛋白是脂类运输的重要形式，极低密度脂蛋白（VLDL）主要在肝细胞合成，其主要功能是运输内源性三酰甘油，故选 A。

【点评】HDL 常见题干：

（1）各型高脂血症中最不可能升高的脂蛋白为？

（2）可以拮抗动脉粥样硬化的脂蛋白是？

（3）可将肝外组织胆固醇转运至肝的主要脂蛋白是？

4. D

【解析】胆固醇可以转变为多种具有重要生理作用的物质，在肾上腺皮质可以转变成肾上腺皮质激素；在性腺可以转变为性激素（雄激素、雌激素和孕激素）；在皮肤，胆固醇可被氧化为 7-脱氢胆固醇，后者经紫外线照射转变为维生素 D_3；在肝脏，胆固醇可氧化成胆汁酸，促进脂类的消化吸收。故选 D。

5. A

【解析】参考本节第 2 题解析及点评，故选 A。

6. C

【解析】必需脂肪酸为人体健康和生命所必需，但机体自己不能合成，必须依赖食物供应的。故选 B。

7. A

【解析】甘油酯类除了构成生物膜外，还是胆汁和膜表面活性物质等的成分之一，并参与细胞膜对蛋白质的识别和信息传递。参与维生素吸收及保持体温而不具有传递电子的作用。

第七章 氨基酸代谢

1. E

【解析】转氨基反应是在转氨酶的催化作用下完成的，其中的辅酶为磷酸吡哆醛，故选 E。

2. D

【解析】苯丙氨酸脱羧生成酪氨酸，后者可以转化为多巴、多巴胺及去甲肾上腺素等，多巴胺在黑色素细胞中转变为黑色素。当苯丙氨酸羟化酶遗传性缺陷时可致苯丙酮酸尿症，酪氨酸酶遗传性缺陷可致白化病。故选 D。

【点评】氨基酸分解产物：

氨基酸前体	化合物	生理作用
谷氨酸	γ-氨基丁酸	神经递质
半胱氨酸	牛磺酸	结合胆汁酸成分
组氨酸	组胺	血管舒张
色氨酸	5-羟色胺	血管收缩、神经递质

3. C

【解析】某些氨基酸在分解代谢过程中可以产生含有一个碳原子的基团，称为一碳单位。四氢叶酸是一碳单位的运载体，也就是辅酶。故选 C。

4. B

【解析】尿素合成的过程称为鸟氨酸循环，又称尿素循环，是体内氨的主要代谢去路。

第八章 核酸的结构、功能与核苷酸代谢

1. E

【解析】DNA 变性是指某些理化因素会导致 DNA 双链互补碱基对之间的氢键发生断裂，使双链 DNA 解离为单链。故选 E。

【点评】变性总结：

蛋白质变性	破坏 H 键
核酸变性	破坏 H 键

2. E

【解析】核酸组成的主要元素是碳、氢、氧、氮、磷，其中百分比含量相对恒定的元素是磷。故选 E。

【点评】相对恒定有关考点：

核酸相对恒定元素	磷
核酸对紫外线最大吸收峰	260 nm
蛋白质相对恒定元素	氮
蛋白质对紫外线最大吸收峰	280 nm

3. D

【解析】DNA 分子由两条以脱氧核糖-磷酸做骨架的双链组成，以右手螺旋的方式围绕同一公共轴有规律地盘旋，戊糖 3′—OH 与下位核苷酸的 5′—磷酸形成磷酸二酯键，双螺旋两股单链走向相反，从 5′向 3′端追踪两链，一链自下而上，另一链自上而下。故选 D。

4. C

【解析】tRNA 是体内稀有碱基含有最多的 RNA，故选 C。

5. B

【解析】mRNA 含有 3′末端多聚腺苷酸尾，该结构是维持 mRNA 稳定性的主要结构，故选 B。

6. C

【解析】体内 RNA 的相关考点：

	mRNA	tRNA	rRNA
名称	信使 RNA	转运 RNA	核糖体 RNA
功能	信息复制的模板	氨基酸转运的载体	蛋白质合成的部位
含量	占总 RNA 的 2%~5%（最少）	占总 RNA 的 15%	最多
分子量	大小各异	分子量最小	差异较大
二级结构		三叶草	
三级结构		倒 L 形	
结构特点	5′末端帽子结构、3′末端多聚腺苷酸尾、带有遗传信息密码	含稀有碱基、反密码子；3′末端为 - CCA 结构	核糖体大、小亚基
其他	其前身为 hnRNA		

7. E

【解析】DNA 双螺旋结构稳定的维系，横向靠互补碱基的氢键维持，纵向则靠碱基平面间的疏水键维持。故选 E。

8. C

【解析】结合患者的症状诊断患者患有痛风。其病因可能与嘌呤核苷酸代谢酶的缺陷有关。当进食高嘌呤（动物肉类）饮食时，导致血中尿酸升高，病情加重。故选 C。

【点评】嘌呤的相关考点：

合成原料	甘氨酸、天冬氨酸、谷氨酰胺、CO_2、甲酰基
代谢产物	尿酸
临床关联	痛风患者的病理机制，采用别嘌呤醇治疗

9. C　　10. B

【解析】参与核酸和核苷酸构成的含氮碱主要分为嘌呤碱和嘧啶碱两大类：组成核苷酸的嘌呤碱主要有腺嘌呤（A）和鸟嘌呤（G）；组成核苷酸的嘧啶碱主要有尿嘧啶（U）、胞嘧啶（C）和胸腺嘧啶（T）。其中 DNA 分子中所含的碱基是 G、A、C、T，而 RNA 分子中所含的碱基是 A、G、C、U。故第 9 题选 C，第 10 题选 B。

第九章　遗传信息的传递

1. D

【解析】基因表达调控包括转录水平、转录后水平和翻译水平的调控。故选 D。

【点评】常考的几个定义：

复制	DNA→DNA
转录	DNA→RNA
翻译	RNA→蛋白质
逆转录（反转录）	RNA→DNA

2. A

【解析】三磷酸肌醇是常见的细胞内第二信使之一，故选 A。

【点评】常考的第二信使包括：cAMP（环磷酸腺苷）、Ca^{2+}、IP_3（三磷酸肌醇）。

3. C

【解析】将亲代 DNA 的遗传信息准确地传递到子代 DNA 分子中，即 DNA 的复制；将 DNA 的遗传信息传递给 RNA 的过程称为转录；以 mRNA 为模板，按其碱基排列顺序，以及三个相邻碱基序列决定一个氨基酸的密码子形式，决定蛋白质（肽链）合成时氨基酸的序列称为翻译。故选 C。

第十章　肝胆生化

1. A

【解析】用醋酸纤维素薄膜电泳，以 pH 值为 8.6 的巴比妥溶液为缓冲液，可将血浆蛋白按移动快慢分为 5 条带：清蛋白、α_1-球蛋白、α_2-球蛋白、β-球蛋白、γ-球蛋白。泳动速度依次减慢，故泳动最慢的是分子量大的 γ-球蛋白。其中清蛋白是人体血浆中最重要的蛋白，其含量亦最多。故选 A。

2. E

【解析】胆固醇在肝内转变为胆汁酸的限速酶是 7α-羟化酶，胆固醇 7α-羟化酶受终产物胆汁酸的负反馈调节。故选 E。

3. B

【解析】血红蛋白质分解后生成血红素，血红素再经过代谢，最后生成胆红素；因此血红素是其最直接的产物。故选 B。

4. A

【解析】生物转化是机体对内、外源性的非营养物质进行代谢转变，使其水溶性提高，极性增强，易于通过胆汁或尿液排出体外的过程。场所：肝、肾、肺、胃等。对象是非营养物质（激素、神经递质、食品添加剂药物）。

第三篇　病理学

第一章　细胞组织的适应、损伤与修复

第一节　适应性改变

1. A

【解析】正常情况下，支气管被覆纤毛柱状上皮，现演变成为“鳞状上皮”，因此有从一种细胞类型（纤毛柱状上皮）转变为另一种细胞类型（鳞状上皮）的过程，故称为鳞状上皮化生（简称鳞化）。在鳞化的基础上可发生鳞癌，但活检结果未见癌细胞，因此本例只能诊断为鳞化，而不能诊断为鳞癌。

【点评】肥大、萎缩均不涉及细胞类型的转变。

2. C

【解析】细胞和组织的适应性反应有4种，即萎缩、肥大、增生和化生。

【点评】再生是指损伤周围的同种细胞完成修复的过程，不属于适应性改变。

3. D

【解析】化生是指一种分化成熟的细胞或组织类型被另一种分化成熟的细胞或组织类型所取代的过程。

【点评】机化是指由肉芽组织逐渐取代血栓的过程。钙化是指血栓未能软化又未完全机化，发生的钙盐沉着。分化是指肿瘤组织在形态和功能上与某种正常组织的相似性。适应是指细胞、组织、器官对内外环境中有害因子和刺激作用而产生的非损伤性应答反应。

4. E

【解析】化生是指一种成熟的组织转变为另一种分化成熟组织的过程。本题题干所述为“假复层纤毛柱状上皮”转变为“鳞状上皮”，故属于化生。

5. D

【解析】诊断化生必须要有一种成熟的组织转变为另一种分化成熟的组织的过程。软组织中出现了另一种组织，因此应考虑为化生。

【点评】增生时，没有组织类型的改变，均为同种组织内实质细胞数量的增多，因此“软组织中出现骨组织”，不属于增生，故不能答A、B、C项。癌前病变是指具有癌变倾向的病变，显然与题干不符。本题对应的临床疾病为骨化性肌炎。

6. E　7. D

【解析】碘性甲状腺肿是由于甲状腺激素合成减少，通过反馈刺激垂体TSH分泌增多，导致的甲状腺滤泡上皮增生，使甲状腺均匀性肿大，为内分泌性增生，但内分泌性增生本身又属于病理性增生，故内分泌性增生更准确。瘢痕疙瘩是由于创伤愈合过程中，纤维母细胞和血管过度增生所致，也属于病理性增生。

第二节　细胞和组织损伤

1. B

【解析】玻璃样变性是指细胞内或间质中出现半透明状蛋白质蓄积，好发于细胞内、纤维结缔组织和细动脉壁。血浆蛋白渗入细小动脉壁称为细小动脉壁玻璃样变。

【点评】临床对应疾病为缓进型高血压。

2. C

【解析】干性坏疽多发生于四肢，如血管闭塞性脉管炎时，由于动脉阻塞但静脉回流较通畅，病变部分干固皱缩呈黑色，且界线清楚。

【点评】湿性坏疽多发生于与外界相通的内脏。气性坏疽常发生于狭窄深长的厌氧伤口。干酪样坏死多见于结核病。液化性坏死多见于脑组织。固缩坏死属于细胞生理性死亡，现已改称凋亡。

3. A

【解析】干性坏疽多发生于四肢，如血管闭塞性脉管炎时，由于动脉阻塞但静脉回流较通畅，病变部分干固皱缩呈黑色，且界线清楚。

【点评】湿性坏疽多发生于与外界相通的内脏。气性坏疽常发生于狭窄深长的厌氧伤口。干酪样坏死多见于结核病。液化性坏死多见于脑组织。固缩坏死属于细胞生理性死亡，现已改称凋亡。

4. E

【解析】同第2题。

5. D

【解析】①坏死、坏疽属于不可逆损伤。②梗死是指器官或局部组织由于血管阻塞、血流停止导致缺氧而发生的坏死，不属于细胞损伤范畴。③增生和化

生属于适应的表现形式。变质属于炎症的基本病变之一。

【点评】变性，现称可逆性损伤，是指细胞受损后，由于代谢障碍，使细胞内或细胞间质内出现异常物质或正常物质异常蓄积的现象。

6. A

7. C

【解析】软化灶常发生于液化性坏死过程，多见于含蛋白质少而含磷脂及水分丰富的部位，如脑组织、胰腺等。在液化过程中，常形成筛状软化灶，故脑组织坏死又称为脑软化。

【点评】萎缩属于细胞组织的适应性变化。变性、水肿属于细胞组织的损伤形式。脓肿属于局限性化脓性炎症。

8. A

【解析】细胞水肿是指因线粒体受损，ATP 生成减少，细胞膜 Na^{+}-K^{+}泵功能障碍，导致细胞内 Na^{+}和水过多地积聚。镜下可见细胞肿大明显，线粒体和内质网肿胀，胞质高度疏松呈空泡状。细胞水肿最常累及线粒体，其次为内质网。

9. D

【解析】细胞坏死是以酶溶性变化为特点的活体内局部组织细胞的死亡。细胞坏死的形态学特征为细胞核的变化，即核固缩、核碎裂和核溶解。

【点评】核分裂相过多、细胞核异型为肿瘤细胞的特点。线粒体肿胀为细胞水肿的特点。细胞质脂质增多常见于脂肪变。

10. E

【解析】湿性坏疽常发生于水分不易蒸发，且与外界相通的内脏，如肺、肠、子宫、阑尾、胆囊等。

【点评】脑常发生液化性坏死，肝、脾、肾常发生凝固性坏死。

11. A

【解析】坏疽属于坏死的特殊类型，分干性坏疽、湿性坏疽和气性坏疽。由于阑尾动脉是终末动脉，故阑尾容易发生湿性坏疽。

【点评】心、肝、脾、肾等实质性脏器，常发生凝固性坏死。本题考察临床疾病阑尾炎的病理变化，为高频考点。

12. D

【解析】坏疽是指局部组织大块坏死并继发腐败菌感染。

【点评】脓肿为局限性化脓性炎症。空洞是指肺、肾等内脏坏死物液化后，经支气管、输尿管等自然管道排出所残留的空腔。梗死是指器官或局部组织由于血管阻塞、血流停止导致缺氧而发生的坏死。栓塞是指在循环血液中出现的不溶于血液的异常物质，随血流运行阻塞血管腔的现象。

13. A

【解析】坏死分为凝固性坏死、液化性坏死、纤维素样坏死、坏疽等类型。凝固性坏死是指蛋白质变性凝固且溶酶体水解作用较弱时，坏死区呈灰黄、干燥、质实状态，多见于心、肝、肾、脾等实质脏器。

【点评】脑常发生液化性坏死，肠、子宫、肺常发生湿性坏疽。

14. A

【解析】脂褐素是细胞自噬溶酶体内未被消化的细胞器碎片残体，常见于萎缩的心肌细胞、肝细胞内。

【点评】细胞坏死是病理性死亡，细胞凋亡是生理性死亡。细胞水样变是指细胞内水分的异常蓄积。玻璃样变是指细胞内或间质中蛋白质的异常蓄积。

15. E

【解析】脑组织不发生坏疽，常发生液化性坏死，因为脑组织蛋白质少，不易凝固，而含磷脂及水分多，有利于液化。

【点评】肺、阑尾、小肠常发生湿性坏疽，下肢常发生干性坏疽。

16. E

【解析】结核坏死灶由于含脂质较多呈淡黄色，均匀细腻，质地较实，状似奶酪，故称干酪样坏死。病情恶化时，干酪样坏死物可发生液化，形成局部空洞。干酪样坏死属于彻底的凝固性坏死，故干燥、质实。

17. B

【解析】萎缩的心肌细胞内常出现脂褐素。

【点评】橙色血质为胆色素的成分之一（胆色素的主要成分为胆红素）。间日虐或恶性虐的大滋养体内可出现疟色素。慢性肺瘀血时，肺泡腔的巨噬细胞内有大量含铁血黄素颗粒。黑色素主要存在于黑色素细胞、色素痣、基底细胞癌等。

18. B

【解析】骨和牙齿外的软组织内固态钙盐的蓄积称为病理性钙化；分为营养不良性钙化和转移性钙化。转移性钙化是由于全身钙磷代谢异常（高钙血症）而致钙盐沉积于正常组织，常发生于排酸器官，如肺泡壁、肾小管和胃黏膜上皮等。

【点评】营养不良性钙化常见于变性坏死的组织，如血栓内、干酪样坏死、动脉粥瘤内、死亡的血吸虫卵等。

19. E　　20. A

【解析】①脂肪变性的心肌呈黄色，正常心肌呈暗红色，形成黄红相间的斑纹，称为虎斑心。②病毒性肝炎时，肝细胞严重水肿，镜下表现为细胞明显肿胀如气球样，称为气球样变。

21. A　22. E　23. C

【解析】①病毒性肝炎时，肝细胞严重水肿，表现为细胞体积增大，胞质高度疏松呈空泡状，称为气球样变。②酒精性肝病时，肝细胞胞质内细胞中间丝前角蛋白变性，形成 Mallory 小体，属于细胞内玻璃样变。③瘢痕组织的胶原蛋白交联、变性、融合，称为结缔组织玻璃样变。④脂质沉积为脂肪变的表现，血管壁玻璃样变常见于缓进型高血压。

24. D　25. E

【解析】①肝细胞水肿时，细胞内水钠异常，高度疏松、淡染、透明度增加。②肝细胞脂肪变性时，由于大量甘油三酯异常蓄积于肝细胞胞质中，导致肝细胞体积增大，胞质内出现大小不等的球形脂滴，但因脂肪在石蜡切片过程中被有机溶剂溶解，故脂滴呈空泡状。若在冰冻切片时，应用苏丹等特殊染色，可使脂肪着色而呈橘红色，称为苏丹染色阳性。

第三节　损伤的修复

1. C

【解析】肉芽组织由新生的毛细血管、增生的成纤维细胞和炎性细胞组成。其中发挥抗感染作用的成分当然是炎性细胞，常以巨噬细胞为主，也有多少不等的中性粒细胞及淋巴细胞。

【点评】毛细血管内皮细胞增生形成扩张的毛细血管，主要功能是提供营养。肌成纤维细胞具有收缩功能。成纤维细胞主要产生基质和胶原。胶原纤维为瘢痕组织的主要成分。

2. C

【解析】①肉芽组织由新生的毛细血管、增生的成纤维细胞和炎性细胞组成。肉芽组织中一些成纤维细胞具有类似平滑肌细胞的收缩功能，称为肌成纤维细胞（原称肌纤维母细胞）。②平滑肌细胞为组织细胞，不属于肉芽组织的组成成分。

3. B

【解析】骨组织的再生能力非常强，骨折后可完全再生修复。

4. E

【解析】肉芽组织是由新生壁薄的毛细血管及增生的成纤维细胞构成，并伴有炎细胞的浸润。

5. B

【解析】瘢痕组织是指肉芽组织经改建成熟形成的纤维结缔组织，因此完成瘢痕修复的物质基础是肉芽组织。

【点评】上皮组织主要起保护作用，毛细血管网主要提供营养。纤维蛋白网架主要见于血栓中。炎性渗出物多见于炎症反应。

6. D

【解析】肝脏损伤后主要靠肝细胞来完成修复，因此起再生作用的细胞主要是肝细胞，属于稳定细胞。

第二章　局部血液循环障碍

第一节　充血与瘀血

1. E

【解析】①发生瘀血的器官和组织，可因血液淤积而引起瘀血性水肿。②瘀血时，血流减慢，有利于血栓形成。③在某些器官和组织中，由于长期慢性瘀血，可以压迫实质细胞发生压迫性萎缩、变性，甚至坏死，间质细胞增生，引起受累器官发生瘀血性硬化。

2. E

【解析】左心衰时，左心腔内压力升高，肺瘀血水肿。

【点评】槟榔肝见于慢性右心衰。脐周静脉呈“海蛇头”样改变。临床上脑瘀血少见，脑水肿常为脑组织受损的继发性改变。本题对应临床疾病为心力衰竭。

3. C

【解析】急性肺瘀血时，肺泡壁毛细血管扩张，部分肺泡腔内充满伊红色水肿液。心力衰竭细胞主要见于慢性肺瘀血。

【点评】肺泡腔内充满纤维蛋白（纤维素）为大叶性肺炎的特点。肺泡腔内出现大量中性粒细胞为小叶性肺炎的特点。肺泡上皮细胞不会分泌黏液。

4. C

【解析】充血和瘀血都是指局部组织血管内血液含量的增多。动脉性充血是指器官或组织因动脉输入血量增多而发生的充血，是一主动过程。

【点评】瘀血是指器官或组织静脉血流受阻，血液淤积于小静脉和毛细血管内，又称静脉性充血。炎症时局部血管扩张、血流加速会导致局部发红。

5. E

【解析】慢性肝瘀血时，肝小叶中央区因严重瘀血呈暗红色，肝小叶周边肝细胞因脂肪变性呈黄色，致使肝切面上出现红（瘀血区）黄（肝脂肪变区）相间的状似槟榔切面的条纹，称为槟榔肝。

【点评】镜下见肝小叶中央肝窦高度扩张瘀血、出血、肝细胞萎缩，肝小叶周边部肝细胞脂肪变性。镜下表现仍需考生关注。

6. D

【解析】慢性肺瘀血时，由于肺泡壁纤维化，质地变硬，肉眼呈棕褐色，称为肺褐色硬化。慢性肺瘀血时，肺泡毛细血管通透性增高，大量红细胞漏出，被巨噬细胞吞噬后释放出含铁血黄素，在巨噬细胞内出现棕黄色含铁血黄素颗粒。这种细胞常见于心力衰竭等又称为心衰细胞。

7. B

【解析】肺脏严重瘀血时不会有透明膜形成，此为急性呼吸窘迫综合征的病理改变，答案为B。

【点评】①严重肺瘀血时，局部缺氧，毛细血管通透性增高，炎性细胞渗出增多，易致炎症。毛细血管通透性增高或破裂，引起红细胞漏出，导致瘀血性出血。毛细血管通透性增高，漏出液潴留在肺泡内，引起肺泡瘀血性水肿。出血灶中的红细胞碎片被吞噬细胞吞噬，血红蛋白被溶酶体分解，析出含铁血黄素，并堆积在吞噬细胞胞质内，称为含铁血黄素细胞(心衰细胞)。

8. E　　9. C

【解析】①慢性左心衰可引起肺瘀血，导致肺泡壁纤维化，质地变硬，肉眼呈棕褐色，称为肺褐色硬化。②急性左心衰时，由于左心腔压力升高，阻碍肺静脉回流，可造成肺水肿。③肺气肿是末梢肺组织因含气量过多、肺泡间隔破坏，导致肺体积膨大、功能降低的一种疾病。肺不张是指全肺或部分肺呈收缩和无气状态。肺脓肿是肺组织坏死形成的脓腔。

第二节　血栓形成

1. C

【解析】①透明血栓主要由纤维蛋白构成，因此又称为纤维素性血栓，常发生于微循环的毛细血管内。②下肢深静脉、门静脉、心室壁瘤等发生的血栓多为混合性血栓。左心耳发生的血栓多为白色血栓。

2. D

【解析】血栓形成的条件有3个：①血管内皮细胞损伤是血栓形成最重要、最常见的原因。②血流减慢和涡流形成有利于血栓的形成。③血液凝固性增加：在创伤、大手术后或产后，可出现新生大量幼稚的血小板，其黏性增加，易于黏集形成血栓；有些晚期肿瘤患者，由于癌细胞可释放促凝因子，如组织因子等，可导致血栓形成。纤维蛋白溶酶可促使纤维蛋白溶解，清除沉着于血管内皮细胞表面的纤维蛋白，具有溶栓作用，不是血栓形成的条件。

3. E

【解析】①心内膜炎的疣状赘生物是白色血栓。②延续性血栓的体部是混合血栓。阻塞肺动脉主干的血栓栓子绝大多数来源于下肢深静脉脱落的血栓尾(即红色血栓)。阻塞冠状动脉的血栓和阻塞基底动脉的血栓都是混合性血栓。

【点评】对应临床疾病为亚急性心内膜炎。

4. A

【解析】①混合性血栓主要见于静脉血栓的体部，但在动脉血栓下游形成延续性血栓、心房纤颤或二尖瓣狭窄时左心房内形成的球形血栓也属于混合性血栓。②白色血栓、红色血栓分别常见于静脉血栓的头部和尾部。透明血栓常见于毛细血管。

5. C

【解析】在血栓机化过程中，由于水分被吸收，血栓干燥收缩或部分溶解而出现裂隙，周围新生的血管内皮细胞长入并被覆于裂隙表面形成新的血管，并相互吻合沟通，使被阻塞的血管部分地重建血流，这一过程称为血栓再通。

【点评】血栓溶解、机化、再通、钙化均为血栓的常见结局。血栓脱落将造成血管栓塞，不属于血栓的结局，而属于血栓的并发症。

6. D

【解析】①静脉血流速度较动脉缓慢，故易形成血栓，临床上静脉血栓比动脉血栓多4倍。②由于下肢静脉比上肢静脉相对要长，血流缓慢，且受重力作用回流缓慢，因此下肢更容易形成血栓。③尽管血流较快的心脏、动脉内的血栓常为白色血栓，但动脉瘤内血栓多为混合性血栓。④静脉血栓的头、体、尾部分别为白色血栓、混合性血栓、红色血栓。⑤毛细血管内血栓多为透明血栓。

7. A　　8. C

【解析】化生是细胞、组织适应性变化的形式之一，不属于血栓的转归。

9. E

【解析】①静脉血栓的头、体、尾部分别为白色血栓、混合性血栓、红色血栓。②透明血栓主要见于毛细血管，如弥散性血管内凝血（DIC）的微血栓。

【点评】DIC血栓特点尤为重要，临床对应疾病为休克。

10. D

【解析】血流速度较快的心室腔内形成的血栓多为白色血栓，而不是红色血栓。

11. C

【解析】微血栓又称为透明血栓，主要发生在毛细血管内。微血栓主要由纤维素构成，故又称为纤维素性血栓，常见于DIC。

【点评】由血小板和少量纤维素构成的血栓称为白色血栓。由大量红细胞和少量白细胞构成的血栓称为红色血栓。血栓不是急性炎症，局部不会出现大量白细胞，故不答 E。

12. B

【解析】血栓结局包括溶解、吸收、机化、再通和钙化，不包括硬化。

第三节　栓　塞

1. A

【解析】由于栓子一般随血流运行栓塞远端血管，因此判断血栓栓子来源或判断血栓常见栓塞部位的试题，均应按血流的方向进行分析解答。体循环动脉栓塞的栓子 80%来自左心。血流经左心房—左心室—主动脉—颈总动脉—颈内动脉—大脑中动脉，因此答案为 A。

【点评】下肢股静脉—右心房—右心室—肺动脉，因此 B、C、D 项血栓脱落常造成肺动脉栓塞。肠系膜静脉—门静脉，因此肠系膜静脉血栓脱落常造成门静脉栓塞。

2. B

【解析】①股静脉—下腔静脉—右心房—右心室—肺动脉，因此来自下肢深部静脉的血栓栓子脱落常造成肺动脉栓塞。②来源于左心的血栓栓子脱落常造成体循环栓塞，如脑、肠、肾、脾。肝脏有肝动脉和门静脉的双重供血，故很少发生梗死。

3. D

【解析】妊娠时母血呈高凝状态，羊水具有凝血致活酶作用，当发生羊水栓塞时，羊水进入母血易在血管内产生大量的微血栓，消耗大量凝血因子及纤维蛋白原，发生 DIC。

4. A

【解析】①减压病又称沉箱病，是气体栓塞的一种，是指潜水员迅速从水底上浮，由于压力降低，原来溶于血液中的气体（包括 O_2、CO_2 和 N_2）迅速游离形成气泡。O_2 和 CO_2 由于弥散快，可迅速再溶于体液内被吸收，但 N_2 在体液内溶解缓慢，在血液和组织内形成气泡，引起气体栓塞（实质为氮气栓塞）。②B、C、D、E 项均为栓塞的常见病理类型，其中以血栓栓塞最常见。

5. B

【解析】活体内，在循环血液中出现的不溶于血液的异常物质，随血流运行阻塞血管腔的现象，称为栓塞。

【点评】阻塞血管的异常物质称为栓子。在活体心脏和血管内，血液发生凝固或血液中某些有形成分凝集形成固体质块的过程，称为血栓形成。梗塞是指局部血管堵塞，血流停止。梗死是指器官或局部组织由于血管阻塞、血流停止导致缺氧而发生的坏死。

6. B

【解析】动脉栓塞的血栓多为心源性（占 86%~91%），其次为血管源性（占 5%~10%），其他原因少见。

7. E

【解析】患者有风湿性心内膜炎病史，近日发热，白细胞增高，皮肤、黏膜有出血点，可诊断为亚急性感染性心内膜炎，位于左房室瓣上的赘生物脱落，可导致脑动脉栓塞。

【点评】心肌梗死一般表现为心前区疼痛，很少倒地即亡。脑出血多见于老年高血压患者。本例无肺动脉栓塞的临床表现，如呼吸困难、胸痛、咯血等。肺炎不会导致患者猝死。

8. D

【解析】①右股深部巨大血管瘤术中可能损伤股静脉，加之术后长时间卧床，易造成股静脉血栓形成。拆线后下床活动，在下肢肌肉泵挤压作用下股静脉血栓脱落，造成肺动脉栓塞可导致患者迅速死亡。

【点评】脑血管意外常发生于左心血栓脱落，心肌梗死多见于老年人动脉粥样硬化，脂肪栓塞多见于股骨干骨折等，均与本例不符。本例没有休克征象。

9. B

10. E

【解析】右心感染性心内膜炎患者三尖瓣上的赘生物（即白色血栓）若脱落，可随血流经右心室进入肺动脉，造成肺动脉栓塞。

【点评】冠状动脉、肾动脉、大脑中动脉、下肢动脉均属于体循环系统，栓塞这些部位的栓子常常来源于左心。

11. D

【解析】血流方向：左心室—主动脉—颈总动脉—大脑中动脉，因此左心室血栓脱落常造成大脑中动脉栓塞。

12. B　13. C

【解析】①股静脉—下腔静脉—右心房—右心室—肺动脉，因此股静脉血栓脱落，常顺血流方向运行导致肺动脉栓塞。②冠状动脉血栓形成将导致心肌缺血梗死。

第四节　梗　死

1. C

【解析】出血性梗死常发生于严重瘀血、组织疏松的器官，如肺和肠。

2. C

【解析】贫血性梗死常发生于组织结构致密而侧支循环不充分的实质器官，如脾、肾、心和脑组织。

第三章 炎 症

第一节 炎症概述

1. D

【解析】炎症的基本病理变化为变质、渗出和增生。

【点评】组织细胞的变性坏死属于变质范畴，组织的炎性充血水肿属于渗出范畴，都只是炎症的基本病理变化之一。红、肿、热、痛、功能障碍为炎症的局部表现。周围血液中白细胞增多，为炎症的全身表现。炎区白细胞浸润，为炎症最重要的特征。

2. E

【解析】①红、肿、热、痛、功能障碍为炎症的局部表现。急性炎症时组织变红主要是由于局部血管扩张、血流加快所致。②组织间隙水肿为急性炎症时渗出的结果。炎症反应最重要的功能是将炎症细胞输送至炎症病灶，炎症细胞浸润是炎症反应的重要特点。由于急性炎症时局部血管扩张、血流加速，因此很少发生血栓形成。慢性炎症可见肉芽肿增生，而不是肉芽组织增生。

3. B

【解析】以变质为主的炎症，实质细胞常出现的变质性变化包括细胞水肿、脂肪变性、凋亡、细胞凝固性坏死和液化性坏死等。

【点评】间质细胞常出现的变质性变化包括黏液变性和纤维素性坏死等。萎缩、增生属于适应的表现形式。再生属于损伤的修复形式。

4. C

【解析】大多数细菌感染均可引起外周血白细胞计数增高。但伤寒杆菌感染则引起白细胞计数减少，可能与骨髓的粒细胞系统受到细菌毒素的抑制、粒细胞的破坏增加和分布异常有关。

【点评】玫瑰疹、肝脾大、持续发热、相对缓脉，均为伤寒的典型临床表现。

5. E

【解析】肉芽肿性炎由巨噬细胞及其演变的细胞增生为主，形成境界清楚的结节状病灶又称为炎性肉芽肿。感染性肉芽肿有结核结节性肉芽肿、麻风性肉芽肿、梅毒性肉芽肿、血吸虫性肉芽肿、伤寒性肉芽肿等。但菌痢属于纤维素炎症。

第二节 急性炎症

1. C

【解析】急性炎症局部组织可发生一系列血管反应，包括充血和渗出。炎性充血的血流动力学变化为：在损伤后，立即发生细动脉短暂痉挛；然后细动脉和毛细血管扩张，引起动脉性充血；最后在炎症介质的作用下，毛细血管和细静脉因回流障碍而充血。

【点评】体液渗出、白细胞渗出（附壁），均属于炎性渗出范畴，均发生在炎性充血之后。

2. B

3. D

【解析】化脓性炎是指以中性粒细胞渗出为主，并伴有不同程度组织坏死和脓液形成为特点的急性炎症，包括表面化脓和积脓、蜂窝织炎、脓肿等。转移性脓肿为金黄色葡萄球菌引起的迁徙性脓肿，属于化脓性炎。

【点评】嗜酸性脓肿是指急性血吸虫虫卵结节中嗜酸性粒细胞的大量浸润。阿米巴肝脓肿是由阿米巴溶组织酶所引起的液化性坏死。冷脓肿是指结核杆菌引起的特异性感染。炎性肉芽肿为巨噬细胞增生构成的结节状病灶。这些均不属于化脓性炎。

4. D

【解析】①发生于黏膜的纤维素性炎，渗出的纤维蛋白、坏死组织、中性粒细胞共同形成假膜，称为假膜性炎。急性细菌性痢疾的早期为急性卡他性炎，后期为特征性假膜性炎和溃疡形成。②肠伤寒为急性增生性炎。肠结核、肠血吸虫病为慢性肉芽肿性炎。阿米巴痢疾为变质性炎。

5. E

【解析】①以变质为主的炎症称为变质性炎。流行性乙型脑炎由乙型脑炎病毒感染引起，其病理改变以神经细胞变性坏死、胶质细胞增生为主，为典型的变质性炎。②感冒初期鼻黏膜炎为浆液性炎，假膜性炎和绒毛心为纤维素性炎，脓肿为化脓性炎，均属于急性渗出性炎症。

6. A

【解析】急性炎症不同的阶段浸润的炎症细胞不同：在炎症早期（24 h 内）以中性粒细胞浸润为主，24~48 h 则以单核细胞浸润为主。

【点评】嗜酸性粒细胞浸润主要见于寄生虫病和某些变态反应性疾病。在一般的非特异性炎症中，嗜酸性粒细胞可少量浸润，但出现时间较中性粒细胞晚。淋巴细胞和浆细胞无吞噬能力，主要见于慢性炎症。

7. B

【解析】①纤维素性炎是以纤维素渗出为特点的

急性炎症，常见于白喉、细菌性痢疾、大叶性肺炎等。②浆液性炎、化脓性炎和出血性炎的渗出物分别为浆液、中性粒细胞、红细胞。③变质性炎是指以变质为主的炎症。

8. D

【解析】寄生虫感染以嗜酸性粒细胞浸润为主。

9. B

【解析】纤维素性炎是以纤维蛋白原渗出为主，继而形成纤维蛋白（纤维素）的炎症，好发于黏膜（如气管、结肠）、浆膜（如胸膜、心包）和肺组织。

【点评】皮肤属于上皮组织，常发生化脓性炎。

10. D

【解析】大叶性肺炎患者若中性粒细胞渗出过少，释放的蛋白酶不足以溶解渗出的纤维素时，则纤维素被肉芽组织取代而机化，形成肺肉质变。

11. D

【解析】炎症细胞自血管内游出后，沿浓度梯度向着化学刺激物做定向移动的现象，称为趋化作用。

【点评】炎症细胞由血管渗出到组织间隙内的现象，称为炎性浸润。炎性渗出是指炎症病灶内血管中的液体成分和细胞成分通过血管壁进入组织内的过程。漏出一般是单纯血液循环障碍引起，而不是炎症所致。阿米巴样运动为炎症细胞游出血管的方式。

12. D

【解析】①蜂窝织炎是指疏松结缔组织的弥漫性化脓性炎，常发生于皮肤、肌肉和阑尾。②肉芽肿是由巨噬细胞局部增生构成的境界清楚的结节状病灶，见于慢性特异性炎症。浆液性炎是以浆液渗出为主的急性炎症。卡他性炎是指黏膜组织发生的一种较轻的渗出性炎症。纤维素性炎是以纤维素渗出为主的急性炎症。

【点评】本题考察阑尾炎临床病理改变相关基础知识。

13. E

【解析】①蜂窝织炎是指疏松结缔组织的弥漫性化脓性炎，主要由溶血性链球菌感染引起，链球菌能分泌透明质酸酶和链激酶，透明质酸酶可降解疏松结缔组织中的透明质酸，链激酶能溶解纤维素，因此细菌易于通过组织间隙和淋巴管扩散，表现为组织内大量中性粒细胞浸润。

14. B

【解析】葡萄球菌属于普通细菌，感染灶内以中性粒细胞浸润为主。

15. C

【解析】炎症的基本病理变化包括变质、渗出和增生，其中渗出是炎症最具特征性的变化。白细胞的渗出和趋化是炎症反应最重要的特征，因此白细胞渗出最支持炎症的诊断。

【点评】细胞变性坏死是坏死性炎的表现。毛细血管扩张充血是炎症过程中血流动力学的改变之一。纤维组织和实质细胞增生是慢性增生性炎的病理改变。

16. C

【解析】发生于黏膜的纤维素性炎，渗出的纤维蛋白、坏死组织、中性粒细胞共同形成假膜，称为假（伪）膜性炎。伪膜性炎渗出物中的特征性成分是纤维蛋白。

17. A　　18. A

【解析】①浆液性炎是指以浆液渗出为主要特征的急性炎症。感冒初期的鼻黏膜炎、Ⅱ度烧伤的皮肤水疱、结核性渗出性胸膜炎、风湿性关节炎等均属于浆液性炎。可参阅第8版《病理学》第75页。②纤维素性炎、化脓性炎、出血性炎分别是以纤维蛋白、中性粒细胞、红细胞渗出为主的急性炎症。③炎症的基本病变是变质、渗出和增生，变质性炎是以变质为主的炎症。

19. C　　20. A　　21. D　　22. A　　23. B

【解析】①急性菌痢早期为急性卡他性炎，后期为特征性假膜性炎，假膜性炎是纤维素性炎的特例。②阿米巴肝脓肿是由阿米巴溶组织酶所引起的液化性坏死，为变质性炎。③急性化脓性阑尾炎应回答为蜂窝织炎，而不要回答为化脓性炎。④乙型脑炎为主要累及脑实质的变质性炎。⑤渗出性结核性胸膜炎属于浆液纤维素性炎，故无答案可选，答案B不严谨。

24. C　　25. E

【解析】①组胺主要存在于肥大细胞和嗜碱性粒细胞。血管内皮细胞的H^{1}受体，可使细动脉扩张和细静脉通透性增加。②中性粒细胞、巨噬细胞受到微生物、免疫复合物、细胞因子等刺激后，可释放氧自由基，杀死和降解吞噬的微生物及坏死细胞。氧自由基的少量释放可促进趋化因子、细胞因子、内皮细胞-白细胞间黏附分子的表达，增强和放大炎症反应；但氧自由基的大量释放可引发组织损伤。③可导致发热的炎症介质包括IL-1、IL-6和TNF等。引起白细胞趋化的炎症介质包括可溶性细菌产物、补体成分（C5a）、白三烯、IL-8等。引起疼痛的炎症介质为PGE_2、缓激肽等。

第三节　慢性炎症

1. A

【解析】慢性肉芽肿性炎是以肉芽肿形成为特征的炎症，如结核病是以结核结节为肉芽肿的慢性肉芽肿性炎。

【点评】伤寒是以巨噬细胞增生为特征的急性增生性炎。可见，伤寒小结为肉芽肿，伤寒为肉芽肿性炎。注意：增生性炎大多为慢性炎症，但伤寒为急性增生性炎。肠阿米巴病为变质性炎。慢性支气管炎、慢性阑尾炎均属于普通慢性炎症。

2. C

【解析】①慢性肉芽肿性炎是以肉芽肿形成为特征的炎症，如伤寒小结、结核结节、慢性虫卵结节、Aschoff 小体等，均属于肉芽肿。②大叶性肺炎患者由于中性粒细胞渗出过少，释放的蛋白酶不足以溶解渗出物中的纤维素时，纤维素被肉芽组织取代而机化，称为肺肉质变（机化性肺炎）。可见肺肉质变并无巨噬细胞聚集，故不属于肉芽肿性炎。

3. A

【解析】肉芽肿是由巨噬细胞局部增生构成的境界清楚的结节状病灶。从骨髓进入血液的单核细胞，在血液停留 2~3 d 后迁入组织，继续发育成巨噬细胞，故常将两者合称为单核/巨噬细胞。

【点评】中性粒细胞为化脓性炎的主要浸润细胞。淋巴细胞为慢性炎的主要浸润细胞。嗜酸性粒细胞、嗜碱性粒细胞主要参与机体抗寄生虫的免疫应答。

第四章　肿　瘤

第一节　肿瘤概述

1. D

【解析】①癌前病变是指具有发展为恶性肿瘤潜能的良性病变，但不一定会发展为恶性肿瘤，即可能逆转。

2. E

【解析】①内胚窦瘤（卵黄囊瘤）是起源于婴幼儿生殖细胞的高度恶性肿瘤。库肯伯格瘤是指原发于胃癌的卵巢转移癌。颗粒细胞瘤是起源于女性性索间质细胞的低度恶性肿瘤。无性细胞瘤是由原始生殖细胞组成的恶性肿瘤。②卵泡膜细胞瘤为起源于女性性索间质细胞的良性肿瘤。

3. C

【解析】①早期胃癌是指局限于黏膜及黏膜下层的癌。②原位癌是指累及上皮全层，但未突破基底膜的癌。浸润癌是指突破了基底膜的癌。进展期癌（中晚期癌）是指癌组织浸润超过黏膜下层的癌。

4. D

5. C

【解析】交界性肿瘤是指介于良性和恶性之间的肿瘤，可能形态上属良性，但有恶性的表现，如浸润性生长。

6. C

【解析】乳腺纤维腺瘤不会癌变，不属于癌前病变。结肠多发性息肉、萎缩性胃炎为胃癌的癌前病变。

【点评】黏膜白斑常发生于口腔、外阴等处，可能转变为鳞状细胞癌，属于皮肤癌的癌前病变。再生的鳞状上皮经非典型增生可转变为子宫颈癌。

7. B

8. C

【解析】黏膜白斑常发生于口腔、外阴等处，可能转变为鳞状细胞癌，属于皮肤癌的癌前病变。溃疡性结肠炎为结肠腺癌的癌前病变。十二指肠溃疡不会癌变，故不属于癌前病变。乳腺导管上皮乳头状瘤样增生为乳腺癌的癌前病变。家族性腺瘤性肠息肉病为结直肠癌的癌前病变。

9. D

【解析】母细胞瘤是指来源幼稚的一类肿瘤，大部分为恶性肿瘤，如视网膜母细胞瘤、神经母细胞瘤、髓母细胞瘤、肾母细胞瘤和肝母细胞瘤等。但也有一部分是良性肿瘤，如肌母细胞瘤、骨母细胞瘤、软骨母细胞瘤和脂肪母细胞瘤等。

【点评】另外需要掌握无性细胞瘤是由原始生殖细胞组成的恶性肿瘤。Bowen 病（鲍文病）是一种表皮内鳞状细胞癌，属于皮肤原位癌。骨髓瘤，又称为浆细胞瘤，是起源于骨髓浆细胞的恶性肿瘤。

10. B

【解析】小细胞肺癌：多为中央型，能分泌 5-羟色胺，属于 N-内分泌癌。可能引起副肿瘤综合征，多见于中青年男性，生长快，转移早，预后差。恶性程度最高。

11. B　　12. A　　13. E　　14. A

【解析】①交界性肿瘤是介于良性和恶性之间的肿瘤，如卵巢交界性浆液性乳头状囊腺瘤伴非典型增生。请注意：交界性肿瘤临床上常按低度恶性肿瘤进行处理，不要将“卵巢浆液性乳头状囊腺瘤伴非典型增生”错答为癌前病变，因为癌前病变尚未达到“癌”的阶段，尚不属于低度恶性。②胃黏膜重度非典型增生，时间长久可能转变为癌，为胃癌的癌前病变。结肠多发性腺瘤性息肉为结肠癌的癌前病变。③肉芽肿是由巨噬细胞局部增生构成的境界清楚的结节状病灶，属于慢性肉芽肿性炎的特征性病变，是非肿瘤性病变。④癌肉瘤是指既有癌组织，又有肉瘤组织的肿瘤。原位癌是指累及上皮全层，但未突破基底膜的癌。

15. E

16. B

17. D

【解析】①癌前病变是指具有发展为恶性肿瘤潜能的病变，家族性多发性腺瘤性息肉病，到青春期几乎均会发生癌变，为结直肠癌的癌前病变。②浸润黏膜层及黏膜下层的胃肠道癌，称为早期癌。突破了基底膜的癌，称为浸润癌。③未成熟型畸胎瘤又称为恶性畸胎瘤，来源于原始生殖细胞，肿瘤全部或部分由分化程度不同的未成熟组织构成。④交界性肿瘤是介于良性和恶性之间的肿瘤。

18. B　19. D

【解析】①髓母细胞瘤为恶性肿瘤，如前述。②畸胎瘤是来源于性腺或胚胎剩件中全能细胞的肿瘤，往往含两个以上胚层的多种组织成分。③骨母细胞瘤属于良性肿瘤。间皮瘤好发于腹膜和胸膜，病理分型为腺瘤样间皮瘤、囊性间皮瘤和恶性间皮瘤。迷离瘤是指误位于异常部位的分化正常的组织。

第二节　肿瘤的生物学行为

1. B

【解析】肉瘤是指来源于间叶组织的恶性肿瘤，其间质的结缔组织较少，但血管丰富，故肉瘤主要经血道转移，经其他途径转移少见。癌主要经淋巴道转移。

2. E

【解析】来源于上皮组织的恶性肿瘤称为癌，来源于间叶组织的恶性肿瘤称为肉瘤。间叶组织包括纤维组织、脂肪、肌肉、血管、淋巴管、骨、软骨组织等。因此按命名原则，来源于纤维组织的恶性肿瘤称为纤维肉瘤

3. E

【解析】软骨组织属于间叶组织，发生的恶性肿瘤称为肉瘤，而不是癌。

【点评】A、B、C、D项均含有上皮细胞，发生的恶性肿瘤，可称为癌。

4. C

【解析】①肿瘤细胞在形态和组织结构上与其起源正常组织的差异，称为异型性。良性肿瘤的异型性小，恶性肿瘤的异型性大。肿瘤细胞的异型性是诊断和鉴别良、恶性肿瘤的主要组织学依据。②肿瘤的大小、肉眼形态、生长方式、生长速度及对机体的影响等，都只能作为鉴别肿瘤良、恶性的辅助参考。

5. D

【解析】①根据恶性肿瘤细胞异型性（分化程度）的高低，将肿瘤的恶性程度分为三级。Ⅰ级为高分化，分化良好，恶性程度低；Ⅱ级为中分化，中度恶性；Ⅲ级为低分化，恶性程度高。②分化程度与异型性成反比，因此高分化者较低分化者核分裂少。Ⅱ级分化较Ⅰ级分化细胞排列紊乱。③肿瘤细胞分化程度越低，恶性程度越高，细胞增殖能力越强，合成DNA和RNA的能力也越强。

6. D

【解析】①来源于上皮组织的恶性肿瘤称为癌，来源于间叶组织的恶性肿瘤称为肉瘤。因此区别癌与肉瘤的主要依据是组织来源。②癌和肉瘤均属于恶性肿瘤，均可浸润性生长，均可无包膜，均可有明显异型性，均可通过血道转移，在晚期体积均可很大，因此这些均不能作为癌和肉瘤的鉴别点。

7. B

【解析】母细胞瘤是指肿瘤的形态类似发育过程中的某种幼稚细胞或组织。类癌是一组发生于胃肠道和其他组织嗜银细胞，能产生小分子多肽类或肽类激素的肿瘤。临界肿瘤也称为交界性肿瘤，是指介于良性和恶性之间的肿瘤。

8. E

【解析】来源于上皮组织的恶性肿瘤称为癌，来源于间叶组织的恶性肿瘤称为肉瘤。因此癌与肉瘤的主要区别是组织来源不同。肿瘤的发生部位、肿瘤颜色、肿瘤质地、发病年龄，均不能作为癌和肉瘤的鉴别依据。

9. D

【解析】称“瘤”的有的是恶性肿瘤，如精原细胞瘤、黑色素瘤，有的是良性肿瘤，如脂肪瘤、纤维瘤等。

10. D

11. E

【解析】恶性肿瘤有很多特性，如细胞异型性明显、生长迅速、浸润生长、转移等，但最具特征性的表现是肿瘤转移。一旦肿瘤有转移，则一定为恶性。

【点评】A、B、C、D项良恶性肿瘤均可发生，不是恶性肿瘤的特有特性。

12. A

【解析】良性肿瘤一般对机体的影响较小，主要表现为局部压迫和阻塞症状。其严重程度主要与肿瘤发生部位有关。

13. A　14. D

【解析】①病理学上，肿瘤的分级主要依据肿瘤细胞的分化程度、异型性、核分裂象的数目，其中以分化程度最重要。②肿瘤的分期是指恶性肿瘤的生长范围和播散程度，对肿瘤进行分期还需考虑原发肿瘤的大小、浸润深度、浸润范围、淋巴结转移、远处转移情况等。

15. C　16. B

【解析】①结肠癌可经肠系膜上/下静脉—门静

脉—肝脏，导致结肠癌肝转移。②经椎旁静脉系统转移到骨的肿瘤常考的有3个：乳腺癌椎体转移、甲状腺癌颅骨转移、前列腺癌骨盆转移。

第三节　常见肿瘤

1. C

【解析】①神经母细胞瘤是起源于神经嵴的高度恶性的胚胎性肿瘤，好发于3岁以内的小儿。常见症状为腹胀、腹部肿块。腹部肿块位于腹膜后，呈结节状或圆球形，坚硬而固定，生长迅速而超越中线。②错构瘤是指受累器官的正常组织在发育过程中出现错误的组合、排列，导致的类瘤样畸形，多见于肝和肺。神经鞘膜肿瘤包括神经鞘瘤和神经纤维瘤。畸胎瘤是来源于多能胚胎细胞的肿瘤。平滑肌肉瘤多见于子宫。这些肿瘤的好发年龄均不是小儿。

2. C

【解析】①皮肤乳头状癌少见，恶性程度不高。②皮肤鳞状细胞癌恶性程度低，以局部浸润及转移为主。③恶性黑色素瘤为高度恶性的黑色素细胞肿瘤。④纤维肉瘤的恶性程度与分化程度有关，分化好者生长慢，恶性程度低；分化差者生长快，恶性程度高。⑤恶性基底细胞癌很少发生转移，为低度恶性的肿瘤。

3. B

4. E

【解析】角化珠为高分化鳞癌的特征性病理改变，故本例可诊断为淋巴结转移性鳞癌。

5. A

【解析】分化好的鳞状细胞癌，癌巢中央可出现层状角化物，称为癌珠（角化珠），此为高分化鳞癌的病理特征。分化差的鳞癌可无角化珠（癌珠）。

【点评】高分化腺癌的镜下特点是癌细胞呈腺样排列。底细胞癌的癌巢由深染的基底细胞样癌细胞构成。移行细胞癌即尿路上皮癌。

6. C

【解析】黑色素瘤为高度恶性的黑色素细胞肿瘤。

7. D

【解析】未成熟型畸胎瘤又称为恶性畸胎瘤，来源于分化程度不同的未成熟组织。

8. C

【解析】畸胎瘤，其肿瘤实质由来源于三个胚层的各种类型的组织混杂在一起构成。

【点评】无性细胞瘤、内胚窦瘤是来源于生殖细胞的肿瘤，颗粒细胞瘤是来源于卵巢性索间质细胞的肿瘤，绒毛膜癌是来源于滋养细胞的肿瘤，这些肿瘤均只有一个胚层成分。

9. D

【解析】基底细胞癌多见于老年人面部，如眼睑、颊及鼻翼等处，生长缓慢，表面常形成溃疡，并可浸润破坏局部深层组织，很少发生转移，对放疗敏感，临床上呈低度恶性。其他均是恶性程度较高的肿瘤，转移概率大。

10. C

【解析】乳头状瘤多见于鳞状上皮。乳头状瘤呈外生性向体表或腔面生长，形成指状或乳头状突起。

【点评】其余选项均属于间叶组织良性肿瘤。

11. A　　**12. E**　　**13. C**

14. C　　**15. D**

【解析】①脂肪瘤是最常见的良性软组织肿瘤，多见于成人，常呈分叶状，好发于肩、背、颈、四肢等。②乳腺纤维腺瘤瘤组织内的胶原纤维排成束状，外观呈结节状，与周围组织分界明显。

第四节　肿瘤的病因学和发病学

1. D

【解析】①亚硝胺致癌性强、致癌谱广。这些特点与其化学结构有关：不对称的亚硝胺常引起食管癌，对称的亚硝胺常引起肝癌。在胃内酸性环境中，亚硝酸和食物中的二级胺作用合成亚硝胺而导致胃癌。亚硝胺是目前已知的导致大肠癌发生最强烈的致癌物质。②胆囊癌的发生与胆囊结石、胆汁中的胆蒽和甲基胆蒽有关，而与亚硝胺无关。

2. D

【解析】肿瘤相关抗原是指既存在于肿瘤细胞，也存在于某些正常细胞的抗原，只不过在肿瘤细胞高表达，而在正常细胞低表达，如甲胎蛋白。

3. D

【解析】神经纤维瘤病Ⅰ型为常染色体显性遗传性疾病。Bloom综合征、着色性干皮病、Fanconi贫血和毛细血管扩张性共济失调症均属于常染色体隐性遗传性疾病。

4. C

【解析】人类乳头瘤病毒（HPV）有多种，其中HPV168与子宫颈癌的发生有关。其发生机制是HPV的E6和E7蛋白能与Rb和P53蛋白结合，抑制它们的功能，而Rb和P53都属于抑癌基因。HIV感染引起艾滋病，HAV、HBV、HCV感染分别引起甲型、乙型和丙型病毒性肝炎。

5. D　　**6. A**

【解析】①肿瘤相关抗原是指既存在于肿瘤细胞，也存在于某些正常细胞的抗原。胚胎抗原是其中的典型代表，如甲胎蛋白既可见于胎肝细胞，也可见于肝细胞癌中，故属于肿瘤相关抗原。②肿瘤特异性抗原是指肿瘤细胞特有的抗原，不存在于正常细胞中。③自身抗原是指引起自身免疫应答的自身组织成分，如甲状腺球蛋白可刺激机体产生甲状腺球蛋白抗体而导致自身免疫性甲状腺疾病。④异种抗原是指与宿主不同种属的抗原。异嗜性抗原是一类与种属特异性无关，存在于不同种系生物间的共同抗原。

第五章 心血管系统疾病

第一节 动脉粥样硬化

1. C

【解析】高密度脂蛋白（HDL）可逆向转运胆固醇，清除动脉壁的胆固醇，防止动脉粥样硬化的发生。

【点评】甘油三酯、胆固醇、低密度脂蛋白（LDL）、极低密度脂蛋白（VLDL）都是导致动脉粥样硬化的病因。

2. E

【解析】低密度脂蛋白（LDL）被动脉壁细胞氧化修饰，生成氧化低密度脂蛋白（ox-LDL），后者是最重要的致粥样硬化因子。

【点评】乳糜微粒、低密度脂蛋白、极低密度脂蛋白都是导致动脉粥样硬化的病因，但不是最重要的因素。高密度脂蛋白是抗动脉粥样硬化的因素。

3. B

【解析】冠状动脉粥样硬化的好发部位：左前降支>右主干>左主干或左旋支>后降支。

4. D

【解析】心肌梗死约50%发生在左冠状动脉前降支供血的区域，如左心室前壁、心尖部及室间隔前2/3，其中尤以左心室前壁最常见；约25%发生于右冠状动脉供血的区域，如左心室后壁、室间隔后1/3、右心室；其他部位少见。

5. C

【解析】萎缩是指发育正常的组织细胞或器官体积缩小。脑动脉粥样硬化后，血管腔变窄，脑组织缺乏足够的血液供应，可引起脑萎缩，为目前引起脑萎缩的最常见病因。

【点评】脑水肿、脑脓肿、脑外伤、脑结核等，常常导致颅内压增高。

6. E

【解析】按动脉粥样硬化的损伤应答学说，多种病因可引起内皮细胞损伤，损伤的内皮细胞分泌生长因子，吸引单核细胞进入血管内皮下间隙，转化为巨噬细胞，形成巨噬细胞源性泡沫细胞，这是动脉粥样硬化早期病变脂纹的主要成分。

【点评】动脉粥样硬化时，无红细胞、中性粒细胞、脂肪细胞进入动脉内膜。可有少量T淋巴细胞浸润，功能不明。

7. D

【解析】脂纹是动脉粥样硬化肉眼可见的最早病变，由大量泡沫细胞聚集而成。

【点评】泡沫细胞来源于平滑肌细胞和单核细胞。动脉粥样硬化不会有急性炎症发生，故无中性粒细胞浸润，但可有少量T淋巴细胞浸润，其功能不明。

8. E

【解析】急性心肌梗死是一个动态演变过程，一般于梗死后至少6 h肉眼才能辨认，梗死灶呈苍白色，8~9 h后呈土黄色。

9. B　10. D　11. C

【解析】①肝细胞脂肪变性为甘油三酯（脂肪）在肝细胞内的异常蓄积。②缓进型高血压可因血浆蛋白渗入和基底膜代谢物质沉积，使肾小球细动脉管壁增厚，管腔狭窄，称为细动脉壁玻璃样变。③动脉粥样硬化的纤维斑块由脂纹发展而来，病灶表面含大量胶原纤维，其胶原纤维可发生玻璃样变，属结缔组织的玻璃样变。

第二节 原发性高血压

1. B

高血压脑出血常发生于基底节、内囊，其次为脑白质、桥脑和小脑。

2. A

【解析】原发性颗粒性固缩肾最常见于高血压肾病。高血压时，由于入球小动脉玻璃样变性和肌型小动脉硬化，使病变区的肾小球缺血发生纤维化和玻璃样变性，相应的肾小管因缺血而萎缩。

【点评】动脉粥样硬化可导致肾脏单发性贫血性梗死及多发性大凹陷瘢痕肾，称为动脉粥样硬化性固缩肾。高血压时极少发生肾动脉瘤，肾脏瘀血不是特异性病理改变。

3. C

【解析】细动脉硬化是高血压的主要病变特征，表现为细小动脉玻璃样变。

【点评】高血压时，由于细动脉长期痉挛，加之血管内皮细胞受到长期高血压的刺激而受损，导致通透性增加，血浆蛋白渗入血管壁中，引起细动脉壁的玻璃样变。肾入球小动脉壁纤维素样坏死为恶性高血压的特征性表现。动脉壁脂质沉着为动脉粥样硬化的病理特点。高血压时，细动脉一般不出现动脉壁纤维化和水肿。

4. A

【解析】缓进型高血压主要表现为：细小动脉玻璃样变；小动脉内膜胶原纤维和弹力纤维增生、中膜平滑肌细胞增生肥大、管腔缩小甚至闭塞；中动脉（如冠状动脉、脑动脉、肾弓形动脉）管壁增厚、管腔狭窄；大动脉无明显病变，或动脉硬化。

【点评】急进型高血压的特征性病变为增生性小动脉硬化和坏死性细动脉炎，表现为肾入球小动脉纤维素样坏死。

5. C

【解析】试题要求回答的是"可逆性病变"，当然是血管痉挛，A、B、D、E 项病变不可能是可逆性病变。

6. C

【解析】①高血压脑出血多见于基底节区域，尤以豆状核区最多见，这是因为供应该区域的豆纹动脉从大脑中动脉呈直角分支，直接受到大脑中动脉压力较高的血流冲击和牵引，致豆纹动脉易破裂出血。②本题若答案项中未出现豆纹动脉，则选大脑中动脉。

7. D　　8. E

【解析】①高血压时，肾入球小动脉发生玻璃样变（即细小动脉硬化）和肌型小动脉硬化，管壁增厚，管腔狭窄。②高血压动脉病变期，小动脉硬化主要累及肾小球叶间动脉、弓状动脉和脑动脉，表现为小动脉内膜胶原纤维及弹力纤维增生，中膜平滑肌增生肥大。③粥样硬化主要累及大中动脉。血管破裂出血为高血压的并发症。全身细小动脉间歇性痉挛为高血压功能紊乱期的表现。

第三节　风湿性心脏病

1. E

【解析】①风湿病是 A 组乙型溶血性链球菌感染引起的变态反应性疾病，病变主要累及全身结缔组织，最常侵犯心脏、关节等处，以心脏病变最为严重。②风湿性关节炎为浆液性及纤维素性渗出，渗出物可完全吸收，一般不遗留关节畸形。

【点评】"遗留关节畸形"为类风湿关节炎的特点。

2. A

【解析】风湿性心内膜炎主要侵犯心瓣膜，其中以二尖瓣最常受累，其次为二尖瓣和主动脉瓣同时受累，主动脉瓣、三尖瓣和肺动脉瓣单独受累少见。

3. D

【解析】巨噬细胞吞噬胶原的纤维素样坏死物质后，即为风湿细胞或 Aschoff 细胞，周围有少量淋巴细胞浸润，称为风湿小体，是风湿病的特征性病变。

【点评】①结核结节是结核病的特征性病理表现，由上皮样细胞、朗汉斯巨细胞、淋巴细胞和少量成纤维细胞构成。②假结核结节由大量类上皮细胞、异物巨细胞及少量钙化灶组成，是晚期血吸虫卵结节的特点。③伤寒是伤寒杆菌引起的以巨噬细胞增生为特征的急性增生性炎。增生活跃的巨噬细胞吞噬伤寒杆菌后，称为伤寒细胞。伤寒细胞常聚集成团，形成伤寒结节，是伤寒的特征性病变。④小胶质细胞结节为乙脑的典型病变之一。

4. B

【解析】风湿性心肌炎并不累及心肌细胞，而是累及心肌间质结缔组织（B），常表现为灶状间质性心肌炎、间质水肿及少量 T 淋巴细胞浸润等。在心肌间质内，风湿小体位于间质小血管旁。

5. E

【解析】①在风湿病变质渗出期，可有结缔组织的黏液变性和胶原的纤维素样坏死，周围有少量淋巴细胞、浆细胞、单核细胞浸润。②在风湿病增生期，可有 Aschoff 小体形成。③风湿病属于变态反应性疾病，不会有脓肿形成。脓肿形成为急性化脓性感染的表现。

第四节　亚急性感染性心内膜炎

1. B

【解析】①亚急性细菌性心内膜炎最常侵犯二尖瓣和主动脉瓣，病变特点是受累瓣膜赘生物形成，且该赘生物容易破碎脱落形成血栓栓子，顺血流方向运行，经左心—主动脉瓣—主动脉—颈总动脉—颈内动脉—脑动脉，造成脑动脉栓塞；也可经体循环造成内脏动脉、四肢动脉栓塞等。临床上以脑动脉栓塞最常见，约占 2/3 左右。本例下床活动后突然出现昏迷、偏瘫，最可能的原因即为脑动脉栓塞。②肺动脉栓塞主要表现为胸痛、呼吸困难、气促等。冠状动脉栓塞主要表现为心肌缺血或梗死。四肢动脉栓塞主要表现为远端肢体发绀、缺血或坏死。这些临床表现均与本例不符。③四肢静脉栓塞主要表现为四肢肿胀，但亚急性细菌性心内膜炎的栓子一般引起动脉栓塞，不会引起四肢静脉栓塞。

2. D

【解析】疣状赘生物是指风湿性心内膜炎时发生在心瓣膜上的附壁血栓，它属于白色血栓，主要由血小板组成，其间黏附一些中性粒细胞、红细胞和少量纤维蛋白等。

3. C　　**4. B**

【解析】①风湿性心内膜炎的发病与A组乙型溶血性链球菌感染引起的变态反应有关。②亚急性细菌性心内膜炎主要由毒力相对较弱的草绿色链球菌引起（约占75%）。③金黄色葡萄球菌、肺炎球菌为急性细菌性心内膜的常见致病菌。

第五节　心脏瓣膜病

1. D

【解析】①二尖瓣狭窄时，心脏舒张期从左心房流入左心室的血流受阻，血液瘀积在左心房，使左心房压力增大，久而久之，出现左心房代偿性肥大扩张。晚期升高的左心房压力逆转引起肺瘀血、肺动脉高压。长期肺动脉高压，可导致右心室代偿性肥大扩张，三尖瓣相对关闭不全，右心室部分血液反流回右心房，加重了右心房负担，最终引起右心房肥大。可见二尖瓣时，各心腔肥厚扩大的顺序为：左心房—右心室—右心房；左心室早期正常，晚期废用性（失用性）萎缩。②二尖瓣狭窄时，X线显示左心房增大，晚期左心室缩小，呈梨形。

【点评】主动脉瓣狭窄时首先出现左心室肥厚扩大。

2. D

【解析】①左心房增大合并明显肺动脉高压时心界呈梨形，常见于二尖瓣狭窄。②普大形心是指心影向两侧均匀增大，较对称，以心肌炎和全心衰竭最多见。三角烧瓶形心见于心包积液。球形心见于二尖瓣关闭不全。靴形心见于主动脉瓣关闭不全。

3. A

第六章　呼吸系统疾病

第一节　大叶性肺炎和小叶性肺炎

1. C

【解析】大叶性肺炎是由肺炎链球菌引起的以肺泡内弥漫性纤维素渗出为主的纤维素性炎。

2. E

【解析】小叶性肺炎的病变特征是以肺小叶为病变单位的急性化脓性炎症，病变常以细支气管为中心，双肺散在分布，以下叶和背侧多见。严重病例，病灶可相互融合成片，甚至累及整个大叶。

3. C

【解析】肺炎链球菌可引起大叶性肺炎（占90%）。

【点评】支气管肺炎也称为小叶性肺炎，常见致病菌为葡萄球菌、嗜血流感杆菌、链球菌等。肺脓肿的常见致病菌为厌氧菌。支气管哮喘属于变态反应性疾病，若不合并感染则无致病菌。胸膜炎致病菌常为结核杆菌、化脓性细菌等。本题为临床必考内容，考生必须熟练掌握。

4. D

【解析】大叶性肺炎分为4期：即充血水肿期、红色肝样变期、灰色肝样变期、溶解消散期。灰色肝样变期肺叶肿大，但充血消退，质实如肝。镜下见肺泡腔内大量纤维素渗出，纤维素网中有大量中性粒细胞浸润，但红细胞少见。

【点评】肺泡腔内充满纤维素和红细胞为红色肝样变期的表现。大叶性肺炎为纤维素性炎，不会有大量浆液渗出。

5. E

【解析】小叶性肺炎是由化脓菌引起的，以肺小叶为病变单位的急性化脓性炎症。

【点评】大叶性肺炎为纤维素性炎症。卡他性炎症、浆液性炎症、出血性炎症均属于急性渗出性炎症。

6. A

【解析】肺肉质变，也称为机化性肺炎，是由于大叶性肺炎时中性粒细胞渗出过少，释放的蛋白酶不足以溶解渗出物中的纤维素，大量未被溶解吸收的纤维素被肉芽组织机化取代而形成。

【点评】慢性左心衰、慢性肺瘀血常导致肺褐色硬化。小叶性肺炎常导致肺脓肿。急性肺瘀血常导致肺泡内出现伊红色水肿液。

第二节　慢性支气管炎

1. E

【解析】慢性支气管炎患者黏液腺增生、肥大和浆液性分泌增多，导致咳嗽多痰。

【点评】黏膜上皮细胞变性坏死脱落、黏膜上皮纤毛倒伏。细支气管周围炎可引起阻塞性通气功能障碍。

2. D

【解析】慢性支气管炎病程漫长，病情发展不可逆，病变常从较大的支气管开始，逐渐累及较小支气管和细支气管，炎症易向管壁周围及肺泡扩展，形成细支气管周围炎，最终导致管壁纤维性增厚，管腔狭窄。因此细支气管炎及细支气管周围炎是慢性支气管炎患者引起阻塞性通气功能障碍的病变基础。

3. E

【解析】①慢性阻塞性肺疾病早期常累及较大的支气管，表现为管壁充血、水肿，淋巴细胞、浆细胞浸润。

4. C

【解析】慢性支气管炎时支气管内不会出现泡沫细胞，泡沫细胞为动脉粥样硬化的特征性细胞。

第三节 肺气肿

1. E

【解析】慢性支气管炎可造成细支气管及其周围炎、管腔狭窄，导致呼气时气流受阻，使肺内残气量增加，肺组织过度膨胀，肺泡扩张，形成肺气肿。

2. C

【解析】抗胰蛋白酶可抑制弹性蛋白酶的水解活性，当抗胰蛋白酶活性缺乏时，弹性蛋白酶活性增强，导致细支气管和肺泡壁弹力蛋白、IV 型胶原降解，肺组织破坏，形成全腺泡型肺气肿。

【点评】间质性肺气肿是指肋骨骨折、胸壁开放伤或剧烈咳嗽等导致细支气管或肺泡间隔破裂，空气进入肺间质所致。瘢痕旁肺气肿是指出现在肺组织瘢痕灶周围，由肺泡破裂融合形成的局限型肺气肿。

第四节 肺硅沉着症

1. B

【解析】硅尘表面的 SiO_2 与 H_2O 聚合成硅酸，可破坏巨噬细胞膜的稳定性，使之发生自溶。硅肺的早期病变是细胞性硅结节，纤维性结节属于晚期病变。硅肺患者胸膜可因弥漫性纤维化而广泛增厚。

2. D

【解析】肺硅沉着症患者易并发肺结核，称硅肺结核病。

【点评】其他常见并发症包括肺部感染、肺心病、肺气肿等，但 A、B、C、E 项并发症很少发生。

3. B

【解析】硅肺最早出现的硅结节在肺门淋巴结，而不在肺组织内。

4. D

【解析】硅肺的特征性病变是硅结节。早期硅结节是巨噬细胞吞噬硅尘后形成的细胞性结节，晚期纤维增生形成纤维性结节。

【点评】相邻的硅结节可相互融合成大的结节状病灶，如中央区缺血坏死液化，可形成硅肺空洞。类上皮肉芽肿、胸膜呈斑状增厚、肺间质纤维化，可见于多种疾病，不是硅肺的特征性病变。

第五节 肺 癌

1. B

【解析】①肺腺癌好发于女性，约占 50% 以上。②鳞癌和小细胞癌好发于中老年人，多有吸烟史。

2. A

3. A　4. B

【解析】①肺腺癌好发于女性，约占 50% 以上。②食管癌 90% 以上为鳞状细胞癌，其次为腺癌，偶见腺棘皮癌、燕麦小细胞癌等。③鳞癌、小细胞未分化癌好发于男性。印戒细胞癌和黏液腺癌都是胃肠道肿瘤的常见病理类型。

5. A　6. E

【解析】肺癌的恶性程度依次为：小细胞癌>大细胞癌>腺癌>鳞癌>类癌。①肺类癌恶性程度低，局部淋巴结转移少见，大多数患者无神经内分泌异常表现，少数可有类癌综合征。②小细胞肺癌恶性程度最高，生长迅速，转移早，存活期大多不超过 1 年。

7. B　8. A

【解析】①肺腺癌通常发生于较小的支气管上皮，约 65% 为周围型肺癌，肉眼观多为弥漫型或多结节型。②肺鳞癌通常发生于大支气管，约 80% ~ 85% 为中央型肺癌。③具有内分泌功能的肺癌多为小细胞癌。肿瘤呈胶冻状常是黏液癌的特点，好发于胃和大肠。

第七章 消化系统疾病

第一节 消化性溃疡

1. B

【解析】①胃溃疡瘢痕底部小动脉因炎症刺激常有增殖性动脉内膜炎，使小动脉管壁增厚、管腔狭窄，伴有血栓形成及血栓机化。②溃疡组织不会释放凝血酶原，胃液不会促进凝血过程。

2. E

【解析】胃溃疡好发于胃小弯胃窦部，直径多在 2cm 以内。溃疡边缘整齐，底部平坦、洁净。溃疡周围的胃黏膜皱襞因受溃疡底部瘢痕组织的牵拉向溃疡集中而呈放射状。

【点评】溃疡边缘隆起不整齐、底部凹凸不平，为胃癌的表现。

3. B

4. C

【解析】胃镜见胃黏膜苍白、粗糙、皱襞稀疏，提示为慢性萎缩性胃炎，表现为主细胞和壁细胞数量减少，固有膜内有多量淋巴细胞和浆细胞浸润，常出现肠上皮化生。

5. A

【解析】慢性胃溃疡的并发症：①出血最常见（约占10%~35%）；②穿孔（约占5%）；③幽门梗阻（约占3%）；④癌变（<1%）。

第二节　病毒性肝炎

1. A

【解析】①慢性肝炎多有单核细胞和淋巴细胞浸润。慢性活动性肝炎炎细胞浸润、纤维组织增生、肝细胞增生均较慢性持续性肝炎重，但这不是两者最主要的区别。②两者最主要的区别在于肝细胞坏死的程度、部位和类型。慢性持续性肝炎的变性坏死较轻，肝小叶界板无破坏；慢性活动性肝炎多有碎片状坏死，有明显肝小叶界板破坏，坏死程度较重。

2. A

【解析】病毒性肝炎是由肝炎病毒引起的以肝实质细胞变性、坏死为主要病变的一种变质性炎症。

【点评】浆液性炎症、化脓性炎症、出血性炎症的渗出物分别为浆液、中性粒细胞、红细胞。增生性炎症是以组织细胞增生为主要特征的炎症。

3. D

【解析】急性重型病毒性肝炎的肝细胞坏死广泛而严重，表现为弥漫性大片坏死。

4. B

【解析】急性普通型肝炎的镜下特点为：肝细胞广泛变性，而坏死轻微。由于坏死范围小，仅单个或数个肝细胞坏死，因此再生肝细胞也少，可完全再生修复。

5. D

【解析】①肝细胞大片坏死，可诊断为“急性或亚急性重型肝炎”。“肝细胞结节状再生”需要一定的时间，因此本例不可能为急性重型肝炎，只能诊断为亚急性重型肝炎。②重度慢性肝炎虽可有肝细胞结节状再生，但坏死类型为碎片状坏死+桥接坏死，与本例不符。急性黄疸性普通型肝炎为点状坏死，门脉性肝硬化为假小叶形成，均与题意不符。

6. B

【解析】①急性普通型肝炎和轻度慢性肝炎均可出现点状坏死，但由于急性普通型肝炎病程短，不可能出现“纤维组织增生”，故本例只能诊断为轻度慢性肝炎。②中、重度慢性肝炎多为碎片状坏死+桥接坏死，早期肝硬化为假小叶形成，均与题意不符。

7. D

【解析】①桥接坏死是严重肝细胞损伤导致的相邻肝小叶的肝细胞坏死，形成两个中央静脉之间、两个汇管区之间，或中央静脉与汇管区之间的带，见于中、重度慢性肝炎。②点状坏死常见于急性普通型肝炎。大片坏死常见于急性、亚急性重型肝炎。轻度慢性肝炎以点状坏死常见，偶见轻度碎片状坏死。

8. A

【解析】急性普通型肝炎的镜下特点为：肝细胞广泛变性，而坏死轻微。

9. C

【解析】①本题的考点就是“毛玻璃样肝细胞”。毛玻璃样肝细胞并非指肝细胞的“玻璃样变性”，而是指肝细胞内含有HBsAg，免疫酶标显示HBsAg反应阳性。组织学上表现为胞浆内充满嗜酸性细颗粒状物，不透明，似毛玻璃样。电镜显示其胞浆滑面内质网增生，HBsAg颗粒积存于此。②肝细胞玻璃样变时，前角蛋白细丝可在肝细胞胞质内堆积，称Mallory小体，多见于酒精性肝病。

10. D

【解析】①急性普通型肝炎肝细胞广泛变性，坏死轻微，表现为肝小叶内点状坏死（D）。②碎片状坏死、灶性坏死常见于慢性肝炎。桥接坏死主要见于中、重度慢性肝炎。大片坏死常见于重型肝炎。

11. A

【解析】患者低热、纳差、黄疸，肝酶和胆红素明显增高，应诊断为急性黄疸型肝炎。可出现B、C、D、E项病理改变，不会出现假小叶形成，答案为A。假小叶为肝硬化的特征性病理改变。

12. D

【解析】①肝细胞点状坏死是急性普通型肝炎的病理特点，表现为肝小叶内散在的灶性肝细胞坏死，每个坏死灶仅累及一个至几个肝细胞。②肝细胞核碎裂为小点状，是肝细胞坏死时光镜下见到的细胞核的自溶性改变。破坏肝细胞界板的坏死是碎片状坏死，常见于慢性肝炎。嗜酸性坏死是肝细胞凋亡的表现。肝虽然是脂肪变性最常见的器官，但病毒性肝炎很少发生严重脂肪变性，脂肪变性仅见于丙型病毒性肝炎。

13. E

【解析】根据症状和体征，此患者为典型的肝硬化，肝硬化最有可能存在的特征性肝脏组织学病理改变是假小叶形成。

14. A　15. C　16. E

【解析】①急性普通型肝炎变性重，坏死轻。变性以细胞水肿（严重者呈气球样变性）为主，坏死以点状坏死多见。②慢性活动性肝炎多为碎片状坏死+桥接坏死，慢性持续性肝炎的肝小叶界板无破坏，故无碎片状坏死。③急性、亚急性重型肝炎均可有肝细胞大片坏死，但由于前者病程短，不可能有肝细胞结节状再生，故仅后者表现为大片坏死+结节状再生。

第三节 门脉性肝硬化

1. E

【解析】肝硬化的特征性病理变化是假小叶形成。本例肝穿刺见假小叶，故答案为E。假小叶是指广泛增生的纤维组织分割原来的肝小叶并包绕成大小不等的圆形或类圆形的肝细胞团。

2. E

【解析】A、B、C、D、E项均是门脉性肝硬化的病理改变，但只有假小叶形成是其特征性病理变化，故最佳答案为E。

3. A

【解析】肝硬化合并门脉高压时，可导致慢性瘀血性脾大。可引起脾功能亢进。肉眼观，脾大。镜下见脾窦扩张，窦内皮细胞增生、肿大，脾小体萎缩，红髓内纤维组织增生，部分可见含铁结节。

4. B

【解析】病毒性肝炎是肝硬化最常见的病因，多由乙肝和丙肝引起，其中以乙肝最常见。

5. B　6. C　7. A　8. D

【解析】①肝硬化可引起门静脉高压，当门静脉压力增高时，侧支循环开放，门静脉血经胃冠状静脉、食管静脉丛、奇静脉入上腔静脉，导致胃底食管下端静脉曲张。②体内的氨通过肝脏合成尿素排出体外，当肝脏解毒功能下降时，尿素合成减少，血氨增高造成氨中毒。③雌激素主要在肝脏灭活，当肝功能减退时，雌激素灭活障碍致体内雌激素水平升高，男性乳腺发育。④大多数凝血因子均在肝脏合成，当肝功能减退时，凝血因子合成减少，导致出血。⑤黄疸是肝细胞受损的表现。

第四节 肝　癌

C

【解析】小肝癌（早期肝癌）是指单个癌结节最大直径<3 cm或两个癌结节合计最大直径<3cm的原发性肝癌。

第八章　淋巴造血系统疾病

1. C

【解析】弥漫性大B细胞淋巴瘤表达成熟B细胞分化抗原，如CD_{19}、CD_{20}等，故答C。

【点评】CD_{10}^{+}为滤泡生发中心的免疫标记，虽然弥漫性大B细胞淋巴瘤也可阳性，但不是最佳答案。

第九章　免疫性疾病（艾滋病）

1. D

【解析】艾滋病（AIDS）随着病情的发展，淋巴细胞越来越少，巨噬细胞越来越多，最后主要细胞为巨噬细胞和浆细胞。因此AIDS晚期的病理特点为淋巴细胞消失殆尽。

2. A

【解析】艾滋病患者由于免疫功能障碍，A、B、C、D、E项机会性感染均可发生，但以肺孢子虫感染最常见。

【点评】70%～80%患者可经历一次或多次肺孢子虫感染，约有一半的患者死于肺孢子虫肺炎。

3. C

【解析】EB病毒感染多导致Burkitt淋巴瘤、鼻咽癌等。

第十章　泌尿系统疾病

第一节 肾小球肾炎

1. E

【解析】①慢性肾盂肾炎为肾小管-间质的慢性炎症，特点是慢性间质性炎症、纤维化和瘢痕形成，大体表现为肾脏体积缩小、质地变硬，表面可见粗大、分布不均的、不规则的凹陷性瘢痕。②晚期肾小球肾炎表现为继发性颗粒性固缩肾。良性高血压病引起的肾萎缩表现为原发性颗粒性固缩肾。B、C项肾脏大体改变无特殊。

2. B

【解析】①弥漫性硬化性肾小球肾炎表现为双侧肾脏对称性固缩，表面颗粒细小，称为颗粒性固缩肾。②慢性肾盂肾炎表现为两侧肾脏不对称，患肾缩小，表面高低不平，有不规则凹陷性瘢痕，称为大瘢痕性固缩肾（E）。③大红肾（蚤咬肾）见于急性肾小球肾炎。大白肾见于膜性肾病、脂性肾病等。

3. B

【解析】新月体性肾炎的特征性病变是新月体形成，新月体是由增生的壁层上皮细胞和渗出的单核细胞构成。

4. C

【解析】①膜性肾小球肾炎表现为肾小球基底膜上皮细胞侧出现免疫复合物沉积，致基底膜显著增厚，基底膜伸出钉状突起，插入沉积物之间，此为特征性病理改变。②膜性增生性肾小球肾炎的病理特点是肾小球基底膜增厚、系膜细胞增生和系膜基质增多，增生的系膜细胞突起插入邻近毛细血管襻，形成车轨征（双轨征、分层状）。毛细血管内增生性肾小球肾炎也称为急性肾炎，表现为毛细血管内皮细胞及系膜细胞增生。轻微病变性肾小球肾炎表现为电镜下脏层上皮细胞足突消失。新月体性肾小球肾炎表现为壁层上皮细胞增生形成大量新月体。

5. A

【解析】新月体形成是急进性肾小球肾炎的特征性病变。

6. D

7. E

【解析】①膜性肾病的病理特点是肾小球毛细血管基底膜弥漫性增厚，形成钉状突起。②微小病变肾病光镜下肾小球基本正常；电镜下肾小球基膜正常，主要改变是弥漫性脏层上皮细胞胞体肿胀、胞质空泡形成、足突广泛融合而消失。③急进性肾炎的特点是广泛（50%以上）的肾小球囊腔内有大新月体（占肾小球囊腔50%以上）形成。④急性链球菌感染后肾小球肾炎表现为毛细血管内皮细胞及系膜细胞弥漫性增生。⑤系膜增生性肾炎的病理特点是系膜细胞增生和系膜基质增多，而肾小球基膜无增厚。

8. B

【解析】急性弥漫性增生性肾炎电镜下可见基底膜和脏层上皮细胞之向存在电子密度较高的沉积物，呈驼峰状，此为特征性病理改变。膜性增生性肾炎的特点为肾小球基底膜增厚、弥漫性系膜细胞和系膜基质增生。急进性肾炎的特点是弥漫性肾小球内大量新月体形成。轻微病变性肾病的特点是电镜下弥漫性肾小球脏层上皮细胞足突消失。急性弥漫性增生性肾炎表现为急性肾炎综合征，而不是肾病综合征。

【点评】本题为医考高频考题，相关知识点每年均涉及。

9. C

【解析】弥漫性新月体性肾小球肾炎，也称急进性肾炎，临床特点为肾功能急剧衰竭，患者迅速出现少尿、无尿、氮质血症，可在数周至数月内死亡。蛋白尿、血尿为其早期表现，无特异性。

【点评】管型尿由蛋白质、细胞或碎片在肾小管、集合管中凝固而成。乳糜尿是指尿中混有淋巴液而呈稀牛奶状。急进性肾炎很少出现管型尿和乳糜尿。

10. A

【解析】肾小球囊壁层上皮细胞增生和渗出的单核细胞为新月体性肾炎的特征性病变。

【点评】急性肾炎表现为毛细血管内皮细胞及系膜细胞增生。膜性肾炎的特点是肾小球基底膜弥漫性增厚，形成钉状突起。脂性肾炎的特点是电镜下弥漫性上皮细胞足突消失。膜增生性肾炎的特点是系膜细胞和系膜基质增多外加基底膜增厚。

11. C

【解析】急性弥漫性增生性肾小球肾炎简称急性肾炎，镜下可见肾小球弥漫性肿胀，以毛细血管内皮细胞和系膜细胞增生肿胀为主，伴有中性粒细胞和单核细胞浸润，基底膜无明显改变。

12. D

【解析】膜性增生性肾小球肾炎根据免疫病理和电镜表现分为Ⅰ型和Ⅱ型。其中Ⅱ型可见大量电子致密物 C_3 补体沿基底膜呈带状沉积，故称为致密沉积物病。

13. B

【解析】急性弥漫性增生性肾小球肾炎中增生的主要细胞是毛细血管内皮细胞和系膜细胞增生，伴中性粒细胞及吞噬细胞浸润。电镜下可见基底膜和上皮细胞间驼峰状致密物沉积。

14. E　**15. D**

【解析】①弥漫性毛细血管内增生性肾小球肾炎也称急性肾炎，表现为双肾充血肿胀，肾脏表面有散在粟粒大小的出血点，称为大红肾或蚤咬肾。②弥漫性膜性增生性肾小球肾炎的病理特点是肾小球基膜增厚、系膜细胞增生和系膜基质增多，增生的系膜细胞突起插入邻近毛细血管襻，形成车轨征（双轨征、分层状），为其特征性病理表现。③轻微病变性肾小球肾炎表现为电镜下弥漫性肾小球脏层上皮细胞足突消失。系膜增生性肾小球肾炎表现为弥漫性系膜细胞增生及系膜基质增多。新月体性肾小球肾炎的特点是大量新月体形成。

16. D　**17. A**

第二节　慢性肾盂肾炎

1. E

【解析】肾盂肾炎是肾小管和肾间质的化脓性炎症，一般不累及肾小球，因此肾小球病变最轻。A、B、C、D项均属于肾小管-肾间质范畴，因此病变较重。

2. E

【解析】慢性肾盂肾炎是肾小管和肾间质的慢

性化脓性炎症，表现为慢性间质性炎症、纤维化和瘢痕形成。慢性肾盂肾炎主要累及肾间质，肾小管一般不受累或很少受累。而肾小球肾炎主要累及肾小球，肾间质受累少，因此两者不属于同一种类型病变。

【点评】肾小球免疫复合物性肾炎常见于肾小球肾炎，而不是肾盂肾炎。化脓性炎属于渗出性炎范畴，并不属于以增生、变质为主的炎症。

3. C

【解析】慢性肾盂肾炎多由上行性感染引起，因此肾脏瘢痕两侧不对称，数量多少不等，分布不均，称为不规则凹陷性瘢痕肾。慢性肾小球肾炎两侧肾脏病变对称，颗粒细小，分布均匀，称为继发性颗粒性固缩肾。此为两者肉眼观的主要鉴别点。

第十一章　生殖系统与乳腺疾病

第一节　子宫颈癌

1. D

【解析】①子宫颈浸润癌是指癌细胞浸润突破了基底膜，若浸润深度不超过基底膜下 5 mm，称为早期浸润癌（D）；若浸润深度超过基底膜下 5 mm，则称为浸润癌。②A 项为原位癌。B 项若癌细胞未突破基底膜，则称为原位癌累及腺体；若癌细胞突破基底膜，则称为浸润癌。E 项为浸润癌。

2. C

【解析】①非典型增生是指异型细胞取代部分上皮，但未达上皮全层。原位癌是指异型细胞侵犯上皮全层，而未突破基底膜。浸润癌是指癌细胞突破了基底膜。本题题干“子宫颈黏膜上皮全层异型增生”，说明病变已达上皮全层，不能诊断为非典型增生，而应诊断为原位癌，可排除答案 A。“病变未突破基底膜”，应诊断为原位癌（B），而不是浸润癌，可排除答案 D、E。②重度非典型增生是指增生的异型细胞超过上皮全层的 2/3，但还未累及上皮全层。

3. E

【解析】①子宫颈上皮非典型增生是指子宫颈黏膜的部分上皮细胞被异型增生的细胞所取代，但未达上皮全层。若异型增生的细胞累及子宫颈黏膜上皮全层，但未超过基底膜，则称为子宫颈原位癌。若癌细胞突破了基底膜，则称为浸润癌。原位癌的癌细胞可由表面沿基底膜通过子宫颈腺口蔓延至子宫颈腺体内，取代部分或全部腺上皮，但仍未突破腺体的基底膜，称为原位癌累及腺体，仍然属于原位癌的范畴。②子宫颈腺体均被癌细胞充满，但突破基底膜，则为浸润癌，而不属于原位癌（A）。原位癌不会超过子宫颈黏膜上皮的基底膜，更不会突出表面而影响腺体分泌排出（B 错）。C 项叙述的是原位癌的发生部位和顺序，故不选 C。子宫颈原位癌突破基底膜侵及腺体，称为浸润癌（D）。

4. B

【解析】①淋巴道转移是子宫颈癌最常见和最重要的转移途径。癌组织首先转移至子宫颈旁淋巴结，然后依次至闭孔、髂内、髂外、髂总、腹股沟及骶前淋巴结，晚期可转移至锁骨上淋巴结，转移至腹腔淋巴结者少见。②子宫颈癌经直接蔓延、血道转移、腹腔种植较淋巴道转移少见。

第二节　滋养层细胞疾病

1. E

【解析】绒毛膜癌是来源于滋养层细胞的恶性肿瘤，只有滋养层肿瘤细胞，而无肿瘤间质结构。

2. C

【解析】①本例病检结果可见“一些异型的滋养层细胞团”，子宫颈癌和子宫内膜癌都不是滋养层细胞肿瘤，不可能出现异型的滋养层细胞团（肿瘤细胞），故可首先排除答案 B、D。②绒毛膜癌的特点是三无：无绒毛、无间质、无间质血管。侵蚀性葡萄胎的特点是：有绒毛，且绒毛侵入子宫肌层；有间质，且间质高度水肿；无间质血管。水疱状胎块又称葡萄胎，有绒毛结构，但无浸润。本例病检结果“无绒毛结构”，故可排除答案 A、E，诊断为绒毛膜癌（C）。

3. E

【解析】侵蚀性葡萄胎的特点是：有绒毛，且绒毛侵入子宫肌层；有间质，且间质高度水肿；无间质血管。绒毛膜癌的特点是三无：无绒毛、无间质、无间质血管。因此，侵蚀性葡萄胎与绒毛膜癌的最主要区别是镜下有无绒毛结构。

4. C

【解析】绒毛膜癌无肿瘤间质，必须从宿主细胞获得营养，故侵袭破坏血管的能力很强，极易经血道转移，以肺转移最常见，其次可转移至脑、胃肠道、肝、阴道壁等处。

【点评】葡萄胎为良性病变，不会发生转移。侵蚀性葡萄胎为交界性肿瘤，恶性程度较低，以局部浸润为主。子宫内膜癌以直接蔓延为主。子宫颈癌以淋巴道转移为主。这三种肿瘤都很少经血道转移。

5. B

【解析】绒毛膜癌是起源于绒毛膜滋养层上皮的高度侵袭性恶性肿瘤。

【点评】来源于腹膜间皮细胞的恶性肿瘤为恶性间皮瘤。来源于子宫颈上皮细胞的恶性肿瘤为子宫颈癌。来源于子宫内膜上皮细胞的恶性肿瘤为子宫内膜癌。来源于输卵管黏膜上皮的恶性肿瘤为原发性输卵管癌。

6. C

【解析】①子宫内膜癌和子宫颈癌均不属于滋养层细胞肿瘤，不可能出现异型的滋养层细胞浸润，故可首先排除答案 B、E。②绒毛膜癌的特点是三无：无绒毛、无间质、无间质血管。侵蚀性葡萄胎的特点是：有绒毛，且绒毛侵入子宫肌层；有间质，且间质高度水肿；无间质血管。水疱状胎块又称为葡萄胎，有绒毛结构，但无浸润。本例病检可见绒毛结构，故应排除 D。由于肿瘤细胞可“浸润子宫壁深肌层”，故应诊断为侵蚀性葡萄胎（C），而不是水疱状胎块（A），因后者属于良性病变，无侵袭性。

第三节 乳腺癌

1. D

【解析】乳腺癌是来源于乳腺终末导管上皮及腺泡上皮的恶性肿瘤。

2. C

【解析】湿疹样乳腺癌又称 Paget 病，是一种浸润性导管癌，发生于近乳头的大导管上皮，表现为乳头乳晕区渗出和浅表溃疡，呈湿疹样改变。

3. A

【解析】乳腺癌分为非浸润性癌和浸润性癌。非浸润性癌包括导管内原位癌和小叶原位癌；浸润性癌包括浸润性导管癌、浸润性小叶癌及特殊类型癌。粉刺癌属于导管内原位癌，是非浸润性癌。

【点评】黏液癌、小管癌、髓样癌属于特殊类型癌，是浸润性癌。硬癌是来源于导管上皮的高度恶性的肿瘤，属于浸润性癌。

4. B

【解析】①乳腺癌以浸润性导管癌最常见，占70%左右。浸润性小叶癌占全部乳腺癌的 5%～10%，导管内原位癌占 15%～30%。髓样癌属于特殊类型癌，极为少见。

5. C

【解析】粉刺癌属于导管内原位癌，切面可见扩张的乳腺导管内含灰黄色膏样坏死物质，挤压时可由导管内溢出，状如皮肤粉刺，此为粉刺癌的特点。

6. D

【解析】本例诊断为湿疹样乳腺癌（Paget 病）。

7. C

【解析】小叶浸润癌（占乳腺癌 5%～10%）术后病理可见乳腺间质中有串珠样单行癌细胞排列。

8. C　9. D

【解析】①乳腺单纯癌的特点为肿瘤实质（肿瘤细胞）与肿瘤间质（纤维间质）大致相等。乳腺髓样癌的特点是癌细胞多而纤维间质少。②乳腺硬癌的特点为癌细胞（即肿瘤实质）少而纤维间质丰富，癌细胞排列为不规则条索状，散在于大量增生的纤维间质中。③导管癌常发生于较大的中小导管或大导管内，可长期局限于导管内生长，称为非浸润性导管内癌；也可突破导管基底膜，向外周组织呈浸润性生长，称为浸润性导管癌。

第十二章 内分泌系统疾病

1. B

【解析】①甲状腺癌病理 4 型：乳头状癌（最常见、约占 60%）、滤泡癌（约占 20%）、髓样癌（约占 7%）和未分化癌（约占 15%）。②梭形细胞癌和巨细胞癌属于未分化癌的细分类型。

2. E

【解析】①甲状腺癌病理分 4 型：乳头状癌、滤泡癌、髓样癌和未分化癌。乳头状癌镜下特点为乳头分支多，间质内可见砂粒体。癌细胞分化程度不一，核常呈毛玻璃状，无核仁。癌细胞核呈毛玻璃状是乳头状癌最重要的组织学诊断依据。②癌细胞核异型明显见于分化差的滤泡癌。癌细胞有大量核分裂相见于未分化癌。

3. A

【解析】组织学上，甲状腺未分化癌可细分为小细胞癌、梭形细胞癌、巨细胞癌和混合性癌。隐匿性癌是指直径<1cm 的乳头状癌，不属于未分化癌。

4. C

【解析】甲状腺癌的恶性程度由高到低排列为：未分化癌>滤泡癌>髓样癌>乳头状癌。巨细胞癌属于未分化癌的细分类型，因此恶性程度最高。嗜酸性细胞腺癌属于滤泡癌，恶性程度次之。

第十三章 流行性脑脊髓膜炎与流行性乙型脑炎

1. B

【解析】流行性乙型脑炎是乙型脑炎病毒感染引起的急性传染病，病变主要累及脑、脊髓实质，引起神经细胞变性坏死。病变以大脑皮质、基底核、视丘最为严重；小脑皮质、丘脑、脑桥次之；脊髓病变最轻，常仅限于颈段脊髓。

2. D

3. B

【解析】流行性乙型脑炎是乙型脑炎病毒感染引起的急性传染病，病变主要累及脑、脊髓实质，引起神经细胞变性坏死，为变质性炎症。

4. B

【解析】病变以软脑膜和蛛网膜最重，脓液主要积聚在蛛网膜与软脑膜之间的蛛网膜下腔内。硬脑膜在蛛网膜以外，很少受累。

5. C

【解析】流行性乙型脑炎主要累及脑实质，表现为：①脑实质血管高度充血，血管周围间隙增宽，并有多量淋巴细胞围绕血管周围形成淋巴细胞套（A）。②脑组织水肿，严重时发生灶性神经组织液化性坏死，形成染色较淡的镂空筛网状病灶，称为筛状软化灶（B）。③小胶质细胞增生，形成小胶质细胞结节（D）。④神经细胞变性坏死，坏死的神经细胞被周围小胶质细胞或巨噬细胞吞噬，称为噬神经细胞现象；变性坏死的神经细胞被增生的少突胶质细胞围绕，称为卫星现象。⑤流行性乙型脑炎为病毒感染所致，浸润的炎细胞以淋巴细胞、单核细胞和浆细胞为主，仅在早期有为数不多的中性粒细胞。

【点评】“蛛网膜下腔以中性粒细胞为主的炎性渗出”为化脓表现，为流脑的病理特点。

第十四章　传染病与寄生虫病

第一节　结核病

1. E

2. B

【解析】结核病的基本病变属于特殊性炎。

3. B

【解析】①结核结节是结核病的特征性病变，由上皮样细胞、朗汉斯巨细胞、淋巴细胞、少量纤维母细胞构成。②结核杆菌进入机体后，作为异物被巨噬细胞吞噬。吞噬了结核杆菌的巨噬细胞称为上皮样细胞，多个上皮样细胞相互融合形成朗汉斯巨细胞。即发展过程为：巨噬细胞—上皮样细胞—朗汉斯巨细胞。上皮样细胞和朗汉斯巨细胞为其特征性细胞，也是结核结节中具有诊断意义的细胞。③中性粒细胞常见于急性化脓性炎症。浆细胞和淋巴细胞常见于慢性炎症。异物巨细胞是巨噬细胞吞噬异物后相互融合而来。

4. B

【解析】①浸润型肺结核是临床上成人最常见的活动性、继发性肺结核。②局灶型肺结核是继发性肺结核的早期病变，属于非活动性结核病。慢性纤维空洞型肺结核是成人肺结核的次常见类型。干酪样肺炎多由浸润型肺结核恶化进展而来。结核性胸膜炎发生于5%的肺结核患者。A、C、D、E 4种结核病都不如浸润型肺结核常见。

5. D

【解析】①继发性肺结核常见于成人，其特点可归纳为32个字：肺尖开始，病程迁延；自上而下，气道蔓延；时好时坏，波浪前进；上重下轻，上旧下新。可见A、B、C、E项均正确。②肺门淋巴结显著肿大，为原发性肺结核的特点，答案为D。

6. D

【解析】①干酪样坏死为结核病的典型病理改变，具有诊断意义，而结核病属于特异性炎症（D错）。②急性非特异性炎症可刺激细胞和体液系统释放多种炎症介质、细胞W子、调理素，使血管扩张、通透性增加、趋化作用加强，产生各种炎症反应。大多数炎症介质通过与靶细胞表面的受体结合，形成抗原抗体复合物而发挥生物学活性。

7. B

8. C

【解析】①结核坏死灶由于含脂质较多呈淡黄色，均匀细腻，质地较实，状似奶酪，故称为干酪样坏死。干酪样坏死对结核病的病理诊断具有重要意义。干酪样坏死是凝固性坏死的特例，且具有诊断意义，因此本题的最佳答案为C，而不是A。②液化性坏死好发于脑组织。坏疽是指局部组织大块坏死并继发腐败菌感染。纤维素样坏死是结缔组织及小血管常见的坏死类型。

9. C

【解析】肠结核好发于回盲部，约占85%。原因为：①肠内容物在回盲部停留时间久；②回盲部淋巴组织丰富。

10. B

【解析】“类上皮细胞+朗汉斯巨细胞+干酪样坏死+淋巴细胞”即为典型的结核结节的病理改变，此为结核病的特征性病变，可确诊为胸膜结核。上皮样细胞原称为类上皮细胞。

11. E

【解析】原发性肺结核表现为原发综合征，即肺的原发病灶、淋巴管炎和肺门淋巴结结核，多见于儿童。A、B、C、D项均为继发性肺结核的特点。

12. E

【解析】①原发性肺结核好发于小儿，95%可以自愈，但少数营养不良或免疫力低下的患儿，原发灶的干酪样坏死物质破入邻近大静脉，或因含有结核杆菌的淋巴液由胸导管回流，经静脉入右心，播散至全身，导致全身粟粒性结核病，此为血源性播散。②原发性肺结核也可经淋巴道播散。继发性肺结核常经支气管播散，而潜伏的病菌重新繁殖，沿组织间隙蔓延则少见。

第二节 伤 寒

1. A

【解析】①结核杆菌侵入肠壁淋巴组织，形成结核结节，破溃后形成溃疡。肠壁淋巴管环肠管行走，病变沿淋巴管扩散，因此肠结核溃疡多呈带状（或环形），其长轴与肠腔长轴垂直。②火山喷口状溃疡多见于胃癌。小底大烧瓶状溃疡多见于肠阿米巴病。不规则地图状溃疡常见于急性菌痢。“椭圆形溃疡，其长轴与肠的长轴平行”常见于肠伤寒。

2. A

【解析】①伤寒是由伤寒杆菌引起的以巨噬细胞增生为特征的急性增生性炎。②白喉为假膜炎（纤维素性炎的特例）。风湿性心包炎为浆液性炎或纤维素性炎。急性重型肝炎、流行性乙型脑炎为变质性炎。

3. A

【解析】肠伤寒好发于肠道淋巴小结，而肠道淋巴小结以回肠末端最密集，因此伤寒肠道病变以回肠下段集合淋巴小结的病变最为常见和明显，一般分为髓样肿胀期、坏死期、溃疡期、愈合期4期。

4. B

【解析】伤寒并发症：①肠穿孔，为伤寒最严重的并发症，穿孔后常引起弥漫性腹膜炎。②肠出血，严重肠出血可引起失血性休克。③支气管肺炎，多为小儿肠伤寒并发肺炎球菌感染所致。中毒性脑病是毒物引起的中枢神经系统器质性病变，表现为脑组织弥漫性充血、水肿、点状出血，神经细胞变性、坏死，神经纤维脱髓鞘等。大多数伤寒患者胆囊无明显病变，且伤寒杆菌可在胆汁中大量繁殖。

5. C

【解析】①伤寒是由伤寒杆菌引起的以巨噬细胞增生为特征的急性增生性炎。注意：增生性大多属于慢性炎症，但伤寒属于急性增生性炎。②变质性炎是以变质为主的炎症。浆液性炎、化脓性炎、出血性炎的渗出物分别为浆液、中性粒细胞和红细胞，均属于急性渗出性炎。

6. D

【解析】①伤寒是由伤寒杆菌引起的以巨噬细胞增生为特征的增生性炎。当巨噬细胞吞噬伤寒杆菌、红细胞及细胞碎片后，称为伤寒细胞。伤寒细胞聚集成团形成小结节，称为伤寒小结或伤寒肉芽肿。可见伤寒小结的主要组成细胞是伤寒细胞，而伤寒细胞的本质是巨噬细胞，因此答案为D。②类上皮细胞为结核结节的特征细胞。淋巴细胞和浆细胞为慢性炎症的常见浸润细胞。多核巨细胞常由巨噬细胞吞噬异物后融合演变而来。

7. B　8. E

【解析】①肠道淋巴小结包括集合淋巴小结和孤立淋巴小结。肠伤寒好发于肠道淋巴小结，其中以集合淋巴小结的病变最明显。由于集合淋巴小结与肠道长轴平行，因此其坏死后形成的溃疡多呈圆形或椭圆形，其长轴与肠道长轴平行（B）。②急性菌痢的肠道病变早期表现为急性卡他性炎改变，而后发展为典型的假膜性炎。假膜坏死脱落后，可形成形状不规则的浅表的地图状溃疡（E）。③A为肠结核溃疡的特征，C为肠阿米巴病溃疡的特征，D为癌性溃疡的特征。

第三节 细菌性痢疾

1. E

【解析】细菌性痢疾主要累及大肠，尤以乙状结肠和直肠为显著（E）。病变严重者可波及整个结肠，甚至回肠下段。

2. D

【解析】①急性细菌性痢疾的早期肠道病变为卡他性炎，随着病情发展，大量纤维素渗出，与黏膜表层坏死组织、中性粒细胞、红细胞和细菌一起形成假膜，出现急性菌痢的特征性病变，即假膜性炎。②肠伤寒为增生性炎。肠结核、肠血吸虫病为慢性肉芽肿性炎。肠阿米巴痢疾为变质性炎。

3. C

【解析】中毒性痢疾多见于2~7岁儿童，起病急骤，全身中毒症状严重，但肠道病变和症状较轻。患者对细菌毒素反应强烈，发病后数小时即可出现中毒性休克。致病菌多为毒力较低的福氏或宋内氏痢疾杆菌，而不是毒力较强的志贺痢疾杆菌，可能与特异体质有关。

第四节 血吸虫病

1. A

【解析】血吸虫发育的各阶段（尾蚴、童虫、成虫、虫卵）均可引起病变，但由虫卵引起的损害最重要。寄生在门静脉及肠系膜静脉内的成虫产下的虫卵，可随血流进入肝脏，也可逆流进入肠壁。因此，虫卵引起的病变主要发生在大肠壁和肝脏，其他部位（如肺、胃、脾）少见。

2. D

【解析】①尾蚴主要产生尾蚴性皮炎，是 IgG 介导的Ⅰ型变态反应。②童虫移行至肺部可引起咳嗽、痰中带血。③血吸虫成虫对机体损害较轻。④虫卵造成主要病损，基本病理变化为虫卵结节，表现为虫卵在肝、肠、肺组织内的沉积。

第十五章 性传播疾病

A

【解析】淋病是由淋球菌引起的急性化脓性炎，是最常见的性传播疾病。发生于 15~30 岁年龄段，以20~24 岁最常见。

第四篇 药理学

第一章 药物效应动力学

1. C

【解析】毒性反应是指在剂量过大或药物在体内蓄积过多时发生的危害性反应，是可以预知的、应该避免发生的不良反应。急性毒性多损坏循环、呼吸及神经系统的生理功能，慢性毒性多损坏肝、肾、内分泌系统等功能。故选 C。

2. A

【解析】副作用是指由于药物的选择性低，作用广泛，在治疗剂量时出现的与治疗目的无关的、难以避免的不良反应。故选 A。

【点评】副作用的常见考点：

机制	药物选择性低
特点	低于治疗剂量时发生的，不能避免
举例	阿托品治疗腹痛时引起面红和口干

第二章 药物代谢动力学

C

【解析】从胃肠道吸收入门静脉系统的药物在到达全身血循环前必先通过肝脏，如果肝脏对其代谢能力很强或由于胆汁排泄量大，则进入全身血循环的有效药物量明显减少，这种作用称为首关消除。故选 C。

【点评】药物首关消除效应最明显的常考药物为硝酸酯类药物——硝酸甘油。

第三章 胆碱受体激动药与胆碱酯酶抑制药

1. E

【解析】用 2% 毛果芸香碱后可使闭角型青光眼患者瞳孔缩小，前房角间隙扩大，房水流出顺畅，眼内压下降。故选 E。

2. A

【解析】新斯的明可抑制胆碱酯酶活性而发挥完全拟胆碱作用，可兴奋 M、N 胆碱受体，其对腺体、眼、心血管及支气管平滑肌作用弱，对骨骼肌及胃肠平滑肌兴奋作用较强，可用于治疗重症肌无力。故选 A。

3. C

【解析】有机磷农药可与 AChE 牢固结合抑制酶活性，使 AChE 失去水解 ACh 的能力，造成体内 ACh 大量积聚而引起一系列中毒症状。故选 C。

第四章 胆碱受体阻断药

1. D

【解析】有机磷酸酯类中毒表现为 M 样症状和 N 样症状。阿托品缓解的是 M 样症状，对松弛骨骼肌作用较弱。碘解磷定对骨骼肌 N 样作用明显，能迅速控制肌束颤动，但碘解磷定不能直接对抗体内积聚的 ACh 的作用，要与阿托品合用。故选 D。

【点评】有机磷农药中毒的高频考点：

中毒机制	使胆碱酯酶磷酸化形成磷酸化胆碱酯酶
特殊体征	蒜臭味、瞳孔缩小
症状	M 样作用：流涎、大小便失禁、血压下降、心率缓慢、瞳孔明显缩小等迷走神经兴奋临床表现
	N 样作用：肌肉震颤、抽搐，严重者肌无力甚至呼吸肌麻痹
治疗	阿托品+解磷定

2. D

【解析】阿托品阻断 M 胆碱受体，使瞳孔括约肌和睫状肌松弛，致瞳孔扩大。亦使虹膜退向四周外缘，致前房角间隙变窄，阻碍房水回流至巩膜静脉窦，造成眼内压升高，故青光眼患者禁用。

【点评】阿托品的临床应用为高频考点：

作用机制	M胆碱受体阻断剂
临床应用	(1) 胃肠绞痛及膀胱刺激症状；对胆绞痛、肾绞痛的疗效较差 (2) 全身麻醉前给药，严重盗汗和流涎症 (3) 缓慢性心律失常 (4) 抗休克 (5) 解救有机磷酸酯类农药中毒
禁忌证	青光眼、前列腺增生、高热、重症肌无力、幽门梗阻与肠梗阻
不良反应	抗胆碱能效应；排尿困难、便秘、口干——新斯的明解除症状

3. C

【解析】参考第2题的答案与解析。

4. A

【解析】阿托品阻断M受体，是作用的自主神经递质受体阻断剂，抑制平滑肌痉挛适用于各种内脏绞痛。胃肠道最强，胆道最弱。

第五章 肾上腺素受体激动药

1. D

【解析】多巴胺通过激动兴奋心脏β_1受体，增加收缩压和脉压；激动血管α受体收缩血管，引起血压升高；激动肾脏、肠系膜和冠状动脉的多巴胺受体舒张肾脏血管。故选D。

2. A　3. E

【解析】小剂量多巴胺可以增加肾脏血流量，与利尿药联合应用于急性肾衰竭；临床主要用于各种休克，如感染中毒性休克、心源性休克及出血性休克等，滴注给药时必须补足血容量，同时需纠正酸中毒；氯丙嗪的临床应用包括抗精神病、降低体温（冬眠合剂），通过阻断外周α肾上腺素受体引起血压下降，可用于各种呕吐、顽固性呃逆。

4. E　5. A　6. D

【解析】阿托品阻断M胆碱受体，解除迷走神经对心脏的抑制。酚妥拉明阻断α受体，解除交感神经收缩血管效应。去甲肾上腺素作用于α受体，具有强烈收缩血管的作用。

第六章 肾上腺素受体阻断药

B

【解析】β受体阻断剂的药理作用包括：①β受体阻断作用，表现为抑制心脏、减慢心率、收缩血管；收缩支气管平滑肌，诱发或加重哮喘发作；抑制交感神经兴奋所致肝糖原和脂肪分解；肾素释放减少。②内在拟交感活性（拉贝洛尔）。③膜稳定作用（高剂量）。④其他：抗血小板聚集（普萘洛尔）；降低眼内压（噻吗洛尔）。故选B。

第七章 局部麻醉药

1. E

【解析】丁卡因属于亲脂性高的局麻药，对黏膜的穿透力强。常用于表面麻醉，作用迅速，作用持续时间为2~3 h，毒性大10~12倍，其麻醉强度比普鲁卡因强10倍，一般不用于浸润麻醉。故选E。

2. D

【解析】普鲁卡因属于短效酯类局麻药，亲脂性低，对黏膜穿透力弱，一般不用于表面麻醉，常局部注射用于浸润麻醉、传导麻醉、蛛网膜下腔麻醉和硬膜外麻醉。故选D。

【点评】几种常考药品的临床应用：

普鲁卡因	浸润麻醉、腰麻和硬膜外麻醉
利多卡因	各种局部麻醉方法，有全能局麻药之称
丁卡因	表面麻醉，黏膜的穿透力强
苯妥英钠	抗心律失常与抗癫痫
奎尼丁	抗心律失常药，可以引起“金鸡纳反应”

第八章 镇静催眠药

1. B

【解析】苯二氮䓬类的催眠作用主要作用于非快波睡眠较近似的生理性睡眠，对快波睡眠影响小的作用是因为小剂量对人有良好的抗焦虑作用；同时具有抗惊厥、抗癫痫作用；具有中枢性肌肉松弛作用。该类药物属镇静催眠药，而非麻醉药。麻醉前给药，可缓解患者对手术的恐惧情绪，减少麻醉药用量，增加其安全性，使患者对术中的不良刺激在术后不复记忆。

2. B

【解析】参考本节第1题解析，故选B。

第九章 抗癫痫药

A

【解析】癫痫小发作的首选药是乙琥胺。故选A。

【点评】癫痫发作时药物的首选为高频考点：

苯妥英钠	癫痫大发作和局限性发作的首选药物
乙琥胺	癫痫小发作的首选药
丙戊酸钠	有严重肝损伤，大发作合并小发作的首选药
卡马西平	治疗神经痛的首选药物
地西泮	治疗癫痫持续状态的首选药

第十章 抗精神失常药

1. D

【解析】少数患者在用氯丙嗪过程中，出现局部或全身抽搐；脑电波有癫痫样放电，有惊厥或癫痫史患者更易发生，应慎用，必要时加用抗癫痫药物。故选 D。

2. C

【解析】氯丙嗪抑制呕吐中枢，止吐作用强大，但对前庭刺激无效，所以对晕动症无效。

3. C

【解析】氯丙嗪有较强的镇吐作用。小剂量时即可对抗 DA 受体激动药去除吗啡引起的呕吐反应，这是其阻断了延髓第四脑室底部的催吐化学感受区的 D_2 受体的结果。大剂量的氯丙嗪直接抑制呕吐中枢，但是氯丙嗪不能对抗前庭刺激引起的呕吐。故选 C。

【点评】氯丙嗪高频考点汇总：

抗精神病作用机制	中脑-边缘系统内的 DA 受体
临床应用	抗精神病；降低体温（冬眠合剂）；阻断外周 α 肾上腺素受体引起血压下降；可用于各种呕吐、顽固性呃逆
主要不良反应	促进泌乳素释放、锥体外系反应
常考点	对晕动病效果差，和肾上腺合用有 α 翻转作用（降低血压）

4. A　　5. D

【解析】地西泮属于苯二氮䓬类药物，临床主要应用于以下方面：焦虑症、癫痫以及年长儿的惊厥。对于脑血管意外或脊髓损伤性中枢性肌强直或腰肌劳损、内镜检查等所致肌肉痉挛效果也较好。氯丙嗪可以治疗顽固性呃逆。

第十一章 镇痛药

1. B

【解析】吗啡的临床应用有：①镇痛；②心源性哮喘；③止泻。吗啡能通过胎盘屏障进入胎儿体内，且对抗缩宫素对子宫的兴奋作用而延长产程，故禁用于分娩止痛；由于抑制呼吸、抑制咳嗽反射，以及释放组胺，可致支气管收缩，禁用于支气管哮喘及肺心病患者；颅脑损伤所致颅内压增高的患者、肝功能严重减退患者及新生儿和婴儿禁用吗啡。

【点评】吗啡药物的高频考点汇总：

作用机制	与阿片肽受体结合发挥作用
适应证	严重创伤、战伤、烧伤、晚期癌症疼痛；心肌梗死；急性心源性哮喘
禁忌证	支气管哮喘、前列腺肥大、麻痹性肠梗阻、急性胰腺炎
不良反应	支气管痉挛、抗利尿作用、血压下降、便秘
特殊中毒表现	瞳孔缩小
解毒药物	纳洛酮、烯丙吗啡
注意事项	药品成瘾性、戒断反应；原因不明性疼痛禁用

2. C

【解析】参考本节第 1 题解析，故选 C。

3. B

【解析】哌替啶有轻微兴奋子宫作用，对妊娠末期子宫正常收缩无影响，也不对抗缩宫素作用，故不延长产程，可用于产妇分娩止痛，但是新生儿对哌替啶抑制呼吸作用极为敏感，临产前 2~4 h 内不宜使用。故选 B。

第十二章 解热镇痛抗炎药

1. C

【解析】阿司匹林能够抑制体内的环氧合酶，从而使前列腺素合成减少，发挥解热镇痛抗炎作用，故选 C。

2. B

【解析】对乙酰氨基酚能抑制中枢神经系统前列腺素的合成，产生解热镇痛作用，但在外周组织对环氧合酶没有明显作用，这可能与其无明显抗炎作用有关。故选 B。

3. E

【解析】阿司匹林影响花生四烯酸的代谢，不可逆地抑制 COX-1 的活性，从而抑制 TXA2（血栓素 2）的合成。对诊断为冠心病或缺血性脑卒中患者、冠状动脉移植术后患者如无禁忌应长期服用阿司匹林。适合 50 岁以上心肌梗死患者的一级预防，已经成为心血管事件一、二级预防的“基石”。能改善稳定型心绞痛患者临床预后。

第十三章　抗高血压药

1. A

【解析】血管紧张素转换酶抑制剂主要临床应用包括高血压伴左心室肥厚、糖尿病高血压及蛋白尿合并高血压的患者，故选 A。

【点评】血管紧张素转化酶抑制剂高频考点汇总：

机制	抑制血管紧张素转化酶
临床应用	①逆转左心室肥厚；②降低胰岛素抵抗；③降低尿蛋白
不良反应	刺激性干咳；首剂效应；高钾血症
禁忌证	妊娠期妇女、高钾血症、双侧肾动脉狭窄，血肌酐>265 μmol/L

2. A

【解析】对于血肌酐>265 μmol/L 的患者禁止应用血管紧张素转化酶抑制剂，此时该药物可以促进肾功能恶化，故选 A。

3. A

【解析】美托洛尔属于 β 受体阻断剂，通过作用于血管 β 受体扩张血管降低血压。其不良反应为支气管痉挛，故支气管哮喘患者禁止应用，故选 A。

4. A　　5. B

【解析】氢氯噻嗪抑制远曲小管 Na^+-Cl^- 共转运体发挥利尿作用，但是主要不良反应为电解质紊乱、高尿酸血症、高血糖和高脂血症，因此不适合于痛风患者高血压的治疗。美托洛尔属于 β 受体阻断剂，通过作用于血管 β 受体扩张血管降低血压，其不良反应为支气管痉挛，故支气管哮喘患者禁止应用。

6. E　　7. B

8. B　　9. A

【解析】美托洛尔阻断 β 受体收缩支气管平滑肌，可诱发或加重哮喘，所以高血压伴支气管哮喘患者禁用。卡托普利拮抗醛固酮，减少钾离子的排泄诱发高钾血症，所以高血压伴高钾血症患者禁用。

10. D　　11. C

【解析】维拉帕米是选择性作用于电压依赖性 Ca^{2+} 通道 L 亚型的药物，抑制心脏，舒张血管，对血管作用强、心脏作用弱。氢氯噻嗪的作用机制是抑制远曲小管近端 Na^+-Cl^- 共转运而达到排钠利尿，降低血容量，降低前负荷。

第十四章　抗心绞痛药

E

【解析】硝酸甘油可明显扩张静脉血管，使回心血量减少，心脏前负荷降低，心肌耗氧量减少。同时对痉挛的冠脉具有强的扩张作用，可有效改善缺血区域的血供。故选 E。

【点评】该药物口服时首关效应明显，所以常常选用舌下含化作为急性心绞痛的急救方法。

第十五章　调血脂药

1. B

【解析】体内胆固醇主要由肝脏合成，在其合成过程中 HMG-CoA 还原酶使 HMG-CoA 转换为中间产物甲羟戊酸。他汀类与 HMG-CoA 的化学结构相似，对该酶产生竞争性的抑制作用，起到治疗作用。故选 B。

2. A

【解析】辛伐他汀属于 HMG-CoA 还原酶抑制剂调脂药物。该类药物是冠心病患者治疗时调节血脂的首选药物，主要的不良反应为横纹肌溶解综合征（肌病），结合题干应选 A。

第十六章　抗心律失常药

1. B

【解析】硝酸酯类药物主要通过产生一氧化氮，作用于冠状动脉内皮细胞，使之扩张产生抗心绞痛作用，同时降低心肌耗氧量；普萘洛尔具有负性变时、变力和变传导作用，通过降低心肌耗氧量发挥抗心绞痛作用。故选 B。

2. D

【解析】毛花苷丙属于洋地黄类药物，对于心力衰竭合并快速心房颤动患者可以降低心室率和增加心肌收缩力。故选 D。

3. A

【解析】苯巴比妥为肝药酶诱导剂，可以通过激活 UDP-葡萄糖醛酸基转移酶合成，临床中可以治疗新生儿黄疸，故选 A。

【点评】苯巴比妥的考点归纳：

药理机制	钠离子通道阻滞剂，Ⅰb 类抗心律失常药
抗心律失常应用	地高辛药物中毒引起的室性早搏
抗癫痫应用	癫痫大发作首选药品
肝药酶诱导剂	诱导肝药酶，促进相应药物代谢

第十七章　治疗充血性心力衰竭的药物

D

【解析】氨茶碱属于磷酸二酯酶抑制剂，具有利尿和强心作用，可以应用于急性支气管哮喘和急性心源性哮喘难以鉴别患者的治疗。故选 D。

第十八章　利尿药

1. A

【解析】甘露醇在肾小管内不易被重吸收，通过增加肾小管内溶质浓度引起利尿，即渗透性利尿。故选 A。

2. D

【解析】呋塞米属于高效利尿剂，该药物可以通过快速利尿治疗急性肺水肿，故选 D。

【点评】呋塞米临床适应证：

严重水肿	对各类水肿均有效
	急性肺水肿及脑水肿、充血性心力衰竭
急性肾衰竭	强大的利尿作用可冲洗肾小管，防萎缩和坏死
加速某些毒物的排泄	用于主要经肾排的药物中毒
高血钾和高血钙症	促钾、钙排泄

第十九章　脱水药

（本章历年尚未考查）

第二十章　H_1 受体阻断药

（本章历年尚未考查）

第二十一章　平喘药

1. B

【解析】氨茶碱可以扩张支气管平滑肌，同时具有一定的局部抗炎效果，对于心源性支气管哮喘和急性支气管哮喘发作均有良好的治疗效果。故选 B。

2. B

【解析】氨茶碱属于磷酸二酯酶抑制剂，其治疗心源性哮喘的临床作用机制是增强心肌收缩力，增加心排出量，扩张输出和输入肾小动脉，增加肾小球滤过率和肾血流量，抑制远端小管重吸收钠和氯离子，临床用于心源性水肿。故选 B。

3. D

【解析】参考本节第 1、2 题解析。故选 D。

【点评】支气管哮喘发作的首选药物：

控制哮喘急性发作症状	β_2 受体激动剂——沙丁胺醇、特布特林吸入剂
预防支气管哮喘发作	糖皮质激素——布地奈德吸入剂
阿司匹林哮喘发作	白三烯受体阻断剂——孟鲁司特《内科学》
心源性哮喘及支气管哮喘难以鉴别时	氨茶碱
急性心源性哮喘	吗啡

第二十二章　抗消化性溃疡药

1. E

【解析】奥美拉唑别名洛赛克，是一种能够有效地抑制胃酸分泌的质子泵抑制剂，对胃蛋白酶分泌也有抑制作用，对胃黏膜血流量改变不明显，为胃溃疡出血的首选药物。故选 E。

【点评】奥美拉唑的常见考点：

商品名	洛赛克
机制	质子泵抑制剂；抑制 H^+，K^+-ATP 酶
特点	抗酸和抗幽门螺杆菌
临床应用	溃疡疾病、胃食管反流病、抗幽门螺杆菌
不良反应	低镁血症，骨折

2. E

【解析】患者长时间应用非甾体药物阿司匹林，且有排黑便病史，考虑为消化系统溃疡出血所致。故选E。

3. C　　4. A

【解析】枸橼酸铋钾为胃黏膜保护剂，通过在胃黏膜表面形成保护膜发挥治疗作用；奥美拉唑是目前最主要的抑酸药物，作用于胃壁细胞的质子泵抑制剂，临床中多用于消化性溃疡及胃食管反流病的治疗。

第二十三章　常用子宫兴奋药

E

【解析】凡产道异常、胎位不正、头盆不称、前置胎盘以及三次妊娠以上的经产妇或有剖宫产史者禁用缩宫素，以防引起子宫破裂或胎儿窒息。故选E。

第二十四章　抗贫血药

（本章历年尚未考查）

第二十五章　影响凝血过程药

1. A

【解析】肝素在体内、外均有强大的抗凝作用，其作用主要依赖于抗凝血酶Ⅲ的作用。故选A。

【点评】肝素和华法林的高频考点对比：

	华法林	肝素
作用机制	拮抗维生素K，抑制凝血酶原的生成（Ⅱ、Ⅶ、Ⅸ、Ⅹ）	拮抗凝血酶Ⅲ作用
作用特点	仅在体内有效果	体内、外均有强大的抗凝效果
副作用拮抗剂	维生素K	鱼精蛋白

2. E

【解析】肝素在体内、外均有强大的抗凝作用，其作用主要依赖于抗凝血酶Ⅲ的作用。肝素是带有大量负电荷的大分子，不易通过生物膜，口服不易吸收，常静脉给药。故选E。

3. D

【解析】参考本节第1题解析及点评。故选D。

第二十六章　肾上腺糖皮质激素类药

E

【解析】糖皮质激素主要通过中和细菌内毒素、抑制炎症细胞因子释放及解除血管痉挛等发挥抗休克作用，特别适用于中毒性休克的治疗。故选E。

【点评】糖皮质激素的考点汇总：

生理学作用	升糖、解蛋白质、移脂、保钠、排钾
药理作用	抗炎、免疫抑制、抗毒（内毒素）、抗休克
血液系统作用	升高单核细胞、红细胞、中性粒细胞、血小板；降低淋巴细胞、嗜酸性粒细胞
不良反应	医源性库欣综合征、血糖升高、血钙和血钾降低、血钠升高、水钠潴留、血胆固醇升高、血脂肪酸升高、骨质疏松症、病理性骨折
诱发疾病	诱发或加重消化道溃疡、诱发精神病

第二十七章　胰岛素及口服降糖药

1. D

【解析】胰岛素的作用：①促进脂肪合成。②促进糖原的合成和储存。③增加氨基酸的转运和核酸、蛋白质的合成，抑制蛋白质的分解。④促进钾离子进入细胞，加快心率，加强心肌收缩和减少肾血流，在伴发相应疾病时应予充分注意。故选D。

2. D

【解析】双胍类降糖药促进脂肪组织摄取葡萄糖，降低葡萄糖在肠道的吸收及糖原异生，抑制胰高血糖素释放。引起乳酸性酸中毒、酮血症等严重不良反应。故选D。

3. A

【解析】甲苯磺丁脲降低正常人的血糖，对胰岛素功能尚存的患者有效。①刺激胰岛B细胞释放胰岛素；②降低血清糖原水平；③增强胰岛素与靶组织的结合能力。故选A。

第二十八章　抗生素

1. B

【解析】青霉素G肌内注射或静脉滴注为治疗敏

感革兰阳性球菌和杆菌、革兰阴性球菌及螺旋体所致感染的首选药。故选 B。

【点评】青霉素的高频考点归纳：

作用机制	抑制细菌细胞壁肽聚糖合成
主要抗菌谱	溶血性链球菌、脑膜炎球菌、肺炎链球菌、钩端螺旋体、梅毒螺旋体、淋球菌
主要不良反应	过敏性休克、赫氏反应

2. B

3. D

【解析】氨基糖甙类抗生素的主要不良反应是耳毒性和肾毒性，耳毒性包括前庭神经和耳蜗神经损伤。阿米卡星属于氨基糖甙类抗生素。故选 D。

【点评】常考的药品不良反应归纳：

青霉素	过敏性休克、赫氏反应
氨基糖甙类抗生素	肾毒性、耳毒性
四环素	四环素牙、二重感染
氯霉素	再生障碍性贫血、灰婴综合征

4. C

【解析】根据发热、咳嗽、右胸痛 3 天，体温 40 ℃，呼吸急促，右上肺叩诊浊音，闻及支气管呼吸音，白细胞 $20×10^9$/L，中性 0.92，青霉素皮试阳性，可诊断为上呼吸道感染。左氧氟沙星对敏感菌引起的急慢性感染、难治性感染均有良好效果。故选 C。

5. D　　6. A

【解析】大环内酯类红霉素主要对革兰阳性菌，如葡萄球菌、肺炎链球菌、白喉棒状杆菌等具有良好的抗菌活性；庆大霉素属于氨基糖苷类，可与体液内钙离子结合，降低组织内钙离子的浓度，抑制神经末梢乙酰胆碱的释放并降低突触后膜对乙酰胆碱的敏感性，造成神经-肌肉接头处传递阻断。故第 5 题选 D，第 6 题选 A。

7. C　　8. B　　9. E

10. D　　11. B　　12. C

【解析】磺胺嘧啶口服易吸收，血浆蛋白结合率为 45%，低于其他磺胺药，因而易通过血脑屏障，在脑脊液中的浓度最高可达血药浓度的 80%，可作为流脑的首选，故第 10 题选 D。利福平的抗菌谱广且作用强大，对静止期和繁殖期的细菌均有作用，能增加链霉素和异烟肼的抗菌活性，故第 11 题选 B。多西环素口服吸收迅速且完全，大部分药物随胆汁进入肠腔排泄，少量药物经肾脏排泄，由于有显著的肠肝循环，药物半衰期（t1/2）长达 14~22 h。

13. A　　14. D　　15. E

【解析】磺胺药与对氨苯苯甲酸（PABA）结构相似，可与之竞争二氢叶酸合成酶，阻止细菌二氢叶酸合成，从而发挥抑菌作用，故第 13 题选 A。第三代头孢菌素对 β 内酰胺酶有较高的稳定性，可用于危及生命的败血症、脑膜炎等，头孢噻肟为三代头孢，故第 14 题选 D。青霉素 G 肌内注射或静脉滴注为治疗敏感革兰阳性球菌和杆菌、革兰阴性球菌及螺旋体所致感染的首选药，故第 15 题选 E。

【点评】抗生素作用机制汇总：

β-内酰胺类抗生素、头孢类抗生素	细菌细胞壁肽聚糖
喹若酮类抗生素	细菌 DNA
磺胺类抗生素	二氢叶酸合成酶
甲氧苄啶	二氢叶酸还原酶
氨基糖苷类抗生素	抑制细菌蛋白质合成

第二十九章　抗结核药物

1. B

【解析】乙胺丁醇对繁殖期结核杆菌有较强抑制作用，异烟肼属于杀菌和抑菌剂，利福平为广谱抗结核药物，对静止和繁殖期细菌均有效，往往需要联合用药。故选 B。

2. D　　3. E

【解析】红霉素对革兰阳性菌，特别是肺炎球菌、链球菌、葡萄球菌、棒状杆菌、白喉杆菌和革兰阴性菌有很好的抗菌效果，军团菌肺炎首选红霉素治疗，利福平是高效广谱抗生素，对麻风杆菌和革兰阳性球菌特别是耐药性金黄色葡萄球菌也有很强的抗菌作用。故第 2 题选 D，第 3 题选 E。

【点评】首选红霉素抗菌的疾病：支原体肺炎、军团菌肺炎、白喉杆菌感染、沙眼衣原体感染。

第三十章　抗疟药

1. B　　2. E　　3. C

【解析】利福平可治疗麻风病和耐药金黄色葡萄球菌及其他敏感细菌所致感染，故第 1 题选 B。伯氨喹对间日疟红细胞外期子孢子有较强的杀灭作用，能杀灭各种疟原虫的配子体，阻止各型疟疾传播，故第 2 题选 E。阿苯达唑是高效、低毒的广谱驱肠虫药，能杀灭多种肠道线虫、绦虫和吸虫的成虫及虫卵，用于多种线虫混合感染，故第 3 题选 C。

第三十一章　抗肠虫药

（见第三十章第 3 题）

第三十二章　人工合成的抗菌药

A

【解析】甲硝唑是用于治疗厌氧菌感染的首选药物。

第二部分 医学人文综合

第一篇 卫生法规

第一章 执业医师法

1. C

【解析】医师的考核和培训，受县级以上人民政府卫生行政部门委托的机构或者组织应当按照医师执业标准，对医师的业务水平、工作成绩和职业道德状况进行定期考核。故选 C。

2. C

【解析】医师在执业活动中享有下列权利：①在注册的执业范围内，进行医学诊查、疾病调查、医学处置、出具相应的医学证明文件，选择合理的医疗、预防、保健方案。②按照国务院卫生行政部门规定的标准，获得与本人执业活动相当的医疗设备基本条件。③从事医学研究、学术交流，参加专业学术团体。④参加专业培训，接受继续医学教育。⑤在执业活动中，人格尊严、人身安全不受侵犯。⑥获取工资报酬和津贴，享受国家规定的福利待遇。⑦对所在机构的医疗、预防、保健工作和卫生行政部门的工作提出意见和建议，依法参与所在机构的民主管理。故选 C。

3. C

【解析】请参考本章节第 2 题解析，注意："注册的执业范围内"进行医学诊查、疾病调查、医学处置、出具相应的医学证明文件，选择合理的医疗、预防、保健方案。故选 C。

4. D

【解析】医师在执业活动中履行下列义务：①遵守法律、法规，遵守技术操作规范；②树立敬业精神，遵守职业道德，履行医师职责，尽职尽责为患者服务；③关心、爱护、尊重患者，保护患者的隐私；④努力钻研业务，更新知识，提高专业技术水平；⑤宣传卫生保健知识，对患者进行健康教育。故选 D。A、B、C、E 项属于医师的权利。

5. B

【解析】《执业医师法》规定，未经批准擅自开办医疗机构行医或者非医师行医的，由县级以上人民政府卫生行政部门予以取缔，没收其非法所得及其药品、器械，并处十万元以下的罚款；对医师吊销其执业证书；给患者造成损害的，依法承担赔偿责任；构成犯罪的，依法追究刑事责任。选项 A、B、C、D、E 所述内容都可以在 39 条规定里找到出处，但是题干中是卫生行政部门可采取的措施，那么选项 B 责令赔偿患者损失就不属于卫生行政部门的职权范围。故选 B。

6. B

【解析】因考核不合格，暂停执业活动期满，经培训后再次考核仍不合格的，由县级以上卫生行政部门办理注销注册。故选 B。

7. A

【解析】医师行为规范：遵循医学科学规律；规范行医，严格遵循临床诊疗和技术规范，使用适宜诊疗技术和药物，因病施治，合理医疗，不隐瞒、误导或夸大病情，不过度医疗；提高人文素质，对患者实行人文关怀，真诚、耐心与患者沟通；认真执行医疗文书书写与管理制度；依法履行医疗质量安全事件、传染病疫情、药品不良反应、食源性疾病和涉嫌伤害事件或非正常死亡等法定报告职责；认真履行医师职责；严格遵守医疗技术临床应用管理规范和单位内部规定的医师执业等级权限；严格遵守药物和医疗技术临床试验有关规定，进行实验性临床医疗，应充分保障患者本人或其家属的知情同意权。

8. C

【解析】医师在执业活动中，违反法律规定，有下列行为之一的由县级以上人民政府卫生行政部门给予警告或责令暂停6个月以上1年以下执业活动；情节严重的，吊销其医师执业证书；构成犯罪的依法追究刑事责任：违反卫生行政管理制度或技术操作规范，造成严重后果的；由于不负责任延误急危病重患者的抢救和诊治，造成严重后果的；造成医疗责任事故的；未经亲自诊查、调查，签署诊断、治疗、流行病学等证明文件或有关出生、死亡等证明文件的；隐匿、伪造或擅自销毁医学文书及有关资料的；使用未经批准使用的药品、消毒药剂和医疗器械的；不按照规定使用麻醉。故选C。

9. B

【解析】《医师法》规定，有下列情形之一的，不予注册：①不具有完全民事行为能力的；②因受刑事处罚，自刑罚执行完毕之日起至申请注册之日止不满2年的；③受吊销医师执业证书行政处罚，自处罚决定之日起至申请注册之日不满2年的；④有国务院卫生行政部门规定不宜从事医疗、预防、保健业务的其他情形的。故选B。

10. D

【解析】执业医师法关于注销注册规定：①死亡或者被宣告失踪的；②受刑事处罚的；③受吊销医师执业证书行政处罚的；④考核不合格医师，责令其暂停执业活动3~6个月，暂停执业活动期满，经培训后再次考核仍不合格的；⑤中止医师执业活动满2年的；⑥国务院卫生行政部门规定不宜从事医疗、预防、保健业务的其他情形的。

11. B　　12. A

【解析】受理申请的卫生行政部门应当自受理申请之日起30日内准予注册。对不符合条件不予注册的，应当自收到申请之日起30日内书面通知申请人，并说明理由。申请人有异议的，可自收到通知之日起15日内，依法申请复议或诉讼。

13. D　　14. A

【解析】泄露患者隐私，造成严重后果的，由县级以上人民政府卫生行政部门给予警告或者责令暂停6个月以上1年以下执业活动。由于不负责任延误急危患者的抢救和诊治，造成严重后果的，情节严重的，吊销其执业证书。注意只有情节严重才吊销其执业证书。

15. C　　16. D

第二章　医疗机构管理条例

1. D

【解析】本题考查非法行医的内涵。在2002年7月全国卫生工作会议中明确通报了非法行医的三大类型——无执业许可证、有证但属超范围执业、聘用非卫生技术人员。张某是外科医师，持有执业许可证，但其实施剖宫产术却属于超范围职业，因此属于非法行医。故选D。

2. A

【解析】请参考本章节第1题解析，故选A。

3. D

【解析】医疗机构工作人员上岗工作，必须佩戴载有本人姓名、职务或者职称的标牌。故选D。

4. E

【解析】注意“核准”。

5. D

【解析】医疗机构对危重患者应当立即抢救。对限于设备或者技术条件不能诊治的患者，应当及时转诊。即使是三无患者，只要病情危重也应立即抢救，并视情况转诊。故选D。

第三章　医疗事故处理条例

1. A

【解析】医疗事故是指医疗机构及其医务人员在医疗活动中，违反医疗卫生管理法律、行政法规、部门规章和诊疗护理规范、常规，过失造成患者人身损害的事故，可排除B、C项。医疗事故主观方面要求必须是过失，分为疏忽大意的过失和过于自信的过失，可排除D、E项。故选A。

2. C

【解析】按条例规定，医患双方协商解决，应当制作协议书；医患双方在卫生行政部门主持下，就赔偿事宜达成和解，应将和解内容制作成调解书。

3. E

【解析】有下列情形之一的，不属于医疗事故：①在紧急情况下为抢救垂危患者生命而采取紧急医学措施造成不良后果的；②在医疗活动中由于患者病情异常或者患者体质特殊而发生医疗意外的；③在现有医学科学技术条件下，发生无法预料或者不能防范的不良后果的；④无过错输血感染造成不良后果的；⑤因患方原因延误诊疗导致不良后果的；⑥因不可抗力造成不良后果的。故选E。

4. E

【解析】家属认为在医疗过程中存在问题的，行医方应拿出充分的证据证明自己医疗行为无过错。分析题干刘某家属对其死因以及医院的诊疗当时无异议，但2周后存在异议，鉴定专家应让行医方拿出充分的证据证明自己医疗行为无过错，否则即认定医疗行为有过错。故本题选E。

5. D

【解析】此处医生的诊疗护理规范、常规行为无过错，但因患者的体质问题而产生了一些问题，是医疗意外。故选D。

6. E 7. C

【解析】残疾生活补助费应根据伤残等级，自定残之月起最长赔偿30年，对60周岁以上的患者因医疗事故致残的，赔偿其残疾生活补助费的时间不超过15年。故第6题选E，第7题选C。

8. C 9. E

【解析】卫生行政主管部门要对医疗废物的收集、运送、贮存、处置中的疾病防治工作进行定期监督检查。环境保护行政主管部门负有对医疗废物的收集、运送、贮存、处置中的环境污染防治工作进行不定期抽查的责任。

第四章 母婴保健法

1. D

【解析】经婚前医学检查，医疗保健机构应当出具婚前医学检查证明。包括：①严重遗传性疾病；②指定传染病；③有关精神病。故选D。

2. D

【解析】医疗保健机构依法开展产前诊断的，必须符合卫生部规定的条件和技术标准，经省、自治区、直辖市卫生行政部门审批，并经县级以上地方人民政府卫生行政部门许可才可以开展。故选D。

3. C

【解析】情节严重，取消执业资格。故选C。

4. B

【解析】经婚前检查，对诊断患有医学上认为不宜生育的严重遗传性疾病的，医师应当向男女双方说明情况，提出医学意见；经男女双方同意，采取长效避孕措施或者施行结扎手术后可以结婚。

5. A

【解析】未取得母婴保健许可，从事婚前医学检查、遗传病诊断、产前诊断或者医学技术鉴定的，施行终止妊娠手术的，县级以上地方人民政府卫生行政部门应当予以制止，且可以根据情节给予警告或处以罚款。故选A。

6. C

【解析】从事遗传病诊断、产前诊断的人员，须经省、自治区、直辖市人民政府卫生行政部门的考核，取得相应合格证书，从事婚前医学检查；施行结扎手术和终止妊娠手术人员及从事家庭接生人员，必须经过县级以上地方人民政府卫生行政部门的考核，并取得相应的合格证书。

第五章 传染病防治法

1. B

【解析】国家对传染病防治实行预防为主的方针，防治结合、分类管理、依靠科学、依靠群众。

2. C

【解析】对被甲类和乙类传染病患者、病原携带者、疑似传染病患者污染的场所、物品要按照卫生防疫机构的要求实施必要的卫生处理。故选C。

3. A

【解析】对可能导致甲类传染病传播的以及国务院卫生行政部门规定的菌种、毒种和传染病检测样本，确需采集、保藏、携带、运输和使用的，须经省级以上人民政府卫生行政部门批准。实行分类管理，建立健全严格的管理制度。

4. C

【解析】对从事传染病预防、医疗、科研、教学、现场处理疫情的人员，以及在生产、工作中接触传染病病原体的其他人员，有关单位应当按照国家规定，采取有效的卫生防护措施和医疗保健措施，并给予适当的津贴。

5. E

【解析】甲类传染病（鼠疫、霍乱）和乙类中的人（人感染高致病性禽流感）非（非典型肺炎）脊（脊髓灰质炎）炭（炭疽中的肺炭疽）按照甲类传染病的时限进行报告和强制管理。

6. A

【解析】传染病共三类。甲类两种：鼠疫、霍乱。乙类二十五种：传染性非典型肺炎、艾滋病、病毒性肝炎、脊髓灰质炎、人感染高致病性禽流感、麻疹、流行性出血热、狂犬病、流行性乙型脑炎、登革热、炭疽、细菌性和阿米巴性痢疾、肺结核、伤寒和副伤寒、流行性脑脊髓膜炎、百日咳、白喉、新生儿破伤风、猩红热、布鲁菌病、淋病、梅毒、钩端螺旋体病、血吸虫病、疟疾。丙类十种：流行性感冒、流行性腮腺炎、风疹、急性出血性结膜炎、麻风病、流行性和地方性斑疹伤寒、黑热病、包虫病、丝虫病，除霍乱、细菌性和阿米巴性痢疾、伤寒和副伤寒以外的感染性腹泻病。

7. B

【解析】自然疫源地或可能是自然疫源地的地区计划兴建大型建设项目时，建设单位在设计任务书批准后，应当向当地卫生防疫机构申请对施工环境进行卫生调查，并根据卫生防疫机构的意见采取必要的卫生防疫措施后，方可办理开工手续。故选B。

8. A

【解析】疫情报告属地管理原则，按照国务院规定的或者国务院卫生行政部门规定的内容、程序、方式和时限报告。

9. C

【解析】医疗机构发现甲类传染病时，应当及时采取下列措施：①对患者、病原携带者，予以隔离治疗，隔离期限根据医学检查结果确定；②对疑似患者，确诊前在指定场所单独隔离治疗；③对医疗机构内的患者、病原携带者、疑似患者的密切接触者，在指定场所进行医学观察和采取其他必要的预防措施。拒绝隔离治疗或者隔离期未满擅自脱离隔离治疗的，可以由公安机关协助医疗机构采取强制隔离治疗措施。故选C。

10. D

【解析】请参考本章节第9题解析，故选D。

11. C

【解析】医疗机构必须严格执行国务院卫生行政部门规定的管理制度、操作规范，防止传染病的医源性感染和医院感染；应当确定专门的部门或者人员，承担传染病疫情报告、本单位的传染病预防、控制以及责任区域内的传染病预防工作；承担医疗活动中与医院感染有关的危险因素监测、安全防护、消毒、隔离和医疗废物处置工作。故只有C选项正确，其余选项均为疾病预防控制机构的职责。

第六章　艾滋病防治条例

C

【解析】医疗卫生机构应当按照国务院卫生主管部门制定的预防艾滋病母婴传播技术指导方案的规定，对孕产妇提供艾滋病防治咨询和检测，对感染艾滋病病毒的孕产妇及其婴儿，提供预防艾滋病母婴传播的咨询、产前指导、阻断、治疗、产后访视、婴儿随访和检测等服务。

第七章　突发公共卫生事件应急条例

1. C

【解析】突发事件监测机构、医疗卫生机构和有关单位发现突发公共卫生事件，应当在2小时内向所在地县级人民政府卫生行政主管部门报告；接到报告的卫生行政主管部门应当在2小时内向本级人民政府报告，并同时向上级人民政府卫生行政主管部门和国务院卫生行政主管部门报告。省、自治区、直辖市人民政府应当在接到报告1小时内，向国务院卫生行政主管部门报告。突发公共卫生事件包括：①发生或者可能发生传染病暴发、流行的；②发生或者发现不明原因的群体性疾病的；③发生传染病菌种、毒种丢失的；④发生或者可能发生重大食物和职业中毒事件的，故选C。

2. C

【解析】请参考本章节第1题解析。

3. C

【解析】《突发公共卫生事件应急条例》第五章第五十条：医疗卫生机构有下列行为之一的，由卫生行政主管部门责令改正、通报批评、给予警告；情节严重的，吊销《医疗机构执业许可证》；对主要负责人、负有责任的主管人员和其他直接责任人员依法给予降级或者撤职的纪律处分；造成传染病传播、流行或者对社会公众健康造成其他严重危害后果，构成犯罪的，依法追究刑事责任：

（1）未依照本条例的规定履行报告职责，隐瞒、缓报或者谎报的。

（2）未依照本条例的规定及时采取控制措施的。

（3）未依照本条例的规定履行突发事件监测职责的。

（4）拒绝接诊病人的。

（5）拒不服从突发事件应急处理指挥部调度的。

4. B

【解析】请参考本章节第1题解析，故选B。

第八章　药品管理法

1. D

【解析】医疗机构需要使用麻醉药品和第一类精神药品，向社区的市级卫生行政部门提出办理《印鉴卡》申请，市级卫生行政部门接到申请后，应当于40日内做出是否批准的决定。

2. B

【解析】医疗机构配制的制剂，应当是本单位临床需要而市场上没有供应的品种，并须经所在地省、自治区、直辖市人民政府药品监督管理部门批准后方可配制。配制的制剂必须按照规定进行质量检验，合格者凭医师处方在本医疗机构使用。特殊情况下，经国务院或省、自治区、直辖市人民政府的药品监督管理部门批准，医疗机构配制的制剂可以在指定的医疗机构之间调剂使用。医疗机构配制的制剂，不得在市场销售。故选 B。

3. A

【解析】《药品管理法》第八章第七十条：国家实行药品不良反应报告制度。药品生产企业、药品经营企业和医疗机构必须经常考察本单位所生产、经营、使用的药品质量、疗效和反应。发现可能与用药有关的严重不良反应，必须及时向当地省、自治区、直辖市人民政府药品监督管理部门和卫生行政部门报告。具体办法由国务院药品监督管理部门会同国务院卫生行政部门制定。故选 A。

4. B

【解析】医疗机构的负责人、药品采购人员、医师等有关人员收受药品生产企业、药品经营企业或其代理人给予的财物或者其他利益的，由卫生行政部门或者本单位给予处分，没收违法所得；对违法行为情节严重的执业医师，由卫生行政部门吊销其执业证书；构成犯罪的，依法追究刑事责任。答题时注意：情节严重——吊销证。

5. B

【解析】当药品生产企业、药品经营企业、医疗机构发现可能与用药有关的严重不良反应时，必须在 24 小时内向当地省、自治区、直辖市药品监督管理部门和卫生行政部门报告。

6. E

【解析】医疗机构的负责人、药品采购人员、医师等有关人员收受药品生产企业、药品经营企业或者其代理人给予的财物或者其他利益的，由卫生行政部门或者本单位给予处分，没收违法所得；对违法行为情节严重的执业医师，由卫生行政部门吊销其执业证书。对医师违法的行为由卫生行政部门进行处罚。

第九章　麻醉药品和精神药品管理条例

（本章节历年尚未考查）

第十章　处方管理法

1. B

【解析】经注册的执业医师在执业地点取得相应的处方权。经注册的执业助理医师在医疗机构开具的处方，应当经所在执业地点执业医师签名或加盖专用签章后方有效。进修医师由接收进修的医疗机构对其胜任本专业工作的实际情况进行认定后授予相应的处方权。

2. A

【解析】处方开具当日有效，特殊情况下需延长有效期的，由开具处方的医师注明有效期限，但有效期最长不得超过 3 天。

3. B

【解析】医疗机构的药剂人员调配处方，必须经过核对，对处方所列药品不得擅自更改或者代用。对有配伍禁忌或者超剂量的处方，应当拒绝调配；必要时，经处方医师更正或者重新签字，方可调配。A、C、D、E 项的行为都是正确行为，故选 B。

4. A

【解析】为门（急）诊癌症疼痛患者和中、重度慢性疼痛患者开具的麻醉药品、第一类精神药品注射剂，每张处方不得超过 3 日常用量；控缓释制剂，每张处方不得超过 15 日常用量。

5. C　6. A

【解析】处方开具的规则：处方一般不得超过 7 日用量；急诊处方一般不得超过 3 日用量。

第十一章　献血法

1. D

【解析】血站对献血者每次采集血液量一般为 200 mL，最多不得超过 400 mL。两次采血间隔不少于 6 个月。由此，C 项非常具有迷惑性，但其采血量的修饰语与法规规定不一致，故排除。选项 A、B、E 在采血量和时间间隔上都有出入，也排除。故选 D。

2. D

【解析】为保障公民临床急救用血需要，国家提倡并指导择期手术的患者自身储血。故选 D。

3. E

【解析】为保证应急用血，医疗机构可以临时采集血液，但应依照献血法规定，确保采血用血安全。

4. D

【解析】献血者的身体健康条件由国务院卫生行

政部门规定。两次采集间隔不少于6个月。严格禁止血站违反前款规定对献血者超量、频繁采集血液。在接下来的5年内，刘某还可以无偿献血10次，故选D。

5. C

【解析】无家属签字、无自主意识患者的紧急输血，应报医院职能部门或主管领导同意、备案，并记入病历。本题干中，患者因车祸致伤送入某县人民医院抢救，入院时神志不清，联系不上家属，此时需输血的情形即属于无家属签字、无自主意识患者的紧急输血的情况，故选C。

6. A　　7. C　　8. E

【解析】国家实行无偿献血制度。国家提倡18～55周岁的健康公民自愿献血，鼓励国家工作人员、现役军人和高等学校在校学生率先献血。

第十二章　侵权责任法

D

【解析】医院常见的有害因素包括：①医院专业因素（又称为医源性因素），包括技术性有害因素（医务人员水平经验等），药物性有害因素（用药不当、配伍不当等）。②医院环境因素：医院感染、放射损伤、设施安全、环境污染、食品安全。③医院管理因素（管理措施不到位等）。④社会因素（医患关系、设备不全等）。

第二篇　医学心理学

第一章　绪　论

1. C

【解析】医学心理学的分支包括临床心理学、变态心理学、健康心理学、生理心理学、神经心理学、护理心理学等。发展心理学是研究心理发展规律的科学，属于心理学分支。故选C。

2. A

【解析】医学心理学是将心理学的理论和技术应用于医学领域，以达到防病、治病和增进健康的目的。侧重研究心理社会因素对人类健康与疾病的影响以及在他们相互转化过程中的作用与规律。此题在做题的时候要注意选项中既要有医学（医学牵涉健康和疾病）又要有心理学，故选A。

3. A

【解析】心身统一的观点、社会对个体影响的观点、认知评价的观点、主动适应与调节的观点、情绪因素作用的观点、个性特征作用的观点。故选A。

4. C

【解析】心理健康的研究角度包括：病理学角度（是否患病）、统计学角度（患者与正常人程度不同）、文化学角度（心理和行为是否符合生活环境要求）。

第二章　医学心理学基础

1. A

【解析】心理现象分为心理过程和人格两个方面。心理过程指人的心理活动发生、发展的过程，包括认知过程（感觉、知觉、记忆、注意、思维、想象等），情绪情感过程和意志过程；人格包括人格倾向性（需要、动机、信念、兴趣），人格特征（能力、气质、类型）和自我意识系统。故选A。

2. E

【解析】知觉的选择性是指个体根据自己的需要与兴趣，有目的地把某些刺激信息或刺激的某些方面作为知觉对象，而把其他事物作为背景进行组织加工的过程。当变换不同角度时，知觉的对象发生变化，观察到的事物形态也不同，体现了知觉的选择性，故选E。多元性不是知觉的特性；整体性是指知觉反映事物的整体和关系；恒常性是指知觉的条件在一定范围内变化时，知觉的映像保持相对不变；理解性是指把感知的对象归入一定类别或范畴，并用概念或名称的形式概括。

3. E

【解析】动机是为满足某种需要而产生并维持行动，以达到目的的内部驱动力。产生具备两个条件：需要和诱因。故选E。

4. A

【解析】马斯洛的需要层次由低到高依次是：生理的需要、安全的需要、爱和归属的需要、尊重的需要，自我实现的需要。故选A。

5. E

【解析】脑是心理的器官，心理是脑的功能；客观现实是心理的源泉和内容；心理是对客观现实主观的、能动的反映。心理是主观地反映事物，而非客观。故选E。

6. D

【解析】情绪和情感区别：①情绪多与人的生理性需要相联系；情感出现较晚，多与人的社会性需要相联系。情绪是人和动物共有的，情感是人特有的。②情绪具有情境性和暂时性；情感则具有深刻性和稳定性。③情绪具有冲动性和明显的外部表现；情感则比较内隐。故选D。

7. E

【解析】马斯洛的需要层次由低到高依次是：生理的需要、安全的需要、爱和归属的需要、尊重的需要，自我实现的需要。故选E。注意最低和最高需要为常见考点。

8. C

【解析】基本特征包括选择性、整体性、理解性和恒常性。故选C。

9. B

【解析】知觉是人脑对直接作用于感觉器官的客观事物整体属性的反映，感觉指人脑对直接作用于感觉器官的事物的个别属性的反映。故选B。注意知觉与感觉的鉴别。

10. D

【解析】性格是个体在生活过程中形成，对客观现实稳定的态度及相适应的习惯的行为模式，具有以下特征：

态度特征	对社会、对集体、对他人、对劳动、对自己的态度
情绪特征	如心境、强度与稳定性；开朗与郁闷
意志特征	如自制与放纵；有人坚定不移，有人见异思迁
智力特征	如感知觉、记忆、思维、创新等个人认知能力特征或理智特征

11. C

【解析】双避冲突为一个人同时受到两种事物的威胁，产生同等强度的逃避动机，但迫于情势，必须选择一个才能避开另一个，处于一种进退两难的状态。故选 C。

【点评】

双趋冲突	两个目标对个人有相同的吸引力，无法同时实现，二者必择其一时的冲突
双避冲突	指一个人同时受到两种威胁，产生同等程度的逃避动机，但迫于形势只能择其一时的冲突
趋避冲突	人对同一事物同时产生相矛盾的动机，既向往得到它，又想拒绝避开它。是最常见的心理冲突

12. C

【解析】A 型行为特征为高成就欲望、时间紧迫感、竞争性强、办事急躁、具有敌意等，与冠心病等心血管疾病的发病有关，故选 C。

【点评】该知识点为高频考点，另需掌握：

名称	表现	好发疾病
A 型行为	①时间紧迫感；②脾气暴躁；③争强好胜；④对人有敌意	高血压、动脉硬化、冠心病
B 型行为	悠闲自得、不争强好胜，对自我无过高的要求，容易满足	
C 型行为	多愁善感，情绪压抑，善于自我克制，倾向防御，易于退缩	肿瘤、自身免疫疾病

第三章　心理卫生

1. D

【解析】心理健康的标准包括：智力正常、行为健康、情绪良好、人格健全、社会适应、人际和谐等，选项 D 意识清晰属于生理范畴，不是心理健康的标准。故选 D。

2. E

【解析】心理卫生也称为心理健康。是指人的基本心理活动的过程内容完整、协调一致，即认识、情感、意志、行为、人格完整和协调，能适应社会。故选 E。

3. D

【解析】心理健康的标准包括：智力正常、行为健康、情绪良好、人格健全、社会适应、人际和谐等。人格健全即可，而非完美。

4. C

【解析】人类心理发展存在“关键期”，如果在这个时期给予某种行为、技能和知识方面的教育，可收到良好的效果。7 岁以前是幼儿智力发展的关键期，幼儿各种能力发展是有阶段性和时间性的。故选 C。

第四章　心身疾病

1. B

【解析】生物-心理-社会医学模式就是以系统论为概念框架、以心身统一论为基本指导思想。心身统一论认为患者的生物学因素与心理因素、环境和社会因素是相互联系、相互影响的。故选 B。

2. B

【解析】同第 1 题。

3. E

【解析】心身疾病是指心理社会因素作为主要病因参与发病的躯体疾病，故选 E。治疗应注意心身同治的原则。

4. E

【解析】面对应激事件有心理和生理反应，心理反应有认知反应、情绪反应、行为反应。

5. A

【解析】心身疾病是指明显与心理社会因素相关的躯体器质性疾病。只有 A 选项不符合心身疾病的定义；这里需要大家对心身疾病定义和分类做到准确掌握。

6. D

【解析】应对是指个体面对应激源的威胁时，采取的各种行为和策略以适应环境的要求以缓解情绪的紧张。社会支持是指在应激状态下个体受到的来自社会各方面的心理上和物质上的支持或援助。当某人遭遇应激或不幸时，家庭、亲友、同事及社会各方面的关心、支持和理解可以有效地降低应激的强度，使其平稳地渡过应激，摆脱困境。

第五章 心理评估

1. C

【解析】韦克斯勒智力测验用韦氏智力量表完成，包括 11 个分测验，6 个语言测验，5 个操作测验。一般按先语言后操作的方式进行。用离差智商表示。

2. A

【解析】比奈-西蒙量表是世界上第一个智力测验量表。人格测验包括明尼苏达多项人格调查表；艾森克人格问卷（EPQ）。神经心理测验有 Halstead-Reitan 神经心理成套测验（H-R）等。评定量表包括自评量表和他评量表。投射测验包括罗夏墨迹测验、主题统觉测验（TAT）等。故选 A。

【点评】其他测验方式：

人格测验	①明尼苏达多相人格调查表；②加州心理调查表；③艾森克人格调查表（EPI）和问卷（EPQ）
神经心理测验	Halstead-Reitan 神经心理成套测验

3. A

【解析】效度是指一个测验工具中对对象可以测量到的程度，是指该工具的准确性及正确性。故选 A。

【点评】常考的几个定义：

信度	指一个测验工具在对同一对象的几次测量中所得结果的一致程度。它反映工具的可靠性和稳定性
效度	测验的效度是指测验能够测得的它所要测定的东西的程度
样本	按照一定的抽样规则从总体中抽取的有代表性的部分
常模	心理测评用于比较和解释测验结果时的参照分数标准

4. A

【解析】心理测验的原则有标准化原则、保密原则和客观性原则。故选 A。

5. D

【解析】投射测验主要有：洛夏墨迹测验、主题统觉测验（TAT）、自由联想测验和填句测验等。故选 D。

6. C

【解析】在离差智商计算方法之前，便使用比率智商。其计算方法为 IQ=MA/CA×100。故选 C。

【点评】

比率智商	IQ=［智力年龄（MA）/实际年龄（CA）］×100
离差智商	IQ=100+15Z=100+15（X-M）/S（X 为某人测得的分数，M 为该人所在年龄组的平均分数，S 为该年龄组得分的标准差）

7. D

【解析】心理测验按功能分为智力测验、人格测验、神经心理学测验等。该患者具有右手右脚麻木的神经系统症状，可能是由于脑功能和器质性改变所致，为了了解其损伤程度、部位等，可进行神经心理学测验，只有选项 D 符合。其余选项均属于人格测验。

8. E

【解析】应用心理测验的原则包括：客观原则（对测验结果的解释要符合受试者的实际情况）、标准化原则、保密原则（测验工具、结果保密）。

第六章 心理治疗与咨询

1. C

【解析】潜意识指人们在清醒的意识下面潜在进行的心理活动。是个体无法直接感知到的那一部分心理活动，主要包括不被外部现实、道德理智所接受的各种本能冲动、需求和欲望，或明显导致痛苦的过去事件、被压抑的愿望。在做题的时候可以从题干中的“压抑”和选项中的“潜”相结合进行分析。故选 C。

【点评】意识相关定义：

意识	人们当前注意到的，由外界刺激引起的，符合社会规范和道德标准的并通过言语表达的心理活动
前意识	当前未曾注意到，需他人提醒或自己努力回忆才能进入意识领域的心理活动

2. B

【解析】行为主义学派创始人是美国心理学家华生，故选 B。弗洛伊德是精神分析学派创始人；荣格是新精神分析学派代表人物；罗杰斯是人本主义心理学派的代表人物；坎农是心理生理学派创始人。

3. D

【解析】人本主义疗法要求治疗师对来访者完全予以接纳，无条件积极关注，对来访者的行为不作任何解析，干涉或控制。即以咨询者为中心，治疗者用真诚、接纳的态度，动员患者自我实现的潜力，进行自我治疗，故选 D。

4. A

【解析】精神分析理论基本观点为潜意识理论、人格结构学说、以“性”为象征的心理发展阶段理论和心理防御机制理论等。精神分析治疗理论基础特别关注的是潜意识冲突。

5. E

【解析】精神分析学派认为焦虑的主要来源之一就是幼年时期发展经验中，在潜意识记忆中所遗留的恐惧感，这也是大多数心理障碍产生的主要原因。心理生理学派主要致力于研究心理因素在人的健康和疾病中的作用和地位；人本主义学派认为心理的疾病起源于人在实现自我的过程中所遇到的挫折；认知行为学派认为心理障碍源于人们对于刺激的惧怕反应；行为主义学派则注重通过行为探知人的心理。因此本题答案为 E。

6. A

【解析】精神分析常用的方法有自由联想、释梦、移情与反移情分析、阐释等技术，故选 A。

7. C

【解析】行为主义治疗常用的方法有：系统脱敏疗法、冲击疗法，还有厌恶疗法、代币法、防松训练和生物反馈治疗。

8. A

【解析】保密原则是指心理治疗师应尊重来访者的个人隐私权，不得泄露。本题中治疗师没有在他人面前主动与患者打招呼，即遵守了保密原则。故选 A。

9. B

【解析】自由联想即让患者打消一切顾虑，想到什么就讲什么，按照原始想法讲出来，不怕难为情或怕人们感到荒谬奇怪而有意修改。自由联想的最终目的是发觉患者压抑在潜意识的致病情结或矛盾冲突，把它带到意识领域，使患者对此有所领悟，从而解决心理问题。故选 B。

10. B

【解析】心理治疗是帮助患者自己改变自己的过程，要求患者的主动和配合，具有自主性和学习性的特点，不同于传统的医学治疗。自主性是心理治疗的关键，指患者必须是自己愿意接受心理治疗的。故选 B。

11. B

【解析】中立原则指心理治疗师应注意在治疗过程中保持客观中立的立场，不对来访者做出评判，不为来访者做出选择。当患者面临问题需要做出抉择时，治疗师切忌代替或诱导其做出决定。故选 B。

【点评】心理治疗的原则有：回避原则、中立原则、真诚原则、耐心原则、保密原则。

12. C

【解析】良好的咨询关系是心理咨询的基础。在初始阶段，心理咨询师应首先与患者建立良好的咨询关系，树立患者对心理治疗的信心和对心理治疗师的信任，而对质其懦弱，就无法进行深入的心理治疗。

13. B

【解析】潜意识可通过口误、做梦的形式表现出来。故选 B。

14. A

【解析】冲击疗法也叫满灌疗法、暴露疗法。基本原理是：快速充分地向患者呈现他害怕的刺激，让来访者进入自己最恐惧或焦虑的情景中，不允许其采取逃避行为，实际体验后他感到并不是那么害怕，恐惧感就会慢慢消除。

15. C

【解析】移情是精神分析的一个用语。来访者的移情是指在以催眠疗法和自由联想法为主体的精神分析过程中，来访者对分析者产生的一种强烈的情感。是来访者将自己过去对生活中某些重要人物的情感会太多投射到分析者身上的过程。移情，是指求助者把对父母或对过去生活中某个重要人物的情感、态度和属性转移到了咨询师身上，并相应地对咨询师做出反应的过程。

16. E

【解析】行为治疗的方法有：系统脱敏、厌恶疗法、奖励法、示范法、满灌法、代币法、塑造法。依据题干该患者应选用系统脱敏治疗，故选 E。

【点评】其他常考的心理治疗方法：

冲击疗法	直接使患者处于他所恐惧的情境之中，以收物极必反之效，从而消除恐惧	心脏病患者禁用
系统脱敏疗法	称交互抑制法，如果一个刺激所引起的焦虑或恐怖状态在求治者所能忍受的范围之内，经过多次反复的呈现，他便不再会对该刺激感到焦虑和恐怖，治疗目标也就达到了	
生物反馈法	运用仪器（通常用电子仪器）通过视觉或听觉信号，揭示人体内部正常或异常活动的方法	

续表

行为塑造疗法	采用逐步升级的行为作业，并在作业完成后给予奖励等积极强化，以使患者出现期望行为	代币疗法
厌恶疗法	将欲戒除的目标行为（或症状）与某种不愉快的或惩罚性的刺激结合起来，通过厌恶性条件反射作用达到戒除、减少目标行为	性取向异常、恶习治疗

17. B

【解析】系统脱敏法是治疗师帮助患者建立与不良行为反应相对抗的松弛条件反射，然后在接触引起这种行为的条件刺激中，将习得的放松状态用于抑制焦虑反应，使不良行为逐渐消退（脱敏），最终矫正不良行为。故选B。

18. E

【解析】进行心理治疗时，治疗师发现治疗者有侵害他人或社会安全的行为时，应告知其家属或监护人妥善监管，进行必要的心理诊治。情节严重可告知公安机关，属于保密例外。

19. C

【解析】心理治疗的方法包括：精神分析疗法(发掘潜意识)、行为主义疗法（行为矫正、学习疗法)、人本主义疗法（以人为中心)。

第七章 医患关系

1. B

【解析】患者求医类型分为三种：①主动求医：患者自己主动就医；②被动求医：患者本人不愿就医，被家属或他人督促求医；③强制求医：患者本人不愿就医，被家属或他人强迫就医。故选B。

2. C

【解析】主动-被动型多用于患者多见于中毒、昏迷、休克、某些精神心理疾病、智力严重低下者及婴幼儿患者。故选C。

【点评】其他医患关系模式：

指导-合作型	急性感染性疾病、手术后、理疗或进行功能恢复锻炼
主动-被动型	中毒、昏迷、休克、某些精神心理疾病、智力严重低下者，以及婴幼儿患者
共同参与型	冠心病、糖尿病等慢性病患者

3. A

【解析】医患沟通的技巧包括言语沟通和非言语沟通。言语沟通的技巧包括注意倾听、体会患者的感受、善于提问、及时恰当的反应、抓住主要问题；非言语沟通包括面部表情、身段表情、目光接触、人际距离、语调表情。

4. C

【解析】参考本节第2题解析及点评，故选C。

5. B

【解析】医患关系由技术性关系和非技术性关系组成。技术性关系是指在医疗过程中以医务人员提供医疗技术、患者接受医疗诊治为纽带的医患之间的人际关系。非技术性关系是指求医过程中医务人员与患者及家属之间在社会、心理、伦理、法律等诸多非技术方面形成的人际关系。技术关系是构成医患关系的核心，对诊疗效果起关键性作用，非技术关系是在技术关系的基础上产生或形成的，在医疗过程中对医疗效果同样有无形的作用。故选B。

6. A

【解析】患者的依从性又称为遵医行为，是指患者的执行医嘱率。有人提出如下公式来说明患者依从性的重要性：治疗效果=医生的临床知识与技能×患者的依从性。故选A。

7. A

【解析】纯技术模式又称为工程模式。医生充当的是纯科学家的角色，只负责技术工作。是一种将患者当作生物体变量的生物医学阶段的医患关系。故选A。

【点评】维奇模式的其他医患关系：

纯技术模式	纯科学家的角色，只负责技术工作，医生将那些与疾病和健康有关的事实提供给患者，让患者接受事实，然后医生根据这些事实，解决相应的问题
权威模式	医生充当家长式的角色，具有很大的权威性，医生不仅具有医疗过程的决策权，而且还有道德决定的权利，患者却完全丧失自主权，又称为教士模式
契约模式	医患双方是一种非法律性的关于责任与利益的约定关系。在双方遵守共同利益的前提下，医疗中的重大决策与措施经患者同意，患者不同医生讨论所有的医疗技术细节

8. E

【解析】参考本节第7题解析及点评，故选E。

第八章　患者的心理问题

1. D

【解析】角色行为缺如表现为意识不到自己有病。故选 D。

【点评】该知识点为高频考点，另需掌握：

角色行为冲突	患者在角色转换中不愿意或不能放弃原有的角色行为
角色行为减退	因其他角色冲击患者角色，从事了不应承担的活动
角色行为强化	安于患者角色的现状，期望继续享有患者角色所获得的利益
角色行为异常	患者受病痛折磨感到悲观、失望、不良心境导致行为异常，如攻击、抑郁，甚至自杀

2. C

【解析】参考本节第 1 题解析及点评，故选 C。

3. D

【解析】参考本节第 1 题解析及点评，故选 D。

4. A

【解析】参考本节第 1 题解析及点评，故选 A。

第三篇　医学伦理学

第一章　绪　论

1. C

【解析】医学伦理学是伦理学的分支学科，是研究医学道德的科学。医学伦理学的任务是确定符合时代要求的医德原则和规范，反映社会对医学职业道德的需求，为医学的发展导向，为符合道德的医学行为辩护。

2. A

【解析】《希波克拉底誓言》距今已有 2 500 年的历史，首次提出了不伤害原则、为患者利益原则和保密原则。已成为西方医德传统的核心。故选 A。

【点评】其他常考的古典文献：

《纪念白求恩》	号召中国人民学习白求恩同志的共产主义精神和国际主义精神
《纽伦堡法典》	第一个人体实验的伦理文献
《医学伦理学》	标志伦理学诞生
《大医精诚》	我国医学史上最早最全面系统叙述医德的专著
《日内瓦公约》	规定军队医院和医务人员的中立地位和伤残军人不因国籍应平等接待和照顾
《夏威夷宣言》	关于精神科医生的道德准则

3. D

【解析】医学伦理学与医学实践密切相关。医学实践既是医学伦理学产生和发展的基础、动力，又是医学伦理学创立和建设的目的以及检验医学伦理学理论正确性的唯一标准。故选 D。

4. A

【解析】“人命至重，有贵千金，一方济之”出自唐代孙思邈《千金要方·序》。意思是人的生命，千金不换。生命既然宝贵，医生的责任当如泰山之重。故选 A。注意古代的一些关于医学道德的思想为常见考点。

5. A

【解析】参考本节第 2 题解析及点评，故选 A。

6. E

【解析】伦理学分为：①规范伦理学——核心，道德调整关系，行为规范；②元伦理学——分析善恶、价值中立，无标准；③描述伦理学（记述伦理学）——经验描述和再现。医学伦理学是研究医学道德关系的学科。

7. E

【解析】按需要的起源和发展可分为生物性需要和社会性需要，饮食为人的生物性需要，其余均为社会性需要。

8. B　9. E　10. C

【解析】选项 A 出自《伤寒论》自序；选项 D 出自《医学生誓言》。

11. C　12. E　13. D

【解析】参考本节第 2 题解析及点评，故 11 题选 C，12 题选 E，13 题选 D。

第二章　医学伦理学的基本原则与规范

1. B

【解析】医学伦理学的基本原则有尊重原则、有利原则、不伤害原则、公正原则。故选 B。

2. D

【解析】不伤害原则不是绝对的，医务人员应首先考虑到不能对患者造成伤害。包括生理和心理的伤害。临床中客观存在的很多的对患者造成伤害的情况是无法避免的，要注意利大于弊。故选 D。

3. E

【解析】尊重原则是指医务人员要尊重患者及其做出的理性决定。医务人员尊重患者的自主性，当患者的自主选择可能危及生命时劝导患者做出最佳选择，当患者的自主选择与他人、社会利益发生冲突时，不仅要顾全患者的义务，也要考虑社会的利益，可以履行帮助、劝导，甚至限制患者的选择。履行尊重原则也要提供正确的、增强患者信心的信息，对照各选项，A、B、C、D 项的说法都是尊重患者自主权的体现，故选 E。

4. A

【解析】尊重原则是指在医护实践中对能够自主的患者的自主性的尊重。包括知情同意、知情选择、要求保守秘密和隐私等。

5. B

【解析】患者在医疗过程中享有疾病认知权，患者有权利获取自己所患疾病的性质、严重程度、治疗安排和预后情况等信息，同时医生在医疗过程中有医疗保密的义务。根据这两点结合题干中的具体情况分析，医生需要向患者告知病情，让其享受疾病认知权，至于如何告知家属则由患者决定，医生履行保密义务。故选 B。

6. E　7. B　8. C

【解析】尊重原则是指医患双方交往时应尊重患者的合理要求，并非满足患者的一切要求，故第 6 题选 E。有利原则，是把患者健康放在第一位并切实为患者谋利益，而不是为某人的利益而损害大多数人的利益。故第 7 题选 B，第 8 题选 C。

9. A　10. C

【解析】医学伦理学的基本原则为尊重原则、自主原则、不伤害原则、公正原则。故第 9 题选 A。医学伦理学基本规范包括救死扶伤，忠于职守；钻研医术，精益求精；平等交往，一视同仁；举止端庄，语言文明；廉洁行医，遵纪守法；诚实守信，保守医密。故第 10 题选 C。

11. D　12. C

【解析】公正原则是指社会上的每一个人都具有平等、合理享受卫生资源或享有公平分配的权利，享有卫生资源的分配和使用的权利，分配基本医疗卫生资源时应依据公正原则；在患者充分知情并同意后实施医疗决策所体现的是尊重患者的原则。

13. A　14. B　15. E

【解析】精神病、自杀未遂等患者拒绝治疗或者患者想要或正在自杀时，可强迫治疗或采取约束措施控制其行为，医生可行使医疗干涉权，故第 13 题选 A。有利原则，是把患者健康放在第一位并切实为患者谋利益，故第 14 题选 B。医生在紧急灾难（如传染病流行）面前要服从卫生部门调遣则体现了医学道德和卫生法律义务，故第 15 题选 E。

第三章　医疗人际关系伦理

1. C

【解析】医患关系是指在医疗实践中以医生为主体的人群与以“就医者”为主体的人群之间的，以保证健康和消除疾病为目的而建立起来的供求关系。医患关系的实质既是供求关系，又是契约关系和信托关系。故选 C。

2. D

【解析】医务人员的工作既要相对独立，又要相互支持。医务人员之间彼此信任是互相协作的基础和前提。共同维护患者与社会的利益是医务人员的共同义务和天职，故选 D。

3. C

【解析】患者的道德义务有：患者要严格按照医嘱进行检查、治疗等；患者就诊、治疗要按章交费；禁止任何人利用任何手段扰乱医疗秩序、侵犯医务人员的人身安全、损坏国家财产；遵守医院规章制度、恢复和保护健康以及支持医学科学发展等道德义务。

4. B

【解析】医际关系指医务人员之间的关系，是医务人员在医护活动中形成的业缘关系。医际关系与医患关系既互相独立又相互关联，但处理医际关系与处理医患关系依据的伦理原则是不同的。故选 B。

5. A

【解析】医疗活动中，医患双方在依法享受道德和法律赋予权利的同时，还应当承担道德和法律赋予的义务，权利和义务是相辅相成的，缺一不可。

6. C

【解析】知情同意权为患者在医疗过程中享受的权利，即医疗过程中，患者有权要求治疗，也有权拒绝一些治疗手段和各种类型的医学试验。当患者因缺乏医学知识或其他原因拒绝合理治疗措施，而这种拒绝将会带来不良后果时，医务人员要耐心劝说，陈述利害，讲明拒绝将造成的严重情况，使患者同意接受。故选 C。

【点评】患者的告知对象：

可以征得患者意见	必须征求患者同意，并取得本人或关系人同意及签字
无法取得患者意见	应有家属及关系人同意及签字
无法取得患者同意且无家属及关系人在场时	由医疗机构负责人或被授权的负责人批准

7. D　8. E

【解析】医师对患者应承担的责任即是对患者的义务：注意义务；平等地为患者提供医疗服务的义务；为患者保守秘密的义务；为患者提供医疗信息及咨询的义务，即告知义务。

医师之间的道德规范：共同维护患者利益和社会公益；彼此平等、互相尊重；彼此独立、互相支持和帮助；彼此信任、互相协作和监督；互相学习、共同提高和发挥优势。

第四章　临床诊疗伦理

1. B

【解析】手术前患者必须要履行知情同意权，知情同意是患者自主权的一个最重要而又具体的形式，是医学科研和人体实验、临床医疗领域的基本伦理原则之一。故选 B。

2. C

【解析】临床诊疗中体格检查的伦理要求为全面系统、认真细致；关心体贴，减少痛苦；尊重患者，心正无私；本题中大夫未能做到全面细致的检查以至于将宫外孕误诊为妇科炎症。故选 C。

3. B

【解析】医生在手术中未经家属及患者同意，擅自将左侧卵巢与子宫一并切除，违背了临床诊疗伦理的患者知情同意权原则。故选 B。

4. C

【解析】临床急救的伦理要求：争分夺秒、积极抢救患者；团结协作、勇担风险；满腔热忱，重视心理治疗；全面考虑，维护社会公益；加强业务学习，提高抢救成功率。根据急救伦理中要争分夺秒、积极抢救患者的要求，应选择 C。

第五章　临终关怀与死亡伦理

1. A

【解析】临终关怀是指最大限度地帮助患者减轻躯体和精神上的痛苦，提高生命质量，平静地走完生命的最后阶段，为患者家属提供慰藉。故选 A。

2. C

【解析】安乐死按执行方式分类：①积极安乐死(主动安乐死)，指采取促使患者死亡的措施，结束其生命，如当患者无法忍受疾病终末期的折磨时。②消极安乐死（被动安乐死)，即对抢救中的患者如垂危患者不给予或撤除治疗措施，任其死亡。故选 C。按患者同意的方式分为自愿安乐死和非自愿安乐死。本题未说明患者是否同意。

3. E

【解析】脑死亡是指以脑干或脑干以上中枢神经系统永久性功能丧失为参照系的死亡判定。脑死亡标准是在 24 h 的观察时间内持续满足：①患者无自主呼吸；②一切反射消失；③脑电心电静止。自古以来，人们对死亡的认识都保持着这样一个概念：一个人只要心脏停止跳动，自主呼吸消灭，才是死亡。脑死亡被大众接受还需要时间。

4. C　5. A　6. E　7. D

第六章　公共卫生伦理

A

【解析】公共卫生伦理原则：全社会参与、社会公正、社会公益、互相协同、信息公开。对甲类传染病患者强制隔离时需要公安部门的配合。

第七章　医疗人员的医学伦理素质的养成与行为规范

1. E

【解析】内心信念是医务人员发自内心对医德义务的深刻认识和强烈的责任感，是自我评价。故选 E。

2. C

【解析】医德修养不仅需要正确的世界观和人生观的指导，而且必须与防病治病、维护人民健康的医学实践相联系，与具体的医德行为实践相联系，医德修养的根本途径在于医学实践。故选 C。

3. A

【解析】医德修养是指医务人员在医学道德方面所进行的自我教育、自我锻炼和自我陶冶的过程，以及在此基础上所达到的医德境界。

4. C　5. D

6. A　7. B　8. E

【解析】患者的权利有基本医疗权、疾病认知权、知情同意权、保护隐私权、监督医疗权、免除一定的社会责任权及要求赔偿权。故第 6 题选 A。患者的义务有保持和恢复健康的义务、积极配合诊疗的义务、承担医药费用的义务、支持医学科学研究的义务。故第 7 题选 B。医德评价方式有社会舆论、传统习俗及内心信念三种。故第 8 题选 E。

第三部分　预防医学综合

第一章　绪　论

1. A

【解析】二级预防又称为临床前期预防，主要是对病因不甚明确的或多病因的疾病采取的预防措施。做到三早(早发现、早诊断、早治疗)，对于传染病需做到疫情早报告及患者早隔离，即“五早”。故选A。

【点评】该知识点为高频考点，另需掌握：

一级预防	最积极的，主要适用于病因明确的疾病的预防	传染病、职业病
二级预防	临床前期预防，主要是对病因不甚明确的或多病因的疾病采取的预防措施，做到三早“早发现、早诊断、早治疗”	肿瘤、高血压等
三级预防	防伤残，促康复，预防并发症，一般针对病因不明、难以察觉预料的疾病	

2. A

【解析】一级预防即病因预防，属于根本性预防。如环境改善、增强体质、免疫接种以及对高危人群定出就业禁忌证等。故选A。

3. C

【解析】参考本节第1题解析与点评，故选C。

4. A

【解析】病因预防是预防疾病和消灭疾病的根本措施，其他都是预防疾病的措施但不是最有效的。故选A。

5. D

【解析】参考本节第3题解析及点评，故选D。

6. A　　7. B

【解析】一级预防是最积极的，主要适用于病因明确的疾病的预防；三级预防主要为防伤残，促康复，预防并发症，一般针对病因不明、难以察觉预料的疾病。故第6题选A，第7题选B。

第二章　医学统计学方法

1. B

【解析】均数和标准差分别描述计量资料的集中趋势和离散趋势，适用于正态或近似正态分布。标准正态分布即指均数为零，标准差为1的正态分布。故选B。

2. B

【解析】在正态分布$N(\mu, \sigma)$中，均数μ决定正态曲线的中心位置；标准差σ决定正态曲线的扁平程度（胖瘦）。σ越小曲线越瘦；σ越大曲线越胖。故选B。

3. D

【解析】标准正态分布是$\mu=0$，$\sigma=1$的特殊正态分布，记为$N(0, 1)$。故选D。

4. D

【解析】χ^2检验的自由度=组数-1，故选D。

【点评】自由度的计算方法：

样本均数与总体均数比较	自由度=样本含量-1
配对t检验	自由度=对字数-1
χ^2检验	自由度=（行数-1）×（列数-1）

5. E

【解析】连续性分组资料宜选用直方图；无连续关系的，相互独立的分组资料宜选用直条图；比较两种和两种以上事物变化速度，宜选用半对数线图；表示某现象数量随另一现象而变动的幅度和趋势宜选用普通线图；要表示构成比与分布，可选构成图。故选 E。

6. E

【解析】统计推断即从样本的信息去推断总体的特征，即在对样本数据进行描述的基础上，对统计的总体情况做出以概率形式表达的推断。故选 E。

7. B

【解析】构成比 = 某一组成部分的观察单位数（五年级视力低下者 120 人）/同一事物各组成部分的观察单位总数（全体视力低下者 400 人）×100%，计算结果为 30%。故选 B。

8. E

【解析】样本的均数抽样误差即标准误。

9. C

【解析】用圆的扇形面积表达内部构成比，故选 C。

【点评】其他常考的统计图：

	资料性质	分析目的
线图	连续变量资料	用线段的升降表达某事物的动态（差值）变化
半对数线图	连续变量资料	线段的升降表达事物的发展速度变化趋势
直方图	数值变量，连续性资料的频数表资料	直方面积表达各组段的频数或频率
直条图	彼此独立的资料	等宽直条的长短来表示各统计量的大小，进行比较
百分条图	构成比	长条各段的长度（面积）表达内部构成比
圆形图	构成比	圆的扇形面积表达内部构成比
散点图	双变量资料	用点的密集度和趋势表达两变量间的相关关系

10. D

【解析】D 为无效假设，又称为零假设，即两总体均数相等；E 为对立假设，即两总体均数不等。故选 D。

11. B

【解析】参考本章第 9 题解析及点评，故选 B。

12. B

【解析】等级资料也称为有序数据或半定量数据。变量的观测值是定性的，但各类别之间有程度或顺序上的差别。如药物治疗按照显效、有效、好转、无效分类等。

【点评】计数资料、计量资料和等级资料

计量资料	由数值变量构成的资料	身高（cm）、体重（kg）和血压（kPa）等数值
计数资料	将观察单位按某种属性或类别分组，后清点各组的观察单位数	血型
等级资料	按事物某种属性的不同程度分组，再计数各组的观察单位数所得的资料，它的分组是按等级排序的，具有一定的量的概念	尿蛋白结果以“-”“+”“++”“+++”表示；疗效以无效、显效、临床控制、治愈表示

13. A

【解析】统计工作的四个基本步骤包括统计设计、搜集资料、整理资料、分析资料。其中最主要的步骤为统计设计。故选 A。

14. D

【解析】标准化率也称校正率，当人口的年龄或性别组成不同，进行率的比较时病情轻重不同，会误导结果，需要对年龄、性别或病情进行校正。故选 D。

15. C

16. C　17. E

【解析】反映人群中某疾病与某因素联系强度的指标：病例对照研究中为比值比，队列研究中为相对危险度。描述一个地区的居民健康状况和卫生保健水平的指标为死亡率和患病率。

第三章　流行病学原理和方法

1. B

【解析】双盲是指研究对象和研究观察者都不了解实验分组情况，而由研究设计者来安排和控制全部实验。故选 B。

【解析】其他试验盲法：

单盲	只有研究者了解临床试验分组情况，研究对象不知道自己在实验组还是对照组，一般需要给予对照组安慰剂
双盲	研究对象和研究观察者都不了解实验分组情况，而由研究设计者来安排和控制全部实验
三盲	除了研究设计者之外，所有参与临床试验研究的人员均不了解分组的情况

2. B

【解析】观察疫苗的预防效果，研究对象最好是高发区无免疫人群，才有较好的对比性。

3. E

【解析】横断面研究又称为现况调查，调查目标人群中某种疾病或现象在某一特定时点上（较短的时间内）的情况，现况研究常用于研究病程较长、患病率较高的疾病。故选E。

4. C

【解析】流行病学研究按设计类型可分为观察法、实验法和数理法三大类，观察法中又有描述性研究和分析性研究两种设计类型。故选C。

5. D

【解析】流行病学是研究人群中疾病与健康状况的分布及其影响因素，并研究防治疾病及促进健康的策略和措施的科学。故选D。

6. C

【解析】患病率表示病程较长的慢性病的发生或流行情况，故选C。

【点评】疾病分布的常用测量指标：

	时间范围	计算方式	使用情况
发病率	一定时间内（年）	新病例/特定人群	急性病
患病率	特定时间内（期间、时点）	新旧病例/平均人口	病程长的慢性病
罹患率	短时间内	新病例/局限范围内人群	疾病的流行或暴发
病死率		该病死亡数/该患病总数	评价疾病的严重程度

7. B

【解析】*P*越小只能认为两总体均数之间总有差别，但不能说明差别的大小。故选B。

8. B

【解析】随机的原则是指参加实验研究的对象必须随机地分配到实验组或对照组，提高两组的可比性或均衡性。故选B。

9. B

【解析】罹患率和发病率一样，均是衡量人群新病例发生频率的指标。罹患率通常用于小范围、短时间内疾病频率的测量。患病率主要用于描述病程较长的慢性病的发生与流行情况。

10. D

【解析】疾病的流行强度是指某疾病在某地区、某人群中，一定时期内发病数量的变化及各病例间联系的程度。包括：散发、暴发、流行、大流行。

11. C

【解析】患病率是指某特定时间内某病新旧病例与同期平均人口数之比。故选C。

12. D

【解析】相对危险度（RR）是暴露组与非暴露组发病率或死亡率的比值，本题中 $RR=\frac{45}{500}\div\frac{10}{500}=0.09\div0.02=4.5$。故选D。

13. C

【解析】分层抽样是指先将总体按某种特征分成若干层，再从每层内随机抽取一定的个体组成样本。故选C。

【点评】常考的几种抽样方法：

单纯随机抽样	从总体N个对象中，利用抽签或其他随机方法抽取n个对象，构成一个样本
机械抽样	按照一定顺序，机械地每隔若干单位抽取一个单位的抽样方法
分层抽样	先将总体的单位按某种特征分为若干次级总体（层），然后再从每一层内进行单纯随机抽样，组成样本
整群抽样	将总体分成若干群组，抽取其中部分群组作为观察单位组成样本的抽样方法

14. A

【解析】参考本节第6题解析，故选A。

15. D

【解析】暴发是指在一个局部地区或集体单位中，短时间内突然出现大量相同患者的现象。多有相同的传染源或传播途径。大多数患者常同时出现在该病的最长潜伏期内。故选D。

【点评】该知识点为高频考点，另需掌握：

大流行	一定时期内疾病的流行范围广泛，波及数国、数洲甚至全世界
流行	某病在某地区发病率显著超过该病历年散发发病率水平，如3~10倍
散发	指某病在某地区人群呈历年的一般发病率水平，病例在人群中散在发生或零星出现，病例之间无明显联系
暴发	指在一个局部地区或集体单位的人群中，短时间内突然发生许多临床症状相似的患者

16. C

【解析】临床试验根据对照选择方式不同，分为随机对照临床试验、非随机同期对照、历史对照、自身对照、交叉对照。故选C。

17. C

【解析】按暴露因素（狂欢节是否饮酒）分组，

看结果（是否死于心脑血管疾病）与病因的联系及强度。属于队列研究。故选 C。

18. A

【解析】按照是否发病分为病例组和对照组，回顾性地找病因和结果之间的关系。从果找因是病例对照研究。故选 A。

19. E

【解析】参考本节第 15 题解析及点评，故选 E。

20. C

【解析】队列研究又称为群组研究。将一个范围明确的人群按其是否暴露于某因素分为暴露组与非暴露组，追踪观察一定时间，比较两组的发病率，以检验该因素与某疾病联系的假设。在时间上是由“因”至“果”的，属前瞻性研究。故选 C。

【点评】常考的研究方法：

对照研究	调查被研究者暴露于可疑致病因子及其程度，推断某种因子作为病因的可能性
队列研究	将人群按是否暴露于某可疑因素及其暴露程度分为不同的亚组，追踪其各自的结局，比较不同亚组之间频率的差异，从而判定暴露因子与结局之间有无因果关联及关联大小的一种观察性研究方法
描述性研究	专门调查或常规记录所获得的资料，按照不同地区、不同时间和不同人群特征分组，以展示该人群中疾病或健康状况分布特点的一种观察性研究

21. D　22. B

【解析】疾病的时间分布特征有短期波动、季节性、周期性、长期性等特点。肠道传染病夏秋高发，呼吸道传染病冬春季高发，其时间分布具有明显的季节性，故第 21 题选 D。我国糖尿病发病率近 15 年来持续上升，其时间分布具有长期性。故第 22 题选 B。

23. A　24. D　25. C

【解析】灵敏度又称为真阳性率，即按照金标准（病理结果）被正确地判为有病的百分比（73/100）。特异度又称为真阴性率，即实际无病按该诊断标准被正确地判为无病的百分比（86/100）。约登指数是灵敏度和特异度之和减去 1，（0.73+0.86−1）＝0.59。

第四章　临床预防服务

1. A

【解析】可耐受最高摄入量（UL）是平均每日摄入营养素的最高限量。故选 A。

【点评】其他相关概念：

平均需要量（EAR）	可以满足某一特定性别、年龄及不同生理状况群体中 50%个体需要量的摄入水平
推荐摄入量（RNI）	可以满足某一特定性别、年龄及不同生理状况群体中绝大多数（97%～98%）个体需要量的摄入水平
适宜摄入量（AI）	通过观察或实验获得的健康人群某种营养素的摄入量

2. C

【解析】维生素 D 为脂溶性维生素，摄入过多时可以蓄积于体内引起中毒，故选 C。

【点评】维生素缺乏导致的相关疾病：

维生素 A	夜盲症
维生素 B_{12}	巨幼红细胞性贫血
维生素 B_1	脚气病
维生素 B_2	口角炎
维生素 D	佝偻病

3. C

【解析】标准体重（kg）＝（身高−100）×0.9，一般体重超过 10%属正常，超过 20%为轻度肥胖，超过 30%～50%为中度肥胖，超过 50%则为重度肥胖。低于 10%～20%为瘦弱，低于 20%以上为严重瘦弱。故选 C。

4. D

【解析】缺锌可引起口、眼、肛门或外阴部红肿、丘疹、湿疹，导致儿童生长发育迟缓，食欲减退或有异食癖。故选 D。

【点评】常见微量元素食物来源：

钙	奶及奶制品	儿童佝偻病，老年人骨质疏松
铁	肝脏、全血、鱼肉类、木耳	缺铁性贫血
锌	鱼贝类、牡蛎、肝、肉	锌促进性器官正常发育、保持正常性功能。缺锌可引起口、眼、肛门红肿、丘疹、湿疹，儿童发育迟缓、食欲减退、异食癖

5. E

【解析】行为改变阶段可分为 5 个阶段：无打算

转变阶段（提供信息，提高认识），打算转变阶段（激发动机，提供方法），准备阶段（提供方法，鼓励尝试），行动阶段（继续支持，不断强化），维持阶段（环境支持，预防复发）。故选 E。

6. C

【解析】必需脂肪酸是人体自身不能合成，必须从食物中摄取的脂肪酸。能够自身合成的脂肪酸称为非必需脂肪酸。故选 C。

【点评】必需脂肪酸和必需氨基酸：

必需氨基酸	缬氨酸，异亮氨酸，甲硫氨酸，色氨酸，苏氨酸，赖氨酸，苯丙氨酸，亮氨酸
必需脂肪酸	亚油酸、亚麻酸、花生四烯酸

7. A

【解析】吸烟是一种成瘾性行为，吸烟可引起人的短期及长期健康危害。低焦油卷烟不能降低对健康的危害。故选 A。

8. C

【解析】对患者进行健康管理的首要步骤是收集健康信息，故选 C。

9. B

【解析】一级预防又称为病因预防。病因不明疾病不适合采取一级预防。故选 B。

10. B

【解析】奶制品、谷类、肉类、蛋类等均不含水溶性纤维素。

11. D

【解析】由于各种食物蛋白质中必需氨基酸模式不同，通常将富含某种必需氨基酸的食物与缺乏该种必需氨基酸的食物互相搭配混合食用，混合后食物蛋白质必需氨基酸模式更接近理想模式，从而提高膳食蛋白质的营养价值，这种作用称为蛋白质互补作用。

12. D

【解析】健康咨询的基本模式即 5A 模式，评估、劝告、达成共识、协助、安排随访。此阶段应评估病情、以提高其自信心为主。故选 D。

13. B

【解析】该模式是指人们要接受医生的建议而采取某种有益健康的行为或放弃某种危害健康的行为，需要有几方面的认识，核心是个人对疾病易感性和严重性的认识，对预防性行为的相对益处和障碍的认识。干预的目的是改变个人不切实际的想法。对疾病易感性的认识指个体患某种疾病可能性的认识。故选 B。

14. C

【解析】血清白蛋白正常值为 40～55 g/L，患者目前严重缺乏白蛋白，豆类中富含优质蛋白。故选 C。

15. C

【解析】行为改变阶段模式：①无打算转变阶段：没有在未来 6 个月中改变的考虑；②打算阶段：打算在未来 6 个月采取行动；③准备阶段：将于未来 1 个月内改变；④行动阶段：过去 6 个月中目标行为已经有所改变；⑤行为维持阶段：维持新行为状态长达 6 个月以上，以达到预期目的。故选 C。

第五章　社区公共卫生

1. C

【解析】由严重环境污染引起的地区性疾病称为公害病。故选 C。

2. C

【解析】突发公共卫生事件是突然发生的，造成或者可能造成社会公众健康严重损害的重大传染病疫情（包括传染病菌种、毒种的丢失）、群体性不明原因疾病、重大食物和职业中毒以及其他严重影响公众健康的事件。重大交通事故不属于公共卫生事件。故选 C。

3. B

【解析】职业史是确定职业病的重要前提，故选 B。

4. D

【解析】突发公共卫生事件是指已经发生或者可能发生的、对公众健康造成或者可能造成重大损失的传染病疫情和不明原因的群体性疫病，还有重大食物中毒和职业中毒，以及其他危害公共健康的突发公共事件。故选 D。

5. B

【解析】二次污染物是进入环境的一次污染物在物理、化学、生物等因素作用下发生变化，或与环境中的其他物质发生反应，形成物理、化学性状与一次污染物不同的新污染物，也称为继发性污染物。有酸雨、光化学烟雾、甲基汞。故选 B。

6. C

【解析】食品污染是指食物从种植、生产、加工、储存、运输、烹调到食用前的整个过程，受到外来各种有毒、有害物质的污染。河豚毒素是河豚自身所特有，不是外来的。故选 C。

7. E

【解析】对患者进行健康管理的首要步骤是收集其一般信息，在此基础上进行分类管理，故选 E。

8. A

【解析】判定职业病的主要依据是具有明确的职业史，故选A。

9. D

【解析】同第5题。

10. B

【解析】水俣病是由于慢性甲基汞中毒引起的，以神经系统病变为特征。故选B。痛痛病是由于食用了含镉的稻米所致。乌脚病是由于饮用了含砷高的水所致。故选B。

【点评】常考的环境疾病：

水俣病	甲基汞中毒
乌脚病	砷中毒
氟骨症	高氟水
地方性甲亢	碘缺乏

11. C

【解析】密度较高的圆形或类圆形阴影（矽结节）是矽肺典型的X线表现。故选C。

12. D

【解析】初级卫生保健主要涉及增进健康、预防疾病、及时治疗、防止病残四方面的内容。故选D。

13. D

【解析】常见食物中毒疾病：

沙门氏菌	肉类及禽蛋多见
副溶血弧菌	海产品及盐腌食品多见；血水样便
葡萄球菌	乳制品、剩饭常见；剧烈呕吐但不发热
亚硝酸盐	工地多发，潜伏期约半小时左右，表现为全身发绀
组胺	不新鲜或变质的鱼引起；面部、胸部或全身潮红，头晕、头痛、心慌、胸闷、呼吸急促，可伴有恶心、呕吐、腹泻等

14. A

【解析】用人单位开展就业前健康检查的主要目的是及时发现就业禁忌证，属于第一级预防，故选A。

15. C

【解析】砂尘引起的肺部疾患与农业生产无关。故选C。

16. D

17. A

【解析】健康教育是旨在帮助对象人群或个体改善健康相关行为的系统社会活动。

18. A

【解析】冬季用炉灶取暖，晨起后患者胸闷，呼吸困难，皮肤黏膜呈樱桃红色，是一氧化碳中毒的特征性症状。故选A。

19. D

【解析】肉毒梭菌毒素主要经食物感染，当食入含有毒素的食物如火腿、面酱、罐头等时，毒素经肠道吸收进入血流，作用于脑神经核、外周神经-肌肉接头处，阻碍兴奋性神经递质乙酰胆碱的释放，导致肌肉迟缓型麻痹即肉毒素中毒。故选D。

20. C

【解析】参考本节第4题解析，故选C。

21. A

【解析】温度计厂工作，主要临床表现如易激动、震颤、口腔炎，为汞中毒的典型表现。故选A。

22. B

【解析】黄曲霉毒素：是黄曲霉菌和寄生曲霉菌的代谢产物。存在于土壤、动植物、各种坚果，特别是花生和玉米中。黄曲霉毒素是目前发现的最强的致癌物质，动物实验主要诱发肝癌，也能诱发胃癌等部位的癌症。

23. D　**24. C**

【解析】慢性苯中毒会引起白血病；急性汞中毒会导致神经系统症状。汞中毒的典型表现为易兴奋症、震颤、口腔炎。故第23题选D，第24题选C。

第四部分　临床医学综合

预备篇　症状与体征

1. E

【解析】大叶性肺炎的病理改变为肺部实变，会导致语音共振增强。

【点评】引起语音共振增强的常见疾病：

病变特点	代表性疾病
肺部实变	大叶性肺炎
肺内出现了靠近体表的大空洞	肺结核
胸腔积液导致肺膨胀不全	压迫性肺不张

2. B

【解析】移动性浊音阳性提示有腹腔积液。

【点评】提示存在腹腔积液的体征：

体征	临床意义
液波震颤	腹水达 3 000~4 000 mL
移动性浊音阳性	腹水>1 000 mL

3. E

【解析】成人消化道出血大于 5 mL，可出现大便隐（潜）血阳性。

【点评】上消化道出血的量不同，其表现也各不相同。

出血量	表现
>5 mL	大便潜血阳性
50~70 mL	黑便
250~300 mL	呕血

4. C

【解析】气胸时视诊为一侧胸廓膨隆，听诊为呼吸音消失。

5. D

【解析】多尿是指每日尿量多于 2 500 mL。

【点评】尿量异常的定量标准：

尿量异常	定量标准（天）
多尿	>2 500 mL
少尿	<400 mL
无尿	<100 mL

6. C

【解析】中度昏迷是指对周围事物以及各种刺激均无反应，角膜反射减弱，瞳孔对光反射迟钝，眼球无转动

【点评】按严重程度将昏迷分为 3 个阶段，属于高频考点。

昏迷程度	表现
浅昏迷	意识大部分丧失，对声、光刺激无反应，对疼痛刺激有反应，角膜反射、瞳孔对光反射、咳嗽反射、吞咽反射、腱反射以及生命体征无明显改变
中度昏迷	对周围事物以及各种刺激均无反应，角膜反射减弱，瞳孔对光反射迟钝，眼球无转动
深度昏迷	对所有刺激均无反应，全身肌肉松弛，深、浅反射均消失，生命体征也常有改变

7. E

【解析】蜘蛛痣的好发部位为头面部、前胸部和背部，下肢不会出现。

第一篇　呼吸系统

第一章　慢性阻塞性肺疾病

1. A

【解析】流量-容积曲线以纵坐标示呼气流量(L/s)，描记受试者最大吸气后用力快呼气时呼气流量与肺容积关系的曲线。在呼气一开始，因主动用力，流速达最大，此时不能作为早期诊断的依据。在用力呼气的其余部分（75%肺活量以下），随着肺容积逐渐减少，流速也相应减慢。此曲线受肺的弹性和周围小气道阻力的影响。

【点评】对于 COPD 实验室检查来说，流量-容积曲线的改变是最早的。

2. A

【解析】对于慢性阻塞性肺疾病来说，肺总量是升高的。

【点评】慢性阻塞性肺疾病的肺功能检查结果是高频考点。记忆技巧：除了肺总量（TLC）不变、功能残气量（FRC）和残气量（RV）增高之外，其余均是降低的。

3. E

【解析】前四项均为慢性支气管炎的特点，而 E 为支气管哮喘的特点。

【点评】COPD 和支气管哮喘的鉴别为高频考点。两者的鉴别考点如下：

	COPD	支气管哮喘
病变特点	终末端肺部的不可逆病变	支气管平滑肌的可逆性病变
临床表现	逐渐加重的呼气性呼吸困难	反复发作的呼气性呼吸困难（过敏原）
治疗	对症支持	去除过敏原，舒张支气管平滑肌+抗炎

4. A

【解析】阻塞性肺气肿病因极为复杂：①吸烟，纸烟含有多种有害成分，如焦油、尼古丁和一氧化碳等。②气候和经济条件相似情况下，大气污染严重地区肺气肿发病率比污染较轻地区为高。③感染呼吸道病毒和细菌感染与肺气肿的发生有一定关系。肺部感染时，蛋白酶活性增高与肺气肿形成也可能有关。在上述诸多因素中，以吸烟最为常见。

【点评】对于 COPD 的病因来说，吸烟是最常见的考点。

5. D

【解析】慢性阻塞性肺气肿是指在慢性支气管炎的基础上逐渐出现了呼气性呼吸困难。因此，逐渐加重的呼吸困难成了慢性阻塞性肺气肿的典型表现。故选 D。

【点评】COPD 的主要症状即是呼气性呼吸困难。

6. B

【解析】慢性支气管炎是由于感染或非感染因素引起气管、支气管黏膜及其周围组织的慢性非特异性炎症。在排除其他心、肺疾患（如肺结核、尘肺、支气管哮喘、支气管扩张、肺癌、心脏病、心功能不全等）后，临床上凡有慢性或反复的咳嗽，咳痰或伴喘息，每年发病至少持续 3 个月，并连续 2 年或以上者，诊断即可成立。如每年发病持续不足 3 个月，而有明确的客观检查依据（如 X 线、肺功能等）亦可诊断。

【点评】慢性支气管炎的诊断依据记忆方法“慢支 32”。

7. E

【解析】第 1 秒用力呼气容积占预计值百分比(FEV_1%预计值)，是评估 COPD 严重程度的良好指标，其变异性小，易于操作。

【点评】COPD 时肺功能具体指标的变化是高频考点。其中，$FEV_1<80\%$ 预计值是严重程度的判断指标。

8. B

【解析】对于慢性支气管炎急性发作期来说，治疗应以控制感染为主，另外采取对症支持治疗。

【点评】COPD 无特效治疗，均为对症支持治疗。

9. C

【解析】引起慢性支气管炎最常见的细菌为肺炎链球菌和流感嗜血杆菌。

【点评】记忆方法：“慢支球流感”。

10. A

【解析】慢性支气管炎早期病变主要在内径< 2 mm 的小气道，临床症状不明显，常规肺功能测验

大多正常，但小气道出现阻塞。

【点评】肺功能检查是高频考点，COPD 肺功能检查结果变化如下图：

COPD 时期	肺功能变化
早期	闭合气量测验增大
急性加重期	最大通气量、1 s 呼气量、最大呼气中段流速均降低
晚期	残气量增加

11. B

【解析】上述因素均是 COPD 的促发因素，但以感染为最常见。故选 B。

12. C

【解析】大叶性肺炎的病理改变为肺部实变，会导致语音震颤增强。

【点评】引起语音震颤增强的常见疾病：

病变特点	代表性疾病
肺部实变	大叶性肺炎
肺内出现了靠近体表的大空洞	肺结核
压迫性肺部损伤	压迫性肺不张

13. A

【解析】慢性阻塞性肺疾病的危险因素诸多，但是最常见的是吸烟。

14. E

【解析】慢性阻塞性肺疾病最常见的诱因是感染，尤其是呼吸道感染。

15. C

【解析】根据公式吸氧浓度 = 21+4×氧流量，得出氧流量为 2 L/min。

16. C

【解析】肺功能检查是诊断 COPD 的金指标。

17. E

【解析】该患者诊断考虑慢性阻塞性肺气肿，且胸部 X 线检查无异常发现，因此应该选择进行肺功能检查。

【点评】肺功能检查是 COPD 的金指标。

18. A

【解析】根据患者的动脉血气分析结果提示出现了Ⅱ型呼吸衰竭，因此治疗应首选无创通气，其余方式均不适宜。

19. A

【解析】$PaCO_2>50$ mmHg，$PaO_2<60$ mmHg，为Ⅱ型呼吸衰竭，常见于 COPD、上呼吸道阻塞等疾病，主要为肺泡通气不足所致，通气量严重下降。最基本、最重要的治疗措施为保持呼吸道通畅。

【点评】 呼吸衰竭类型判断及处理方法是高频考点。

	Ⅰ型呼吸衰竭	Ⅱ型呼吸衰竭
血气分析	$PaO_2<60$ mmHg $PaCO_2\geq50$ mmHg	$PaO_2<60$ mmHg $PaCO_2<50$ mmHg
治疗	高浓度高流量间断吸氧	低浓度低流量持续吸氧

20. C

【解析】患者 pH 值降低，$PaCO_2$ 增高提示为呼吸性酸中毒；HCO_3^- 下降提示代谢性酸中毒，所以该患者是呼吸性酸中毒合并代谢性酸中毒。故选 C。

【点评】这道题目主要考核的是血气分析指标的判断。

指标	升高	降低
pH	碱中毒	酸中毒
$PaCO_2$	呼吸性酸中毒	呼吸性碱中毒
HCO_3^-	代谢性碱中毒	代谢性酸中毒

21. E

【解析】对于慢性阻塞性肺疾病的治疗来说，主要是缓解呼吸困难，所以长期有效的方法是长期家庭氧疗。

【点评】COPD 治疗 = 对症支持 + 长期家庭氧疗

22. C

【解析】根据病史和胸部 X 线片，考虑诊断为慢性阻塞性肺气肿，首选实验室检查为肺功能。

23. B

【解析】患者诊断为慢性阻塞性肺疾病急性加重期，Ⅱ型呼吸衰竭，此时应选择无创通气。

24. A

【解析】诊断为慢性阻塞性肺疾病急性加重期，最常见的呼吸衰竭类型为Ⅱ型呼吸衰竭，答案符合 A。

25. E

【解析】使用呋塞米应关注电解质变化，尤其是低钾血症。

26. A　27. D

【解析】肺气肿是指终末细支气管远端的气道弹性减退、过度膨胀、充气和肺容积增大或同时伴有气道壁破坏的病理状态。慢性支气管炎使细支气管管腔狭窄，形成不完全阻塞，呼气时气道过早闭合，肺泡残气量增加，使肺泡过度充气，导致阻塞性肺气肿。肺组织生理性退变导致老年性肺气肿。

【点评】肺气肿类型及其特点：

阻塞性肺气肿	常由慢性支气管炎发展而来
老年性肺气肿	肺组织生理性退变导致

28. D　29. E　30. C

【解析】根据患者的吸烟史，以及典型的症状和体征，诊断为慢性阻塞性肺疾病。其确诊的实验室检查方法为肺功能检查。对于该患者来说，血压偏高，两肺可闻及散在干、湿啰音，且双下肢水肿，应首选使用利尿剂呋塞米。

【点评】COPD 诊断及治疗是病例分析题的高频考点。

COPD 诊断	吸烟史+逐渐加重呼吸困难+桶状胸
确诊	肺功能
治疗	对症支持+家庭氧疗

31. A　32. A　33. D

【解析】根据老年女性，长期咳嗽咳痰，伴呼吸困难，考虑为慢性阻塞性肺疾病，故第 31 题选 A。确诊检查为肺功能。COPD 最常见合并Ⅱ型呼吸衰竭，因此首选鼻导管低浓度低流量持续吸氧。

第二章　肺动脉高压与肺源性心脏病

1. C

【解析】对于肺心病急性加重期来说，最重要也是首要的治疗措施是积极控制肺部感染，之后继续进行对症支持治疗。如果肺部感染控制欠佳，则之后的治疗效果也不尽如人意。

【点评】肺心病的第一位治疗措施=控制感染。

2. C

【解析】肺动脉瓣区第二心音亢进，提示有肺动脉高压。三尖瓣区出现收缩期杂音以及剑突下示心脏搏动均提示右心增大。

3. C

【解析】慢性肺心病诊断标准：患者有慢性支气管炎、肺气肿、其他肺胸疾病或肺血管病变，因而引起肺动脉高压、右心室增大或右心功能不全表现。如颈静脉怒张、肝大压痛、肝颈静脉反流征阳性、下肢水肿及静脉高压等，并有前述的心电图、X 线表现，可以做出诊断。

【点评】肺心病的诊断依据：

病史	COPD
临床表现	肺动脉高压+右心功能不全
实验室检查	心电图、X 线

4. C

【解析】除 C 选项之外，其余选项为这三个疾病的共同点，只有肺动脉高压和右心室肥大是肺心病的专有特点。

【点评】记忆：肺心病=COPD+右心功能不全。

5. A

【解析】慢性肺心病引起的心律失常多表现为房性期前收缩及阵发性室上性心动过速，其中以紊乱性房性心动过速最具特征性。

【点评】记忆：肺心病+房性心律失常。

6. D

【解析】慢性肺心病右心室肥大，使心脏逆时针转位，右心室更加贴近剑突下，剑突下心脏明显搏动，提示有右心肥厚。

【点评】肺心病的肺动脉高压和右心功能不全的表现鉴别是高频考点。

肺心病	表现
肺动脉高压	P2 亢进
右心功能不全/衰竭	三尖瓣区收缩期杂音、剑突下搏动、颈静脉怒张、肝－颈静脉回流征(+)、双下肢水肿

7. E

【解析】肺心病肺动脉高压的形成机制较多，其中上述选项均属于其内，但是缺氧、高碳酸血症的呼吸性酸中毒使肺细小动脉血管收缩、痉挛是最重要的原因。

【点评】肺心病肺动脉高压的形成机制是高频考点，最主要的机制是缺氧。

8. A

【解析】缺氧、高碳酸血症的呼吸性酸中毒使肺血管收缩、痉挛。缺氧时收缩血管的活性物质增多，使肺血管收缩，血管阻力增加，形成肺动脉高压。高碳酸血症时 $PaCO_2$ 本身不能收缩血管，主要是 $PaCO_2$ 增高时，产生过多的 H^+，后者使血管对缺氧收缩敏感性增强，使肺动脉压增高。慢性缺氧产生继发性红细胞增多，血液黏稠度增加，血流阻力随之增高。缺氧可使醛固酮增加，使水、钠潴留；缺氧使肾小动脉收缩，肾血流减少也加重水、钠潴留，血容量增多。血液黏稠度增加和血容量增多，更使肺动脉压升高。可见缺氧是中心环节。

【点评】肺心病肺动脉高压最重要的形成机制=缺氧。

9. A

【解析】具有慢性阻塞性肺疾病病史，突发意识障碍时应首先考虑肺性脑病。

【点评】肺性脑病的诊断是高频考点。记忆：肺性脑病=肺心病+意识障碍。

10. D

【解析】患者入院时根据血气分析提示Ⅱ型呼吸衰竭，但神志清晰。经过吸氧治疗后神志不清，血气分析提示出现了肺性脑病。最可能的原因是治疗违反了低浓度吸氧的原则，抑制了呼吸中枢。

【点评】记忆：肺性脑病=肺心病+意识障碍。

11. B

【解析】慢性阻塞性肺气肿患者出现了意识障碍，首选考虑肺性脑病。

12. E　13. C　14. A

【解析】根据患者动脉血气分析（吸氧时）：pH 7.20，$PaCO_2$ 67 mmHg，考虑有呼吸性酸中毒；HCO_3^- 28.3 mmol/L 轻度升高，为呼吸性酸中毒的代偿所致。因此患者仅有呼吸性酸中毒，治疗主要纠正通气不足。根据患者病情，机械通气为最重要治疗；长期家庭氧疗是出院后最有价值的治疗措施，可提高生活质量和生存率。对血流动力学、运动能力、肺生理和精神状态均会产生有益的影响。

第三章　支气管哮喘

1. A

【解析】支气管哮喘表现为反复发作性伴有哮鸣音的呼气性呼吸困难，呼气相明显延长，严重时可有强迫坐位、发绀、干咳或咳大量白色泡沫痰。上述症状可在数分钟内发作，持续数小时至数天，用气管扩张剂可缓解。

2. E

【解析】支气管哮喘可呈反复发作，休息或用药后可以缓解，因此A错误。B、C、D项均正确，但是并不是哮喘最有意义的临床特点。支气管哮喘特征性的表现为发作性伴有哮鸣音的呼气性呼吸困难。

3. A

【解析】糖皮质激素是当前控制哮喘发作最有效的药物。主要作用机制是抑制炎症细胞的迁移和活化；抑制细胞因子的生成；抑制炎症介质的释放；增强平滑肌细胞 β_2 受体的反应性。

【点评】支气管哮喘治疗药物的选择是高频考点。

首选药物	β_2 受体激动剂	舒张支气管
最有效药物	糖皮质激素	抗炎

4. E

【解析】重症哮喘发作时可有缺氧及 CO_2 蓄积，$PaCO_2$ 上升，表现呼吸性酸中毒。同时鉴于缺氧也可引起代谢性酸中毒。

【点评】支气管哮喘可伴有酸碱失衡，其类型也是高频考点。具体情况应根据血气分析结果分析。记忆：重症哮喘发作——呼酸+代酸。

5. E

【解析】心源性哮喘患者常在半夜突然感到胸闷、气急而惊醒，需要迅速坐起方可缓解。严重者会出现急性肺水肿的症状，口唇发绀，咳粉红色泡沫痰，双肺可闻及广泛的湿啰音和哮鸣音，心率增快，心尖部可闻及奔马律。

【点评】心源性哮喘和支气管哮喘的鉴别是高频考点。

	心源性哮喘	支气管哮喘
症状	劳力性呼吸困难、夜间阵发性呼吸困难、端坐呼吸	反复发作的呼吸困难
体征	咳粉红色泡沫样痰，双肺广泛湿啰音，奔马律	两肺哮鸣音

6. D

【解析】吗啡可抑制呼吸中枢，因此支气管哮喘的患者禁忌使用，而吗啡具有的镇静和扩张血管的作用使得其成为心源性哮喘患者的首选药物。

【点评】记忆：吗啡——心源性哮喘首选，支气管哮喘禁用。

7. A

【解析】支气管哮喘以咳嗽、喘息为主要症状，且多于夜间或凌晨发作。

8. C

【解析】变应原进入具有过敏体质的机体后，通过巨噬细胞和T淋巴细胞的传递，可刺激机体的B淋巴细胞合成特异性IgE，并结合于肥大细胞和嗜碱性粒细胞表面的高亲和性的IgE受体。若过敏原再次进入体内，可与肥大细胞和嗜碱性粒细胞表面的IgE交联，从而促发细胞内一系列的反应，使该细胞合成并释放多种活性介质导致平滑肌收缩、黏液分泌增加、血管通透性增高和炎症细胞浸润等。

9. E

【解析】哮喘的典型表现是发作性伴有哮鸣音的呼气性呼吸困难。

【点评】COPD 和支气管哮喘的临床表现鉴别

	COPD	支气管哮喘
症状	逐渐加重的呼吸困难	反复发作的呼吸困难
体征	视诊：桶状胸 触诊：触觉语颤减弱 叩诊：过清音 听诊：呼吸音减弱	两肺哮鸣音

10. A

【解析】支气管哮喘轻度急性发作时，发作患者仅在步行、上楼或活动量增加时感气短，休息通常可以好转，可平卧，讲话能连续成句，呼吸频率轻度增加，双肺听诊时可闻及散在的哮鸣音。一般情况下不必吸氧，重症哮喘主张持续低流量吸氧，氧气需加湿加温，以免引起气道干燥，吸氧方式可以选用鼻导管或面罩吸氧。

【点评】哮喘急性发作时病情严重程度的分级：

临床特点	轻度	中度	重度	危重
气短	步行、上楼时	稍事活动	休息时	
体位	可平卧	喜坐位	端坐呼吸	
讲话方式	连续成句	单词	单字	不能讲话
精神状态	可有焦虑，尚安静	时有焦虑或烦躁	常有焦虑、烦躁	嗜睡或意识模糊
出汗	无	有	大汗淋漓	
呼吸频率	轻度增加	增加	常>30 次/min	
辅助呼吸肌活动及三凹征	常无	可有	常有	胸腹矛盾运动
哮鸣音	散在，呼吸末期	响亮、弥漫	响亮、弥漫	减弱，乃至无
脉率（次/min）	<100	100~120	>120	脉率变慢或不规则
奇脉	无	可有，10~25mmHg	常有，>25mmHg	无，提示呼吸肌疲劳
使用 β_2 激动剂后 PEF 预计值或个人最佳值	>80%	60%~80%	<60%或<100 L/min 或作用时间<2 h	
PaO_2（吸气，mmHg）	正常	≥60	<60	
$PaCO_2$（mmHg）	<45	≤45	>45	
SaO_2（吸气,%）	>95	91~95	≤90	
pH				降低

11. B

【解析】支气管哮喘最典型的临床表现是反复发作的呼气性呼吸困难，而劳力性呼吸困难是左心衰的典型表现。

【点评】心源性哮喘和支气管哮喘的鉴别是高频考点。

	心源性哮喘	支气管哮喘
症状	劳力性呼吸困难、夜间阵发性呼吸困难、端坐呼吸	反复发作的呼吸困难
体征	咳粉红色泡沫样痰，双肺广泛湿啰音，奔马律	两肺哮鸣音

12. C

【解析】支气管哮喘的典型表现是反复发作的呼吸性呼吸困难，发作前具有过敏原接触史。

13. A

【解析】患者反复发作性干咳、喘息。查体：双肺满布哮鸣音，喘息性支气管炎和支气管哮喘都有可能。但是，患者年轻，而且没有明显的咳痰症状，所以最可能的是支气管哮喘。

14. C

【解析】糖皮质激素是控制哮喘发作最有效的药物。

15. B

【解析】根据患者的临床表现，无法明确判断是支气管哮喘还是心源性哮喘，因此首先使用氨茶碱对症治疗平喘，之后进一步确定诊断后进行治疗。

【点评】记忆要点：支气管哮喘和心源性哮喘无法鉴别——氨茶碱。

16. E

【解析】该患者哮喘发作持续时间超过了 24 h，称为哮喘持续状态。此时治疗上应迅速缓解气道痉挛，激素的应用要足量、及时，补充足够液体量，避免痰液黏稠。

【点评】哮喘持续状态的诊断和治疗是高频考点。

定义	哮喘发作持续时间>24 h
治疗措施	补液+糖皮质激素

17. D

【解析】患者间断喘息发作 2 月余，夜间症状明显，且胸部 X 线未见异常，首选考虑为哮喘。确诊需进行肺功能检查，包括支气管激发试验和支气管舒张试验等。如有阳性，即可诊断为支气管哮喘。

【点评】掌握支气管哮喘的诊断要点，并灵活运用。

症状	反复发作的呼气性呼吸困难
体征	两肺哮鸣音
实验室检查	胸部 X 线正常，支气管激发和支气管舒张试验均（+）

18. B

【解析】急性发作时病情严重程度的分级：①轻度发作，步行、上楼时气短，可以平卧，能连续讲话，精神安静或有轻度焦虑。②中度发作，轻度活动即有气短，喜坐位，讲话常有中断，有焦虑或烦躁，出汗，呼吸频率增加，辅助呼吸肌参与呼吸活动，闻及广泛弥漫性哮鸣音，脉率 100～120 次/min，可出现奇脉，PaO_2 ≥60 mmHg，$PaCO_2$ 45 mmHg，SaO_2 91%～95%。③重度发作，休息时出现气短，端坐呼吸，讲话时仅能吐单字，焦虑或烦躁不安，大汗淋漓，呼吸频率>30 次/min，全部辅助呼吸肌参与活动，闻及广泛弥漫性哮鸣音，脉率>120 次/min，出现奇脉，PaO_2<60 mmHg，$PaCO_2$>45 mmHg，SaO_2 ≤90%。危重状态：不能讲话，嗜睡或意识模糊，胸腹矛盾式运动，呼吸音减弱至消失，脉率减慢或不规则，pH 降低，患者随时有生命危险。

【点评】支气管哮喘的严重程度分级，详见第 10 题的点评表格。

19. C

【解析】对于支气管哮喘来说，最有效的治疗药物是糖皮质激素，因此主要措施是规律吸入糖皮质激素。

首选药物	$β_2$ 受体激动剂	舒张支气管
最有效药物	糖皮质激素	抗炎

20. A

【解析】该患者为重度哮喘发作，治疗首选静脉滴注糖皮质激素。

【点评】根据哮喘的严重程度，采取不同的治疗措施。

哮喘患者长期治疗方案的选择 *

严重度	每日控制治疗药物	其他治疗选择
第 1 级间歇状态	不必	
第 2 级轻度持续	吸入糖皮质激素（≤500 μg BDP 或相当剂量其他吸入激素）	缓释茶碱，或色甘酸钠，或白三烯调节剂
第 3 级中度持续	吸入糖皮质激素（200～1 000 μg BDP 或相当剂量其他吸入激素），联合吸入长效 $β_2$ 激动剂	吸入糖皮质激素（500～1 000 μg BDP 或相当剂量其他吸入激素），合用缓释茶碱，或吸入糖皮质激素（500～1 000 μg BDP 或相当剂量其他吸入激素），合用口服长效 $β_2$ 激动剂，或吸入大剂量糖皮质激素（>1 000 μg BDP 或相当剂量其他吸入激素），或吸入糖皮质激素（500～1000μg BDP 或相当剂量其他吸入激素），合用白三烯调节剂
第 4 级重度持续	吸入糖皮质激素（>1 000 μg BDP 或相当剂量其他吸入激素），联合吸入长效 $β_2$ 激动剂，需要时可再增加 1 种或 1 种以上下列药物：①缓释茶碱；②白三烯调节剂；③服长效 $β_2$ 激动剂；④服糖皮质激素	

21. D

【解析】根据吸气性呼吸困难、三凹征判断为上气道阻塞，而支气管哮喘和慢性阻塞性肺疾病均为呼气性呼吸困难。

【点评】吸气性呼吸困难和呼气性呼吸困难的鉴别是高频考点。

	吸气性呼吸困难	呼气性呼吸困难
时相	吸气	呼气
阻塞部位	上气道	下气道
表现	吸气时间延长，三凹征	呼气时间延长，哮鸣音

22. A

【解析】患者出现发作性呼吸困难，发作时双肺满布哮鸣音，符合支气管哮喘的表现。

23. A

【解析】血气分析结果符合呼吸性碱中毒标准。

24. B

【解析】成人不典型的哮喘常发生于严重的上呼吸道感染之后，在某些非特异性刺激因素下，支气管平滑肌痉挛收缩，引起胸闷不适感，但无喘，表现为阵发性干咳。夜间迷走神经兴奋性增高，较小的刺激即可引起支气管痉挛收缩，并刺激咳嗽感受器，诱发咳嗽反射，所以这种胸闷、干咳常在深夜及凌晨更为明显。但需要排除间质性肺炎，变态反应性肺浸润，需要X线胸片检查。

25. C　　26. B　　27. A

【解析】喘息性慢性支气管炎是具有气道高反应性的慢性支气管炎，感染加重时有炎性渗出，所以哮鸣音与湿啰音并存，对抗生素反应较好，故第25题选C；支气管哮喘两肺满布哮鸣音，β_2受体激动剂疗效较好，故第26题选B；原发性支气管肺癌因为肿瘤的刺激或者阻塞气管，可以出现刺激性干咳，肺部局限性哮鸣音，β_2受体激动剂疗效不佳，故第27题选A。

28. B　　29. A　　30. B

【解析】患者仅有干咳表现，且使用抗生素无效，此时应考虑到咳嗽变异性哮喘；支气管激发试验指吸入非特异性激发物，如组胺、乙酰甲胆碱（酯甲胆碱）、乙酰胆碱、腺苷、白三烯E4、高渗盐水、低渗盐水、冷空气吸入，以及尘螨、花粉、动物皮毛等特异性抗原刺激物。通过刺激物的量化测量及与其相应的反应程度，还可判断气道高反应性的程度。激发试验阳性：在试验过程中，当FEV_1、PEF较基础值下降≥20%，或sGaw下降≥35%时，可判断为激发试验阳性，即气道反应性增高。

支气管舒张试验（+）	①FEV_1较用药前增加12%或以上，且其绝对值增加200 mL或以上；②PEF较治疗前增加60 L/min或增加>20%
支气管激发试验（+）	FEV_1、PEF较基础值下降≥20%，或sGaw下降≥35%

支气管哮喘的治疗首选糖皮质激素和β_2受体激动剂的联用。该患者间断发作，只按需给药即可。

【点评】咳嗽变异型哮喘是近年来的高频考点。咳嗽变异型哮喘=年轻人+咳嗽+肺部无实质病变+对抗生素无效+哮喘治疗有效。掌握支气管舒张和支气管激发试验的诊断依据。

31. A　　32. C　　33. E

【解析】根据患者反复发作性咳嗽、胸闷的症状，使用“氨茶碱和地塞米松”可缓解，考虑哮喘。自幼起病，可以排除D；患者无发热和盗汗，可以排除C；患者反复使用过“罗红霉素、头孢菌素”等治疗均未见明显效果可以排除B和E。故选A；如果支气管激发试验阳性，说明患者有气道的高反应性，支持哮喘的诊断；考虑是支气管哮喘，治疗首选糖皮质激素和β_2受体激动剂的联用。

【点评】记忆要点：咳嗽变异型哮喘=年轻人+咳嗽+肺部无实质病变+对抗生素无效+哮喘治疗有效；支气管哮喘药物治疗=糖皮质激素+β_2受体激动剂；支气管哮喘肺功能检查中，最常用的试验是支气管舒张+支气管激发试验。

34. B　　35. C　　36. D

【解析】本例患者有过敏性鼻炎病史和发作性呼吸困难表现，且胸部X线片未见异常，最可能诊断为支气管哮喘。确诊需要做肺功能检查。支气管哮喘患者发作时两肺布满哮鸣音，呼气时尤其明显，可伴有肺气肿体征。重度哮喘可有心率增快、奇脉、发绀，因此在进行检查和临床观察时应特别关注的是发作时的心肺体征。

37. C　　38. D　　39. B

【解析】根据病史，咳嗽、咳痰10余年，提示慢性支气管炎，近2年来加重，常咳黄色脓痰，伴有气喘，提示出现了急性加重；支气管炎型亦称紫肿型，支气管病变较重，黏膜肿胀，黏液腺增生，肺气肿病变轻微。患者常有多年吸烟史及慢性咳嗽、咳痰史。肥胖、发绀、颈静脉怒张、下肢水肿，两肺底闻及啰音。肺功能测验通气功能明显损害，功能残气及肺总量增加，弥散功能正常，动脉血氧分压降低，二氧化碳分压升高，红细胞压积增高，易发展为呼吸衰竭和右心衰；急性发作期的治疗应以控制感染和祛痰、镇咳、平喘对症治疗为主。

【点评】慢性阻塞性肺气肿按其表现特征可分为：

	病理特点	临床表现
气肿型/红喘型/A型	全小叶性或伴小叶中央型肺气肿	隐袭起病，病程漫长。由于常发生过度通气，可维持动脉氧分压正常，呈喘息外貌，称红喘型。晚期可发生呼吸衰竭或伴右心衰竭
支气管炎型/紫肿型/B型	严重慢性支气管炎伴小叶中央性肺气肿	易反复呼吸道感染导致呼吸衰竭和右心衰竭

40. A　41. B　42. C

【解析】根据反复发作的呼吸困难以及肺部哮鸣音，首先考虑支气管哮喘。首选实验室检查为肺功能检查。若患者出现了急性发作，首选药物为 β_2 受体激动剂。

第四章　支气管扩张

1. C

【解析】患者的体征取决于病变范围及扩张程度，轻微的支气管扩张可无明显体征，一般在扩张部位可听到大小不等的湿啰音，其特点是持久存在。此外，可伴有阻塞性肺炎、肺不张或肺气肿的体征。在慢性病程的支气管扩张患者，可见杵状指、趾及全身营养较差的情况。

【点评】支气管扩张的诊断是常考点。

症状	咳嗽、咳痰、咯血
体征	局限性固定湿啰音+杵状指

2. D

【解析】大咯血时止血药物首选垂体后叶素，垂体后叶素收缩小动脉，使肺循环血量减少而达到较好止血效果。

【点评】咯血的治疗是高频考点。

小量咯血的治疗	患侧卧位，保持呼吸道通畅
大量咯血的治疗	垂体后叶素，或外科手术治疗

3. C

【解析】患者以咯血为主要症状，咳嗽、咳痰不明显，这种类型称为干性支气管扩张。

4. C

【解析】支气管扩张首选高分辨率 CT 扫描，可明确支气管扩张的部位、程度、范围，更具有诊断价值，方法简单且更为常用，而支气管造影目前主要用于外科手术前的检查。

【点评】记忆要点：多数呼吸系统疾病首选影像检查——胸部X线；支气管扩张首选影像检查——高分辨 CT。

5. A

【解析】引起国内咯血最常见的病因为支气管扩张、肺结核、肺癌以及二尖瓣狭窄。支气管扩张病患者 50%～70%可发生咯血，肺结核患者约有 1/3 伴有咯血。

【点评】咯血四大病因：支扩、肺结核、肺癌、二尖瓣狭窄。

6. C

【解析】支气管扩张的典型症状为慢性咳嗽伴大量脓痰和反复咯血。

【点评】咳嗽咳痰是呼吸系统疾病的共性，但是咯血却具有特异性。

7. E

【解析】支气管扩张是指一支或多支近端支气管和中等大小支气管管壁组织破坏造成不可逆性扩张。支气管扩张的主要发病因素为支气管-肺组织的感染和支气管阻塞感染引起管腔黏膜的充血、水肿，使管腔狭小分泌物易阻塞管腔，导致引流不畅而加重感染。

8. C

【解析】患者 2 年来反复痰中带血，间有大口咯血，胸部 X 线检查常显示肺纹理明显粗乱增多，但是没有发热，盗汗等症状，排除肺结核。也无二尖瓣狭窄的体征。从患者的年龄来说也不考虑肺癌。

【点评】慢性支气管炎、肺结核、支气管扩张和二尖瓣狭窄的鉴别，掌握各自的特异点。

慢性支气管炎	慢性咳嗽、咳痰+胸部 X 线示肺纹理增粗紊乱
肺结核	低热、盗汗、乏力、消瘦+咳嗽、咳痰、咯血+胸部 X 线特征性表现
支气管扩张	咳嗽、咳痰、咯血+肺部固定湿啰音+胸部 CT
二尖瓣狭窄	心脏症状+咯血+二尖瓣舒张期隆隆样杂音

9. D

【解析】对于部位局限的支气管扩张，且多次出现咯血，建议进行手术切除病变肺叶。

10. B

【解析】诊断为支气管扩张，该患者病变部位弥散，首选支气管动脉栓塞术。

第五章 肺 炎

1. B

【解析】休克型肺炎是指伴有休克的一种重症肺炎，多由毒力极强的革兰阳性或阴性菌感染所致。由于细菌性肺炎时的毒血症引起以微循环障碍为主要表现的一种重症肺炎，病原体多为肺炎链球菌。

2. B

【解析】医院获得性细菌性肺炎常为多种致病菌所致，革兰阴性杆菌是主要致病菌（55%～85%），其中以铜绿假单胞菌最为常见。金黄色葡萄球菌尤其是耐苯唑青霉素（苯唑西林）金黄色葡萄球菌（MRSA）占20%～30%，也是重要的致病菌；40%～60%的病例存在多种致病菌。

【点评】按照患病环境不同，将肺炎分为医院获得性和社区获得性肺炎。两者的鉴别是高频考点。

	定义	常见致病菌
医院获得性肺炎	入院时不存在、也不处感染潜伏期，而于入院48 h后发生的	革兰阴性杆菌
社区获得性肺炎	在医院外罹患的感染性肺实质炎症，包括具有明确潜伏期的病原体感染而在入院后平均潜伏期内发病的肺炎	球流感

3. A

【解析】肺炎链球菌为革兰染色阳性球菌，多成双排列或短链排列。有荚膜，其致病力是由于荚膜对组织的侵袭作用所致。

【点评】记忆：大多数革兰阴性细菌的致病物质——内毒素；肺炎链球菌——荚膜。

4. E

【解析】肺炎支原体肺炎的X线表现为病变早期显示肺纹增加、变粗、外形模糊及网纹状影。进而发展为肺泡浸润，显示为斑片状致密影，多为节段性分布，且多数发生在肺下野，自肺门向肺野张开的扇状致密影，边缘模糊。

【点评】肺炎支原体肺炎—干咳为主—胸部X线示肺间质损害—首选大环内酯。

5. B

【解析】肺炎链球菌对青霉素最敏感。

6. E

【解析】肺炎球菌肺炎的病理变化可分4期：①充血水肿期；②红色肝变期；③灰色肝变期；④溶解消散期：病原菌被巨噬细胞吞噬、溶解，中性粒细胞变性、坏死，并释放出大量蛋白溶解酶，使渗出的纤维素逐渐溶解，肺泡腔内巨噬细胞增多。溶解物部分经气道咳出，或经淋巴管吸收，部分被巨噬细胞吞噬。病灶肺组织逐渐净化，肺泡重新充气，由于炎症未破坏肺泡壁结构，无组织坏死，故最终肺组织可完全恢复正常的结构和功能。

【点评】记忆：肺炎链球菌致病物质—荚膜—肺组织无器质性损害。

7. D

【解析】肺炎克雷白杆菌为革兰阴性杆菌，常存在于人体上呼吸道和肠道，当机体抵抗力降低时，便经呼吸道进入肺内而引起大叶或小叶融合性实变，故A、B正确；病变中渗出液黏稠而重，致使叶间隙下坠，故E正确；细菌具有荚膜，在肺泡内生长繁殖时，引起组织坏死、液化、形成单个或多发性脓肿。

8. E

【解析】社区获得性肺炎是指在医院外罹患的感染性肺实质炎症，包括具有明确潜伏期的病原体感染而在入院后平均潜伏期内发病的肺炎。最常见的革兰阴性菌是肺炎克雷白杆菌。

【点评】详见上题解析。

9. D

【解析】按照患病环境，将肺炎分为社区获得性肺炎和院内获得性肺炎。其中，社区获得性肺炎最常见的病原体为肺炎链球菌、流感嗜血杆菌等。

10. A

【解析】肺炎链球菌肺炎的致病物质为荚膜，不对肺造成组织损伤，这也是肺炎链球菌肺炎的病理特点。

【点评】记忆：肺炎链球菌致病物质—荚膜—肺组织无器质性损害。

11. D

【解析】重症肺炎最常见的致病菌是革兰阴性杆菌，首选喹诺酮类抗生素。

12. B

【解析】该患者表现符合肺炎球菌肺炎的诊断要点。

13. D

【解析】肺炎链球菌性肺炎的诊断：起病突然，有寒战高热、咳嗽、痰中带血或咳铁锈色痰、胸痛等症状；可有肺实变体征；血白细胞总数升高和中性粒细胞比例增高；X线检查显示叶、段分布的炎性实变阴影。

【点评】肺炎链球菌肺炎的特点：

好发人群	青壮年
诱因	受凉、淋雨、饱餐后
症状	寒战、高热、咳嗽、咳铁锈色痰，部分患者伴有胸痛
体征	肺实变（触觉语颤增强，闻及异常支气管呼吸音）
实验室检查	血白细胞总数升高和中性粒细胞比例增高；X线检查显示叶、段分布的炎性实变阴影

14. C

【解析】肺炎链球菌肺炎多为年轻人在受凉后突发高热、寒战、咳嗽、咳痰，查体有肺实变体征，白细胞和中性粒细胞百分比明显升高。

15. E

【解析】根据胸部X线片显示叶间裂略下移提示为肺炎克雷白杆菌肺炎。

【点评】克雷白杆菌肺炎也是近年来比较青睐的考点。

记忆：克雷白杆菌肺炎——X线显示叶间裂下移，双肺多发性小脓肿。

16. A

【解析】肺炎链球菌肺炎的诊断要点包括：①青年男性。②受凉等诱因后出现寒战、高热、咳嗽、咳痰，部分患者伴有胸痛。③查体：急性病容，口唇疱疹，肺实变体征。④实验室检查：外周血白细胞和中性粒细胞比例增高。

【点评】肺炎链球菌肺炎是最常考的肺炎类型，要掌握上述其特点。

17. A

【解析】患者咳嗽半个月，呈阵发性干咳，服用阿莫西林和止咳药治疗无效说明不是细菌性肺炎。血白细胞计数正常。X线胸片显示右下肺间质性炎症改变，考虑为支原体肺炎。

【点评】肺炎支原体肺炎—干咳为主—胸部X线示肺间质损害—首选大环内酯。

18. B

【解析】根据该患者右上肺语颤增强，考虑为肺炎球菌肺炎。

【点评】肺炎链球菌肺炎肺实变的体征包括：

视诊	急性面容
触诊	触觉语颤增强
叩诊	实音或浊音
听诊	可闻及异常支气管呼吸音

19. C

【解析】患者表现符合大叶性肺炎，因此病原体为肺炎链球菌。

20. C

【解析】根据X线显示肺叶或小叶实变，有多发性蜂窝状肺脓肿，叶间隙下坠，考虑诊断为克雷白杆菌肺炎。

21. B

【解析】患者有慢性肾炎病史，且出现了肾功能不全，避免使用有肾毒性药物。青霉素类，头孢类没有肾毒性。氨基糖苷类、四环素都有肾毒性。

22. B

【解析】大叶性肺炎的首选抗生素是青霉素。

23. C

【解析】根据憋气症状，以及右下肺呼吸音消失，考虑肺不张的诊断。

24. B　25. A　26. E

【解析】支原体肺炎的特点是好发于儿童，刺激性干咳；支气管哮喘具有发作性呼气性呼吸困难；肺结核除咳嗽外，多有全身中毒症状，如午后低热、盗汗、疲乏无力、体重减轻症状。

27. A　28. D

【解析】葡萄球菌肺炎咳黄色脓痰，X线呈肺叶或肺段实变，可形成空洞。肺炎球菌肺炎无空洞。克雷白杆菌肺炎，X线的典型表现是叶间隙呈弧形下坠。

【点评】常见肺炎类型的典型X线表现如下：

肺炎类型	胸部X线表现
肺炎链球菌肺炎	叶、段分布的炎性实变阴影
葡萄球菌肺炎	肺叶或肺段实变，可形成空洞
克雷白杆菌肺炎	叶间隙呈弧形下坠
支原体肺炎	肺间质改变

29. B　30. E

【解析】疱疹性咽峡炎的病原体是柯萨奇病毒，咽结合膜热的病原体是腺病毒。

31. D　32. B

【解析】铁锈色痰是肺炎链球菌肺炎的特点，而砖红色胶冻样痰是肺炎克雷白杆菌肺炎的特点。

33. A　34. B

【解析】X线显示厚壁空洞，其内可见液平，诊断为肺脓肿，最常见的致病菌为厌氧菌。故第33题选A。第34题X线显示实变影，考虑诊断为大叶性肺炎，故选B。

第六章 肺结核

1. E

【解析】抗结核的用药原则为早期、规律、适量、全程、联合。

2. E

【解析】吡嗪酰胺（PZA）可引起高尿酸血症，这属于其不良反应。

【点评】常见抗结核药物的不良反应是需要考生掌握的。

异烟肼	周围神经炎
利福平	肝脏损伤
吡嗪酰胺	高尿酸血症
链霉素	耳毒性、肾毒性
乙胺丁醇	球后视神经炎

3. B

【解析】肺结核一线治疗药物包括异烟肼、利福平、吡嗪酰胺和链霉素，左氧氟沙星不是一线药物。

【点评】常用抗结核药物是高频考点。常用一线药物包括：

全效杀菌剂	异烟肼、利福平
半效杀菌剂	吡嗪酰胺、链霉素
抑菌剂	乙胺丁醇

4. E

【解析】胸部X线检查可对病灶的部位、范围、性质发展情况和效果做出诊断，肺结核的临床分型主要依赖胸部X线征象。

【点评】记忆：肺结核最早期实验室检查+分型=胸部X线。

5. A

【解析】结核性胸膜炎是由结核杆菌感染而引起的胸膜炎症。临床上常分为干性胸膜炎、渗出性胸膜炎、结核性脓胸三种类型。干性胸膜炎患侧呼吸运动受限，局部有压痛，可触及胸膜摩擦感，听诊有胸膜摩擦音

【点评】结核性胸膜炎的分型及其特点。

类型	特点
干性胸膜炎	患侧呼吸运动受限，局部有压痛，可触及胸膜摩擦感，听诊有胸膜摩擦音
渗出性胸膜炎	患侧胸廓饱满，肋间隙增宽，呼吸动度、语颤减弱，气管和心脏向健侧移位，液平面以下叩诊浊音，呼吸音减弱或消失，液平面上方可有支气管肺泡呼吸音，偶有小水泡音

6. D

【解析】联合用药，短程化疗都是为了避免耐药性的发生，以取得同样的效果。

【点评】抗结核治疗原则为“早期、联合、适量、规律和全程”。

早期——包括早期发现患者与早期治疗患者。

联合——是根据病情，按照药物的作用特点，将两种及以上的药物联合用于治疗，以确保疗效与防止耐药性的产生。

适量——因患者而异的个体剂量，尽可能达到疗效最好，不良反应最少的最佳剂量。

规律——是化疗成败的关键，许多化疗失败是由于不规律服药所致。

全程——是获得化疗成功的有效保证。

7. A

【解析】初治涂阳病例，不论其培养是否为阳性，均可用以异烟肼（H）、利福平（R）及吡嗪酰胺（Z）组合为基础的6个月短程化疗方案。痰菌常很快转阴，疗程短，便于随访管理。故选A。

8. B

【解析】血行播散型肺结核（Ⅱ型），即急性粟粒型肺结核，起病急剧，有寒战、高热，体温可达40℃以上，多呈弛张热或稽留热，血白细胞可减少，血沉加速。亚急性与慢性血行播散性肺结核病程较缓慢。患者全身播散，常伴有脑膜炎。

9. A

【解析】（1）抽液治疗：抽液后可减轻中毒症状，减轻肺及心脏、血管的受压而改善呼吸，使被压迫的肺迅速复张。大量胸腔积液者每周抽液2~3次，结核性大量胸腔积液患者抽液的原则是每次<1 000 mL，首次不超过700 mL，直至胸液完全消失。

（2）糖皮质激素：不能单独使用，配合结核药使用。使用激素不是结核性胸膜炎的常规治疗方案。只有在全身中毒症状、大量胸腔积液致呼吸困难时，可考虑抗结核药物的同时加用激素；糖皮质激素还能预防结核性胸膜肥厚。糖皮质激素可以预防结核性胸膜炎患者的胸膜肥厚。

10. C

【解析】对于结核性胸膜炎的治疗来说，首先需要全身抗结核治疗，还可以采取胸腔穿刺放液，首次小于700mL，以后每次小于1 000 mL。糖皮质激素可以减轻结核毒性反应，促进积液吸收，但是只用于急性期，而不应作为常规使用。

11. E

【解析】判断肺结核是否具有活动性的金指标为痰查结核杆菌阳性，即开放性肺结核。

【点评】判断肺结核活动性的指标——痰查结核

杆菌（+）。

12. E

【解析】胸部 X 线检查可早期发现肺结核。肺结核痰菌阳性的概率不高，容易受污染、其他杂杆菌影响结果。结核菌素试验通常用于筛查。

【点评】肺结核实验室检查类型多，但是各种检查均有其适应证，需要考生掌握。

特点	检查方法
早期发现病变+分型	胸部 X 线
确诊	痰查结核杆菌阳性
筛查	PPD

13. B

【解析】结核性渗出性胸膜炎的治疗原则为抗结核药物治疗和胸腔穿刺抽液。糖皮质激素可减轻机体的变态反应和炎症反应，使毒性症状很快减退，胸液迅速吸收，且后遗胸膜粘连、增厚的机会也减少。但也可发生一些副作用，尚可引起结核播散。因此，应慎重并严格掌握适应证。急性结核性渗出性胸膜炎毒性症状严重、胸液较多者，在抗结核药物治疗的同时，可加用糖皮质激素。

14. E

【解析】异烟肼（H）的常用剂量为 0.3 g/d。

【点评】常用抗结核药物的剂量：

药物	剂量
异烟肼	0.3 g/d
利福平	0.45~0.6 g/d
吡嗪酰胺	1.5 g/d
链霉素	0.75~1.0 g/d
乙胺丁醇	0.75~1.0 g/d

15. C

【解析】浸润性肺结核的好发部位是两侧肺尖。

16. C

【解析】该患者首先考虑肺结核的诊断，其确诊首选检查为痰涂片找抗酸杆菌。

17. E

【解析】患者咯血中出现窒息的表现，应立即通畅气道，排除血液。

【点评】合并大咯血是肺结核和支气管扩张常见的并发症，治疗是关键，也是考点。

小量咯血的治疗	患侧卧位，保持呼吸道通畅
大量咯血的治疗	垂体后叶素，或外科手术治疗

18. D

【解析】虫蚀样空洞常见于干酪性肺炎。

19. A

【解析】肺结核的实验室检查方法包括胸部 X 线片、PPD 实验，以及痰查结核杆菌。其中，首选的检查方法为胸部 X 线片，不仅简便，而且特异性较高。

【点评】肺结核常用的实验室检查方法及其特点：

特点	检查方法
早期发现病变+分型	胸部 X 线
确诊	痰查结核杆菌阳性
筛查	PPD

20. E

【解析】胸水常见于结核和肺癌，患者抗结核治疗效果不好，需要排除肺癌，所以应该行胸水的病理细胞检查和胸膜活检。

21. D

【解析】诊断依据：①发热伴咳嗽；②白细胞总数正常；③典型胸部 X 线片表现，综合考虑诊断为肺结核。

22. E

【解析】除 E 之外，其余均为抗结核药物。

23. A

【解析】静滴抗生素 2 周无效，排除肺部炎症。根据胸部 X 线片的典型表现，考虑为血行播散型肺结核。

第七章 肺 癌

1. A

【解析】肺癌的肺外体征常见有四肢关节疼痛或肥大、杵状指、多发性神经炎、重症肌无力、库欣病、男性乳房增生肥大、高钙血症、精神异常等。

【点评】肺癌的主要临床表现如下：

由原发肿瘤引起的症状和体征	①咳嗽；②咯血；③喘鸣；④体重下降；⑤发热
肿瘤局部扩展引起的症状和体征	①胸痛；②呼吸困难；③吞咽困难；④声音嘶哑；⑤上腔静脉压迫综合征；⑥Horner 综合征。
肺外转移引起的症状和体征	①神经系统转移：头痛、眩晕、复视、偏瘫等；②骨骼转移；③肝转移；④淋巴结转移：锁骨上淋巴结是转移的常见部位
癌作用于其他系统的肺外表现	①肥大性肺性骨关节病；②分泌促性腺激素：男性乳腺增大；③分泌促肾上腺皮质激素：库欣综合征的表现；④神经肌肉综合征：重症肌无力、多发性肌肉神经痛等；⑤高钙血症：多见于鳞癌

2. B

【解析】胸部X线片检查是发现肿瘤最重要的方法之一，且其方法简单易行。

【点评】肺癌的诊断依赖多种实验室检查方法，各有其特点。

方法	特点
胸部X线	简便易行，用于初期鉴别诊断
胸部CT	特异度比X线高，简便易行，无损伤
气管镜+病理活检	确诊

3. C

【解析】胸膜炎引起的胸痛常与呼吸和胸部运动有关，深呼吸可以诱发其加重，屏气时可以减轻。

4. C

【解析】按照发生部位的不同，将肺癌分为中心型和周围型肺癌。其中，中央型肺癌的病理分型多为鳞癌和小细胞癌，而周围型肺癌多为腺癌。

【点评】中央型肺癌和周围型肺癌的鉴别是高频考点。

病理类型	临床特点
鳞癌	多为中央型肺癌，与吸烟关系密切；恶性程度低，发生转移晚，手术机会多，对放疗、化疗不敏感
腺癌	多为周围型肺癌，女性多见，早期可侵犯血管、淋巴管发生转移，对放疗、化疗不敏感
小细胞癌	多为中央型肺癌，恶性程度最高，早期多转移到肺门和纵隔淋巴结，对放疗、化疗敏感

5. B

【解析】腺癌，发病年龄较小，女性相对多见。

【点评】按照病理学特点，将肺癌分为鳞癌、腺癌、未分化癌及肺泡细胞癌。特点如下：

鳞癌	最为常见，约占50%。50岁以上男性占多数
未分化癌	发病率仅次于鳞癌，多见于男性，发病年龄较轻。一般起源于较大支气管居中央型肺癌，根据组织细胞形态又可分为燕麦细胞小圆细胞和大细胞等几种类型
腺癌	发病年龄较小，女性相对多见
肺泡细胞癌	最少见，女性比较多见

6. C

【解析】中心型肺癌首选支气管镜检查，周围型肺癌首选经皮肺穿刺。

7. C

【解析】早期肺癌临床表现包括痰中带血、胸痛、声音嘶哑、咳嗽。

【点评】肺癌的早期表现如下：

表现	原因
咳嗽	肺癌因长在支气管肺组织上，通常会产生呼吸道刺激症状而发生刺激性咳嗽
低热	肿瘤堵住支气管后往往有阻塞性肺叶存在，程度不一
咯血	浸润至毛细血管等
声音嘶哑	损伤喉返神经

8. A

【解析】发生在段支气管至主支气管的肺癌称为中央型肺癌，约占3/4，较多见鳞状上皮细胞癌和小细胞肺癌。小细胞肺癌在其发生发展的早期多已转移到肺门和纵隔淋巴结，并由于其易侵犯血管，在诊断时大多已有肺外转移。

9. A

【解析】肺癌早期常见症状的具体表现：①咳嗽，肺癌因长在支气管肺组织上，通常会产生呼吸道刺激症状而发生刺激性咳嗽；②低热，肿瘤堵住支气管后往往有阻塞性肺叶存在，程度不一；③胸部胀痛；④痰血，很多肺癌患者就是因痰血而就诊的。

10. A

【解析】胸壁空洞，内见液平是肺脓肿的X线特点，而与肺癌无关。

11. C

【解析】中央型肺癌最常见的病理分型为鳞癌。

12. A

【解析】杵状指属于肺癌的非转移表现，即副癌综合征的表现。副癌综合征的表现还包括肥大性肺癌骨关节病、分泌促性腺激素、分泌促肾上腺激素、类癌综合征、高钙血症等。

13. A

【解析】小细胞癌的恶性程度最高，早期即可出现远处转移。

14. D

【解析】该患者为老年男性，有吸烟史，痰中带血，结合胸部X线片检查示右上肺4 cm×3 cm团块状影较前增大明显，符合肺癌表现。

15. D

【解析】怀疑支气管肺癌，应行支气管镜检查。

16. C

【解析】小细胞癌首选治疗为化疗。推荐以化疗为主的综合性治疗以延长患者生存期。

17. D

【解析】LDH 升高，外观血性，考虑为癌性。

18. E　　19. C　　20. C

【解析】间断咳嗽，咳脓痰 3 年，左下肺可闻及湿啰音，杵状指及胸部 X 线片示左下肺明显增粗紊乱均符合支气管扩张表现。故第 18 题选 E。胸部 CT 检查可显示管壁增厚的柱状扩张，或成串成簇的囊样改变。应用高分辨率 CT 扫描，可明确支气管扩张的部位、程度、范围，更具有诊断价值。故第 19 题选 C。反复呼吸道急性感染或大咯血患者，化脓性感染不易控制者，若其病变范围比较局限，且肺功能损害不重都可考虑手术治疗，根据病变范围可做肺段或肺叶切除术。故第 20 题选 C。

第八章　呼吸衰竭

1. A

【解析】呼吸衰竭都会出现低氧，高碳酸血症，表现为呼吸性酸中毒和代谢性酸中毒。酸中毒时 H^+ 向细胞内转移，交换出 K^+ 和 Ca^{2+}，一般会出现高钾、高钙血症。慢性呼吸衰竭时，使用激素、利尿药，或者饮食不佳，容易出现低钠低氯血症。

【点评】此类型题目还需考生结合生理学知识进行复习。慢性呼吸衰竭时合并电解质紊乱类型如下：

酸中毒	高钾血症、高钙血症
使用利尿剂	低钠低氯血症

2. C

【解析】缺氧会导致还原性血红蛋白增多，还原性血红蛋白超过 5 g/L 就会表现为发绀。

3. B

【解析】可待因具有镇咳作用，可导致痰液阻塞气道从而引起窒息。

4. A

【解析】慢性阻塞性肺疾病由于肺泡通气不足，可引起缺氧并伴有二氧化碳蓄积，即Ⅱ型呼吸衰竭表现。

【点评】呼吸衰竭分型诊断及其治疗：

	Ⅰ型呼吸衰竭	Ⅱ型呼吸衰竭
血气分析	PaO_2<60 mmHg $PaCO_2$≥50 mmHg	PaO_2<60 mmHg $PaCO_2$<50 mmHg
治疗	高浓度高流量间断吸氧	低浓度低流量持续吸氧

5. A

【解析】呼吸衰竭是各种原因引起的肺通气和（或）换气功能严重障碍，以致不能进行有效的气体交换，导致缺氧伴（或不伴）二氧化碳蓄积，从而引起一系列生理功能和代谢紊乱的临床综合征。在海平面大气压下，动脉血氧分压（PaO_2）低于 8 kPa（60 mmHg），或伴有二氧化碳分压（$PaCO_2$）高于 6.65 kPa（50 mmHg），即为呼吸衰竭。

【点评】呼吸衰竭的诊断及分型依赖血气分析指标，因此考生需要掌握该基础知识点。

6. B

【解析】慢性阻塞性肺疾病的主要特点为呼气性呼吸困难，即缺氧和二氧化碳蓄积，因此可以导致Ⅱ型呼吸衰竭。

【点评】COPD 一般引起Ⅱ型呼吸衰竭。

7. C

【解析】肺栓塞导致肺通气量下降，使得 V/Q 下降而导致呼吸衰竭。

8. D

【解析】已确诊慢性肺部疾病和呼吸障碍疾病引起肺功能不全的基础上，如发现出现精神-神经障碍就应考虑肺性脑病。

9. D

【解析】根据患者的病史和临床表现，判断此时出现了肺性脑病。同时根据血气分析，二氧化碳分压升高，考虑导致患者出现意识障碍的主要原因为二氧化碳蓄积。

【点评】COPD+意识障碍=肺性脑病。

10. C

【解析】根据病史，考虑诊断为慢性阻塞性肺疾病，在此基础上出现了昏迷，首选应该考虑肺性脑病。

【点评】COPD+意识障碍=肺性脑病。

11. B　　12. D

【解析】慢性阻塞性肺疾病通气下降，而肺泡血流正常，使通气/血流比例下降，可致单纯性低氧血症；间质性肺疾病患者肺泡间质病变增厚影响氧气弥散，不影响 CO_2 弥散，因此无 CO_2 蓄积，故导致Ⅰ型呼吸衰竭。

13. B　　14. C　　15. E

【解析】在海平面，静息状态吸空气时 PaO_2<8.0 kpa（60 mmHg,）$PaCO_2$>6.7 kPa（50 mmHg）为Ⅱ型呼吸衰竭，单纯动脉血氧分压降低则为Ⅰ型呼吸衰竭；患者既有缺氧，又有二氧化碳蓄积，为通气和换气功能障碍并存；患者为慢性阻塞性肺疾病支气管炎型，因为感染而加重，所以控制感染是首位的，其次改善呼吸功能。

【点评】

	Ⅰ型呼吸衰竭	Ⅱ型呼吸衰竭
血气分析	PaO_2<60 mmHg $PaCO_2$≥50 mmHg	PaO_2<60 mmHg $PaCO_2$<50 mmHg

对于 COPD 来说，首要治疗措施为控制感染。在做复合型题目时，考生应该注意。

第九章　胸腔积液、脓胸

1. B

【解析】结核性胸膜炎胸水特点：

（1）外观多为草黄色，透明或微混，易凝。少数呈黄色、浅红色，约10%胸腔积液为血性，老年结核性胸膜炎患者血性胸腔积液发生率可达23.6%。

（2）比重1.018，pH 7.0~7.3，如 pH 较低提示有发展为包裹性积液和脓胸的倾向。

（3）细胞总数（100~500）×10^6/L。急性期以中性粒细胞为主，逐渐转变为单核细胞为主；慢性期以淋巴细胞为主。间皮细胞<5%（胸膜表面大量纤维素渗出，阻止间皮细胞进入胸腔）。

（4）总蛋白>30 g/L，胸腔积液蛋白/血清蛋白>0.5。葡萄糖多低于2.5 mmol/L。现已公认葡萄糖不是诊断结核性胸膜炎的敏感指标。

（5）结核性胸水 ADA 多>45 U/L。LDH 含量增高，>200 U/L，但多<500 U/L；LDH>500 U/L 常提示为恶性肿瘤。综合以上分析选 B。

【点评】渗出液和漏出液的鉴别是高频考点。

	漏出液	渗出液
外观	草黄色、淡黄色、清晰	草黄色、脓性或血色，清晰或混浊
比重	<1.018	>1.018（多数>1.020）
蛋白定性	阴性	阳性
细胞总数	<100/mm^3	>500/mm^3 如 RBL>10 000 提示癌性或结核，如 RBL>100 000 提示创伤、癌、肺梗死；WBL>10 000 考虑脓胸
	<30 g/L	>30 g/L
蛋白总量	胸水蛋白量/血浆蛋白量<0.5	>0.5
	不能自凝	可自凝
葡萄糖	和血糖基本相同	低于血糖，类风湿性<30 g/L；化脓性<20 g/L；TB：30~60 mg；肿瘤>60 mg
LDH	<200 U/L	>200 U/L，胸水中 LDH/血浆中 LDH>0.6，如>500 U/L 提示癌性
ADA	阴性	感染、结核>45 U/L，肿瘤<40 U/L
淀粉酶		>500 U/L 并且胸水中/血浆中>2，约10%为癌
PH	>7.3	6.8~7.3
细菌	阴性	可培养出相应致病菌
特殊蛋白	无	SLE，类风湿等 C_3、C_4 水平降低
CEA	阴性	癌性升高并胸水的 CEA>血清的 CEA

2. A

【解析】该患者符合胸腔积液表现，胸腔穿刺可明确是否有积液及积液的性质。

3. A

【解析】若病变累及胸膜，深吸气时会使得脏层胸膜和壁层胸膜之间的摩擦力增高，引起疼痛感加重；而屏住呼吸时，两层胸膜的相对运动停止，胸痛即可减轻。

第十章　胸部损伤

1. E

【解析】张力性气胸患者可发现胸部、颈部和上腹部有皮下气肿，扪之有捻发感，严重时皮下气肿可扩展至面部、腹部、阴囊及四肢。

【点评】张力性气胸是气胸中的高频考点，其特点如下：

（1）表现为严重呼吸困难、发绀。

（2）伤侧胸部叩诊为高度鼓音，听诊呼吸音消失。若用注射器在第2或第3肋间穿刺，针栓可被空气顶出。

（3）胸部、颈部和上腹部有皮下气肿，扪之有捻发感，严重时皮下气肿可扩展至面部、腹部、阴囊及四肢。

2. D

【解析】纵隔扑动指呼吸时由于两侧胸膜腔压力不平衡造成纵隔左右摆动的现象，临床上主要见于开放性气胸和多根多处肋骨骨折患者。张力性气胸患侧胸膜腔压力持续增加，导致纵隔向健侧移位，并不能左右摆动。

【点评】纵隔摆动是开放性气胸的特点。

3. D

【解析】由火器伤或锐器伤造成胸壁缺损创口，胸膜腔与外界大气直接相交通，形成开放性气胸。伤侧胸腔压力等于大气压，肺受压萎陷，萎陷的程度取决于肺顺应性和胸膜有无粘连。健侧胸膜腔仍为负压，低于伤侧，使纵隔向健侧移位，健侧肺亦有一定程度的萎陷。同时由于健侧胸腔压力仍可随呼吸周期而增减，从而引起纵隔摆动（或扑动）和残气对流（或摆动气），导致严重的通气、换气功能障碍。

【点评】开放性气胸的特点：①有和外界相通的创口；②纵隔摆动。

4. A

【解析】第4~7肋骨固定且长而薄，因此在受到外伤时容易出现损伤。第1~3肋骨较粗短，且有锁骨、肩胛骨保护，故不易发生骨折。第8~10肋骨肋前端肋软骨形成肋弓与胸骨相连，第11~12肋骨前端游离，故弹性都较大，均不易骨折。

5. C

【解析】纵隔移动属于开放性气胸的特点，而非张力性气胸。

6. E

【解析】病例中随呼吸有气体进出创口，提示为开放式气胸。开放式气胸时，外界空气经胸壁伤口缺损处，随呼吸自由进出胸膜腔，胸膜腔内压几乎等于大气压，伤侧肺完全萎缩，丧失呼吸功能。故选E。

7. E

【解析】患者表现为开放性气胸，其治疗原则应立即变开放性气胸为闭合性气胸。然后行胸腔闭式引流。

【点评】不同类型气胸的治疗原则是高频考点。

闭合性气胸	小量闭合性气胸不需要治疗，可于1~2周内自行吸收。肺压迫>60%，抽气
开放性气胸	变开放性气胸为闭合性气胸
张力性气胸	穿刺抽气

8. E

【解析】胸廓挤压试验用于诊断肋骨骨折和胸肋关节脱位。检查分两步：先进行前后挤压，检查者一手扶住后背部，另一手从前面推压胸骨部，使之产生前后挤压力。如有肋骨骨折时，则骨折处有明显的疼痛感或骨擦音；再行侧方挤压，用两手分别放置胸廓两侧，向中间用力挤压，如有骨折或胸肋关节脱位，则在损伤处出现疼痛反应。

9. D

【解析】患者胸部受伤后气管明显左移，右侧呼吸音消失，右胸壁皮下气肿，逐渐加重，表明出现了张力性气胸，需要穿刺排气。

10. C

【解析】患者手术后出现发热，白细胞升高，表明出现了感染。胸片右上肺野可见液平面，胸穿抽出黄白色黏稠液体，伴臭味。表明此感染是出现了肺脓肿，需要胸膜腔闭式引流术，并加强抗生素治疗。

11. D

【解析】该气胸患者病情较轻，治疗目的主要是消除气胸，缓解呼吸困难。因此治疗措施主要包括穿刺抽气和胸腔闭式引流，吸氧和无创通气，而一般不考虑胸腔镜手术。

12. B

【解析】突然发生一侧胸痛，叩诊鼓音，考虑自发性气胸。

第二篇　心血管系统

第一章　心力衰竭

1. C

【解析】严重二尖瓣狭窄合并心功能不全时不宜使用血管扩张剂。

【点评】血管扩张剂的使用是高频考点。

适应证	①中、重度慢性心力衰竭（主要为左心衰）患者，如无禁忌证均可应用。②特别适用于瓣膜反流性心脏病（二尖瓣、主动脉瓣关闭不全）、室间隔缺损，可减少反流或分流，增加前向心排血量
禁忌证	①不宜应用于阻塞性瓣膜疾病，如二尖瓣、主动脉瓣狭窄及其他左室流出道梗阻的患者，因此时需依赖左室充盈压的升高来维持心排出量。②慎用于严重冠脉狭窄患者，特别是急性心肌梗死或急性心肌缺血发作时，因冠脉灌注压的降低可加重心肌缺血。

2. B

【解析】超声心动图是评价心功能状态的最常用的检查方法，它可显示心脏各房室腔、瓣膜及大血管的位置、形态、活动与血流特点，并能够十分准确地测出左心室厚度、室间隔厚度和左心室内径，计算出左心室重量，从而获得心脏的解剖、生理、病理及血流动力学资料。同时还可以计算射血分数，从而评估心室的收缩功能。

3. D

【解析】双肺底湿啰音是单纯左心衰竭的典型体征。

【点评】左心衰和右心衰的临床表现鉴别是常见考点，需要考生重点掌握。

左心衰	劳力性呼吸困难、夜间阵发性呼吸困难、端坐呼吸、双肺底湿啰音
右心衰	肝压痛、颈静脉怒张、肝颈静脉回流征阳性、双下肢水肿及移动性浊音

4. B

【解析】该患者休息状态下出现心衰的症状，体力活动后加重，为纽约心脏病协会（NYHA）分级Ⅱ级。

【点评】常用心功能分级方法及其具体标准，需要考生重点掌握。

Killip分级：用于评估急性心肌梗死患者的心功能状态	Ⅰ级：无肺部啰音和第三心音 Ⅱ级：肺部有啰音，但啰音的范围小于1/2肺野 Ⅲ级：肺部啰音的范围大于1/2肺野（肺水肿） Ⅳ级：休克
纽约心脏病协会（NYHA）分级：仅适用于单纯左心衰、收缩性心力衰竭患者的心功能分级	Ⅰ级：患者有心脏病，但体力活动不受限制。一般体力活动不引起过度疲劳、心悸、气喘或心绞痛 Ⅱ级：患者有心脏病，以致体力活动轻度受限制。休息时无症状，一般体力活动引起过度疲劳、心悸、气喘或心绞痛 Ⅲ级：患者有心脏病，以致体力活动明显受限制。休息时无症状，但小于一般体力活动即可引起过度疲劳、心悸、气喘或心绞痛 Ⅳ级：患者有心脏病，休息时也有心功能不全或心绞痛症状，进行任何体力活动均使不适增加

5. D

【解析】急性左心衰的常见病因：急性广泛性前壁心肌梗死、乳头肌缺血、室间隔破裂穿孔、高血压性心脏病、快速心律失常、输液过快、感染性心内膜炎致瓣膜穿孔、腱索断裂致急性二尖瓣反流。

6. B

【解析】超声心动图比X线更准确地提供各心腔大小变化及心瓣膜结构及功能情况，同时还可以估计心脏功能。

7. D

【解析】慢性左心衰最常见的临床表现为呼吸困难，其中包括劳力性呼吸困难、端坐呼吸以及夜间阵发性呼吸困难。

【点评】几种类型心衰的临床表现鉴别：

慢性左心衰	劳力性呼吸困难、夜间阵发性呼吸困难、端坐呼吸、双肺底湿啰音
慢性右心衰	肝压痛、颈静脉怒张、肝颈静脉回流征阳性、双下肢水肿及移动性浊音
急性左心衰	咳粉红色泡沫样痰、双肺满布湿啰音

8. A

【解析】大量迅速利尿，减少血容量，降低心脏前负荷，缓解肺瘀血。

9. C

【解析】除了选项 C 之外，其余均为左心衰的临床表现。

10. E

【解析】导致慢性心衰急性加重的诱因有很多，包括感染、心律失常、情绪激动、过度劳累等，其中最常见的诱因是感染，尤其是呼吸道感染。

【点评】记忆要点：慢性心衰最常见的诱因——呼吸道感染。

11. B

【解析】左心室射血分数降低，提示左心收缩功能下降。

【点评】超声心电图可用于以下诊断：①根据心脏各瓣膜回声情况诊断瓣膜疾病；②根据心内异常回声诊断心脏肿瘤、赘生物、血栓形成及心包积液；③诊断先天性心脏病；④对冠心病、心肌病等提供诊断依据；⑤诊断肥厚性心肌病；⑥测量心脏各腔室大小，计算心搏量判断心功能；⑦观察人工瓣功能状态；⑧解释和鉴别异常心音和心杂音。

12. E

【解析】超声心动图检查评价心脏收缩功能的主要指标是射血分数。正常左心室射血分数（EF）> 50%，否则为心力衰竭。E/A 是评价心脏舒张功能的指标。心动周期中舒张早期心室充盈速度最大值为 E 峰，舒张晚期（心房收缩）心室充盈最大值为 A 峰，正常时 E/A>1. 2。

13. C

【解析】导致慢性心衰的原因诸多，最常见的是冠心病。

14. A

【解析】双肺满布湿啰音是急性左心衰的体征。其余选项均为右心衰的体征。

15. B

【解析】左心衰的常见症状为劳力性呼吸困难、夜间阵发性呼吸困难以及端坐呼吸。

16. C

【解析】该患者出现了消化道表现以及水肿，考虑诊断为右心衰，因此还可能出现肝瘀血的表现。

17. B

【解析】患者为陈旧期心肌梗死，心功能分级采用 NYHA 分级。

18. C

【解析】美托洛尔可改善心肌顺应性和心衰的预后。

【点评】β 受体阻滞剂的应用，尤其是新型制剂，如美托洛尔、卡维地洛等，具有新型作用。考生在复习时要注意新型药物的新作用。

19. D

【解析】该患者出现了急性左心衰，美托洛尔为抑制心肌药物，只能用于慢性左心衰患者，不能用于急性心衰，而其余选项均为急性左心衰的治疗方法。

【点评】急性左心衰的治疗措施如下：

（1）患者取坐位，双腿下垂，以减少静脉回流

（2）吸氧，立即高流量鼻管给氧，对病情特别严重者应给面罩呼吸机持续加压给氧。吸氧同时使用抗泡沫剂使肺泡内的泡沫消失，一般使用 50%酒精置于氧气的滤瓶中，随氧气吸入。

（3）吗啡 5~10 mg 静脉注射不仅可使患者镇静，还可减少躁动带来的额外的心脏负担，同时具有小血管舒张的功能而减轻心脏负荷。必要时每间隔 15 min 重复一次。

（4）快速利尿呋塞米，本药可利尿，扩张静脉，有利于肺水肿缓解。

（5）血管扩张剂。

（6）洋地黄类药物可考虑用毛花苷丙静脉给药，对急性心肌梗死，在急性期 24 小时内不宜用洋地黄类药，二尖瓣狭窄所致肺水肿洋地黄类药物也无效。后两种情况如伴有心房颤动快速室率可应用洋地黄类药物减慢心室率，有利于缓解肺水肿。

（7）氨茶碱解除支气管痉挛，有一定的正性肌力及扩血管利尿作用，可起辅助作用。

待急性症状缓解后，应着手对诱因及基本病因进行治疗。

20. D

【解析】端坐呼吸考虑左心衰，颈静脉怒张考虑右心衰，因此诊断为全心衰。

第二章 心律失常

1. A

【解析】室性早搏心电图的特征是提前出现的QRS波群，形态宽大畸形，QRS波群时限≥0.12 s。提前出现的QRS波群前无相关的P波，其后偶有逆行P波，P-R间期≥0.20 s，ST段与T波的方向常与QRS波群的主波方向相反。室早后常有完全代偿间歇。

2. B

【解析】上述心律失常中除房性期前收缩外，其余心律失常心律均整齐。

3. B

【解析】植入永久起搏器是终止心室颤动最有效的方法。

【点评】终止室颤常用方法——非同步电除颤。终止室颤最有效方法——植入永久起搏器。

4. E

【解析】室性心动过速的特点有：①连续出现3个或3个以上的室早；②心室率100~250次/min，基本规则或不规则；③心房激动波（窦性P波、房性P波、F波或f波）与宽大畸形的室性QRS波群无关，偶尔心房激动波可下传心室，产生心室夺获或室性融合波。前者与窦性QRS波群形态相同，后者形态介于窦性QRS与室性QRS波群之间。

5. E

【解析】室性心动过速的心电图表现：①3个或3个以上的室性期前收缩出现；②连续出现畸形、增宽的QRS波群，QRS间期>0.12 s；③心室率100~250次/min，节律略不规则；④房室分离；⑤发作常突然开始；⑥心室夺获或心室融合波。心室夺获或心室融合波是确诊室性心动过速的重要依据。

【点评】室性心动过速的心电图表现是考生需要掌握的，其中最具有诊断特征性的是心室夺获或心室融合波。

6. B

【解析】阵发性室上性心动过速多见于无器质性心脏病。心动过速突发突止，轻者感心慌胸闷，重者因血流动力学障碍而出现头昏，甚至意识丧失。发作时心率多在160~240次/min。

【点评】阵发性室上性心动过速和室性心动过速的鉴别，是常见的考点。

	阵发性室上性心动过速	室性心动过速
临床表现	多见于无器质性心脏病，突发突止	多见于器质性心脏病
心电图	①P波异常，QRS波正常 ②心室率160~250次/min	①3个或3个以上的室性期前收缩出现；②连续出现畸形、增宽的QRS波群，QRS间期>0.12 s；③心室率140~200次/min，节律略不规则；④房室分离；⑤发作常突然开始；⑥心室夺获或心室融合波

7. D

【解析】对于血流动力学不稳定的室性心动过速首选电复律。

【点评】室性心动过速常用的治疗方法如下：

室速+血流动力学稳定	利多卡因
室速+血流动力学不稳定	电复律

8. C

【解析】房颤常见的病因包括高血压、冠心病、心脏外科手术、心脏瓣膜病、心力衰竭、甲状腺功能亢进症等，与饮酒、精神紧张、水电解质或代谢失衡、严重感染等也有关。

9. D

【解析】肥厚型心肌病时不得使用洋地黄。

【点评】洋地黄的禁忌证是高频考点。包括：①预激综合征合并心房颤动；②Ⅱ度或高度房室传导阻滞；③病态窦房结综合征，特别是老年人；④单纯性舒张性心力衰竭如肥厚型心肌病；⑤单纯性重度二尖瓣狭窄伴窦性心律而无右心衰竭的患者；⑥急性心肌梗死，尤其在最初24 h内，除非合并心房颤动或（和）心腔扩大。

10. B

【解析】Ⅲ度房室传导阻滞的治疗方法包括：病因治疗、抗缓慢性心律失常药物治疗、人工起搏器，其中最有效的措施是及时进行临时性或永久性人工起搏治疗。

【点评】常见考点：Ⅲ度房室传导阻滞的治疗方法——起搏治疗。

11. C

【解析】阵发性室性心动过速最常见的病因是心脏器质性疾病，故选C。

12. C

【解析】有QRS波脱落，考虑Ⅱ度房室传导阻滞，同时 P-R 间期固定，考虑为Ⅱ度Ⅱ型。

13. B

【解析】患者在服用洋地黄后出现了胃肠道症状，以及室性期前收缩，考虑洋地黄中毒，需停用地高辛。此外，因服用双氢克尿噻，可能存在低血钾。

【点评】洋地黄中毒的诊断是高频考点，尤其需要考生掌握洋地黄对心脏的毒性反应。洋地黄中毒最重要的表现是各类心律失常，由心肌兴奋性过强及传导系统的传导阻滞构成，最常见者为室性期前收缩，多表现为二联律，非阵发性交界性心动过速，房性期前收缩，心房颤动及房室传导阻滞（最常见的心律失常）。室上性心动过速伴室性传导阻滞是洋地黄中毒的特征性表现。

14. D

【解析】反复心悸 10 余年，突发突止，结合发作时心电图表现，考虑为阵发性室上性心动过速。

15. B

【解析】Ⅱ度Ⅰ型传导阻滞即文氏现象：①P-R 间期逐渐延长，直至 P 波受阻与心室脱漏；②R-R 间期逐渐缩短，直至 P 波受阻；③包含受阻 P 波的 R-R 间期比 2 个 P-P 间期之和为短。

【点评】房室传导阻滞的心电图表现是考核要点。

房室传导阻滞	心电图表现
Ⅰ度	PR 间期延长>0.20 s，每个 P 波后均有 1 个 QRS 波群
Ⅱ度Ⅰ型	PR 间期在相继的心搏中逐渐延长，直至 P 波后脱漏 1 个 QRS 波群，以后又周而复始
Ⅱ度Ⅱ型	PR 间期固定，每隔 1、2 或 3 个 P 波后有 1 个 QRS 波群脱漏，形成所谓 2∶1、3∶2 或 4∶3 房室传导阻滞
Ⅲ度	P 波完全不能下传，P 波与 QRS 波群各自独立无关，PP 间隔相等，RR 间隔相等；P 波频率大于 QRS 波群频率

16. C

【解析】根据心房率>心室率，考虑Ⅲ度房室传导阻滞。

17. A

【解析】洋地黄中毒应立即停用洋地黄及导致钾丢失的药物。快速型心律失常可用利多卡因（利多卡因为速效抗快速性室性心律失常药，尤适用于急性心肌梗死伴室性心动过速等紧急情况）或苯妥英钠。电复律治疗一般属禁忌，因可导致室颤。

【点评】洋地黄中毒的解救是高频考点。发生洋地黄中毒后应立即停药，这是治疗的关键。单发性室性期前收缩、Ⅰ度房室传导阻滞等停药后常自行消失。快速性心律失常者可使用利多卡因或苯妥英钠。电复律一般禁用，因易致心室颤动。有传导阻滞及缓慢性心律失常者可用阿托品，一般不需安置临时心脏起搏器。

18. B

【解析】房性期前收缩的心电图表现：①期前出现的异位 P 波，形态与窦性 P 波略有不同。②P-R 间期>0.12 s。③QRS 波群形态正常。④不完全代偿间歇。

19. C

【解析】根据室性融合波，考虑室性心动过速，这也是室性心动过速的特征。

20. A

【解析】根据心律不齐，第一心音强弱不等，脉率小于心率，诊断为房颤。患者近 2 年出现活动耐量下降，伴夜间憋醒。1 周来患者感心悸，不能平卧。可知患者心衰伴有房颤。对于该患者，应首先降低心率，之后再进行复律。而伴有房颤或房扑的收缩性心衰是应用洋地黄的最佳指征。故选 A。

【点评】房颤的诊断与治疗是高频考点。

房颤诊断=心室律绝对不齐+第一心音强弱不等+脉搏短绌+心电图 f 波。

21. E

【解析】P-R 间期>0.20 s，考虑房室传导阻滞。其中，Ⅱ度房室传导阻滞心电图中必须具有 QRS 波脱落现象。

【点评】房室传导阻滞的程度判定是高频考点，可从下列两个方面进行判断：

（1）症状和体征：Ⅰ度房室传导阻滞通常无自觉症状，听诊可出现第一心音强弱不等。Ⅱ度房室传导阻滞可有心悸或乏力、头晕，听诊可有心搏脱漏，Ⅰ型者第一心音逐渐减弱、Ⅱ型者则强度恒定。Ⅲ度房室传导阻滞取决于心室率的快慢与患者的基础疾病，可有阿斯综合征，甚至可致猝死，听诊心率慢而规则、第一心音强度有变化、间或可听到心房音和响亮清晰的第一心音（大炮音）。

（2）心电图特征：Ⅰ度房室传导阻滞，P-R 间期延长>0.20 s，每个 P 波后均有 1 个 QRS 波群。Ⅱ度房室传导阻滞有Ⅰ型（莫氏Ⅰ型或文氏现象）和Ⅱ型（莫氏Ⅱ型）。前者 PR 间期在相继的心搏中逐渐延长，直至 P 波后脱漏 1 个 QRS 波群，以后又周而复始；后者 P-R 间期固定，每隔 1、2 或 3 个 P 波后有 1 个 QRS 波群脱漏，形成所谓 2∶1，3∶2 或 4∶3 房室传导阻滞。Ⅲ度房室传导阻滞 P 波完全不能下传。P 波与 QRS 波群各自独立无关，P-P 间隔相等，R-R 间隔相等；P 波频率大于 QRS 波群频率。

22. B

【解析】f 波是房颤的心电图特征。

【点评】房颤的心电图特点是高频考点。①P 波消失，而代之以频率为 350~600 次/min、形状大小不同、间隔不均匀的 f 波；②QRS 波群间距离绝对不规则；③脉搏短绌。

23. C

【解析】根据心室律不齐，第一心音强弱不等，考虑房颤诊断。

24. E

【解析】Ⅲ度房室传导阻滞首选治疗措施为植入起搏器。

25. D

【解析】突发突止+典型心电图表现，诊断为阵发性室上性心动过速。

26. E　　27. B

【解析】阵发性室上性心动过速：①心室率 150~250 次/min，节律规则；②QRS 波群形态时间正常（差传除外）；③逆行 P 波（在Ⅱ、Ⅲ、aVF 倒置，aVR 直立）。Ⅱ度Ⅰ型房室传导阻滞表现为：①P-R 间期进行性延长，直至一个 P 波受阻不能下传心室；②相邻 R-R 间期进行性缩短，直至一个 P 波不能下传心室；③包含受阻的 P 波在内的 R-R 间期小于正常窦性 P-P 间期的 2 倍。

28. A　　29. D　　30. A

【解析】房颤的听诊特点为：心律绝对不齐，第一心音强弱不等，脉搏短绌；同时患者为二尖瓣狭窄，其主要并发的心律失常就是房颤，根据以上两点，可诊断为心房颤动；患者二尖瓣狭窄 20 年，已经引起心功能的改变，心悸气短，夜间不能平卧，这是左心功能不全的表现。20 年的二尖瓣狭窄不可避免地要引起肺动脉高压、右心室肥大，继而引起右心功能不全，其中颈静脉怒张是其典型的临床表现；房颤总的治疗原则：减慢心室率，电复律，预防栓塞并发症。而最初的治疗目标是减慢心室率。

【点评】引起颈静脉怒张常见的疾病有：右心衰竭，缩窄性心包炎，心包积液，上腔静脉阻塞综合征以及胸腔腹腔压力增高等情况。

房颤的治疗是考生需要掌握的知识点。

防止房颤复发	普罗帕酮和胺碘酮
减慢心室率	β 受体阻滞剂、非二氢吡啶类钙拮抗剂（维拉帕米、地尔硫草）、洋地黄类药物
抗凝治疗	使用华法林，并使凝血酶原的国际标准化率（INR）达到 2~3
非药物治疗	心导管消融术、起搏器置入术

31. B　　32. D　　33. B

【解析】诊断依据：①常见于冠心病，尤其是急性心肌梗死或心肌严重缺血；Ⅲ度房室传导阻滞伴心室率极为缓慢；严重低钾或高血钾；急性病毒性心肌炎；洋地黄、奎尼丁、锑剂、氯喹等毒性作用；触电、溺水；心脏手术及低温麻醉等。②循环呼吸骤停，意识丧失，继之全身抽搐，呈阿-斯综合征。③心电图：QRS 波群与 T 波完全消失，代之以形态不同、大小各异、极不均匀的颤动波，其频率为 200~500 次/min。短暂意识丧失，抽搐，听不到心音均提示患者发生心室颤动。其他几种心律失常不会有听不到心音的情况；急性心肌梗死并发乳头肌断裂，可造成二尖瓣脱垂和关闭不全，心尖区出现收缩中晚期喀喇音和响亮的收缩期杂音。心肌梗死 6 h 之内，可以进行溶栓治疗。

【点评】急性心肌梗死的并发症是近年来的高频考点。

乳头肌功能失调或断裂	心前区收缩期喀喇音及收缩晚期吹风样杂音。断裂多发生在二尖瓣后乳头肌，见于下壁心肌梗死，进行性心力衰竭，可迅速发生肺水肿，在数日内死亡
心脏破裂	较少见。常在起病 1 周内出现，多为左室游离壁破裂，致急性心包压塞而猝死。偶为心室间隔破裂造成穿孔，引起心力衰竭或休克
栓塞	见于起病后 1~2 周，若为左心室附壁血栓脱落，则引起脑、肾、脾或四肢等动脉栓塞。因患者心梗后卧床，引起下肢静脉血栓形成，部分脱落，则产生肺动脉栓塞
心室壁瘤	主要见于左心室。心界向左扩大，心脏搏动较广泛，可闻收缩期杂音。心电图 ST 段持续抬高。影像学检查可见心缘突出，搏动减弱或反常搏动
心肌梗死后综合征	于心肌梗死后数周至数月内出现，可反复发生，表现为心包炎、胸膜炎或肺炎，有发热、胸痛等症状，可能为机体对坏死物质的过敏反应
肩手综合征	于心肌梗死后数周出现肩臂强直、活动受限并疼痛

心肌梗死的治疗原则：①心肌梗死 1 周内应绝对卧床休息，严密监测生命体征。②低脂流质饮食，保持大便通畅。③迅速有效止痛，视情况给予哌替啶、吗啡及其他镇痛药。④持续低流量吸氧。⑤扩张冠状血管药物：首选硝酸甘油。⑥静脉内溶栓治疗。⑦有条件可行经皮腔内冠状动脉成形术。

第三章　心搏骤停和心脏性猝死

1. B、C、E

【解析】胸外心脏按压时，置患者仰卧于硬板床或背部垫硬板以保证按压效果。术者紧靠患者胸部一侧，双肘关节伸直，自肩背部垂直向掌根部加压，使胸骨下陷 5 cm 后突然放松，放松时掌根部不要离开按压区，按压频率至少 100 次/min，C 选项错。胸外按压的部位为胸骨中下 1/3 交界处，所以 B 选项错。成人心脏按压与人工呼吸比值应为 30∶2，故 E 选项的每按压 15 次后进行人工呼吸 2 次，也不正确。故选 B、C、E。

2. B

【解析】胸外心脏按压术是现场抢救时的首选方法。胸外按压的部位为胸骨中下 1/3 交界处。

3. D

【解析】终止室颤最有效的方法是电除颤，首次选择电能为 200 J。首次胸外除颤电能≤200 J，第二次可增加至 200~300 J，第三次可增加至 360 J。小儿开始的电能一般为 2 J/kg，再次除颤至少为 4 J/kg，最大不超过 10 J/kg。

【点评】电除颤的类型包括：

（1）非同步电复律：不用同步触发装置可用于转复心室颤动以外的各类异位性快速心律失常，称为同步电复律。不用同步触发装置则可在任何时间放电，用于转复心室颤动，称为非同步电复律。仅用于心室颤动。

（2）同步电复律：同步触发装置能利用患者心电图中 R 波来触发放电，使电流仅在心动周期的绝对不应期中发放，避免诱发心室颤动，可用于转复心室颤动以外的各类异位性快速心律失常，称为同步电复律。

4. C

【解析】初期复苏的任务和步骤可归纳为 CAB：C（circulation）指建立有效的人工循环，A（airway）指保持呼吸道通畅，B（breathing）指进行有效的人工呼吸。（在 CPR 期间的组织灌注主要依赖心脏按压，故 2010 年 AHA 复苏指南将成人 CPR 的顺序由 ABC 改为了 CAB）

【点评】初级人工复苏是高频考点：

（1）人工循环（C）：方法是患者仰卧在硬板上，下肢可稍抬高以利回流，护士立于患者一侧，将一手掌根部放在患者胸骨下段，另一只手掌根部压在前一手背上，两臂伸直，以上身的重力垂直下压，使胸骨下陷至少 5 cm 之后放松，胸骨复原，但手掌始终不离开患者的胸骨下端，如此反复按压，每分钟至少 100 次，按压时要稳而有力，速度要均匀，按压时能使大动脉搏动方才有效。

（2）气道开放（A）：清理呼吸道，保持呼吸道的通畅。取净呼吸道内的异物，吸净呼吸道内的液体，患者仰卧，护士位于患者的左侧，以左手托起患者的颈部，右手按压患者的前额，使头后仰。

（3）人工呼吸 B：口对口人工呼吸是最简单、最有效的方法。患者仰卧，护士一手托下颌使头后仰，张开下唇，另一手捏鼻孔，护士吸气后对患者口内用力吹气，然后放开鼻孔，待胸廓回缩呼气，首先连吹 4 次，之后每分钟均匀吹气16~20 次。口对口人工呼吸可使患者潮气量达 800 mL，每次吹气要见胸廓有明显起伏才表示有效。

5. B

【解析】成人单人和双人实施心肺复苏时心脏按压与人工呼吸的比值均为 30∶2。小儿心肺复苏时心脏按压和人工呼吸之比为：单人 30∶2，双人 15∶2。

6. C

【解析】心搏骤停大多由冠状动脉性心脏病及其并发症所致。

7. D

【解析】导致心搏骤停最常见的原因为心室颤动。

8. B

【解析】最确定心搏、呼吸骤停的表现依据是心音消失。

【点评】心搏、呼吸骤停的表现有突然意识丧失、大动脉（颈动脉、肱动脉、股动脉）搏动消失，呼吸停止、瞳孔散大、眼球固定、脸色苍白、发绀等。

9. D

【解析】心肺复苏（心肺脑复苏）分为三个阶段：初期复苏、后期复苏和复苏后治疗。初期复苏主要任务是迅速有效地恢复生命器官的血液灌流和供氧。初期复苏的任务和步骤可归纳为：A（airway）指保持呼吸道顺畅，B（breathing）指进行有效的人工呼吸，C（circulation）指建立有效的人工循环。人工呼吸和心脏按压是初期复苏时的主要措施，除颤是后期复苏的措施。

10. A

11. D

【解析】患者呼之不应、未触及颈动脉搏动，即可判定为心搏骤停。首先应该进行胸外按压。

第四章　原发性高血压

1. E

【解析】既往有肾脏疾病病史者，有助于肾实质性高血压的诊断。患者水肿、尿改变出现在高血压之前，靶器官损害出现早，晚期贫血和氮质血症较显著。而高血压病所致的肾血管硬化，常见于长期严重高血压的老年患者，靶器官损害出现迟，病程后期才出现尿和肾功能改变，而此时靶器官损害较肾功能损害更为突出，在出现尿毒症之前多已死于心脑血管并发症。因此，两者最大的鉴别点在于病程顺序。

【点评】原发性高血压和继发性高血压的鉴别是高频考点。

能引起高血压的常见疾病有：

(1) 肾脏疾病：如急性和慢性肾小球肾炎。肾脏疾病引起的高血压是继发性高血压中最常见的一种，称为肾性高血压。肾性高血压主要发生于肾脏实质性损害以及血液供应不足。在缺血和缺氧的情况下，肾脏可分泌多种增高血压的因素，其中主要分泌大量肾素。通过肾素-血管紧张素系统的活动而产生大量血管紧张素Ⅱ，使全身小动脉痉挛形成高血压。此种高血压出现在肾脏疾病以后，即在未出现高血压时先有尿中蛋白，红细胞和管型以及肾功能不全的表现。

(2) 嗜铬细胞瘤：是由于肾上腺髓质或交感神经等处发生嗜铬细胞瘤，使肾上腺素及去甲肾上腺素的分泌增多，因而使患者发生阵发性或持续性高血压，发作时伴有剧烈头痛、心跳、大量出汗等特点。

(3) 库欣综合征（皮质醇增多症）：本病多见于女性，多为30~40岁以下的女子。

(4) 血管疾病：颅内病变如缩窄性大动脉炎、脑瘤等引起的高血压，只要进行手术治疗，血压很快可以下降；若不能手术者，可给降压药物对症治疗。

2. A

【解析】高血压的诊断标准为收缩压≥140 mmHg和（或）舒张压≥90 mmHg。

3. D

【解析】根据WHO/ISH标准，临界收缩期高血压指收缩压140~149 mmHg，舒张压<90 mmHg，D符合该标准。

【点评】高血压的分级诊断是需要考生掌握的基本内容。理想的血压为120/80 mmHg，正常血压为130/85 mmHg以下，（130~139）/（85~89）mmHg为临界高血压，为正常高限；（140~159）/（90~99）mmHg为高血压Ⅰ期，此时机体无任何器质性病变，只是单纯高血压；（160~179）/（100~109）mmHg为高血压Ⅱ期，此时有左心室肥厚、心脑肾损害等器质性病变，但功能还在代偿状态；180/110 mmHg以上为高血压Ⅲ期，此时有脑出血、心力衰竭、肾功能衰竭等病变，已进入失代偿期，随时可能发生生命危险。

4. A

【解析】对于高血压伴左心室肥厚时，首选血管紧张素转换酶抑制剂，不仅可达到降压效果，而且长期使用可逆转心室肥厚。

【点评】常用降压药的选择是高频考点，也是难点。总结如下：①合并有心力衰竭者宜选用利尿剂、血管紧张素转化酶抑制剂（ACEI）、α_1受体阻滞剂，不宜选用β受体阻滞剂。②轻、中度肾功能不全用ACEI。③老年人收缩压高者宜选用利尿剂、长效双氢吡啶类（CCB）。④糖尿病用CCB、ACEI、α_1受体阻滞剂。⑤冠心病心梗后患者，可用β受体阻滞剂，ACEI、CCB。⑥伴高脂血症者用CCB、ACEI、α_1受体阻滞剂，不宜用β受体阻滞剂及利尿剂。⑦脑血管动脉粥样硬化可用ACEI、CCB。

5. C

【解析】高血压分期：①Ⅰ期，血压达到确诊高血压水平，临床无心、脑、肾并发症。②Ⅱ期，血压达到确诊高血压水平，并有下列一项者：体检、X线、心电图或超声检查有左心室肥大；眼底动脉普遍或局部变细；蛋白尿和血浆肌酐浓度轻度升高。③Ⅲ期，血压达到确诊高血压水平，并有下列一项者：脑出血或高血压脑病，左心衰，肾衰竭；眼底出血或渗出，视神经乳头水肿。

6. A

【解析】β受体阻滞剂适用于中轻度高血压患者，尤其是心率较快者，也适用于伴心绞痛或心梗者。

7. C

【解析】高血压危象首选硝普钠，硝普钠具有强大的快速降压效果。

8. D

【解析】该患者已经出现了浅昏迷，且有高血压病史，需要手术治疗。

【点评】高血压脑出血的手术适应证：①脑出血患者颅内压增高伴脑干受压体征，如脉缓、血压升高、呼吸节律变慢、意识水平下降等；②小脑半球血肿量≥10 mL或蚓部>6 mL，血肿破入第四脑室或脑池受压消失，出现脑干受压症状或急性阻塞性脑积水征象者；③重症脑室出血导致梗阻性脑积水；④脑叶出血，特别是脑动静脉畸形所致和占位效应明显者。

9. B

【解析】高血压分期为：Ⅰ期为无器官损害客观表现，Ⅱ期至少有一项器官损害（左心室肥厚有X线、心电图、超声的表现），视网膜动脉变窄，蛋白尿和（或）肌酐轻度升高（107~177 mmol/L），超声或X线检查示有动脉粥样硬化斑块。Ⅲ期出现器官损害的临床表现。故选B。

10. D

【解析】对于高血压合并糖尿病或肾脏病变的患者，靶血压为 130/80 mmHg 以下。故选 D。

11. C

【解析】该患者高血压伴有 2 型糖尿病且有肾损害，应选用血管紧张素转换酶抑制剂。

【点评】血管紧张素转化酶抑制剂（ACEI）适用于各种类型的高血压，尤可用于下列情况：高血压并左心室肥厚、左室功能不全或心衰、心肌梗死后、糖尿病肾损害、高血压伴周围血管病等。除降压作用外，还通过多种机制对心血管系统发挥有益作用。但可引起刺激性咳嗽而在某种程度上限制了其应用。妊娠和肾动脉狭窄、肾衰竭（血肌酐>265 μmol/L 或 3 mg/dL）患者禁用。

12. C

【解析】血管紧张素转化酶抑制剂（ACEI）能改善高血压的预后，ACEI 能有效减轻和延缓糖尿病肾病的进展，改善血糖控制，故选 C。β 受体阻滞剂适用于高血压伴有心绞痛等心脏疾病的治疗。

13. B

【解析】

1 级高血压：收缩压 140～159 mmHg 和（或）舒张压 90～99 mmHg。

2 级高血压：收缩压 160～179 mmHg 和（或）舒张压 100～109 mmHg。

3 级高血压：收缩压≥180 mmHg 和（或）舒张压≥100 mmHg。

此患者血压为 155/100 mmHg，故为 2 级。患者有年龄、早发心血管病家族史、高胆固醇、高尿蛋白等 4 个危险因素。无其他相关并发症和糖尿病，故为 2 级高危组。因此选 B。（可参考第八版教材 257 页和 262 页高血压分级和心血管危险分层标准）

【点评】高血压的危险度分层需要考生掌握。

用于分层的心血管危险因素包括：男性>55 岁；女性>65 岁；吸烟；血胆固醇>5.72 mmol/L；糖尿病，早发心血管疾病家族史（发病年龄为男性<55 岁，女性<65 岁）。靶器官损害有：左心室肥厚；蛋白尿和（或）血肌酐轻度升高（106～177 μmol/L）；超声或 X 线证实有动脉粥样斑块；视网膜动脉局灶或广泛狭窄。

高血压危险分层标准：

危险因素及病史	血压（mmHg）		
	（140～159）/（90～99）	（160～179）/（100～109）	≥180/110
无其他危险因素	低危	中危	高危
1～2 个危险因素	中危	中危	极高危
3 个以上危险因素	高危	高危	极高危
有并发症	极高危	极高危	极高危

14. A

【解析】高血压的诊断需要非同日连续三次测量血压的平均值大于 140/90 mmHg，而不能仅根据一次血压升高就进行诊断。

15. D

【解析】最高血压 200/100 mmHg，为高血压 3 级。有糖尿病病史，为极高危。

16. D

【解析】该患者诊断为单纯收缩期高血压，降压目标值为收缩压低于 150 mmHg，最好低于 140 mmHg。

17. A　　18. B

【解析】氢氯噻嗪引起血尿酸升高，故高血压合并痛风患者不宜选用。美托洛尔可诱发哮喘，故合并支气管哮喘的高血压患者不宜选用。

19. B　　20. D　　21. E

【解析】高血压病的分级为：1 级（140～159）/（90～99）mmHg，2 级（160～179）/（100～109）mmHg，3 级（≥180/110 mmHg），故第 19 题选 B。高血压危象指高血压患者在短期内血压明显升高，并出现头痛、烦躁、心悸、多汗、恶心、呕吐、面色苍白或潮红、视物模糊，故第 20 题选 D。高血压时心脏改变主要是左心室肥厚和扩大，称为高血压心脏病，最终可导致心力衰竭，故第 21 题选 E。

22. B　　23. A

【解析】支气管哮喘禁用 B 受体阻滞剂，会造成支气管平滑肌痉挛，加重哮喘发作。卡托普利具有保钾作用，长期使用会造成高血钾，因此高钾血症患者禁用。

24. E　　25. B

【解析】糖尿病、慢性肾脏病、心力衰竭或病情稳定的冠心病合并高血压的患者，降压目标值为 130/80 mmHg。该患者血肌酐 96 μmol/L，血尿酸 500 μmol/L，伴有肾功能不全，故降压目标为 130/80 mmHg。该患者尿酸值偏高，因此不适合使用氢氯噻嗪。

第五章 冠状动脉粥样硬化心脏病

1. C

【解析】急性心肌梗死后1周内可出现心脏破裂，较少见，多为心室游离壁破裂，造成心包积血引起急性心脏压塞而猝死。

【点评】心肌梗死的并发症是高频考点。

乳头肌功能失调或断裂	心前区收缩期喀喇音及收缩晚期吹风样杂音。断裂多发生在二尖瓣后乳头肌，见于下壁心肌梗死，进行性心力衰竭，可迅速发生肺水肿，在数日内死亡
心脏破裂	较少见。常在起病1周内出现，多为左室游离壁破裂，致急性心包压塞而猝死。偶为心室间隔破裂造成穿孔，引起心力衰竭或休克
栓塞	见于起病后1~2周，若为左心室附壁血栓脱落，则引起脑、肾、脾或四肢等动脉栓塞。因患者心梗后卧床，引起下肢静脉血栓形成，部分脱落，则产生肺动脉栓塞
心室壁瘤	主要见于左心室。心界向左扩大，心脏搏动较广泛，可闻收缩期杂音。心电图ST段持续抬高。影像学检查可见心缘突出，搏动减弱或反常搏动
心肌梗死后综合征	于心肌梗死后数周至数月内出现，可反复发生，表现为心包炎、胸膜炎或肺炎，有发热、胸痛等症状，可能为机体对坏死物质的过敏反应
肩手综合征	于心肌梗死后数周出现肩臂强直、活动受限并疼痛

2. B

【解析】心肌梗死最先出现的症状是胸痛。

3. D

【解析】心肌梗死与心绞痛的心电图不同，其中心肌梗死的典型心电图表现有T波高尖，ST段抬高，以及异常Q波。

【点评】心绞痛和心肌梗死的心电图鉴别：

心绞痛	稳定型心绞痛发作时心电图：①ST段改变，以R波为主的导联上，ST段呈缺血型下移；②T波改变，以R波为主的导联上，T波高耸或T波低平、双相或尖锐倒置
心肌梗死	ST段弓背向上抬高，病理性Q波，T波倒置

4. D

【解析】心绞痛急性发作时首选硝酸酯类制剂。它可以扩张静脉，降低前负荷，从而降低心脏耗氧量。给药途径一般首选舌下含服。

5. A

【解析】急性心肌梗死后24 h内不宜使用洋地黄药物。

【点评】急性心肌梗死的治疗包括：①监护和一般治疗；②再灌注心肌；③消除心律失常；④控制休克；⑤治疗心力衰竭；⑥其他治疗。在治疗左心室衰竭时宜用吗啡、扩血管药及利尿剂，而洋地黄制剂慎用，因为易致室性心律失常。

6. A

【解析】吸烟属于冠心病的危险因素。

【点评】冠心病危险因素包括性别、年龄、吸烟、家族史、肥胖、糖尿病、高脂血症、高血压等。

7. E

【解析】心绞痛的特点为阵发性的前胸压榨性疼痛感觉。疼痛主要位于胸骨后部，可放射至心前区与左上肢，常发生于劳动或情绪激动时，每次发作3~5 min，休息或用硝酸酯制剂后消失。

8. B

【解析】急性心肌梗死时血清心肌酶含量增高，磷酸肌酸激酶（CK）在起病6 h内增高。

9. E

【解析】冠状动脉造影是目前冠心病诊断的“金标准”。可以明确冠状动脉有无狭窄，狭窄的部位、程度、范围等，并可据此指导进一步治疗所应采取的措施。

10. D

【解析】变异型心绞痛首选钙通道阻滞剂，可以缓解冠脉痉挛。

【点评】变异型心绞痛是考试中常见的考点。变异型心绞痛，继发于大血管痉挛的心绞痛，特征是心绞痛在安静时发作，与劳累和精神紧张等无关，变可因卧床休息而缓解，并伴有ST段抬高的一种特殊类型。

11. D

【解析】急性心肌梗死可并发各种心律失常，常以室性心律失常最多见。频发的室性期前收缩、短阵性室性心动过速、多源性室早或出现R-on-T现象，常是心室颤动的先兆。

24 h内达高峰，3~4 d恢复正常。

【点评】急性心肌梗死时心肌酶的变化特点是高频考点。门冬氨酸氨基转移酶（AST）在起病6~12 h后升高，24~48 h达高峰，3~6 d后降至正常；乳酸脱氢酶（LDH）在起病8~10 h后升高，达峰时间在2~3 d，持续1~2周才恢复正常。

12. C

【解析】心电图运动负荷试验能够及时捕捉心电

图变化情况，并能连续动态观察和进行各种负荷试验，以提高其诊断敏感性。无论是心绞痛或心肌梗死，都有其典型的心电图变化。

【点评】心电图是冠心病诊断中最早、最常用和最基本的诊断方法，使用方便。超声心动图是用多普勒彩色超声波检查仪来观察心脏形态、心脏瓣膜有无病变、测量心脏腔室大小、血流速度和方向。分析这些资料，可了解心脏有无先天性心脏病、有无风湿性心脏病，还可根据心脏收缩和舒张的心室容积变化，了解心脏功能情况。

13. D

【解析】冠心病的危险因素主要有：①血脂异常；②吸烟；③高血压；④糖尿病；⑤体力活动减少；⑥遗传因素；⑦年龄；⑧性别；⑨其他，如肥胖；⑩酒精摄入。

14. E

【解析】冠心病心绞痛的特点主要为发作性胸痛，常由体力劳动或情绪激动（如愤怒、焦急、过度兴奋等）所激发。部位主要在胸骨体上段或中段之后，常放射至左肩，左臂内侧达无名指和小指，或至颈、咽或下颌部，性质常为压迫，发闷或紧缩性。因此 E 中常放射至右肩、右臂内侧不正确，故选 E。

15. E

【解析】劳力性心绞痛又称为稳定型心绞痛，其特点是每次发作均有明确的诱因。疼痛部位、性质、持续时间等大致相同，发作间歇期的平静心电图大致正常。

16. A

【解析】胸痛是最先出现的症状，多发生于清晨，对于原有心绞痛的患者，疼痛发生的部位和性质常类似于心绞痛，但多无明显诱因，且常发生于安静时，程度较重，持续时间较长，可达数小时或数天，休息和含硝酸甘油片不能缓解。少数患者无疼痛，一开始就表现为休克或急性心力衰竭。

17. E

【解析】饮酒不属于动脉粥样硬化的危险因素。

18. C

【解析】饮酒不属于冠心病的危险因素。

19. D

【解析】心绞痛发作时心电图检查可见以 R 波为主的导联中，ST 段压低，T 波平坦或倒置，发作过后数分钟内逐渐恢复。

20. C

【解析】该患者疼痛持续时间 5 min，且心电图上显示相应导联 ST 段压低，符合心绞痛的特点。

21. D

【解析】该患者疼痛持续时间 30 min，且含服硝酸甘油后可缓解，首选考虑心绞痛的诊断。但是，其发作时心电图 ST 段抬高，不属于稳定型心绞痛，而是变异型心绞痛的特点。

【点评】变异型心绞痛继发于大血管痉挛的心绞痛，特征是心绞痛在安静时发作，与劳累和精神紧张等无关，可因卧床休息而缓解，并伴有 ST 段抬高的一种特殊类型。

22. B

【解析】急性心肌梗死的并发症包括：心肌梗死后综合征，心脏乳头肌功能失调或断裂，心脏游离壁破裂，栓塞，心室膨胀瘤。心脏乳头肌功能失调或断裂最常见，二尖瓣乳头肌因缺血、坏死等收缩功能发生障碍，造成二尖瓣脱垂或关闭不全，进而产生肺水肿。

23. C

【解析】该患者夜间发作，持续时间 30 min，且心电图显示 ST 段抬高，这些均符合变异型心绞痛的诊断。

24. E

【解析】乳头肌功能失调或断裂时可于心尖区出现收缩中晚期喀喇音和收缩期吹风样杂音。

25. C

【解析】辛伐他汀的主要副作用是引起转氨酶升高和横纹肌溶解。患者血清肌酸激酶升高符合肌肉损害。

26. D

【解析】冠心病的诊断不难，关键是需要鉴别心绞痛和心肌梗死的分型。根据患者持续胸痛超过 1 h，典型心电图改变，以及血清肌钙蛋白升高，可以诊断为心肌梗死。

27. A

【解析】根据患者持续性胸痛 10 min，休息后可以缓解，以及典型心电图表现，考虑心绞痛。

【点评】心绞痛和心肌梗死的鉴别是病例分析题目的常考点。

	心绞痛	心肌梗死
诱因	劳力、情绪激动、寒冷、饱餐后	不常有
部位	胸骨上、中段之后	同左，但可在较低位置或上腹部
胸痛性质	压迫、发闷或紧缩感	同左，但更剧烈
时间	3~5 min	大于 1 h
硝酸甘油	可缓解	不缓解
血压变化	高或无显著变化	常降低甚至是休克
心肌酶	正常	升高
心电图	无变化，或暂时性 ST-T 改变	特征性、动态性改变

28. D

【解析】典型的心肌梗死症状包括突然发作剧烈持久的胸骨后压榨性疼痛，休息和含硝酸甘油不能缓解，常伴烦躁不安、出汗、恐惧或濒死感。冠状动脉闭塞最常累及左冠状动脉前降支，如血栓闭塞发生于对角支开口之下的部位，可引起左心室前壁、心尖部、前间隔和前外乳头肌梗死；如前降支发育过长，绕过心尖供应左室下壁的 1/3 以上时，则上述部位前降支闭塞可引起左室下壁局限性心肌梗死；如血栓闭塞发生于对角支开口之上、邻近左主干的前降支近端处，可引起左室前壁、前侧壁广泛梗死，常并发泵功能衰竭。

29. C

【解析】$V_{1\sim4}$出现典型心肌梗死心电图表现，考虑梗死部位为广泛前壁。

【点评】根据心电图上典型变化出现在导联的不同，可以初步判断梗死部位，需要考生掌握。

出现梗死心电图变化的导联	梗死部位
$V_1\sim V_3$	前间壁
$V_3\sim V_5$	前壁
$V_1\sim V_5$	广泛前壁
Ⅱ、Ⅲ、aVF	下壁
aVF、Ⅰ、aVL	高侧壁

30. D

【解析】根据胸痛大于 1 h+ST 段抬高+心肌肌钙蛋白升高，考虑心肌梗死。

31. A

【解析】发作性胸痛，考虑为心绞痛。近 1 个月发作较之前频繁，考虑为不稳定型。

32. D

【解析】诊断为广泛前壁心肌梗死，血压下降的原因是心室射血量减少。

33. A

【解析】心电图 ST 段抬高，考虑为心肌梗死。之后出现的情况考虑为心肌梗死的并发症，即心室游离壁破裂。

34. C **35. C**

【解析】持续性胸部压榨样疼痛结合心电图$V_1\sim V_5$导联 ST 段弓背向上抬高 0.4 mV，血肌钙蛋白水平升高，考虑急性心肌梗死，因距发作在 6 h 之内，首选尿激酶溶栓。

36. A **37. B**

【解析】急性心肌梗死后 3~4 h 血清肌钙蛋白升高，为确诊检查。β受体阻滞剂减慢心室率，该患者心率 45 次/min，不能使用。

38. A **39. D** **40. A**

【解析】老年男性，突发心前区疼痛 10 h，首先考虑心肌梗死；心电图有病理性 Q 波，ST 段弓背向上抬高也提示心肌梗死；$V_1\sim V_6$提示广泛前壁梗死；心律失常是心肌梗死的临床表现之一，极常见，为急性期引起死亡的主要原因之一。多发生于梗死后 1~2 周，尤以起病后 24 h 内多见。最常见的类型为室性心律失常，特别是室性早搏，易在前壁心肌梗死时发生。下壁心肌梗死易发生房室传导阻滞。频发室性期前收缩最有效的治疗措施是静脉推注利多卡因。急性心肌梗死早期，应及时发现，及时消除严重心律失常和猝死。一旦出现室性早搏，立即静脉推注利多卡因。乳头肌功能失调是心肌梗死的常见并发症之一，乳头肌断裂或乳头肌功能失调的发生率达 50%。左心室乳头肌因缺血、坏死而引起收缩功能障碍，使二尖瓣脱垂并关闭不全，心尖区出现收缩中晚期喀喇音和收缩晚期杂音。随着乳头肌供血的改善，心脏附加音和杂音消失。若乳头肌断裂，则杂音粗糙、响亮，很快出现心功能不全，情况迅速恶化，预后不佳。这道题题干考的是对心肌梗死的并发症的诊断。入院第 2 天心尖部出现收缩中晚期喀喇音和收缩晚期杂音，说明心肌梗死引起了二尖瓣脱垂并关闭不全，约 3 h 后上述心脏附加音和杂音消失，说明二尖瓣的功能恢复。综上所述，出现了乳头肌功能失调。在所有的并发症中，最常考的就是乳头肌功能失调。乳头肌断裂也是心肌梗死的并发症。但杂音一旦出现，不会 3 h 后消失。

第六章 心脏瓣膜病

1. C

【解析】正常二尖瓣质地柔软，瓣口面积为 4~6 cm^2。当瓣口面积减小为 1.5~2.0 cm^2 时为轻度狭窄；1.0~1.5 cm^2 时为中度狭窄；<1.0 cm^2 时为重度狭窄。故选 C。

2. B

【解析】二尖瓣关闭不全最常见于风湿性心脏病。

【点评】二尖瓣关闭不全的病因为：①风湿性心脏病；②冠状动脉粥样硬化性心脏病（冠心病）；③先天性畸形；④二尖瓣环钙化；⑤左心室扩大；⑥二尖瓣脱垂综合征；⑦其他少见病因。

3. B

【解析】慢性主动脉瓣关闭不全的体征包括：①周围血管征，如 Musset 征、水冲脉、双重脉、Traube 征、Muller 征、Duroziez 征、Quincke 征等。

②心尖搏动弥散且呈高动力，向左下移位。③心音改变。④心脏杂音，为与S2同时开始的高调哈气性递减型全舒张期杂音，坐位前倾和深呼吸时易听及；重度主动脉瓣反流在心尖区可闻及舒张中和（或）晚期隆隆样杂音（Austin-Flint杂音）。Graham-Steell杂音是二尖瓣狭窄时产生的递减型高调哈气性舒张早期杂音。

4. D

【解析】二尖瓣狭窄是指二尖瓣瓣膜增厚，瓣膜口缩小，瓣膜口不能充分开放，导致血流通过障碍。大多数由风湿性心内膜炎反复发作引起，正常成人二尖瓣口开放时面积约为5 cm^2，可通过两个手指。瓣膜口狭窄时，可缩小到1～2 cm^2，甚至0.5 cm^2，或仅能通过医用探针。二尖瓣狭窄，听诊时在心尖区可闻及舒张期隆隆样杂音，这主要是由于舒张期左心房的血液通过狭窄的二尖瓣口造成涡流所致。

5. C

【解析】心尖部舒张期隆隆样杂音是二尖瓣狭窄最典型的体征。

【点评】心脏杂音是诊断心脏瓣膜病的特异性体征。

二尖瓣狭窄	心尖部舒张期隆隆样杂音
二尖瓣关闭不全	心尖部收缩期吹风样杂音
主动脉瓣狭窄	主动脉瓣听诊区收缩期喷射样杂音
主动脉瓣关闭不全	主动脉瓣听诊区舒张期叹气样杂音

6. D

【解析】典型的风湿小体是风湿病的特征性病变，并提示有风湿活动。

【点评】风湿性心脏病简称风心病，是指由于风湿热活动，累及心脏瓣膜而造成的心脏病变。表现为二尖瓣、三尖瓣、主动脉瓣中有一个或几个瓣膜狭窄和（或）关闭不全。风湿小体（Aschoff小体）：纤维素样坏死，成团的风湿细胞及伴随的淋巴细胞、浆细胞等共同构成了特征性肉芽肿即风湿小体。它可小到由数个细胞组成，大到近1 cm，以致眼观可见。呈球形、椭圆形或梭形。典型的风湿小体是风湿病的特征性病变，并提示有风湿活动。

7. C

【解析】心脏听诊特点：胸骨右缘第2肋间可听到粗糙、响亮的喷射性收缩期杂音，呈先递增后递减的菱形。第一心音后出现，收缩中期达到最响，以后渐减弱，主动脉瓣关闭（第二心音）前终止；常伴有收缩期震颤。

8. D

【解析】风湿性二尖瓣狭窄听诊检查心尖区可听到二尖瓣狭窄所致的舒张中晚期隆隆样杂音，瓣口小、二尖瓣跨瓣压差大，则舒张期杂音响度增大。左侧卧位时杂音最为明显，常伴有舒张期震颤。心尖区可听到第一心音亢进和瓣口开放时短促的拍击声，二尖瓣前瓣叶弹性和活动度较好者第一心音亢进和开放拍击声的响度都较明显。

9. B

【解析】心尖区舒张中晚期低调、隆隆样、呈递减-递增型的舒张期杂音，常伴有舒张期震颤，是二尖瓣狭窄最典型的体征。

【点评】二尖瓣狭窄的临床体征是高频考点。①心尖搏动正常或不明显；②心尖区S1亢进，是隔膜型二尖瓣狭窄的特征；③二尖瓣开瓣音，是二尖瓣狭窄听诊的特征性改变，在心尖区和胸骨左缘第3、4肋间最易听到；④心尖区舒张中晚期低调、隆隆样、呈递减-递增型的舒张期杂音，常伴有舒张期震颤，是二尖瓣狭窄最典型的体征。

10. B

【解析】二尖瓣关闭不全的听诊特点是心尖区可闻及响亮粗糙、音调较高的3/6级以上全收缩期吹风样杂音，向左腋下和左肩胛下区传导。

11. B

【解析】早期表现为劳力性呼吸困难，晚期表现为夜间阵发性呼吸困难和端坐呼吸。故选B。

12. D

【解析】Austin-Flint杂音为相对性心尖部舒张期杂音，见于主动脉瓣关闭不全引起的相对性二尖瓣狭窄。这是由于反流的血液使左心室血容量增多及舒张期压力增高，将二尖瓣推于较高位置而致二尖瓣相对狭窄。

13. B

【解析】风湿性心内膜炎，病变主要侵犯心瓣膜，引起瓣膜炎，也累及瓣膜临近的内膜和腱索。瓣膜病变以二尖瓣最为多见，其余依次为二尖瓣和主动脉瓣联合受累，主动脉瓣、三尖瓣、肺动脉瓣极少受累。

14. A

【解析】胸骨左缘第3肋间舒张期杂音是主动脉瓣关闭不全的特征。

15. E

【解析】室颤的治疗方法为非同步直流电除颤。

16. D

【解析】二尖瓣狭窄首先引起左心衰，致使肺部瘀血，引起咯血；后期由于肺动脉高压，右心室肥厚扩张，引起右心衰，致使肺循环血量减少，肺瘀血减轻，咯血量反而减少。

17. A

【解析】本题中脉率小于心率也提示患者患有心房颤动，这也是二尖瓣狭窄的常见并发症。

【点评】二尖瓣狭窄的并发症是高频考点。包括：①心律失常，以房性心律失常最多见，先出现房性早搏，以后房性心动过速、心房扑动、阵发性心房颤动，直至持久性心房颤动。②充血性心力衰竭和急性肺水肿。③栓塞。④肺部感染。⑤亚急性感染性心内膜炎。

18. D

【解析】根据胸骨左缘第4肋间可闻及响亮的收缩期杂音伴震颤即可判断答案。

19. B

【解析】感染性心内膜炎常继发于器械操作和手术所致的菌血症，故对器质性心脏病患者行器械操作前宜预防性应用抗生素。通常给予青霉素类药物加以预防，术前1天开始肌内注射青链霉素至术后3天停药，适用于牙科、口腔、上呼吸道手术或操作。

20. E

【解析】主动脉瓣关闭不全可于胸骨左缘第3肋间闻及舒张早期叹气样杂音，主动脉瓣反流的血液可形成功能性二尖瓣狭窄，在心尖部可闻及柔和的舒张中期的Austin-Flint杂音。

21. E

【解析】根据心尖部出现收缩期吹风样杂音，考虑二尖瓣关闭不全。

22. B

【解析】根据患者既往风湿性关节炎病史，之后累及心脏，首先考虑风湿性心脏疾病。之后根据二尖瓣面容，叩诊梨形心，以及心尖部闻及舒张期杂音，可以诊断为二尖瓣狭窄。

23. C

【解析】该病例的诊断主要依赖实验室检查。血沉72 mm/h，抗链"O"（+），C反应蛋白56 mg/L，这些表现均符合风湿性心脏病的表现。

24. D

【解析】诊断为二尖瓣狭窄，叩诊心界应为梨形，即心腰部饱满。

25. A

【解析】根据心脏体格检查，诊断为二尖瓣狭窄，主动脉瓣关闭不全。符合该诊断的为选项A。

26. D　27. A　28. B

【解析】房间隔缺损的典型胸部X线表现：右房、右心室增大，肺动脉段突出及肺血管影增加。小型室间隔缺损X线片上可无异常征象。大型室间隔缺损表现为肺动脉及其主要分支明显扩张。动脉导管未闭的胸部X线表现：肺门舞蹈征，即肺动脉凸出，肺血增多，左心房及左室增大。法洛四联征的胸部X线表现：主要为右心室肥厚表现，肺血管纹理减少。

29. B　30. B　31. A　32. D

【解析】风心病二尖瓣狭窄的特征：①心脏听诊心尖区舒张中晚期低调的隆隆样杂音，呈递增型，局限性，左侧卧位时明显，可伴有舒张期震颤。②其他体征二尖瓣面容见于严重二尖瓣狭窄的患者，由于心排出量减少，患者两颧呈紫红色，口唇轻度发绀。四肢末梢亦见发绀。

风心病二尖瓣狭窄以房性心律失常最多见，先出现房性早搏，以后房性心动过速、心房扑动、阵发性心房颤动直至持久性心房颤动。左心房压力增高导致的左心房扩大和风湿炎症引起的左心房壁纤维化是心房颤动持续存在的病理基础。心房颤动降低心排出量，可诱发或加重心力衰竭。出现心房颤动后，心尖区舒张期隆隆杂音的收缩期前增强可消失。快速心房颤动时心尖区舒张期隆隆杂音可减轻或消失，心率减慢时又明显或出现。50%~75%的风心病二尖瓣狭窄患者发生充血性心力衰竭，为二尖瓣狭窄的主要死亡原因。呼吸道感染是心力衰竭的常见诱因，在女性患者中妊娠和分娩亦常诱发心力衰竭。风心病二尖瓣狭窄主要由于反复风湿热发作引起，故此，预防风湿热反复发作是阻止本病产生及发展的关键。慢性风心病二尖瓣狭窄早期多无明显症状，如有活动后心慌气喘，患者应尽早到医院诊治，以利于早发现、早治疗，如已明确有二尖瓣狭窄的患者，应定期就医，及时治疗。

第七章　感染性心内膜炎

1. B

【解析】亚急性感染性心内膜炎的病原多为条件性致病菌，最常见为草绿色链球菌，其次还有白色葡萄球菌、产碱杆菌和肠球菌等。

【点评】急性和亚急性感染性心内膜炎的病原体鉴别是常考点。

疾病	病原体
急性感染性心内膜炎	金黄色葡萄球菌
亚急性感染性心内膜炎	草绿色链球菌

2. E

【解析】感染性心内膜炎最常见的受累部位为心脏瓣膜。

3. E

【解析】每次取静脉血10~20 mL做需氧菌和厌氧菌培养，至少应培养3周。

4. D

【解析】诊断菌血症和感染性心内膜炎最重要的

方法是血培养，至少2次以上检出阳性结果。

5. C

【解析】对于感染性心内膜炎的治疗来说，应长期足量使用抗生素。

【点评】感染性心内膜炎的主要治疗方法为抗生素的使用，使用原则为用药早、剂量足、疗程长、静脉用药。

6. D

【解析】血培养是诊断感染性心内膜炎的最重要的实验室方法。

【点评】感染性心内膜炎的诊断标准

主要标准	①血培养阳性；②心内膜有感染证据
次要标准	①易致感染性心内膜炎的基础疾病，包括基础心血管病或静脉毒瘾；②发热≥38℃；③血管损害现象；④免疫现象；⑤微生物学证据；⑥超声心动图

7. D

【解析】亚急性感染性心内膜炎最常见的致病菌是草绿色链球菌。

8. B

【解析】患者有先天性心脏病病史，出现发热，胸骨左缘第3肋间可闻及全收缩期杂音，为主动脉瓣关闭不全表现，考虑为感染性心内膜炎（IE），诊断首先使用超声心动图，如超声发现赘生物、瓣膜周围并发症等支持心内膜炎的证据，可帮助明确IE诊断。

9. C

【解析】该患者有低热、睑结膜苍白、瘀点等感染性心内膜炎的眼部表现，胸骨左缘第3肋间可闻及全收缩期杂音等表现，结合病史，高度怀疑感染性心内膜炎，要及时进行血培养和超声心动图检查。

【点评】出现以下情况应高度怀疑感染性心内膜炎：①在拔牙、扁桃体摘除或其他手术，以及分娩、流产时或不明原因持续发热1周以上的器质性心脏病患者；②原无心脏杂音而突然出现心脏杂音或原有心脏杂音在短期内发生变化或出现新杂音者；③心脏手术后持续发热1周以上者；④不明原因出现动脉栓塞征象者；⑤不明原因出现心功能不全者。当出现上述情况时，均应及时进行血培养和超声心动图检查，以便确立诊断。

10. C

【解析】根据题干所述患者8周前“感冒”后持续低热，并有主动脉瓣狭窄及关闭不全史，首先应考虑“亚急性感染性心内膜炎”的诊断。

【点评】结缔组织病与免疫学异常有关，并可有其他一些全身的症状体征，本题未涉及。急性感染性心内膜炎，50%～60%发生于正常心瓣膜。小叶性肺炎、大叶性肺炎无相关症状体征支持。

11. A

【解析】根据临床表现及培养细菌种类，不难诊断为感染性心内膜炎。

12. B

【解析】诊断为感染性心内膜炎，首选血培养检查。

13. E　　14. A　　15. B

【解析】由本题中患者有拔牙的病史，根据症状和体征不难做出诊断。血培养是诊断本病的最直接的证据，而且还可以随访菌血症是否持续。

【点评】感染性心内膜炎典型的临床表现，有发热、杂音、贫血、栓塞、皮肤病损、脾大和血培养阳性等。急性感染性心内膜炎常因化脓性细菌侵入心内膜引起，多由毒力较强的病原体感染所致，金黄色葡萄球菌几乎占50%以上。感染性心内膜炎的辅助检查有：①血培养；②一般化验检查；③心电图检查；④胸部X线；⑤超声心动图检查；⑥心导管检查和心血管造影；⑦放射性核素^{67}Ga（镓）心脏扫描；⑧血清免疫学检查。其中有75%～85%患者血培养阳性。感染性心内膜炎及早治疗可以提高治愈率，但在应用抗生素治疗前应抽取足够的血培养，根据病情的轻重推迟抗生素治疗几小时乃至1～2 d，并不影响本病的治愈率和预后。而明确病原体，采用最有效的抗生素是治愈本病的最根本的因素。一般认为应选择较大剂量的青霉素类、链霉素、头孢菌素类等杀菌剂，它们能穿透血小板-纤维素的赘生物基质，杀灭细菌，从而根治瓣膜的感染，减少复发的危险。

第八章　心肌疾病

1. C

【解析】超声心动图是临床上诊断肥厚型心肌病的主要手段，可显示室间隔的非对称性肥厚，舒张期室间隔的厚度与后壁之比≥1.3，室间隔运动低下。其他选项为辅助检查。

2. B

【解析】病毒性心肌炎的临床表现取决于病变的广泛程度和严重性，多数病例呈亚临床型，可以完全没有症状。轻者可有心率增快与体温升高，但二者并不相符，轻度心前区不适；严重者可并发严重心律失常、舒张期奔马律、心包摩擦音、心力衰竭、心源性休克，甚至猝死。第一心音减弱而不会增强。

3. B

【解析】扩张型心肌病以心脏扩大、心力衰竭、心律失常为主要表现。心脏扩张以双侧心室最明显。

【点评】扩张型心肌病的病理改变是心肌细胞肥大，变性纤维化。扩张型心肌病的主要特征是左心室或双心室扩大和心肌收缩功能减退，伴或不伴有充血性心力衰竭（心肌收缩期泵功能衰竭）是扩张型心肌病的最主要的临床表现。常合并心律失常，男多于女，病死率较高，年病死率25%~45%，猝死发生率30%。

4. A

【解析】患者有全心衰竭的表现，结合超声全心扩大，考虑为扩张型心肌病。

5. C

【解析】该患者有前驱感染，偶有早搏，加上心电图改变首先考虑患有病毒性心肌炎。

【点评】病毒性心肌炎主要依据患者的前驱感染、心脏症状、病原结果、心肌损伤等临床资料综合分析，排除其他疾病而做出诊断。心电图检查对心肌炎的敏感性高，但特异性低，心电图改变以心律失常尤其是早搏最常见，约1/3病例表现为ST-T改变。

6. C

【解析】肥厚性心肌病是青少年运动猝死的主要原因之一。患者感觉心脏跳动强烈，尤其左侧卧位更明显，可能由于心律失常或心功能改变所致。起立、运动时眩晕，胸骨左缘第3~4肋间可闻粗糙喷射性收缩期杂音，屏气时增强，为肥厚型心肌病特点。

【点评】肥厚型梗阻性心肌病是近年来的高频考点，其主要症状有：①呼吸困难。劳力性呼吸困难，严重呈端坐呼吸或阵发性夜间呼吸困难。②心绞痛。常有典型心绞痛，劳力后发作。胸痛持续时间较长，用硝酸甘油含化不但无效且可加重。③晕厥与头晕。多在劳累时发生，由血压下降所致；发生过速或过缓型心律失常时，也可引起晕厥与头晕。④心悸。

7. C

【解析】根据患者的心脏杂音特点，以及劳力性胸痛和呼吸困难、晕厥等症状，结合典型的超声心动图改变和彩色多普勒测定左室流出道压力阶差，可以诊断为肥厚型心肌病。

【点评】肥厚型心肌病的超声心动图检查：①室间隔明显肥厚，室间隔厚度/左室后壁厚度≥1.3；②二尖瓣前叶收缩期前移贴近室间隔；③左室流出道狭窄；④主动脉瓣收缩中期呈部分性关闭。

8. A

【解析】病毒性心肌炎患者约半数于发病前1~3周有病毒感染前驱症状，如发热，全身倦怠感，即所谓“感冒”样症状或恶心、呕吐等消化道症状。然后出现心悸、胸痛、呼吸困难、水肿，甚至Adams-Stokes综合征。体检可见与发热程度不平行的心动过速，各种心律失常，可听到第三心音或杂音。

9. C

【解析】心肌梗死后合并心力衰竭主要是急性左心衰竭，可在起病最初几天内发生，为梗死后心脏舒缩力显著降低或不协调所致。出现呼吸困难、咳嗽、发绀、烦躁等症状，严重者可发生肺水肿，随后可发生颈静脉怒张、肝大、水肿等右心衰竭的表现。

10. C

【解析】扩张型心肌病起病缓慢，可在任何年龄发病，但以30~50岁多见。临床主要表现为活动时呼吸困难和活动耐量下降。随着病情加重可出现夜间阵发性呼吸困难和端坐呼吸等左心功能不全的症状，并逐渐出现右心功能不全的表现。超声检查可见早期左心扩大，后期全心扩大，以左心室扩大为著。并出现二尖瓣和三尖瓣相对关闭不全。根据患者的临床表现，结合辅助检查可诊断。

11. A

【解析】根据患者心界向两侧扩大，余无特殊特征，考虑扩张型心肌病。

12. A　13. E

【解析】原发性心肌病是一组原因未明的以心肌病变为主的心脏疾病。本病分为三型：①扩张型心肌病。该型特征为左或右心室或双侧心室扩大，并伴有心肌肥厚，心室收缩功能减退，伴或不伴有充血性心力衰竭，心律失常多见。故第12题选A。②肥厚型心肌病。其特征为心室肌肥厚，典型者在左心室，以室间隔为甚，呈不对称性室间隔肥厚，偶呈同心性肥厚。左心室腔容积正常或缩小，偶尔病变发生于右心室，通常为常染色体显性遗传。故第13题选E。③限制型心肌病。本型特征为原发性心肌的浸润性或非浸润性病变，或心肌心内膜纤维化，引起心脏充盈受阻的舒张期功能障碍。

【点评】扩张型心肌病、肥厚型心肌病和限制型心肌病的特点：

疾病	特点
原发性心肌病	左或右心室或双侧心室扩大，并伴有心肌肥厚，心室收缩功能减退，伴或不伴有充血性心力衰竭，心律失常多见
肥厚型心肌病	特征为心室肌肥厚，典型者在左心室，以室间隔为甚，呈不对称性室间隔肥厚，偶呈同心性肥厚。左心室腔容积正常或缩小，偶尔病变发生于右心室，通常为常染色体显性遗传
限制型心肌病	特征为原发性心肌的浸润性或非浸润性病变，或心肌心内膜纤维化，引起心脏充盈受阻的舒张期功能障碍

14. E　　15. B

【解析】青年男性，上呼吸道感染后出现心悸、气短。查体颈静脉怒张，心包积液征，血肌钙蛋白升高，考虑诊断为病毒性心肌炎。这些均是病毒性心肌炎的典型表现。首选超声心动图。

16. E　　17. C

【解析】根据心脏听诊和超声心动图表现，考虑为肥厚型梗阻性心肌病；肥厚型心肌病的首选药物为钙通道阻滞剂或β受体阻滞剂。

第九章　心包疾病和心脏损伤

1. C

【解析】心包摩擦音是纤维蛋白性心包炎的典型体征。

【点评】纤维蛋白性心包炎是急性期纤维蛋白渗出，伴炎性细胞和少量内皮细胞渗出，无明显液体渗出，俗称“干性心包炎”。纤维蛋白性心包炎的表现：①胸痛，锐痛，亦呈压榨样，位于心前区，与呼吸、体位有关；②发热；③典型体征：心包摩擦音。

2. C

【解析】心包摩擦音是纤维蛋白性心包炎的典型体征，多位于心前区，以胸骨左缘第3、4肋间最为明显；坐位身体前倾、深呼吸明显。当积液增多将两层心包分开时，摩擦音即消失。

【点评】心包摩擦音的特点：①听诊特点。性质粗糙呈搔抓样，声音呈三相，即心房收缩、心室收缩和心室舒张均出现摩擦音，但有时只在收缩期听到；与心跳一致，与呼吸无关，屏气时仍存在。②临床意义。常见于感染性心包炎，如结核性、化脓性；也可见于非感染性心包炎，如尿毒症性、肿瘤性、创伤性、反射损伤性、风湿性疾病和心脏损伤后综合征。

3. B

【解析】Ewart征即心包积液征，即左肩胛骨下出现浊音及支气管呼吸音，提示渗出性心包炎。

4. C

【解析】心包炎在我国常见病因为风湿热、结核及细菌感染性。

【点评】心包炎的病因包括：①急性非特异性；②感染：病毒、细菌、真菌、寄生虫、立克次体；③自身免疫；④肿瘤：原发性、继发性；⑤代谢疾病；⑥物理因素：外伤、放射性；⑦邻近器官疾病。

5. C

【解析】大量心包积液或积液迅速积聚，即使积液仅150~200 mL，引起心包内压力超过20~30 mmHg时即可产生急性心包填塞征，表现为心动过速、心血排量下降、发绀、呼吸困难、收缩压下降，甚至休克。如积液为缓慢积聚过程，也可产生慢性心包填塞征，表现为静脉压显著升高，颈静脉怒张和吸气时颈静脉扩张，称为Kussmaul征，常伴有肝大、腹水、下肢水肿和出现奇脉。

6. B

【解析】对于结核性心包炎的治疗来说，最关键的是病因治疗，即抗结核治疗。对于心包积液则需要行心包穿刺。

【点评】心包穿刺的作用：①进行生物学、生化、细胞分类，肿瘤细胞的检查等，确定病因；②缓解心脏压塞症状；③必要时在心包腔内给予抗菌或化疗药物等；④心包镜及心包活检，有助于明确病因。

7. A

【解析】奇脉可见于急性渗出性心包炎、支气管哮喘等。

8. B

【解析】心界向两侧扩大，心音低钝，QRS波群低电压，广泛性T波低平符合急性渗出性心包炎的表现。

9. B

【解析】在可能并发心包炎的疾病过程中，如出现胸痛、呼吸困难、心动过速和原因不明的体静脉瘀血或心影扩大，应考虑急性心包炎的可能。在心前区听到心包摩擦音，心包炎的诊断即可成立。

10. C

【解析】青年女性，胸痛，心电图示aVR导联ST段压低，其余导联ST段凹面向上抬高，考虑为急性心包炎。

【点评】急性心包炎的临床表现是常考点。

全身症状	感染性心包炎者，多有毒血症状，如发热、畏寒、多汗、困乏、食欲不振等。非感染性心包炎的毒血症状较轻，肿瘤性者可无发热
心前区疼痛	主要见于纤维蛋白性心包炎阶段。疼痛部位在心前区或胸骨后，亦可向左臂、左肩、左肩胛区或上腹部放射。呈尖锐的剧痛或沉重的闷痛、可随呼吸、咳嗽、吞咽、体位改变而加重
心包积液压迫症状	心包填塞时，因腔静脉瘀血可出现上腹胀痛、呕吐、下肢浮肿等，肺瘀血时可引起呼吸困难。动脉血压显著下降时可见面色苍白、烦躁不安等休克症状。大量心包积液压迫气管可产生激惹性咳嗽

11. B

【解析】根据心界向两侧扩大以及典型心电图表现，诊断为心包积液。

第十章　休　克

1. D

【解析】当中心静脉压正常而血压下降时，无法明确其原因，需要进行补液试验。

【点评】中心静脉压（CVP）和血压（BP）变化的临床意义及处理措施是高频考点，需要考生掌握。

CVP	BP	原因	处理原则
低	低	血容量不足	补充液体
高	低	心功能不全	强心
高	正常	容量血管过度收缩	扩血管
正常	低	心功能不全或血容量相对不足	补液试验

2. C

【解析】动脉血乳酸盐值是反映组织缺氧高度敏感的指标之一。动脉血乳酸盐值增高常先于其他休克征象。持续动态监测可早期诊断休克、判定组织缺氧情况、指导液体不规则的奚影，故选 C。其余四个选项都可排除。复苏及评估预后有重要意义。血乳酸正常值为 1～1.5 mmol/L。危重患者允许到 2 mmol/L，乳酸盐值越高，预后越差。若超过 8 mmol/L，几乎无生存可能。

3. D

【解析】感染性休克的常见致病菌为革兰阴性细菌，如肠杆菌种细菌（大肠杆菌、克雷白杆菌、肠杆菌等）、不发酵杆菌（假单胞菌属、不动杆菌属等）、脑膜炎球菌、类杆菌等。常见于急性腹膜炎、胆道感染、绞窄性肠梗死、泌尿系感染等。

【点评】感染性休克的病因是高频考点。感染性休克又称为中毒性休克或败血症性休克，是由病原微生物（细菌、病毒、立克次体、原虫与真菌等）及其代谢产物（内毒素、外毒素、抗原抗体复合物）在机体内引起微循环障碍及细胞与器官代谢和功能损害的全身反应性综合征。感染性休克多发于老年人、婴幼儿、慢性疾病、长期营养不良、免疫功能缺陷患者；恶性肿瘤或手术后体力恢复较差等。常见于革兰阴性杆菌感染、中毒性菌痢、中毒性肺炎、暴发型流行性脑脊髓膜炎、革兰阳性球菌败血症、暴发型肝炎、流行性出血热、厌氧菌败血症、感染性流产等。休克晚期死亡率较高。

4. C

【解析】该患者诊断为失血性休克，此时应立即给予大量快速补液。先迅速输入 1～2 L 的等渗平衡盐溶液，随后最好补充经交叉配合的血液。在恢复容量后，尚不能满足复苏的要求时，应输用红细胞，使血红蛋白达到 10 g/dL 以上。

5. A

【解析】该患者腹泻后出现了脱水征象，考虑可能出现了休克，因此首先应快速静脉滴注平衡盐溶液，以补充血容量。

【点评】休克的治疗是高频考点。

一般紧急措施	保持呼吸道通畅；保持患者安静；避免过多搬动；体位一般应采取头和躯干部抬高 20°～30°，下肢抬高 15°～20°的体位；保暖但不加温；间歇给氧（6～8 L/min）；适当给予镇痛剂
补充血容量	不仅要补充已丧失的血容量，还要补充扩大的毛细血管床；必要时，测定中心静脉压，根据其变化调节补液量。积极处理原发病：积极进行抗休克的同时，及早进行手术
纠正酸碱平衡失调	休克时都存在不同程度的酸中毒，早期不必处理；休克严重时，经检验确有酸中毒，可考虑输注碱性药物，以减轻酸中毒和减少酸中毒对机体的损害。常用的碱性药物为 4%或 5%碳酸氢钠溶液
心血管药物的应用	现代抗休克治疗中，已极少应用血管收缩剂，但多巴胺还常在早期应用。血管扩张剂的应用具有一定的价值，它能解除小动脉和小静脉的痉挛，关闭动脉短路，疏通微循环，增加组织灌流量和回心血量。但在应用前，需先补足血容量，以免血压骤降，造成死亡
改善微循环	通过扩充血容量和应用血管扩张剂，微循环障碍一般可以得到改善；出现弥散性血管内凝血的征象时，应即用肝素治疗；必要时，尚可应用抗纤维蛋白溶解药物，阻止纤维蛋白溶酶的形成
皮质类固醇和其他药物的应用	皮质类固醇一般用于感染性休克和严重休克

6. A　7. B

【解析】休克代偿期时机体通过主动脉弓和颈动

脉窦压力感受器产生的加压反射，以及交感-肾上腺轴兴奋后释放大量儿茶酚胺、肾素-血管紧张素分泌增加等环节，选择性收缩外周和内脏的小血管，使循环血量重新分布，以达到保证心、脑等重要器官有效灌注的目的。休克失代偿期组织的灌注更为不足，细胞严重缺氧，乳酸等酸性产物蓄积，组胺、缓激肽等的释放增加。

8. C　9. B　10. D

【解析】从患者创伤史及表现，应诊断为重度休克；休克的治疗主要包括：①一般紧急治疗，包括积极处理引起休克的原发病、伤；②补充血容量，是纠正休克引起的组织低灌注和缺氧的关键；③积极处理原发病，外科疾病引起的休克多需手术治疗，应在尽快恢复有效循环血量后及时实施手术处理原发病；④纠正酸碱平衡失调，对其处理主张宁酸勿碱；⑤血管活性药的应用，应在充分容量复苏的前提下进行；⑥治疗 DIC 改善微循环；⑦皮质类固醇和其他药物的应用。在这些措施中，迅速扩充血容量是首选的治疗措施；休克的一般紧急治疗包括积极处理引起休克的原发病，如创伤制动、大出血止血、保证呼吸道通畅等。患者采取头和躯干抬高20°~30°，下肢抬高 15°~20°体位，以增加回心血量。及早建立静脉通路，用药维持血压。及早吸氧，注意保温。

【点评】休克按程度分为轻、中、重度。①轻度休克主要表现为：神志清楚伴痛苦表情；有口渴；皮肤苍白，温度正常；脉搏在 100 次/min 以下，尚有力；收缩压正常或稍高，舒张压增高，脉压缩小；尿量正常。②中度休克表现为：神志尚清楚，表情淡漠；很口渴；皮肤苍白，发冷；脉搏 100~200 次/min；收缩压为 70~90 mmHg，脉压小；尿少。③重度休克表现为：意识模糊，神志昏迷；非常口渴；皮肤显著苍白，肢端青紫，皮肤厥冷；脉搏细速；收缩压在 70 mmHg 以下；尿少或无尿。

第十一章　周围血管病

1. B

【解析】深静脉血栓形成的三大因素为静脉损伤、血流缓慢和血液高凝状态。长期服用避孕药和妊娠可以造成血液高凝；久病卧床可以造成血流缓慢。

2. D

【解析】诊断下肢大隐静脉曲张最可靠的依据是下肢静脉造影检查。

大隐静脉瓣膜功能试验即 Trendelenburg 试验，深静脉通畅试验即 Perthes 试验和交通静脉瓣膜功能试验（Pratt 试验）都是下肢静脉曲张的传统检查。

3. A

4. C

【解析】大隐静脉手术前需行下肢深静脉是否通畅试验。

5. B

【解析】大隐静脉瓣膜功能试验（+），深静脉通畅试验（-），交通静脉瓣膜功能试验（-），考虑为单纯性静脉曲张。

【点评】

大隐静脉瓣膜功能试验	患者平卧，抬高下肢排空静脉，在大腿根部扎止血带阻断大隐静脉，然后让患者站立，10 s 钟内放开止血带，若出现自上而下的静脉逆向充盈，提示瓣膜功能不全。若未放开止血带前，止血带下方的静脉在 30 s 内已充盈，则表明交通静脉瓣膜关闭不全
深静脉通畅试验	用止血带阻断大腿浅静脉主干，嘱患者连续用力踢腿或做下蹲活动 10 余次，随着小腿肌泵收缩迫使浅静脉血向深静脉回流而排空。若在活动后浅静脉曲张更为明显、张力增高，甚至出现胀痛，提示深静脉不通畅
交通静脉瓣膜功能试验	患者仰卧，患肢抬高，使曲张静脉空虚，在大腿上 1/3 处扎一根橡皮止血带，阻止大隐静脉血液倒流。让患者站立 30 s，然后松解止血带，密切观察大隐静脉曲张的充盈情况：①松解止血带前，大隐静脉萎陷空虚。当松解止血带时，大隐静脉立即自上而下充盈，提示大隐静脉瓣膜功能不全，而大隐静脉与深静脉之间的交通支瓣膜功能正常。②在松解止血带前，大隐静脉已部分充盈曲张，松解止血带后，充盈曲张更为明显，说明大隐静脉瓣膜及其与深静脉间交通支瓣膜均功能不全。③未松解止血带前，大隐静脉即有充盈曲张，而松解止血带后，曲张静脉充盈并未加重，说明大隐静脉与深静脉间交通支瓣膜功能不全，而大隐静脉瓣膜功能正常

第三篇 消化系统

第一章 食管疾病

1. C

【解析】食管自上而下有三个比较狭窄的部位，分别为：食管起始处、左主支气管的后方与之交叉处，食管通过膈的食管裂孔处。该三个比较狭窄的部位是食管最易受伤和异物最易停留的部位，尤其第一狭窄处更为突出，所以排除A。在非进食状态下食管的两端是闭合的，所以排除B。食管可分为颈、胸、腹三个部分，胸部最长，腹段几乎直接入胃，是由肌肉和黏膜所构成，故排除D、E。故选C。

2. C

【解析】食管癌的X线表现主要为黏膜皱襞消失、中断、破坏；管腔狭窄，管壁僵硬；腔内充盈缺损；不规则的龛影。C选项为食管静脉曲张的X线表现，这些串珠是增粗的静脉。二者在影像学上的鉴别是：食管静脉曲张可见管壁扩张与收缩现象。所以管壁僵硬是食管癌最突出的影像学特征。故选C。

3. E

【解析】食管癌早期的症状有：①咽下哽噎感（最多见）；②胸骨后和剑突下疼痛（较多见）；③食物滞留感染和异物感；④咽喉部干燥和紧缩感；⑤其他症状，如胸骨后闷胀不适、嗳气等，应引起患者及家属的高度重视，但其并不具有特异性。食管癌晚期的症状有进行性吞咽困难及在其基础上的食管癌反应。E选项为最典型的食管癌临床症状，也是患者就医的主要原因。故选E。

4. D

【解析】进行性吞咽困难是食管癌的中晚期临床表现。故选D。

5. D

【解析】患者中年男性，慢性病程。患者2个月前具有食管癌最常见的症状：咽下哽噎感，且进行性加重。钡餐示食管有恶性浸润，故从症状及辅助检查可得出食管癌的结论。故选D。

6. C

【解析】患者中年男性，胸骨后的烧灼感可为食管、胃及心脏疾病所致。此题钡餐造影，其描述与食管癌的X线表现类似。根据食管癌的类型不同可表现为黏膜皱襞消失、中断、破坏；管腔狭窄，管壁僵硬；腔内充盈缺损；不规则的龛影。故选C。其余四个选项都可排除。

7. A

【解析】泛酸、胃灼热1年。胃镜：食管下段可见条状糜烂。提示胃食管反流病，该病奥美拉唑是最有效的药物。

8. E

第二章 胃、十二指肠疾病

1. A

【解析】早期胃癌是指胃癌仅侵及黏膜和黏膜下层，不论病灶大小和有无淋巴结转移。

2. E

【解析】消化性溃疡最常见的并发症有：①出血。出血是消化性溃疡最常见的并发症。症状包括呕血（呕鲜血或“咖啡样”物），排血样或柏油样黑粪（分别称为便血或黑粪），以及因失血所致的虚弱、直立性低血压、晕厥、口渴或出汗。②穿孔。③幽门梗阻。④胃癌。

3. C

【解析】胃溃疡最好发于胃窦小弯胃角处。

4. B

【解析】胃溃疡好发于胃窦近小弯处。所以B选项错误。溃疡病的病因有胃酸分泌过多，Hp感染，胃黏膜的保护功能，胃排空延缓和胆汁反流，胃肠肽的作用，遗传环境及药物因素等，故C、D均正确。胃溃疡的癌变率在1.5%左右，高于十二指肠溃疡的癌变率，故E正确。由于胃炎与胃溃疡的首要发病因素都是幽门螺杆菌（Hp），所以可排除A。综上，选B。

5. D

【解析】Curling溃疡指严重烧伤所致的溃疡；Cushing溃疡是指中枢神经系统严重损伤或手术所致的溃疡。

6. A

【解析】瘢痕性幽门梗阻为完全性梗阻，几乎无法排空所摄入的食物。所以只能通过呕吐的方式排除，故选A。其他的选项不够典型。

7. E

【解析】消化性溃疡瘢痕性幽门梗阻最典型的表现是呕吐宿食。

8. B

【解析】消化性溃疡最常见的并发症是出血。

9. B

【解析】A、B、C、E 项都为上消化道出血的常见原因。B 选项占 50%，其中 3/4 为十二指肠溃疡，出血部位多位于十二指肠球部后壁或胃小弯。

10. D

【解析】抑酸药包括：①H_2 受体拮抗剂，如 A 选项；②抗胆碱能药，如 B 选项；③PPI，如 E 选项；④C 选项具有抗胃泌素作用，对控制胃酸和抑制胃蛋白酶的分泌效果较好，并对胃黏膜有保护和促进愈合作用。排除 A、B、C、E 选项，故选 D。

11. A

【解析】对幽门螺杆菌感染的诊断已发展出了许多方法，从标本采集角度看，可以分为侵袭性和非侵袭性两大类。目前幽门螺杆菌的诊断检测方法包括侵入性和非侵入性两大类。侵入性方法需通过内镜获取活组织进行检测，非侵入性方法则不需要进行内镜检查。

细菌的直接检查：是指通过胃镜检查钳取胃黏膜（多为胃窦黏膜）做直接涂片、染色，组织切片染色及细菌培养来检测幽门螺杆菌。其中胃黏膜细菌培养是诊断幽门螺旋杆菌最可靠的方法，可作为验证其他诊断性试验的“金标准”，同时又能进行药敏试验，指导临床选用药物。

尿毒酶检查：因为幽门螺杆菌是人胃内唯一能够产生大量尿毒酶的细菌，故可通过检测尿毒酶来诊断幽门螺杆菌感染。尿毒酶分解胃内尿毒生成氨和二氧化碳，使尿素浓度降低、氨浓度升高。基于此原理已发展了多种检测方法：①胃活检组织尿毒酶试验；②呼吸试验；③胃液尿素或尿素氮测定；④^{15}N-尿素排泄试验。

免疫学检测：目前已有多种免疫学检测方法，通过测定血清中的幽门螺杆菌抗体来检测幽门螺杆菌感染。

聚合酶链反应技术：正常胃黏膜很少检出幽门螺杆菌（0~6%），慢性胃炎患者幽门螺杆菌的检出率很高（50%~80%），慢性活动性胃炎患者幽门螺杆菌检出率则更高（达 90%以上）。

唾液法测定幽门螺杆菌：需要收集 4 滴唾液即可检测，没有任何毒副作用。

尿素呼气试验：幽门螺杆菌具有较强的内源性尿素酶，能分解胃内及核素标记的尿素，产生 CO_2 和 NH_3，CO_2 被吸收后经肺呼出，因此只需分析呼气中的 ^{14}C 或 ^{13}C 即可诊断幽门螺杆菌的存在。尿素呼气试验原理是幽门螺杆菌在体内产生尿素酶，用 ^{13}C 或 ^{14}C 标记的尿素由受试者服下后，即分解产生带同位素标记的二氧化碳，收集呼气标本。用液体闪烁计数器或用气体核素质谱仪检测标记的二氧化碳，灵敏度极高，可定量，患者无创伤无痛苦，方法简单快速，对检测幽门螺杆菌是否根治十分可靠。敏感性 95%，特异性 95%~100%。抽血检测就是采用抽血的方法检测血清中幽门螺杆菌的抗体水平。而人体在受到幽门螺杆菌感染后，会在体内产生相应的抗体，正因为这样，所以就会出现以下两个问题，导致结果不准确。

（1）幽门螺杆菌从人体被感染到产生抗体，需要数月。所以人体在受到幽门螺杆菌感染的初期做抽血检查的话，检测结果可能会出现假阴性，从而使患者失去治疗的最佳时机。

（2）如果患者曾经感染过幽门螺杆菌，他（她）的血液就会产生对应的抗体，就算治愈后还是会在血液中留下抗体。这种情况下进行抽血检测，幽门螺杆菌抗体就会呈现出假阳性，会给患者在心理上造成恐慌。

12. D

【解析】所谓“无酸即无溃疡”，所以溃疡的决定性因素在于由于各种原因如 A、B、C、E 选项等破坏了胃黏膜的保护屏障，不能有效地对抗胃酸和胃蛋白酶的侵蚀和消化作用，而致溃疡发生。但最主要的致病因素还应当是幽门螺杆菌，不过选项中没有出现。故选 D。

13. C

【解析】胃体部癌肿离胃大弯淋巴结群较近，所以一般先转移到胃大弯淋巴结群。

14. D

【解析】消化性溃疡并发幽门梗阻最有价值的临床表现是呕吐物内含大量宿食。

15. C

【解析】消化性溃疡的并发症主要为出血及穿孔，胃溃疡还有一定恶变的可能。当发生急性肠穿孔时，会出现腹膜炎的症状，即压痛、反跳痛、肌紧张（板状腹）及肠鸣音减弱或消失。肝浊音界变小或消失。故 A、B、D 项正确。

16. E

【解析】恶性肿瘤多见于中老年，65%胃癌患者胃酸缺乏，故 B、D 项错误。良性溃疡位于胃腔外；持续便血阳性，说明病灶一直在活动性出血，或者溃疡处有血管，或者由于恶性病变生长较迅速，坏死也同样迅速，所以排除 A、C 项。故选 E。

17. E

【解析】选项A可以测定基础胃液分泌量（BAO）及增大组胺或五肽胃泌素后测定最大泌酸量（MAO）和高峰泌酸量（PAO）以判断胃泌酸功能，有助于萎缩性胃炎的诊断及指导临床治疗。浅表性胃炎胃酸多正常，广泛而严重的萎缩胃炎胃酸降低。萎缩性胃炎通过B选项，钡餐检查可出现胃黏膜皱襞相对平坦、减少等。C选项可以检查出有无消化道的出血，但无法判断出血的具体部位。D选项主要是消化不良的表现，并不是很典型，不足以确诊。只有E选项是最直观、最简单的方法，可以清晰地看到黏膜及皱襞的改变且可以取病理活检。故选E。

18. B

【解析】临床上因患者长期不能正常进食，并大量呕吐宿食，导致严重的营养不良，低蛋白血症及贫血，并有严重脱水、低钾及碱中毒等水、电解质紊乱。

19. C

【解析】质子泵抑制剂（PPI）是H^+-K^+-ATP酶抑制剂，阻断了胃酸分泌的最后通道，即胃壁细胞内质子泵驱动细胞内H^+与小管内K^+交换。与H_2受体拮抗剂相比，夜间的抑酸作用好、起效快，抑酸作用强且时间长、服用方便。

20. E

21. C

【解析】幽门括约肌的痉挛或幽门区水肿，由此发生的梗阻，称为幽门不完全性梗阻，是暂时的。但由于溃疡愈合后形成的瘢痕组织造成幽门区狭窄而出现梗阻，为完全性梗阻。五个选项均为幽门梗阻的临床表现，但C选项说明宿食在胃中囤积了一段时间，而不像更高位的梗阻进食过后会立刻呕吐。故选C。

22. E

【解析】判断幽门螺杆菌是否被根除，正确的检查时间应在治疗结束后4周。

23. B

【解析】5个选项都是该病的致病因素。但90%以上的慢性胃炎有幽门螺杆菌感染。幽门螺杆菌为革兰阴性微需氧菌，其致病机制与其余因素有关。故选B。

24. B

【解析】晚期胃癌的转移途径有：①直接播散；②淋巴结转移，占胃癌转移的70%；③血行转移。故选B。

25. D

26. B

27. B

【解析】萎缩性胃炎分为A型与B型两个独立的类型。A型萎缩性胃炎病变主要见于胃体部，多弥漫性分布，胃窦黏膜一般正常，血清壁细胞抗体阳性，血清胃泌素增高，胃酸和内因子分泌减少或缺少，易发生恶性贫血，又称为自身免疫性胃炎。B型萎缩性胃炎病变多见于胃窦部，呈多灶性分布，血清壁细胞抗体阴性，血清胃泌素多正常，胃酸分泌正常或轻度减少，无恶性贫血，较易并发胃癌，这是一种单纯性萎缩性胃炎。

28. C

【解析】溃疡愈合后形成的瘢痕组织造成幽门区狭窄而出现梗阻，为完全性梗阻，为永久性的，且不除外恶变，所以手术切除是唯一办法。故选C，其他选项都不是绝对适应证。

29. C

【解析】幽门螺杆菌感染和胃酸是消化性溃疡最常见的病因，根除幽门螺杆菌可降低消化性溃疡复发率。

30. A

【解析】幽门梗阻其临床表现为呕吐大量宿食。其他选项均为胃癌的表现，但由于题干强调的是幽门梗阻，故选A。

31. A

【解析】胃癌的主要转移途径是淋巴结转移，可发生在胃癌早期，进展期的胃癌淋巴结转移可达70%。所以其周边淋巴结的解剖就变得十分重要。引流胃的区域淋巴结有16组，根据距胃的位置关系分为3站。故选A。

32. E

【解析】某些解热镇痛药、抗癌药、激素、非甾体类药、组胺类药物等为消化性溃疡的致病因素。布洛芬属于解热镇痛及非甾体抗炎镇痛药，故不适用于溃疡病活动期服用。故选E。

33. C

【解析】急性糜烂出血性胃炎是以胃黏膜多发性糜烂为特征的急性胃炎，在出血的情况下是不可以做钡餐检查的，故排除B。胃电图检查是用于记录胃肌电活动，主要用于功能性疾病的诊断，故排除D。胃液分析用于评估患者的高酸状态（如胃泌素瘤）或低酸状态（如恶性贫血、萎缩性胃炎）。不适用于出血，故排除E。而胃镜作为最直观的检查方法，既可辨认糜烂，也可辨认出血，故选C。

34. E

【解析】E选项说明肝周围有大量气体导致其浊音界消失，所以最常见于空腔脏器穿孔。故选E。

35. C

【解析】溃疡病的症状有：长期性、周期性、节律性，即十二指肠溃疡的疼痛常在两餐之间发生，持续不减直至下餐进食或服制酸药物后缓解。胃溃疡疼痛的发生较不规则，常在餐后 1 h 内发生，经 1~2 h 后逐渐缓解，直至下餐进食后再复出现上述节律，疼痛部位应在中上腹。所以排除选项 D 和 E。所以典型症状即疼痛与进食的关系，故选 C。

36. A

【解析】癌肿侵犯一侧喉返神经可致声音嘶哑。

37. D

【解析】慢性胃炎的主要病因就是幽门螺杆菌感染。

38. A

【解析】患者病史提示为十二指肠溃疡并发出血，胃镜检查不仅可以及时直观地发现出血灶还可以及时胃镜下止血。故胃镜检查最适合。

39. C

【解析】重度异型增生属癌前病变，所以应切除，以内镜下局部切除为主。

40. C

【解析】餐后规律性疼痛，上消化道 X 线钡餐造影：胃窦小弯侧 1.5 cm 壁外龛影，恶性溃疡龛影在胃壁内。所以是胃溃疡。

41. D

【解析】急性胃炎胃出血，常规给予抑制胃酸分泌的药物，如静脉应用 H_2 受体拮抗剂或静脉应用质子泵抑制剂，质子泵抑制剂较 H_2 受体拮抗剂效果好。

42. B

43. D

【解析】青年男性，慢性病程。有 2 年的溃疡病史，根据疼痛性质诊断为十二指肠溃疡，饱食后突发的上腹部剧痛，腹式呼吸消失，上腹肌紧张，压痛、反跳痛，肝浊音界消失，肠鸣音消失，怀疑消化道穿孔的可能性大。故选 D。

44. A

【解析】根除幽门螺杆菌治疗方案：三联疗法=PPI（质子泵抑制剂）+两种抗生素。以下三种抗生素选择两种应用：①克拉霉素；②阿莫西林（或四环素）；③甲硝唑（或呋喃唑酮）。疗程为 7 d。剂量为 PPI 单粒剂量，bid；克拉霉素 250 mg，bid；甲硝唑 0.4 mg，bid；阿莫西林 1.0 mg，bid。CBS 为胶体次枸橼酸铋，在消化性溃疡的三联治疗方案中加入 CBS，则为四联治疗方案。

45. E

46. A

【解析】周期性空腹及夜间上腹痛提示是十二指肠溃疡，呕吐宿食提示幽门梗阻。

47. E

【解析】该患者很大可能是盆腔脓肿，所以直肠指诊可以帮助诊断。

48. E

【解析】患者青年男性，慢性病程。十二指肠溃疡多与幽门螺杆菌感染有关。检测方法有：①侵入性诊断方法，必须在胃镜下取材。包括：尿素酶试验、细菌培养、活检标本切片染片和直接涂染色等。②非侵入性诊断方法，不需要使用胃镜。包括：^{13}C、^{14}C 尿素呼气试验，幽门螺杆菌抗原检测，血清免疫学检测，^{15}N 尿素排泄试验等。治疗主要包括 PPI+两种抗生素，铋剂+两种抗生素。故选 E。

49. B

【解析】患者由于长期大剂量服用激素导致溃疡病的发生，皮质类固醇治疗超过 30 d 或泼尼松总量超过 1 000 mg 时可引起溃疡。既往有溃疡病史的患者，可使疾病加重。但由于该患者对激素治疗效果很好，不宜停用，应当在使用激素的前提下加用抑酸药，减少对胃黏膜的刺激。故选 B。

50. B

51. B

【解析】慢性胃炎分三类：萎缩性、非萎缩性、特殊类型。其中，慢性萎缩性胃炎胃镜表现为黏膜苍白或灰色，可见血管网，以白为主。慢性非萎缩性胃炎胃镜表现为胃黏膜红白相间或花斑状，以红为主。

52. C

【解析】止痛药可引起胃黏膜糜烂出血，首选药物为质子泵抑制剂类药物，奥美拉唑即属于质子泵抑制剂。

53. C

【解析】腹膜刺激征的特点，提示有穿孔，故选 C。

54. B

【解析】慢性萎缩性胃炎属于癌前病变，可发展成异型性增生，之后可发展成胃癌。

55. A

【解析】非甾体抗炎药可导致急性糜烂出血性胃炎。

56. B　**57. B**　**58. C**

【解析】萎缩性胃炎分为：A 型，抗壁细胞抗体（PCA）及内因子抗体常阳性，以胃体病变为主，血清胃泌素增高，可发生恶性贫血，主要与自身免疫相关。B 型，PCA 常阴性，以胃窦病变为主，血清胃泌素正常，主要与幽门螺杆菌的感染相关。

59. A　**60. D**

【解析】倾倒综合征是由于胃大部切除后，原有控制胃排空的解剖结构不复存在，加上部分患者吻合口过大（尤其是毕Ⅱ式），导致胃排空过速的一系列综合征。早期倾倒综合征会出现进食后上腹胀闷、心悸、出汗、头晕、呕吐及肠鸣腹泻等。患者面色苍白，脉搏加速、血压稍高。上述症状经平卧 30～45 min 即可自行好转消失，如患者平卧位进食则往往不发生倾倒症状。碱性反流性胃炎主要表现为：上腹部持续性烧灼痛，进食后症状加重，抗酸药无效；胆汁性呕吐，呕吐后症状不减轻，胃液分析胃酸缺乏；食欲差，体重减轻。

61. C **62. D**

【解析】胃溃疡是餐后痛，主要是由于食物刺激胃酸的分泌造成的。十二指肠溃疡是餐前痛及夜间痛，持续不减直至下餐进食或服制酸药物后缓解。

63. D **64. B** **65. B**

【解析】奥美拉唑抑制胃酸作用强而持久，体外试验证明奥美拉唑有抗幽门螺杆菌的作用。硫酸镁在肠道内可形成高渗状态，减少水分的吸收，肠内容积增大，引起肠蠕动加快，引起腹泻。该药与胃溃疡的治疗无关。

66. A

【解析】患者中年男性，慢性病程。患者有消瘦乏力等消耗症状，有胃痛的病史，但最近疼痛规律改变，并伴腰背痛，所以有恶变的可能。故选 A。

67. C

【解析】用胃肠镜诊断消化道疾病是最直观、最准确的。在观察形态的同时还可以去活检标本，通过病理最终确诊。故选 C。

68. D

【解析】持续性呕吐会丢失大量钾及氯化氢，解释了低钾低氯。而丢失胃液中的 H^+ 使得未被中和的 HCO_3^- 进入血，并且由于低钾，细胞内的 K^+ 与 H^+ 的交换增加，使细胞外的 H^+ 进一步减少，导致碱中毒。综上，为低钾低氯碱中毒，故选 D。

69. A

【解析】疼痛，消瘦、乏力而年龄 58 岁为中老年，X 线钡餐透视：胃窦小弯侧黏膜紊乱，胃壁僵硬、不规则提示患者最大可能是胃癌。

70. D

【解析】怀疑胃癌，首选的检查是胃镜。

71. A

【解析】胃癌首选的治疗方法是手术。

72. D

【解析】长期口服非甾体消炎镇痛药，呕吐血性液体，提示最大可能是急性胃炎。

73. A

【解析】怀疑胃出血，首选的检查是胃镜。

74. C

【解析】急性胃炎所导致的出血，与胃酸腐蚀关系较大，所以静脉滴注质子泵抑制剂是较好的治疗方法。

75. B **76. E** **77. B**

【解析】患者青年男性，急性病程。溃疡病穿孔的临床表现：腹膜炎的典型表现即全腹压痛，反跳痛，肌紧张，肝浊音界消失，肠鸣音减弱，且有胃病史，应直接想到消化道穿孔。X 线若出现膈下游离气体可以确诊消化道穿孔，辅助检查应选择立位腹平片，该方法既简单又明确。较严重的急性消化道穿孔都应手术治疗，手术行穿孔缝合术，即去除病因。该病通过 X 线即可明确诊断，C、D、E 项都是手术的次要目的。

78. D **79. C** **80. D**

【解析】患者青年男性，慢性病程。患者出现夜间痛，进食能部分缓解，为十二指肠溃疡的症状。胃镜检查直观并且可以确诊，是消化道的首选检查。十二指肠溃疡 100% 有幽门螺杆菌。根除幽门螺杆菌的治疗主要包括 PPI+两种抗生素、三联+铋剂+两种抗生素、四联。

81. B

【解析】患者青年男性，慢性病程，有餐前痛，所以是十二指肠溃疡。故选 B。

82. A

【解析】患者青年男性，慢性病程，有餐前痛，所以是十二指肠溃疡。腹痛加重，疼痛难忍，提示穿孔可能性大。故选 A。

83. C

【解析】患者青年男性，慢性病程，有餐前痛，所以是十二指肠溃疡。腹痛加重，疼痛难忍，提示穿孔可能性大。十二指肠穿孔，立位 X 线片最能提示。故选 C。

第三章 肝脏疾病

1. A

【解析】由于食管胃底静脉破裂出血是该病最凶险的并发症，所以应防止其出血。外科治疗主要通过非手术及手术治疗（分流或断流）的方法防止出血。故选 A。

2. C

【解析】正常的肝脏能合成白蛋白。肝硬化后，白蛋白合成量下降，患者免疫力低下，还可导致腹水。

3. B

【解析】我国病毒性肝炎是引起肝硬化的主要原因，占 60%～80%。最严重的是乙肝，其次是丙肝，甲肝和戊肝一般不发展为肝硬化。故选 B。

4. C

【解析】门脉高压症可引起侧支循环开放、脾大和脾功能亢进以及腹水等三大临床表现，其他尚有蜘蛛痣、肝掌等肝功能减退的表现。肝掌为肝功能减退表现，是非主要临床表现。

5. E

【解析】门脉高压三联征中最特异的为食管胃底静脉曲张。食管钡餐X线检查示虫蚀样或蚯蚓状充盈缺损，纵性黏膜皱襞增宽。胃底钡餐见菊花瓣样充盈缺损。A、B、C、D选项均为门脉高压的症状，不够特异。故选E。

6. E

【解析】A、C选项主要是检查胃底食管静脉曲张。B、D选项可提示肝硬化，但不作为确诊依据。CT对肝硬化合并原发性肝癌的诊断价值高于B超。肝硬化应通过肝穿刺或腹腔镜活检，经过病理确诊。故选E。

7. A

【解析】肝硬化患者近期肝脏进行性增大，肝区疼痛者首选考虑并发肝癌。

8. D

【解析】夜盲由维生素A缺乏所致，黄疸提示肝功能的储备已明显减退，出血是由于肝脏合成凝血因子的能力下降。C选项则是在肝硬化的末期，与全身消耗及多器官功能衰竭有关。故排除A、B、C、E选项。D选项与雌激素灭活功能下降有关。选D。

9. D

【解析】由于食管胃底静脉破裂出血是该病最凶险的并发症，所以应防止其出血。外科治疗主要通过非手术及手术治疗（分流或断流）的方法防止出血。故选D。

10. A

【解析】提示肝脏对雌激素灭活功能减退的体征有蜘蛛痣和肝掌，以及男性乳房发育、睾丸萎缩。

11. E

【解析】A、B、C、D选项均为锥体外系受损的表现，不特异，只有E选项为肝性脑病诊断标准之一，比较特异。故选E。

12. D

【解析】肝癌影像学检查：①超声检查。可显示肿瘤的大小、形态、所在部位，以及肝静脉或门静脉内有无癌栓，其诊断符合率可达90%，是有较好诊断价值的无创性检查方法，适合普查。②CT检查：具有较高的分辨率，对肝癌的诊断符合率可达90%以上，可检出直径1.0 cm左右的微小癌灶。③磁共振成像（MRI）：诊断价值与CT相仿，对良、恶性肝内占位病变，特别与血管瘤的鉴别优于CT。④选择性腹腔动脉或肝动脉造影检查：对血管丰富的癌肿，其分辨率低限约1 cm，对<2.0 cm的小肝癌其阳性率可达90%。由于属创伤性检查，必要时才考虑采用。⑤肝穿刺行针吸细胞学检查：在B型超声导引下行细针穿刺，有助于提高阳性率。适用于经过各种检查仍不能确诊，但又高度怀疑者。

13. E

【解析】乳果糖在小肠不被吸收，到达结肠后被分解成乳酸、乙酸等降低肠道的pH，使氨转变为铵根离子，水溶性增强，促进其从肠道的排出。A、B选项为弱碱性溶液，更加有利于氨的形成，所以在肝性脑病时不建议使用。肝性脑病的治疗是重点，如果了解脑病的病因是血氨增高，则应当通过多给酸性物质予以中和，所以用乳果糖。故选E。

14. A

【解析】门脉和下腔静脉之间有四个重要的交通支；胃底食管下段交通支；前腹壁交通支；直肠下端、肛门交通支；腹膜后交通支。但最常见也是最主要的为A选项。

15. B

【解析】肝硬化代偿期没有明显症状。失代偿期主要体现在：肝功能减退和门脉高压症的临床表现，并常出现消化道出血、肝性脑病，继发感染、癌变等严重并发症。肝功能减退表现有全身症状、消化道症状、出血倾向及贫血、内分泌失调等。除B选项外，其他选项均为全身症状，不特异。故选B。

16. B

【解析】肝区疼痛和肝脏进行性增大是肝癌主要的临床表现。

17. A

【解析】上消化道出血为肝硬化最常见的并发症，而肝性脑病是肝硬化最常见的死亡原因。

18. B

【解析】对门脉高压最有诊断意义的食管胃底静脉曲张。故选B。

19. A

【解析】门静脉血流受阻后，首先出现的是充血性脾大，然后是脾功能亢进。

20. B

【解析】肝功能减退的表现为肝掌和蜘蛛痣。其他都为门脉高压表现。故选B。

21. D

【解析】由于肠道的氨不能经过肝脏正常的代谢而直接进入体循环，所以血氨升高，而氨是造成肝性脑病最重要的神经毒素。蛋白质是人体提供氨的最主要的物质，所以一定要限制蛋白质的摄入。每天应小于20 g，之后逐渐增加至1 g/（kg·d），且支链氨基酸较好，可竞争性抑制芳香族氨基酸进入大脑，减少假性神经递质的形成。故选 D。

22. C

【解析】肝硬化并发自发性腹膜炎时，出现腹痛，体温升高，腹水迅速增加。

23. C

【解析】肝硬化腹水形成机制：门脉高压；有效循环血量不足，肾血流减少，肾素-血管紧张素系统激活，肾小球滤过率降低，心房以及激肽释放酶-激肽活性降低；低白蛋白血症；肝脏对醛固酮和 ADH 灭活能力减弱；肝淋巴液生成增加。

24. D

【解析】门静脉高压症的侧支循环不包括下肢。

25. C

【解析】肝胆系统影像学检查首选 B 超。

26. C

【解析】肝硬化、门脉高压后食管胃底静脉曲张并破裂。

27. E

【解析】尿黄，说明患者胆红素有梗阻，所以应查肝功能。故选 E。

28. D

【解析】患者最大可能是食管胃底静脉破裂出血，胃镜是其首选的检查手段。

29. E

【解析】患者中年男性，慢性病程，A、B 选项可以判断患者的肝功能情况。C 选项可以观察有无门静脉的扩张，有无门脉高压症。D 选项对于判断肝癌有一定的价值。E 选项是确诊肝硬化、肝癌的金标准，故选 E。

30. B

【解析】首选的辅助检查应当做到无创且易行。A、D、E 选项比较昂贵，C 选项不仅昂贵且对诊断不一定有帮助，只有出现肝癌，且以动脉供血为主时该检查才有帮助。B 超作为简单易行的初筛工具，既可提示肝硬化，如肝脏表面不光滑，实质回声不均等，还可以发现门静脉是否增宽及进行肝癌的初筛。故选 B。

31. B

【解析】乙型肝炎病史 30 年，腹胀、乏力、双下肢水肿伴尿少 1 个月。B 超：肝脏回声增粗、不均匀，中等量腹水。提示肝硬化失代偿期，假小叶形成是诊断肝硬化的最主要标志。

32. B

【解析】患者乙肝 30 年，很可能发展成了门脉高压，吃苹果等较硬食物后造成食管胃底静脉曲张破裂，形成大出血。

33. D

【解析】长期大量饮酒，造成酒精性肝硬化，发生了肝性脑病。

34. D

【解析】该患者合并了自发性腹膜炎，所以最有意义的体征是全腹压痛及反跳痛阳性。

35. B

【解析】肝性脑病患者口服乳果糖，可减少肠道内氨的吸收，从而降低血氨。

36. A

【解析】肝硬化患者突然出现尿少，最大可能是合并了肝肾综合征。

37. D

【解析】甲胎蛋白是现在筛查肝癌的最常用、最有价值的实验室检查之一。

38. C

【解析】患者近 3 个月腹围明显增大，1 周来少尿。无腹痛、发热，且腹部无压痛，移动性浊音(+)。肝硬化导致自发性腹膜炎时，腹水量可迅速增多，且腹水量较大，腹痛多明显，且有腹部压痛、反跳痛等腹膜刺激征的表现。可排除 E 选项。肝癌患者 AFP 检查明显增高。可排除 D 选项。门静脉血栓形成时，有剧烈腹痛、腹胀和呕吐，可迅速有大量腹水生成，移动性浊音（+++）。可排除 B 选项。根据临床表现及实验室检查，选 C。

39. E

【解析】蜘蛛痣提示患者为肝硬化，大量腹水提示处于失代偿期。

40. C

【解析】门静脉与腔静脉间有四个交通支：食管下段、胃底交通支；直肠下段、肛管交通支；前腹壁交通支；腹膜后交通支。门脉高压时，门脉血流通过脐静脉（前腹壁交通支）至脐周腹壁静脉，可引起海蛇头样改变。

41. E

【解析】AFP 升高，考虑肝细胞性肝癌。

42. C　43. D

【解析】肝性脑病不宜用肥皂水灌肠。酸中毒不宜应用酸性物质，而乳果糖在结肠中被消化道菌群转化成低分子量有机酸，导致肠道内 pH 下降；促进肠道嗜酸菌（如乳酸杆菌）的生长，抑制蛋白分解菌；促进肠内容物的酸化。所以酸中毒不宜选用口服乳果糖。

44. B　45. D

【解析】精氨酸可促进尿素循环而降低血氨，每日剂量为 10~20 g，该药呈酸性，适用于肝性脑病合并碱中毒者。乳果糖在结肠中被消化道菌群转化成低分子量有机酸，导致肠道内 pH 下降；促进肠道嗜酸菌（如乳酸杆菌）的生长，抑制蛋白分解菌；促进肠内容物的酸化。所以酸中毒不宜选用口服乳果糖。

46. B

【解析】乳果糖可以减少肠内毒素合成和吸收。

47. A

【解析】支链氨基酸可以减少脑中抑制性递质的产生。

48. C　　49. D　　50. A

51. D

【解析】患者可能已由乙肝发展成肝硬化，并进入失代偿阶段。腹部隆起、移动性浊音阳性提示腹水的可能性大，做腹腔穿刺若可抽出大量淡黄色液体，可明确腹胀的原因。故选 D。

52. A

【解析】患者曾有过上消化道出血的病史，且门脉高压（脾大、腹水），所以很有可能是食管静脉曲张破裂出血。上消化道出血的主要原因有消化性溃疡、急性胃黏膜病变、食管胃底静脉曲张以及胃癌。而患者没有胃病的病史，ALT 增高，所以考虑还是 A 选项可能性大。故选 A。

53. A

【解析】止血的方式有药物止血（加压素及生长抑素）、三腔二囊管压迫止血、内镜下套扎、TIPS 等。由于患者出血量较多，且已处于中度贫血，所以应当紧急用三腔管压迫止血。故选 A。

54. C

【解析】患者中年男性，常年饮酒史，近来出现脾大、腹水等门脉高压的症状，且 B 超回声不均匀增强。所以考虑肝硬化，根据病史考虑酒精性肝硬化。故选 C。

55. C

【解析】怀疑肝硬化，肝穿刺活检发现假小叶即可确诊。故选 C。

56. B

【解析】患者年轻女性，慢性病程，肝脾大，有腹水。肝硬化引起的腹水，属非炎症性漏出液，外观颜色常为淡黄色、清晰或微混浊，属浆液性，一般不凝固，比重常低于 1.017，浆膜黏蛋白定性试验阴性，蛋白定量常低于 3 g，主要为白蛋白。每立方毫米所含细胞数常少于 100。所以考虑肝硬化引起的腹水。故选 B。

57. D

【解析】腹水的治疗包括限制钠和水的摄入、使用利尿剂、提高血液胶体渗透压等方法。难治性腹水的治疗包括：大量排放腹水加输白蛋白，自身腹水浓缩回输，经颈静脉肝内门体分流术及肝移植。但浓缩回输必须对腹水进行常规细菌培养、内毒素检查，感染性或癌性腹水不能回输。所以该方法并不是很提倡。故选 D。

58. E

【解析】E 选项是保钾利尿剂，防止患者出现低钾血症。另外，A 选项也是可以选用的，使用时要同时要注意补充钾。现主张 A、E 选项合用。故选 E。

59. D

【解析】肝硬化腹水治疗时，利尿剂的应用和选择应遵循缓慢、持续、少不良反应的原则，合理的效果应为腹水伴水肿者每日体重下降不超过 1 kg，单纯腹水无全身水肿者，每日体重下降不超过 400 g 或连续用利尿剂 1 周体重降低不超过 2 kg 为宜。故选 D。

60. A　　61. D　　62. D

63. B

【解析】既往乙肝病史，现意识不清、扑翼样震颤等病史、体征均提示发生了肝性脑病。

64. D

【解析】血尿素氮上升说明出血仍在继续。

65. C

【解析】目前休克征象尚不严重，可先用三腔管压迫。

第四章　胆道疾病

1. E

【解析】局部体征表现为患者右上腹有压痛，约 25%的患者可触及肿大胆囊。患者在深吸气或咳嗽时，放于右肋下的手指会触到肿大的胆囊，患者会因疼痛突然终止吸气（Murphy 征），右上腹有压痛、肌紧张及反跳痛。

2. E

【解析】此型胆囊易伴发胆囊癌，所以是手术适应证之一。

3. E

【解析】雷诺氏五联征（Reynolds 五联征），为急性梗阻性化脓性胆管炎（AOSC）的临床症状。即在一般胆管感染的夏科氏（Charcot）三联征（腹痛、寒战高热、黄疸）之外，出现休克、中枢神经系统受抑制表现，统称为雷诺氏五联征。

4. D

5. B

6. E

【解析】病因虽诊断不明，只要生命体征稳定，病情稳定，不需要手术治疗。

7. D

【解析】阑尾动脉是终末血管，易痉挛缺血，血液不易代偿是急性阑尾炎缺血坏死最主要的原因。

8. C

【解析】患者出现梗阻性黄疸，选项中只有胆总管损伤会导致梗阻性黄疸。

9. D

【解析】患者出现 Charcot 三联征：腹痛、寒战高热、黄疸，提示胆管炎。所以首选腹部 B 超。

10. E

【解析】患者出现了梗阻性黄疸，所以最有可能的是梗阻部位以上的胆总管直径增粗。

11. B

【解析】当胆管炎患者出现休克时，提示发展成了梗阻性化脓性胆管炎，此时最佳的处理是纠正休克同时急症行胆管引流手术。

12. C

【解析】胆管系统疾病首选的检查是 B 超。

13. B

【解析】症状逐渐加重的胆囊炎的治疗首选胆囊切除。

第五章 胰腺疾病

1. C

【解析】胆道疾病是我国急性胰腺炎最主要的病因。

2. A

【解析】上腹疼痛不适是胰腺癌患者首发的症状；黄疸是胰头癌最主要的症状。

3. B

【解析】急性胰腺炎尿淀粉酶开始升高的时间是发病后 12~24 h，一般持续 1~2 周。

4. A

5. A

【解析】急性胰腺炎时，若有高血糖及低血钙，提示为出血坏死型胰腺炎。

6. B

【解析】胰腺炎时，脂肪酶将脂肪分解成脂肪酸，与钙形成脂肪酸钙，形成腹腔内皂化斑，引起血钙降低，血钙浓度若<2.0 mmol/L，提示预后不良。

7. D

8. A

【解析】患者可能是急性胰腺炎，所以查血淀粉酶以帮助诊断。

9. D

【解析】血淀粉酶明显增高提示是急性胰腺炎，黄疸提示胆道梗阻。所以最大可能是胆源性胰腺炎。

10. B

【解析】胆囊大提示病变在胆总管下端。体重下降，皮肤、巩膜黄染提示胰头癌可能性大。

11. E

【解析】胰腺癌复查常用的血清学指标是糖链抗原（CA19-9）和癌胚抗原（CEA），其中最常见的为糖链抗原。

12. A

【解析】血钾浓度超过>6.5 mmol/L 为透析指征。

13. B

【解析】胆管疾病首选的检查是 B 超。

14. E

【解析】经内镜逆行性胰胆管造影会一过性阻塞胰管开口，造成胰液流出受阻，可诱发急性胰腺炎。

15. B

【解析】急性胃炎疼痛不会向腰背部放射，所以排除；Murphy 征（-），提示不是急性胆囊炎；消化性溃疡一般都有病史，所以排除；急性肠梗阻一般是阵发性疼痛，所以也基本排除。

16. D

【解析】怀疑患者是急性胰腺炎，所以血尿淀粉酶最能提示。

17. C

【解析】急性胰腺炎首要的治疗就是禁食，以减少胰液分泌对胰腺的危害。

第六章 肠道疾病

1. E

【解析】急性暴发型溃疡性结肠炎多见于青少年，起病急骤，全身及局部症状均严重，高热、腹泻每天 20~30 次，便血量多。可致贫血、脱水与电解质紊乱、低蛋白血症、衰弱消瘦，并易发生中毒性结肠扩张、肠穿孔及腹膜炎，常需紧急手术，病死率高。

2. A

【解析】肠梗阻的四大典型临床表现是腹痛、腹胀、呕吐、停止排便排气。

3. B

【解析】新生儿以先天性肠道畸形多见；2 岁以内的小儿，则以肠套叠多见；蛔虫所致的梗阻多发生在儿童；老年人以肿瘤和粪块堵塞常见。

4. C

5. C

【解析】溃疡性结肠炎活动期主要表现为黏液脓血便，大便次数及便血程度，反映病情轻重。

6. C

【解析】麻痹性肠梗阻肠蠕动减弱或消失，因此，不会肠鸣音亢进。

7. D

【解析】黏液脓血便，病变最主要在左下腹部，是溃疡性结肠炎最主要的特点。抗生素治疗无效进一步支持诊断。柳氮磺吡啶水杨酸制剂（主要成分是5-氨基水杨酸）是主要治疗药物。

8. C

【解析】黏液脓血便，病变最主要在左下腹部，是溃疡性结肠炎最主要的特点。抗生素治疗无效更加支持诊断。

9. C

【解析】突发腹痛，停止排气排便 1 d，全腹压痛、反跳痛（+）。立位腹部 X 线平片见多发气液平面。诊断性腹腔穿刺抽出血性液体。提示绞窄性肠梗阻，所以急诊手术最合适。

10. D

【解析】患者是一典型的溃疡性结肠炎，首选药物柳氮磺吡啶。

11. C

【解析】用等渗温盐水纱布热敷和 0.5% 普鲁卡因封闭后，观察肠管有无生机。要求观察的时间一般为 15～30 min。

12. B

13. B

14. B

【解析】考虑为溃疡性结肠炎，故选 B。

15. A

16. C

【解析】考虑结肠癌可能，应首选结肠镜。

17. D

【解析】考虑出现了术后盆腔脓肿，首选直肠指诊。

18. A

【解析】青壮年肠扭转最常见的部位是小肠，最常见的原因是饱餐后运动。

19. C

【解析】老年人肠扭转最常见的部位是乙状结肠，最常见的原因是便秘。

20. A

【解析】溃疡病史及呕吐症状提示发生了幽门梗阻。

21. E

22. C

【解析】幽门梗阻会出现低钾低氯性碱中毒，不应补充碱性液。

第七章　直肠肛管疾病

1. C

2. B

3. E

【解析】肛裂好发部位是肛门后正中线。

4. D

5. B

【解析】外痔位于齿状线以下，是由痔外静脉丛曲张或肛缘皱襞皮肤发炎、肥大、结缔组织增生或血栓淤滞而形成的肿块。外痔表面盖以皮肤，可以看见，不能送入肛门内，不易出血，以疼痛和有异物感为主要症状。

6. E

【解析】肛门瘘管简称肛瘘，是肛管直肠与肛门周围皮肤相通的感染性管道，其内口位于齿状线附近，外口位于肛门周围皮肤上，长年不愈。

7. E

【解析】排便时脱出肛门，需手推才能还纳的圆形肿物，提示是内痔。

8. B

【解析】肿物呈梅花瓣样脱出肛门是典型的直肠脱垂的临床表现。

第八章　腹膜炎

1. B

【解析】引起继发性腹膜炎最常见的细菌是大肠埃希菌，引起原发性腹膜炎最常见的细菌是溶血性链球菌。

2. D

【解析】低热、腹痛，腹腔积液，腹水淋巴细胞增多都提示结核性腹膜炎。

3. B

【解析】结核性腹膜炎时，白细胞数目增多，其中以淋巴、单核细胞增多为主，若腹水 ADA 也增多，可进一步加强结核性腹膜炎的诊断。

4. D

【解析】腹水检查结果及发热和腹壁柔韧感等提示结核性腹膜炎可能性最高。

第九章　腹外疝

1. A

【解析】阴囊内无痛性包块，透光试验阳性，提示鞘膜积液。如果透光试验阴性，提示可能是腹股沟斜疝。

2. D

【解析】腹股沟韧带中点上方 2 cm 是腹股沟深环的部位，也是腹股沟管内口。

3. B

4. E

【解析】患者有小肠坏死，因此用单纯疝囊高位结扎。在腹股沟疝（斜疝、直疝）的治疗中，凡施行肠切除吻合术的患者，因手术区污染，在高位结扎疝囊后，一般不宜做修补术，以免感染而致修补失败。

5. D

6. D

【解析】重点行腹横筋膜加强缝合的方法 Shouldice 法。

7. C

【解析】加强腹股沟管前壁的疝修补术是 Ferguson 法。

8. C　　**9. E**

第十章　腹部损伤

1. A

2. B

【解析】肠蠕动异常活跃不是剖腹探查的适应证。

3. A

【解析】直肠下端位于腹膜外，破裂后不引起腹膜炎。

4. D

【解析】腹部损伤后以弥漫性腹膜炎表现为主，无明显休克征象，提示小肠破裂可能性最高。

5. D

【解析】左下胸部外伤、腹部积液、休克是典型的脾破裂征象。

6. C

【解析】怀疑脾破裂，首选的检查是 B 超。

7. D

【解析】脾破裂、休克时最佳的处理是脾切除。

第四篇　泌尿系统（含男性生殖系统）

第一章　尿液检查

1. A

【解析】免疫球蛋白 G 属大分子蛋白，不会出现在肾小管性蛋白尿中，肾小管蛋白尿以小分子蛋白为主。

2. A

【解析】肾小球性蛋白尿是最常见的一种蛋白尿。

3. A

【解析】肾小球源性血尿一般可见到红细胞管型，非肾小球源性血尿一般见不到红细胞管型。

4. C

【解析】肾小球滤过膜因炎症、免疫、代谢等因素损伤后，滤过膜孔径增大、断裂，静电屏障作用减弱，血浆蛋白质特别是清蛋白滤出，超出近端肾小管重吸收能力而形成蛋白尿。若肾小球损害较重，球蛋白及其他大分子蛋白滤出也可增加。根据滤过膜损伤程度及尿蛋白的组分，尿蛋白分为 2 类：①选择性蛋白尿。以 4 万~9 万分子量的清蛋白为主，可伴分子量近似的蛋白如抗凝血酶、转铁蛋白、糖蛋白等和少量小分子量的 β_2-M、Fc 片段等。无分子量大的蛋白（IgG、IgA、IgM、C3 等）。免疫球蛋白/清蛋白清除率小于 0.1，尿蛋白定性（+++）~（++++），定量超过 3.5 g/24 h，常见于肾病综合征。②非选择性蛋白尿。反映肾小球毛细管壁有严重断裂和损伤。尿蛋白以分子量较大和中等的蛋白质同时存在为主，如 IgM、IgG 和补体 C_3、清蛋白、糖蛋白（T-H 糖蛋白）、分泌型 IgA（SIgA）和下尿路分泌的少量黏液蛋白等。免疫球蛋白/清蛋白清除率大于 0.5，尿蛋白定性（+）~（++++），定量 0.5~3.0 g/24 h。非选择性蛋白尿是一种持续性蛋白尿，有发展为肾衰竭的危险，常提示预后较差。多见于原发性或继发性肾小球疾病。

肾小管性蛋白尿是指肾小管在受到感染、中毒损伤或继发于肾小球疾病时，因重吸收能力降低或抑制，而出现的以分子量较小的蛋白为主的蛋白尿。尿 β_2-M、溶菌酶增高，尿液清蛋白正常或轻度增多；尿蛋白定性（+）~（++），定量 1~2 g/24 h。常见于肾小管损害疾病。

混合性蛋白尿是指肾脏病变同时或相继累及肾小球和肾小管时而产生的蛋白尿。兼具两种蛋白尿特点，但各组分所占比例因病变损害部位不同而不一致，也可因肾小球或肾小管受损害程度的不同而有所差异。

溢出性蛋白尿是指肾小球滤过、肾小管重吸收均正常，因血浆中分子量较小或阳性电荷蛋白异常增多，经肾小球滤过，超过肾小管重吸收能力所形成的蛋白尿。异常增多的蛋白有游离血红蛋白、肌红蛋白、溶菌酶、本周蛋白等，尿蛋白定性多为（+）~（++）。常见于多发性骨髓瘤等。

组织性蛋白尿是指来源于肾小管代谢产生的、组织破坏分解的、炎症或药物刺激泌尿系统分泌的蛋白质，进入尿液而形成的蛋白尿。以 T-H 糖蛋白为主，生理性约为 20 mg/d，尿蛋白定性（±）~（+），定量 0.5~1.0 g/24 h。

5. D

【解析】运动后出现轻微蛋白尿，休息后消失，属功能性蛋白尿，是生理性蛋白尿。

6. B

【解析】有血尿、蛋白尿病史，但无其他临床表现，应考虑无症状性血尿或蛋白尿。

7. C　　8. A　　9. D

【解析】管型是蛋白质、细胞碎片在肾小管和集合管中凝固形成的圆柱形蛋白聚体。白细胞管型出现时表示尿液中白细胞含量超过 30%，见于肾盂肾炎、间质性肾炎。透明管型是常见管型，老年人浓缩尿中可见，发热、运动等情况下也可能出现。蜡样管型是由颗粒管型、细胞管型在肾小管中长期停留变性，或直接由淀粉样变性的上皮细胞脱落后形成，提示肾小管坏死。

第二章　肾小球疾病

1. D

【解析】急性弥漫性增生性肾小球肾炎就是急性肾小球肾炎，其病理就是内皮细胞及系膜细胞增生。

2. B

【解析】变形红细胞血尿为肾小球源性，均一形态正常红细胞尿为非肾小球源性。故选 B。

3. D

【解析】急性肾小球肾炎治疗以休息及对症治疗为主。急性肾衰竭患者应予透析，待其自然恢复。本病为自限性疾病，不宜应用糖皮质激素及细胞毒药物。

4. E

【解析】肾病综合征是肾小球疾病，因此迅速排除 B、C、D 选项。常见继发性肾病综合征的病因包括紫癜性肾炎、狼疮性肾炎、韦格纳肉芽肿等疾病，但隐匿性肾炎不会引起肾病综合征。故选 E。

5. C

【解析】慢性肾炎是慢性肾小球肾炎的简称，是以血尿、蛋白尿、高血压、水肿为基本临床表现，起病方式不一致，但最终发展为慢性肾衰竭的一组肾小球疾病。其病理可分为：系膜增生性肾小球肾炎、系膜毛细血管性肾小球肾炎、膜性肾病及局灶节段性肾小球肾炎。随病情进展，多演变为程度不等的肾小球硬化等。因此可见其主要病变部位在于肾小球。故选 C。

6. E

【解析】目前诊断肾脏疾病的金标准为病理诊断，急进性肾小球肾炎的病理类型属新月体型，病理表现为 50%以上肾小球囊内有新月体形成。故选 E。

7. B

【解析】高血压及蛋白尿均是慢性肾脏疾病病情进展的独立危险因素，以尿蛋白定量 1 g/d 为界，大于 1 g/d 时血压控制目标为 125/75 mmHg 以下；反之，目标为 130/80 mmHg 以下。故选 B。

8. B

【解析】急性肾小球肾炎多由 β 溶血性链球菌感染所致，链球菌感染后导致血清 C_3 及总补体下降，8 周内恢复。这是急性链球菌感染后肾小球肾炎的特征，也是其与其他类型的急性肾小球肾炎鉴别的重要特征。故选 B。

9. C

【解析】慢性肾脏病的分期：1 期，GFR>90 mL/min；2 期，GFR 60～89 mL/min；3 期，GFR 30～59 mL/min；4 期，GFR 15～29 mL/min；5 期，GFR<15 mL/min。

10. E

【解析】选项 A、B、C、D 均是对症治疗的目的之一，防止或延缓肾功能恶化是最终目的。故选 E。

11. C

【解析】目前各种肾病综合征的治疗仍以糖皮质激素及细胞毒药物为主，故排除 A、D 选项。血管紧张素转化酶抑制剂在各种研究中被证明除了有降血压的作用，也可通过调整血流动力学起到保护肾脏的作用，排除 B 选项。肾病综合征的患者出现低蛋白血症，目前学界认为抗凝是治疗的重要手段之一，排除 E 选项。故选 C。

12. D

【解析】目前原发性肾病综合征的治疗仍以激素及细胞毒药物为首选，当激素治疗效果不佳时，建议加用细胞毒药物。故选 D。

13. E

【解析】肾病综合征的一般治疗包括：出现水肿、低蛋白血症患者首先要求卧床休息，等到水肿消失，一般情况好转后可起床活动，而非痊愈后才可起床，排除 A 选项。水肿患者要求低盐（小于 3 g/d）饮食，无盐饮食是错误的，对患者全身状况的恢复不利，排除 B 选项。针对大量蛋白的丢失，低蛋白血症，一般治疗要求给予优质蛋白饮食，同时多食富含多聚不饱和脂肪酸食物调整血脂。因此排除 C、D 选项。故选 E。

14. A

【解析】急进性肾小球肾炎根据免疫病理表现分为 3 型。Ⅰ型：抗肾小球基底膜型肾小球肾炎，抗肾小球基底膜抗体阳性；Ⅱ型是指免疫复合物型肾小球肾炎，因免疫复合物形成激活补体而致病；Ⅲ型是指少免疫复合物型肾小球肾炎，ANCA 阳性。其病理类型为新月体型肾炎，表现为肾小球囊内 50%以上有新月体形成，因此排除其他选项。B 超等影像学检查常显示双肾增大，但并非所有的急进型肾小球肾炎，肾体积都会增大。故选 A。

15. D

【解析】肾病综合征常见的病理类型为：轻微病变型肾小球肾炎，激素治疗效果好，但易复发，可转化为局灶节段性肾小球肾炎。局灶节段性病变预后不佳，约 10%有氮质血症，A、E 选项排除。系膜毛细血管性肾小球肾炎治疗效果差，激素可能仅对少数儿童患者有效，但对成人疗效差，10 年内约有 50%的患者进展到慢性肾衰竭，排除 C 选项。膜性肾病占 NS 的 20%，其中有 15%～30%的患者可出现临床自发缓解，60%～70%的早期患者在接受激素或细胞毒药物治疗后可达到临床缓解，本类型长期生存率高。故选 D。

16. E

【解析】急性肾小球肾炎多由 β 溶血性链球菌感染所致，链球菌感染后导致血清 C_3 及总补体下降，8 周内恢复，这是急性链球菌感染后肾小球肾炎的特征，也是与其他类型的急性肾小球肾炎鉴别的重要特征。故选 E。

17. B

【解析】急进性肾小球肾炎病理类型均为新月体型，光镜下可见50%以上，所以A不选。临床包括3型：Ⅰ型为抗肾小球基底膜型，Ⅱ型为免疫复合物型，所以排除C、D选项。甲泼尼龙治疗Ⅰ型效果较差，血浆置换主要用于Ⅲ型，排除E选项。综上，选B。

18. A

【解析】肾病综合征以大量蛋白尿（尿蛋白定量>3.5 g/24 h）、低蛋白血症（血浆白蛋白<35 g/L）、水肿、高血压为主要表现，但最基本的表现在于大量蛋白尿。低蛋白血症和水肿继发于大量蛋白尿，是白蛋白遗失后的表现。故选A。

19. A

【解析】单纯型肾病和肾炎型肾病临床上根据血尿、高血压、氮质血症、低补体血症来鉴别。

（1）2周内分别3次以上离心尿检查RBC>10/高倍视野，并证实为肾小球源性血尿者。

（2）反复或持续性高血压，并除外糖皮质激素等原因所致。学龄儿童≥130/90 mmHg，学龄前儿童≥120/80 mmHg.

（3）持续性氮质血症，并排除由于血容量不足等所致。

（4）持续低补体血症（正常值0.8～1.2 g/L）。凡肾病综合征表现并具有以上四项之一项或多项者诊断为肾炎性肾病，不具有以上条件者为单纯型肾病。

20. B

【解析】90%以上的患者使用糖皮质激素治疗微小病变肾病有效，一般在7～28 d蛋白尿逐渐缓解并消失，临床症状减轻。

21. B

22. B

【解析】肾小球源性血尿变形红细胞可超过70%。

23. B

【解析】严重感染时才停用激素。肛周脓肿为一般感染，不属于严重感染。激素可用8～12周，此患者刚用8周，且尿蛋白未转阴，所以激素用量不变。故选B。

24. A

【解析】寒战高热，左肾区叩击痛（+）说明是急性肾盂肾炎。亚硝酸盐（+）说明是大肠杆菌感染。

25. D

【解析】症状消失后可逐步增加活动量，可上学，但不能参加体育活动，更不能参加剧烈运动。故选D。

26. E

【解析】影像学检查提示肾皮质瘢痕，结合病史长、腰背部酸痛，实验室检查可以明确慢性肾盂肾炎诊断。患者目前因发热伴腰痛、尿痛2 d入院。提示病情处于活动期，故选E。

27. E

【解析】IgA肾病常在呼吸道感染或消化道感染后出现血尿，所以最符合。其他类型的肾病综合征往往和呼吸道感染不相关。

28. B

【解析】急性肾小球肾炎临床表现为血尿、蛋白尿、水肿、高血压，可伴有一过性氮质血症。根据题干中提供的患者临床症状，排除A选项。慢性肾小球肾炎病程大于1个月以上，急性发作临床表现类似于急性肾炎综合征，可排除C选项。患者临床表现及实验室检查支持尿路感染诊断，急性膀胱炎表现为膀胱刺激症状，但少见腰痛及寒战、高热，故考虑为肾盂肾炎。根据患者表现，排除隐匿性诊断。故选B。

29. C

【解析】患者病理表现为新月体型肾小球肾炎，考虑为急进性肾小球肾炎，血浆抗肾小球基底膜抗体（+），为Ⅰ型急进性肾小球肾炎，治疗以强化血浆置换疗法为好。甲泼尼龙冲击联合环磷酰胺治疗主要适用于Ⅱ、Ⅲ型，Ⅰ型疗效差。故选C。

30. C

【解析】肾静脉栓塞是应用激素治疗的一个并发症之一，左肾增大更提示肾静脉栓塞。

31. B

【解析】病史超过1年，有高血压和肾功能损害，所以是慢性肾炎。隐匿性肾炎患者应无高血压和肾功能减退。故选B。

32. D

【解析】为毛细血管内增生性肾小球肾炎。其特征是光镜下内皮、系膜细胞弥漫增生，中性粒细胞浸润；免疫荧光可见IgG及C_3呈粗颗粒状沿毛细血管壁、系膜区沉积；电镜可见肾小球上皮细胞下有驼峰状大块电子致密物沉积。

33. D

【解析】根据病史和检查结果，可以确定本患者为肾小球肾炎尿毒症。尿中有蜡样管型、Hb 80 g/L，更支持是晚期尿毒症，血钾又达正常上限，故以透析治疗最恰当。其余均为对症治疗，不能排毒，只可作为辅助治疗手段。故选D。

34. B

【解析】患者上呼吸道感染后出现水肿、尿少等症状，同时在2周后出现少尿、肾功能减退，符合急进性肾小球肾炎的临床特征。急性肾小球肾炎多为链球菌感染所致，其特征性诊断标准为血清补体下降，急性肾小球肾炎也可以出现肾功能异常，少数患者甚至少尿，但多为一过性。故排除 A 选项。慢性肾炎多为急性肾炎演变而来，病程超过 1 个月，与患者临床表现不符合，排除 C 选项。肾病综合征诊断标准为大量蛋白尿（大于 3.5 g/d），低蛋白血症（血清白蛋白小于 30 g/L），水肿，血脂升高，与患者临床表现不一致，排除 D 选项。患者为 20 岁青年男性，既往无高血压病史，排除 E 选项。故选 B。

35. D

【解析】膜性肾病易并发静脉血栓。

36. C

【解析】凡尿化验异常（蛋白尿、血尿、管型尿）、水肿及高血压病史达 1 年以上，无论有无肾功能损害均应考虑此病。在除外继发性肾小球肾炎及遗传性肾小球肾炎后，临床上可诊断为慢性肾炎。该患者发现血尿、蛋白尿 2 年，时间超过 1 年，所以应诊断为慢性肾小球肾炎。

37. D

【解析】患者反复咽痛伴腰酸、发作性单纯血尿，无肾区叩击痛，排除肾盂肾炎可能。隐匿性肾炎与题干中患者咽红、扁桃体肿大不符合，可排除。故选 D。

38. C

【解析】膜性肾病易发生血栓，最常见的是肾静脉血栓。

39. B

【解析】时间超过 1 年，症状明显，所以是慢性肾小球肾炎。

40. E

【解析】血肌酐 879 μmol/L，大于 707 μmol/L，进入了尿毒症期。所以也是 CKD 的最后一期也就是 CKD5 期。

41. E

【解析】糖皮质激素（下面简称激素）用于肾脏疾病，主要是取其抗炎作用。它能减轻急性炎症时的渗出，稳定溶酶体膜，减少纤维蛋白的沉着，降低毛细血管通透性而减少尿蛋白漏出。此外，尚可抑制慢性炎症中的增生反应，降低成纤维细胞活性，减轻组织修复所致的纤维化。糖皮质激素对疾病的疗效反应在很大程度上取决于其病理类型，微小病变的疗效最为迅速和肯定。使用原则和方案一般是：①起始足量。常用药物为泼尼松，口服 8 周，必要时可延长至 12 周。②缓慢减药。足量治疗后每 2～3 周减原用量的 10%，当减至 20mg/d 左右时症状易反复，应更加缓慢减量。③长期维持。最后以最小有效剂量再维持数月至半年。激素可采取全日量顿服或在维持用药期间 2 d 量隔日 1 次顿服，以减轻激素的副作用。水肿严重、有肝功能损害或泼尼松疗效不佳时，可更换为泼尼松龙口服或静脉滴注。

42. D

【解析】肾活检是明确诊断最有价值的检查。

43. B

【解析】患者目前肾功能检查见 BUN 30 mmol/L，可诊断肾功能不全。就其病因而言，患者既往有少尿、水肿、蛋白尿、高血压等肾炎综合征表现，同时病程长达 21 年，排除急性可能；不支持肾病综合征大量蛋白尿、低蛋白血症的诊断标准。故选 B。

44. A

【解析】急进性肾炎表现起病过程与急性肾小球肾炎相似，但除了急性肾小球肾炎的临床表现外，多早期出现少尿、无尿、肾功能急剧减退等表现，与患者症状不符，故排除 B 选项。狼疮性肾炎除有肾炎的相关临床症状外应合并狼疮病史及相关临床表现，患者无明显前驱病史，排除 C 选项。患者无膀胱刺激症状，无发热、腰背部酸痛等尿路感染症状，排除 E 选项。结合患者临床症状及补体 C_3 下降这一明显特征，故选 A。

45. B

【解析】患者目前血压在 135/80 mmHg，24 h 尿蛋白定量每天小于 1 次，肾功能正常，目前不主张使用糖皮质激素及细胞毒药物。但就其尿蛋白定量而言，目标血压值是 130/80 mmHg，高血压及蛋白尿均是促进肾小球硬化、加速肾功能减退的危险因素。目前主张应用 ACEI 或 ARB 类药物，在降血压的同时，通过对肾小球血流动力学的调节作用起到改善蛋白尿、保护肾功能的作用。故选 B。

46. C

【解析】微小病变肾病，儿童最多见，激素敏感，治疗效果好。

47. D

【解析】糖尿病肾病是因为糖尿病所致微血管病变。

48. B　**49. E**

【解析】肾病综合征的治疗主要是抑制免疫与炎症反应，用糖皮质激素。使用原则：始量足（1 mg/kg，8～12 周），减量慢（10%，2～3 周），维持长（10 mg/d，0.5～1 年）。激素治疗无效；患者对激素依赖；反复发作或重症患者使用细胞毒药物；微小病变性肾病治疗 8～12 周，可延长激素敏感患者的缓解期。由于细胞毒药物有性腺毒性、致畸胎作用及其他毒性反应，仅在肾病和激素副反应均严重时才予应用，故第 48 题选 B。膜性肾病的免疫治疗方案总体认为单独应用糖皮质激素无效，应用激素+细胞毒类药物治疗，能使部分患者达到临床缓解。单用激素效果不佳，所以要联用。故第49题选E。

50. C　　51. D　　52. C

【解析】患者病程长达5年，同时伴蛋白尿、高血压，两者均是肾功能损伤的独立危险因素。尿蛋白定量不能代表目前病情，电解质代表全身状态，不能作为独立诊断依据，肾活检主要帮助明确病理类型，但患者目前病程较长，首先应明确肾功能状态。出现尿检异常（蛋白尿、血尿等），同时存在高血压，水肿达1年以上者，首先考虑慢性肾炎。患者病史基本符合。慢性肾炎的治疗以防止或延缓肾功能进行性恶化、改善及缓解临床症状、防治严重的临床并发症为主要目的，而不以消除红细胞、蛋白尿为目标。目前治疗以糖皮质激素和ACEI为主，因此排除其他选项。

第三章　泌尿、男性生殖系统感染

1. E

【解析】急性肾盂肾炎主要表现为尿路刺激症状，伴畏寒，发热。查体可见肾区叩痛等典型表现，可伴有血尿，但贫血症状不会出现，不仅因为不存在导致贫血的直接原因，也可以理解为急性肾盂肾炎的病程不足以引起贫血。故选E。

2. C

【解析】肾盂肾炎最常见的致病菌为革兰阴性杆菌，其中以大肠埃希菌最为常见。故选C。

3. D

【解析】尿路感染最常见的致病菌为革兰阴性杆菌，其中以大肠埃希菌最为常见，占尿路感染的80%~90%。故选D。

4. A

【解析】肾盂肾炎属尿路感染疾病，其感染途径包括上行感染（95%）、血行感染（不足3%）、直接感染及淋巴道感染，因此可见最常见的是上行感染。故选A。

5. E

【解析】膀胱刺激征为尿频、尿急、尿痛。故选E。

6. A

【解析】尿路感染的治疗原则首先为选用致病菌敏感的抗生素。大肠杆菌为革兰阴性杆菌，其特异性抗生素为喹诺酮类，因此选诺氟沙星。故选A。

7. D

【解析】该患者怀疑是急性肾盂肾炎，标准抗生素治疗是口服2周。

8. C

【解析】患者出现膀胱刺激症状，伴腰痛，同时出现尿蛋白（+），表示病变位置为肾脏，可排除膀胱炎。慢性肾盂肾炎因病程较长，IVP可见肾盂肾盏变形、缩窄，患者不存在该表现。故选C。

9. B

【解析】膀胱刺激征+肾区叩击痛+尿培养阳性=急性肾盂肾炎。抗生素疗程2周。

10. E

11. D

【解析】“滴白”是慢性前列腺炎的特征性临床表现。

第四章　泌尿、男性生殖系统结核

1. B

【解析】怀疑是肾结核，所以尿结核分枝杆菌培养是最有价值的检查。膀胱刺激症状是肾结核最重要、最主要也是最早出现的症状。当结核杆菌对膀胱黏膜造成结核性炎症时，患者开始先有尿频，排尿次数在白天和晚上都逐渐增加，可以由每天数次增加到数十次，严重者每小时要排尿数次，直至可出现类似尿失禁现象。长期慢性的尿频、尿急、尿痛及血尿，或者是一般抗感染治疗经久不愈的膀胱炎，均应考虑肾结核病变的存在。X线检查是肾结核的主要诊断方法。X线表现出典型的结核图像即可确立肾结核的诊断。尿路平片可见肾外形增大或呈分叶状。4.5%~31%可显示肾结核的片状、云絮状或斑块状钙化灶。其分布不规则、不定型，常限于一侧肾脏。若钙化遍及结核肾的全部，甚至输尿管时，即形成所谓的“自截肾”。

2. B

【解析】长期尿频、尿急，经抗生素治疗无效，说明不是一般的泌尿系感染。所以最大可能是泌尿系结核。

3. D

【解析】急性肾炎表现为血尿、蛋白尿、高血压、水肿，所以不选A。肾结石表现多样，常见血尿、腹痛，排除B选项。肾肿瘤以无痛性肉眼血尿为主要表现，不支持诊断。膀胱炎的主要临床表现为尿频、尿急、尿痛等膀胱刺激症状，脓尿症状不为主要临床表现，排除C选项。同时出现慢性膀胱刺激症状及脓尿，首先考虑为肾结核。故选D。

第五章　尿路结石

1. B

【解析】肾绞痛一般由结石引起，治疗时首先可采用缓解疼痛的措施，如改变患者的体位，注意保暖，使用阿托品、654-2、强痛定或哌替啶（度冷丁）等镇痛解痉药物，若绞痛停止则可以不必住院。

2. D

【解析】老年泌尿结石患者多为男性，以膀胱结石为主。老年膀胱结石患者均有不同程度的临床症状，表现为尿频、尿急、尿痛、肉眼血尿，排尿中断，改变体位后仍可继续排尿。膀胱结石合并感染时可出现脓尿、发热、下腹疼痛。老年膀胱结石多为前列腺增生、尿潴留所致，因此常合并前列腺增生的症状与表现。

3. B

【解析】诊断输尿管结石手段包括泌尿系平片、B超、造影等检查，但题干要求是最简便的方法，平片要求拍摄正侧位。造影是适用于其他方法不适合的时候。故选B。

4. D

【解析】看见与活动相关的疼痛与血尿，首先想到尿道结石，但膀胱结石主要表现为排尿突然中断，并感疼痛、放射痛。尿道结石表现为急性尿潴留伴会阴部疼痛，也可出现排尿困难，与题干不符。故选D。

5. C

【解析】肾与输尿管结石的主要表现是与活动有关的疼痛与血尿。故选C。

6. E

【解析】肾肿瘤主要表现为间歇性无痛性肉眼血尿，与题干不符，可排除。肾炎表现为血尿、蛋白尿、高血压等症状，不会出现肾绞痛，排除B选项。肾结核表现为尿频、脓尿、血尿，不存在肾绞痛，予以排除。肾损伤腰背部疼痛不是绞痛性质。而肾与输尿管结石的主要表现是与活动有关的疼痛与血尿，基本符合题干。故选E。

7. D

【解析】体外冲击波碎石适于直径<2.0 cm的上尿路结石，要求结石远端无梗阻方能执行。

8. D　**9. A**

【解析】输尿管结石直径小于0.6 cm，运用排石药物及大量饮水，运动即可。安装心脏起搏器为体外冲击波碎石的禁忌证。

第六章　泌尿、男性生殖系统肿瘤

1. B

【解析】膀胱肿瘤患者多因无痛肉眼血尿就医，出现膀胱刺激症状者多已晚期。出血量多时才会表现为全程肉眼血尿，肿块体积过大或阻塞膀胱出口时才表现为排尿困难，但最常见的是血尿及疼痛。故选B。

2. D

【解析】肾盂肿瘤早期患者即可出现间歇无痛性血尿，偶见血块，少见镜下血尿，晚期有贫血、下肢水肿、腹部肿块等症状，故选D。

3. E

【解析】血尿、疼痛、包块是肾肿瘤的典型症状，其中无痛性间歇性肉眼血尿是最常见症状，表明肿瘤已侵入肾盏、肾盂。故选E。

4. A

【解析】膀胱肿瘤以移行细胞癌最常见，鳞癌和腺癌仅占2%~3%。

5. C

【解析】肾癌高发年龄是50~60岁，男性多见，常见症状为血尿、肿块和疼痛，反复发生间歇无痛性肉眼血尿是常见症状。影像学X片提示：患侧肾影增大，不规则。但仅在肿瘤体积较大时才易在腰部或腹部发现肿块，而非早期即可发现。故选C。

6. B

【解析】血尿、疼痛、包块是肾肿瘤的典型症状，发热、高血压、血沉快作为肾外表现可能与其他全身性疾病相混淆，因此需要综合考虑，进行鉴别。故选B。

7. C

【解析】浸润深度是肿瘤临床治疗和分期的依据，原位癌乳头状无浸润，T_1仅限于固有层内，T_{2a}仅浸润浅肌层，T_{2b}浸润深肌层，T_3浸润膀胱壁，T_4浸润前列腺及膀胱邻近组织。故选C。

8. B

【解析】肾癌分为肾透明细胞癌、乳头状肾细胞癌、肾嫌色细胞癌及未分类肾细胞癌4个分型，透明细胞癌占RCC的60%~85%。大部分散发性肾透明细胞癌是单侧单病灶，2%~5%的患者同时或相继发生双侧肾脏或单侧多中心病灶，而遗传性肾透明细胞癌多为双侧多病灶。肾透明细胞癌大体标本切面多呈实性，因癌细胞含有脂质而呈黄色，肿瘤中常见坏死、出血。

9. B

【解析】根治性肾切除术是肾癌的最主要治疗方法，切除范围要包括患肾、肾周脂肪、肾周筋膜、区域肿大淋巴结，因此排除A选项。肾癌有对多种药物的耐药基因，对放疗及化疗不敏感，因此排除C、D、E选项。故选B。

10. C

【解析】CT及增强CT是诊断肾癌最有价值的检查。

11. D

12. A

13. B

【解析】该患者最大可能是肾盂肾癌，肾盂肾癌标准术式是切除患侧肾和同侧全长输尿管。

14. C

【解析】膀胱肿瘤的治疗以手术为主，分经尿道手术、膀胱切开肿瘤切除、膀胱部分切除及膀胱全切除。但需根据患者病理分期及全身情况决定。题干中提示目前肿瘤处于T_1期，原则上采用保留膀胱手术，因此排除其他选项。故选C。

15. E

【解析】膀胱镜最直接，可取活检。

16. B

【解析】只有CT（平扫+增强）才能满足所述的检查要求，其他的选项不能达到。

17. A

【解析】膀胱肿瘤最常见的组织学类型是移行细胞癌。

18. E

【解析】肾细胞癌最常见的组织类型是透明细胞癌，故选E。

第七章　泌尿系统梗阻

1. A

【解析】尿频是前列腺增生最早出现的症状，但不是主要症状，因此排除B选项。进行性排尿困难是主要症状，表现为排尿时间延长，如梗阻加重时可逐渐发生尿潴留，并出现尿失禁，因此D、E选项作为排尿困难后并发的表现，不能作为主要症状，可排除。当增生合并结石时，患者可出现血尿，因此排除C选项。故选A。

2. C

【解析】急性尿潴留的治疗原则是解除病因，恢复排尿。如梗阻一时不能排除，应首先引流膀胱尿液解除病痛。如梗阻病因仍不能排除，可永久引流尿液。D、E选项也是为长期导尿准备。故选C。

3. E

【解析】尿潴留分为机械性及动力性，后者是指膀胱出口、尿道无器质性梗阻病变，尿潴留为排尿动力障碍所致。最常见原因是中枢和周围神经系统病变。故选E。

4. C

【解析】前列腺增生多发生在移行带（靠近尿道），早期症状为尿频，典型临床表现为进行性排尿困难。

5. B

【解析】急性尿潴留的治疗原则是解除病因、恢复排尿。如梗阻一时不能排除，应首先引流膀胱尿液解除病痛，如梗阻病因仍不能排除，可永久引流尿液。患者临床表现基本符合前列腺增生，因此诊断前列腺增生引起的急性尿潴留明确，应立即予以导尿解除病痛。故选B。

6. A

【解析】前列腺增生所致的尿失禁为充盈性尿失禁。急迫性尿失禁多见于尿路感染患者。压力性尿失禁多见于产后的妇女。真性尿失禁是膀胱括约肌功能严重受损所致。

7. E

【解析】前列腺增生致急性尿潴留者，导尿并留置尿管是首选的治疗办法。

8. B

【解析】题干所述是典型的前列腺增生的表现。故选B。

9. B

【解析】鞘膜积液表现为一侧多见，阴囊内有肿块，呈现慢性无痛性逐渐增大。其诊断特征性表现为透光试验阳性，站立时积液流向下方，阴囊肿大，卧位时积液流向腹腔，肿块消失，结合题干，故选B。

10. A

【解析】患者可能是前列腺增生，前列腺直肠指诊检查常用且简单。

第八章　泌尿系统损伤

1. C

【解析】肾挫伤仅局限于部分肾实质，多症状轻微，可自愈，故不选A。肾蒂断裂为血管损伤，较少见，最严重。肾部分损伤，常不需手术治疗可自愈，故不选D。肾全层裂伤为肾实质深度裂伤，外及肾包膜，内达肾盂肾盏黏膜，肾皮质裂伤不及肾全层裂伤，排除E。

2. D

【解析】CT可清晰显示肾皮质裂伤、尿外渗和血肿范围，显示无活力的肾组织，并可了解与周围组织和腹腔内其他脏器的关系，为首选检查。

3. D

4. A

【解析】前尿道损伤主要是骑跨伤引起的尿道球部损伤，后尿道损伤主要是骨盆骨折引起的尿道膜部损伤。

5. B

【解析】骨盆骨折损伤尿道膜部（后尿道），骑跨伤损伤尿道球部（前尿道）。故选B。

6. B

【解析】导尿是检查尿道是否连续、完整的手段，同时也是治疗的手段之一。在严格无菌的操作条件下，如果导尿管顺利插入，说明尿道连续而完整，膀胱位置处于骨盆深部，因此不存在损伤后导尿管不能插入的情况。同时后尿道损伤主要继发于骨盆骨折后，损伤后可出现排尿困难，易出现急性尿潴留，符合患者症状，因此排除其他选项。故选B。

7. B

【解析】男性尿道损伤多出现于尿道球部，且主要在会阴部骑跨伤后发生。主要症状为排尿困难，局部血肿，表现为会阴部、阴囊部肿胀，瘀斑。软组织损伤一般不出现排尿困难、尿潴留，可排除。膜部属于后尿道，损伤多继发于骨盆骨折，而患者为骑跨伤所致，可排除C选项。膀胱破裂多表现为休克等症状，但会阴部肿胀不可见，排除D选项。故选B。

8. B

【解析】尿道球部损伤时，血液及尿液渗入会阴浅筋膜包绕的会阴浅袋，使会阴、阴囊、阴茎肿胀，有时向上扩展至腹壁。因为会阴浅筋膜的远侧附着于腹股沟部，近侧与腹壁浅筋膜深层相连续，后方附着于尿生殖膈，尿液不会外渗到两侧股部。尿道阴茎部损伤时，如阴茎筋膜完整，血液及尿液渗入并局限于阴茎筋膜内，表现为阴茎肿胀；如阴茎筋膜亦破裂，尿外渗范围扩大，与尿道球部损伤相同。尿道损伤合并尿外渗，若不及时处理或处理不当，会发生广泛皮肤和皮下组织坏死、感染和脓毒症。

9. B

【解析】参考第8题。

10. A

【解析】导尿可以检查尿道是否连续、完整。在严格无菌操作下，如能顺利插入导尿管，则说明尿道连续而完整。一旦插入导尿管，应留置导尿管1周以引流尿液并支撑尿道。如一次插入困难，不应勉强反复试插，以免加重创伤和导致感染。X线检查、尿道造影可显示尿道损伤部位及程度，尿道断裂可有造影剂外渗，尿道挫伤则无外渗征象。

第九章　肾功能不全

1. E

【解析】急性肾衰竭分为少尿期、多尿期及愈合期，患者少尿期容易出现血钾潴留，引起严重的并发症状，相较于其他的代谢紊乱而言，后果更为严重。故选E。

2. A

【解析】肾衰竭后钾离子排除障碍，所以会导致高钾血症；酸性代谢产物排除受阻，所以会出现代谢性酸中毒。

3. C

【解析】急性肾小管坏死是肾性急性肾衰竭最常见的类型，诊断一般是基于血肌酐相对值和绝对值的变化。故选C。

4. C

【解析】血钾已超过6.5 mmol/L，需紧急血液透析。

5. B

【解析】慢性肾衰竭进行性发展的危险因素包括高血压、高血糖、低蛋白血症等，而其急性加重的危险因素包括累及肾脏的疾病复发或加重；血容量不足，肾脏局部血供急剧减少；严重高血压不能有效控制；泌尿道梗阻；肾毒性药物的使用；严重感染，劳累等。其中最常见的诱发因素为感染。故选B。

6. D

【解析】促红细胞生成素是促进血液系统造血的主要激素，但慢性肾衰竭患者合并贫血主要为促红细胞生成素生成减少。其次包括透析过程中的丢失、出血倾向等。故选D。

7. D

【解析】肾性贫血是指各种因素造成肾脏促红细胞生成素（EPO）产生不足或尿毒症血浆中一些毒素物质干扰红细胞的生成和代谢而导致的贫血，是慢性肾功能不全发展到终末期常见的并发症。贫血的程度常与肾功能减退的程度相关。肾性贫血为慢性肾病的伴随症状，慢性肾病患者一旦并发肾性贫血，常外在表现有面色萎黄、眼结膜苍白、唇甲苍白无光泽等症状。

8. E

【解析】慢性肾衰竭的病因包括糖尿病肾病、高血压肾小动脉硬化性疾病、原发性或继发性肾小球疾病、肾小管间质性疾病、肾血管病变、遗传性肾病等。我国既往的流行病学调查显示：各种肾小球疾病是慢性肾衰竭最常见的病因。故选 E。

9. E

【解析】急性肾衰竭是指各种原因引起的肾功能在短期内出现下降而导致的氮质废物滞留和尿量减少综合征，可发生在原先没有肾脏病基础的患者，也可出现在慢性肾衰竭患者。表现为血肌酐、尿素氮升高，水、电解质代谢紊乱，全身各系统并发症及少尿。患者目前诊断基本明确，就目前急性肾衰竭治疗而言，倾向于纠正可逆原因、早期透析治疗，以保护肾功能。因此，患者目前应采取的最有效治疗手段为及时紧急透析。故选 E。

10. E

【解析】血钾已超过 6.5 mmol/L，首选血液透析。

11. E

【解析】当慢性肾衰竭患者 Cr 大于 707 μmmoL/L，CFR 6~10 mL/min，并有尿毒症表现时，经治疗不能缓解，则应给予血液透析治疗。故选 E。

12. D

【解析】慢性肾衰竭是指各种原因引起的肾脏结构和功能障碍（肾脏损伤病史大于 3 个月）。其与急性肾衰竭的区别包括：病程长短不同，是否存在贫血。急性肾衰竭因病程较短多不伴肾性贫血。影像学检查提示慢性肾衰竭肾脏体积缩小，急性肾衰竭因病程短肾脏体积多无改变，我们常规所称的急性肾衰竭多指急性肾小管坏死，因此排除 A、B、C 选项。恶性高血压临床表现为血尿、蛋白尿、管型尿、肾功能进行性恶化，在数周或数月内进入终末期肾脏病，与患者表现不符，可予排除。故选 D。

13. D

【解析】慢性肾衰竭血液透析指征：

（1）全身水肿、心衰不能缓解。

（2）血钾>6.5 mmol/L。

（3）血肌酐≥707 μmol/L，或血尿素氮≥28.6 mmol/L。

（4）代谢性酸中毒。

（5）出现贫血、心包炎、消化道出血等严重并发症。

14. B

【解析】慢性肾衰竭的一般治疗包括积极控制高血压、饮食控制（低盐、优质蛋白、控制水分摄入）、控制血糖及调节血脂等其他辅助治疗。患者 BUN 10 mmol/L，Cr 220 μmol/L，已进入慢性肾功能不全诊断范围，高血压和蛋白尿是肾功能减退的独立危险因素。因此再给予高蛋白饮食会加重肾脏负担，加速肾小球硬化，肾功能减退。故选 B。

15. A　　16. C

【解析】慢性肾衰竭临床表现包括水、电解质代谢紊乱，蛋白质、糖、脂类、维生素代谢紊乱，心血管系统的表现（包括高血压、心肌肥厚、动脉粥样硬化等），呼吸系统的改变，胃肠道的病变，血液系统表现（包括贫血、出血倾向等），神经肌肉系统的改变，内分泌代谢的紊乱和肾性骨病；其中慢性肾衰竭最常见的死亡原因是心血管疾病。胃肠道系统对于机体的缺血、缺氧等应激性改变反应最敏感，因此慢性肾衰竭最早出现的临床症状是胃肠道系统改变。

17. A　　18. E

【解析】血磷浓度通过肠道吸收及肾脏来调节，只有 GFR 小于 20 mL/min 时才会产生高磷血症。因此 GPR 小于 30 mL/min 时就应限制磷的摄入，同时口服钙结合剂，以碳酸钙为好。慢性肾功能不全伴心力衰竭多与水钠潴留、高血压和尿毒症心肌病变相关，治疗上因为慢性肾衰竭患者多已无尿，因此不能依据常规的强心、利尿、扩血管原则，而以血液滤过治疗为首选。

19. D

【解析】庆大霉素属氨基糖苷类抗生素，具有肾毒性，可造成急性肾小管坏死，发生肾性急性肾衰竭。

20. E

【解析】腹膜后淋巴瘤可压迫输尿管，造成肾后性急性肾衰竭。

21. D　　22. E

【解析】大约 90%以上的促红细胞生成素是由肾组织产生的。慢性肾功能不全时肾脏疾病的发展、肾组织不断破坏、促红细胞生成素的分泌减少，是引起贫血的主要原因。因此在治疗上以补充促红细胞生成素为首要手段。慢性肾衰竭的常见并发症包括高血钾，其治疗手段包括：①积极纠正酸中毒；②利尿剂；③葡萄糖-胰岛素溶液输入；④降钾树脂口服；⑤透析治疗。题干中口服碳酸钙是调节钙磷代谢紊乱的手段；必需氨基酸是一般治疗手段；补充 1，25-$(OH)_2$-D_3 是治疗继发性甲状旁腺亢进的手段之一。因此选择透析治疗。

23. D

【解析】急性肾小管坏死为急性肾衰竭最常见类型，占 75%~80%。它是由于各种病因引起肾缺血或肾毒性损害导致肾功能急骤、进行性减退而出现的临床综合征。主要表现为肾小球滤过率明显降低所致的进行性氮质血症，以及肾小管重吸收和排泄功能低下所致的水、电解质和酸碱平衡失调。根据尿量减少与否分少尿（无尿）型和非少尿型。

24. C

【解析】梗阻会引起肾后性急性肾衰竭。

25. A　　26. E

【解析】慢性肾衰竭的常见并发症是高血钾。其治疗手段包括：①积极纠正酸中毒；②利尿剂；③葡萄糖-胰岛素溶液输入；④降钾树脂（聚磺苯乙烯）口服。慢性肾衰竭继发甲状旁腺亢进根本原因是因为缺乏活性维生素 D_3 所致，因此治疗以补充为主。

27. B　　28. E

第五篇　女性生殖系统

第一章　女性生殖系统解剖

1. D

【解析】子宫主韧带横行于子宫颈两侧与骨盆侧壁之间，主要防止子宫的脱出。故选D。

【点评】子宫韧带功能：

名称	作用	特点
子宫圆韧带	维持子宫呈前倾	
子宫阔韧带	限制子宫两侧倾斜	子宫动静脉及输尿管从子宫阔韧带的基底部穿过
子宫主韧带（子宫横韧带）	防止子宫下垂	
子宫骶韧带	维持子宫前倾	

2. C

【解析】大阴唇皮下组织疏松，有丰富静脉、神经和淋巴管。若受外伤，容易形成血肿，疼痛较甚。故选C。

【点评】常考的损伤部位：

男性骑跨伤	尿道球部
男性骨盆损伤	尿道膜部
女性骑跨伤	大阴唇损伤（血肿）

3. A

【解析】女性外生殖器又称为外阴，即裸露的部分。故选A。

【点评】女性外生殖器高频考点：

女性阴毛	倒三角形分布
阴道前庭	两侧小阴唇之间的菱形区域
易发生血肿部位	大阴唇

4. E

【解析】子宫体与子宫颈之间形成最狭窄的部分，称为子宫峡部，在非孕期长约1 cm，其上端因解剖上狭窄，称为解剖学内口；其下端因在此处子宫内膜转变为子宫颈黏膜，称为组织学内口。妊娠期子宫峡部逐渐伸展变长，妊娠末期可达7~10 cm，形成子宫下段，成为软产道的一部分。故选E。

【点评】子宫颈狭部的考点：

定义	子宫体和子宫颈之间最狭窄部位
解剖组织学特点	上端为解剖学内口，下端为组织学内口
细胞特点	子宫颈内口为柱状细胞，外口为鳞状细胞
变化过程	非孕时子宫峡部长度约为1 cm，孕晚期可延长至7~10 cm

5. A

【解析】女性内外生殖器官的血液供应来源主要有卵巢动脉、子宫动脉、阴道动脉和阴部内动脉。其中卵巢动脉来自腹主动脉，而子宫动脉、阴道动脉和阴部内动脉来自髂内动脉。故选A。

【点评】髂外动脉经常作为主要的混淆项，应注意。

6. E

【解析】卵巢内侧与子宫角之间的韧带称为卵巢固有韧带。

第二章　女性生殖系统生理

1. C

【解析】卵子排出后若未受精，黄体在排卵后9~10 d开始退化。故选C。

2. A

【解析】青春期开始雌激素水平虽达到一定高度，但尚不足以引起黄体生成素的高峰，故月经周期多不规律且多为无排卵性。女性排卵多发生在下次月经来潮前的14 d左右，故选A。

【点评】常考的时间：

排卵时间	下次月经来潮前14 d
月经周期	28 d
黄体萎缩	在排卵后9~10 d
受精卵着床时间	受精后6~7 d

3. E

【解析】孕激素使子宫内膜转化为分泌期，使乳腺腺泡发育，促使水、钠排泄，抑制输卵管的节律性收缩，使阴道上皮脱落加快。促进卵泡发育是雌激素的作用。故选 E。

【点评】雌孕激素的生理学作用：

	雌激素	孕激素
子宫肌	促进子宫肌细胞增生和肥大；增加缩宫素敏感性	抑制子宫收缩
子宫内膜	增殖期	分泌期
宫颈	宫颈口松弛，宫颈黏液分泌增加，性状变稀薄，富有弹性，易拉成丝状	宫口闭合，黏液分泌减少，性状变黏稠
输卵管	促进收缩	抑制收缩
阴道上皮	使阴道上皮细胞增生和角化，黏膜变厚	加快阴道上皮细胞脱落
乳房	促使乳腺管增生，乳头、乳晕着色	促进乳腺腺泡发育
其他	正负反馈调节，存在两个高峰	正负反馈调节，存在一个高峰
代谢作用	促进水钠潴留	促进水钠排泄

4. B

【解析】初潮年龄多数在 12～14 岁，经期多为 3～5 d，月经周期一般为 28～30 d，一次经血量为 30～50 mL，在经期的第 2～3 d 经量最多。故选 B。

【点评】月经考点：

意义	女性青春期的标记
组成成分	脱落坏死的黏膜及出血
特点	不凝血
月经量	50～80 mL，超过 100 mL 为病理性
形成机制	雌孕激素量降低导致

5. D

【解析】卵巢位于子宫底的后外侧，与盆腔侧壁相接，表面布满血管，内部含有黄色的卵泡，是女性重要的性腺器官，有生殖与内分泌两大重要功能，即排卵和分泌雌、孕、雄三种激素。故选 D。

第三章 妊娠生理

1. C

【解析】羊水量随着孕周的增加而增多，妊娠 38 周时羊水量达高峰，可达 1 000 mL。故选 C。

【点评】羊水来源：

阶段	来源	备注
早期	母体血清经胎膜进入羊膜腔的透析液	血泡
中期	尿液成为羊水的主要来源	尿泡
晚期	胎儿肺参与羊水的生成	痰泡

羊水的特点：①妊娠 38 周羊水的正常量为 1 000 mL。②妊娠 40 周羊水的羊水量为 800 mL。③妊娠期间羊水量>2 000 mL 称为羊水过多。④妊娠期间羊水量<300 mL 称为羊水过少。

2. D

【解析】自妊娠 12～14 周起，子宫出现不规律无痛性收缩，腹部检查时可触知，孕妇有时也能感觉到。这种无痛性宫缩称为 Braxton Hicks 收缩。故选 D。

3. C

【解析】子宫颈细胞学检查是筛选子宫颈癌的主要方法，余项为卵巢功能检查范畴，故选 C。

4. E

【解析】由于雌三醇的前身物质可由母体和胎儿肾上腺、肝产生，是胎盘合成雌三醇的主要来源，故临床上主要来自胎儿，测定孕妇尿中雌三醇值，可反映胎儿胎盘功能情况。故选 E。

【点评】胎盘相关激素：

激素	合成细胞	生理特点	临床意义
人绒毛膜促性腺激素（HCG）	合体滋养细胞	妊娠 8～10 周血清 HCG 浓度达高峰，直至分娩	诊断早孕最敏感的方法
人胎盘生乳素	合体滋养细胞		检测胎盘功能
雌激素			血清雌三醇（E_3）检测胎盘功能最有意义
耐热碱性磷酸酶	合体滋养细胞		可以作为胎盘功能检测的一项指标

5. A

【解析】子宫峡部变软并逐渐拉长变薄成为子宫下段，故 A 正确；子宫血流量与妊娠孕周相关，故 B

错；子宫内膜发生脱落模样变分为三部分，故 C 错；孕激素使子宫颈黏液变得黏稠，子宫增大主要是肌细胞大小的改变。

6. B

【解析】HCG 是妊娠特有的激素，由胎盘产生。

第四章 妊娠诊断

1. B

【解析】心脏容量从妊娠早期至妊娠末期约增加 10%，心率每分钟增加 10～15 次，以适应妊娠的需要。约自妊娠 10 周开始心搏量增加，妊娠 32～34 周心搏量达到高峰。妊娠早期及中期血压偏低，妊娠晚期血压轻度升高。一般情况下收缩压没有明显的变化，舒张压轻度降低，使脉压稍增大。故选 B。

2. C

【解析】胎儿先露部的指示点与母体骨盆的关系称为胎方位。枕先露以枕骨为指示点，而小囟门邻近枕骨，故小囟门在骨盆左前方，枕骨即在骨盆左前方。故选 C。

3. B

【解析】HCG 由合体滋养细胞产生，是一种糖蛋白激素，至妊娠 8～10 周分泌量达高峰，持续 1～2 周后迅速下降，持续至分娩。故选 B。

4. A

【解析】胎盘由羊膜、叶状绒毛膜和底蜕膜组成。故选 A。

5. A

【解析】确诊妊娠靠的是 B 超发现妊娠囊或胎心搏动。

第五章 孕期监护与孕期保健

1. D

【解析】预产期的计算方法为从末次月经第 1 日开始。月份减 3（或加 9），日期加 7。该患者末次月经为 2014 年 1 月 28 日，所以预产期应该是 2014 年 11 月 4 日。故选 D。

2. D

3. E

【解析】坐骨结节间径 8.5～9.5 cm，平均 9 cm。故选 E。

4. D

【解析】底蜕膜是指与胚泡极滋养层接触的子宫肌层的蜕膜，以后发育成为胎盘的母体部分，故选 D。

5. B

【解析】坐骨结节间径又称为出口横径，正常值为 8.5～9.5 cm，若此径值小于 8 cm，应加测出口后矢状径，若两径之和大于 15 cm，出口就没问题。故选 B。

6. D

【解析】对角径为耻骨联合下缘至骶岬上缘中点的距离，正常值为 12.5～13.0 cm。可估计入口平面前后径大小。故选 D。

【解析】其他常考径线：

名称	定义	正常值
入口前后径	又称为真结合径，耻骨联合上缘中点至骶岬上缘正中间的距离	11 cm
坐骨棘间径	两坐骨棘间的距离	10 cm
出口横径	两坐骨结节末端内缘的距离	9 cm
出口后矢状径	骶尾关节至坐骨结节间径中点间的距离	8.5 cm

出口横径稍短，出口横径与出口后矢状径之和>15 cm，正常胎头可通过后三角区经阴道娩出。

7. A

【解析】首次产前检查的时间应从确诊早孕时开始。

第六章 正常分娩

1. B

【解析】当胎头拨露使阴唇后联合紧张时，应开始保护会阴。故选 B。

2. E

【解析】当胎头以枕额径进入骨盆腔后，继续下降至骨盆底时，原来处于半俯屈的胎头枕部遇肛提肌阻力，借杠杆作用进一步俯屈，使下颏接近胸部，变胎头衔接时的枕额径（113 cm）为枕下前囟径（95 cm），以最小径线适应产道，有利于胎头继续下降。故选 E。

3. E

【解析】第二产程又称为胎儿娩出期，从子宫口开全到胎儿娩出。故选 E。

【点评】总产程及产程分期：

名称	定义	时长
第一产程（子宫颈扩张期）	规律宫缩至子宫口开全 10 cm	初产妇需 11～12 h；经产妇需 6~8 h
第二产程（胎儿娩出期）	从子宫口开全至胎儿娩出	初产妇需 1～2 h，不应超过 2 h；经产妇通常数分钟即可完成
第三产程（胎盘娩出期）	从胎儿娩出至胎盘娩出	需 5～15 min，不应超过 30 min

4. B

【解析】胎头双顶径进入骨盆入口平面，胎头颅骨最低点接近或达到坐骨棘水平，称为衔接。入口平面最重要的径线为入口前后径。故选 B。

5. B

【解析】产力是指将胎儿及其附属物从子宫内逼出的力量。包括子宫收缩力、腹肌及膈肌收缩力和肛提肌收缩力。肛提肌收缩力协助胎先露部在盆腔内旋转、胎头仰伸及娩出。故选 B。

6. D

【解析】胎头以半俯屈状态进入骨盆入口，以枕额径衔接。故选 D

7. D

【解析】临产的标志是有规律且逐渐增强的子宫收缩。故选 D。

8. D

【解析】宫缩起自两侧子宫角部，以微波形式均匀协调地向子宫底中线集中，左右对称。故选 D。

9. E

【解析】临产后胎头未入盆，考虑头盆不称，需检查骨盆入口平面。对角径（骨盆内测量）为耻骨联合下缘至骶岬上缘中点的距离，正常值为12.5~13 cm，此值减去 1.5～2 cm，即为骨盆入口前后径的长度，是测量骨盆入口最有价值的径线，又称为真结合径。骶耻外径（骨盆外测量），骶耻外径值减去 1/2 尺桡周径值，即相当于骨盆入口前后径，是骨盆外测量中最重要的径线。通过对角径值和骶耻外径值均可算得骨盆入口前后径，但是对角径比骶耻外径更准确，故选 E。

10. E

【解析】胎心减慢及晚期减速是胎儿缺氧的表现，需紧急处理，而产妇目前子宫口仅开大 4 cm，短期之内不能经阴道分娩。故选 E。

11. A

【解析】产妇生命体征平稳，胎儿体重、骨盆、胎心、胎位均无异常，宫缩良好，故待其自然分娩。故选 A。

12. A

【解析】胎头未入盆，考虑头盆不称，需检查骨盆入口平面。对角径为耻骨联合下缘至骶岬上缘中点的距离，正常值为 12.5~13 cm，此值减去1.5~2 cm，即为骨盆入口前后径的长度，是测量骨盆入口最有价值的径线，又称为真结合径。故选 A。

13. C

【解析】该孕妇已进入第二产程（子宫口已全开），胎头+4，且该胎儿胎心率已为 102 次/min（正常为 110~160 次/min，若<110 次/min，尤其是<100 次/min 或胎心率不规则，胎心音减弱，为胎儿严重缺氧的征象），应行阴道助产术（行产钳术），同时做好新生儿窒息抢救准备。A 选项适用于子宫口未全开时，故排除；胎儿已有严重缺氧，排除 B 选项；D、E 选项用于宫缩乏力时，故排除。故选 C。

14. A

【解析】规律宫缩 10 h，胎膜已破。查体：子宫口开大 9 cm 说明潜伏期正常，子宫口未开全不能判断活跃期，只能诊断正常产程。

第七章　正常产褥

1. A

【解析】子宫复旧靠的是子宫的缩复作用，若子宫内感染会影响子宫复旧，血性恶露持续时间延长。故选 A。

2. C

【解析】产后 2~3 d 产妇出现乳房胀痛是因乳汁分泌所致，解决的方法是新生儿吸吮。A、B、E 选项都是回奶的方法。无炎症不需要抗生素治疗，可排除 D 选项。故选 C。

第八章　病理妊娠

1. E

【解析】产后出血、妊娠合并心脏病、妊娠期高血压疾病和产褥感染是导致孕产妇死亡的四大原因。排除 A、B、C、D 选项，故选 E。

2. B

【解析】早期流产的最常见原因为染色体异常，晚期流产的主要原因为子宫颈口松弛，故选 B。

3. E

【解析】输卵管妊娠治疗原则以手术治疗为主，出现休克者应在抢救休克的同时进行急诊手术。故选 E。

4. B

【解析】妊娠高血压综合征以全身小血管痉挛为主要病理改变，解除小血管痉挛是首选。故选B。

5. D

【解析】由于B超对胎盘定位准确率高，安全性好，且可重复检查，因此国内外已广泛应用。故选D。

【点评】几种首选的检查方法：

异位妊娠破裂	阴道后穹穿刺
胎盘早剥、前置胎盘	B超
子宫内膜异位症	腹腔镜
子宫颈癌、子宫内膜癌	活检

6. C

【解析】胎盘早剥的并发症：子宫胎盘卒中，凝血功能障碍，产后出血，急性肾衰竭。故选C。

7. E

【解析】晚期减速多提示胎儿缺氧，酸中毒时胎儿头皮血pH值<7.2；宫缩时胎心减慢，宫缩间歇期可恢复提示早期减速；变异减速提示脐带受压。故选E。

【点评】减速的常考点：

早期减速	胎心率减速几乎与宫缩同时开始，胎心率的最低点在宫缩的高峰，下降幅度<50次/min，持续时间短，恢复快	胎头受压
变异减速	胎心率变异形态不规则，减速与宫缩无恒定关系，持续时间长短不一，下降幅度>70次/min，恢复迅速	脐带受压
晚期减速	胎心率减速，多在宫缩高峰后开始出现，下降缓慢，下降幅度<50次/min，持续时间长，恢复缓慢	胎盘功能不良、胎儿缺氧

8. B

【解析】这两种疾病都是以腹痛为主要表现，子宫硬如板状是重型胎盘早剥的特有表现，出现病理缩复环是先兆子宫破裂的特有表现。故选B。

9. C

【解析】输卵管妊娠的发生部位以壶腹部最多，其次为峡部。故选C。

10. D

【解析】胎儿窘迫的诊断：胎心异常，电子胎心监护异常，胎动异常，羊水胎粪污染，胎儿头皮血血气分析为酸中毒。故选D。

11. A

【解析】先兆流产的诊断：停经后少量阴道出血，继之下腹坠痛，子宫大小与停经时间相符，子宫口未开。故选A。

12. D

【解析】硫酸镁中毒现象的表现首先为膝反射减弱或消失。故选D。

13. E

【解析】各选项均是流产的病因，但本题题干强调晚期流产，其原因主要是宫颈内口松弛和子宫颈裂伤，又以前者最常见。而胚胎发育异常，染色体异常通常在妊娠早期就发生流产了。故选E。

【点评】常考的几个原因：

早期流产	染色体异常
晚期流产	宫口松弛
子宫脱垂	主要原因为产伤
产后出血	子宫收缩乏力

14. A

【解析】死胎一经确诊，为避免DIC的发生应尽快引产。胎儿死亡14 d尚未排除，必须行凝血功能检查；胎死宫内均称为死胎。

15. C

【解析】妊娠晚期出现无痛性阴道流血、胎先露高浮及无宫缩的临床表现，首先考虑前置胎盘。故选C。

16. C

【解析】妊娠33周反复出现无痛性阴道流血、无宫缩，首先考虑前置胎盘，禁止做肛查。故选C。

17. B

【解析】患者有头痛且血压为160/110 mmHg，可判断为重度子痫前期。突然发生的持续性腹痛，子宫硬如板状，符合胎盘早剥的临床表现，它是重度子痫前期的常见并发症。故选B。

18. E

【解析】高血压、蛋白尿提示妊娠期高血压疾病。解痉治疗为首选。故选E。

19. A

【解析】本患者孕40 d出现下腹痛及阴道流血，妇科检查见子宫口未开，子宫大小与停经周数相符，考虑先兆流产，且既往有自然流产史，故要保胎。故选A。

20. A

【解析】停经早期的剧烈腹痛多考虑异位妊娠，

异位妊娠的处理原则是纠正休克的同时开腹手术。

21. C

【解析】本患者孕30周，血压160/110 mmHg，有水肿、头痛、眼花症状，考虑为重度子痫前期。病情严重程度可通过眼底血管痉挛程度判断。故选C。

22. B

【解析】该患者有下腹疼痛逐渐加重，伴肛门坠胀感的症状。查体为休克体征，且阴道后穹隆穿刺抽出不凝血。考虑诊断为异位妊娠伴腹腔内出血，需立刻行腹腔镜探查。故选B。

23. C

【解析】该患者停经49 d出现少量阴道流血，继之出现阵发性下腹痛或腰背痛，考虑是流产。妇科检查见子宫口未开，胎膜未破，子宫大小与停经周数相符考虑为先兆流产。故选C。

24. E

【解析】选项A、B、C、D都是腹腔内出血的间接证据。只有选项E后穹隆穿刺是诊断腹腔内出血的直接证据。故选E。

25. E

【解析】停经45 d，阴道少量流血1 d不排除宫外孕，左侧附件区增厚，压痛明显。B超提示左侧附件区有一3 cm×3 cm×2 cm大小包块，少量盆腔积液进一步证明异位妊娠的可能性大，β-HCG测定有利于异位妊娠的诊断。

26. D

【解析】妊娠晚期的腹痛，并且有高血压，主要考虑胎盘早剥。

27. E

【解析】进行性痛经是子宫内膜异位症典型的症状。

28. B　　29. D

【解析】及时抑制宫缩，若无胎儿窘迫，给予镇静剂。故第28题选B。重度子痫前期时脑血管痉挛，脑缺血水肿，引起颅内压增高，表现为头痛剧烈伴呕吐，此时降颅压是首选。故第29题选D。

30. C　　31. B

【解析】足月产妇，骨盆测量正常，胎儿发育正常，胎心正常，胎位正常，产程进展好，不需要特殊处理，等待自然分娩即可。故第30题选C。足月产妇，胎心102次/min和羊水Ⅱ度粪染，提示胎儿严重缺氧，应尽快终止妊娠，但产妇子宫口仅开大4 cm，短期之内不能结束，需立即剖宫产。故第31题选B。

32. C　　33. E

【解析】根据28岁，足月初产妇，规律性宫缩8 h，子宫口开大4 cm，胎心及骨盆均无异常，可判断为正常产程，只需严密观察产程进展即可。故第32题选C。30岁初产妇，B超示中央性前置胎盘，妊娠已达36周，且阴道多量出血2 h，应立即剖宫产。故第33题选E。

34. C　　35. B　　36. C

【解析】妊娠晚期临产前剧烈腹痛，子宫硬如板状提示胎盘早剥。故第34题选C。B型超声检查可确定有无胎盘早剥及估计剥离面大小。故第35题选B。胎盘早剥一旦发生，应立即剖宫产。故第36题选C。

37. B　　38. C　　39. C

【解析】孕晚期突然发生无诱因、无痛性、反复阴道流血，胎先露高浮，耻骨联合上方听到胎盘杂音，首先考虑前置胎盘。故第37题选B。36周以前在保证孕妇安全的前提下保胎——期待疗法。故第38题选C。而此时终止妊娠的指征为孕妇反复多量出血致贫血甚至休克者，无论胎儿成熟与否，为了母亲安全须终止妊娠。由于B超对胎盘定位准确率高，安全性好，且可重复检查，故第39题选C。

40. E　　41. B　　42. E

【解析】妊娠晚期胎动减少，考虑和胎儿缺氧有关，胎儿电子监护和胎儿生物物理评分可以诊断有无缺氧，而间歇吸氧和左侧卧位可以缓解胎儿缺氧。故第40题选E。入院后B超检查羊水正常，无应激试验反应型，说明胎儿储备功能尚可，现在只需间歇吸氧并严密观察即可。故第41题选B。临产后胎心减慢，提示缺氧，应尽快终止妊娠。故第42题选E。

43. A　　44. C　　45. C

【解析】停经后阴道少量流血提示流产；子宫与孕周吻合，子宫口未开，提示先兆流产。子宫口处有胚胎组织堵塞说明子宫腔内容物流出，子宫口扩张考虑难免流产，难免流产的处理原则是尽早清宫。

第九章　妊娠合并症

1. D

【解析】妊娠血容量增加始于妊娠第6周，至32~34周达高峰，需增加心率以适应血容量增多。对妊娠合并心脏病的患者此时心脏负担加重，易发生心力衰竭。故选D。

2. A

【解析】妊娠合并心脏病中最常见的类型为先天性心脏病。故选A。

妊娠期合并心脏病的重要考点：

常见病因	风湿性心脏病
发病时间	妊娠 32~34 周或产后 3 d
决定是否继续妊娠的条件	孕妇心功能评价
生产主要处理措施	缩短第二产程
产后措施	胎儿娩出后应立即腹部放置沙袋，注射缩宫素
禁忌药物	麦角新碱

3. D

【解析】妊娠合并心脏病在分娩期应左侧卧位改善胎盘供氧；第二产程避免屏气用力，以减轻心脏负担；胎儿娩出后，产妇腹部放置沙袋，以防腹压骤降而诱发心衰；禁用麦角新碱，以防静脉压增高。故选 D。

4. A

【解析】患者为初产妇，胎膜破裂后出现咳嗽、烦躁不安，继而出现呼吸困难、昏迷，综合考虑为羊水栓塞，故选 A。

5. B

【解析】根据该患者临床表现及检查，考虑诊断为妊娠合并乙型病毒性肝炎。处理原则为积极对症处理，考虑乙肝有传染性必须进行隔离。故选 B。

6. E

【解析】根据患者临床表现及尿道及子宫颈管分泌物涂片查见中性粒细胞内革兰阴性双球菌，诊断为淋病。治疗淋病，青霉素首选。

7. E

【解析】氧氟沙星属于 C 级药，孕期不能应用。

第十章　遗传咨询、产前筛查、产前诊断

（本章历年尚未考查）

第十一章　异常分娩

1. B

【解析】胎方位异常的诊断时间是妊娠 30 周，其纠正方法有内转胎位术、外转胎位术、膝胸卧位及针灸等，现患者不足 30 周。故选 B。

【点评】常考的几个体位：

膝胸卧位	纠正胎位不正（臀位）
臀高头低位	胎膜早破的体位
中凹卧位	休克位
端坐位	急性左心衰竭
截石位	会阴部或直肠检查及手术体位

2. D

【解析】不协调性宫缩的处理原则是及时抑制宫缩，若无胎儿窘迫，给予镇静剂。故选 D。

3. A

【解析】从子宫口扩张 3 cm 至子宫口开全称为活跃期。初产妇约需 4 h，最大时限 8 h，超过 8 h 称为活跃期延长。故选 A。

4. A

【解析】肩后位即胎产式为横产式，不能经阴道分娩，应尽早行剖宫产术。故选 A。

5. E

【解析】该产妇坐骨结节间径<8 cm，坐骨结节间径与出口后矢状径之和小于 15 cm，提示骨盆出口平面狭窄。需剖宫产终止妊娠。故选 E。

6. B

【解析】该产妇子宫口开 4 cm 已进入活跃期。不能选择肌内注射哌替啶和温肥皂水灌肠；加强产力可以静脉滴注缩宫素，但该题前羊膜囊饱满，S-2，提示胎膜未破。故选 B。

7. B

【解析】该产妇坐骨结节间径<8 cm，坐骨结节间径与出口后矢状径之和小于 15 cm，提示骨盆出口平面狭窄。需剖宫产终止妊娠。故选 B。

8. D

【解析】初产妇，子宫口开全 2 h，胎心好，S+4，可行会阴侧切后，手转胎头至枕前位或枕后位，再以产钳助产。故选 D。

9. E

【解析】临产后胎头未衔接提示入口平面狭窄，入口平面最有价值的检查为骶耻外径的测量，正常值为 18~20 cm。

10. B　11. A

【解析】子宫收缩乏力，胎盘不能被排出，滞留子宫内。而子宫收缩过强，产程过快，可致初产妇子宫颈、阴道及会阴撕裂伤。故第 10 题选 B，第 11 题选 A。

12. B　13. B

【解析】8 时开始规律宫缩，15 时子宫口开大 4 cm，18 时子宫口开大 9 cm，活跃期没超过 8 h，产程在进展，属正常产程。故第 12 题选 B。该产妇 10 时

子宫口开大 3 cm，S−3，15 时宫口开大 7 cm，S−2，随着产程进展子宫口在扩张，胎先露在下降，故第 13 题选 B。

14. A　　15. A　　16. C

【解析】节律性是子宫收缩力的重要特点，表现为产程开始时宫缩持续约 30 s，间歇 5～6 min，随产程进展持续时间逐渐延长，间歇期逐渐缩短。本患者宫缩为 10 min 一次，持续 30 s，故子宫收缩节律性存在异常，但产程在进展，子宫口开大 2 cm，所以属于协调性宫缩乏力。故第 14 题选 A，第 15 题选 A。进入第二产程后，胎心 102 次/min，存在急性缺氧，应尽快终止妊娠，因胎头位置较低，可考虑低位产钳术助娩。故第 16 题选 C。

17. C　　18. C　　19. E

【解析】节律性是子宫收缩力的重要特点，表现为产程开始时宫缩持续约 30 s，间歇 5～6 min，随产程进展持续时间逐渐延长，间歇期逐渐缩短。本患者宫缩为 10 min 一次，持续 30 s，故子宫收缩节律性存在异常，但产程在进展子宫口开大 2 cm，所以属于协调性宫缩乏力，应给予静脉滴注缩宫素。故第 17 题选 C，第 18 题选 C；宫缩恢复正常，子宫口开全，S+3，胎心良好，此时需要继续静脉滴注缩宫素。故第 19 题选 E。

第十二章　分娩并发症

1. C

【解析】引起产后出血的四大原因是子宫收缩乏力、胎盘因素、软产道的裂伤及凝血功能障碍，其中子宫收缩乏力是最常见的原因。故选 C。

【点评】产后出血类型及特点：

	宫缩乏力	胎盘因素	软产道裂伤	凝血障碍
比例	最常见原因	常见原因		
特点	胎盘剥离后		胎儿娩出后	
表现	血液能凝固	胎盘面有断裂血管	血色鲜红	血不凝
处理	缩宫素、填塞	清宫	缝合裂伤	

2. B

【解析】胎儿娩出后 24 h 内出血量超过 500 mL 者称为产后出血。故选 B。

3. D

【解析】胎儿娩出 15 min，阴道少量流血，考虑胎盘剥离，此时尽快娩出胎盘即可。故选 D。

4. D

【解析】产后出血是指胎儿娩出后 24 h 阴道流血量超过 500 mL。故选 D。

5. D

【解析】胎儿娩出 5 min 后阴道出血考虑胎盘因素所致，如剥离不全或剥离后滞留宫腔等。胎盘部分剥离后血窦开放，而未剥离的胎盘影响宫缩，不能有效地压迫血窦止血。多由于宫缩乏力、第二产程处理不当，过早挤压子宫或牵拉脐带所致。故选 D。

6. A

【解析】该患者有下腹部剧痛、胎心率异常及血尿，符合先兆子宫破裂的临床表现。故选 A。

7. D

【解析】患者有滞产史且为巨大儿，胎盘娩出后出血，子宫软，出血量时多时少均为宫缩乏力的表现。故选 D。

8. D

【解析】宫缩，有破膜，突发呼吸系统症状提示羊水栓塞。

9. B　　10. B　　11. A

【解析】产后 2 h 是产后出血发生的高峰期，因产后出血约 80%发生在产后 2 h 内，故此期间应在产房严密观察。故第 9 题选 B。患者于胎盘娩出 30 min 后，阴道出现多量流血，并有休克表现，检查子宫软，轮廓不清，阴道有多量血凝块，符合宫缩乏力所致产后出血表现。故第 10 题选 B。此时应注射缩宫药物促进子宫收缩以减少出血，故第 11 题选 A。

12. C　　13. D　　14. E

【解析】S=0，产程受阻的原因考虑为中骨盆狭窄，而漏斗骨盆也属于出口狭窄。故不能选 B 或 E。扁平骨盆也属于入口狭窄，不能选 A 或 D，故第 12 题选 C。患者有产程受阻的病史，又有腹痛难忍、子宫下段压痛明显及胎心改变的临床表现，符合先兆子宫破裂的诊断。故第 13 题选 D。先兆子宫破裂一旦确诊，因立即抑制宫缩，尽快剖宫产。故第 14 题选 E。

第十三章　异常产褥

（本章历年尚未考查）

第十四章　女性生殖系统炎症

1. D

【解析】正常阴道内虽有多种细菌存在，但由于阴道与这些菌群之间形成的生态平衡并不致病。在维持阴道生态平衡中，乳酸杆菌起着重要作用。生理情况下，雌激素使阴道上皮增生肥厚，并增加细胞内糖原含量。阴道上皮细胞分解糖原为单糖，阴道乳酸杆菌将单糖转化为乳酸，维持阴道正常的酸性环境（pH≤4.5，多为3.8~4.4），抑制其他病原体生长，称为阴道自净作用。故选D。

2. E

【解析】需要将各种阴道炎的白带特点区分开来。滴虫性阴道炎的白带为稀薄脓性、泡沫状，假丝酵母菌的白带为豆腐渣样凝乳块状。故选E。

3. B

【解析】滴虫性阴道炎是由阴道毛滴虫引起的常见阴道炎。治愈此病需全身用药，主要是甲硝唑口服。但是哺乳期妇女考虑到对婴儿的影响，则一般采用甲硝唑栓置入阴道，而非口服。故选B。

【点评】常考的几种阴道炎：

	细菌性阴道炎	滴虫性阴道炎	霉菌性阴道炎	萎缩性阴道炎
病因	细菌或支原体	滴虫	白假丝酵母菌	雌激素水平降低
感染途径	菌群失调	间接或直接	内源性感染	
白带性状	阴道排液增多伴恶臭味	稀薄脓性泡沫状	白色稠厚豆渣样	淡黄色分泌物
诊断（确诊）	胺臭味试验阳性线索细胞阳性	滴虫	芽孢或假菌丝	
治疗药物	甲硝唑	甲硝唑	制霉菌素	雌激素栓剂
备注	性伴侣无须常规治疗	男女同治，症状消失且月经后复查连续3次均为阴性称为治愈	性伴侣无须常规治疗	多见于绝经期妇女

4. C

【解析】根据宫颈糜烂面积大小将糜烂分为3度：轻度（Ⅰ度），糜烂面积小于整个子宫颈面积的1/3；中度（Ⅱ度），糜烂面积占整个子宫颈面积的1/3~2/3；重度（Ⅲ度），糜烂面积达到整个子宫颈面积的2/3以上。故选C。

5. A

【解析】假丝酵母菌性阴道炎典型的白带特征则为豆腐渣样或凝乳块状，故选A。

6. C

【解析】慢性宫颈炎是子宫颈受到的多种伤害中的一种。它多表现为白带增多、黏稠，或呈脓性，甚至引起腰腹坠胀感，且在月经前、排便及性交时加重。而且，它还会引发诸如宫颈糜烂、宫颈息肉、宫颈肥大、宫颈囊肿等伴随症状。其主要的症状为白带增多。故选C。

7. B

【解析】白色豆渣样白带是外阴阴道假丝酵母菌病典型的白带。

8. E

【解析】泡沫状分泌物是滴虫性阴道炎典型特征，其病原菌为阴道毛滴虫。

9. E

【解析】不洁性交史提示属性病范围。小菜花赘生物提示尖锐湿疣，其确诊方法为病理检查。

10. E

【解析】流产后脓性分泌物，附件区压痛提示流产感染。

11. C

【解析】此题为诊断及鉴别诊断试题。此例患者有宫腔操作史，术后反复下腹及腰骶部疼痛，不育伴低热。子宫后屈，正常大，双侧附件增厚并有压痛，是典型的慢性盆腔炎表现，应首先考虑。但须与子宫内膜异位症相鉴别，后者多有痛经且进行性加重，妇科检查可发现子宫旁尤其子宫直肠陷凹有小结节；而结核性盆腔炎多有其他脏器结核史，腹痛多为持续性，盆腔包快的位置较慢性盆腔炎高。故选C。

12. C　13. D　14. B

【解析】首先要求能够区分糜烂、息肉肥大、囊肿等概念。皮肤、黏膜处的浅表性坏死性缺损称为糜烂。较深的坏死性缺损称为溃疡。息肉是指人体组织表面长出的多余肿物，通常把生长在人体黏膜表面上的赘生物统称为息肉。肥大则为人体组织或器官体积的增大和重量的增加。囊肿就是长在体内某一脏器、囊状的良性包块，其内容物的性质是液态的。故第12题选C，第13题选D，第14题选B。

15. B　16. A　17. A

【解析】宫腔医疗操作后，患者出现发热，下腹坠痛。妇科检查可触及肿物，且WBC 18×10^9/L，N 0.87，一般考虑盆腔脓肿，故第15题选B。引起盆腔炎的各种病原体中，葡萄球菌感染容易形成盆腔脓肿，故第 16 题选 A。盆腔脓肿治疗主要为抗生素药物治疗，若治疗无效可采取手术治疗。在波动明显处穿刺排脓或置管排脓。故第 17 题选 A。

第十五章　女性生殖器官肿瘤

1. B

【解析】分段诊断性刮宫是主要的确诊方法，诊刮阴性而病史疑有癌症时可行宫腔镜检查。故选 B。

2. D

【解析】此题考核有关宫颈炎病理的基本概念。首先要明确化生的定义。化生是指一种分化良好的组织转化为另一种成熟的组织。在宫颈糜烂修复过程中，常可见子宫颈部的柱状上皮部分或全部被鳞状上皮（或称为扁平上皮）所替代，称之为鳞状上皮化生。细胞分化良好，无异型细胞。而癌前病变的病理表现为有异型细胞，但不典型增生之细胞未浸及宫颈上皮全层。因此，本题之答案应选择糜烂愈合过程。故选 D。

3. B

【解析】股白肿为下肢深静脉血栓形成中的混合型。全下肢深静脉血栓形成，临床表现为全下肢明显肿胀、剧痛，股三角区、腘窝、小腿肌层都有压痛，常伴体温升高和脉率加速（股白肿），血栓形成后常激发静脉炎和静脉周围组织的慢性炎症。输卵管积水、输卵管结核、盆腔脓肿我们不难判断为炎症性疾病所致，为盆腔附件炎。而卵巢巧克力囊肿是由于卵巢内的异位内膜反复出血而形成单个或多个囊肿，囊肿内含暗褐色黏糊状陈旧血，状似巧克力液体，非炎症所致。故选 B。

4. C

【解析】不同组织类型的卵巢恶性肿瘤，对放疗的敏感性不同，以无性细胞瘤对放疗最敏感，颗粒细胞瘤中度敏感，上皮性瘤也有一定敏感度。故选 C。

5. D

【解析】卵巢上皮性肿瘤是最常见的卵巢肿瘤，来源于卵巢表面的上皮（体腔上皮）。最常见的是囊腺瘤，主要包括浆液性和黏液性两种。还有子宫内膜样肿瘤、纤维上皮瘤、混合性上皮瘤、透明细胞瘤等。故选 D。

6. A

【解析】子宫颈刮片细胞学检查是发现子宫颈癌前期病变和早期子宫颈癌的主要方法，而活检是诊断子宫颈癌最可靠的依据。阴道镜不能直接诊断癌瘤，但可协助选择活检的部位进行子宫颈活检。

7. C

【解析】纤维瘤为卵巢的性索间质细胞肿瘤中的一种良性肿瘤。肿瘤出现的同时会出现胸腔积液，尤以右侧多见，切除肿瘤积液就消失，这种现象称为梅格综合征，即 Meigs 综合征。故选 C。

8. D

【解析】子宫内膜癌Ⅱ期指的是肿瘤累及子宫颈。Ⅱa 期：仅子宫颈黏膜腺体受累。Ⅱb 期：子宫颈间质受累。故选 D。

9. C

【解析】卵巢肿瘤的并发症主要有蒂扭转、破裂、感染、恶变等。就其发病比例来说，蒂扭转最为常见。故选 C。

10. D

【解析】子宫颈癌的发生与早婚、早育、多产、性生活紊乱及人乳头瘤病毒感染有关。故选 D。

【点评】常考的病毒及疾病：

疾病	病毒
子宫颈癌	人乳头瘤病毒
成人 T 淋巴细胞白血病	巨细胞病毒
鼻咽癌	EB 病毒
心肌炎	卡萨奇病毒

11. A

【解析】子宫颈癌的诊断方法很多，其中子宫颈刮片细胞学检查是发现子宫颈癌前期病变和早期子宫颈癌的主要方法，即为初筛的最佳方法。子宫颈和子宫颈管活体组织检查是活检，是诊断子宫颈癌最可靠的依据。阴道镜不能直接诊断癌瘤，但可协助选择活检的部位进行子宫颈活检。碘试验等方法一般都作为辅助诊断。故选 A。

12. C

【解析】根据肌瘤所在子宫的不同部位，而分为不同的类型，如肌壁间肌瘤、浆膜下肌瘤、黏膜下肌瘤。因其生长部位不同，所引起的临床症状轻重也不同。故选 C。

13. A

【解析】子宫肌瘤最常见的变性为玻璃样变，故选 A。

14. C

【解析】月经量多或经期延长，但月经周期基本正常为子宫肌瘤的典型症状；子宫内膜癌多为绝经后阴道不规则出血；子宫颈癌多表现为接触性出血；无排卵性功能失调性子宫出血表现为月经周期紊乱；宫颈息肉不影响月经。故选 C。

15. B

【解析】子宫颈癌患者常表现为接触性出血，在性生活、妇科检查及便后出血。阴道排液增多，白色或血性，稀薄如水样或米汤样，有腥臭味。其中最早引起患者注意的就是接触性出血。故选B。

16. B

【解析】子宫颈刮片细胞学检查是发现子宫颈癌前期病变和早期子宫颈癌的主要方法，子宫颈和子宫颈管活体组织检查是确诊子宫颈癌最可靠的依据。阴道镜不能直接诊断癌瘤，但可协助选择活检的部位进行子宫颈活检。故选B。

17. B

【解析】根据子宫颈癌的临床分期：原位癌、宫旁浸润、盆腔扩展、远处转移等词汇，我们不难得出其临床分期是根据术中探查结果而分的。故选B

18. D

【解析】早期子宫颈癌分镜下浸润癌和肉眼可见两期。镜下浸润癌间质浸润深度不超过5 mm，水平宽度不超过7 mm。故选D。

19. C

【解析】子宫颈癌的主要病因是感染性因素，主要指人乳头瘤病毒感染。

20. E

【解析】本题考查了子宫肌瘤的手术治疗适应证。其中手术疗法适用人群：肌瘤大小相当于妊娠子宫一个半月以上的。此外，若肌瘤生长速度较快，瘤体向腹腔内突出并有扭转倾向，也应手术切除。当然，还应考虑其他适应证，如严重贫血、心脏疾病、全身状况等。其中子宫切除术适用人群：肌瘤体积大、症状重、保守治疗无效或有恶性病者。本题患者已45岁，子宫如妊娠3个月大，血红蛋白较低。故选E。

21. D

【解析】本例患者有月经量增多表现，子宫增大如孕3个月大小，形态不规则、质硬。最可能是子宫肌瘤。子宫腺肌病虽然也可有上述表现，但它多伴有进行性加重的痛经。故选D。

22. C

【解析】原位癌的定义为病变细胞几乎或全部占据上皮全层且局限于上皮全层。细胞核异常增大，核质比例显著增大，核型不规则，染色较深，核分裂象增多，细胞拥挤，无极性，癌细胞尚未突破上皮基底膜。可从题目推断为原位癌，又由于其增生并延伸到腺体，故选C。

23. E

【解析】卵泡膜细胞瘤属于颗粒间质细胞肿瘤，基本上属良性，但有2%～5%为恶性。多发生于绝经后，40岁前少见。肿瘤为单侧，大小不一，一般为中等大小。该瘤可分泌更多的雌激素，故女性化症状比颗粒细胞瘤显著。常合并子宫内膜增生过长甚至子宫内膜癌。题干中提示：雌激素水平高。故选E。

24. C

【解析】子宫颈刮片细胞学检查是发现子宫颈癌前期病变和早期子宫颈癌的主要方法，而活检是诊断子宫颈癌最可靠的依据。阴道镜不能直接诊断癌瘤，但可协助选择活检的部位进行子宫颈活检。故选C。

25. D

【解析】妇科检查子宫颈问题不大，故子宫颈病变可排除。近半年月经不规则、停经等信息告诉我们为绝经后，而绝经后阴道出血，为子宫内膜癌患者的主要症状，要明确诊断可行子宫内膜病理检查。故选D。

26. B

【解析】外阴可见多个鸡冠状、指状突起，考虑尖锐湿疣。较小疣体可以选择三氯醋酸，也可以选择局部治疗，如激光、微波、冷冻，一般不用干扰素。

27. D

【解析】不规则阴道出血，50岁，子宫体略大，主要考虑子宫内膜病变，故选择分段诊刮。

28. B

【解析】经量增多半年，超声提示宫腔内低回声团块，直径3 cm，说明可能是黏膜下子宫肌瘤，最佳的处理措施可以选择宫腔镜。

29. A

【解析】绝经8年后阴道不规则流血，糖尿病病史，子宫体积大，均提示子宫内膜癌。

30. E

【解析】同房后阴道流血3个月，G_5P_1，子宫颈重度糜烂状，下唇息肉样赘生物，直径2 cm，提示宫颈癌ⅠB_1期，故选择广泛性子宫切除+盆腔淋巴结切除术。

31. E

【解析】腹胀，左附件肿物，实性为主，大小约6 cm×6 cm×5 cm，提示卵巢肿瘤；血清CA125 1 805 u/mL提示上皮性肿瘤。

32. B　33. C

【解析】卵巢肿瘤组织学分类主要类型有：上皮性肿瘤，生殖细胞肿瘤，性索间质肿瘤，其他类型及转移性肿瘤。上皮性肿瘤包括浆液性肿瘤、黏液性肿瘤等。生殖细胞肿瘤包括畸胎瘤、无性细胞瘤、胚胎瘤等，性索间质肿瘤包括颗粒细胞瘤、支持细胞-间质细胞肿瘤等。故第32题选B，第33题选C。

34. A　35. D

【解析】理想血压为120/80 mmHg，而高血压的临界值为 140/90 mmHg。成人血压为 130/85 mmHg 以下者，不属于高血压，1 年检测 1 次即可。而为了早期发现子宫颈癌，积极开展子宫颈癌的筛查工作，对一切有性生活的妇女进行脱落细胞涂片检查的频率则应为 1~2 年 1 次。故第 34 题选 A，第 35 题选 D。

36. C　**37. E**　**38. C**

【解析】本例患者有接触性出血，白带有恶臭，宫颈前唇有质脆赘生物，易出血，而子宫正常大，三合诊（-），考虑子宫颈癌的可能性大。故第 36 题选 C。活检是诊断子宫颈癌最可靠的依据。故第 37 题选 E。子宫颈癌的临床分期较为复杂，这里不做陈述。ⅠB_2 期的分期中为肉眼可见，癌灶最大直径大于 4 cm。故第 38 题选 C。

39. B　**40. C**

【解析】子宫颈刮片细胞学检查的巴氏分级共分五级：巴氏Ⅰ级，正常涂片中没有不正常细胞；巴氏Ⅱ级，炎症涂片中细胞有异型改变；巴氏Ⅲ级，涂片中的可疑癌细胞有核变质改变，但不能肯定，需要进一步随诊检查确诊；巴氏Ⅳ级，涂片中有高度怀疑是恶性的细胞；巴氏Ⅴ级，涂片中有癌细胞，可肯定是癌症。故第 39 题选 B。子宫颈刮片细胞学检查是发现子宫颈癌前病变和早期宫颈癌的主要方法，子宫颈活检是诊断子宫颈癌最可靠的依据。故第 40 题选 C。

41. C　**42. C**　**43. D**

【解析】本题考查了子宫内膜癌的主要症状及体征。子宫内膜癌最常见和最早出现的症状多为不规则出血，出血量时多时少。未绝经妇女可能月经量多，持续时间延长；绝经后妇女出现绝经后出血。子宫内膜癌组织坏死脱落可引起渗液经由阴道排出，可呈米汤样混有血液或为脓性伴有臭味。经检查早期多无明显异常；晚期可表现为子宫增大，变软。故第 41 题选 C。分段诊断性刮宫是主要的确诊方法，诊刮阴性而病史有癌症可疑时可行宫腔镜检查。故第 42 题选 C。治疗以手术切除为主，辅以放疗、化疗及黄体酮（孕酮）类抗雌激素制剂等。手术治疗为首选方法，Ⅰ期患者做筋膜外全子宫及双侧附件切除术，Ⅱ期应做广泛性全子宫切除术及盆腔淋巴结清除术，该患者尚处于 0 期或者Ⅰ期。故第 43 题选 D。

第十六章　妊娠滋养细胞疾病

1. D

【解析】由于葡萄胎后会发生恶变，绝大多数发生于患葡萄胎后半年以内，极少超过 1 年，所以需要避孕 1 年。一般采用阴茎套、阴道隔膜、子宫帽等方法，因为这些避孕法都不影响患者的内分泌功能，也不刺激子宫内膜。故选 D。

2. D

【解析】葡萄胎清宫术后有可能恶变。应注意随访，时间 2 年。故选 D。

3. E

【解析】侵蚀性葡萄胎和绒毛膜癌都是由胚胎滋养细胞变化而来的肿瘤，故统称为滋养细胞肿瘤。两者既有区别又密切相关，是一种疾病的不同发展阶段。侵蚀性葡萄胎及绒毛膜癌都为恶性滋养细胞肿瘤，其病理检查前者可见绒毛，而后者无绒毛结构，为两者的主要区别。故选 E。

4. A

【解析】本题考查了滋养细胞肿瘤的转移部位，滋养细胞肿瘤主要发生肺转移，其次为阴道转移，肝转移和脑转移不常见。故选 A。

5. C

【解析】滋养细胞肿瘤发展分为四期，一期局限于子宫，二期侵入宫旁组织、阴道、附件，三期转移至肺，四期扩展至全身各器官。故选 C。

6. A

【解析】葡萄胎的治疗是一经确诊，立即清宫，一般采用吸宫术。第 1 次清宫不彻底的，可于 1 周左右再做第 2 次刮宫术。葡萄胎自然流产者亦应清宫。故选 A。

7. C

【解析】治疗侵蚀性葡萄胎以化疗为主，手术为辅，大多数经化疗后能够治愈。年轻未育者尽可能不切除子宫，以保留生育功能，如不得已切除子宫，则应保留卵巢。如果已不打算再生育，则可考虑切除子宫。本例患者尚年轻，还无子女，适宜的方法为化疗。故选 C。

8. E

【解析】停经史、子宫明显大于孕周，B 超显示飞絮状光点，双侧附件区囊性肿块都是葡萄胎的典型表现。故选 E。

9. D

【解析】绒毛膜癌是一种高度恶性的肿瘤。其主要症状为阴道流血。它的特点是随血流转移，主要转移至肺部。绒毛膜癌除继发于葡萄胎外，还可发生于流产、足月分娩后，少数发生于异位妊娠之后。综上所述，该患者可能为绒毛膜癌。故选 D。

10. D

【解析】停经后阴道出血，HCG（+），子宫体积增大，考虑葡萄胎。

11. C　**12. A**

【解析】绒毛膜癌主要经血道转移，其中肺部转移发病率居第一位，阴道转移居第二位。子宫颈癌的转移途径有直接蔓延、淋巴转移、血行播散，但第8版《妇产科学》第305页说："直接蔓延是子宫颈癌最常见的转移途径。"而第8版《病理学》第287页说："淋巴道转移是最常见的转移途径。"做哪一学科的题就按照哪一学科的课本为主，故第11题选C，第12题选A。

13. C　14. D　15. B

【解析】患者G_2P_1，停经、阴道流血及实验室检查尿妊娠试验阳性。我们不难推测其两种可能性，即流产或葡萄胎，要想鉴别，简单、无创又能确诊的方法只有B超。故第13题选C。由于葡萄胎后会发生恶变，绝大多数发生于患葡萄胎后半年以内，极少超过1年，所以需要绝对避孕1年。故第15题选B。

16. E　17. E

【解析】继发于葡萄胎排空后半年以内的妊娠滋养细胞肿瘤的组织学诊断多数为侵蚀性葡萄胎，1年以上者多数为绒毛膜癌。故第16题选E。滋养细胞肿瘤用化疗即可治愈。故第17题选E。

18. C　19. A　20. C

【解析】滋养细胞肿瘤60%继发于葡萄胎，30%继发于流产，10%继发于足月产后。其主要临床症状为阴道出血，子宫复旧差和不均匀增大。但子宫复旧差、子宫内膜炎等不会在足月顺产后血HCG仍为阳性。所以可能性最大的就是滋养细胞疾病。故第18题选C。滋养细胞肿瘤的诊断方法主要有绒毛膜促性腺激素测定和组织病理学检查。滋养细胞肿瘤在临床症状明显时，B超检查结合HCG检查即可明确诊断。B超腹部扫描没有任何创伤，并且准确率高达90%以上，为确诊滋养细胞肿瘤的有力措施。故第19题选A。滋养细胞肿瘤的治疗以化疗为主，手术和放疗为辅助手段，考虑到本例患者的年龄，有生育要求，采用化疗。故第20题选C。

第十七章　女性内分泌疾病

1. E

【解析】席汉综合征是由于产后大出血导致的垂体功能减退，促性腺激素产生减少出现继发性闭经，与下丘脑、子宫和卵巢无关。故选E。

2. C

【解析】正常月经周期是下丘脑产生促性腺激素释放激素（Gn-RH），刺激垂体前叶分泌促卵泡生成激素（FSH）及促黄体生成素（LH）。FSH促使卵泡发育，卵泡成熟时，分泌大量雌激素，产生正反馈，使垂体释放大量LH而形成陡直高峰，它能使成熟的卵泡破裂，排卵及黄体形成。无排卵性功能失调性子宫出血时卵泡不能发育成熟，虽可分泌一定量的雌激素，但达不到雌激素分泌高峰，不能产生正反馈，故LH不能形成陡直高峰。故选C。

3. E

【解析】女性垂体腺瘤时垂体功能亢进，产生泌乳素增多，使患者出现闭经泌乳综合征。垂体瘤增大压迫周围器官才会出现头痛、视野缺损和视力下降。故选E。

4. B

【解析】无排卵性功能失调性子宫出血主要发生在青春期和围绝经期妇女，而排卵性功能失调性子宫出血则主要发生在生育期妇女当中。故选B。

5. B

【解析】月经周期缩短，月经频发，不易受孕或易发流产是黄体功能不足的临床表现。故选B。

6. B

【解析】由于下丘脑-垂体-卵巢轴紊乱导致内膜持续受孕激素影响不能如期完整剥脱，于月经第5~6 d仍见分泌期内膜。黄体萎缩不全做刮宫时间为月经周期第5天。故选B。

7. C

【解析】注射黄体酮后，停药2~7 d出现撤退性出血为阳性，说明子宫内膜有一定量的雌激素刺激。故可排除A选项。而停药后无撤退性出血，还需进一步做雌-孕激素试验方能确诊。可排除B选项。雌-孕激素试验后有撤退性出血，说明子宫内膜反应良好，闭经原因不在子宫，而试验阴性时，说明子宫内膜无反应，即可诊断为子宫性闭经。故选C。

8. A

【解析】无排卵性功能失调性子宫出血体内只有雌激素，基础体温呈单相。

9. A

【解析】本病例从临床表现诊断为围绝经综合征，此时卵巢功能衰退，渐趋停止排卵，雌-孕激素分泌减少，而促性腺激素上升。故选A。

10. D

【解析】有排卵型功血多见于育龄妇女。月经多，即单纯经量过多，持续日数及间隔时间皆正常，基础体温为双相，与题干中患者一致。治疗可采用经前7 d肌内注射黄体酮，合成孕激素长期服用，可使内膜萎缩，出血减少。药物治疗无效者可行诊断性刮宫，甚至子宫切除术。故选D

11. B

【解析】病史显示青春期，尤其是初潮后2~3年，可初步判断为青春期功血。临床表现为月经不规则。其诊断主要根据病史、体格检查和卵巢功能相关的一些辅助检查。其中辅助检查中基础体温的测定可了解卵巢功能，即是否有排卵，有助于功血类型的诊断。故选 B。

12. E

【解析】闭经的辅助检查包括子宫内膜形态及功能的检查、孕激素试验和雌激素试验。本题目中该患者查体、孕激素试验阴性，因此下一步应采用雌-孕激素试验，如仍为阴性，则可采用卵巢功能检查、测基础体温、垂体功能检查等。故选 E。

13. E

【解析】46 岁妇女，处于绝经期年龄，通过其月经的改变可以初步诊断为功能失调性子宫出血。更年期无排卵功血，则以遏制子宫内膜增生过长，诱导绝经、防止癌变为重点。更年期患者多采用诊断性刮宫止血，同时可做内膜病理检查除外恶性情况。故选 E。

14. C

【解析】患者处于青春发育期，除了月经量的异常，无其他体征。无排卵型功能失调性子宫出血包括两种，其中青春期无排卵型功血以促排卵，建立规律月经，避免复发为治疗原则。更年期无排卵型功血，则以遏制子宫内膜增生过长，诱导绝经，防止癌变为重点。故选 C。

15. C

【解析】垂体分为腺垂体和神经垂体。前者主要分泌生长激素、催乳素、促黑激素、促甲状腺激素、促肾上腺皮质激素、卵泡刺激素和黄体生成素。后者不能合成激素，但能释放由下丘脑视上核和室旁核合成的血管升压素和缩宫素。故选 C。

16. D

【解析】婚后 2 年未孕，体型肥胖，月经周期性不规则，血 LH/FSH>2，该患者考虑 PCOS。其内分泌特征包括高雄激素血症、胰岛素抵抗、高胰岛素血症等。故选 D。

17. B　　18. E　　19. D

【解析】子宫内膜增生症是由于大量雌激素刺激子宫内膜所致。临床表现为不规则的多量的异常子宫出血，患者可以在长时间闭经后出现持续的出血，常发生在月经初潮或绝经期前的妇女中。故第 17 题选 B。子宫内膜非典型性增生是子宫内膜癌的癌前改变。故第 18 题选 E。黄体萎缩不全多由于孕酮分泌量不足、分泌时间却延长所致，所以黄体功能持续过久，黄体不能按期萎缩退化或不完全退化，仍持续分泌“少量”的孕激素，使得子宫内膜不能按正常的时间剥落。临床表现为月经周期正常，但经期延长，可达 9~10 d 甚至更长，量不太多。故第 19 题选 D。

第十八章　子宫内膜异位症及子宫腺肌症

1. E

【解析】当具有生长功能的子宫内膜组织出现在子宫腔被覆黏膜以外的其他部位时，称为子宫内膜异位症。这种异位的子宫内膜也受性激素的影响，随同月经周期反复脱落出血。应用性激素可抑制，故选 E。

2. C

【解析】异位子宫内膜可出现在身体不同部位，但绝大多数位于盆腔内的器官，如卵巢、子宫骶韧带、子宫下部后壁浆膜面、覆盖直肠子宫陷凹和乙状结肠的腹膜层和阴道直肠隔，其中以侵犯卵巢者多见，约占 80%。故选 C。

3. D

【解析】子宫内膜异位症可通过患者主诉、症状、妇科检查等诊断，但是确诊依据主要是靠组织病理学检查。故选 D。

4. D

【解析】子宫腺肌病是子宫内膜腺体和间质侵入子宫肌层形成弥漫或局限性的病变。月经时子宫肌层内的异位子宫内膜在卵巢激素的影响下充血、肿胀及出血，同时还增加了子宫肌层血管的血量，使坚厚的子宫肌层扩张，引起严重的痛经，临床表现为继发性进行性加重的痛经。故选 D。

5. E

【解析】子宫内膜异位症的症状与体征随异位内膜的部位而不同，并与月经周期有密切关系。痛经为一常见而突出的症状，多为继发性。月经过多、不孕等也为其临床特点，但最主要的是痛经。故选 E。

6. D

【解析】本例患者为育龄期女性，有继发性痛经症状及不孕史。妇查右附件区有较大囊性包块，活动度欠佳，首先应考虑子宫内膜异位症，因囊性包块较大必须手术治疗，而患者年轻且有生育要求，故需选择保留生育功能的手术。故选 D。

7. B

【解析】继发性痛经，子宫外有异位灶提示子宫内膜异位症。包块直径 5~6 cm，建议手术，切除包块，松解粘连。

8. C　　9. E　　10. A

【解析】卵巢巧克力囊肿是子宫内膜异位症的一种病变。如果月经期脱落的子宫内膜碎片随经血逆流经输卵管进入盆腔，种植在卵巢表面或盆腔其他部位，形成异位囊肿，这种异位的子宫内膜也受性激素的影响，随同月经周期反复脱落出血。如病变发生在卵巢上，每次月经期局部都有出血，使卵巢增大，形成内含陈旧性积血的囊肿，这种陈旧性血呈褐色，黏稠如糊状，似巧克力，故又称为“巧克力囊肿”。故第8题选C。卵巢巧克力囊肿又称为卵巢内膜异位囊肿，随着病程的延长，囊肿内积血不断增加，囊肿体积也随之增大。当囊腔内积血过多、压力过高时，可撑破囊壁薄弱部分，发生囊肿自发性破裂，因此确诊为卵巢巧克力囊肿，直径达到或超过3 cm者，应接受手术，清除其破裂的危险。此时手术多采取巧克力囊肿剥除术，从而最大限度地保留正常的卵巢组织，传统剖腹手术或腹腔镜手术都能达到治疗目的。因此腹腔镜检查是其最有价值的检查手段。故第9题选E。手术多采取巧克力囊肿剥除术，从而最大限度地保留了正常的卵巢组织，传统剖腹手术或腹腔镜手术都能达到治疗目的。故第10题选A。

11. D　　12. B

【解析】育龄期女性有进行性痛经症状及不孕史，妇科检查盆底可触及多个痛性结节，附件区有囊性包块，首先考虑子宫内膜异位症的诊断。故第11题选D。而患者年龄30岁，有生育要求，必须切除右侧附件区包块才有妊娠机会。故第12题选B。

第十九章　女性生殖器损伤性疾病

1. D

【解析】子宫脱垂分三度。Ⅰ度轻型：子宫颈距离处女膜缘少于4 cm，但未达处女膜缘。Ⅰ度重型：子宫颈已达处女膜缘，于阴道口即可见到；Ⅱ度轻型：子宫颈已脱出阴道口外，但子宫体尚在阴道内；Ⅱ度重型：子宫颈及部分子宫体已脱出于阴道口外。Ⅲ度：子宫颈及子宫体全部脱出于阴道口外。故选D。

2. E

【解析】同第1题。

第二十章　不孕症与辅助生殖技术

1. D

【解析】不孕症有男因性不孕症、女因性不孕症及男女双方不孕症。常见的是女因性不孕症。不孕症有原发不孕和继发不孕，原发不孕多由于卵巢因素，而继发不孕多因为输卵管因素。继发不孕多见。故选D。

2. D

【解析】卵巢功能的检查包括排卵检测和黄体功能检查。方法有性激素测定、基础体温测定、宫颈黏液结晶检查、阴道分泌物检查等。宫颈醋酸白试验及子宫颈细胞学检查用于宫颈病变的诊断，子宫内膜活检常作为子宫内膜癌、功血的诊断及治疗方法，B超主要用于器质性病变的诊断。故选D。

3. B

【解析】基础体温双相型提示卵巢有排卵，单相型提示卵巢无排卵。故选B。

4. E

【解析】临床在诊断不孕症时，判断女性有无排卵的检查很多，包括性激素测定、基础体温测定、宫颈黏液结晶检查、内膜诊刮等。阴道分泌物检查是判断阴道炎症的检测方法。故选E。

5. B　　6. B

【解析】本病例男方精液检查正常，可排除男方不孕因素。在女性不孕因素中以输卵管因素最常见，结合本题各选项分析可见输卵管通畅检查为首选。故第5题选B。不孕症的治疗中，针对不同的原因，治疗方法不同。黄体发育不良，故其黄体功能不全，可以在排卵后加用黄体酮来治疗，以支持黄体功能。故第6题选B。

第二十一章　计划生育

1. C

【解析】吸宫不全是人工流产常见的并发症，术后妊娠组织残留物可引起人工流产后阴道长时间流血、血量多，或血流停止后再流血等。故选C。

2. C

【解析】人工流产负压吸宫术的适应证为妊娠10周内要求终止妊娠而无其他禁忌证者；或者患有某种严重疾病必须终止妊娠。故选C。

3. D

【解析】避孕的方法很多，但是新婚夫妇婚后半年准备生育选男用避孕套；婚后1年准备生育选复方短效口服避孕药；婚后2年准备生育则选择宫内节育器避孕。故选D。

4. B

【解析】短效口服避孕药主要成分为雌、孕激素，均属于甾体类激素，其禁忌证包括急慢性肝炎、严重的心血管疾病、血栓性疾病、恶性肿瘤、内分泌疾病、哺乳期、精神病等。因其成分为雌、孕激素，对宫颈糜烂还有治疗作用，可作为宫颈糜烂患者的首选避孕方法。故选B。

5. A

【解析】排卵前后4~5 d为易受孕期，其余时间为不易受孕期，称为安全期。采用安全期进行性生活而达到避孕目的的方法，称为安全期避孕法。故选 A。

6. E

【解析】口服避孕药的副作用主要包括：类早孕反应，主要是雌激素刺激胃黏膜，而非孕激素作用所致；阴道不规则出血，主要是由于雌激素低。E 选项中水钠潴留和 P 激素的类雄激素作用会导致体重变化。故选 E。

7. E

【解析】人工流产综合征的发病原因主要是在人流术中，子宫颈被牵拉、扩张，以及负压、刮匙对子宫壁的影响，刺激了分布在这些区域的神经末梢。绝大部分孕妇通过神经系统调节，但也有少数孕妇由于自主神经稳定性较差，迷走神经自身反射增强，使体内释放出大量的乙酰胆碱，促使冠状动脉痉挛，心肌收缩力减弱，心脏排血量减少，从而出现一系列临床表现。这与患者的情绪、身体状况都有关系。故选 E。

8. A

【解析】当出现口服避孕药的副作用不规则出血时，如果是点滴出血，不予处理。出血较多者，每晚在服用避孕药的同时加服少量雌激素，直至停药，如流血似月经量，则停药。

9. E

【解析】避孕药物的作用机制包括：抑制排卵，改变子宫颈黏液性状，改变子宫内膜形态和功能，改变输卵管的功能等。其主要机制是抑制精子获能，干扰受精卵着床等。故选 E。

10. A

【解析】宫内节育器放置禁忌证包括并发生殖道急、慢性炎症，妊娠和妊娠可疑，人工流产出血多，生殖器肿瘤或畸形，子宫颈内口过松等。月经稀发不能作为其禁忌证。故选 A。

11. B

【解析】人工流产术的术中并发症包括子宫穿孔、出血、人工流产综合征、吸宫不全、漏吸或者空吸、羊水栓塞等。子宫腔粘连是人工流产术后的并发症，而非人工流产术中的并发症。故选 B。

12. E

【解析】口服避孕药的药物成分是雌、孕激素组成的混合制剂。雌激素成分为炔雌醇，孕激素成分各不相同。故选 E。

13. C

【解析】人工流产的禁忌证：①各种疾病的急性期、严重心力衰竭及高血压等；②急性生殖器炎症；③全身虚弱不能耐受手术；④术前 24 h 体温 2 次在 37.5 ℃以上。故选 C。

14. E

【解析】短效口服避孕药主要成分为雌、孕激素，均属于甾体类激素，其禁忌证包括急慢性肝炎、严重的心血管疾病、血栓性疾病、恶性肿瘤、内分泌疾病、哺乳期、精神病等。月经稀发，即月经周期有问题，本来就是自身机体内分泌激素的失衡，所以也不能用。故选 E。

15. A

【解析】输卵管结扎术的手术时间选择为非孕妇女月经干净后 3~7 d，人工流产后及分娩后宜在 48 h 内手术。故选 A。

16. A

【解析】宫内节育器放置禁忌证包括生殖道急、慢性炎症，妊娠和妊娠可疑，人工流产出血多，生殖器肿瘤或畸形，宫颈内口过松等。故选 A。

17. D

【解析】妊娠子宫柔软，尤其哺乳期妊娠子宫更软，施行人工流产时易致穿孔。术者突觉“无底”感，即考虑子宫穿孔。故选 D。

18. E

【解析】患者有宫颈重度糜烂，宫内节育器、阴道隔膜都不能用，安全期推算有时准确率不高，故而不选。而避孕药成分为雌、孕激素，对宫颈糜烂还有治疗作用，可作为宫颈糜烂患者的首选避孕方法。故选 E。

19. C

【解析】本患者表现为人工流产综合征的症状，其正确的处理方法为发现症状，立即停止手术，给予吸氧，阿托品 0.5 mg 或山莨菪碱 20 mg 静脉注射。故选 C。

20. E

【解析】人工流产综合反应指受术者在人工流产术中或手术结束时出现心动过缓、心律失常、血压下降、面色苍白、出汗、头晕、胸闷，甚至发生晕厥和抽搐。故选 E。

21. A

【解析】经量过多的避孕方法首选短效避孕药。

22. D　23. A

【解析】该患者人工流产术中出现胸闷、面色苍白、大汗淋漓、下腹坠痛、头晕恶心、血压下降等症状，为人工流产综合征的典型症状。故第 22 题选 D。人工流产综合征的治疗主要用阿托品 0.5 mg 或山莨菪碱 20 mg 静脉注射。无效时用异丙肾上腺素 1 mg 溶于 5%葡萄糖内静脉滴注，据心率恢复情况调整滴速。故第 23 题选 A。

第二十二章　妇女保健

（本章历年尚未考查）

第六篇　血液系统

第一章　贫　血

1. D

【解析】皮肤和黏膜颜色苍白，疲乏无力。消化道的症状如腹胀、嗳气、便秘为缺铁常见症状。指（趾）甲缺乏光泽，脆薄易裂，重者指（趾）甲变平，甚至凹下呈勺状，称为反甲。有一些缺铁患者有异食癖，如嗜食泥土、煤球等。肝脾淋巴结肿大常见于血液系统疾病如白血病、淋巴瘤等，但缺铁性贫血无此表现，故 A、B 选项错。舌乳头萎缩可见于贫血，但相对较少，故 C 选项不选。胸骨压痛常见于急性白血病，故 E 选项错。故选 D。

2. D

3. A

【解析】缺铁性贫血是体内储存铁减少不能满足正常红细胞生成的需要而发生的贫血。体内铁主要储存在肝、脾、骨髓。故查骨髓细胞内的铁是诊断缺铁性贫血最敏感最可靠的检查。

【点评】缺铁性贫血的实验室检查是高频考点。

外周血	小细胞低色素型贫血
骨髓象	骨髓增生活跃，粒红比例降低，红细胞系统增生明显活跃。中幼红细胞比例增多，体积比一般的中幼红细胞略小，边缘不整齐，胞浆少，染色偏兰，核固缩似晚幼红细胞，表明胞浆发育落后于核，粒系细胞和巨核细胞数量和形态均正常
骨髓铁染色	用普鲁士兰染色可见骨髓含铁血黄素阴性（正常为+～++），铁粒幼细胞阴性或减少（正常为20～90%）
血清铁蛋白	铁蛋白是体内储存铁的一种形式，血清铁蛋白也可以起到运铁的作用，通常 1 μg/L 代表体内有储存铁 8 mg，故血清铁蛋白的测定是估计骨髓铁储存状态的一种敏感的方法，血清铁蛋白正常值为 100±60 μg/mL，缺铁性贫血时小于 15 μg/L（15 μg/mL）
血清铁	缺铁性贫血时血清铁常低于 10.74 μmol/L（60 μg/100 mL），总铁结合力增高，高于 64.44 μmol/L（360 μg/100 mL），血清铁饱和度减少，低于 15%
红细胞游离原卟啉	正常为 0.29～0.65 μmol/L（16～36 μg/dL），缺铁性贫血时增高。此外，其他血红素合成障碍的疾病，如铅中毒和铁粒幼细胞性贫血时，FEP 亦增加，故 FEP 可作为初筛试验

4. A

【解析】贫血的病因包括红细胞生成减少、破坏过多和失血性贫血。其中造血因子异常可以导致贫血发生。在此题中肾功能低下、垂体或甲状腺功能低下、肝病是因为产生促红细胞生成素不足而导致贫血。肿瘤性疾病或某些病毒感染会诱导机体产生较多的肿瘤坏死因子、干扰素等造血负调节因子，抑制造血，导致贫血。

5. C

【解析】再生障碍性贫血为全血细胞减少，其中血小板减少更明显，所以首选输注血小板。

【点评】输血治疗是近年来的高频考点。输血治疗是再障治疗的常用方法，一般采取成分输血。输血原则：①Hb>60 g/L 时不需要输血；②Hb<60 g/L 并伴有严重代偿不全的症状或在安静时也有贫血症状时，需输血，一般输浓缩红细胞；③血小板减少有内脏出血或颅内出血倾向时，应考虑预防性血小板输注；④血小板减少伴有出血指征时，应进行治疗性血小板输注。冷沉淀用于补充凝血因子及纤维蛋白原，血浆可用于低蛋白血症患者的治疗。

6. A

【解析】溶血性贫血分为急性和慢性，急性溶血性贫血时，可在短期内大量血管内溶血，表现为面色苍白、血红蛋白尿和黄疸。慢性溶血性贫血以血管外溶血多见，有贫血、黄疸、肝脾大三大特征。B、C、D、E 项均无黄疸表现，故选 A。

7. D

【解析】缺铁性贫血时红细胞呈典型特征性小细胞低色素性，在血片中可见到红细胞大小很不一致，以体积小者多见，中心浅染区扩大。血清铁降低，总铁结合力升高，转铁蛋白饱和度降低，血清铁蛋白低于 12 μg/L。

8. B

【解析】急性再生障碍性贫血一般无肝脾肿大，骨髓增生广泛程度降低。

【点评】再生障碍性贫血的特点是高频考点。急性再生障碍性贫血多见于儿童。起病急，起病时贫血不明显，但随着病程的延长出现进行性贫血，常伴有严重感染和出血。血常规显示全血细胞减少，贫血为正细胞正色素性。急性再生障碍性贫血血红蛋白随贫血的进展而降低；网织红细胞计数<0.01，绝对值<15×10^9/L；中性粒细胞绝对值<0.5×10^9/L；血小板数<20×10^9/L。

9. B

【解析】重度贫血是指血红蛋白为 30~59 g/L。

【点评】按照严重度将贫血分为：

贫血程度	血红蛋白
轻度	>90 g/L
中度	60~90 g/L
重度	30~59 g/L
极重度	<30 g/L

10. D

【解析】人体内铁分两部分，功能状态铁包括血红蛋白铁、肌红蛋白铁、转铁蛋白铁、乳铁蛋白等，储存铁包括铁蛋白和含铁血黄素。因此最能说明体内储备铁缺乏的指标是血清铁蛋白降低，骨髓小粒可染铁消失。

11. B

【解析】正常人维持体内铁平衡需每天从食物中摄铁 1~1.5 mg，铁吸收部位主要在十二指肠及空肠上段。铁的吸收及利用形式均为二价铁，而运输形式为三价铁。

12. B

【解析】缺铁性贫血患者口服铁剂后 1 周左右网织红细胞上升，7~12 d 达高峰。服药 1~2 周后血红蛋白开始上升，平均 2 个月恢复。

13. D

【解析】当母亲血型为 Rh 阴性，父亲为 Rh 阳性，而胎儿的血型是 Rh 阳性时，会发生 Rh 血型不合。妊娠期间，胎儿红细胞通过胎盘漏出，进入母亲血循环（在分娩时进入最多），诱发母体对 Rh 因子产生抗体（同种免疫）。在以后的妊娠中，这些抗体再通过胎盘进入胎儿体内，溶解胎儿红细胞，所造成的贫血可致胎死宫内。新生儿可发展成为核黄疸。由于 ABO 血型不合引起的新生儿溶血比 Rh 溶血轻得多，也较少见。

14. C

【解析】正常细胞性贫血常见再生障碍性贫血、溶血性贫血。

【点评】贫血的分类是常见考点，下表是按照细胞形态进行的分类。

大细胞性贫血	叶酸或维生素 B_{12} 缺乏引起巨幼细胞贫血
正常细胞性贫血	再生障碍性贫血、溶血性贫血
小细胞性贫血	缺铁性贫血，铁粒幼细胞性贫血，珠蛋白生成障碍性贫血

15. B

【解析】缺铁性贫血治疗有效，最先升高的指标是网织红细胞。面色红润属非特异性指标。

【点评】缺铁性贫血的治疗及疗效观察是高频考点，也是重点。治疗缺铁性贫血的原则是根除病因，补足储铁。补铁治疗首选口服铁剂。

口服补铁有效的表现如下表：

外周血网织红细胞增多	高峰在开始服药后 5~10 d 出现
血红蛋白浓度上升	2 周升高，2 个月左右恢复正常
铁蛋白恢复正常	再治疗 4~6 个月

16. A

【解析】氯霉素较易引起再生障碍性贫血。

【点评】再生障碍性贫血发病原因不明确，可能包括有药物、电离辐射、生物等因素。药物包括氯霉素、磺胺及抗肿瘤药物等。电离辐射 X 线，γ 线或中子可穿过或进入细胞直接损害造血干细胞和骨髓微环境。长期超允许量放射线照射（如放射源事故）可致再生障碍性贫血。肝炎病毒对造血干细胞有直接抑制作用，还可致染色体畸变，并可通过病毒介导的自身免疫异常。病毒感染尚可破坏骨髓微循环。另外还有免疫因素及遗传因素等。

17. E

【解析】在本题中 A、B、C、D 选项属于免疫抑制药，E 选项属促造血药物。

【点评】再生障碍性贫血的治疗包括支持治疗，如纠正贫血、控制出血、控制感染等；免疫抑制治疗，如抗淋巴或胸腺细胞球蛋白（用于 SAA）、环孢素（适用全部 AA）及环磷酰胺（用于 SAA）等；促造血治疗，如雄激素、造血生长因子（适用全部 AA）；对于 40 岁以下、无感染及其他并发症、有合适供体的 SAA 患者，可考虑造血干细胞移植。

18. B

【解析】叶酸缺乏所致巨幼细胞贫血患者有易怒、妄想等精神症状，而维生素 B_{12}缺乏所致巨幼红细胞性贫血患者则有抑郁、失眠、记忆力下降、谵妄、幻觉，甚至精神错乱、人格变态等。

19. D

【解析】血清转铁蛋白饱和度最能反映体内储存铁水平。

20. C

【解析】常见观察有无贫血的部位包括睑结膜、指甲及口唇。

21. C

【解析】缺铁性贫血的病因：①需铁量增加而铁摄入不足。多见于婴幼儿、青少年、妊娠和哺乳期妇女。婴幼儿需铁量增加，易造成缺铁。青少年偏食易缺铁。女性月经增多、妊娠或哺乳，需铁量增加，若不补充高铁食物，易造成缺铁性贫血。②铁吸收障碍。常见于胃大部切除术后，胃酸分泌不足且食物快速进入空肠，绕过铁的主要吸收部位(十二指肠)，使铁吸收减少。③铁丢失过多。慢性长期铁丢失而得不到纠正则造成缺铁性贫血。例如，慢性胃肠道失血、月经量过多、咯血和肺泡出血、血红蛋白尿及其他。C 选项中肝硬化食管胃底静脉曲张破裂出血为急性出血，不属于缺铁性贫血的病因。

22. A

【解析】贫血中最常见的是缺铁性贫血，反甲是缺铁性贫血的特征性表现。血常规示小细胞型贫血。故选 A。

23. E

【解析】三系明显减少，网织红细胞 $0.001<0.01$，淋巴细胞比例增加，符合再生障碍性贫血表现。

24. B

【解析】对于此题首先要能根据所给病史及实验室检查明确诊断，这是解决该题的第一步。缺铁性贫血治疗主要是病因治疗和补铁治疗，补铁首选口服硫酸亚铁。本患者属中度贫血，输血没有必要。维生素 B_{12}肌内注射用于治疗巨幼细胞贫血。当口服硫酸亚铁不能耐受或胃肠道正常解剖部位发生改变而影响铁的吸收时，可使用右旋糖酐铁肌注代替。故选 B。

25. B

【解析】由小细胞低色素这一特点基本可明确诊断为缺铁性贫血。再生障碍性贫血为正常细胞性贫血，同时白细胞和血小板也会降低，A 错。稀释性贫血应该有大量输入液体的病史，C 错。维生素 B_{12}缺乏表现为大细胞贫血，D 错。自身免疫性溶血性贫血典型血象为正常细胞性贫血，而且有自身抗体，部分表现为肝脾大。

26. B

【解析】首先判断此患者为非重型再生障碍性贫血。抗胸腺细胞球蛋白、肾上腺糖皮质激素主要用于治疗重型再障，A、E 错。雄激素适用于全部再生障碍性贫血，碳酸锂可用于躁狂发作，C 错。硝酸士的宁用于巴比妥中毒，D 错。故选 B。

27. A

【解析】该患者出现了贫血、出血和感染，血常规检查也表现为三系细胞减少，且骨髓检查显示增生极度减低，符合再生障碍性贫血的诊断。该患者发病时间为 2 d，因此诊断为急性再生障碍性贫血。根据胸骨无压痛，排除急性白血病。根据全题未见巨核细胞，排除 ITP。

【点评】再生障碍性贫血的诊断为病例分析题目的好考点。

再生障碍性贫血的五大诊断标准：

再生障碍性贫血的五大诊断标准
1. 全血细胞减少，网织红细胞绝对值减少
2. 一般无肝脾大
3. 骨髓至少 1 个部位增生减低或重度减低（如增生活跃，须有巨核细胞明显减少），骨髓小粒非造血细胞增多（有条件者应做骨髓活检等检查）
4. 能除外引起全血细胞减少的其他疾病，如阵发性睡眠性血红蛋白尿症、骨髓增生异常综合征中的难治性贫血、急性造血功能停滞、骨髓纤维化、急性白血病等
5. 一般抗贫血药物治疗无效。

28. E

【解析】外周血三系细胞减少，且胸骨压痛阴性，诊断为再生障碍性贫血。

29. B　30. D

【解析】缺铁性贫血患者由于储存铁缺乏，致血清铁降低，铁蛋白降低，总铁结合力升高；慢性病性贫血患者由于炎症等因素影响铁的利用，导致血清铁降低，铁蛋白增加，总铁结合力降低。

31. B　32. E

【解析】叶酸或维生素 B_{12}缺乏引起巨幼细胞贫血。故第 31 题选 B。造血干细胞缺陷、免疫异常及造血微环境异常可引起再生障碍性贫血；需铁量增加而铁摄入不足、铁吸收障碍及铁丢失过多引起缺铁性贫血；慢性炎症、肿瘤等可引起慢性失血性贫血；珠蛋白合成障碍引起海洋性贫血。

33. A　34. B　35. E

【解析】根据患者的临床表现和实验室检查可确定为缺铁性贫血。缺铁性贫血治疗主要是病因治疗和补铁治疗。已知患者有钩虫感染应驱虫治疗，因此最主要的措施是针对钩虫感染的治疗。口服铁剂和注射铁剂不属于病因治疗，B、C 错。口服维生素 C 可加强铁的吸收，也不属于病因治疗。铁剂治疗应在血红蛋白恢复正常后再补铁 4~6 个月，此过程是为了使铁蛋白恢复正常，补足储存铁。因此，缺铁性贫血铁剂治疗时不应以血常规、血清铁等恢复正常作为停药指标。

【点评】缺铁性贫血的治疗是高频考点，总结如下：

祛除病因	尽可能查明病因，针对病因治疗
药物治疗	(1) 口服药：首选硫酸亚铁，口服富马酸铁等。 (2) 注射铁剂可给予注射铁治疗，适应证为：①口服铁不能耐受；②失血过快，用口服铁不能补偿；③溃疡性结肠炎或局限性结肠炎患者经口服铁治疗无效；④不能从胃肠道吸收铁剂者，如胃肠道手术患者

36. C　37. E

【解析】血清铁蛋白是反映体内储备铁的指标，低于 12 μg/L 可作为缺铁的依据。故第 36 题选 C。患者为缺铁性贫血，故口服铁剂及维生素 C。

38. D　39. C　40. D

【解析】患者面色苍白，未规律添加辅食。Hb 85 g/L，MCH 24 pg，低于 26 pg，MCHC 0.28<0.31 为小细胞低色素性贫血，符合缺铁性贫血特点。检查选用铁代谢指标测定，治疗上用铁剂治疗。

41. D　42. C

【解析】患者出现了贫血、失血和感染表现，且肝脾不大，首先应考虑再生障碍性贫血。同时，实验室检查也符合三系细胞减少，淋巴细胞比例增高。若需确定诊断，首选骨髓穿刺细胞学检查。

第二章　白血病

1. E

【解析】骨髓细胞学检查是诊断白血病的主要依据，原始细胞占全部骨髓有核细胞大于或等于 30%为急性白血病的诊断标准。

【点评】急性白血病的诊断是高频考点。

临床表现	急性白血病发病急骤，病情发展迅速，进行性贫血，发热，出血，肝、脾、淋巴结肿大，骨痛，尤其胸骨压痛
血象	白细胞计数常增高，有的多至（300~500）×10^9/L，也有部分少至（0.2~0.5）×10^9/L。血片中可有原始、幼稚细胞。骨髓增生多明显或极度活跃，也有少数增生或低下者。一般原始细胞加早幼粒细胞（或加幼稚细胞）>30%，其他系细胞受抑
骨髓象	原始细胞占全部骨髓有核细胞大于或等于30%为急性白血病的诊断标准

2. B

【解析】急性白血病时造血功能受抑制表现为贫血、发热及出血等，其中早幼粒细胞白血病有10%~20%的患者死于早期出血，弥散性血管内凝血（DIC）的发生率高，大约有 60%的患者发生DIC。

【点评】根据白血病细胞浸润系统及其引起的临床表现不同，可初步判断白血病的分型。

肝、脾、淋巴结肿大	急性淋巴细胞白血病
中枢神经系统白血病及睾丸浸润	急性淋巴细胞白血病
DIC	急性早幼粒细胞性白血病

3. B

【解析】中枢神经系统白血病可发生在白血病的各个时期，但常发生在治疗后缓解期。这是由于化疗药物难以通过血脑屏障，隐藏在中枢神经系统的白血病细胞不能被有效杀灭，引起中枢神经系统白血病。以急性淋巴细胞白血病最常见，临床上表现为头痛、头晕、颈项强直，甚至昏迷。

4. A

【解析】急性白血病并发中枢神经系统白血病最常见于白血病的缓解期。

5. C

【解析】同第 1 题。故选 C。

6. C

【解析】90%以上的 CML 细胞中出现 Ph 染色体。慢性粒细胞白血病经有效治疗后，Ph 染色体可转阴，通过检测 Ph 染色体和 BCR-ABL 融合基因 mRNA 来进行微小残留病灶的动态监测，并实施相应的治疗，以达到疾病的根除。

【点评】Ph 染色体也是鉴别慢性粒细胞性白血病

和类白细胞性白血病的要点。

类白细胞性白血病的特点：

（1）常并发于严重感染、恶性肿瘤等疾病，因此有原发疾病的临床表现。

（2）白细胞数很少超过 50×10^9/L，嗜酸、嗜碱粒细胞一般不增多，中性粒细胞胞浆内常有中毒性颗粒和空泡。

（3）脾大常不如慢粒显著。

（4）中性粒细胞碱性磷酸酶（NAP）染色呈强阳性。

（5）Ph 染色体阴性。

（6）原发病控制后，类白血病反应消失。

7. E

【解析】纤维蛋白（原）降解产物主要反映纤维蛋白溶解功能，其增高见于纤溶亢进。

【点评】纤维蛋白（原）降解产物增高见于：①原发性纤维蛋白溶解功能亢进；②继发性纤维蛋白溶解功能亢进（高凝状态、弥散性血管内凝血、肾脏疾病、器官移植排斥反应、溶栓治疗等）；③血管栓塞性疾病（肺栓塞、心肌梗死、闭塞性脑血管病、深部静脉血栓）；④白血病化疗诱导期后、出血性血小板增多症、尿毒症、肝脏疾病或各种肿瘤，降低无临床意义。

8. B

【解析】急性淋巴细胞性白血病的常用化疗方案为 VP 或 VDLP。

【点评】不同类型白血病常用的化疗诱导缓解方案是高频考点。

急性淋巴细胞性白血病	首选方案为 VP（长春新碱、泼尼松）。 对 VP 无效或白细胞计数很高（$>50\times10^9$/L），T 细胞型者加用柔红霉素（DNR）或门冬酰胺（L-ASP），组成 DVP 或 DVLP 方案
急性非淋巴细胞性白血病	标准方案为 DA（柔红霉素、阿糖胞苷）

9. C

【解析】急性粒细胞性白血病的化疗方案为 DA 或 HA 方案。

10. D

【解析】年轻男性，出现出血、贫血和感染。查体出现急性白血病的特异体征，即胸骨下端压痛（+），肝脾增大。实验室检查显示三系细胞减少，幼稚细胞增多，这些均符合急性白血病的诊断。

【点评】白血病的诊断常以病例分析题目形式出现，需要考生掌握。

白血病的临床诊断主要依据病史发病急骤的特点，主要症状为发热、出血、贫血及胸骨压痛，肝、脾、淋巴结肿大。结合血象及骨髓穿刺报告：骨髓增生明显活跃、极度活跃，有核红细胞占全部有核细胞50%以下，原始细胞等于或大于30%，可诊断为急性白血病。

11. A

【解析】根据患者发热、出血，淋巴结、肝、脾大，以及血象白细胞增高等表现可初步确定为急性白血病。另外，单核细胞白血病非特异性酯酶染色强阳性，能被 NAF 抑制，过氧化酶染色弱阳性。急性粒细胞白血病非特异性酯酶染色弱阳性，NAF 抑制低，过氧化酶染色分化差的原始细胞弱阳性，分化好的原始细胞强阳性。急性淋巴细胞白血病非特异性酯酶染色阴性，不能被 NAF 抑制，过氧化酶染色阴性，类白血病反应无以上反应，D 错。淋巴瘤时出血少见，常以无痛性淋巴结肿大为首发表现，而且无上述细胞化学反应，E 错。故选 A。

【点评】急性白血病的细胞化学染色是鉴别其类型的主要标准，也是高频考点。

	过氧化物酶	中性粒细胞碱性磷酸酶	非特异性酯酶
急性粒细胞性白血病	+	–	–
急性淋巴细胞性白血病	–	+	–
急性单核性白血病	±，不能被氟化钠抑制	–	+，能被氟化钠抑制

12. C

【解析】根据白细胞增高，肝脾大，Ph 染色体阳性，诊断为慢性粒细胞白血病并不困难。当临床上符合慢性粒细胞白血病而 Ph 染色体阴性时，应进一步做 BCR-ABL 融合基因检测。慢性粒细胞白血病的治疗包括化疗、干扰素、干细胞移植等。羟基脲作为细胞周期特异性抑制 DNA 合成的药物，已经成为当前首选的化疗药物和基础治疗药物。DA 方案是 AML 诱导缓解治疗的标准方案，A 错。VP 为 ALL 的诱导缓解方案，D 错。CHOP 方案为治疗 NHL 的标准方案，B 错。血小板减少且脾大明显者可考虑脾切除，本患者无明显出血，E 错。故选 C。

13. D

【解析】患者为青年男性，发热、出血 2 周，三系减少，骨髓增生极度活跃，原始细胞 80%，部分原始细胞浆中可见 Auer 小体。不难得出患者为急性非淋巴细胞性白血病，故首选 D 方案，即柔红霉素与阿糖胞苷治疗。

14. C

【解析】根据患者发热、出血，淋巴结、肝、脾大，以及血象白细胞增高等表现可初步确定为急性白血病。另外，单核细胞白血病非特异性酯酶染色强阳性，能被 NAF 抑制，过氧化酶染色弱阳性。急性粒细胞白血病非特异性酯酶染色弱阳性，NAF 抑制低，过氧化酶染色分化差的原始细胞弱阳性，分化好的原始细胞强阳性。急性淋巴细胞白血病非特异性酯酶染色阴性，不能被 NAF 抑制，过氧化酶染色阴性，类白血病反应无以上反应。淋巴瘤时出血少见，常以无痛性淋巴结肿大为首发表现，而且无上述细胞化学反应。故选 C。

15. E　　16. C

【解析】急性白血病的主要临床表现是贫血、出血和发热。肝脾淋巴结肿大主要见于急性淋巴细胞白血病。慢性粒细胞性白血病最突出的表现是明显脾肿大。

17. C　　18. B

【解析】易发生睾丸白血病的白血病类型是急性淋巴细胞白血病，易出现巨脾的白血病类型是慢性粒细胞白血病。

【点评】

肝、脾、淋巴结肿大	急性淋巴细胞白血病
中枢神经系统白血病及睾丸浸润	急性淋巴细胞白血病
DIC	急性早幼粒细胞性白血病
巨脾	慢性粒细胞性白血病

19. E　　20. B　　21. C

【解析】急性白血病时造血功能受抑制表现为贫血、发热及出血等。其中早幼粒细胞白血病有 10%～20%的患者死于早期出血，DIC 的发生率高，大约 60%的患者发生 DIC。故第 20 题选 B。白血病细胞增殖浸润可导致肝、脾、淋巴结肿大（多见于急性淋巴细胞白血病），故第 19 题选 E。50%ALL 诊断时有淋巴结肿大，常见为浅表淋巴结肿大，白血病细胞浸润口腔黏膜可引起牙龈肿胀或口腔溃疡，多见于 M4 及 M5。故第 21 题选 C。

22. B　　23. D

【解析】中枢神经系统白血病可发生在白血病的各个时期，但常发生在治疗后缓解期，以急性淋巴细胞白血病最常见。临床上表现为头痛、头晕、恶心、呕吐、颈项强直，甚至昏迷。化疗药不易通过血脑屏障，故脑脊液可见白血病细胞。慢粒起病缓慢，早期无明显症状，以后逐渐出现代谢亢进的症状，如乏力、消瘦、低热、出汗。后期有明显贫血、感染及出血倾向。脾大是其突出体征。贫血、发热、无痛性淋巴结进行性肿大需要考虑有淋巴瘤。

24. E　　25. E

【解析】Ph 染色体阳性是慢性粒细胞性白血病的特征性表现，故第 24 题选 E。慢性粒细胞性白血病首选治疗是伊马替尼。羟基脲现主要用于 AML 和 CML 的高白细胞血症的紧急处理。相对而言，在没有靶向治疗之前慢性粒细胞性白血病治疗首选是羟基脲，现在首选酪氨酸激酶抑制剂——甲磺。故第 25 题选 E 最合适。

26. A　　27. B

【解析】单纯记忆题。

28. E　　29. A

【解析】白细胞减少症是指外周血白细胞的总量低于 $4.0×10^9/L$，粒细胞缺乏症是指外周血中粒细胞绝对数低于 $0.5×10^9/L$。

30. B　　31. D

【解析】根据全身表现及巨脾，考虑诊断为慢性粒细胞性白血病。肝硬化的脾脏也可出现肿大，但多数为轻中度肿大，且该患者无肝硬化的其他征象。其余选项均可简单排除。对于慢性粒细胞性白血病来说，使用伊马替尼治疗的总体生存率可高达 85%。

【点评】慢性粒细胞白血病的诊断是常考点。

（1）贫血或脾大。

（2）外周血白细胞 $≥30×10^9/L$，粒细胞核左移，原始细胞（Ⅰ型+Ⅱ型）<10%，嗜酸性、嗜碱性粒细胞增多，可有少量有核红细胞。

（3）骨髓象增生明显活跃至极度活跃，以粒细胞增生为主中晚幼粒及杆状粒增多，原始细胞≤10%。

（4）中性粒细胞碱性磷酸酶积分极度降低或消失。

（5）Ph 染色体阳性及分子标志 bcr/abl 融合基因阳性。

（6）CFU-GM 培养显示集落或集簇较正常明显增加。

32. B　　33. C

【解析】骨髓细胞学检查显示，巨核细胞增生，但产板型却减少，诊断为血小板减少性紫癜。首选治疗为糖皮质激素。

第三章　出血性疾病

1. B

【解析】在 ITP 患者的骨髓检查中可发现，骨髓巨核细胞数量正常或增多，巨核细胞发育成熟障碍，产板型巨核细胞显著减少。

【点评】血小板减少性紫癜的实验室检查是高频

考点。

血常规	血常规示只有血小板减少而其他各系血细胞均在正常范围，部分患者由于失血导致缺铁，可伴有贫血。单纯 ITP 网织红细胞计数基本正常
外周血涂片	需排除由于 EDTA 依赖性血小板凝聚而导致的假性血小板减少。出现破碎红细胞应除外血栓性血小板减少性紫癜和溶血尿毒综合征。出现的巨血小板或微小血小板需考虑遗传性血小板减少症
骨髓涂片	骨髓增生活跃，巨核细胞一般明显增多，较为突出的改变是巨核细胞的核浆成熟不平衡，胞质中颗粒较少，产血小板巨核细胞明显减少或缺乏

2. C

【解析】特发性血小板减少性紫癜的慢性型以青年女性发病较多。起病缓慢，出血往往较轻，以反复发作的皮肤瘀点为主。

【点评】特发性血小板减少性紫癜临床上分急性和慢性两型。其特点是常见考点。

急性型	多见于儿童，大多数患者在发病前 1～3 周有上呼吸道或病毒感染史。起病急骤，皮肤黏膜出血往往较重，常见消化道及泌尿生殖道出血，颅内出血虽属少见，但一旦发生可危及生命
慢性型	以青年女性发病较多。起病缓慢，出血往往较轻，以反复发作的皮肤瘀点为主。

3. A

【解析】脾功能亢进会使得血小板数量减少。

【点评】易形成血栓的因素包括：血管内皮损伤；血小板数量增加，活性增强；血液凝固性升高；抗凝活性降低；纤溶活性降低。

4. C

【解析】参考第 2 题可知 A、B 错。特发性血小板减少性紫癜表现为广泛出血累及皮肤、黏膜及内脏，血小板计数减少，脾不大或轻度肿大，骨髓巨核细胞增多或正常，但有成熟障碍，D 错。治疗上主要包括糖皮质激素治疗、脾切除、免疫抑制治疗等。脾切除治疗的有效率为 70%～90%，E 错。故选 C。

5. C

【解析】特发性血小板减少性紫癜（ITP）是血小板免疫性破坏、外周血中血小板减少的出血性疾病，以广泛皮肤黏膜或内脏出血、血小板减少、骨体巨核细胞发育成熟障碍、血小板生存时间缩短及抗血小板自身抗体出现等为特征。骨体巨核细胞增多或正常，有成熟障碍，A 错。血小板减少时出血时间延长，凝血时间不变，B 错。网织红细胞可由于贫血而增高，但不会降低，D 错。抗人球蛋白试验用于免疫性溶血的检查，E 错。故选 C。

6. E

【解析】过敏性紫癜为一种常见的血管变态反应性疾病，因机体对某些致敏物质发生变态反应，导致毛细血管脆性及通透性增加，血液外渗，引起皮肤、黏膜及某些器官出血。血小板计数、功能及凝血相关检查正常，故 A、B、C 选项不符合。血块收缩不良多见于血小板功能缺陷，血小板数量减少及严重凝血障碍者，故 D 选项不符合。过敏性紫癜进行毛细血管脆性试验，半数可阳性。故选 E。

7. E

【解析】免疫抑制治疗不宜作为首选，经皮质激素或脾切除后疗效不佳者或不宜使用皮质激素而又不适于脾切除的患者，可给予免疫抑制剂治疗。C、D 选项是急症处理的方法，不是治疗的首选。糖皮质激素是治疗 ITP 的首选药物，故选 E。

【点评】糖皮质激素是治疗 ITP 的首选药物。激素的作用机制是抑制单核-吞噬细胞的 Fc 和 C3b 受体，从而减少对被覆抗体的血小板的吞噬清除。脾脏是产生抗血小板抗体及破坏被覆抗体的血小板的主要场所，因此，脾切除治疗被认为是仅次于皮质激素的主要治疗方式。

8. E

【解析】慢性特发性血小板减少性紫癜首选激素治疗，无效再行脾切除。

【点评】特发性血小板减少性紫癜的治疗方法包括：首选——糖皮质激素；次选——脾切除。

9. D

【解析】凝血因子Ⅷ缺乏时可使 APTT 延长而 PT 正常。

【点评】凝血途径包括内源性凝血途径和外源性凝血途径。内源性凝血途径是指参加的凝血因子全部来自血液（内源性）。临床上常以活化部分凝血活酶时间（APTT）来反映体内内源性凝血途径的状况。参与的凝血因子有Ⅻ、Ⅺ、Ⅸ、Ⅷ及Ⅹ等，外源性凝血途径是指参加的凝血因子并非全部存在于血液中，还有外来的凝血因子参与止血。这一过程是从组织因子暴露于血液而启动，到因子Ⅹ被激活的过程。临床上以 PT 来反映，参与的凝血因子有组织因子、Ⅶ、Ⅹ等。

10. C

【解析】凝血机制障碍所致出血常引起深部组织出血，而皮肤黏膜出血多为血小板减少所致。

11. C

【解析】过敏性紫癜的腹型，除了皮肤紫癜表现外，还有腹痛、恶心、呕吐、腹泻和便血等。

【点评】过敏性紫癜依其症状、体征不同，可分为单纯性、腹型、关节型、肾型、混合型。各种类型的特点是高频考点。

单纯型	紫癜反复发生，对称分布
腹型	紫癜+腹痛、恶心、呕吐、腹泻和便血等
关节型	紫癜+关节肿胀、疼痛及功能障碍
肾型	紫癜+血尿、蛋白尿、管型尿水肿
混合型	上述两种或两种以上类型同时出现

12. C

【解析】血小板计数发现急性型血小板多<$20\times10^9/L$，慢性型常在$50\times10^9/L$左右。A选项对诊断有帮助，尿、粪常规可有助于内脏出血检查。骨髓检查可发现骨髓巨核细胞增多或正常，有成熟障碍有助于诊断。束臂试验是毛细血管脆性试验，对特发性血小板减少性紫癜的诊断无帮助。

13. C

【解析】该患者进食海鲜后四肢皮肤紫癜，腹痛、便血，为过敏性紫癜的表现。

【点评】过敏性紫癜的诊断是常考点。

病史	发病前1~3周有低热、咽痛、全身乏力或上呼吸道感染病史
临床表现	典型四肢皮肤紫癜，可伴腹痛、关节肿痛和（或）血尿
实验室检查	血小板计数、功能及凝血检查正常
排除其他原因所致之血管炎及紫癜	

14. B

【解析】此患者有典型的皮肤紫癜伴腹痛、关节痛，血小板计数及凝血正常，考虑过敏性紫癜。特发性血小板减少性紫癜有血小板减少，A错。急性白血病有贫血，出血感染，胸骨压痛等，C错。再生障碍性贫血三系均减少，D错。血友病凝血时间延长，E错。

15. A

【解析】特发性血小板减少性紫癜表现为广泛出血累及皮肤、黏膜及内脏，血小板计数减少，脾不大或轻度肿大，骨髓巨核细胞增多或正常，有成熟障碍。患者血液检查与特发性血小板减少性紫癜的诊断相符。

16. B

【解析】患者有出血的临床表现及化验血小板减少，如骨髓检查发现巨核细胞增多或正常伴成熟障碍，基本可明确诊断为特发性血小板减少性紫癜。凝血功能检查可用于凝血异常疾病的诊断，A错。骨髓活检用于骨髓成分及结构异常的诊断，如骨体纤维化等，C错。血小板功能检查可用于诊断血小板质量异常的疾病，如血小板无力症，血小板病等，D错。束臂试验用于毛细血管脆性检查，E错。故选B。

17. C　**18. A**

【解析】过敏性紫癜的病因包括感染、食物（鱼、虾、蛋、乳等）、药物（抗生素、磺胺药、解热镇痛药等）、寒冷、花粉、虫咬、疫苗接种等。治疗包括抗组胺类药物、降低毛细血管通透性可用维生素C、路丁等，以及激素和免疫抑制剂，低分子肝素为抗凝药物，不能用于过敏性紫癜患者。

第四章　白细胞减少和粒细胞缺乏症

1. B

【解析】骨髓是人体的造血组织，位于骨髓腔内。成年人的骨髓分两种：红骨髓和黄骨髓。红骨髓具有造血功能，黄骨髓主要为脂肪组织，当人体贫血时，它可以转化为红骨髓。胎儿及幼儿时骨内均为红骨髓，随着年龄增长，骨髓中脂肪细胞增多，相当部分红骨髓被黄骨髓取代，最后几乎只有扁平骨松质中有红骨体。

2. D

【解析】周期性中性粒细胞减少症的发病机制可能是由于造血干细胞缺陷而导致中性粒细胞生成减少。

3. E

【解析】中性粒细胞增多的病因很多，包括造血祖细胞增殖和分化异常。如白血病，某些细菌或特殊生物病原体的感染，广泛组织损伤坏死，急性溶血、失血、中毒等。血液恶性病变多有中性粒细胞增多，而其他恶性肿瘤无此表现。

4. E　**5. A**

【解析】外周血白细胞的正常值为$(4\sim10)\times10^9/L$，白细胞减少指的是低于该正常范围的下限值，即$4.0\times10^9/L$。而粒细胞缺乏指的是其数值低于$0.5\times10^9/L$。

第五章 输 血

1. C

【解析】参考第3题点评。

2. C

【解析】输血不良反应以非溶血性发热反应最常见。发热反应多发生在输血后1~2 h，往往先有发冷或寒战，继以高热，体温可高达39~40 ℃，伴有皮肤潮红、头痛，多数血压无变化。引起发热反应的主要原因有：①致热原，如蛋白质、细菌的代谢产物或死菌等；②免疫反应，患者血内有白细胞凝集素、白细胞抗HLA、粒细胞特异性抗体或血小板抗体。输血时对输入的白细胞和血小板发生作用，引起发热。主要出现在反复输血或经产妇患者中。

3. E

【解析】新鲜冰冻血浆中含有丰富的凝血因子，用于治疗凝血因子缺乏。

【点评】成分输血的类型是高频考点。

浓缩红细胞	用于贫血，可减少输血后心血管循环超负荷的危险。
少白细胞的红细胞	除去血液中的白细胞，可避免因白细胞凝集所致的发热反应及避免受血者产生白细胞抗体
浓缩血小板	用于治疗血小板减少，含有高浓度的血小板，能提高疗效
洗涤红细胞	血浆、白细胞、血小板已基本除去，发生输血不良反应的机会极少

4. C

【解析】冷沉淀、浓缩血小板、少细胞的红细胞及洗涤红细胞是直接从全血中提取，没有灭活病毒。而人血白蛋白制剂是由注射过乙肝疫苗免疫健康人的血浆经低温乙醇法分离提取，经60 ℃ 10 h加温灭活病毒后制成的液体制剂。

5. D

【解析】输血是救治患者重要的医疗手段，现在提倡成分输血。

【点评】输注成分血是缺什么输什么，可提高治疗效果。如贫血输红细胞，粒细胞缺乏输粒细胞，血小板减少输浓缩血小板，烧伤患者输血浆等。优点：①减少输血不良反应，提高输血安全性。因为输入不需要的血液成分不仅是浪费，而且可引发输血不良反应。②便于保存，使用方便。不同的血液成分可以有不同的保存方式，长期的如新鲜冰冻血浆、冷沉淀可以保存1年。③一血多用，节省血源。④减少输血传染病。由于血液中一些致病因子多藏在白细胞、冷沉淀和凝血因子等制品中，大多数输血患者并不需要这些成分。

6. A

【解析】做好血液保护，可做到少出血、少输血、不输血和自体输血，防止输血传播疾病及其他并发症。全血在保存过程中，发生了“保存损害”，部分红细胞破坏溶解，细胞内物质释放，细胞内所含钾是细胞外的30倍，使细胞外钾浓度增高。

7. E

【解析】急性失血，一次失血低于总量的10%（500 mL）时，可不输血；低于总血容量的20%时，首选晶体液、胶体液或少量血浆增量剂；当超过20%时，可输入适量全血。贫血或低蛋白血症输注浓缩红细胞、血浆及白蛋白。重症感染时补充抗体及补体。凝血功能障碍时补充相关血液成分。

8. D

【解析】洗涤红细胞是外科常用的成分输血制品，是健康血液除去全部血浆和90%白细胞及血小板。临床用于因多次输血而产生白细胞抗体的贫血患者，以及器官移植后患者，减少排斥反应。

9. D

【解析】输血相关性移植物抗宿主病TA-GVHD，是免疫缺陷或免疫抑制的患者不能清除输入血中具有免疫活性的淋巴细胞，使其在体内植活、增殖，将患者的组织器官识别为非己物质，并作为靶目标进行免疫攻击、破坏的一种致命性输血并发症。每单位中含淋巴细胞数：浓缩粒细胞（1~2）$\times10^8$/L，全血和浓缩红细胞（1~2）$\times10^9$/L，洗涤红细胞（1~2）$\times10^9$/L，浓缩血小板4×10^9/L。浓缩血小板输入的危险性最高。

10. A

【解析】新鲜冰冻血浆中含有丰富的凝血因子。

11. C

【解析】属于血小板输注禁忌证的是血栓性血小板减少性紫癜和肝素诱导血小板减少症。

12. C

【解析】急性大量失血患者需要输注红细胞时，首选浓缩红细胞。

【点评】浓缩红细胞（压积红细胞，红细胞浓缩液或少浆血）是最简单的红细胞成分制品，临床中约80%用血是输注红细胞，现多提供浓缩红细胞。全血在2~6 ℃冰箱过夜自然沉淀，或者用特定规格的低温离心机离心制备，移去血浆层，加入添加剂后2~6 ℃保存，血细胞比容在50%~90%，以70%左右较好，含血浆量不多而黏稠度又不高。

13. B

【解析】新鲜冰冻血浆富含凝血因子。

14. D

【解析】弥散性血管内凝血（DIC）高凝期禁止输注血小板，否则会加重血液的凝固性。

15. D

【解析】首先明确一点，患者需要手术。根据患者的检查可发现此患者中度贫血，高血压Ⅰ级，输注浓缩红细胞既能改善贫血又不增加循环负荷。另外，患者消瘦、营养不良，输注血浆可增加机体对手术的耐受。

16. E

【解析】本患者白蛋白减少，首选输注白蛋白。新鲜冰冻血浆适用于单个凝血因子缺乏、肝病患者凝血功能障碍和血栓性血小板减少性紫癜。普通冰冻血浆适用于因子Ⅴ和Ⅷ以外的凝血因子缺乏的替代治疗。冷沉淀适用于儿童血友病甲、血管性血友病、纤维蛋白原缺乏症患者，也可用于手术后出血、严重外伤及 DIC 的治疗。

17. E

【解析】此患者血压、脉搏正常，血红蛋白低是由于自身调节稀释造成的，几天后自然恢复，无须输血。

18. D

【解析】输注成分血是缺什么输什么，提高治疗效果，输注浓缩红细胞可减少输血后心血管循环超负荷的危险。在输血原则上，失血量在 30% 以下时不输全血，超过 30% 时输全血与 CRBC 各半，再配合晶体与胶体液及血浆补充血容量。

19. D

【解析】此患者血小板明显减少，直接输注血小板可明显改善症状，提高疗效。

20. C

【解析】手术失血首选悬浮红细胞。浓缩红细胞主要使用于血容量正常的慢性贫血患者。

21. B

【解析】参考第 24 题。

22. C

【解析】该患者一般情况良好，且血压稳定，因此不选择异体输血。

23. D

【解析】参考第 8 题。

24. A

【解析】输血不良反应以非溶血性发热反应最常见。发热反应多发生在输血后 1~2 h 内，往往先有发冷或寒战，继以高热，体温可高达 39~40 ℃，伴有皮肤潮红、头痛，多数血压无变化。引起发热反应的主要原因有：①致热原，如蛋白质、细菌的代谢产物或死菌等；②免疫反应，患者血内有白细胞凝集素、白细胞抗 HLA、粒细胞特异性抗体或血小板抗体。输血时对输入的白细胞和血小板发生作用，引起发热。主要出现在反复输血或经产妇患者中。

25. D

【解析】输血后出现寒战发热、血红蛋白尿，考虑溶血反应。

【点评】输血的溶血反应是最严重的并发症。典型症状是输入少量血后，出现寒战、高热、呼吸困难、腰背酸痛、胸闷、头痛、休克、血红蛋白尿、异常出血、溶血性黄疸等，可致死亡。

【点评】输血的不良反应分溶血性和非溶血性不良反应。输血常见不良反应包括：

溶血性不良反应	输血后红细胞受到破坏而引起的一系列反应，有急性溶血性输血反应和迟发型溶血性输血反应之分。前者输血后几分钟或几小时发生，表现为寒战、高热、腰背痛、血红蛋白尿等
非溶血性不良反应	常表现为输血几天后出现黄疸、网织红细胞升高等。非溶血性不良反应有发热，过敏反应等

26. D

【解析】输血后仅出现了发热，生命体征平稳，因此考虑非溶血性发热性反应。

27. C

【解析】洗涤红细胞去除了肝炎病毒和抗 A、B 抗体。适用于对白细胞凝集素有发热反应及肾功能不全不能耐受库存血的高钾者。去白红细胞是指去除 90% 的白细胞。适应证是多次输血后产生白细胞抗体者，或者预期需要长期或反复输血者。

28. A

【解析】该患者准备进行骨髓移植，首选的血液制品为辐照血，即使用 γ 射线对血液制品进行照射所得。

第七篇　内分泌系统

第一章　内分泌及代谢疾病概述

1. C

【解析】血中 FT_3、FT_4 和 TSH 均升高提示病变可能在腺垂体，选项中只有头颅 MRI 可检查腺垂体。

2. C

【解析】胰腺属于消化腺，不属于腺垂体靶腺。胰岛素的生物合成速度受血浆葡萄糖浓度的影响，当血糖浓度升高时，B 细胞中胰岛素原含量增加，胰岛素合成加速。

3. C

第二章　下丘脑-垂体功能疾病

1. A

【解析】垂体瘤为成人腺垂体功能减退症最常见的病因，腺瘤可分为功能性（PRL 瘤、GH 瘤、ACTH 瘤）和无功能性（无生物学活性，但可有激素前体产生）。腺瘤增大可压迫正常垂体组织，使其功能减退，或功能亢进与减退合并存在。颅咽管瘤可压迫邻近神经、血管组织，导致生长迟缓、视力减退、视野缺损、尿崩症等。垂体也可为其他恶性肿瘤的转移部位。

2. C

【解析】腺垂体功能减退症的临床表现取决于各种垂体激素减退的速度及相应靶腺萎缩的程度。腺垂体组织毁坏在 50%以上时，出现临床症状；破坏至 75%时，症状明显；达 95%以上时，症状常较严重。一般促性腺激素及泌乳素受累最早出现且较严重；其次为促甲状腺激素，促肾上腺皮质激素缺乏较少见。故选 C。

3. E

【解析】抢救垂体危象的患者，先静脉推注葡萄糖，然后给予葡糖糖盐水中加入糖皮质激素。

4. B　　5. E

【解析】甲状腺功能减退症是由于各种原因造成甲状腺激素生成减少，或因外周组织对甲状腺激素的敏感性降低，继而引起一系列代谢减退的表现，如怕冷、出汗减少、皮肤干燥、表情迟钝、心率减慢、食欲不振、大便干燥及疲乏无力等。故第 4 题选 B。腺垂体功能减退症患者在感染、劳累、中断治疗、服用镇静安眠药等时可诱发危象，出现神志障碍、躁狂、休克、昏迷或严重低血糖及水、电解质紊乱，或黏液性水肿性昏迷（低体温），抢救不及时常死亡。故第 5 题选 E。

6. E　　7. B

【解析】凡影响垂体血供，破坏下丘脑神经内分泌中枢，垂体柄完整性，以及占据垂体窝空间的病变叫继发性腺垂体功能减低症；希恩综合征是由于产后大出血休克，导致垂体尤其是腺垂体促性腺激素分泌细胞缺血坏死，引起腺垂体功能低下而出现的一系列症状。除题干所述的症状外，还有生殖器官萎缩，以及肾上腺皮质、甲状腺功能减退等表现。故第 6 题选 E，第 7 题选 B。

8. B　　9. E

【解析】神经垂体即垂体后叶，本身不分泌激素，但由下丘脑分泌的血管加压素、催产素先储存在神经垂体，机体需要时再释放入血。

10. D

【解析】闭经泌乳，是催乳素瘤的典型症状。

11. A

【解析】闭经泌乳，是催乳素瘤的典型症状。所以查血中泌乳素水平是最有价值的检查。

12. A

【解析】催乳素瘤首选的治疗药物是溴隐亭。

第三章　甲状腺疾病

1. E

【解析】硫脲类是最常用的抗甲状腺药，可分为硫氧嘧啶类和咪唑类。其作用机制基本相同，都可抑制 TH 合成，如抑制甲状腺过氧化物酶活性，抑制碘化物形成活性碘，影响酪氨酸残基的碘化，抑制单碘酪氨酸转化为双碘酪氨酸及碘化酪氨酸耦联形成各种碘甲腺原氨酸。故选 E。

2. B

【解析】为防止术后出现甲状腺危象等并发症，应做好充分的术前准备。可以手术的指标是患者情绪稳定、睡眠好转、体重增加；脉率<90 次/min；基础代谢率<+20%；甲状腺腺体变硬缩小。故选 B。一旦术后出现危象，及时吸氧，物理降温，补液，静滴碘剂、肾上腺皮质激素、普萘洛尔等。

3. C

【解析】单纯性甲状腺肿除甲状腺肿大外，往往无其他症状。甲状腺常呈轻度或中度弥漫性肿大，质地较软，无压痛，无震颤或是血管杂音，甲状腺功能基本正常。随着病情的发展，甲状腺可逐渐增大，甚至引起压迫症状。压迫气管可引起咳嗽与呼吸困难，压迫食管引起咽下困难，压迫喉返神经引起声音嘶哑。胸骨后甲状腺肿可使头部、颈部、上肢静脉回流受阻，表现为面部青紫、水肿、颈部与胸部浅表静脉扩张，但均较少见。后期可出现结节，表现为多结节性甲状腺肿。故选 C。

4. D

【解析】妊娠期可以耐受轻度甲状腺功能亢进症，抗甲状腺药物能透过胎盘影响胎儿甲状腺功能，故病情轻者，一般不用抗甲状腺药物治疗。但病情重者，仍应继续用抗甲状腺药物治疗。在妊娠中、后期抗甲状腺药物剂量不宜过大。抗甲状腺药物中，丙硫氧嘧啶不但可阻断甲状腺激素合成，且阻断 T_4 在周围组织中转化成发挥效能的 T_3，使血清 T_3 水平迅速下降。丙硫氧嘧啶为首选。故选 D。

5. D

【解析】甲状腺恶性肿瘤中最常见的是乳头状癌，良性肿瘤中最常见的是滤泡状腺瘤。

6. C

【解析】血清甲状腺激素测定是诊断甲状腺功能亢进症最可靠的检查方法。①FT_3 和 FT_4 是循环中甲状腺激素的活性部分，不受血中 TBG 变化的影响，直接反映甲状腺功能状态。其敏感性和特异性均明显超过总 T_3（TT_3）、总 T_4（TT_4）。②TT_4 是判定甲状腺功能最基本的筛选指标。95% 以上的 T_4 与血清蛋白结合，主要是 TBG。③5% TT_3 与血清蛋白结合，也受 TBG 影响，其浓度变化常与 TT_4 的改变平行。但在甲亢早期，复发初期上升很快，测 TT_3 为诊断本病较为敏感的指标。④rT_3 是诊断低 T_3 综合征的重要指标。故选 C。

7. A

【解析】甲状腺功能亢进症患者术后 48 h 以内最危急的并发症是呼吸困难和窒息。

8. B

【解析】单纯性甲状腺肿的发病率女性是男性的 3~5 倍。

9. A

【解析】亚急性甲状腺炎早期可能会有一过性功能亢进，之后是永久性甲状腺功能减退。

10. B

【解析】基础代谢率正常值波动在 10% 范围；波动在 20%~30% 为轻度，30%~60% 为中度，60% 以上为重度。

11. C

【解析】妊娠合并甲状腺功能亢进症可以在妊娠全程给予抗甲状腺药物，首选丙硫氧嘧啶。因该药不易通过胎盘，用最小有效剂量（如每日 100~300 mg，分 2~3 次口服）控制甲状腺功能亢进症症状后，尽快减至维持量，维持甲状腺功能稍高于正常水平，避免治疗过度导致母体和胎儿甲状腺功能减退。故选 C。

12. C

【解析】甲状腺大部分切除术后的并发症有：①术后呼吸困难和窒息，多发生在术后 48 h 内，是手术最危急的并发症；②喉返神经损伤；③喉上神经损伤；④手足抽搐；⑤甲状腺危象。其中呼吸困难和窒息是甲状腺大部分切除术后 48 h 内，需注意的最危急的并发症。故选 C。

13. D

【解析】地方性甲状腺肿（单纯性甲状腺肿）是甲状腺功能正常的甲状腺肿，是缺碘、致甲状腺肿物质或相关酶缺陷等原因所致的代偿性甲状腺肿大，不伴有明显的甲状腺功能亢进或减退，故又称为非毒性甲状腺肿。

14. C

【解析】地方性单纯性甲状腺肿又称为地方性甲状腺肿，为一种地方病。早期为弥漫性肿大，中年以后形成结节。其病因包括碘缺乏、对甲状腺激素的生理需要量增加、摄入过多致甲状腺肿的物质、甲状腺激素合成障碍、体内摄取过量的碘抑制甲状腺内碘的有机化等。故选 C。

15. A

【解析】甲状腺功能亢进症手术治疗起效快，治愈率高，长期治愈率达 90% 以上。特别是以下适应证更应首选手术治疗，如中、重度甲亢，长期服药无效，停药后复发，或不愿长期服药者；甲状腺巨大，有压迫症状者；胸骨后甲状腺肿伴甲状腺功能亢进症者；结节性甲状腺肿伴甲状腺功能亢进症者；放射性治疗后复发者；高功能腺瘤；疑有癌变者。故选 A。

16. A

17. B

【解析】甲状腺癌早期可发现甲状腺有一硬而不光滑肿块，可伴有颈淋巴结肿大。随着病情进展，肿块逐渐增大，质硬，吞咽时肿块活动度低。甲状腺肿块可短期内迅速增大，侵犯周围组织可产生声音嘶哑、呼吸困难、吞咽困难。故选 B。

18. E

【解析】Graves 病（GD，毒性弥漫性甲状腺肿）是一种伴甲状腺激素（TH）分泌增多的器官特异性自身免疫疾病。临床表现除甲状腺肿大和高代谢综合征外，尚有突眼及较少见的胫前黏液性水肿或指端粗厚等。故选 E。

19. A

【解析】放射性核素扫描常用来检测甲状腺结节的功能，还可帮助判断其性质。

20. B

21. C

【解析】抗甲状腺药物最严重的副作用是引起粒细胞减少。

22. D

【解析】青少年以药物治疗为主，不适合手术和放射性碘治疗，也不适合碘剂治疗。

23. B

【解析】甲状腺功能亢进症的手术适应证：①中、重度甲状腺功能亢进症，长期服药无效，或停药复发，或不能坚持服药；②甲状腺肿大显著，有压迫症状；③胸骨后甲状腺肿；④结节性甲状腺肿伴甲状腺功能亢进症。故选 B。

24. E

【解析】患者术后切口深面进行性肿胀，提示切口内活动性出血，所以应该拆开手术切口探查。

25. D

【解析】单纯性甲状腺肿的病因可分为三类：①甲状腺素原料（碘）的缺乏；②甲状腺素需要量的增高；③甲状腺素合成和分泌的障碍。该患者症状严重，符合手术标准，术后需要长期服用甲状腺素维持。故选 D。

26. B

【解析】基础代谢率=(脉率+脉压−111)×100%。

27. D

【解析】抗甲状腺药物副作用之一就是骨髓抑制所导致的粒细胞缺乏。

28. A

【解析】妊娠期女性首选的抗甲状腺药物是丙硫氧嘧啶，该药物不易通过胎盘屏障，对胎儿影响小。

29. C

【解析】继发性甲状腺功能亢进症是手术适应证。

30. C

【解析】甲状腺功能亢进症的治疗要考虑多种因素，要综合患者的年龄、病程长短、病情轻重及甲状腺肿大的程度等。年龄小、病情轻、甲状腺轻至中度肿大者宜选择药物治疗。抗甲状腺功能亢进症的药物常用的有硫脲类和咪唑类两类。β 受体阻滞剂为支气管哮喘或喘息型支气管炎患者禁用。故选 C。

31. D

【解析】甲状腺功能亢进症术前准备多先服用硫脲类药物控制症状，再服用碘剂使甲状腺缩小变硬，减少术中出血。若临床表现控制不理想，可加用普萘洛尔控制甲状腺功能亢进症症状。

32. B

33. E　34. E

【解析】不论甲状腺功能亢进症还是甲状腺功能减退，TSH 水平变化较 TT_4、TT_3、FT_4 及 FT_3 更敏感。Graves 病及各种原因甲状腺功能亢进症时 TSH 降低先于以上指标。

35. A　36. C

【解析】FT_3、FT_4 诊断甲状腺功能亢进症的敏感性高，是诊断临床甲状腺功能亢进症的首选指标。甲状腺功能亢进症治愈的标准：①甲状腺肿消失；②TSAb 转为阴性；③T_3 抑制，食欲恢复正常。

37. C

【解析】丙硫氧嘧啶可以阻断甲状腺激素的合成。

38. E

【解析】酚苄明属于 α 受体阻滞剂类药物。

第四章　糖尿病与低血糖症

1. D

【解析】2 型糖尿病不是患者体内胰岛素分泌不足，而是因为存在胰岛素抵抗。其特点有：①2 型糖尿病多发于成人，尤其是中老年人居多。流行病学资料表明 2 型糖尿病发病的年龄多在 40~60 岁，从 40 岁开始糖尿病的患病率逐渐增高，在 60 岁老年人中达到高峰。②2 型糖尿病病情一般比较缓和、隐蔽，病程较长，典型的糖尿病症状（三多一少等）较少出现。③2 型糖尿病患者多有家族史、个人肥胖史。④2 型糖尿病患者往往不需要依靠使用胰岛素来维持生命。但是如果使用口服降糖药血糖控制不满意，或者出现急性或慢性并发症，也是需要使用胰岛素的。故本题选 D。

2. C

【解析】糖尿病酮症酸中毒发病的主要因素是胰岛素缺乏。因此，迅速补充胰岛素是治疗的关键，一般采用小剂量胰岛素的治疗方案，既能有效地抑制酮体的生成，又能避免血糖、血钾和血浆渗透压降低过快带来的各种危险。故选 C。

3. A

【解析】糖尿病性神经病变主要由微血管病变及山梨醇旁路代谢增强，从而导致山梨醇增多所致。其病变部位以周围神经为常见，通常为对称性，下肢较上肢严重，病情进展缓慢。故选 A。

4. D

【解析】双胍类药物的主要适应证：①超重和肥胖的 2 型糖尿病；②磺脲类治疗效果不佳者可加用双胍类；③胰岛素治疗的糖尿病患者，包括 1 型糖尿病，加用双胍类有助于稳定血糖，减少胰岛素用量；④原发性肥胖，尤其伴多囊卵巢综合征的女性肥胖患者。故选 D。

5. B

【解析】合理的饮食治疗是各种类型糖尿病治疗的基础，但饮食控制对 1 型糖尿病和 2 型糖尿病要求重点有所不同。对 2 型肥胖患者的要求重点是限制饮食中总热量的摄入，使体重减轻以改善胰岛素的敏感性，从而使临床症状改善。饮食治疗是 2 型糖尿病的基本治疗措施之一。在糖尿病的治疗中有 70%～80% 的问题与饮食控制的好坏有关。因此，对糖尿病患者进行饮食指导至关重要。故选 B。

6. C

【解析】1 型和 2 型糖尿病的特点如下：①1 型糖尿病：遗传因素对发病有一定作用，起病年龄多<30 岁，常发生于 12～14 岁，起病多急剧。起病时体重多正常或消瘦，都必须接受胰岛素治疗，易并发酮症酸中毒。②2 型糖尿病：遗传因素在 2 型糖尿病的病因中较 1 型糖尿病更为重要，起病年龄多>40 岁，起病缓慢而隐袭。起病时多超重或肥胖，合并一些情况的 2 型糖尿病患者需要胰岛素治疗，50 岁以上者易发生非酮性高渗性昏迷。

7. D

【解析】胰岛素绝对不足是 1 型糖尿病发病机制；2 型患者的发病机制与 1 型不同，并非因自身免疫 B 细胞破坏所致，主要在基因缺陷基础上存在胰岛素抵抗和胰岛素分泌障碍两个环节。

8. B

【解析】在伴有典型的高血糖症状的患者，随机血糖≥11.1 mmol/L。

9. B

【解析】早期糖尿病肾病最主要的表现就是尿液中出现微量白蛋白。故选 B。

10. B

【解析】双胍类、α-葡萄糖苷酶抑制剂主要为胃肠道反应；磺脲类的主要不良反应是低血糖，与剂量过大、饮食不配合、使用长效制剂或同时应用增强磺脲类降血糖作用的药物有关。故选 B。胰岛素增敏剂主要不良反应为水肿。

11. E

【解析】2 型糖尿病“三多一少”的症状一般不明显，排除 A 选项。尿糖阳性的不一定有糖尿病，排除 B 选项。2 型糖尿病主要发病机制是胰岛素抵抗，有些患者胰岛素水平并不低，所以排除 C 选项。有些患者是餐后高血糖，餐前正常，所以排除 D 选项。对于可疑患者，糖耐量试验有助于诊断。故选 E。

12. D

【解析】年龄在 45 岁以上是高危人群。

13. A

【解析】2 型糖尿病：以胰岛素抵抗为主，伴胰岛素分泌不足。

14. A

【解析】一般说来，糖尿病患者当近期血糖较高时，应该检测空腹及餐后 2 h 血糖。因为空腹及餐后 2 h 血糖能较准确地反映患者血糖升高的程度。故选 A。

15. E

【解析】糖尿病微血管病变是眼底出血、糖尿病肾病和心肌病。

16. B

【解析】该患者空腹血糖正常，餐后高血糖。BMI 为 24.2，不属于肥胖，所以加用 α-葡萄糖苷酶抑制剂。

17. D

【解析】糖尿病代谢紊乱发展到严重阶段，脂肪分解加速，酮体生成增多、增快。当超过体内各组织所能利用的限度和经肾脏随尿排出酮尿的速度时，血中酮体就在体内积聚起来，产生酮症。当在体内积聚过多而发生代谢性酸中毒时，叫作糖尿病酮症酸中毒。表现为皮肤干燥、弹性降低等周围循环衰竭症状。这时患者呼吸常深而快，呼出气中带有烂苹果味（酮味）。实验室检查尿酮体呈强阳性，血糖明显升高，血酸度增高。故选 D。

18. A

【解析】糖尿病肾病的临床表现：①蛋白尿；②水肿；③高血压；④肾功能不全；⑤贫血；⑥其他症状。故选 A。

19. A

【解析】氯化钾每日 3～6 g 可以加入葡萄糖和生理盐水中静脉滴注，浓度以 0.2%～0.3% 为宜。补钾时注意肾功能状态，每日尿量超过 500 mL 较为安全。总之，胰岛素治疗加足够的葡萄糖供应及氯化钾是保持患者正常代谢和保证手术顺利进行的最有效途径。故选 A。

20. D

【解析】糖尿病的治疗包括：①饮食治疗；②体育锻炼；③口服降糖药；④胰岛素治疗；⑤胰腺和胰岛细胞移植。当术前血糖高，应给予胰岛素治疗，有效控制血糖，保证手术顺利进行。故选 D。

21. C

【解析】糖尿病应用胰岛素的适应证：①1 型糖尿病（胰岛素依赖型糖尿病）患者；②糖尿病酮症酸中毒、高渗昏迷、乳酸酸中毒伴高血糖者；③妊娠糖尿病及糖尿病合并妊娠的妇女；④糖尿病患者并发急性感染，慢性重症感染（结核、病毒性肝炎等），外伤，手术，急性心、脑血管梗死等；⑤2 型糖尿病患者口服降糖药治疗未良好控制者；⑥外科手术期间；⑦垂体性来源的肿瘤、胰腺病变、B 细胞功能缺陷致病者。故选 C。

22. A

【解析】该患者以前经饮食治疗并服二甲双胍，病情控制良好。近日受凉后感染，血糖控制不佳，血糖 1.6 mmol/L，尿糖（++++），符合胰岛素治疗的适应证，这时可考虑给予胰岛素治疗。故选 A。

23. D

【解析】根据题干所给症状，患者有糖尿病，现出现“血压 80/60 mmHg，血糖 38.1 mmol/L，血糖（++++），尿酮体（±）”，符合典型的高渗性非酮症性糖尿病昏迷的表现。故选 D。糖尿病酮症酸中毒昏迷时，酮体大量生成，呼出气中有烂苹果味等。

24. B

【解析】BMI 指数为 18.5～23.9 时属正常。该患者 BMI 为 30.8，肥胖。首选二甲双胍。

25. B

【解析】患者此时酮症酸中毒，所以应首选静脉输注小剂量胰岛素，起效快，易调整。胰岛素一般是短效和中效的混合，皮下吸收速度快。

26. A

【解析】糖尿病肾病又称为肾小球硬化症。临床演进过程可分为 5 期。4 期时常规尿化验蛋白阳性，可伴有水肿和高血压，多呈肾病综合征表现。5 期属于终末期糖尿病肾病，出现尿毒症临床表现。结合患者的病史、临床表现、血生化检查，可以确定诊断。故选 A。

27. A

【解析】糖尿病酮症酸中毒时多数患者出现食欲减退、恶心、呕吐，常伴头痛、烦躁、嗜睡等症状，呼吸深快，呼出气中有烂苹果味（丙酮气味）。病情进一步发展，出现严重失水，尿量减少、皮肤黏膜干燥、眼球下陷、脉快而弱、血压下降、四肢厥冷，到晚期各种反射消失，终致昏迷。故选 A。

28. D

【解析】根据该患者的年龄、肥胖病史，可初步考虑该患者为 2 型糖尿病。应用双胍类降血糖药的适应证为：①中年以上起病的 2 型糖尿病患者，特别是偏肥胖而不能通过饮食控制及运动治疗控制的高血糖患者；②已用磺脲类药物或已经运动治疗失效者；③1 型糖尿病者波动较大，可试用双胍类药物而减少胰岛素剂量，减少血糖波动性；④对采用较小剂量胰岛素（每日 20 u 以下）治疗的患者，需采用口服药治疗，而对磺脲类有过敏反应或失效时可试用；⑤对胰岛素抗药性患者，用双胍类可减少剂量或防止高血糖及酮症；⑥对 2 型糖尿病肥胖者可与磺脲类降糖药联合应用，以减轻体重。故选 D。

29. C

【解析】患者为 1 型糖尿病，且有酮症酸中毒的历史。胰岛素治疗的适应证：1 型糖尿病；糖尿病酮症酸中毒，高渗性昏迷和乳酸性酸中毒伴高血糖；合并重症感染等。故选 C。

30. A

【解析】糖尿病病变可累及神经系统的任何部分，以多发性周围神经病变最常见，通常为对称性，下肢较上肢严重，病情进展缓慢。常见症状为肢端感觉异常（麻木、针刺、灼热，即感觉迟钝等），呈手套或短袜状分布，有时痛觉过敏；在临床症状出现前，电生理检查可发现感觉和运动神经传导速度减慢。后期可出现肌张力减弱，肌力降低，以至肌肉萎缩和瘫痪，多累及手、足小肌肉，常出现垂足。故选 A。

31. B

【解析】Graves 病的实验室诊断包括：①血 TT_3、TT_4；②RT_3 的测定；③FT_4 和 FT_3 的测定；④甲状腺摄^{131}I 率；⑤T_3 抑制试验；⑥促甲状腺激素释放激素（TRH）兴奋试验；⑦TSAb 或 TSI 的测定；⑧抗甲状腺球蛋白抗体（TGA）和抗甲状腺微粒体抗体（MCA）的测定。在通常情况下，甲状腺功能亢进症患者 T_3、RT_3 和 T_4 血浓度增高，尤其是 FT_3 和 FT_4 的升高更有诊断意义，T_3 的升高较 T_4 为明显。故选 B。

32. E

【解析】2 型糖尿病病史 10 年，近 2 个月出现双下肢水肿。该患者水肿最大可能是糖尿病肾病，对于早期的糖尿病肾病，微量尿白蛋白检查是首选。

33. A

【解析】胰岛素的主要不良反应是低血糖，与药物剂量过大和（或）饮食失调有关，表现为心悸、出汗、手抖、头晕、饥饿感、软弱，严重者出现昏迷。治疗低血糖措施：轻症进食糖水；重者静脉注射 50%葡萄糖 40～80 mL，必要时继以 10%葡萄糖静滴。

故选A。

34. A

【解析】所有1型糖尿病和妊娠糖尿病患者都必须接受胰岛素治疗。下列情况的2型糖尿病患者也需要胰岛素治疗：非酮症高渗性糖尿病昏迷，乳酸性酸中毒，糖尿病酮症酸中毒或反复出现的酮症；血糖控制不良的增殖型视网膜病变患者；重症糖尿病肾病；神经病变导致严重腹泻，吸收功能不全；磺脲类药物原发性和继发性失效；显著消瘦；同时合并有需要糖皮质激素治疗的疾病。故选A。

35. E

36. C

【解析】口服降糖药效果差、心功能不好，控制血糖应加用胰岛素。

37. D　38. E

【解析】糖尿病的诊断标准：①任何时刻静脉血糖大于或等于11.1 mmol/L（200 mg/dL）；②空腹静脉血糖大于或等于7.0 mmol/L（126 mg/dL）；③葡萄糖耐量试验的2 h血糖大于或等于11.1 mmol/L（200 mg/dL）；④上述测定值在同等状态下（饮食、运动量、精神状态无改变）可重复。糖尿病分型通常分为1型糖尿病和2型糖尿病。1型糖尿病称为胰岛素依赖型糖尿病，约占10%，常发生于儿童和青少年；2型糖尿病称为非胰岛素依赖型糖尿病，约占90%，发病年龄多数在35岁以后。分型主要依据胰岛素释放功能。

39. B　40. B

【解析】胰岛素治疗糖尿病的适应证：①1型糖尿病患者，此类患者一经诊断终生依赖胰岛素治疗，不用胰岛素治疗将危及生命；②糖尿病患者妊娠或妊娠糖尿病；③2型糖尿病经较大剂量口服药物治疗，血糖仍然控制不好时需要用胰岛素来控制血糖；④出现严重急性并发症如酮症酸中毒、高渗性昏迷等时，糖尿病合并严重感染时；⑤糖尿病患者因其他疾病需行中、大型手术时；⑥糖尿病出现严重的慢性并发症时，如严重肾病、神经病变、视网膜出血等。

41. D

【解析】最容易引起严重低血糖的药物是磺脲类。

42. E

【解析】双胍类药物降血糖的作用机制可能是：①促进周围组织细胞（肌肉等）对葡萄糖的利用；②抑制肝糖原异生作用，因此降低肝糖输出；③抑制肠壁细胞摄取葡萄糖，与胰岛素作用不同，即本品无促使脂肪合成的作用，对正常人无明显降血糖作用，因此，一般不引起低血糖。

43. B

【解析】空腹血糖3.9～6.0 mmol/L，餐后2 h血糖正常值小于7.7 mmol/L。

44. E

【解析】空腹血糖≥7.0 mmol/L，或任意血糖≥11.0 mmol/L可诊断为糖尿病。

第五章　水、电解质代谢紊乱和酸碱平衡失调

1. A

【解析】少尿，钾离子排出减少，一般不引起低钾血症。故选A。

2. C

【解析】在缺水纠正之后，排钾量会随着尿量的增加而增加。而且补充血容量之后，钾离子的浓度也会降低，因此需要补充适量的钾。一般来说，尿量达到40 mL/h就可以进行。故选C。

3. A

【解析】等渗性缺水的治疗应该是针对性地纠正其细胞外液的减少，可静脉滴注平衡盐溶液或等渗盐水，使血容量得到尽快补充。平衡盐溶液的电解质含量和血浆内相仿，用来治疗等渗性脱水更加理想；如果单用等渗性盐水，由于等渗性盐水中氯离子的含量高于血清，大量输入后可以导致高氯性酸中毒。故选A。

4. C

【解析】低钾血症时腱反射减弱或消失。

5. D

【解析】pH 7.2提示酸中毒，HCO_3^- 15 mmol/L（正常值22～27 mmol/L）提示为代谢性。

6. A

【解析】①轻度脱水：临床表现不明显，稍有精神，轻微口渴，尿少，皮肤弹性正常；②中度脱水：临床表现不明显，精神不振或躁动不安、口渴、尿少、口唇干，眼窝凹陷，皮肤弹性差；③重度脱水时临床表现明显，为无欲状，躁动或昏睡，四肢凉，脉细弱，尿极少或无尿，血压下降，如不及时正确有效治疗，短期内即可死亡。因此患儿是中度脱水。血清Na^+测定在135 mmol/L以下时，表明有低钠血症，本患者是125 mmol/L，低于130 mmol/L为中度缺钠，因此是低渗性脱水。故选A。

7. A

【解析】补充胶体液，会从周围组织吸收水分，从而加重组织缺氧。

8. D

【解析】正常成年男性液体总量占体重60%，其中细胞内液占体重40%，细胞外液占体重20%；在细胞外液中，血浆占体重5%。

9. C

【解析】酸中毒时，血浆中 HCO_3^- 减少，H_2CO_3 相对过多，机体很快会出现呼吸代偿反应。H^+浓度的增高刺激呼吸中枢，使呼吸加深加快，加速 CO_2 的呼出，·使 $PaCO_2$ 降低。故选C。

10. C

【解析】低渗性缺水又称为慢性缺水或继发性缺水。缺钠多于缺水，血清钠低于正常。细胞外液处于低渗状态。病因：①胃肠道消化液持续丧失，如反复呕吐、胃肠道长期吸引或慢性肠梗阻；②大创面慢性渗液；③肾排钠过多（如应用排钠利尿剂）。

11. C

【解析】血清钠正常范围是135～145 mmol/L，临床将低渗性缺水分为三度。①轻度缺钠：患者有疲乏感，头晕、手足麻木、口渴不明显。血清钠在135 mmol/L以下，尿中钠减少。②中度缺钠：除上述症状外，常有恶心，呕吐，脉搏细速，血压不稳定，视物模糊，尿量少。血清钠在130 mmol/L以下。③重度缺钠：患者神志不清、肌腱反射减弱或消失，出现木僵，甚至昏迷。常发生休克。血清钠在120 mmol/L以下。故选C。

12. D

【解析】补钠量（mmol/L）=（142-测得血钠）×体重×0.6（女0.5）。计算得值为360 mmol，17 mmol=1 g钠盐，所以钠总量=360/17=21 g，当天补总量的一半=10.5 g，再加上生理需要量每天4.5 g，所以共15 g。

13. D

【解析】呕吐胃酸（HCl），所以发生低氯碱中毒，不能进食，发生低钾血症。

14. C

15. B

【解析】消化性溃疡出现幽门梗阻时，因大量呕吐可致低钾低氯性碱中毒。

16. A

【解析】补钾量少、腹胀均提示缺钾。

17. C　　**18. A**

【解析】小儿无热性惊厥，一般是两种情况。一是癫痫，另一个是小儿低钙性手足搐搦症。而且题目中已经说到了佝偻病，就是提醒考生往钙方面考虑。腹泻—肠液（碱性）丢失—代谢性酸中毒—细胞内钾离子进入血液，血液中氢离子进入细胞内（代偿机制）—输液纠正—体液稀释，钾离子回到细胞内—低钾。而且钾离子只有通过食物来补充，营养不良的孩子通常因为摄入不足而低钾。钾离子减少，肠蠕动减慢，肠内积气而腹胀。

19. D　　**20. B**

【解析】幽门梗阻—呕吐—胃液（酸性）大量失去—代谢性碱中毒。临床上最常见的酸碱失衡是代谢性酸中毒。

21. B　　**22. C**　　**23. E**

【解析】一般来说，如果 HCO_3^-16～18 mmol/L，不需要补碱，如果<10 mmol/L应该立即补碱。本患者为15 mmol/L，pH值很低，可以适当补充5%碳酸氢钠。抽搐时补钙。

第八篇　神经系统

第一章　神经病学概论

1. E

【解析】急性或亚急性起病造成神经系统损害的病因：外伤、血管病变、感染、中毒性疾病。缓慢起病造成神经系统损害的病因：肿瘤、退行性病变、遗传代谢病等。

2. C

【解析】大脑皮质运动区或锥体束损害引起对侧肢体单瘫或偏瘫，称上运动神经元瘫痪、中枢性瘫痪或痉挛性瘫痪。其主要特点为：瘫痪肌肉肌张力增高，腱反射亢进，浅反射消失，出现病理反射，瘫痪肌肉无萎缩，肌电图显示神经传导正常，无失神经支配电位。

【点评】上、下运动神经元瘫痪的鉴别诊断要点是高频考点。

	上运动神经元瘫痪	下运动神经元瘫痪
瘫痪分布	以整个肢体为主	以肌群为主
肌张力	增高	降低
腱反射	增强	降低或消失
病理反射	有	无
肌萎缩	无或轻度失用性萎缩	明显
电检查	无变性反应	有变性反应

3. C

【解析】上运动神经元性瘫痪后表现为肌张力增高，呈痉挛性瘫痪、腱反射亢进，浅反射消失，babinski 征（+），可见轻度失用性萎缩。

4. B

【解析】急性或亚急性起病造成神经系统损害的病因：外伤、血管病变、感染、中毒性疾病。

5. B

【解析】皮质型上运动神经元瘫痪：由大脑皮质运动区病损所引起。因大脑皮质运动区范围较广，因此病变常仅损及其中一部分，引起对侧肢体中枢性单瘫。

【点评】常见上运动神经元瘫痪的病损部位及其对应临床表现是考核重点。

病损部位	瘫痪类型
大脑皮层	单瘫
内囊	三偏
脑桥	交叉瘫

第二章　周围神经病

1. E

【解析】面神经损伤的临床表现一般只是面部的一些改变，不会出现偏瘫。

【点评】面神经损伤的临床表现主要为口角歪斜及单眼闭合无力。检查可见患侧额纹消失，不能皱眉，因眼轮匝肌瘫痪，眼裂增大，做闭眼动作时，眼睑不能闭合或闭合不全。此外，还可见下眼睑外翻，泪液不易流入鼻泪管而溢出眼外；患侧鼻唇沟变浅，口角下垂，露齿时口角被牵向健侧，不能做噘嘴和吹口哨动作，鼓腮时患侧口角漏气，进食及漱口时水从患侧口角漏出。由于颊肌瘫痪，食物常滞留于齿颊之间。除此外还可以有味觉及听觉的改变。

2. A

【解析】急性感染性多发性神经炎又称为吉兰-巴雷（Cumain-Barre）综合征或急性炎症性脱髓性多发性神经炎。它是一种急性发病，累及多数脊神经根和神经末梢，也可累及脑神经的炎性脱髓病。

3. B

【解析】吉兰-巴雷综合征累及呼吸肌，可以出现呼吸肌、吞咽肌麻痹，危及生命。

4. B

【解析】甲状腺激素一般用于甲状腺功能降低等疾病，不用于急性感染性多发性神经炎的治疗。

【点评】急性感染性多发性神经炎的常用治疗措施有：

（1）肢体功能锻炼，并酌情给予 B 族维生素、维生素 C 和辅酶 A 等药物。

（2）糖皮质激素。

（3）静脉滴注免疫球蛋白。

（4）血浆交换。

（5）呼吸肌麻痹的治疗。

5. E

【解析】对于面神经炎来说，首选糖皮质激素治疗。另外还可以选择脱水利尿剂、理疗、复合维生素以及抗病毒治疗，使用非甾体抗炎药并无明显效果。

6. B

【解析】突发四肢迟缓性瘫痪，无大小便障碍，腱反射消失，病理征未引出，排除急性脊髓炎，符合吉兰–巴雷综合征。

7. C

【解析】年轻男性，上呼吸道感染后出现了四肢肌张力降低，且并无明显感觉障碍，首先应该考虑吉兰–巴雷综合征的诊断。

【点评】吉兰–巴雷综合征是神经系统病例分析考核的要点。

其诊断要点包括：

病史	多数病前1~4周有胃肠道或呼吸道感染症状以及疫苗接种史
临床表现	（1）急性或亚急性起病，出现肢体对称性弛缓性瘫痪，严重出现四肢完全性瘫、呼吸肌和吞咽肌麻痹，危及生命 （2）感觉症状通常不如运动症状明显 （3）自主神经功能紊乱症状较明显
实验室检查	脑脊液蛋白细胞分离是本病特征性表现

8. E

【解析】呼吸肌麻痹是本病死亡的重要原因。如发生应及时给予气管插管，以保持呼吸道通畅，维持呼吸功能。必要时可做人工辅助呼吸，有条件者可用呼吸机维持呼吸。

9. D　10. D

【解析】根据临床表现，诊断为吉兰–巴雷综合征，选择神经传导速度检查。

第三章　脊髓病变

1. A

【解析】急性脊髓炎常因上呼吸道感染或者疫苗接种史或有过劳、外伤等原因引起。

2. B

【解析】急性脊髓炎急性期患者出现瘫痪肢体肌张力降低，腱反射消失，病理反射引不出，尿潴留，感觉障碍类型为节段型感觉障碍。

3. C

【解析】急性脊髓炎休克期，急性期患者出现瘫痪肢体肌张力低，腱反射消失，病理反射引不出，尿潴留，此为脊髓休克。一般休克期为2~4周。脊髓休克期的长短取决于脊髓损害严重程度和有无发生肺部感染、尿路感染、压疮等并发症。脊髓损伤严重时，常导致屈肌张力增高，下肢任何部位的刺激或膀胱充盈，均可引起下肢屈曲反射和痉挛，伴有出汗、竖毛、尿便自动排出等症状。

4. D

【解析】急性脊髓炎常见的运动障碍类型为截瘫，即受损伤平面以下运动功能丧失。

5. A

【解析】双下肢乏力伴尿潴留10 d就诊。查体：双下肢肌力3级，脐以下感觉缺失，均符合急性脊髓炎的临床表现。

【点评】脊髓常见疾病的鉴别：

周期性瘫痪	以低钾型最常见，表现为反复发作，以四肢软瘫为主要表现
吉兰–巴雷综合征	主要表现为急性进行性对称性肢体软瘫，主观感觉障碍，腱反射减弱或消失
亚急性联合变性	临床上以锥体束损害及深感觉障碍为主要表现，常与恶性贫血一起伴发
脊髓压迫症	一般有外伤、肿瘤等病史，且病情发展比较慢

6. D

【解析】患者为中年男性，感冒后出现双下肢无力，深反射消失，受损平面以下痛温觉消失，伴排尿困难，考虑诊断为急性脊髓炎。

7. E　8. E

【解析】完全截瘫患者，骶部皮肤小片无痛性红肿区，无溃破，无发热，通常考虑为压疮；骶髂关节结核有低热、盗汗、食欲减退、消瘦等中毒症状，臀部或髂凹部可出现寒性脓肿，可溃破形成窦道。压疮最适宜的治疗是给予勤翻身，软垫，50%酒精轻揉。

【点评】压疮的治疗方法：一旦出现压疮，应立即使压疮局部减压（即使之别再承受压力）。皮肤要清洁，面部伤口要用过氧化氢（双氧水）清洗、换药，伤口可用中药“湿润烧伤膏”外敷，不需要局部用抗生素。要坚持勤翻身，每2 h翻身一次。如伤口较深、分泌物多、患者有发热，需住院治疗。

9. B　10. A

【解析】狂犬病：突出表现为极度恐怖，遇到声音、光线、风等，都会出现咽喉部的肌肉严重痉挛。视神经脊髓炎：会出现截瘫和失明。脊髓出血：多由外伤或血管畸形引起，发病有剧烈背痛后出现肢体瘫痪和括约肌障碍，脑脊液多含血。脊髓肿瘤：表现为脊髓和神经根压迫症状，一般伴有脊椎畸形。疫苗接种病史，双下肢无力伴小便困难。体检：胸以下深浅感觉缺失，双下肢肌力Ⅳ度，膝踝反射亢进，双侧病理征阳性，第4胸椎以下深浅感觉缺失，均符合急性脊髓炎的表现。急性脊髓炎最有意义的检查就是脑脊液生化检查。

【点评】急性脊髓炎的诊断是考核要点。根据急性起病，迅速出现脊髓完全横贯性或播散性损害，常累及胸髓。病变水平以下运动、感觉和自主神经功能障碍。结合脑脊液和MRI检查可以确诊。

第四章 颅脑损伤

1. B

【解析】颅底骨折的诊断主要依靠临床表现，X线平片不易显示颅底骨折，对诊断无所益。

【点评】根据临床表现判断颅底骨折的部位是高频考点。

前颅底骨折	眼睑及结膜水肿瘀血、青紫（称熊猫眼征），口鼻有血性脑脊液流出
中颅底骨折	外耳道有血性脑脊液流出，有时血性脑脊液通过耳咽管从口鼻流出
后颅底骨折	常在同侧颈部或枕部见到皮下瘀血斑

2. D

【解析】A选项昏迷时间长，无中间清醒期。脑内血肿包括硬脑膜外血肿、硬脑膜下血肿等，所指出血范围比较广。C选项意识障碍程度和持续时间与脑挫裂伤程度范围有直接关系，绝大多数在半小时以上，重者可长期昏迷。E选项受伤后立即昏迷，昏迷程度较深，持续时间长。硬脑膜外血肿最大的特点就是脑部受伤后出现中间清醒期。故选D。

3. B

【解析】单纯线形骨折本身不需要特殊处理，但应警惕是否合并脑损伤。故选B。

4. B

【解析】短暂意识障碍，进行性遗忘对诊断脑震荡最有意义。

【点评】脑震荡是常见考点，需要考生掌握。

脑震荡是指头部受到撞击后，立即发生短暂的意识丧失及一过性神经功能障碍，无明显的脑组织器质性损害者。

（1）表现伤后立即出现短暂的意识丧失，一般持续时间不超过30 min，同时伴有面色苍白、出冷汗、血压下降、脉缓、呼吸浅慢、瞳孔改变等自主神经和脑干功能紊乱的表现。意识恢复后对受伤时，甚至受伤前一段时间内的情况不能回忆，而对往事记忆清楚，此称为逆行性健忘。清醒后常有头痛、头晕、恶心呕吐、失眠、情绪不稳定、记忆力减退等症状，一般可持续数日或数周。神经系统检查无明显阳性体征。

（2）治疗要点脑震荡无须特殊治疗，卧床休息1~2周，给予镇静剂等对症处理，患者多在2周内恢复正常。

5. E

【解析】头皮裂伤后清创缝合的时间不得超过24 h。

【点评】头皮裂伤无论裂口大小，出血往往凶猛。若不及时止血，严重者可在短时间内发生休克，甚至死亡。急救时可用手掌压迫或加压包扎，即能控制出血。力争在伤后24 h内进行清创，创缘略加修剪即可，血管不必结扎，仅分层紧密，缝合帽状腱膜和皮肤、皮下组织，就能完善止血。

6. B

【解析】颅底部的骨薄，又与硬脑膜紧密相连，骨折时易被撕破，故绝大部分属于开放性颅脑损伤。A、C、D、E项均属于闭合性颅脑损伤。故选B。

7. D

【解析】腰穿脑脊液中红细胞 $1\ 000\times10^9/L$ 一般为脑出血、蛛网膜下腔出血的表现，脑震荡脑脊液红细胞应为（-），故选D。A、B、C、E项均为脑震荡临床表现。

8. B

【解析】凹陷性骨折凹陷较轻，未引起脑受压，可不予处理。但如骨折凹陷性骨折深度>1 cm、位于重要功能区，引起神经功能障碍等情况出现，均需要手术。

【点评】颅骨凹陷性骨折的外科手术适应证包括：①凹陷深度大于1 cm；②凹陷部位位于重要功能区或主要血管处；③凹陷部位影响美观；④凹陷骨折刺破硬膜或有刺破硬膜可能；⑤凹陷骨折伴颅内血肿或脑挫裂伤；⑥凹陷骨折伴颅内高压等。

9. C

【解析】开放性颅脑损伤的首选紧急处理为应立刻给予去除创腔内异物和污染物，预防感染。

10. C

【解析】开放性脑损伤除了损伤原因不同，有创口、可存在失血性休克、易招致颅内感染，须清创、修复硬脑膜使之成为闭合性脑损伤以外，其脑损伤的临床表现、诊断与处理原则与闭合性损伤无大区别。

【点评】开放性脑损伤的治疗包括：

急救	①保持呼吸道通畅，防止窒息，为此患者宜取侧俯卧位。②迅速包扎头部和其他部位伤口，减少出血，保护脑组织以免污染和增加损伤。③防止休克。④紧急处理危及生命的颅内血肿。⑤应用抗生素，并常规注射破伤风抗毒素
颅脑清创	颅脑火器伤不论是穿透伤或非穿透伤，原则上均应早期彻底清创

11. D

【解析】当原发性脑损伤很轻，最初的昏迷时间很短，而血肿的形成又不是太迅速时，则在最初的昏迷和脑疝的昏迷之间有一段意识清楚时间，称为“中间清醒期”。而出血来源以脑膜中动脉最常见，其主干或前支的出血速度快，可在6~12 h或更短时间内出现症状；少数由静脉窦或板障出血形成的血肿出现症状可较迟。

12. E

【解析】较大的血肿常需穿刺抽除，同时局部压迫包扎。经一次或几次治疗可愈。穿刺治疗无效，血肿不消或继续增大时，可切开清除血肿并止血。

13. D

【解析】闭合性颅盖骨折触诊时常可摸及骨质下陷，可出现骨片浮动感或骨擦音。但切忌反复、粗暴操作，而增加硬脑组织损伤甚至出血，故排除A、C、E。一般颅盖骨折只有在合并有颅内血肿、颅内高压才会出现神经系统损伤体征，故排除B。闭合性骨折往往只显示骨折的间接征象，其确诊常有赖于X线。故选D。

14. D

【解析】急性硬膜外血肿有典型的中间清醒期。

15. B

【解析】颅底骨折治疗禁止填塞。

【点评】颅底骨折本身无须特别治疗，着重于治疗脑损伤、脑脊液漏、脑神经损伤等并发症。合并脑脊液漏时，须预防颅内感染，禁忌填塞，绝大多数漏口会在伤后1~2周自行愈合。如超过1个月仍未停止漏液，可考虑行手术修补硬脑膜，以封闭瘘口。

16. D

【解析】有头部外伤史，CT显示右颞顶骨板下半月形高度密影。考虑为硬膜下血肿，因为时间超过3 d，为亚急性。

【点评】硬膜下血肿的诊断不难，分期也需要考生掌握。

急性硬膜下血肿	<3 d
亚急性硬膜下血肿	3 d~3周
慢性硬膜下血肿	>3周

17. A

【解析】慢性硬脑膜下血肿，出现进行性加重，应手术治疗。考虑年龄，选择钻孔。故选A。

18. D

【解析】外伤后出现“熊猫眼”征（眼眶周围青紫）和脑脊液鼻漏，可以考虑前颅底骨折的诊断。A选项有鼻孔出血不能确定为脑脊液漏，故选D。

19. E

【解析】昏迷约3 h（可排除脑震荡，脑震荡昏迷时间<30 min，故排除A、B、C选项），醒后出现头痛、呕吐，支持脑挫伤的诊断，右耳道流血性液体（即合并脑脊液耳漏），口向左歪（面神经损伤），支持颅中窝骨折，故选E。颅前窝骨折可出现“熊猫眼”征，鼻漏等表现，不会出现耳漏，故排除D。

20. C

【解析】根据典型头颅CT结果即可诊断为硬膜下血肿。头部外伤史后3周方出现症状者为慢性。患者头部外伤史后2个多月方才出现上述症状，故为慢性硬膜下血肿。故选C。

21. E

【解析】患者脑部外伤后出现了颅内压增高的表现，首选头颅CT明确诊断。

22. E

【解析】头颅CT显示为新月形低密度影，考虑为硬膜下血肿。根据发病距今3个月，诊断为慢性。

23. C　24. C

【解析】该患者在遭受外伤后出现了昏迷—清醒—昏迷，即出现了中间清醒期，这属于硬膜外血肿的临床特点。首选头颅CT，典型表现为出现双凸透镜样高密度影。

【点评】硬膜外血肿和硬膜下血肿的鉴别是高频考点。

	硬膜外血肿	硬膜下血肿
中间清醒期	有	无
头颅CT	双凸透镜样高密度影	新月形高密度影

第五章 脑血管疾病

1. D

【解析】脑血栓形成是缺血性脑血管疾病中最常见的一种，脑血栓形成的重要危害因素之一就是有短暂脑缺血发作史。

【点评】脑血栓形成的危险因素有：①性别；②年龄；③家族史；④高血压、低血压、高血糖、低血糖、冠心病及动脉硬化等；⑤吸烟；⑥生活饮食习惯；⑦环境因素。

2. B

【解析】蛛网膜下腔出血患者腰穿可抽出均匀一致血性液体，可明确诊断蛛网膜下腔出血。

3. D

【解析】脑栓塞一般不会出现脑膜刺激征。脑膜刺激征见于脑膜炎，蛛网膜下腔出血和颅内压增高等。

【点评】脑栓塞是高频考点，考生需要理解掌握。脑栓塞是指因异常的固态、液态、气态物体（被称作栓子）沿血循环进入脑动脉系统，引起动脉管腔闭塞，导致该动脉供血区局部脑组织的坏死，临床上表现为偏瘫、偏身麻木、讲话不清等突然发生的局源性神经功能缺损症状。该病占脑血管病的15%~20%。最常见的栓子来源于心脏，14%~48%的风湿性心脏病患者发生脑栓塞；心肌梗死、心内膜炎、心房纤颤、心脏手术时易诱发本病；非心源性栓子见于颈部动脉粥样硬化斑脱落、外伤骨折或气胸、潜水或高空飞行减压不当、孕妇生产等。

4. B

【解析】有心脏病病史，并出现意识逐渐模糊至昏迷，并有右侧偏瘫的症状，故支持脑动脉栓塞。脑栓塞栓子来源以心源性栓塞最常见，特别是房颤时左房附壁血栓脱落、细菌性心内膜炎、二尖瓣脱垂、寄生虫虫卵、癌细胞、空气等。A、C、D、E选项均不会出现意识障碍，故排除。故选B。

5. E

【解析】大脑中动脉主干闭塞引起典型的三偏，即E。

6. D

【解析】长期高血压造成的脑部并发症，最常见的是基底核区脑出血。

7. C

【解析】右侧额纹和鼻唇沟变浅，口角向左侧偏斜，右眼不能闭合提示面神经炎。

8. D

【解析】该患者有脑梗死表现，CT示左侧额顶区大片低密度影，其中有高密度区，周边有水肿。高密度提示出血，故为出血性脑梗死。

9. E

【解析】突然剧烈头痛考虑是先天畸形血管破裂出血。

【点评】蛛网膜下腔出血是高频考点，其临床表现如下：

头痛与呕吐	突发剧烈头痛、呕吐、颜面苍白、全身冷汗。如头痛局限某处有定位意义，如前头痛提示病变位于小脑幕上和大脑半球（单侧痛）、后头痛表示后颅凹病变
意识障碍和精神症状	多数患者无意识障碍，但可有烦躁不安。危重者可有谵妄，不同程度的意识不清及至昏迷，少数可出现癫痫发作和精神症状
脑膜刺激征	青壮年患者多见且明显，伴有颈背部痛。老年患者、出血早期或深昏迷者可无脑膜刺激征
其他临床症状	如低热、腰背腿痛等。亦可见轻偏瘫，视力障碍，第Ⅲ、Ⅴ、Ⅵ、Ⅶ对等脑神经麻痹，视网膜片状出血和视乳头水肿等。此外还可并发上消化道出血和呼吸道感染等

10. B

【解析】该患者有风湿性心脏病二尖瓣狭窄，突然出现偏瘫失语，心电图提示心房纤颤，支持脑动脉栓塞的诊断。该患者脑脊液正常，故可排除A、D项；起病比较急，可排除C；选项E一般历时比较短暂，每次发作持续数分钟至1 h，不超过24 h即完全恢复不留任何后遗症。题干无支持短暂性脑缺血发作的依据，故排除。综上，选B。

11. D

【解析】血压高，出现肢体运动感觉障碍，病理征阳性提示脑卒中。CT提示高密度影位于基底核，考虑脑出血。

【点评】脑出血是常见考点。脑出血是指非外伤性脑实质内血管破裂引起的出血，占全部脑卒中的20%~30%，发生的原因主要与脑血管的病变有关，即与高血脂、糖尿病、高血压、血管的老化、吸烟等密切相关。脑出血的患者往往由于情绪激动、用力时突然发病，早期死亡率很高，幸存者中多数留有不同程度的运动障碍、认知障碍、言语吞咽障碍等后遗症。

12. B

【解析】根据原发病为风心病二尖瓣狭窄，考虑可能出现了左心室附壁血栓，心电图提示出现了房颤，此时可能会导致该附壁血栓脱落从而引起脑栓塞，而使得患者出现局灶神经体征。

13. C

【解析】该患者面色潮红，口唇呈樱桃红色，考虑为 CO 中毒。CO 中毒后由于致缺氧和脑水肿后的脑血循环障碍，可造成皮质或基底核脑血栓形成、缺血性局灶性软化或坏死等。

14. A　　15. D

【解析】心房颤动病史，情绪激动后忽然神志不清，右 Babinski 征（+）提示脑栓塞。故第 14 题选 A。脑栓塞最常见病因为房颤所致的心源性栓子，故第 15 题选 D。

16. B　　17. D

【解析】大脑后动脉深穿支闭塞累及丘脑和上部脑干，出现丘脑综合征。表现为对侧半身感觉障碍伴丘脑痛，亦可引起锥体外系症状如手足徐动、舞蹈症、震颤等。最佳治疗药物为溶栓药物rt-PA。

18. A　　19. C

【解析】发病过程缓慢，逐渐出现局灶体征，首先考虑脑血栓形成，最适宜的治疗为抗血小板聚集，防止血栓进一步加大。

20. D　　21. A

【解析】第 20 题题干中 CT 结果支持脑出血，故选 D。第 21 题 CT 结果支持脑血栓形成或脑栓塞，但脑血栓形成多起病缓慢，常于数十小时或数日内病情达到高峰。一般在发病前有先兆症状。而脑栓塞多起病急骤，数秒钟至 2～3 min，症状便全部出现，且多无前躯症状。该患者次日症状加重，故支持脑血栓形成的诊断，故第 21 题选 A。

第六章　颅内压增高症

1. C

【解析】颅内压增高主要表现为：头痛、呕吐、视乳头水肿。

2. E

【解析】蛛网膜下腔出血最常见的脑神经损害是动眼神经，其次为面神经、视神经、前庭蜗神经、三叉神经、展神经等。

3. A

【解析】颅内压（ICP）是由大气压、颅内液体成分的静水压力和脑内容物的充填压力联合作用的结果。颅内的代偿容积一般占颅腔容积的 5%，超过颅腔容积的 8%～10%，则会产生严重的颅内压升高。

4. C

【解析】蛛网膜下腔出血如应用抗凝药（低分子肝素），会导致血块溶解引起再出血，而应该应用抗纤溶药物止血，如 6-氨基己酸、氨甲苯酸（止血芳酸）等，故排除 B，选 C。A（避免活动引起再次出血）、D（降低颅内压）、E（可防止迟发性血管痉挛）选项均属于蛛网膜下腔出血治疗措施。

5. D

【解析】A 选项中单纯的体征不能确诊脑出血。B、C 选项为脑血栓形成的表现，故排除。E 选项中持续昏迷者还可见于中毒等疾病，故排除。D 选项为脑出血的临床表现。

6. D

【解析】D 选项意识不清加重，属于手术指征。

【点评】脑出血的内科治疗适应证是考核要点。

（1）出血量较小者，一般认为壳核出血或大脑皮质下出血小于 30 mL 或血肿直径在 3 cm 以下。

（2）出血后意识一直清楚或仅嗜睡者。

（3）发病后即陷入深昏迷，或病情已发展至晚期，昏迷不宜手术治疗。

（4）患者年龄太大，且有心、肺及肾脏疾病，或有严重糖尿病者。

7. D

【解析】蛛网膜下腔出血的病因依次为颅内动脉瘤、颅内血管畸形和高血压性动脉硬化。少见的病因有肿瘤、血液病、脑动脉炎、结缔组织病、抗凝治疗并发症等。

8. E

【解析】脑器质性精神障碍是指由于脑部感染、肿瘤、变性、血管病所导致的精神障碍，可引起患者出现智能下降。

9. C

【解析】首先应解除呼吸道梗阻，通畅呼吸道。

10. D

【解析】外伤后昏迷，CT 示左额颞颅骨下梭形高密度影提示急性硬脑膜外血肿。

【点评】硬膜外血肿和硬膜下血肿的鉴别是高频考点。

	硬膜外血肿	硬膜下血肿
中间清醒期	有	无
头颅 CT	双凸透镜样高密度影	新月形高密度影

11. E

【解析】剧烈头痛，短暂意识障碍，脑膜刺激征阳性提示蛛网膜下腔出血。

12. D

【解析】脑室出血表现为呕吐、针尖样瞳孔、深昏迷、高热和去大脑性强直。该患者属于脑室出血。

【点评】出血部位不同，表现亦不相同。

内囊出血	三偏征（偏瘫、偏盲、偏身、感觉障碍）
额叶出血	前额痛，以血肿侧为重，对侧偏瘫，双眼向血肿侧凝视，二便失禁，意识障碍及癫痫
枕叶出血	同侧眼眶部疼痛和对侧同向偏盲，可有短暂性黑朦和视物变形，有时有感觉缺失、书写障碍等
小脑出血	眩晕、眼球震颤、共济失调（轻型），重型者昏迷，四肢松软等
脑室出血	呕吐、针尖样瞳孔、深昏迷、高热和去大脑性强直

13. C

【解析】脑出血患者一般血压都比较高，因为颅内压增高是为了保证脑组织供血的代偿反应。当颅内压下降时血压亦随之下降，因此一般不应使用降血压药物，特别是利血平等强力降压药，如急于将血压降至正常，可能带来更大的危险性。例如：①使脑灌注压急剧下降，血流缓慢而继发脑梗死；②脑血流量的减少加重脑组织细胞的缺血性损害加重；③同时心、脑、肾由于血压降低，局部血流量减少，功能将受影响，并发症随之发生。A 选项可以降低颅内压及控制脑水肿。B 选项给予止血。D 选项可以提供能量供给。E 选项有助于减轻脑水肿，且有助于加快受损脑组织新陈代谢，利于脑功能恢复。故一般不用的治疗是 C 选项。

14. D

【解析】外伤后患者出现了颅内压增高的表现，之后进一步加重，瞳孔散大，对光反射消失，考虑出现了脑疝。

【点评】脑疝是高频考点。尤其是两种常考脑疝的鉴别，如下图所示：

小脑幕裂孔疝	邻近小脑幕的颞叶钩回疝入小脑幕孔，称为小脑幕孔疝，多因硬脑膜外血肿引起。临床表现为剧烈头痛，频繁呕吐，昏迷，同侧瞳孔散大，对光反射迟钝或消失，对侧肢体瘫痪，以及生命体征改变。晚期血压下降，最后呼吸、心搏停止
枕骨大孔疝	邻近枕骨大孔的小脑扁桃体部分疝入枕骨大孔，称为枕骨大孔疝。主要的临床表现为剧烈头痛、颈肌痉挛疼痛，生命体征改变，后期表现昏迷，双侧瞳孔散大，呼吸突然停止，继之心搏停止

15. B

【解析】根据上表即可鉴别。

第七章　癫　痫

1. C

【解析】抗癫痫药物剂量应从常用量低限开始，逐渐增至发作控制理想而又无严重毒副作用为宜，故排除 A、E 项。给药次数应根据药物特性及发作特点而定，一般不随意更换或间断，癫痫发作完全控制 2 ~3 年后，且脑电图正常，方可逐渐减量停药，故排除 B 项。虽然饮酒可使神经兴奋性增高，诱发癫痫发作，癫痫患者应绝对禁止喝酒，但禁酒属于日常饮食护理，而不属于治疗用药原则，故排除 D 项。综上，故选 C 项。

2. D

【解析】单纯部分运动癫痫的病理机制是中央前回受刺激所致，而中央前回破坏可致肢体瘫痪。

3. E

【解析】继发性癫痫有明显病因，如围生期损伤、颅脑损伤、中枢神经系统感染、中毒、脑肿瘤、脑血管疾病、染色体异常、先天畸形、遗传代谢疾病、变性病。

4. B

【解析】CT、MRI 有助于发现致病原因和致病灶，以明确癫痫为原发或继发，故选 B。A、C、D、E 选项均不能直观地去发现致病原因和致病灶，故排除。

5. C

【解析】癫痫包括全面性发作和单纯部分发作两大类型。

6. B

【解析】是典型的强直-痉挛发作，失神发作少有全身强直性抽搐。故选 B。

7. A

【解析】癫痫有突然发作性，而且开车导致的癫痫患者过度劳累更是容易诱发癫痫，癫痫发作后，患者本人是没有自救意识的。故公安部发布修订后的《机动车驾驶证申领和使用规定》（2007 年 4 月 1 日已开始施行）明确规定，癫痫患者不得申请机动车驾驶证。故选 A。

8. D

【解析】癫痫发作分为部分性发作、全面性发作和不能分类的发作三大类。①癫痫全面性发作起源于双侧脑部，因此症状涉及双侧肢体，而本题发作症状仅涉及左上肢及口角，故可首先排除全面性发作，故不选 A、B、E 项，因为 A、B、E 项均属于全面性发作。②癫痫部分性发作包括单纯部分性发作、复杂部分性发作、部分性继发全面性发作。前者无意识障碍，而本题每次发作都出现短暂意识障碍，可排除C项，正确答案为D。

9. A

10. C　　11. A

【解析】据患者粪便中有白色节片（为成虫节片）及头颅CT多发性钙化灶即可诊断为脑囊虫继发癫痫。癫痫急性发作时静注地西泮（安定）起效最快。

【点评】安定是常考药物，需要考生掌握。安定抗惊厥作用强，尽管不能减少惊厥原发灶的放电，但能制止惊厥灶放电的扩散，是抗戊四氮惊厥作用最强的药物，对癫痫大发作的疗效好。临床上用于治疗破伤风、癫痫、药物中毒等原因引起的惊厥，为治疗癫痫持续状态的首选药，常静注给药。

12. E　　13. D

【解析】杰克逊（Jackson）癫痫特点为发作自一侧开始后，按大脑皮质运动区的分布顺序缓慢地移动。例如，自一侧拇指沿手指、腕部、肘部、肩部扩展，称为杰克逊癫痫。本患者符合此特点。杰克逊癫痫病灶在对侧大脑皮质运动区（中央前回）。

14. B　　15. A

【解析】根据患者短暂意识丧失，脑电图提示双侧阵发性慢波和棘慢波。考虑为失神发作。依据痫性发作的类型，对于失神发作首选乙琥胺。

【点评】失神发作是高频考点。又称失神（小）发作自动症。除表现为发作性意识丧失外，在发作期间还可有类似颞叶自动症的一些表现，如咂嘴、无目的摸索、双手摩擦、徘徊等一些刻板动作。对发作期不能回忆。须与复杂部分性鉴别。本症发作时间较短，无感觉性及精神性先兆，发作期及间歇期均无颞叶损害证据，发作时脑电图为3Hz棘慢波综合，而非为一侧或双侧颞叶波及（或）棘波放电，过度换气亦容易诱发。

抗癫痫药物的选择是高频考点。抗癫痫药的选用口诀：癫痫小发作，首选乙琥胺；局限发作大发作，苯妥英钠鲁米那；卡马西平精神性，持续状态用安定；慢加剂量停药渐，坚持用药防骤停。

第九篇 精神系统

第一章 精神症状

1. B

【解析】错觉是在特定条件下产生的对客观事物的歪曲知觉，指不符合客观实际的知觉。

2. E

【解析】幻觉是一种虚幻的知觉体验，即在没有现实刺激作用于感官时的知觉体验。故选 E。

【点评】幻觉、错觉及妄想的区别：

幻觉	缺乏客观刺激作用于感官时的知觉体验	虚无
错觉	对客观事物的歪曲知觉	有真实刺激存在
妄想	病理性歪曲信念，是思维内容障碍，其特点为与事实不符，但患者坚信不疑	无智力缺损

3. D

【解析】木僵是在意识清晰的状态下，出现的一种精神活动的全面抑制，患者表现为不吃、不喝、不语、不动，可出现蜡样屈曲，可见于精神分裂症、反应性精神障碍及严重的抑郁症。

4. A

【解析】当记忆障碍、虚构、定向障碍同时出现时称为遗忘综合征。见于脑器质性疾病所致精神障碍或酒精所致精神障碍。

5. D

【解析】感知综合障碍指患者能感知客观事物，但对客观事物的某些个别属性，如大小、形状、距离等发生错误的感知。错觉是整个都看错了。故选 D。

6. C

【解析】患者对周围环境漠然置之，毫无感情，丧失了细微的情感，包括对自己和家人，对家人漠不关心，一切都无所谓属于情感淡漠。注意与情绪低落的鉴别，情感低落是指患者表情忧愁、唉声叹气、心境苦闷、觉得自己的前途灰暗，严重时悲观绝望出现自杀观念和企图

7. C

【解析】妄想是一种病理性的歪曲信念，是病态的推理和判断。特征是：思维内容与事实不符，但患者坚定不移；妄想内容涉及患者本人，自我卷入；妄想具有个人独特性；妄想内容因文化背景和个人经历不同而有差异，有时代色彩。

8. A

【解析】自知力又称为领悟力或内省力，是指患者对自己精神疾病认识的判断能力，自知力完整是精神病病情痊愈的重要指标之一。故选 A。

9. A

【解析】破裂性思维即思维破裂，指患者意识清晰时，联想断裂、概念间缺乏联系，言语或书写时句子完整，但句与句之间无意义上的联系或语词杂拌；思维不连贯指意识不清晰时的联想断裂。

10. D

【解析】妄想是一种病理性的歪曲信念，是思维内容障碍，其特点为与事实不符，但患者坚信不疑，故选 D。

【点评】其他妄想：

被害妄想	坚信被监听、跟踪、诽谤、隔离；是精神分裂症最有诊断价值的症状
关系妄想	患者把实际上与自己无关的事情认为与自己都有关
夸大妄想	患者坚信自己有非凡的才智、地位和权力

11. B

【解析】协调性精神运动性兴奋是指动作和行为的增加和思维、情感活动协调一致，并且和环境协调一致。患者的动作和行为是有目的的、可理解的，常见于躁狂发作。故选 B。

12. E

【解析】自知力是指患者对其自身精神状态的认识能力，即能否判断自己有病和精神状态是否正常，能否正确分析和识辨，并指出自己既往和现在的表现与体验中，哪些属于病态。

13. E

【解析】规范全世界精神科医生行为的准则是《夏威夷宣言》。故选 E。

14. B

【解析】A 项是感知综合障碍中的视物变形症的

显小症。C 项是感知综合障碍中的非真实感。D 是幻听。E 项是人格解体。B 项属于错觉。故选 B。

15. C

【解析】虚构是指患者在回忆中将过去事实上从未发生过的事情，说成是确有其事。患者以这样一段虚构的事实来弥补他所遗忘的那一片段的经历。故选 C。

16. E

【解析】幻觉是指虚幻的知觉。感知到的形象不是由客观事物引起。注意与错觉的鉴别。

17. E

【解析】谵妄通常急性起病，病程短暂，病情发展迅速，又称为急性脑病综合征，老年患者中可持续数月。特征：意识障碍（昼轻夜重）、定向障碍、记忆障碍、感知障碍（感觉过敏、错觉和幻觉）、继发妄想、冲动行为。

18. A　19. B　20. D

【解析】物理影响妄想又称为被控制感，指患者认为自己的精神活动（多指思维和意志行为）受外力的干扰、控制、支配、操纵，或认为身体的各部分遭到外力的刺激或摧残，产生各种不舒服的感觉。故第 18 题选 A。关系妄想又称为牵连观念。患者坚信周围环境的各种变化和一些本来与他不相干的事物，都与他有关系。故第 19 题选 B。嫉妒妄想又称为病理嫉妒综合征和奥赛罗综合征，是一种以坚信配偶不贞的妄想为核心症状的综合征。故第 20 题选 D。

21. D　22. C

【解析】思维散漫指思维的目的性、连贯性和逻辑性障碍。表现为联想松弛，内容散漫，缺乏主题，一个问题与另外一个问题之间缺乏联系。说话东拉西扯，以致别人弄不懂他要阐述的是什么主题思想。对问话的回答不切题，以致检查者感到交谈困难。故第 21 题选 D。思维贫乏指联想数量减少，概念与词汇贫乏。患者体验到脑子空洞无物，没有什么东西可想。表现为沉默少语，谈话言语空洞单调或词穷句短，回答简单。严重的患者也可以什么问题都回答不知道。见于精神分裂症、脑器质性精神障碍及精神发育迟滞。故第 22 题选 C。

【点评】其他思维形式障碍：

	表现	备注
思维奔逸（观念飘忽）	语速快、语量多、音联意联	常见于躁狂
思维迟缓（联想抑制）	答语简单、语速缓慢、声音低缓	常见于抑郁

第二章　脑器质性疾病所致精神障碍

1. A

【解析】痴呆是由大脑器质性病变所导致的较严重的、持续的认知障碍。其主要特征是缓慢出现智能减退。痴呆常见于脑器质性精神障碍。

2. E

【解析】脑器质性精神障碍的记忆障碍早期主要表现为近记忆的损害，即近事遗忘。随着病情的发展，可逐渐表现为远期记忆的损害等。错构、虚构、顺行性和逆行性遗忘在早期和晚期均可出现，不是早期的主要表现。

3. E

【解析】急性脑综合征是指急性、一过性、广泛性的认知障碍，主要症状为意识障碍，病因有感染、中毒、药物、中暑、循环障碍、外伤，高血压，弥漫性脑损害等。

4. B

【解析】50 多岁起病、近记忆障碍、人格改变是阿尔茨海默病早期的典型特征。诊断时先考虑年龄、症状。

5. E　6. A

【解析】阿尔茨海默病（AD）与血管性痴呆（VD）的鉴别要点

鉴别点	AD	VD
定义	原发性、退行性、脑变性疾病	脑血管病变所致的痴呆
病因	不明	脑血管病变
高血压反复卒中史	无	有
病程特点	缓，进行性，昼轻夜重	波动、阶梯式恶化
早期症状	人格改变	无，有情感障碍
核心症状	全面性痴呆	部分性痴呆
幻觉妄想	偶尔	常见
自知力	无	存在
影像学检查	脑萎缩	梗死、腔隙、软化灶
缺血评分	<4 分	>7 分

第三章 躯体疾病所致精神障碍

1. C

【解析】共同特点：精神障碍的变化过程同疾病的病程变化一致；精神症状呈现“昼轻夜重”的特点；有相应躯体疾病的症状、体征和实验室检查的阳性发现等；躯体疾病所致的精神障碍也可表现为脑器质性疾病所致精神障碍的表现。①急性脑综合征：发病一般很急，意识障碍是其核心症状。②慢性脑综合征：缓慢发病，病程迁延，不伴有意识障碍。主要表现为智能障碍综合征、遗忘综合征，也可表现为抑郁综合征、躁狂综合征、人格改变等。

2. A

【解析】躯体障碍是指一种以持久地担心或相信各种躯体症状的优势观念为特征的精神障碍。患者认为自己的症状就是由于躯体疾病导致。包括躯体化障碍、未分化躯体形式障碍、疑病障碍、躯体形式的自主神经功能紊乱、躯体形式的疼痛障碍、其他躯体形式障碍。

3. D

【解析】疑病障碍特征是患者存在先占观念，坚持认为可能患有一种或多种严重进行性的躯体疾病。

第四章 精神活性物质所致精神障碍

1. D

【解析】强制性使用某种药物来取得特定的心理效应，以避免断药时出现戒断综合征的一种行为障碍为药物依赖。戒断综合征是指突然减少和停用精神活性物质后出现的心理、生理症候群。耐受性是指某种药物使用一定时间后，要增大剂量才能达到原先的效果。故选 D。

2. B

【解析】震颤谵妄的处理：①镇静，首选苯二氮䓬类；②控制精神症状，首选氟哌啶醇；③支持治疗，包括纠正水、电解质和酸碱平衡紊乱、补充大剂量维生素等；④加强护理，谵妄者多有兴奋不安，需要有安静的环境，光线不宜太强，应注意预防各种感染、特别是肺部感染。B 项应用抗精神病药物控制幻觉、妄想是正确的，但抗精神病药物是不能大剂量使用的。

3. D

【解析】病理性醉酒是指少量饮酒后，出现不成比例的极度兴奋，而慢性酒精中毒则是由于持续性饮酒或周期性饮酒引起，可出现科萨可夫综合征、震颤谵妄、戒断综合征和嫉妒妄想。故选 D。

4. D

【解析】患者大量饮酒 30 年，因神志不清半天入院。查体：面色晦暗，扑翼样震颤阳性。最可能是酒精性肝硬化——肝性脑病。

5. E

【解析】患者有饮酒史，目前意识不清，双手震颤，行为兴奋。躁动不安，考虑为戒酒综合征的震颤谵妄状态。综合征多发生于停酒或突然减少酒量的 6~28 h，轻度症状主要是情绪障碍、睡眠障碍和四肢肌肉震颤。中度症状可出现慢性酒精中毒的临床表现，如听幻觉、妄想。重度症状以意识障碍为主，表现为震颤性谵妄，一般于停酒后 48~96 h 发生，出现手、面、舌的粗大震颤，定向障碍、幻觉、妄想，同时可出现癫痫发作和躯体症状。故选 E。

6. C

【解析】酒精依赖症是长期过量饮酒引起的中枢神经系统严重中毒，表现为对酒的渴求和经常需要饮酒的强迫性体验，停止饮酒后常感心中难受、坐立不安，或出现肢体震颤、恶心、呕吐、出汗等戒断症状，恢复饮酒则这类症状迅速消失。该患者于 11 年前出现渴望喝酒，常寻找饮酒机会，不喝酒则感心慌。故选 C。

7. A　　8. E

【解析】病理性醉酒是指所饮酒不足以使一般人发生醉酒的酒量而出现明显的行为和心里改变，在饮酒时或其后出现激越、冲动、暴怒，以及破坏或破坏性攻击行为，可造成自伤或伤人的后果。酒精的戒断反应是指长期大量饮酒者停止或减少饮酒量，在数小时后出现手、舌或眼睑震颤，并有恶心、呕吐、失眠、头痛、焦虑、情绪不稳和自主神经功能亢进症状，如心悸、出汗等。

第五章 精神分裂症

1. A

【解析】精神分裂症一般无自知力，神经症有自知力。故有无自知力是鉴别精神分裂症与神经症的关键。

2. B

【解析】A 选项以情感改变为主，表现出情感肤浅，变化莫测，行为常有作态表现。B 选项表现为系统的妄想，注意以增强为主。C 选项表现思维贫乏，情感淡漠。D 选项主要表现为紧张性综合征。E 选项临床无该分型。故选 B。

3. E

【解析】抗精神病药用药原则：以口服为主，在治疗开始时以小剂量给药，以后逐渐增加剂量。采取递增法逐渐加大剂量至治疗量，一般需坚持足量服用6周以上才显效。无效考虑更换药物。故选 E。

4. C

【解析】抗精神病药物主要分两类：典型抗精神病药物（第一代抗精神病药物或称多巴胺受体阻滞剂）和非典型抗精神病药物（非传统抗精神病药物），主要用于治疗精神分裂症。第二代抗精神病药物有氯氮平、利培酮、奎地平、奥氮平、喹硫平、齐哌西酮、和佐太平等。第一代抗精神病药物（经典抗精神病药物）有氯丙嗪、奋乃静、三氟拉嗪、舒必利、氟哌啶醇、甲硫达嗪（硫利达嗪）。故选 C。

5. B

【解析】精神分裂症可出现多种感知觉障碍，最突出的感知觉障碍是幻觉，包括幻听、幻视、幻嗅、幻味及幻触等，而幻听最为常见。

6. B

【解析】多以青少年起病，主要为“懒”。以阴性症状为主，即思维缺乏、情感平淡或情感淡漠、意志减退。一般不发生幻觉，故选 B。A、C、D、E 项均属于阳性体征。

7. E

【解析】同第4题。

8. D

【解析】言语性幻听和被害妄想，是精神分裂症最具诊断价值的症状。故选 D。

9. C

【解析】抗精神病药物引起的动作不灵活，双手震颤为锥体外系反应。苯海索又名安坦，为中枢抗胆碱抗帕金森病药，临床用于帕金森病、帕金森综合征，也可用于药物引起的锥体外系疾患。故选 C。丙咪嗪主要作用是能阻滞去甲肾上腺素和5-羟色胺（5-HT）的再摄取，增加突触间隙中去甲肾上腺素和5-HT 含量。具有较强的抗抑郁、抗胆碱能作用，镇静作用较弱。主要用于治疗各种抑郁症，唑吡坦又名思诺思。本品为抗焦虑，镇静催眠剂，通过选择性地与中枢神经系统的 ω1-受体亚型的结合，产生药理作用；为苯二氮䓬类抗焦虑药，具有抗焦虑、镇静、催眠、抗惊厥、抗癫痫及中枢性肌肉松弛作用。普萘洛尔为 β 肾上腺素受体阻断药。

10. C

【解析】精神分裂症为一组病因未明的精神病，多起病于青壮年，常有感知、思维、情感、行为等多方面的障碍和精神活动的不协调。一般无意识障碍和明显的智能障碍，病程多迁延。偏执型精神分裂症最常见。

11. D

【解析】题干描述均符合精神分裂症单纯型的临床表现。故选 D。

【点评】其他相关疾病类型：

癔症	有做作、夸大的色彩，可以暗示诱发，也可以暗示消失
抑郁症	情绪低落，间歇发作性病程，间歇期基本正常
强迫症	以强迫观念和强迫动作为主要表现，一般无情绪及性格方面的明显改变
反应性精神病	在强烈应激事件作用下出现的急剧（而该患者则为逐渐出现性格改变）的精神障碍，且病程较短

12. C

【解析】患者症状：言语性幻听（自言自语）、被害妄想（监视她）、关系妄想（怀疑邻居和同事说他的坏话）、病程半年，排除躯体性疾病，符合精神分裂症的诊断。

13. A　14. D

【解析】氯氮平、奥氮平和利培酮三种药物从副作用来说，奥氮平副作用比其他两种要小，氯氮平的主要副作用是粒细胞减少，应定期查血象；利培酮的主要副作用是锥体外系症状。

15. C　16. D

【解析】请参考本章节第11、第9题解析，故第15题选 C、第16题选 D。

17. C　18. E

【解析】患者对父母的态度提示有情感淡漠，自语自笑提示有幻觉，回答问题时语词单调提示可能有思维贫乏。阴性症状指思维贫乏、意志减退、情感平淡等症状。阳性症状指的是幻觉妄想、思维破裂等症状。故第18题选 E。

第六章　心境障碍（情感性精神障碍）

1. D

【解析】抑郁症特有的睡眠障碍是早醒。故选 D。

2. C

【解析】抗抑郁药的起效时间通常在2~4周，抗抑郁剂治疗至少要达到4~6周。故选 C。

3. A

【解析】抑郁发作以心境低落为主，严重者可出现幻觉、妄想等精神病性症状。

4. D

【解析】抗抑郁剂包括选择性5-羟色胺再摄取抑制剂，5-羟色胺和去甲肾上腺素再摄取抑制剂；三环类和四环类药物；单胺氧化酶抑制剂。故选D。

【点评】抑郁症患者主要预防自杀倾向；躁狂症患者主要预防攻击倾向。

5. E

【解析】抑郁症的核心症状：情绪低落、兴趣缺乏、快感缺失和易疲乏，可伴有多种躯体不适症状，食欲减退，睡眠障碍，自杀观念和行为等。故选E。

6. E

【解析】患者出现自觉自己没有价值（无价值）、没有人关心自己（无助），对未来也不抱任何希望（无望），偶尔出现生不如死的想法。突出症状为"三无"症状。

7. B

【解析】患者出现睡眠差、情绪低落、体重下降，已经1个月而且是产后，考虑为产后抑郁症。目前尽管有心烦、坐立不安的焦虑情绪，但是以抑郁为主伴有焦虑。所以选B。

8. B

【解析】患者具备症状：思维迟缓（头脑迟钝）、情绪低落（有轻生念头）、意志活动减退（不愿多说话）社会功能受到影响（工作效率明显下降）、生理障碍（早醒、食欲下降）。符合抑郁发作的诊断。

9. C

【解析】患者出现兴趣下降或缺乏（疲乏无力、兴趣下降）、思维迟缓（感觉头脑反应迟钝）、失眠（早醒）、无望（前途暗淡）、自杀（有厌世和消极念头）等典型的抑郁发作特征，可诊断为抑郁症。

10. B　　11. D

【解析】氯米帕明是三环类抗抑郁药，文拉法辛属于5-羟色胺和去甲肾上腺素再摄取抑制剂的药物，舍曲林属于5-羟色胺再摄取抑制剂，利培酮属于D_2受体与5-HT受体平衡拮抗剂的药物，米氯平是α肾上腺素受体阻滞剂。

第七章　神经症及分离（转换）性障碍

1. C

【解析】分离（转换）性障碍最突出的特征是：心理社会因素与发病有关；社会功能尚好；发病与转归受暗示影响；不存在精神病性症状；有自知力。故选C。

2. B

【解析】广泛性焦虑的症状主要有与现实不符的过分紧张、自主神经症状等。注意与惊恐发作的鉴别，注意焦虑与恐惧的区别。

3. D

【解析】神经症是一组主要表现为焦虑、恐惧、强迫、疑病症状或神经衰弱症状的精神障碍。本障碍患者病前多有一定的易患素质基础和个性特征；疾病的发生与发展常受心理社会（环境）因素的影响；症状没有可证实的器质性病变作为基础，与患者的现实处境不相称；患者对存在的症状感到痛苦和无能为力，自知力完整或基本完整，有求治要求；病程大多持续迁延。故选D。

4. C

【解析】心理治疗（暗示治疗）为主，辅以药物等治疗。故选C。

5. B

【解析】强迫思维是指想法、念头是自己的，无法克制，感到痛苦，常见于强迫症。强制思维是自己的想法和念头，外界强行塞入的，非己的想法，常见于精神分裂症。

6. E

【解析】分离性障碍的特点是部分或全部丧失了对过去的记忆或身份，或出现具有发泄特点的情感暴发。患者常在与人争吵后（诱因）突然起病，有哭泣、在地上打滚、捶胸顿足等过激行为，过后可有部分遗忘。

7. E　　8. D

【解析】强迫症是一组以强迫症状为主的神经症，其特点是有意识的自我强迫与反强迫，其主要症状是强迫思维以及强迫动作；广泛性焦虑障碍（GAD）是一种以缺乏明确对象和具体内容的提心吊胆，以及紧张不安为主的焦虑症，并有显著的自主神经症状、肌肉紧张及运动性不安。

9. B　　10. C

【解析】反复洗手（强迫行为），知道不应该，但自己不能控制（强迫思维），感到苦恼（反强迫）而就诊（自知力存在）。故第9题选B。药物治疗首选氯米帕明，临床上常用的非药物治疗方法主要是认知行为治疗，支持性心理治疗及森田疗法等。其中，认知行为治疗被认为是治疗强迫症最有效的心理治疗方法。故第10题选C。

11. B　　12. A

【解析】惊恐发作又称为急性焦虑症，突然发生、发作时常出现明显的自主神经症状，如心悸、剧烈的心跳、呼吸困难、胸闷、四肢发麻等。甚至出现不能控制的发抖出汗，患者惊恐万分，有时害怕自己完全失去控制而精神失常。发作时间一般为 5～20 min，很少超过 1 h。发作时意识清楚，发作过后很少担心再发作。治疗惊恐发作的一线药物是帕罗西汀（赛乐特），艾司西酞普兰；二线药物是氯米帕明。临床上常用苯二氮䓬类药（如地西泮）联合 5-羟色胺再摄取抑制剂（帕罗西汀）治疗。

13. B　　14. E

【解析】强迫障碍的基本特征是患者表现为来源于自我的强迫观念和强迫行为，多数患者认为这些观念或行为是没有必要或异常的，强迫和反强迫的强烈冲突使患者感到焦虑和痛苦，无法摆脱。治疗：①药物治疗（急性期 SSRIs 和氯米帕明）；②认知行为治疗（暴露和反应预防）；③其他躯体治疗。

第十篇　运动系统

第一章　骨折概论

1. A

【解析】治疗骨折有三大原则：复位、固定和功能锻炼。故选 A。其余选项均不是骨折治疗的原则。

2. E

【解析】骨折的三大专有体征是：畸形、反常活动、骨擦音和骨擦感。其余选项可为骨折的体征，但非骨折专有，软组织损伤等也可能出现。故选 E。

3. C

【解析】X 线检查可以明确有无骨折。

4. B

【解析】X 线检查对骨折的诊断治疗有重要价值，凡疑有骨折者应常规进行。可以显示临床上难以发现的深部骨折、不全骨折、关节内骨折和小的撕脱骨折。即使临床上已表现为明显骨折者仍应进行，以了解骨折的类型和移位情况，指导治疗。在治疗过程中，也应定期复查，以了解治疗是否满意和骨折的愈合情况。但 X 线检查不能用来了解骨折发生机制。故选 B。

5. C

【解析】治疗骨折有三大原则：复位、固定和功能锻炼。故选 C。其余选项均不是骨折治疗的原则。

6. E

【解析】骨折的晚期并发症包括：坠积性肺炎、压疮、下肢深静脉血栓形成、感染、损伤性骨化（骨化性肌炎）、创伤性关节炎、关节僵硬、急性骨萎缩、缺血性骨坏死、缺血性肌挛缩等。而 A、B、C、D 选项均为骨折的早期并发症。故选 E。

7. D

【解析】易出现失血性休克的骨折是骨盆骨折和多发骨折。

8. D

【解析】骨折急救的目的就是用最简单有效的方法抢救生命、保护患肢、迅速转送，以便尽快得到妥善处理。故选 D。

9. D

【解析】创伤性多根多段肋骨骨折，易造成胸壁软化，形成浮动胸壁（连枷胸），出现反常呼吸，严重影响呼吸循环功能。

10. C

【解析】休克是骨折早期容易出现的一种并发症。出现休克的主要原因是骨折引起的出血，有效循环血量下降，次要原因是疼痛，可引起神经源性休克。故选 C。

11. C

【解析】包扎一般起不到解剖复位的目的。

12. D

【解析】血肿机化演进期指骨折后髓腔内、骨膜下及周围组织出血形成血肿，骨断端因损伤、血液供应中断而有骨质坏死，并诱发局部无菌性炎症反应。新生的毛细血管和吞噬细胞、成纤维细胞等从四周侵入，使血肿机化，逐渐形成肉芽组织连接骨断端，称为纤维连接。这一阶段约需 2 周。故选 D。

13. C

【解析】其他的都是肋骨骨折的处理原则，肋骨骨折如果不是开放性的，就不需要使用抗生素。

14. E

【解析】胫骨中下 1/3 骨折，两段血供均差，易发生延迟愈合，头下型股骨颈骨折易发生延迟愈合或不愈合。故选 E。

15. B

【解析】骨折早期并发症包括：休克、感染、内脏损伤、重要动脉损伤、脊髓损伤、周围神经损伤、脂肪栓塞等。余选项均为晚期并发症。故选 B。

16. A

【解析】关节内骨折，关节面遭到破坏，又未能准确复位，骨愈合后使关节面不平整，长期磨损易引起创伤性关节炎，致使关节活动时出现疼痛。故选 A。缺血性骨坏死为舟骨骨折常见并发症，骨化性肌炎常见于肘关节骨折，骨生成异常、骨折不愈合可发生于各型骨折。故选 A。

17. D

【解析】不完全骨折是指骨的连续性或完整性不完全中断，青枝骨折属于不完全骨折。压缩骨折属于完全骨折。故选 D。

18. D

【解析】骨折复位后易于发生再移位者如斜行骨折、螺旋形骨折、粉碎性骨折。骨折后不易于发生再移位者，如嵌入骨折、裂纹骨折、青枝骨折、横形骨折及压缩骨折，均属于稳定骨折。故选 D。

19. A

【解析】股骨颈骨折后易导致股骨头血液供应破坏，从而出现股骨头坏死。

20. C

【解析】骨折的临床愈合标准：①局部无压痛及纵向叩击痛；②局部无异常活动（自动的或被动的）；③X 线片显示骨折线模糊，有连续性骨痂通过骨折线；④外固定解除后，伤肢能满足以下要求，上肢向前平举 1 kg 重量达 1 min，如为下肢应达到不扶拐在平地连续步行 3 min，并不少于 30 步；连续观察 2 周骨折处不变形。故选 C。

21. A

【解析】急性骨萎缩、损伤所致关节附近的骨质疏松，属晚期并发症。

22. A

【解析】骨折早期并发症：①休克。②脂肪栓塞综合征。③重要内脏器官损伤：肝、脾破裂，肺损伤。膀胱、尿道损伤，直肠损伤等。④重要周围组织损伤：重要血管损伤、周围神经损伤、脊髓损伤。⑤骨筋膜室综合征。

23. C

24. E

【解析】同第 20 题

25. A

【解析】根据 CT 结果提示只能手术治疗。

第二章　上肢骨折

1. E

【解析】桡骨远端伸直型骨折，正面看，“枪刺刀”畸形，侧面看“餐叉”畸形。

2. B

【解析】锁骨骨折表现为局部肿胀、皮下瘀血、压痛或有畸形，伤侧肢体功能受限，肩部下垂，上臂贴胸不敢活动，并用健手托扶患侧肘部。故选 B。

第三章　下肢骨折

1. A

【解析】股骨颈骨折按骨折线的方向分 3 型。①外展型：Pauwels 角<30°，股骨头向外翻，外侧骨皮质有嵌插，为稳定型。②中间型：30°<Pauwels 角<50°，为不稳定型。③内收型：Pauwels 角>50°，为极不稳定型。故选 A。

2. D

【解析】Pauwels 角指的是两髂前上棘连线与骨折线的夹角，小于 30°外展型骨折为稳定型骨折，大于 50°内收型骨折属不稳定型骨折。

3. B

【解析】垂腕症见于桡神经损伤，“猿掌”见于正中神经损伤，“爪形手”见于尺神经损伤，“餐叉”畸形见于 Colles 骨折。故选 B。

4. D

【解析】股骨颈骨折的患者患肢多有轻度屈髋屈膝、短缩及外旋畸形。外旋畸形一般在 45°~60°。外旋是由于骨折远端失去了关节囊及髂股韧带的稳定作用，附着于大转子的臀中、小肌和臀大肌的牵拉和附着于小转子的髂腰肌和内收肌群的牵拉，而发生屈曲、外旋畸形。若外旋畸形达到 90°，应怀疑有转子间骨折。在移位骨折，远段受肌群牵引而向上移位，因而患肢变短，肢体测量可发现患肢缩短，因而大转子上移征阳性。屈髋屈膝、短缩及外旋畸形是股骨颈骨折的患者最常见体征。故选 D。

5. D

【解析】骨折的三大专有体征是：畸形、反常活动、骨擦音和骨擦感，故选 D。A、B、E 选项可为骨折的体征，但非骨折专有，C 选项多见于骨肿瘤疾病。

6. D

【解析】非粉碎性的 Colles 骨折大部分通过手法复位后小夹板外固定均可以得到治愈。故选 D。

7. A

【解析】血压小于 90/60 mmHg，多发骨折，所以最可能的是失血性休克。故选 A。

8. C

【解析】脂肪栓塞多见于骨盆或长骨骨折后 24~48 h。临床表现为突发的呼吸困难、意识障碍和皮肤瘀点、血压下降等表现。根据患者的病史及临床表现，首先考虑脂肪栓塞。故选 C。

9. E

【解析】同第 4 题。

10. B

【解析】足趾不能背屈，第 1~2 足趾间感觉减退是腓总神经损伤的表现。

11. D

【解析】因为是内旋，所以是髋关节后脱位；如果是外旋很有可能是股骨颈骨折；如果是外展外旋则是髋关节前脱位。故选 D。

12. A　　**13. D**

【解析】骨折的三大专有体征是畸形、反常活动、骨擦音和骨擦感，故第 12 题选 A。开放性骨折感染多可因炎症而出现高热的症状。异常活动和功能障碍多为各类骨折的表现，不单见于开放性骨折感染。呼吸困难和血压降低多见于脂肪栓塞等。故第 13 题选 D。

14. E　　15. A　　16. B

【解析】胫骨下 1/3 骨折，由于下 1/3 胫骨血供来源单一等解剖因素，故骨折延迟愈合或不愈合率较高。肱动脉和正中神经从肱二头肌腱膜下通过，桡神经通过肘窝前外方并分成深、浅两支进入前臂。肱骨髁上骨折时，易被刺伤或受挤压而合并血管、神经损伤。由于股骨头的动脉血供缺乏丰富的侧支循环，当股骨颈骨折移位明显，血管损伤后，常引起股骨头缺血性坏死。

17. B　　18. C　　19. D

【解析】开放性骨折为骨折附近的皮肤和黏膜破裂，骨折处与外界相通。骨折部碎成 3 块以上。因为肌肉剧烈地收缩可能导致肌腱附着处的部分骨被撕脱而导致撕脱性骨折。

第四章　脊柱和骨盆骨折

1. C

【解析】骑跨伤易损伤尿道球部，骨盆骨折易撕裂尿道膜部。故选 C。

2. B

【解析】患者休克，说明有大出血，所以尿道、膀胱、直肠损伤基本排除。腹穿只抽出 15 mL 液体，说明不是肝脾破裂，否则抽出血液量应很多。骨盆骨折易合并腹膜后血肿，这时腹穿抽出血液很少，而患者表现为休克腹痛。

3. E　　4. D　　5. A

【解析】足趾跖屈力减弱最能提示。

第五章　关节脱位与损伤

1. A

【解析】伤肢轻度外展，不能贴紧胸壁，如肘部贴于胸前时，手掌不能同时接触对侧肩部，即为杜加征阳性或搭肩试验阳性，提示肩关节脱位，是肩关节脱位的特异性体征。故选 A。

2. E

【解析】肩关节脱位患者，其肩关节外观呈“方肩”畸形，肩峰明显突出，肩峰下空虚。在腋下、喙突下或锁骨下可摸到肱骨头。

3. A

【解析】桡骨小头半脱位后，手法复位，不需要麻醉也不需要固定。

4. D

【解析】肩关节活动范围最大，也最容易脱位。

5. B

【解析】髋关节后脱位的典型体征是髋关节屈曲、内收、内旋畸形。

6. D

7. A

8. E

9. B

【解析】髋关节后脱位典型表现：髋关节屈曲、内收、内旋畸形。而股骨颈骨折典型表现：患肢外旋畸形。

10. D　　11. C　　12. C

【解析】根据患者驾车受伤病史及下肢短缩、内旋、内收畸形，可考虑髋关节脱位。为了了解脱位情况及有无骨折，应首选 X 线检查。髋关节脱位首选手法复位。复位时需肌肉松弛，必须在全身麻醉或椎管内麻醉下行手法复位。复位宜早，最初 24~48 h 是复位的黄金时期，最好尽可能在 24 h 内复位。并发股骨头缺血坏死主要由于手法粗暴或手术创伤过大，损伤了股骨头的血供；固定时强力极度外展；复位前牵引不够或内收肌、髂腰肌未松解，复位后股骨头受压过度等。坐骨神经损伤是早期并发症。

13. D　　14. C　　15. D

【解析】髋关节脱位由间接暴力引起。当髋关节屈曲 90°时同时在内收内旋位，此时股骨头已超越髋臼边缘，不再抵触髋臼骨面而抵在关节囊上。股骨颈前缘被髋臼前内缘挡住形成以支点为中心的横杆，如外力继续作用，薄弱的后关节囊壁即发生破裂。暴力方向为膝部向骨盆或骨盆推向股部即可发生后脱位。如坐在汽车上，髋、膝屈曲各 90°并内收位，骨盆固定，暴力经膝部向后即可发生后脱位，或者膝顶住前面靠背，当猛烈刹车或撞车时暴力经躯干骨盆推向前方，也同样可引起髋关节后脱位。患者多呈屈曲、内收、内旋畸形。由于股骨头压迫，部分病例有坐骨神经损伤表现，表现为下肢麻木及足背屈无力，大多数坐骨神经损伤为挫伤，解除压迫后可恢复。

第六章　运动系统慢性损伤

1. B

【解析】肩关节周围炎是以肩关节疼痛和活动不便为主要症状的常见病症，查体无明显红、肿、热、痛等炎症症状。本病的好发年龄在 50 岁左右。故选 B。

2. D

【解析】肩关节周围炎女性发病率略高于男性，多见于体力劳动。故选 D。

3. C

【解析】狭窄性腱鞘炎经典的临床表现是弹响指或弹响拇。

4. D

【解析】患者狭窄性腱鞘炎，先封闭治疗，严重的可考虑手术。

第七章　颈腰椎疾病

1. D

【解析】最易发生腰椎间盘突出的是第 4 腰椎和第 5 腰椎，其次是第 5 腰椎和第 1 骶椎。

2. D

【解析】MRI 是现在早期诊断股骨头坏死的最有价值的检查，早于其他的检查。

3. A　4. E　5. C

【解析】腰椎间盘突出症多见于体力劳动者，表现为腰痛伴一侧下肢痛，疼痛可为神经根性，沿坐骨神经走行区放射。查体：直腿抬高试验阳性。典型的腰椎间盘突出症不难诊断。为明确诊断，与其他椎管狭窄、椎体滑脱等鉴别时，应首选 X 线检查。故第 3 题选 A，第 4 题选 E。腰椎间盘突出症经过半年治疗无效者，保守治疗失败疼痛不缓解或反复发作的，且直腿抬高试验阳性无改善或神经症状继续加重者应考虑手术治疗。故第 5 题选 C。

6. E

【解析】腰痛、下肢放射痛是腰椎间盘突出症的典型表现。

7. D

【解析】诊断腰椎间盘突出症最有意义的辅助检查是 CT 和 MRI。

8. E

【解析】由于患者初次发病，症状不太重，所以先保守治疗。保守治疗最主要的方法之一就是休息牵引。

第八章　周围神经损伤

1. A

【解析】在肱骨干中下 1/3 段后外侧有桡神经沟，由臂丛后束发出的桡神经经内后方紧贴骨面斜向外前方进入前臂，此处骨折容易发生桡神经损伤。致伤因素可能是骨折端直接撞击，也可能由于外侧肌间隔的卡压所致。故选 A。

2. A

【解析】尺神经损伤的表现为拇指、示指远侧指间关节不能屈曲，使两者不能捏成“O”形。即示指用力与拇指对指时，呈现示指近侧指间关节明显屈曲、远侧指间关节过伸及拇指掌指关节过伸、指间关节屈曲。

第九章　骨与关节感染

1. E

【解析】局部分层穿刺抽脓可以确诊。

2. C

【解析】急性化脓性骨髓炎早期诊断与治疗是关键。确诊骨髓炎的病例应立即开始足量联合应用抗生素治疗，待药敏试验检出致病菌后再予以调整，抗生素应在全身症状消失后继续用药至 X 线表现消失。骨膜下抽到脓液者需手术钻孔引流或开窗减压。全身辅助治疗包括高热时降温、补液、补充热量。化脓性感染时往往会有贫血，可隔 1~2 d 输入少量新鲜血，以增加患者的抵抗力。局部辅助治疗：肢体可做皮肤牵引或石膏托固定，以起到止痛、防止关节挛缩畸形、防止病理性骨折的作用。故选 C。

3. C

【解析】骨与关节结核最好发于脊柱，尤其是腰椎；其次发生于膝关节、髋关节。故选 C。

4. E

【解析】脊柱结核是骨结核中最常见的。多发于椎体，有局部疼痛和脊柱畸形，累及腰椎者可有拾物试验阳性。手术治疗主要是对脊髓进行减压，需联合抗结核治疗。脊柱结核晚期易形成寒性脓肿。故选 E。

5. B

【解析】脊柱结核是骨结核中最常见的。多发于椎体，有局部疼痛和脊柱畸形，累及腰椎者可有拾物试验阳性。手术治疗主要是对脊髓进行减压，需联合抗结核治疗。脊柱结核晚期易形成寒性脓肿。故选 B。

6. B

7. E

8. B

【解析】慢性骨髓炎包壳形成，为手术适应证。所以清除病灶、消灭无效腔是最佳治疗。

9. C

【解析】慢性骨髓炎表现为骨失去原有的形态，肢体增粗及变形。皮肤菲薄色泽暗；有多处瘢痕，稍有破损即引起经久不愈的溃疡，特别是有窦道及经窦道排出过死骨，更能肯定慢性骨髓炎诊断。故选 C。

10. B

【解析】根据患者的病史、查体，基本肯定为急性化脓性骨髓炎，最多见的致病菌为金黄色葡萄球菌。故选 B。

11. D

【解析】消瘦、低热等结核中毒症状提示可能为结核，“4”字试验阳性提示骶髂关节病变，故本题中患儿最大可能的疾病是髋关节结核。故选 D。

12. C

【解析】患者有盗汗、午后潮热、消瘦、食欲不振、全身乏力的表现，故首先应考虑结核。

13. C

【解析】患者有消瘦乏力的表现，故首先应考虑结核或恶性肿瘤，X 线表现符合胸椎结核表现，加之血沉增快，临床诊断应考虑胸椎结核。故选 C。

14. A

【解析】拾物试验阳性。腰椎 X 线片示第 3、4 腰椎间隙变窄，可见椎旁软组织阴影。以上均为典型的腰椎结核表现。

15. B

【解析】活检最有价值，可以确诊。

16. C

【解析】病变进行性加重，已形成寒性脓肿，是典型的手术适应证。

第十章　骨肿瘤

1. C

【解析】骨巨细胞瘤好发年龄为 20~40 岁，性别差异不大，好发部位为股骨下端和胫骨上端。

2. D

【解析】骨巨细胞瘤 X 线表现为病灶位于干骺端，呈偏心性、溶骨性、膨胀性骨破坏，边界清楚，有时呈皂泡样改变，多有明显包壳。

3. D

【解析】夜间疼痛加重，日光放射现象是骨肉瘤典型特点。

4. D　　**5. B**

【解析】骨软骨瘤又称为外生骨疣，多见于长管状骨的干骺区，其特征是带有软骨帽的骨性隆起物，X 线片可见长管骨干骺区有骨性疣状突起。骨肉瘤多有明显骨膜反应，如特征性的 Codman 三角。故第 4 题选 D，第 5 题选 B。

6. D　　**7. C**

【解析】第 6 题选 D。其余选项均无肥皂泡样改变特征。骨巨细胞瘤为一良性病变，其有潜在恶变的危险，且可能引起病理性骨折，故对其多采取手术方法，病灶刮除植骨，而保守治疗不能阻止疾病的进展，故第 7 题选 C。

8. E　**9. C**　**10. E**

【解析】骨巨细胞瘤多发于 20~40 岁，多有隐痛的症状。X 线片有特征性的肥皂泡样膨胀改变，骨皮质变薄等，故第 8 题选 E。其余选项均无肥皂泡样改变。

骨巨细胞瘤为一良性病变，对于良性病变多采取囊内切除的办法，即单纯病灶刮除植骨。故第 9 题选 C。骨肉瘤的治疗目前最佳选项为手术联合新辅助化疗，通过术前化疗-手术切除肿瘤-术后化疗的方法，早期进行全身治疗，以期消灭潜在的微小转移灶，提高保肢率，降低复发率。故第 10 题选 E。

第十一章　非化脓性关节炎

1. E

【解析】类风湿关节炎主要累及四肢关节，关节的受累常从四肢远端的小关节开始，以后再累及其他关节。近侧的指间关节最常发病，呈梭状肿大；其次为掌指、趾、腕、膝、肘、踝、肩和髋关节等。故选 E。

2. B

【解析】目前普遍采用美国风湿病协会 1988 年提出的标准：①晨僵至少 1 h（≥6 周）；②3 个或 3 个以上关节肿（≥6 周）；③对称性关节肿胀（≥6 周）；④腕、掌指、近端指关节肿胀（≥6 周）；⑤皮下结节；⑥手 X 线改变（至少有骨质疏松和关节间隙狭窄）；⑦类风湿因子阳性。以上 7 项中具备 4 项或 4 项以上即可诊断。故选 B。

3. C

【解析】“竹节”样改变是强直性脊柱炎典型的 X 线表现。

4. D

【解析】晨僵是类风湿关节炎患者多见的表现，即患者晨起或经过一段停止活动后受累关节出现僵硬感，活动受限，严重时可有全身关节僵硬感，起床后经活动或温暖后症状可减轻或消失。常持续 30 min 以上，当病情缓解时，晨僵的持续时间缩短、程度减轻。故选 D。

5. C

【解析】强直性脊柱炎属风湿病中的脊柱关节病变，不属于弥漫性结缔组织病。

6. C

【解析】临床表现：反复发作的、对称性的、多发性小关节炎，以手部指掌、腕、足趾等关节最常见。故选C。

7. D

【解析】类风湿关节炎、硬皮病、红斑狼疮、多肌炎属弥漫性结缔组织病。

8. B

9. D

【解析】病例症状和体征都支持强直性脊柱炎。类风湿病变多为对称性病变，好发于小关节；腰椎间盘突出为腰痛伴下肢放射痛；骨关节炎好发于膝关节、髋关节，无下腰部疼痛；腰椎结核无"4"字征，也无HLA-B27阳性。故选D。

10. E

【解析】类风湿关节炎好发于40~50岁的女性，多为慢性过程，以对称性关节受累为主。其中掌指、近指和腕关节最易受累，伴晨僵，因此本病例符合类风湿关节炎的诊断。风湿性关节炎好发于儿童，以大关节游走性红、肿、热、痛为主；痛风好发于男性，为发作性单关节和小关节红、肿、热、痛；强直性脊柱炎好发于20~30岁男性，以骶髂关节受累为主；骨关节炎则一般不出现关节肿，腕、掌指关节受累均较少，晨僵无或很轻。故选E。

11. D

【解析】近端指间关节病变，抗环瓜氨酸肽抗体(+)，提示最大可能是类风湿关节炎。

12. A

【解析】痛风不用抗生素治疗。

13. B

【解析】治疗类风湿关节炎改善病情首选的药物是甲氨蝶呤。

14. C

【解析】氨基葡萄糖可以改善骨性关节炎的病情，是治疗骨性关节炎的常用药物。

15. D　16. A　17. A

【解析】急性化脓性骨髓炎以儿童多见，起病急骤，有寒战、高热毒血症症状。早期有患区疼痛，肢体半屈曲状，因疼痛抗拒做主动与被动运动。早期确诊依靠局部脓肿分层穿刺，致病菌多为溶血性金黄色葡萄球菌，故治疗时应立即联合应用抗生素。

第十一篇 风湿免疫性疾病

第一章 风湿性疾病概论

1. A

【解析】抗环瓜氨酸肽（CCP）抗体对类风湿关节炎（RA）具有相当高的特异性和敏感性（68%~75%），是这几个指标中最高者。故选 A。

2. D

【解析】RA 是一种病因未明的以炎性滑膜炎为主的慢性系统性疾病。其特征是手、足小关节的多发、对称性、侵袭性关节炎症，经常伴有关节外器官受累及血清类风湿因子阳性，可以导致关节畸形及功能丧失。

3. C

【解析】临床资料显示，CCP 抗体对 RA 具有相当高的特异性和敏感性（68%~75%），即使是 RA 早期患者，敏感度也有 40%~60%。还有学者认为，CCP 抗体不仅是 RA 早期诊断指标，而且是鉴别侵蚀性、非侵蚀性 RA 的灵敏指标。CCP 抗体阳性者通常出现或易发展成较抗体阴性者更严重的关节骨质破坏。

4. C

【解析】手部小关节、类风湿因子阳性等支持类风湿关节炎。故选 C。

第二章 系统性红斑狼疮

1. D

【解析】①抗核抗体是本病的最佳筛选试验，但是可见于多种疾病，故特异性很差，诊断价值不大；②本病也可出现类风湿因子阳性，但对于诊断并无价值；③狼疮细胞检查目前已经被抗核抗体试验所取代，之前也是作为筛选试验；④抗 Sm 抗体特异性 99%，SLE 不活动时仍可阳性；⑤C_3 补体下降提示狼疮活动，其阳性率和特异性都比较高。故选 D。

2. C

【解析】环磷酰胺属于细胞毒药物，应用于较严重的 SLE 患者，不仅可以更好地控制 SLE 活动，还能减少激素的需求量，狼疮肾炎用激素联合环磷酰胺会显著地减少肾衰竭的发生。而 A、B、D、E 选项都是属于比较轻微的症状，可用含激素的软膏涂抹，不必使用细胞毒药物。故选 C。

3. D

【解析】由于本病的发生与雌激素有关，A 选项正确；通过本病的定义可以知道，SLE 属于自身免疫性结缔组织病，由于体内有大量致病性自身抗体和免疫复合物，造成组织损伤，B 选项正确；抗 Sm 抗体特异性 99%，SLE 不活动时仍可阳性，C 选项正确；抗核抗体的敏感性很高，达 95%，但是不是所有的都会阳性，故选 D；治疗手段目前还是以激素和细胞毒药物为主，E 选项正确。

4. C

【解析】SLE 的皮肤损害十分常见，典型的表现是面部蝶形红斑，40%患者会出现；偶尔可见网状青斑和各种各样的红斑，但都不典型。故选 C。

5. E

6. D

【解析】对轻中度的狼疮患者，已出现多系统损伤应首选糖皮质激素才能较好地控制疾病。非甾体类药仅是治疗狼疮的辅助用药；抗生素不能控制狼疮，只是对狼疮合并感染的人使用；免疫抑制剂用于重症狼疮和对单纯糖皮质激素治疗效果不佳的患者；柳氮磺胺吡啶不在狼疮中使用。故选 D。

7. B

8. C

【解析】抗 dsDNA 抗体（+）说明系统性红斑狼疮处于活动期，系统性红斑狼疮活动期控制疾病活动首选的治疗是使用激素。

9. C

【解析】首先排除结核，因为结核不会出现关节肿痛，一般表现为低热、盗汗，且胸片未发现肺部结核性改变；若肾小球肾炎急性发作一般不会出现关节的问题；再生障碍性贫血患者主要表现为贫血、出血和感染，不会有关节、肺部、心脏的改变；恶性肿瘤更无从谈起，没有任何检查提示肿瘤的发生；女性+关节痛+发热+心包积液+胸腔积液+血液三系减少+肾损害+抗生素治疗无效，很典型的系统性红斑狼疮患者，并发心血管系统和肾脏的损害。故选 C。

10. C

【解析】多系统受累、面部红斑、血沉快提示为系统性红斑狼疮。故选 C。

11. B

【解析】多系统受累、血沉快、抗核抗体阳性提示为系统性红斑狼疮。故选 B。

12. D

【解析】多系统受累、血沉快提示为系统性红斑狼疮。故选 D。

13. C

【解析】ANA 正常值小于 1 : 10，再加上抗 dsDNA 抗体阳性和典型病史，均提示患者为系统性红斑狼疮。

14. D

【解析】多系统改变，尤其面部皮疹提示红斑狼疮可能性大。

15. B

【解析】抗 Sm 抗体具有辅助诊断意义，但与疾病的活动无关。

16. D

【解析】抗 dsDNA 抗体（+）说明系统性红斑狼疮处于活动期。

第十二篇 儿科学

第一章 绪 论

1. C

【解析】新生儿期是指自胎儿娩出脐带结扎到 28 d 之前。

2. A

【解析】体重和身长在生后第 1 年，尤其前 3 个月增加很快，第 1 年为生后的第 1 个生长高峰；第 2 年以后生长速度逐渐减慢，至青春期生长速度又加快，出现第 2 个生长高峰，但较婴儿期为慢。所以婴儿期是小儿生长发育最迅速的时期。故选 A。

【点评】两次相关的考点：

中性粒细胞与淋巴细胞比例相等	生后 4~6 d、生后 4~6 岁
头围与胸围相等	生后 1 周岁
两个发育高峰	婴儿期和青春期

3. D

【解析】小儿年龄分期中婴儿期是指从出生到 1 周岁前。故选 D。

4. B

【解析】围生期我国定义为胎龄 28 周至生后 7 d，围生儿死亡率是衡量一个国家和地区妇幼卫生工作质量的重要指标。故选 B。

5. D

【解析】围生期（围产期）：国内采用的定义是指胎龄满 28 周（体重≥1 000 g）至出生后 7 足天。

6. A

【解析】受孕后 8 周内属于胚胎期，对致畸因素敏感，孕后 9 周至出生，称为胎儿期。故选 A。

7. C

【解析】幼儿期是指 1 周岁后到满 3 周岁。故选 C。

【点评】

胎儿期	受孕到分娩，约 40 周（280 d），受孕最初 8 周称胚胎期，9 周到出生前为胎儿期
新生儿期	出生后脐带结扎开始到足 28 d
婴儿期	出生后到满 1 周岁
学龄前期	3 周岁后到 6~7 周岁
围生期	胎龄 28 周到生后 7 d

8. E

【解析】围生期（围产期）是从妊娠的晚期经分娩过程至新生儿早期，是生命遭遇最大危险的时期。这一时期的死胎、死产和活产新生儿死亡率均最高。故选 E。

9. B

【解析】婴儿期是指自出生到 1 岁。婴儿各器官的生长发育尚不完善，来自母体的抗体逐渐减少，自身免疫功能尚未成熟，抗感染能力较弱，易发生各种感染和传染性疾病。

10. E

【解析】学龄前期智力发育迅速，为智力发展的关键时期。故选 E。

【点评】其他各个发育的时期及其特点：

婴儿期	出生到满 1 周岁	生长发育的第一个高峰
幼儿期	1~3 周岁	容易出现意外损伤
学龄前期	3 周岁~6/7 岁	性格形成期
学龄期	6/7 岁~12/14 岁	德、智、体全面发展，精神、情绪行为问题
青春期		第二次生长发育高峰

第二章 生长发育

1. E

【解析】小儿运动发育的一般规律有由上向下，由近到远，由不协调到协调，由简单到复杂，由粗糙到精细。故选 E。

【点评】重点注意命题时对立词语的倒换。

2. C

【解析】身高、体重、头围是体格生长指标。其中体重是衡量儿童营养状况的重要指标；身高是反映骨骼发育的重要指标。故选 C。

3. B

【解析】自胎儿娩出脐带结扎至 1 周岁为婴儿期，这一时期身长增长最快，约为 25 cm。故选 B。

4. C

【解析】小儿全副乳牙共20枚。故选C。

5. B

【解析】身高、体重、头围是最能代表小儿营养状况的综合性指标。其中最能反映儿童近期营养状况的灵敏指标是体重。故选B。

6. A

【解析】2~12岁平均身长推算公式是：身长(cm)=年龄×7+75。故选A。

【点评】12岁小儿收缩压公式：年龄×2+80 mmHg；舒张压=收缩压×2/3。

7. C

【解析】小儿前囟门一般在1~1.5岁闭合。故选B

【点评】颅骨发育的时间点：

前囟	闭合多在1~1.5岁，最迟2岁闭合
后囟	出生时多已闭合，最迟生后6~8周闭合
颅骨缝	在3~4个月时闭合

8. B

【解析】出生时平均头围为34 cm，第1年前3个月头围增长6 cm，平均40 cm。故选B。

9. E

【解析】前囟一般在生后1~1.5岁时闭合；后囟一般生后6~8周时闭合；颅缝一般闭合的年龄是生后3~4个月；脊柱出现第1个生理弯曲的年龄是3个月；脊柱出现第3个生理弯曲的年龄是1岁。故选E。

10. B

【解析】新生儿头围平均33~34 cm；第1年前3个月头围的增长值约等于后9个月头围的增长值（6 cm），即1岁时头围约46 cm；2岁约为48 cm；5岁时约为50 cm；15岁时即与成人相近，为54~58 cm。

11. E

【解析】一般于生后4~10个月（多数在6~8个月）开始萌出，如13个月尚未出牙者可视为异常；乳牙萌出顺序一般为下颌先于上颌、自前向后，3岁时出齐；共20颗；2岁以内乳牙总数可按月龄减4~6推算。

12. A

【解析】体重易于准确测量，是最易获得的反映儿童体格生长与近期营养状况的指标；也是儿科临床计算药量、输液量等的重要依据。

13. E

【解析】

年龄	运动	语言	社交
新生儿	无规律不协调、紧握拳	哭叫	听到铃声全身运动减少
2个月	直立和俯卧位能抬头	发出和谐的喉音	微笑，眼随物动
3个月	仰卧变为侧卧	咿呀发声	看手
4个月	手能握持玩具	笑出声	抓面前的物体；自己玩手，见食物表示喜悦
5个月	两手各握一个玩具，抓物	喃喃发出单音节	伸手取物；能辨别人声；看镜中人笑
6个月	能独坐一会儿，会摇玩具		能认识熟人和陌生人，自拉衣服，自握足玩
7个月	会翻身、可以自己独坐很久、玩玩具会换手	无意识发“爸爸”“妈妈”等复音	能听懂自己的名字，可以自己握着饼干吃
8个月	爬！会扶着栏杆站起来、会拍手	重复大人发的简单音节	注意观察大人的行动、开始认识物体
9个月	试独站；会从抽屉取出玩具	能懂几个较复杂的词句，如“再见”	看见熟人要求伸手抱

14. C

【解析】2~12岁体重计算公式：体重=年龄×2+8 kg；2~12岁身长计算公式：身长=年龄×7+75 cm；1~9岁腕部骨化中心数目约等于小儿岁数+1。故选C。

15. A

【解析】出生时腕部尚无骨化中心，股骨远端及胫骨近端已出现骨化中心。因此判断长骨的生长，婴儿早期应摄膝部 X 线片，年长儿摄左手及腕部 X 线片，依据题目可以判定孩子七八个月了，尚属于婴儿期，故应摄膝关节 X 线片。故选 A。

16. D

【解析】2~12 岁平均身长推算公式：身长（cm）= 年龄×7+75。故选 D。

【点评】对比记忆相关的公式：

体重	年龄×2+8
收缩压	年龄×2+80
身长	年龄×7+75
骨化中心数目	年龄+1

17. C

【解析】2 岁小儿平均身高 85 cm，体重 12 kg，乳牙 18~20 颗，动作语言发育为“2 岁并跳勺吃饭，喜怒分明命令发”。故综合分析小儿最可能的年龄是 2 岁。故选 C。

18. C

【解析】新生儿分类有不同的方法，分别根据胎龄、出生体重、出生体重和胎龄的关系及出生后周龄等来分类。

1. 根据胎龄分类　胎龄（GA）是从最后 1 次正常月经第 1 天起至分娩时为止，通常以周表示。

（1）足月儿：37 周≤GA<42 周（259~293 d）的新生儿。

（2）早产儿：28 周<GA<37 周（196~259 d）的新生儿。

（3）过期产儿：GA≥42 周（≥294 d）的新生儿。

2. 根据出生体重分类　出生体重（birth weight，BW）指出生 1 h 内的体重。

（1）低出生体重儿（LBW）：BW<2 500 g 的新生儿，其中 BW<1 500 g 称为极低出生体重儿（VLBW），BW<1 000 g 称为超低出生体重儿（ELBW）。LBW 儿中大多是早产儿，也有足月或过期小于胎龄儿。

（2）正常出生体重儿：2 500 g≤BW≤4 000 g 的新生儿。

（3）巨大儿：BW>4 000 g 的新生儿。

3. 根据出生体重和胎龄的关系分类

（1）小于胎龄（SGA）儿：婴儿的 BW 在同胎龄儿平均出生体重的第 10 百分位以下。

（2）适于胎龄（AGA）儿：婴儿的 BW 在同胎龄儿平均出生体重的第 10 至 90 百分位之间。

（3）大于胎龄（LGA）儿：婴儿的 BW 在同胎龄儿平均出生体重的第 90 百分位以上。

第三章　儿童保健

1. A

【解析】记忆口诀：出生乙肝卡介苗，二三四月脊灰好，三四五月百白破，八月麻疹岁乙脑，二岁百破四岁灰，六岁麻疹和百破。故选 A。

2. D

【解析】卡介苗是一种无毒的活牛型结核杆菌菌苗，接种时间为出生时 1 次；接种后需进行 PPD 试验，结果为阳性才能确定接种成功；2 个月接种前需进行 PPD 试验，呈阴性者方可接种，上臂三角肌外侧皮内注射，严禁皮下或肌内注射。故选 D。

3. B

【解析】1.5~2 周岁复种百白破三联针，4 岁复种脊髓灰质炎三价混合疫苗，6~7 周岁复种麻疹疫苗。故选 B。

4. A

【解析】同第 1 题。

5. B　6. D

【解析】同第 1 题。

7. B　8. D

【解析】同第 1 题。

第四章　营养和营养障碍疾病

1. E

【解析】维生素 D 缺乏性佝偻病最早出现的骨骼改变是颅骨软化，多发生在婴儿 3~6 个月。故选 E。

【点评】佝偻病患儿骨骼变化：

6 月龄以内	颅骨软化
7 月龄至 1 岁	方颅、手、足镯
1 岁左右	胸廓畸形、下肢畸形

2. C

【解析】皮下脂肪减少的顺序为：最先为腹部（皮下脂肪层厚度可作为判断营养不良程度的重要指标之一），其次为躯干、臀部、四肢，最后为面颊部。故选 C。

3. A

【解析】重度营养不良的患儿可参考原来的饮食情况，开始供给热量，每天 167~250 kJ/kg（40~60 kcal/kg），并根据情况逐渐少量增加。故选 A。

【点评】营养不良治疗的能量要求：

轻度	热量自 60~80 kcal/（kg·d），蛋白质自 3 g/（kg·d）开始
中度	热量自 60 kcal/（kg·d），蛋白质自 2 g/（kg·d），脂肪自 1 g/（kg·d）开始
重度	热量自 40 kcal/（kg·d），蛋白质自 1.5~2 g/（kg·d），脂肪自 1 g/（kg·d）开始，首先满足患儿基础代谢需要，以后逐渐增加

注：1 kcal≈4.19 kJ。

4. B

【解析】按月龄顺序增加各类过渡期食物（辅食）。

月　龄	添加辅食
1~3 个月	（汁）菜汤、水果汁
4~6 个月	（泥）鱼泥、菜泥、水果泥
7~9 个月	（破）粥、烂面、碎菜、蛋、鱼、肝泥，肉末、饼干、馒头片等
10~12 个月	（碎）碎菜、碎肉等

5. D

【解析】3~6 个月婴儿维生素 D 缺乏性佝偻病，最常见的骨骼改变是颅骨软化。故选 D。

6. E

【解析】佝偻病早期血清 25-（OH）-D_3 即明显降低，是可靠的诊断标准。其正常值为 25~125 mmol/L（10~80 μg/mL），当<8 μg/mL 时即为维生素 D 缺乏症。故选 E。

【点评】佝偻病常考的元素变化：

初期	BALP（骨碱性磷酸酶）增高，25-（OH）D_3 下降，钙、磷变化不明显
恢复期	血 Ca、P 正常，ALP 恢复慢，BALP 恢复正常
后遗症期	无特殊改变

7. E

【解析】同第 3 题

8. C

【解析】维生素 D 缺乏初期，血钙下降而甲状旁腺反应迟钝，可使血磷正常而血钙继续下降，当血总钙浓度低于 1.75~1.88 mmol/L（7~7.5 mg/dL），或钙离子浓度低于 1.0 mmol/L（4 mg/dL）时，出现神经肌肉兴奋性增高，表现为全身惊厥、手足肌肉抽搐或喉痉挛等。故选 C。

【点评】病因考点：

佝偻病	维生素 D 缺乏导致钙、磷代谢障碍
维生素 D 缺乏性手足搐搦症	甲状旁腺反应迟钝（低下）

9. B

【解析】陶瑟征是以血压计袖带包裹上臂，使血压维持在收缩压与舒张压之间，5 min 内该手出现痉挛为阳性。故选 B。

10. B

【解析】营养性维生素 D 缺乏性佝偻病是自限性疾病，应用预防量维生素 D（400~800 u）可预防佝偻病。早产儿、低出生体重儿、双胎儿生后 1 周每日开始补充维生素 D 800~1 000 u；3 个月后改预防量，每日 400 u；足月儿生后 2 周每日开始补充维生素 D 400~800 u，均补充至 2 岁。

11. A

【解析】维生素 D 缺乏性佝偻病的预防剂量为每日 400 u，自生后 2 周开始至 2 岁。2 岁以后小儿生长发育减慢，户外活动增多，饮食多样化，一般不再需要补充维生素 D 制剂。故选 A。

12. C

【解析】维生素 D 缺乏性佝偻病活动期的主要表现为骨骼系统的改变，如颅骨软化，方颅，手、足镯，肋骨串珠等。故选 C。

13. A

【解析】婴儿期每日热量的需要约是 418 kJ/kg（100 kcal/kg）、水的需要量约是 150 mL/kg。故选 A。

14. A

【解析】重度可参考原来的饮食情况，从每日 167~250 kJ/kg（40~60 kcal/kg）开始，逐步少量增加。故选 A。

15. E

【解析】常见为维生素 A、D 缺乏，其次为维生素 B、C 缺乏。营养不良时，维生素 D 缺乏的症状不明显，而在恢复期生长速度加快时症状比较突出。故选 E。

16. D

【解析】缺锌临床表现主要有：①消化功能减退。缺锌影响味蕾细胞更新和唾液磷酸酶的活性，使舌黏膜增生、角化不全，以致味觉敏感度下降，发生食欲不振、厌食、异嗜癖。②生长发育落后。③免疫功能降低。④性发育延迟。⑤其他，如脱发、皮肤粗糙、皮炎、地图舌、反复口腔溃疡、伤口愈合延迟、视黄醇结合蛋白减少而出现夜盲、贫血等。故选 D。

【点评】常见微量元素食物来源：

微量元素	食物来源	缺乏易致疾病
钙	奶及奶制品	儿童佝偻病，老年人骨质疏松
铁	肝脏、全血、鱼肉类、木耳	缺铁性贫血
锌	鱼贝类、牡蛎、肝、肉	儿童发育迟缓、食欲减退、异食癖，促进性器官正常发育、保持正常性功能。口、眼、肛门红肿，丘疹，湿疹

17. D

【解析】婴儿期每日热量的需要约是 418 kJ/kg（100 kcal/kg）、水约需要 150 mL/kg。故选 D。

18. D

【解析】小儿所特有的能量需求是生长发育。

19. D

【解析】母乳所含酪蛋白少，凝块小，易于消化，故选 D。

【点评】母乳和牛奶的区别

	母乳	牛奶
蛋白质	白蛋白多而酪蛋白少，胃内凝块小	酪蛋白多而白蛋白少，胃内凝块大
脂肪	含不饱和脂肪酸的脂肪较多，脂肪颗粒小，又含较多解脂酶	以饱和脂肪酸为多，脂肪球大，又无溶脂酶
糖类	乳糖量多，利于乳酸杆菌生长	乳糖含量低，有利于大肠杆菌生长
微量元素	锌、铜、碘较多	锌、铜、碘少
	铁含量相同，但其吸收率却高	吸收率低
	钙磷比例适宜（2∶1），易于吸收	比例不适宜
维生素 K	含量较低	

20. B

【解析】维生素 D 缺乏性佝偻病的骨骼改变，在 6 个月以内表现为颅骨软化；8~9 个月以上时表现为“方头”，严重时呈鞍状或“十”字形；1 岁时出现胸廓畸形和下肢畸形。故选 B。

21. E

【解析】断奶的具体时间无硬性规定，一般 10~12 个月是断乳的最佳时期，最迟断奶时间为 1 岁半左右。故选 E。

22. A

【解析】本病在临床上可分为 4 期：初期（早期）多见于 6 个月以内，特别是 3 个月以内小婴儿。多为神经兴奋性增高的表现，如易激惹、烦躁、哭闹、多汗，汗多刺激头皮而摇头擦枕导致枕秃等非特异性神经精神症状。

23. B

【解析】营养不良的早期表现是活动减少、精神较差、体重生长速度不增。随营养失调日久加重，体重逐渐下降，主要表现为消瘦。皮下脂肪层厚度是判断营养不良程度的重要指标之一。皮下脂肪层消耗的顺序首先是腹部，其次为躯干、臀部、四肢，最后为面颊。

24. B

【解析】小儿无神经体征，白细胞正常，血清钙低于 1.75~1.88 mmol/L，体温低于 39 ℃，突发惊厥，应首先考虑 B，其他选项都不支持。

25. A

【解析】4 个月，生后牛乳喂养，故考虑存在维生素 D 不足，导致低钙惊厥，急诊应控制惊厥和补充钙剂。故选 A。

营养性维生素 D 缺乏性佝偻病临床 4 期的特点

	初期	激期	恢复期	后遗症期
年龄	3 个月左右	>3 个月	治疗或晒太阳后	≥2 岁
症状	烦、闹、惊、汗	骨骼改变和运动功能发育迟缓	减轻或接近消失	消失
体征	枕秃	生长发育最快部位骨骼改变，肌肉松弛	骨骼改变或无	可遗留骨骼畸形
骨骼 X 线检查	基本正常，或仅见临时钙化带稍模糊	骨骺端钙化带消失，呈毛刷样、杯口状改变；软骨带增宽；骨质稀疏，骨皮质变薄，可有骨干弯曲或骨折	不规则的钙化带，之后钙化带致密增厚，骨质密度逐渐恢复正常	正常
血生化	血清 1，25-（OH）$_2$D$_3$↓；Ca 正常或↓、P↓，钙磷乘积<40；ALP↑或正常	血清 25-（OH）D$_3$<8 μg/mL；Ca 稍↓，P 明显↓，钙磷乘积<30；ALP 明显↑	血清 25-（OH）D$_3$ 数天内恢复正常；Ca、P 逐渐↑接近正常；ALP1~2 个月逐渐正常	正常

26. B

【解析】营养不良分轻、中、重3度。轻度：腹部皮下脂肪0.4~0.8 cm；中度：腹部皮下脂肪<0.4 cm；重度：腹部皮下脂肪消失。腹部皮下脂肪0.3 cm为中度营养不良。营养不良常并发维生素A、维生素D的缺乏，根据患者双眼角膜外侧可见结膜干燥斑，判定为维生素A缺乏。故选B。

【点评】特征性诊断症状与体征：

维生素A缺乏	毕脱斑
麻疹	柯氏（Koplik）斑
草莓舌	猩红热、川崎病

27. E

【解析】维生素D缺乏性佝偻病的诊断主要根据病史、临床表现、血生化检查及骨骼X线表现综合诊断。血清25-（OH）D_3（正常值10~80 μg/mL）和1，25-$(OH)_2D_3$（正常0.03~0.06 μg/mL）水平在佝偻病初期就已明显降低，为可靠的早期诊断指标。当血清25-（OH）D_3<8 μg/mL时即可诊断为维生素D缺乏。

28. C

【解析】本患儿体重减轻15%，腹壁皮下脂肪0.7 cm，属于轻度营养不良。故选C。

【点评】营养不良分度：

营养不良程度	1度（轻）	2度（中）	3度（重）
体重低于正常均值	15%~25%	25%~40%	40%以上
消瘦	不明显	明显	皮包骨样
肤张力	基本正常	弹性差、松弛	肌肉萎缩，肌张力低下
精神状态	稍不活泼	萎靡或烦躁不安	呆滞，反应低下，抑制与烦躁交替

29. C

【解析】维生素D缺乏性佝偻病的预防剂量为每日400 u，自出生后2周开始至2岁。2岁以后小儿生长发育减慢，户外活动增多，饮食多样化，一般不再需要补充维生素D制剂。故选C。

30. B

【解析】蛋白质-能量营养不良主要见于3岁以下婴幼儿。临床上以体重明显减轻、皮下脂肪减少和皮下水肿为特征，常伴有各器官系统的功能紊乱。临床常见三种类型：能量供应不足为主的消瘦型，以蛋白质供应不足为主的水肿型，以及介于两者之间的消瘦-水肿型。根据题干可选B。

31. E

【解析】人工喂养，未添加辅食，故可能存在维生素D不足。4个月，伴低热，反复抽搐，除外热惊厥疾病，怀疑维生素D缺乏性手足搐搦症，可测定血钙、磷、碱性磷酸酶进行确诊。故选E。

32. A　33. C

【解析】8%糖牛奶100 mL含热量418 kJ（100 kcal），按每日所需能量418 kJ（100 kcal）/kg计算。故婴儿每日哺给8%糖牛奶100 mL/kg即可满足能量需要，所以4 kg婴儿需8%糖牛奶400 mL；6 kg的婴儿需600 mL。

34. B　35. C

【解析】佝偻病好发于3个月至2岁小儿。在临床上可分期如下：①初期（早期）多见6个月以内，特别是3个月以内小婴儿。此期常无骨骼病变，骨骼X线可正常，或钙化带稍模糊。②活动期（激期）多见6个月龄以上。3~6个月：颅骨软化；至7~8个月时，方颅，肋骨串珠，手、足镯。1岁左右的小儿可见“鸡胸样”畸形；严重者可有肋膈沟或郝氏沟。严重膝内翻（“O”形）或膝外翻（“X”形），有时有“K”形下肢畸形、脊柱畸形。

第五章　新生儿和新生儿疾病

1. D

【解析】早产儿体温调节中枢发育不成熟，棕色脂肪少，基础代谢低，肌肉活动少，而使分解代谢降低，体表面积相对大，使散热机会增加。故选D。

2. B

【解析】早产儿外生殖器特点为：男婴睾丸未降至阴囊，阴囊皱折少；女婴大阴唇发育差，不能遮盖小阴唇。故选B。

3. C

【解析】由于出生后最初几天进食较少，同时有不显性失水和大小便排出，故在生后的2~4 d内体重有所下降，较刚出生时体重减轻3%~9%，称之为生理性体重下降。故选C。

【点评】常考的几个生理现象：

（1）胎粪：新生儿生后24 h内排出胎粪，呈现墨绿色，若生后24 h仍不排胎粪，应考虑肛门闭锁或消化道畸形。

（2）产热源：皮下棕色脂肪。

4. D

【解析】新生儿皮肤有胎脂覆盖，皮肤角质层薄，口腔黏膜柔嫩，血管丰富，唾液腺分泌量较少，齿龈切缘可见到米粒样黄白色突起，俗称“马牙”。故选 D。

5. D

【解析】新生儿溶血症指因母婴血型不合引起的同族免疫性溶血，患儿常于生后 24 h 内或第 2 天出现黄疸，并迅速加重。随黄疸加深可出现贫血、肝脾大，严重者发生胆红素脑病。血清胆红素浓度升高，以未结合型为主，抗红细胞抗体阳性。D 选项不对，故选 D。

6. A

【解析】胆红素生成过多使血清未结合胆红素升高的疾病较多，但是导致新生儿胆红素生成过多的疾病是新生儿败血症，故选 A。

7. D

【解析】在生后 1 周内检查脑电图可客观地反映脑损害严重程度，判断预后，以及有助于惊厥的诊断。故选 D。

【点评】其他检查方法：

(1) 氢质子磁共振波谱（1H-MRS）：直接检测脑内代谢产物变化，有助于早产儿和足月儿脑损伤的早期诊断。

(2) 头颅 CT：对于脑水肿、基底核和丘脑损伤、脑梗死等有一定的参考作用。

(3) 头颅 MRI：对于矢状旁区损伤尤为敏感，为判断足月儿和早产儿脑损伤的类型、范围、严重程度及评估预后提供了重要影像学依据。

8. C

【解析】重度窒息新生儿避免输液过量是预防和治疗脑水肿的基础，每日液体总量不超过60~80 mL/kg。

9. A

【解析】围生期窒息，即宫内窘迫和分娩过程中或出生时的窒息是该病的主要病因。故选 A。

10. B

【解析】早产儿跖纹外观特点是足底纹理少。故选 B。

11. B

【解析】肺透明膜病的常见病因是肺泡表面活性物质少，早产儿多发生。故选 B。

12. A

【解析】评价新生儿窒息程度的 Apgar 评分指标是肌张力、呼吸、心率、皮肤颜色、对刺激的反应，没有体温。

13. D

【解析】血清胆红素：足月儿<221 μmol/L（12.9 mg/dL）和早产儿<257 μmol/L（15 mg/dL）属于生理性黄疸表现。故选 D。

【点评】生理性及病理性黄疸表现：

	生理性黄疸	病理性黄疸
出现时间	2~3 d 出现	出现过早；可于 24 h 内出现或退而复现
程度	足月儿<221 μmol/L，早产儿<257 μmol/L	足月儿总胆红素>221 μmol/L，早产儿>257 μmol/L
上升速度	每天总胆红素升高<85 μmol/L	每天总胆红素升高>85 μmol/L
持续时间	足月 2 周，早产儿 3~4 周	足月>2 周内，早产儿>4 周
性质	间胆增加为主	直接胆红素、间接胆红素都可以增加
伴随表现	一般情况良好，不伴其他表现	伴有疾病表现

14. E

【解析】新生儿败血症的早期症状常不典型，可出现黄疸和肝脾大，易并发脑膜炎，体温不稳定，10%~30%的新生儿可有发热或体温不升。故选 E。

15. D

【解析】早产儿指、趾甲外观特点是未达到指、趾端。故选 D。

【点评】早产儿及足月儿特点：

	早产儿	正常足月儿
皮肤	绛红，水肿，毳毛多	皮肤红润，皮下脂肪丰满
头	头更大，占全身的 1/3	头大
头发	细而乱，如绒线头	分条清楚
耳郭	软，缺乏软骨，耳舟不清楚	软骨发育良好，耳舟成形、直挺
乳腺	无结节或结节<4 mm	结节>4 mm，平均 7 mm
外生殖器	男婴睾丸未降或未全降，阴囊少皱裂；女婴大阴唇不发育，不能遮盖小阴唇	男婴睾丸已降，阴囊皱褶形成；女婴大阴唇发育，可覆盖小阴唇及阴蒂
指(趾)甲	未达指(趾)尖	达到或超过指(趾)端
跖纹	足底纹理少	足纹遍及整个足底

16. E

【解析】50%～60%的足月儿和80%的早产儿出现生理性黄疸，其特点为：①一般情况良好。②足月儿生后2～3 d出现黄疸，4～5 d达高峰，5～7 d消退，最迟不超过2周；早产儿黄疸多于生后3～5 d出现，5～7 d达高峰，7～9 d消退，最长可延迟到3～4周。③每日血清胆红素升高<85 μmol/L（5 mg/dL）。④血清胆红素：足月儿<221 μmol/L（12.9 mg/dL）和早产儿<257 μmol/L（15 mg/dL）。故选E。

17. E

【解析】惊厥是新生儿缺氧缺血性脑病的常见危急症状之一，苯巴比妥是控制惊厥的首选药物。年长儿惊厥发作首选地西泮，故选E。

18. C

【解析】《母婴保健法》规定新生儿期进行筛查的疾病有先天性甲状腺功能减退症，苯丙酮尿症。

19. C

【解析】大多数Rh溶血病患儿生后24 h内出现黄疸并迅速加重，而多数ABO溶血病在生后第2～3天出现。血清胆红素以未结合型为主，但如溶血严重，造成胆汁淤积，结合胆红素也可升高。

20. E

【解析】新生儿缺氧缺血性脑病（hypoxic-ischemic encephalopathy，HIE）是指各种围生期因素引起的部分或完全缺氧和脑血流减少或暂停而导致的胎儿或新生儿脑损伤。故缺氧是发病的核心，其中围生期窒息是最主要的病因。

21. B

【解析】新生儿惊厥首选苯巴比妥钠控制惊厥，年长儿首选地西泮，故选B。

22. D

【解析】根据病史可以诊断为新生儿窒息。根据Apgar评分标准：呼吸24次/min，不规则为1分，心率90次/min为1分，身体红，四肢青紫为1分，弹足底有皱眉反应为1分，四肢能活动为2分，共6分。Apgar评分标准：8～10分为正常，4～7分为轻度窒息，0～3分为重度窒息。故选D。

23. C

【解析】足月儿HIE诊断标准如下：①有明确的可导致胎儿宫内窘迫的异常产科病史，以及严重的胎儿宫内窘迫表现［胎心率<100次/min，持续5 min以上和（或）羊水Ⅲ度污染］，或在分娩过程中有明显窒息史；②出生时有重度窒息，指Apgar评分1 min≤3分，并延续至5 min时仍≤5分；或出生时脐动脉血气pH≤7；③出生后不久出现神经系统症状，并持续24 h以上；④排除电解质紊乱、颅内出血和产伤等原因引起的抽搐，以及宫内感染、遗传代谢性疾病和其他先天性疾病所引起的脑损伤。该患儿符合①②③条。故选C。

24. A　　25. D

【解析】早产儿是指胎龄小于37周的新生儿；过期产儿是指胎龄等于或大于42周的新生儿。

26. C　　27. D　　28. D

【解析】该病例中，Hb 90 g/L，血清未结合胆红素342 μmol/L提示患儿发生溶血，嗜睡提示可能有胆红素脑病。另外黄疸、拒乳、面色苍白也与新生儿溶血病症状相符。当考虑为新生儿溶血病时，应做母子血型检查，检查母子ABO和Rh血型，证实有无血型不合存在。该病例中的患儿已达到了换血指征：①血红蛋白低于120 g/L；②血清胆红素达342 μmol/L；③有胆红素脑病症状。

第六章　遗传性疾病

1. A

【解析】典型苯丙酮尿症最主要的治疗方法是低苯丙氨酸饮食疗法，治疗的目的是预防脑损伤。故选A。

【点评】常见遗传疾病（苯丙酮尿症、先天性甲状腺功能减退症）的考点：

	苯丙酮尿症	先天性甲状腺功能减退症
病因	苯丙氨酸羟化酶（PAH）缺陷	甲状腺激素缺乏
临床表现	皮肤白皙、头发黄、鼠尿味	皮肤粗糙、智力低下、黏液水肿
辅助检查	初筛试验可做Guthrie细菌生长抑制试验；儿童及较大婴儿可做尿三氯化铁试验	T_4降低、TSH明显升高即可确诊
治疗	低苯丙氨酸饮食	补充甲状腺激素

2. B

【解析】典型苯丙酮尿症是由于缺乏苯丙氨酸羟化酶，导致体内苯丙氨酸不能转化为酪氨酸，苯丙氨酸在血液、脑脊液、各种组织和尿液中的浓度极度增高，同时经旁路代谢产生大量的苯丙酮酸、苯乙酸、苯乳酸和对羟基苯乙酸，从尿中排出。故选B。

【点评】苯丙酮尿症的主要考点：

病因	常染色体基因突变导致苯丙氨酸羟化酶（PAH）缺陷
临床特点	苯丙氨酸代谢障碍，皮肤白皙，毛发发黄，鼠尿样体臭为主要特点
检查	初筛试验可做 Guthrie 细菌生长抑制试验；儿童及较大婴儿可做尿三氯化铁试验
治疗	低苯丙氨酸饮食

3. C

【解析】染色体检查是本病的确诊依据，也是分型的主要依据。故选 C。

4. A

【解析】苯丙酮尿症的神经系统表现以智能发育落后为主，早期可有行为异常，继而出现多动或有肌痉挛、癫痫小发作，甚至惊厥，少数患者有肌张力增高和腱反射亢进。

5. C

【解析】本病主要特征如下。①特殊面容：鼻梁扁平、眼距宽、眼裂小；口半张，舌常伸出口外，流涎多；舌裂纹。②智能及体格发育障碍：中度智力低下；体格发育落后，性发育延迟。③四肢特点：四肢张力低下，皮肤细嫩，常有通贯手，手宽厚，小指短。故选 C。

【点评】21-三体综合征核型分析：

标准核型	47，XX，+21
D/G 易位型核型	46，XX，-14，+t（14q21q）
G/G 易位型核型	46，XX，-21，+t（21q21q）

6. D

【解析】苯丙酮尿症最主要的危害是神经系统损害，表现为智能发育落后。故选 D。

7. A

【解析】21-三体综合征染色体核型分析：

类型	染色体核型	风险率
正常人	46,XX/XY	/
标准型（92.5%）	47,XX/XY,+21	/
易位型（2.5%~5%）	D/G 易位：XX/XY，-14，+t(14q21q)（或 15、13） 其亲代：45,XX/XY,-14,-21,+t(14q21q)	父亲：4% 母亲：10%
	G/G 易位：46,XX/XY,-21,+t(21q21q)（或 22） 其亲代：45,XX/XY,-21,-21,+t(21q21q)	21/21：100% 21/22：同 D/G 易位型
嵌合型（2%~4%）	46,XX/XY 和 47,XX/XY,+21	/

8. A

【解析】根据以上病例中患儿的症状，高度怀疑为苯丙酮尿症，患儿在生后数月毛发、皮肤和虹膜色泽变浅，早期可有神经行为异常。如兴奋不安、多动或嗜睡、萎靡，少数呈现肌张力增高、腱反射亢进，出现惊厥，继之智能发育落后。怀疑为苯丙酮尿症时，可做尿三氯化铁试验。故选 A。

9. A

【解析】易位型中 55%为散发，45%与亲代遗传有关。患儿的双亲应做染色体核型分析，以便发现平衡易位携带者。如母方为 D/G 易位，则风险率为 10%；父方为 D/G 易位，风险率为 4%。绝大多数 G/G 易位病例为散发，仅 5%与遗传有关，双亲之一若为 21q22q 平衡易位携带者，子代发病风险与 D/G 易位相似；若母亲为 21/21 平衡易位携带者，其下一代 100%为本病。

10. B

【解析】眼距宽，眼裂小，鼻梁低平，舌伸出口外，通贯掌均为先天愚型（21-三体综合征）的典型临床表现。不能独坐可见肌张力低下，也是先天愚型的症状。故选 B。

11. B

【解析】根据题中对患儿症状的描述，高度怀疑为 21-三体综合征，该病属常染色体畸变，是小儿染色体病中最常见的一种，需进行染色体核型分析确诊。故选 B。

12. A

【解析】患儿出生时正常，通常在 3~6 个月时开始出现症状，1 岁时症状明显。①神经系统：智能发育落后最为突出。②外观：出生数月后因黑色素合成不足，头发由黑变黄、皮肤白皙和虹膜色泽变浅，皮肤湿疹较常见。③体味：由于尿液和汗液中排出较多苯乙酸，可有明显鼠尿臭味。确诊检查：苯丙氨酸浓度测定正常浓度<0. 12 mmol/L（2 mg/dL），患儿血浆苯丙氨酸通常可高达 1. 2 mmol/L（20 mg/dL）以上。

13. C

【解析】任何新生儿筛查结果可疑或临床可疑的小儿都应检测血清 T_4、TSH 浓度，如 T_4 降低、TSH 明显升高即可确诊。血清 T_3 浓度可降低或正常。

14. C　　**15. E**

【解析】苯丙酮尿症是由于缺乏苯丙氨酸羟化酶，导致体内苯丙氨酸不能转化为酪氨酸，苯丙氨酸在血液、脑脊液、各种组织和尿液中的浓度极度增高。非典型苯丙酮尿症是由于鸟苷三磷酸环化水合酶、6-丙酮酰四氢蝶呤合成酶或二氢生物蝶呤还原酶缺乏所致。故第 14 题选 C，第 15 题选 E。

16. A　　**17. D**

【解析】新生儿期苯丙酮尿症的筛查，宜选用干血滴纸片法或 Guthrie 细菌生长抑制试验；儿童期苯丙酮尿症的筛查，宜选用尿三氯化铁试验。

18. C　19. A　20. D

【解析】苯丙酮尿症患儿出生时都正常，通常在3~6个月时出现症状，1岁时症状明显：①以智能发育落后为主，可有行为异常、多动或有肌痉挛、癫痫小发作，甚至惊厥，少数肌张力增高和腱反射亢进。②出生数月后因黑色素合成不足，毛发、皮肤和虹膜色泽变浅。皮肤干燥，常伴湿疹。③汗液有特殊鼠尿臭味。特点记忆为“低白鼠”。筛查的方法有：新生儿期采用 Guthrie 细菌生长抑制试验；较大婴儿和儿童采用尿三氯化铁试验。治疗采用低苯丙氨酸饮食。

第七章　免疫与风湿性疾病

1. B

【解析】小儿风湿热急性期有心肌炎表现者宜绝对卧床休息至急性症状完全消失，血沉正常时，逐渐起床活动。故选 B。

2. D

【解析】一般认为，有心肌炎的风湿热患儿需早期应用糖皮质激素。泼尼松日用量 2 mg/kg，最大量不超过 60 mg/d，分三次口服。2~4 周后逐渐减量，总疗程 8~12 周。故选 D。

3. A

【解析】风湿性心内膜炎常侵犯心瓣膜，其中二尖瓣最常被累及，其次为二尖瓣和主动脉瓣同时受累。故选 A。

4. A

【解析】风湿热最常见的病原菌是 A 组乙型溶血性链球菌。故选 A。

5. A

【解析】发热为风湿热诊断标准中的次要表现，其他四项符合风湿热主要表现诊断标准。故选 A。

风湿热诊断标准中的临床表现：

主要表现	次要表现	链球菌感染证据
心肌炎	发热	ASO 和（或）其他抗链球菌抗体阳性
多关节炎	关节痛	咽拭子培养或快速链球菌抗原试验阳性
舞蹈病	血沉增快	
环形红斑	C 反应蛋白阳性	
皮下小结	P-R 间期延长	

6. C

【解析】风湿性心肌炎的临床表现：①约半数患儿在发病前 1~4 周有上呼吸道感染史。②多见于 4~14 岁的女性。③常见体征有心动过速，心脏增大，心音减弱，可闻奔马律，心尖部吹风样收缩期杂音。④心电图变化最常见Ⅰ度房室传导阻滞，P-R 间期延长，ST 段下移及 T 波平坦或倒置。

风湿性心肌炎的治疗原则：①休息。②消除链球菌感染：肌注青霉素，对青霉素过敏者可改用红霉素。③抗风湿热治疗：心肌炎时应早期使用肾上腺皮质激素。④充血性心力衰竭的治疗：凡发生心力衰竭者，均视为风湿热活动伴严重心肌炎，应即刻给予大剂量静脉注射糖皮质激素治疗。应慎用或不用洋地黄制剂。必要时应用吸氧、利尿及低盐饮食。故选 C。

7. C

【解析】风湿性心肌炎轻者可无症状，重者伴不同程度心功能不全。因心肌收缩力下降可导致心动过速，可闻奔马律，心音减弱，心腔扩大而导致二、三尖瓣相对关闭不全，故心尖部听诊吹风样收缩期杂音。心电图变化最常见为Ⅰ度房室传导阻滞，ST 段下移及 T 波平坦或倒置。

8. B

【解析】该患儿的发热、关节酸痛、乏力、面色苍白、散在红色斑疹均为风湿热症状。另外，患儿心率快，心尖部可闻及 3 级收缩期吹风样杂音，血白细胞 15×10^9/L，中性 0.78，提示有心肌炎症状。故选 B。

9. B

【解析】急性风湿热诊断标准中的主要表现包括心肌炎、游走性多发性关节炎、舞蹈病、皮下结节、环形红斑；次要表现包括发热、关节痛、血沉快、CRP 阳性及 P-R 间期延长等。故选 B。

10. A

【解析】确诊风湿热后，应长期使用抗生素预防链球菌咽峡炎。预防期不得少于 5 年，最好持续至 25 岁；有心肌炎者应延长至 10 年或至青春期后；有严重风湿性心脏病者，宜做终身药物预防。故选 A。

11. C

【解析】Jones 诊断标准包括 3 个部分：①主要指标；②次要指标；③链球菌感染的证据。在确定链球菌感染证据的前提下，有两项主要表现或一项主要表现伴两项次要表现即可做出诊断。该患儿有链球菌感染的证据，心肌炎的主要指标和血沉增快、C 反应蛋白升高、P-R 间期延长、发热、进行性贫血等次要指标。故诊断为风湿性心肌炎。

12. A　13. A　14. D

【解析】

第 12 题：风湿热的诊断标准

主要表现	次要表现	链球菌感染证据
1. 心肌炎	1. 临床表现	1. 近期患过猩红热
(1)杂音	(1)既往风湿热病史	2. 咽拭子培养溶血性链球菌阳性
(2)心脏增大	(2)关节痛	
(3)心包炎	(3)发热	
(4)充血性心力衰竭		3. ASO 或其他抗链球菌抗体增高
2. 多发性关节炎	2. 实验室检查	
3. 舞蹈症	(1)血沉增快，C 反应蛋白阳性，白细胞增多，贫血	
4. 环形红斑		
5. 皮下结节	(2)心电图：PR 间期延长，QT 间期延长	

第 13 题：卧床休息的期限取决于心脏受累的程度和心功能状态。急性期无心肌炎患儿需卧床休息 2 周，随后可逐渐恢复活动，于 2 周后达正常活动水平；若有心肌炎无心力衰竭，患儿卧床休息 4 周，随后于 4 周内恢复正常活动；若心肌炎伴有充血性心力衰竭，患儿则需卧床休息至少 8 周，然后在 2~3 个月逐渐增加活动量。

第 14 题：6 岁女孩。发热、心悸胸闷、伴左膝关节痛，双肘、腕关节红肿，抗生素疗效不佳。心率 134 次/min，第一心音减弱，心尖区可闻及吹风样收缩期杂音，偶可闻及早搏。血 WBC 12×10^9/L，N 0.8，ESR 40 mm/h，血 ASO 增高。心电图示Ⅰ度房室传导阻滞，ST 段下移，T 波平坦，提示最可能是风湿热。有心肌炎但无心力衰竭的患儿卧床休息 4 周，随后于 4 周内逐渐恢复活动。患儿卧床休息的期限取决于心脏受累的程度和心功能状态。急性期无心肌炎患儿需卧床休息 2 周，随后可逐渐恢复活动，于 2 周后达正常活动水平；若有心肌炎无心力衰竭患儿卧床休息 4 周，随后于 4 周内恢复正常活动；若心肌炎伴有充血性心力衰竭患儿则需卧床休息至少 8 周，然后在 2~3 个月内逐渐增加活动量。有充血性心力衰竭时应视为心肌炎复发，应即刻给予大剂量糖皮质激素静脉注射治疗，如氢化可的松、甲泼尼龙，每日 1 次，剂量为 10~30 mg/kg，共 1~3 次。多数情况下，在用药后2~3 d即可控制心力衰竭，应慎用或不用洋地黄制剂，以免发生洋地黄中毒。

第八章　感染性疾病

1. C

【解析】幼儿急疹是感染人类疱疹病毒，突然起病，体温达 39~40 ℃，持续 3~5 d 骤降，期间食欲、精神尚好，热退后 9~12 h 出疹，皮疹呈红色斑疹或斑丘疹，散布在躯干、颈部、上肢，皮疹间有正常皮肤，几小时内皮疹开始消退，一般 2~3 d 内消失，无色素沉着及脱屑。故其显著的特点是热退疹出。

2. B

【解析】麻疹的并发症有：①肺炎，是麻疹最常见的；②喉炎；③心肌炎；④神经系统，如麻疹脑炎、亚急性硬化性全脑炎；⑤结核病恶化；⑥营养不良与维生素 A 缺乏症。

3. A

【解析】细菌性痢疾多发于夏季，由痢疾杆菌引起。我国大部分地区以福氏痢疾杆菌为主，其次为宋氏痢疾杆菌，国外以宋氏痢疾杆菌为主。故选 A。

4. A

【解析】麻疹无并发症时应隔离至出疹后 5 d，合并肺炎时应隔离至出疹后 10 d。对接触麻疹的易感儿应隔离检疫 21 d。

5. D

【解析】幼儿急疹的病因是人类疱疹病毒 6 型感染。

6. E

【解析】麻疹分为四期：潜伏期、前驱期、出疹期和恢复期。前驱期时出现发热、流涕、咳嗽等卡他症状和结膜炎，Koplik 斑，偶见荨麻疹或猩红热样皮疹；出疹期全身顺序出现红色斑丘疹，可有全身淋巴结肿大。因此早期且特异的体征只有 Koplik 斑。故选 E。

7. A

【解析】中毒型细菌性痢疾多发于 2~7 岁儿童，起病急骤，高热，嗜睡，反复惊厥，迅速发生呼吸衰竭、休克或昏迷，肠道症状多不明显。本病多发于 2~7 岁体格健壮、营养良好的小儿，认为与患儿的特异性体质有关。故选 A。

【点评】中毒型细菌性痢疾考点归纳：

病原菌	痢疾杆菌
发病时间	7 月份多见
患病人群	多发于 2~7 岁体格健壮、营养良好的小儿
诱因	不洁饮食
临床表现	中枢神经系统症状多见，消化系统表现反而轻
确诊	粪常规发现细菌

8. A

【解析】典型的临床表现分为三期，即前驱期、出疹期和恢复期（退疹期）。每期 3 d 左右，全程 9~12 d。麻疹的出疹顺序：始见于耳后、颈部、发际边缘，24 h 内向下发展，遍及面部及上肢，第 3 天累及下肢及足部（可以简单记忆为 3、3、3）。故选 A。

【点评】典型的麻疹表现：

分期	临床表现
潜伏期	本期末出现低热、精神萎靡和烦躁不安等全身不适
前驱期	发热、“上呼吸道感染”症状、结膜炎、麻疹黏膜斑（Koplik 斑）：为早期诊断的重要依据
出疹期	热更高；皮疹首先见于耳后、发际，渐及额部、面部、颈部，然后自上而下延至躯干和四肢，最后达手掌和足底；疹间皮肤正常；皮疹 3~4 d 出齐
恢复期	皮疹消退，皮肤留有棕色色素沉着并伴糠麸样脱屑

9. C

【解析】中毒型细菌性痢疾多见于 2~7 岁儿童，潜伏期多数为 1~2 d，短者数小时。起病急骤，发展快，高热可大于 40 ℃（少数体温不升），反复惊厥，迅速发生呼吸衰竭、休克或昏迷，颅内压增高，甚至脑疝形成（与脑膜炎不同的是没有脑膜刺激征）；但肠道症状多不明显，甚至无腹痛与腹泻；也有在发热、排便后 2~3 d 始发展为中毒型。脓血便为中毒性痢疾的特征性表现。根据其主要表现可分为休克型、脑型、肺型、混合型四型。

10. E

【解析】皮疹先发于头皮、躯干受压部分，呈向心性分布。在为期 1~6 d 的出疹期内皮疹相继分批出现。黏膜亦常受侵，见于口腔、咽部、眼结膜、外阴、肛门等处，皮损呈现细小的红色斑丘疹→小水疱→破溃→结痂的过程，瘙痒感重，若因搔抓继发感染时可留下轻度凹痕。疾病高峰期，丘疹、疱疹、结痂可同时存在。皮疹可出现在口腔、结膜等黏膜处。故选 E。

【点评】水痘的常考点：

病原菌	水痘-带状疱疹病毒
潜伏期	潜伏期 10~21 d，一般 2 周左右
皮疹特点	红色斑疹、丘疹、水疱、结痂并存，向心性分布
并发症	继发皮肤细菌感染最为常见

11. B

【解析】一般表现为起病急，中、高热，咽痛，可见草莓舌，发热后 1~2 d 出疹，疹盛热甚，疹退后 1 周开始脱皮。故选 B。

12. E

13. B

【解析】猩红热皮疹多于发热第 2 天出现，开始出现于颈部、腋下和腹股沟等处，24 h 内遍布全身。在全身弥漫充血发红基础上，广泛存在密集而均匀的红色细小丘疹，压之褪色，触之似砂纸感，面部潮红，无皮疹，口周苍白，皮疹在腋窝、肘窝、腹股沟等皮肤皱褶易受摩擦部位密集，可有皮下出血点形成紫红色线条，称为帕氏线。故选 B。

14. C

【解析】2~7 岁健壮儿童，夏秋季突起发热，伴反复惊厥、脑病和（或）休克表现者，均应考虑中毒型细菌性痢疾。故选 C。

15. E

16. A

【解析】皮疹在腋窝、肘窝、腹股沟处密集，可有皮下出血点形成紫红色帕氏线，以上均为猩红热的表现。故选 A。

17. C

【解析】幼儿急疹一般情况好，后枕部淋巴结亦可肿大。红色斑丘疹在颈及躯干部多见，1 d 出齐，次日消退，高热时可有惊厥，高热 3~5 d，热退疹出。故选 C。

18. B

【解析】上呼吸道症状：流涕、流泪、怕光。出疹特点：耳后、颈部、面部出现充血性红色斑丘疹。查体：口腔颊内侧黏膜可见白色斑点，即麻疹黏膜斑（Koplik 斑）。故该儿符合麻疹的诊断。麻疹一般隔离至出疹后 5 d，合并肺炎者需要延长至出疹后 10 d。故选 B。

19. A

【解析】只要看到“疹间皮肤正常”首先考虑为麻疹。麻疹并发症有麻疹肺炎、麻疹脑炎。本题：肺部无啰音，脑膜刺激征（+），出疹后第 3 天突发惊厥 1 次，伴呕吐 3 次提示为脑炎，故诊断为麻疹脑炎。故选 A。

20. C

【解析】同第 9 题。

21. D

【解析】风疹潜伏期 16~21 d，平均 18 d，学龄前儿童和青少年感染风疹病毒后常有发热、头痛、咽痛、流涕等轻微前驱症状和枕骨下、耳后、颈部淋巴结肿大，1~2 d 从面颈部开始出现淡红色斑疹、斑丘疹，24 h 内蔓延躯干、四肢。皮疹特点是历时短、消失快。躯干部皮疹可融合，四肢皮疹散在不融合。一般第 3 天皮疹迅速消退，不留痕迹，有时可有轻度脱屑。软腭可见针头大小的红色瘀点，皮疹一出现前驱症即消失，但淋巴结肿大持续时间长，伴触痛，但不化脓。

22. C **23. B**

第九章 结核病

1. B

【解析】原发综合征：肺内原发灶大小不一。年长儿病灶周围炎症较轻，阴影范围不大，多呈小圆形或小片阴影；婴幼儿病灶范围较广，可占据一个肺段甚至一个肺叶。部分病例可见局部胸膜病变。目前小儿原发性肺结核在X线胸片上呈现由原发病灶、淋巴结炎、淋巴管炎所组成的X线典型表现，呈哑铃"双极影"。

2. C

【解析】肺的原发病灶、淋巴管炎和肺门淋巴结结核称为原发综合征。常见于婴幼儿及儿童，多数患者无症状，部分有低热、盗汗、轻咳、消瘦、食欲减退等症状。结核菌素试验强阳性，X线可见哑铃状双极阴影。故选C。

3. D

【解析】结核性脑膜炎的抗结核治疗：联合应用易透过血-脑屏障的抗结核杀菌药物，分阶段治疗。①强化治疗阶段：联合使用INH、RFP、PZA及SM。此阶段为3~4个月，其中INH每日15~25 mg/kg。开始治疗1~2周INH全日量的一半加入10%葡萄糖中静脉滴注，余量口服。②巩固治疗阶段：继续应用异烟肼(INH)/利福平(RFP)[或乙胺丁醇(EMB)]。抗结核药物总疗程不少于12个月，或待脑脊液恢复正常后继续治疗6个月；RFP或EMB 9~12个月。于病程早期开始治疗者可采用9个月短程治疗方案（3HRZS/6HR）。故选D。

4. E

【解析】小儿结核性脑膜炎最可靠的诊断依据是脑脊液中查见结核杆菌。故选E。

5. D

【解析】结核菌素皮肤试验一般于注射48~72 h后观察反应结果。故选D。

【点评】结核菌素试验反应结果：

硬结直径	结果判定
平均直径不足5 mm	阴性（-）
5~9 mm	阳性（+）
10~19 mm	中度阳性（++）
≥20 mm	强阳性（+++）
局部除硬结外，还有水疱、破溃、淋巴管炎及双圈反应等	极强阳性（++++）

6. D

【解析】患儿从原来小于10 mm增至大于10 mm，且增加的幅度大于6 mm，表示新近有结核菌感染。虽然胸片和血沉尚未见异常，且目前尚无临床症状，但应采取预防性治疗。选用异烟肼，每日10 mg/kg，每日1次。最大剂量每日不超过300 mg，疗程6~9个月，或异烟肼和链霉素各10 mg/（kg·d），疗程3个月。故选D。

7. C

【解析】患儿出现脑膜炎特征，未见卡介苗瘢痕，PPD（++）提示有结核杆菌感染；此外，脑脊液检查外观清亮，白细胞增多，以单核细胞为主。脑脊液中糖和氯化物降低，蛋白明显升高，均符合结核性脑膜炎的改变。故选C。

【点评】脑膜炎的细胞变化：

结核性脑膜炎	淋巴细胞为主
化脓性脑膜炎	白细胞（中性粒细胞）为主
病毒性脑膜炎	早期以中性粒细胞为主，后期以淋巴细胞为主

8. B

【解析】该病例中脑脊液检查结果：外观呈毛玻璃样，细胞数300×10^6/L，中性0.60，蛋白质0.43 g/L，氯化物108 mmoL/L，糖2.5 mmol/L，均符合结核性脑膜炎的诊断。此外，患儿发热呕吐，前囟门稍饱满也提示该患儿有脑膜刺激症状。故选B。

【点评】结合性脑膜炎的考点：

（1）早期（前驱期）：表现为精神与性情改变，可有结核中毒症状。

（2）中期（脑膜刺激期）：颅压增高，脑膜刺激征。

（3）晚期（昏迷期）：惊厥发作频繁、意识朦胧、半昏迷、昏迷，常伴有水、盐代谢紊乱，颅压增高及脑积水。

（4）颅底病变重，常见多对颅神经障碍，最常见为面神经瘫痪。

9. C

【解析】该病例中的患儿有结核患者密切接触史，故不论结核菌素试验是阳性还是阴性，均应采取预防性治疗。治疗选用异烟肼，每日10 mg/kg，每日1次。最大剂量每日不超过300 mg，疗程6~9个月。故选C。或异烟肼和链霉素各10 mg/（kg·d），疗程3个月。必给小儿服药，定期复查胸片，发现病灶再行抗结核治疗。

10. D

【解析】结核菌素试验可测定受试者是否感染结

核菌。小儿受结核杆菌感染 4~8 周后，做结核菌素试验即可呈阳性反应。

11. C　12. B　13. D

【解析】原发型肺结核的临床表现：低热、纳差、疲乏、盗汗等结核中毒症状。干咳和轻度呼吸困难最为常见。婴儿可表现为体重不增或生长发育障碍。部分高度过敏状态小儿可出现眼疱疹性结膜炎，皮肤结节性红斑和（或）多发性一过性关节炎。可伴有压迫症状。查体：周围淋巴结有不同程度的肿大。肺部体征可不明显，与肺内病变不一致。较重者因病灶周围浸润范围较大，叩诊呈浊音，听诊呼吸音降低或有少量干、湿啰音。婴儿可伴肝脾大。实验室检查：①结核菌素试验。试验呈强阳性和（或）由阴性转为阳性者，应做有关检查。②X 线检查。最好同时做正、侧位胸片检查。原发型肺结核的治疗：①无症状或症状不多的原发型肺结核，以 INH 为主，配合 RFP 或 EMB，一般疗程9~12个月。②活动性原发型肺结核：宜分阶段治疗，在强化治疗阶段宜用 3 种杀菌药，即 INH、RFP、PZA（吡嗪酰胺）或 SM（链霉素），2~3 个月后以 INH、RFP 或 EMB 巩固维持治疗，INH 疗程 12~18 个月，RFP 及 EMB 疗程为6~12 个月。

14. B　15. C　16. C

【解析】病史：反复低热、咳嗽和盗汗 15 d；临床表现：右眼球结膜充血，疱疹性结膜炎，咽部充血，右颈部淋巴结肿大，无明显压痛，心肺无异常；血象：WBC 5.6×10^9/L，L 0.70。综合分析，最可能为结核感染。结核病的基本病变为渗出、增殖、坏死。结核病予以抗结核药物治疗，其应用如下：①无明显症状的原发型肺结核选用标准疗法，每日服用 INH、RFP 和（或）EMB，疗程 9~12 个月。②活动性原发型肺结核宜采用直接督导下短程化疗（DOTS）。强化治疗阶段宜用 3~4 种杀菌药：INH、RFP、PZA 或 SM，2~3 个月后以 INH、RFP 或 EMB 巩固维持治疗。常用方案为 2HRZ/4HR。

第十章　消化系统疾病

1. C

【解析】酸中毒时血浆游离钙增高，在酸中毒纠正后下降，可使原有低钙血症的患儿发生手足搐搦和惊厥。故选 C。

2. D

【解析】小儿腹泻的治疗原则是：调整饮食，预防和纠正脱水，合理用药，加强护理，预防并发症。不同时期的腹泻病治疗重点各有侧重，急性腹泻多注意维持水、电解质平衡及抗感染；迁延及慢性腹泻则应注意肠道菌群失调及饮食疗法。故选 D。

3. B

【解析】婴儿腹泻进行补液时兼有扩充血容量及纠正酸中毒作用的溶液是 2∶1 含钠溶液或 1.4%碳酸氢钠溶液或生理盐水，均为等张液。1.4%碳酸氢钠溶液每 100 mL 中含 1.4 g 的碳酸氢钠，可有效扩张血容量和纠正酸中毒。故选 B。

4. E

【解析】口服补液盐（ORS）的适应证：急性腹泻时预防脱水及轻、中度脱水而无明显周围循环障碍者。非适应证：明显呕吐、腹胀、周围循环障碍、心肾功能不全者及新生儿。

5. B

【解析】①轻型腹泻：常由饮食因素及肠道外感染引起。起病可急可缓，以胃肠道症状为主，食欲不振，偶有溢乳或呕吐，大便次数增多及性状改变；无脱水及全身中毒症状，多在数日内痊愈。②重型腹泻：多为肠道内感染所致。常急性起病，也可由轻型逐渐加重转变而来。除有较重的胃肠道症状外，还有较明显的脱水和电解质紊乱及发热等全身中毒症状，一般状态较差，烦躁不安、精神萎靡、意识朦胧，甚至昏迷。

6. D

【解析】婴儿重型腹泻除较重的胃肠道症状外，还有较明显的脱水和电解质、酸碱平衡紊乱等症状。故选 D。

7. E

【解析】重度脱水首先要扩容，特别是伴有休克的小儿，扩容是液体治疗的关键，选择 2∶1 等张含钠液，量 20 mL/kg。故选 E。

8. A

【解析】结合题干信息考虑为轮状病毒引起的腹泻，故选 A。

【点评】轮状病毒感染考点：

病原菌	轮状病毒
发病时间	秋、冬季
发病人群	6~24 个月婴幼儿多见
发病特点	起病急，常伴发热和上呼吸道感染症状，无明显感染中毒症状，大便次数多
粪便特点	黄色水样或蛋花汤样便带少量黏液，无腥臭味
常见并发症	脱水、电解质和酸碱平衡紊乱

9. B

【解析】此患儿血钠含量是 127 mmol/L，<130

mmol/L，属于低渗性脱水，电解质的丢失量比水多，需补给 2/3 张液，即 4∶3∶2 含钠液。故选 B。

10. A

【解析】夏季小儿腹泻最常见的病原是大肠埃希菌。根据患儿的大便特点（蛋花汤样，有黏液，霉臭味，粪便常规少量白细胞），可以判断为致病性大肠埃希菌感染所致。故选择 A。

【点评】常考的几种大肠杆菌粪便：

致病性大肠杆菌肠炎	黄绿色或蛋花汤样稀便伴较多黏液
产毒性大肠杆菌肠炎	腹泻频繁，大便量多，呈蛋花汤样
侵袭性大肠杆菌肠炎	大便呈黏冻状，带脓血
出血性大肠杆菌肠炎	始为黄色水样便，后转为血水便

11. A

【解析】上述病例中，患儿长期忌盐，钠摄入量少，又曾用呋塞米 4 支，呋塞米能增加水、钠的排泄。另外结合患儿体检结果：精神萎靡、嗜睡、手足冷、低血压等。故选 A。

12. E

【解析】轮状病毒是秋冬季小儿腹泻最常见的病原，多发生在 6~24 个月婴幼儿，主要症状有呕吐、水样泻，大便镜检偶有少量白细胞等。故选 E。

13. C

【解析】1 岁小儿体重 9~10 kg。重度脱水的累积损失液体量为 100~150 mL/kg，所以此患儿需累计损失的液量为 900~1 450 mL 或 1 000~1 500 mL。重度酸中毒可用 5%$NaHCO_3$ 3~5 mL/kg，首次补充 5%$NaHCO_3$ 27~45 mL 或 30~50 mL。故选 C。

14. D

【解析】该病例中的患儿没有粪便形状的病理性改变及其他感染中毒的表现，仅大便次数增多。因此，应该排除感染性的选项。生理性腹泻一般常见于母乳喂养的婴儿，大多发生在 6 个月以内。除大便次数增多外，无其他症状，食欲好，不影响生长发育。故选 D。

15. B

【解析】根据该患儿的症状，其脱水程度为轻度，首日补液总量轻度脱水为 90~120 mL/kg。故选 B。

16. E

【解析】金黄色葡萄球菌肠炎多继发于使用大量抗生素后。主要表现为呕吐、发热、腹泻，典型大便为暗绿色，量多带黏液，镜检有大量脓细胞。故选 E

17. A

18. E

【解析】尿量减少，哭时少泪，皮肤弹性差，前囟及眼眶明显凹陷，这些症状均显示脱水程度为中度；血钠 132 mmol/L 为等渗性脱水。故选 E。

【点评】脱水程度判定：

脱水程度	轻度脱水	中度脱水	重度脱水
体重下降	5%	5%~10%	>10%
精神	稍差	萎靡或烦躁不安	极度萎靡，甚至昏迷
眼窝和前囟	稍凹陷	明显凹陷	深陷
泪水	有泪	泪少	无泪
尿量	稍少	明显少	尿极少或无
周围循环	好	尚可，肢端稍凉	四肢厥冷，血压下降

19. D

【解析】生理性腹泻：多见于 6 个月以内婴儿，外观虚胖，常有湿疹，生后不久即出现腹泻，除大便次数增多外，无其他症状，食欲好，不影响生长发育。该小儿虽大便次数多，糊状，但精神、食欲好，生长发育正常。故选择 D。

20. A

【解析】此患儿血钠 125 mmol/L，<130 mmol/L，故为低渗性脱水；嗜睡、口渴、尿量减少、皮肤弹性差、前囟及眼眶明显凹陷、脉细速、四肢稍凉，这些症状均显示脱水程度为中度。故选 A。

21. B

【解析】脱水程度判定：

脱水的程度	轻度	中度	重度
体重减少(%)	<5	5~10	10~12/15
失水量(mL/kg)	30~50	50~100	100~120/150
精神	精神稍差	烦躁易激惹，嗜睡	嗜睡、昏迷
囟门眼窝凹陷	稍凹陷	明显凹陷	极度凹陷
皮肤弹性	稍差	较差	极差
口腔黏膜	稍干燥	干燥	极干燥
眼泪	有，略少	少	无
口渴	稍口渴	明显口渴	严重口渴
尿量	稍减少	明显减少	极少
循环障碍	无	四肢稍凉	休克（血压下降、四肢厥冷、表情淡漠、皮肤花纹状）

不同性质脱水的临床表现

脱水的性质	低渗性脱水	等渗性脱水	高渗性脱水
病因	以失盐为主，常见于迁延性或慢性腹泻，营养不良或3个月以下的婴儿腹泻，补充非电解质液过多	水与电解质丢失大致相同，常见于急性腹泻、呕吐、胃肠引流者	以失水为主，常见于高热，入水量少，大量出汗，补充电解质液过多
血清钠检测	<130 mmol/L	130~150 mmol/L	>150 mmol/L
口渴	早期不明显	明显，与脱水程度有关	早期极明显
尿量	早期减少不明显	减少	早期极明显减少
皮肤弹性、温湿度	弹性极差、湿冷	弹性差、干燥	弹性正常、明显干燥
精神	极度萎靡，嗜睡或昏迷	萎靡、烦躁	兴奋、烦躁、易激惹
循环衰竭	发生早且严重	脱水严重则有	一般无
血压	很低	低	正常或稍低

22. B

【解析】新生儿胃容量为30~60 mL，1~3个月时为90~150 mL，1岁时为250~300 mL，5岁时为700~850 mL，成人约为2 000 mL，故年龄越小每天喂养的次数越多。哺乳后不久幽门即开放，胃内容物陆续进入十二指肠，故实际胃容量不受上述容量限制。婴儿胃略呈水平位，当开始行走时其位置变为垂直。胃平滑肌发育尚未完善，充满液体食物后易使胃扩张。由于贲门和胃底部肌张力低，幽门括约肌发育较好，故易发生幽门痉挛而出现呕吐。

23. D

【解析】5个月男婴，母乳喂养，腹泻3个月，大便5~6次/d，稀糊便，无脓血，食欲好，面有湿疹，体重正常，提示生理性腹泻。

24. A　　25. D　　26. B

【解析】小儿脱水时静脉补液的溶液种类选择：等渗性脱水用1/2张含钠液、低渗性脱水用2/3张含钠液、高渗性脱水用1/3张含钠液；婴儿肺炎维持体液平衡应选用1/4~1/5张液提供；重度营养不良腹泻时一般多为低渗性脱水，应选用2/3张含钠液。

【点评】常用液体的张力计算：

	盐	糖	$NaHCO_3$	张力	用途
1：2液	1	2		1/3张	高渗性
2：3：1液	2	3	1	1/2张	等渗性
4：3：2液	4	3	2	2/3张	低渗性
2：1等张含钠液	2	0	1	等张	扩容（休克患者）

27. B　　28. A

【解析】低钙血症表现为：腹泻患儿进食少，吸收不良，从大便丢失钙，可使体内血钙减少，活动性佝偻病和营养不良患儿更多见。脱水、酸中毒纠正后易出现低钙症状（手足搐搦和惊厥）。低钾血症表现为：①精神萎靡，四肢无力，肌张力低下，腱反射消失，严重者表现为瘫痪；②肠蠕动减少，故肠鸣音弱，腹胀，严重者肠麻痹可致功能性肠梗阻；③心音低钝，心率减慢，心律不齐，严重者心力衰竭心脏扩大，心电图改变多见T波低平、双向或倒置，ST段下移，出现U波。

29. C　　30. E　　31. B

【解析】重度窒息新生儿应推迟喂养，避免输液过量是预防和治疗脑水肿的基础，每日液体总量不超过60~80 mL/kg。故选择C。小儿腹泻引起的轻、中、重度脱水，第1天静脉补液的总量分别是90~120 mL/kg、120~150 mL/kg、150~180 mL/kg。

32. D　　33. C

【解析】此患儿血清钠124 mmol/L，<130 mmol/L，为低渗性脱水，尿量极少，皮肤弹性差，呈花纹状，眼窝、前囟明显凹陷，四肢厥冷，均提示脱水程度为重度，故诊断为重度低渗性脱水。大便10~15次/d，呈蛋花汤样，镜检偶见白细胞，不考虑侵袭性细菌感染，故排除B、D、E选项。该患儿无广谱抗生素或激素使用史，镜检未见真菌孢子和假菌丝，故排除A选项。大便10~15次/d，呈蛋花汤样，镜检偶见白细胞，提示该患儿腹泻的病因可能是产毒性大肠杆菌，其他选项均不支持。故选C。

34. A　　35. C　　36. D

【解析】轮状病毒肠炎的特点是：多发生在秋、冬季节，起病急，常伴发热和上呼吸道感染症状，无明显感染中毒症状。病初1~2 d常发生呕吐，随后出现腹泻。大便次数多、量多、水分多，黄色水样或蛋花汤样便带少量黏液，无腥臭味。常并发脱水、酸中毒及电解质紊乱。大便显微镜检查偶有少量白细胞。该患儿眼窝凹陷，皮肤弹性差，四肢尚暖，血钠125 mmol/L，故并发中度低渗性脱水，治疗宜选用2/3张含钠液补液。

第十一章　呼吸系统疾病

1. E

【解析】重症肺炎消化系统功能障碍的临床表现：一般为食欲减退、呕吐和腹泻。发生中毒性肠麻痹时表现为严重腹胀，膈肌升高，加重了呼吸困难，听诊肠鸣音消失。重症患儿还可呕吐咖啡样胃内容物，大便潜血阳性或柏油样便。

2. B

【解析】腺病毒肺炎，起病急骤、高热，持续时间长，中毒症状重，啰音出现较晚，X线改变较肺部体征出现早，易合并心肌炎和心力衰竭等多器官衰竭。故选B。

3. A

【解析】支气管肺炎临床主要有四大症状：发热、咳嗽、气促、呼吸困难，肺部有固定的中、细湿啰音。根据病情严重程度可分为轻型和重型肺炎。①轻型肺炎：以呼吸系统症状为主；②重型肺炎：除呼吸系统症状、体征较重外，还合并有全身中毒症状及消化、循环、神经系统受累的临床表现。判定严重程度主要看有无累及其他系统。故选A。

4. B

【解析】重症肺炎时，低氧和内毒素血症，水电解质紊乱，酸碱失衡可引起肠黏膜水肿、糜烂、溃疡和出血，破坏肠黏膜屏障，可导致中毒性肠麻痹。中毒性肠麻痹时，肠排空障碍表现为腹胀，与气体在肠内的推动障碍有关。故选B。

5. E

【解析】小儿下呼吸道的解剖特点有：气管腔较狭小；黏膜血管丰富；纤毛运动较差，清除能力薄弱；左支气管细长、位置弯斜，右支气管粗短，为气管直接延伸；肺弹力纤维发育较差等。故选E。

6. E

【解析】小儿肺炎的治疗原则主要是抗感染与对症治疗。①根据不同病原体选用敏感药物积极控制感染。②若中毒症状明显，或严重喘憋，或脑水肿、感染性休克、呼吸衰竭等，可应用肾上腺皮质激素。③注意纠正酸碱平衡紊乱，改善低氧血症。④防治并发症等。故选E。

7. E

【解析】重症肺炎常有混合性酸中毒。因为缺氧时体内无氧酵解增加，酸性代谢产物发生堆积，加上高热、饥饿、吐泻等因素，常引起代谢性酸中毒；而CO_2蓄积，H_2CO_3及氢离子浓度升高又可导致呼吸性酸中毒。故选E。

8. C

【解析】疱疹性咽峡炎为小儿常见病、多发病，系柯萨奇A组病毒所致，好发于夏秋季。起病急、体温高，咽峡部以充血、疱疹、溃疡、疼痛为主症状，多见于婴幼儿。故选C。

【点评】常考病原菌：

疾病	病原菌
疱疹性咽峡炎	柯萨奇A组病毒
膜结合热	腺病毒3、7型
猩红热	溶血性链球菌
风湿热	溶血性链球菌

9. D

【解析】支原体肺炎首选的抗生素是红霉素、罗红霉素等大环内酯类抗生素。故选D。

10. E

【解析】疱疹性咽峡炎：病原体为柯萨奇A组病毒，好发于夏秋季。起病急骤，临床表现为高热、咽痛、流涎、厌食、呕吐等。体检可发现咽部充血，在咽腭弓、软腭、悬雍垂的黏膜上可见数个至数十个2~4 mm大小灰白色的疱疹，周围有红晕，1~2 d后破溃形成小溃疡，疱疹也可发生于口腔的其他部位。病程为1周左右。

11. A

【解析】根据患儿为2岁以下的婴幼儿，发热、咳嗽、气促，肺部固定性的中、细湿啰音诊断为支气管肺炎。同时合并心衰的表现：①呼吸突然加快，>60次/min。②心率突然>180次/min。③突然极度烦躁不安，明显发绀，面色苍白或发灰，指（趾）甲微血管再充盈时间延长。以上三项不能用发热、肺炎本身和其他炎症解释者。④心音低钝、奔马律，颈静脉怒张。⑤肝脏迅速增大。⑥尿少或无尿，眼睑或双下肢水肿。故选择A。

12. B

【解析】小儿腺病毒肺炎多见于6个月到2岁的婴幼儿。表现为稽留高热、嗜睡、面色苍白、咳嗽、喘憋等，X线见肺大片阴影较多，白细胞正常或减少。故选B。

【点评】常考的肺炎特点：

疾病	特点
呼吸道合胞病毒肺炎	喘憋，三凹征和鼻翼扇动
间质性肺炎	咳嗽严重，但无痰
腺病毒肺炎	骤起稽留高热、病死率较高
葡萄球菌肺炎	多发性小脓肿表现，易并发脓胸、气胸、肺大疱，中毒症状明显
肺炎链球菌肺炎	发热、咳嗽、气促，甚至呼吸困难，肺部早期可闻及中、细湿啰音

13. E

【解析】金黄色葡萄球菌肺炎易并发脓胸、脓气胸、肺大疱等，胸部X线表现可有小片状影，病变发展迅速，甚至数小时内可出现肺脓肿、多发性小脓肿、肺大疱、脓气胸、胸腔积液、纵隔气肿等，发生纵隔气肿时呼吸困难加重，故选E。

14. C

【解析】肺炎并发中毒性脑病至今尚无可靠的诊断方法，在确诊肺炎后出现下列症状和体征的，可考虑为中毒性脑病：①烦躁、嗜睡，眼球上窜、凝视；②球结膜水肿，前囟隆起；③昏睡、昏迷、惊厥；④瞳孔改变：对光反射迟钝或消失；⑤呼吸节律不整，呼吸、心跳解离；⑥有脑膜刺激征，脑脊液检查除压力增高外，其余均正常。故选C。

15. C

【解析】呼吸道合胞病毒肺炎是最常见的病毒性肺炎。多见于2岁以内婴幼儿，尤其是2~6个月的小婴儿。临床上轻症患者发热、呼吸困难等症状不重；中、重症者有较明显的呼吸困难、喘憋、口唇发绀、鼻煽及三凹征。发热可为低热、中热或高热。肺部听诊满肺哮鸣音，伴有少量中、细湿啰音。胸部X线表现主要以肺间质病变为主，两肺可见小点片状、斑片状阴影，部分患儿有不同程度的肺气肿。外周血白细胞总数大多正常。

16. A

【解析】凡有呼吸困难、喘憋、口唇发绀应立即给氧，鼻前庭给氧流量为0.5~1 L/min。故选A。

17. E

【解析】支原体肺炎突出表现就是刺激性干咳，症状严重，体征轻微是特征，多见于年长儿，冷凝集试验阳性。故选E。

18. A

【解析】支气管肺炎主要症状有发热、喘憋、烦躁、呼吸急促、唇周发绀、鼻煽征（+），三凹征（+），两肺可闻及喘鸣音及湿啰音，呼吸、心率明显增快，肝大等。故选A。

19. B

【解析】肺炎支原体肺炎（MPP）：多见于学龄期（>5岁）儿童及青年，年长儿童以刺激性干咳为突出表现。肺部X线改变是本病的重要诊断依据：支气管肺炎、间质性肺炎、均匀一致的片状阴影似大叶性肺炎改变、肺门阴影增浓，有时呈薄薄的云雾状浸润影。

20. A　21. C

【解析】两种特殊类型上感：①疱疹性咽峡炎：病原体为柯萨奇A组病毒，好发于夏秋季。起病急骤，临床表现为高热、咽痛、流涎、厌食、呕吐等。体检可发现咽部充血，在咽腭弓、软腭、悬雍垂的黏膜上可见数个至数十个2~4 mm大小灰白色的疱疹，周围有红晕，1~2 d后破溃形成小溃疡，疱疹也可发生于口腔的其他部位。病程为1周左右。②咽-结合膜热：病原体为腺病毒3、7型，常发生于春夏季，是一种以发热、咽炎、结合膜炎为特征的急性传染病，散发或发生小流行。可在集体儿童机构中流行。多表现为高热、咽痛、眼部刺痛、咽部充血、一侧或两侧滤泡性眼结合膜炎。颈部、耳后淋巴结肿大，有时有胃肠道症状。病程1~2周。

22. C　23. C　24. C

【解析】该病例中患儿具有支气管肺炎的明显症状：发热咳嗽，气急发绀，明显三凹征，两肺布满中细湿啰音，右下肺点片状阴影等。另外呼吸60次/min，心率180次/min，肝肋下3 cm提示肝脏增大，面色苍白均提示该患儿有心力衰竭症状。支气管肺炎伴心力衰竭的治疗是吸氧，镇静，增强心肌收缩力，利尿和给予血管活性药。支气管肺炎患儿出现抽搐、颅内压增高，且腰穿只压力增高，其余均正常，提示中毒性脑病出现。

25. E　26. C　27. D　28. C

【解析】重型肺炎除呼吸系统症状、体征较重外，还合并有全身中毒症状及消化、循环、神经系统受累的临床表现。

循环系统：可发生心肌炎、心力衰竭。肺炎合并心衰的表现。①呼吸突然加快>60次/min。②心率突然>180次/min。③突然极度烦躁不安，明显发绀，面色苍白或发灰，指（趾）甲微血管再充盈时间延长。以上三项不能用发热、肺炎本身和其他并发症解释者。④心音低钝、奔马律，颈静脉怒张。⑤肝脏迅速增大。⑥尿少或无尿，眼睑或双下肢水肿。具备前5项即可诊断为肺炎合并心力衰竭。

神经系统：在确认肺炎后出现下列症状与体征者，可考虑为中毒性脑病。①烦躁、嗜睡、眼球上窜、凝视；②球结膜水肿，前囟隆起；③昏睡、昏迷、惊厥；④瞳孔改变：对光反射迟钝或消失；⑤出现中枢性呼吸衰竭，呼吸节律不整，呼吸、心跳解离（有心跳，无呼吸）；⑥有脑膜刺激征，脑脊液检查除压力增高外，其他均正常。在肺炎的基础上，除外高热惊厥、低血糖、低血钙及中枢神经系统感染（脑炎、脑膜炎）等因素，如有①~②项提示脑水肿，伴其他一项以上者可确诊中毒性脑病。

肺部疾病可致抗利尿激素异常分泌综合征（SIAVP）。SIAVP的诊断标准：①低钠血症，血钠<135 mmol/L；②血浆渗透压降低伴尿渗透压升高，尿渗透压大于血浆渗透压；③尿钠>20 mmol/d；④临床上无脱水、水肿；⑤心脏、肾脏、肝脏、肾上腺、甲状腺功能正常。

第十二章　心血管系统疾病

1. B

【解析】动脉导管未闭的治疗原则：①内科治疗。主要是并发症的处理，如肺炎、心力衰竭及细菌性心内膜炎等。新生儿动脉导管未闭，可试用吲哚美辛（消炎痛）或布洛芬治疗，以促使导管的关闭。②外科治疗。宜在学龄前期选择手术结扎，或切断导管即可治愈。如分流量大、症状重者可于任何年龄手术。③介入性治疗。非手术法，经导管送入微型弹簧伞或蘑菇伞堵住动脉导管，近年已广泛使用。

2. D

【解析】法洛四联症是最常见的发绀型先天性心脏病，青紫为其最早的主要表现。故选 D。

3. A

【解析】2 岁以上小儿的收缩压计算公式为：年龄× 2 + 80 mmHg。故选 A。

4. A

【解析】房间隔缺损时，左向右分流量多少取决于缺损大小、两侧心房压力差和两侧心室充盈阻力。当左心房压力超过右心房时，分流为左向右，右心房、右心室舒张期负荷过重，肺循环血量增多，而左心室、主动脉及体循环血量则减少。故选 A。

5. C

【解析】法洛四联症的 X 线检查：右心室肥大，肺动脉狭窄使心尖圆钝上翘，肺动脉段凹陷而使心影呈靴形。肺门影缩小，肺野清晰。故选 C。

6. D

【解析】房间隔缺损是心房间隔先天性发育不全所致的左右心房间异常交通。体征为胸骨左缘第 2、3 肋间闻及Ⅱ~Ⅲ级收缩期喷射性杂音，肺动脉瓣区第 2 心音亢进，伴固定性分裂。故选 D。

7. B

【解析】动脉导管未闭，动脉水平发生左向右分流，肺静脉回流至左心房及左心室的血容量增加，导致左心房及左心室的容量负荷增加，而使得左心室心输出量增加，主动脉收缩压增加；此时有部分血流经未闭的导管分流至肺动脉。当左心室舒张时，主动脉舒张压高于肺动脉舒张压，故部分血液继续由主动脉经导管流向肺动脉，使舒张压降低，脉压增大。故选 B。

8. C

【解析】胎儿正常血液循环特点：①胎儿的营养与气体交换是通过胎盘与脐血管来完成的。脐静脉血是纯氧合血，来自于胎盘而不是肺。②只有体循环，几乎无肺循环。③胎儿体内绝大部分是混合血（肝脏是纯动脉血供应）。④静脉导管、卵圆孔及动脉导管是胎儿血液循环中的特殊通道。⑤胎儿时期肝血的含氧量最高，心、脑、上肢次之，而下半身血的含氧量最低。故选 C。

9. B

【解析】法洛四联症是存活婴儿中最常见的青紫型先天性心脏病。由以下 4 种畸形组成：肺动脉狭窄、室间隔缺损、主动脉骑跨、右心室肥大。故选 B。

【点评】记忆为“飞侠失去四大坐骑”。

10. B

【解析】室间隔缺损导致肺动脉扩张，后者压迫喉返神经可以出现声音嘶哑。故选 B。

11. B

【解析】法洛四联症最重要的畸形是肺动脉狭窄。在此基础上，肺动脉痉挛可导致脑缺氧，表现为四肢抽搐、青紫加重、神志不清、呼吸急促，持续 2~3 min。

12. B

【解析】动脉导管未闭引起的症状的轻重取决于动脉导管的粗细及主、肺动脉压差。轻者临床无症状，仅体检时偶然发现杂音。导管较粗，分流量较大者，可出现消瘦、气急、咳嗽、乏力、多汗、心悸等，偶有声音嘶哑。心脏检查在胸骨左缘第 2 肋间可闻及响亮粗糙的连续性机器样杂音，伴震颤，向左颈部传导。肺动脉瓣第 2 心音亢进。肺动脉压增高者可只听到收缩期杂音。分流量大者还可闻及心尖部柔和的舒张期杂音。故选 B。

13. A

【解析】房间隔缺损体检可见心前区隆起，心尖搏动弥散，心浊音界扩大。大多数病例于胸骨左缘第 2~3 肋间可闻及 2/6~3/6 级收缩期杂音，呈喷射性，系右心室排血量增多，引起右心室流出道（肺动脉瓣）相对狭窄所致。肺动脉瓣区第 2 心音亢进并固定分裂（分裂不受呼吸影响）。左向右分流量较大时，可在胸骨左缘下方听到舒张期杂音（系三尖瓣相对狭窄所致）。故选 A。

14. D

【解析】房间隔缺损杂音的位置和特点即胸骨左缘第 2~3 肋间可闻及 2/6~3/6 级收缩期杂音，肺动脉瓣区第 2 心音亢进，伴固定性分裂。X 线检查示右心房、右心室扩大。故选 D。

15. E

【解析】口周发绀，心前区可闻及 3 级左右的收缩期喷射音。X 线示右心室肥大，肺动脉段凹陷，心脏呈靴形，肺野清晰，均为法洛四联症的临床表现。故选 E。

【点评】常见先天性心脏病的考点：

	房缺	室缺	PDA（导管未闭）	TOF（法四）
心脏体征	第2、3肋间收缩期喷射性吹风样杂音	第3、4肋间全收缩期粗糙杂音，P2可亢进	第2肋间连续机器样伴震颤	第2~4肋间收缩喷射性杂音，P2减弱
心脏变化	右房、右室大	左室大为主	左房、左室大	右室大，靴形心

16. B

【解析】大型室间隔缺损出现体循环供血不足的表现，如生长发育落后，呼吸急促，多汗，吃奶费劲，常需间歇，消瘦、苍白、乏力，易患呼吸道感染甚至心力衰竭。有时出现声音嘶哑（系扩张的肺动脉压迫喉返神经），当剧烈哭吵、咳嗽或患肺炎时，可出现暂时性青紫。体检：心前区隆起，心界增大，心尖搏动弥散，胸骨左缘第3~4肋间可闻及3/6~5/6级粗糙的全收缩期杂音，传导广泛，杂音最响部位可触及震颤。肺血流量大于体循环1倍以上时，肺动脉第2心音亢进。缺损很大且伴有明显肺动脉高压者，右心室压力亦显著升高，此时左向右分流减少，甚至出现右向左分流，而出现青紫。形成永久性肺动脉高压时，患儿呈现持续青紫，即称艾森曼格综合征。并发症：易并发支气管肺炎，还有充血性心力衰竭、肺水肿及亚急性细菌性心内膜炎。

17. D

【解析】发绀、喜蹲踞是法洛四联症的突出表现。胸骨左缘第2~4肋间可闻及3级左右的收缩期喷射性杂音，X线检查示肺血减少，肺动脉段凹陷。主动脉影增宽，心尖上翘，构成典型"靴形心"。故选D。

18. A

【解析】胸骨左缘第3~4肋间可闻及3~4级全收缩期杂音，传导广泛，有震颤。胸片示：肺血管影增粗，肺动脉段突出，左、右心室大，左心房亦增大，均为室间隔缺损的特点。故选A。

19. D　20. A　21. B

【解析】法洛四联症属于右向左分流，胸部X线片示肺野清晰；动脉导管未闭属于主动脉降部分流至肺动脉的左向右分流，胸部X线片示肺血多、主动脉弓增大；房间隔缺损属于左心房向右心房分流的左向右分流，胸部X线片示肺血多，右心房、右心室增大。

22. D　23. B　24. E

【解析】胸部X线片示肺动脉凹陷见于法洛四联症；动脉导管未闭可出现胸骨左缘第2肋间粗糙响亮的连续机器样杂音，P2亢进，周围血管征阳性。当出现肺动脉高压时可见只有下半身青紫，胸部X线片示左心房、左心室增大，肺动脉段突起。

几种常见先天性心脏病的临床表现、诊断、鉴别诊断及治疗方法

分类	左向右分流型（潜在青紫型）			右向左分流型（青紫型）
心脏畸形	VSD	ASD	PDA	TOF（肺动脉狭窄、室间隔缺损、主动脉骑跨、右心室肥大）
症　状	生长发育落后、乏力，活动后心悸气短，咳嗽，声嘶，肺动脉高压时有青紫	同左	同左，差异性青紫；脉压↑，出现周围血管征	青紫（吃奶及哭闹时重），发育落后，乏力，喜蹲踞，可有阵发性的晕厥，杵状指趾
心脏体征	胸骨左缘第3、4肋间3~4级粗糙的全收缩期吹风样杂音，传导范围广，P2亢进	第2、3肋间2~3级收缩期喷射性杂音，P2亢进，固定分裂	第2肋间2~4级连续性机器样音，P2亢进	胸骨左缘第2、4肋间2~4级喷射性收缩期杂音，传导范围较广
胸片检查	肺野充血，肺动脉段凸起，有"肺门舞蹈"征；PDA主动脉结正常或凸出			肺野清晰、凹陷，主动脉弓凸起
ECG、B超、血象	LV、RV大，LA可大	RA、RV大，右轴偏	LA、LV大	RV大，靴形心，RBC↑
并发症	支气管肺炎、支气管炎、充血性心衰、肺水肿、感染性心内膜炎			脑血栓、脑脓肿、感染性心内膜炎
治疗	内科：适当活动、防治感染、改善心功能、定期随访，安全过渡到手术年龄 新生儿PDA应用消炎痛或布洛芬0.2 mg/kg，间隔12 h后重复应用。第2、3次各0.1 mg/kg，总量≤0.3~0.6 mg/kg 外科：导管介入封堵术，根治手术，注意手术禁忌证			内科：抢救缺氧发作常用普萘洛尔，患者膝胸位，补充水分预防血栓形成 外科：手术

第十三章 泌尿系统疾病

1. E

【解析】本病多见于儿童和青少年，以5~14岁多见，50%~70%有肉眼血尿，100%有镜下血尿；70%的病例有水肿，呈非凹陷型；30%~80%的病例有血压增高；严重症状常在1~2周发生。故选E。

2. B

【解析】急性肾小球肾炎常于感染后发病。其最常见的致病菌为β-溶血性链球菌，偶见葡萄球菌、肺炎球菌、伤寒杆菌、白喉杆菌及原虫类如疟原虫、血吸虫和病毒。临床上以急性链球菌感染后肾小球肾炎最为常见。故选B。

3. B

【解析】该病最早出现的症状是水肿，始自眼睑、颜面，渐及四肢全身。故选B。

4. D

【解析】肾病综合征的典型特点是“三高一低”，指的是大量的蛋白尿、明显水肿、高脂血症和低蛋白血症。其中大量的蛋白尿和低蛋白血症是诊断的必备条件。大量尿蛋白是诊断肾病综合征的最主要条件。故选D。

5. B

【解析】小儿肾脏生理功能包括：肾小球滤过功能、肾小管重吸收及排泄功能、调节酸碱平衡功能、浓缩和稀释功能、内分泌功能，但是功能比成人弱。其中内分泌功能包括产生肾素、前列腺素、促红细胞素等，不包括产生抗利尿激素的功能。故选B。

6. E

【解析】急性肾小球肾炎的血清补体测定：80%~90%病例在病程早期2周之内血清C_3均明显降低，多于4~8周恢复正常。至第8周94%的病例恢复正常。若8周后C_3仍低应考虑其他肾小球疾病，如膜增生性肾小球肾炎（MPGN）。

7. D

【解析】急性肾小球肾炎无特异治疗方法。急性期需卧床2~3周，水肿消退，肉眼血尿消失，血压正常，即可下床活动或户外散步。血沉正常可上学，尿阿迪（Addis）计数（12 h尿细胞排泄数）正常后才能参加体育锻炼。故选D。

8. B

【解析】小儿肾病综合征的并发症有：①感染，最常见的为呼吸道感染；②低血容量性休克；③电解质紊乱，常见为低钾、低钠血症和低钙血症；④血管栓塞；⑤急性肾衰竭，多数为起病或复发时低血容量所致的肾前性肾衰竭。

9. D

【解析】治疗小儿原发性肾病综合征的首选药物是糖皮质激素，属于肾上腺皮质激素。故选D。

10. E

【解析】急性链球菌感染后，2周内出现补体C_3下降，2周之后逐渐回升，并且发病8周之内逐渐恢复至正常，这是急性肾炎的特征性表现。辅助患者的临床表现可以进行临床诊断。故选E。抗“O”升高，只能提示患者近期有链球菌的感染。B、C、D选项更加不特异，许多疾病都可以引起这些生化改变。故选E。

11. D

【解析】急性肾小球肾炎患者在饮食上应限盐及水。故选D。

12. A

【解析】鉴别肾炎型肾病综合征和单纯型肾病综合征的依据是前者具有下列表现：①持续性血尿，尿红细胞>10/HP（指分散在2周内进行的3次以上离心尿检查）；②反复出现高血压：学龄儿童>130/90 mmHg（17.3/12.0 kPa），学龄前儿童>120/80 mmHg（16.0/10.7 kPa），并排除糖皮质激素所致者；③持续性氮质血症：血尿素氮（BUN）>10.7 mmol/L，并排除由于血容量不足所致者；④血总补体（CH_{50}）或血C_3持续降低，低于0.8~1.5 g/L。

13. A

【解析】急性肾小球肾炎患儿在病程早期突然发生惊厥，最可能的原因是高血压脑病引起脑水肿所致。

14. D

【解析】急性肾小球肾炎的治疗包括：休息、限制饮食（限盐、限水、限蛋白质）、抗感染、利尿降压等对症治疗。

15. E

【解析】该病临床表现为急性起病，血尿、蛋白尿、水肿、高血压和肾小球滤过率下降，临床常见一过性氮质血症，血中尿素氮、肌酐升高。故选E。

16. B

【解析】肾病综合征诊断标准：大量蛋白尿（尿蛋白+++~++++），血浆白蛋白低于30 g/L；血浆胆固醇高于5.7 mmol/L；不同程度的水肿。在此基础上凡具有以下4项之一或多项者属于肾炎型肾病：①2周内分别3次以上离心尿检查RBC≥10/HP，并证实为肾小球源性血尿者。②反复或持续高血压，学龄儿童≥130/90 mmHg；学龄前儿童≥120/80 mmHg，并除外糖皮质激素等原因所致。③肾功能不全，并排除由于血容量不足等所致。④持续低补体血症。故选 B。

17. D

【解析】患儿急性起病，水肿、少尿、高血压、尿检查有蛋白质、红细胞管型，2 周前有链球菌感染性扁桃体炎，血清补体 C_3 降低，可诊断为急性链球菌感染后肾小球肾炎。急性链球菌感染后肾小球肾炎的肾脏病理类型是毛细血管内增生性肾小球肾炎。

18. A

【解析】根据以上病例的描述，患儿急性起病，尿检有红细胞、蛋白质和管型，且有水肿、少尿、高血压，均可诊断为急性肾炎，血清 C_3 降低提示有链球菌感染，故最可能的诊断是 A。故选 A。

19. D

【解析】急性肾小球肾炎的诊断要点：①前驱感染：秋冬季以呼吸道感染常见，夏秋季则为皮肤感染，前者前驱期多为 1~2 周，后者前驱期多为 2~3 周。②典型表现：少尿、水肿、血尿、高血压。③严重表现：循环充血、高血压脑病和急性肾功能不全，多发生于起病 1~2 周内。本病的关键治疗是利尿。

20. A

【解析】少数急性肾小球肾炎患儿在疾病早期会发生高血压脑病，血压突然上升，往往在（150~160）/（100~110）mmHg 以上，年长儿会主诉剧烈头痛、呕吐、复视或一过性失明，严重者出现惊厥、昏迷。故选 A。

21. E

【解析】患儿大量蛋白尿、低蛋白血症、高度水肿、高胆固醇血症（三高一低），但尿红细胞只有 5/HP，没有超过 10/HP，属于单纯性肾病，故治疗首选泼尼松口服。

22. D

【解析】患儿 4 岁慢性肾衰竭，因饮食控制欠佳，导致血钾升高。高钾血症的主要表现为：①心电图异常与心律失常。高钾血症时心率减慢而不规则，可出现室性早搏和心室颤动，甚至心搏停止。②神经、肌肉症状：高钾血症时患儿精神萎靡，嗜睡，手足感觉异常，腱反射减弱或消失。严重者出现弛缓性瘫痪、尿潴留甚至呼吸麻痹。故综合患儿的病情发展，考虑心搏骤停的原因是高钾血症。

23. D

【解析】激素疗效判断：①激素敏感。激素治疗后 8 周内尿蛋白转阴，水肿消退；②激素部分敏感。治疗后 8 周内水肿消退，但尿蛋白仍为（+~++）。③激素耐药：治疗满 8 周，尿蛋白仍≥（+++）以上者；④激素依赖：对激素敏感，用药即缓解，但减量或停药 2 周内复发，恢复用量或再次用药又可缓解并重复 2~3 次者。

24. A

【解析】该病例中，患儿急性起病，水肿、少尿、血尿和蛋白尿，均符合急性肾小球肾炎的症状，另外 ASO 600 U，可进一步诊断为 APSGN。而泌尿系感染主要以发热、寒战、腹痛等全身症状伴明显的尿路刺激症状为表现，不符合。单纯型肾病与肾炎型肾病都属于肾病综合征的范畴，主要表现为：①大量蛋白尿；②低蛋白血症；③高脂血症；④明显水肿。也不符合。故选 A。

25. E

【解析】肾病综合征的临床分型：

（1）单纯型肾病：国内儿科诊断标准为：大量蛋白尿（+++~++++）持续时间>2 周，24 h 尿蛋白定量>0.05 g/kg；血清白蛋白<30 g/L；胆固醇>5.7 mmol/L；水肿可轻可重。

（2）肾炎型肾病：除有单纯型肾病上述表现，凡具有以下 4 项中之一项或多项者属肾炎型肾病。①尿红细胞>10/HP（指分散在 2 周内进行的 3 次以上离心尿检查）；②反复出现高血压：学龄儿童>130/90 mmHg（17.3/12.0 kPa），学龄前儿童>120/80 mmHg（16.0/10.7 kPa），并排除皮质激素所致者；③持续性氮质血症：尿素氮（BUN）>10.7 mmol/L，并排除由于血容量不足所致者；④血总补体（CH50）或血 C_3 持续降低<0.8~1.5 g/L。

26. C

27. A

【解析】休息：症状重者急性期卧床休息 2~3 周，直到肉眼血尿消失，水肿消退，血压正常即可下床做轻微活动或户外散步。补体回升，可以出院；血沉正常可上学，但应避免剧烈活动，仅限于完成课堂作业；尿阿迪计数正常后方可恢复正常体力活动。

28. D　29. A

【解析】链球菌感染后急性肾小球肾炎的病理改变是毛细血管内增生性肾小球肾炎，而儿童原发性肾病综合征最常见的病理类型是微小病变肾病。

30. C　31. D　32. A

【解析】该病例中，患儿尿少，颜面与下肢非凹陷性水肿，高血压，尿常规蛋白（+），红细胞 20/HP，白细胞 2/HP，均符合急性肾小球肾炎的症状。急性肾小球肾炎患儿在起病第 1 周内，由于水、钠潴留，血浆容量增加而出现循环充血，轻者仅有轻度呼吸急促，肺部出现湿啰音，肝大；严重者表现为明显气急，端坐呼吸频咳，咳泡沫痰甚至带粉红色。心率增快，有时呈奔马律，肝大。危重病例可因急性肺水肿于数小时内死亡。急性肾小球肾炎治疗的关键是应用利尿剂，可选用氢氯噻嗪（双氢氯噻嗪）或呋塞米（速尿）口服，重症要用呋塞米肌内注射或静脉注射。

33. E **34. C** **35. B**

【解析】根据患儿前驱感染史，典型的血尿、水肿、少尿、高血压四大临床表现，尿常规检测蛋白(+)，大量红细胞，血 ASO 升高，血沉增快，血补体 C_3 下降。可诊断为急性肾小球肾炎，患儿血压 150/105 mmHg 达到高血压脑病的标准，原则为选用降血压效力强而迅速的药物以防止高血压脑病。首选硝普钠。对有水肿、高血压者，应限食盐及水直到水肿消退，血压正常。食盐以 60 mg/（kg·d）为宜。水分一般以不显性失水加尿量计算。有氮质血症者应限蛋白，可给优质动物蛋白 0.5 g/（kg·d）。80%~90%的患者血清 C_3 下降，至第 8 周 94%的病例恢复正常。

第十四章 血液系统疾病

1. A

【解析】人体铁吸收率最高的部位是十二指肠及空肠上段。

2. B

【解析】营养性巨幼细胞性贫血是由于缺乏维生素 B_{12} 或（和）叶酸所致的一种大细胞性贫血。故选 B。

3. C

【解析】营养性缺铁性贫血用铁剂治疗有效者，于 48~72 h 后网织红细胞即见升高，5~7 d 达高峰，2~3 周后降至正常。治疗 1~2 周后，血红蛋白逐渐上升，临床症状随之好转，但铁剂需继续服用至血红蛋白正常后 1~2 个月停药，以补足铁的贮存量。故选 C。

4. B

【解析】维生素 B_{12} 能促使脂肪代谢产生的甲基丙二酸转变成琥珀酸而参与三羧酸循环，此作用与神经髓鞘中脂蛋白形成有关，因而能保持中枢和外周髓鞘神经纤维的功能完整性；当其缺乏时，可导致中枢和外周神经髓鞘受损，因而出现神经精神症状。叶酸缺乏主要引起情感改变，偶见深感觉障碍，故维生素 B_{12} 缺乏与叶酸缺乏所致营养性巨幼细胞贫血临床表现的主要区别点是有无神经系统症状。

5. D

【解析】主要预防措施包括：①提倡母乳喂养，因母乳中铁的吸收利用率较高；②做好喂养指导，无论是母乳或人工喂养的婴儿，均应及时添加含铁丰富且铁吸收率高的辅助食品，如精肉、血、内脏（如肝脏）、鱼等，并注意膳食合理搭配，婴儿如以鲜牛乳喂养，必须加热处理以减少牛奶过敏所致肠道失血；③婴幼儿食品（谷类制品、牛奶制品等）应加入适量铁剂加以强化；④对早产儿，尤其是非常低体重的早产儿宜自 2 个月左右给予铁剂预防。

6. D

【解析】6~14 岁儿童血红蛋白值的低限为 120 g/L，低于此低限值为贫血。故选 D。

7. C

【解析】婴儿期白细胞数维持在 $10×10^9$/L 左右，8 岁后接近成人水平。故选 C。

8. C

【解析】小儿初生时白细胞数为（15~20）$×10^9$/L，生后 6~24 h 升高达（21~28）$×10^9$/L，然后逐渐下降，1 周后平均为 $12×10^9$/L，6~12 个月维持在 $10×10^9$/L 左右，8 岁后接近成人水平。故选 C。

9. B

【解析】小儿生理性贫血是指出生后 2~3 个月小儿普遍发生的一种贫血。故选 B。

10. B

【解析】缺铁性贫血主要是由于铁缺乏导致，故需服用铁剂治疗。首选口服铁剂治疗，常用硫酸亚铁，同时加服维生素 C 以增加铁的吸收。故选 B。

11. D

【解析】营养性缺铁性贫血和营养性巨幼红细胞性贫血时，体内缺乏铁、维生素 B_{12} 和叶酸，造血物质不足导致红细胞生成减少；原发性或继发性再生障碍性贫血时，骨髓造血功能不良，导致体内红细胞生成不足。所以 A、B、C、E 选项均属于红细胞生成不足性贫血。故选 D。

12. B

【解析】对早产儿，尤其是非常低体重的早产儿，宜自 2 个月左右给予铁剂预防。故选 B。

13. B

【解析】因母乳中铁的吸收利用率较高，所以提倡母乳喂养可以有效预防营养性缺铁性贫血。故选 B。

14. E

【解析】缺铁性贫血的特点：①血红蛋白降低比红细胞减少明显，呈小细胞低色素性贫血；②血涂片可见红细胞大小不等，以小细胞为多，中央淡染区扩大；③平均红细胞容积（MCV）<80 fl，平均红细胞血红蛋白量（MCH）<26 pg，平均红细胞血红蛋白浓度（MCHC）<0.31；④网织红细胞数正常或轻度减少；⑤血清铁蛋白<12 μg/L；⑥白细胞、血小板一般无特殊改变。

15. A

【解析】红细胞 2.1×10^{12}/L，血红蛋白 80 g/L，计算 MCH 为 38 pg，大于 32 pg，故红细胞数目降低比血红蛋白量降低更明显。此外皮肤蜡黄、虚胖、肝脾轻度增大均提示有贫血症状，故最可能的诊断是营养性巨幼细胞贫血。故选 A。

16. C

【解析】缺乏叶酸所致的巨幼细胞贫血给予叶酸治疗，同服维生素 C 能促进叶酸利用。故选 C。

17. E

【解析】巨幼红细胞性贫血的临床表现：①虚胖或伴轻度水肿，毛发稀疏发黄，严重者可有皮肤出血点或瘀斑。②多数为轻度或中度贫血。患儿面色苍黄，疲乏无力。常伴有肝、脾大。维生素 B_{12} 缺乏者，可表现出特征性神经症状。③烦躁不安、易怒。维生素 B_{12} 缺乏者还可出现表情呆滞、嗜睡，反应迟钝，少哭不笑，智力、动作发育落后，甚至退步。此外，还常出现肢体、舌、头部和全身震颤，甚至抽搐、踝阵挛及巴宾斯基征阳性等。④外周血象检查平均红细胞体积增大，MCV>94 fl。⑤血清维生素 B_{12}<100 μg/L，血清叶酸<3μg/L，提示叶酸缺乏。

18. C

【解析】患儿偏食，不喜欢吃鱼、肉、蛋和蔬菜，Hb 80 g/L，血涂片示红细胞大小不等，小细胞为多，提示为缺铁性贫血。其原因主要是铁摄入量不足，食物中含铁量均低所致。

19. B

【解析】根据外周血红蛋白或红细胞数可将新生儿贫血分为轻、中、重、极重 4 度。Hb 为 144～120 g/L 为轻度，120～90 g/L 属中度，90～60 g/L 为重度，<60 g/L 为极重度。

20. E

【解析】营养性巨幼细胞贫血患者需要补充维生素 B_{12} 和叶酸。其中维生素 B_{12} 500～1 000 μg 1 次肌内注射，或每次肌内注射 100 μg，每周 2～3 次，连用数周，直至临床症状好转，血象恢复正常为止。当有神经系统受累表现时，每日 1 mg 连续肌内注射 2 周以上。故选 E。

21. D

【解析】根据该患儿面色苍白，早产儿，鲜牛奶喂养未添加辅食，肝脾大，血红蛋白和红细胞数均下降，血红蛋白降低比红细胞数减少明显，平均红细胞体积小，血清铁蛋白降低，最可能的诊断为缺铁性贫血。因该患儿血象特点为小细胞低色素性贫血。故选 D。

22. C

【解析】血象检查：

（1）血红蛋白降低比红细胞减少明显，呈小细胞低色素性贫血。

（2）血涂片可见红细胞大小不等，以小细胞为多，中央淡染区扩大。

（3）MCV<80 fl，MCH<26 pg，MCHC<0.31。

（4）网织红细胞数正常或轻度减少。

（5）白细胞、血小板一般无特殊改变。

23. A　　24. B　　25. E

【解析】营养性巨幼细胞贫血时红细胞生成减少，故红细胞数目降低比血红蛋白量降低更明显；营养性缺铁性贫血血红蛋白生成不足，故血红蛋白量降低比红细胞数目降低更明显；生理性贫血是指出生后的婴儿由于体内红细胞破坏、血红蛋白降低引起的一种贫血表现，这是每个婴儿生长发育过程中必然出现的一种正常生理现象，不需要治疗。

26. D　　27. E

【解析】胚胎期分 3 个不同的造血期：中胚叶造血期、肝脏造血期和骨髓造血期。第 4 周时处于中胚叶造血期，第 6 周后进入肝脏造血期。

28. A　　29. D

【解析】胚胎期分三个不同的造血期。①中胚叶造血期：在胚胎第 3 周开始出现卵黄囊造血，之后在中胚叶组织中出现广泛的原始造血成分。在胚胎第 6 周后，中胚叶造血开始减退。②肝脾造血期：自胚胎 6～8 周时开始，肝脏出现活动的造血组织，并成为胎儿中期的主要造血部位。胚胎第 8 周起，脾脏开始造血，胎儿 5 个月后，脾脏造红细胞和粒细胞功能逐渐减退，此期胸腺与淋巴结也参与造血。③骨髓造血期：胚胎第 6 周时开始出现骨髓，至胎儿 4 个月时才开始造血，并迅速成为造血的主要器官。出生 2～5 周后骨髓成为唯一的造血场所。

【点评】胎儿造血器官：

胎儿时期	造血器官
胚胎期	卵黄囊
妊娠 6～8 周	胎肝
妊娠 4 个月起	骨髓

30. C　　31. E

【解析】同第 19 题

32. A　　33. B　　34. A　　35. C

【解析】Hb 80 g/L，RBC 3.5×10^{12}/L，血红蛋白量比红细胞数降低明显，结合喂养史及该患儿有肝脾大症状，第 32 题选 A。血清铁蛋白（SF）可较敏感地反映体内贮存铁情况，在缺铁的 ID 期即已降低，有助于营养性缺铁性贫血的确立诊断。故第 33 题选 B。铁剂是治疗营养性缺铁性贫血的特效药，同时加服维生素 C，可使三价铁还原成二价铁，使其易于溶解，增加吸收。故第 34 题选 A。口服铁剂 12～24 h 后，细胞内含铁酶开始恢复，临床症状好转，烦躁精神症状减轻，食欲增加；36～48 h 开始出现红系统增生现象；网织红细胞于服药后 48～72 h 开始上升；铁剂治疗 1～2 周后血红蛋白开始上升。故第 35 题选 C。

36. E　37. C　38. E

【解析】综合患儿的年龄、喂养方式，以及临床表现为面色苍白、肝脾大、血常规结果小细胞低色素中度贫血，可以首先考虑缺铁性贫血。补充铁剂 12～24 h 后，细胞内含铁酶开始恢复，烦躁等精神症状减轻，食欲增加。网织红细胞于服药 2～3 d 后开始上升，5～7 d 达高峰，2～3 周后下降至正常。治疗 1～2 周后血红蛋白逐渐上升，通常于治疗 3～4 周达到正常。血红蛋白恢复正常后再继续服用铁剂 6～8 周，以增加铁储存。

【点评】缺铁性贫血的分期

分期	特点
铁减少期（ID）	血清铁蛋白降低，余正常
红细胞生成缺铁期（IDE）	血清铁蛋白降低，红细胞内游离原卟啉增高
缺铁性贫血期（IDA）	血清铁蛋白降低，红细胞内游离原卟啉增高，血清铁减少，总铁结合力增高，运铁蛋白饱和度降低

第十五章　神经系统疾病

1. B

【解析】婴幼儿时期，由于神经髓鞘形成不完善，当外界刺激作用于神经纤维传入大脑时，因没有髓鞘的隔离，兴奋可传入邻近的神经纤维，不易在大脑皮质形成明确的兴奋灶；同时，各种刺激引起的神经冲动在无髓鞘的神经上传导速度也较缓慢。这就是婴幼儿对外来刺激的反应较慢且易于泛化的主要原因，因不易形成兴奋灶，故易疲劳而进入睡眠状态。

2. E

【解析】脑脊液检查是确诊本病的重要依据，涂片革兰染色或细菌培养可发现致病菌。故选 E。

【点评】化脓性脑膜炎的常考点：

（1）病原菌：脑膜炎球菌。

（2）病理特点：化脓性炎症。

（3）好发人群和时间：年龄较小儿童、冬春季节。

（4）临床表现：中枢神经系统表现。

（5）脑脊液特点：白细胞总数显著增多，>1 000×10^6/L，以中性粒细胞为主；糖含量显著降低，氯化物降低，蛋白质含量增高。

（6）诊断方法：脑脊液发现脑膜炎球菌。

（7）并发症：硬脑膜下积液（头颅透光检查和 CT 扫描可协助诊断）。

3. E

【解析】新生儿脑相对大，脊髓相对长，其末端在第 3、4 腰椎下缘，故腰椎穿刺时应在第 4、5 腰椎间隙进针。故选 E。

4. E

【解析】包括诊断初步确立但致病菌尚未明确，或院外不规则治疗者。应选用对肺炎链球菌、脑膜炎球菌和流感嗜血杆菌三种常见致病菌皆有效的抗生素。目前主要选择能快速在患者脑脊液中达到有效灭菌浓度的第三代头孢菌素，包括头孢噻肟 200 mg/（kg · d），或头孢曲松 100 mg/（kg · d），疗效不理想时可联合使用万古霉素 40 mg/（kg · d）。对 β 内酰胺类药物过敏的患儿，可改用氯霉素 100 mg/（kg · d）。

5. D

【解析】硬膜下积液是化脓性脑膜炎常见的并发症，发生年龄多数在 1～9 个月，约占 90%。颅骨透照试验检查简便、易行。故选 D。

6. E

【解析】患儿急性发热起病，伴有反复惊厥、意识障碍、颅内压增高、脑膜刺激征，提示化脓性脑膜炎，应进一步首选脑脊液检测确立诊断。

7. C

【解析】硬脑膜下积液多发生在化脓性脑膜炎起病 7～10 d 时，临床特征有体温不退或退而复升；病程中出现进行性前囟饱满、颅缝分离、头围增大、惊厥、呕吐、意识障碍等。故选 C。

8. C

【解析】根据患者发热伴轻咳 5 d，近 2 d 出现频繁呕吐，前囟饱满，脑脊液检查结果，可以判定为化脓性脑膜炎（白细胞升高明显、蛋白增高、糖和氯化物均降低）。结核性脑膜炎：脑脊液外观毛玻璃样，WBC<500×10^6/L，分类以淋巴细胞为主。隐球菌性脑膜炎：是真菌感染，脑脊液改变和结核性脑膜炎相似，脑脊液中能找到致病真菌。病毒性脑膜炎：脑脊液外观清亮，糖和氯化物正常。中毒性脑病：脑脊液外观清亮，白细胞、蛋白质、糖和氯化物均正常。

9. B

【解析】小儿高热惊厥，临床一般选用苯巴比妥（鲁米那）控制惊厥。故选 B。

10. A

【解析】高热惊厥的诊断要点：6 个月至 5 岁；惊厥发生于高热或体温上升时；发作前后无神经系统异常。故选 A。

11. B

【解析】2 岁男孩，发热、昏迷，血压测不出，全身可见较多瘀点、瘀斑，双下肢有融合成片的紫癜，于 2 月 3 日就诊。提示流行性脑脊髓膜炎，其最重要的检查是脑脊液常规。

12. C　13. A

【解析】不同年龄小儿感染该病的致病菌有很大差异，新生儿及出生 2~3 个月以内的婴儿化脓性脑膜炎，常见致病菌是大肠杆菌和金黄色葡萄球菌；出生 2~3 个月后的小儿化脓性脑膜炎多由 B 型流感嗜血杆菌、肺炎链球菌和脑膜炎双球菌引起；5 岁以上主要致病菌是脑膜炎双球菌和肺炎链球菌。

14. C　15. E　16. D

【解析】患儿有高热和神经系统的症状，白细胞明显升高，中性粒细胞比例升高，提示细菌感染，故考虑化脓性脑膜炎。由于颅内感染和颅内高压，会表现出一系列的颅内高压和脑膜刺激征的征象。例如，脑膜刺激征表现为颈强直、Kernig 征阳性、Brudzinski 征阳性；颅内高压表现为头痛、喷射状呕吐，新生儿会有前囟饱满、颅缝增宽等。最有效的检查方法是做脑脊液的检查。

17. D　18. E

【解析】30% ~ 60% 的化脓性脑膜炎患儿会出现硬膜下积液，多发生在化脓性脑膜炎起病 7 ~ 10 d。临床特征有体温不退或退而复升、前囟饱满、颅缝分离、惊厥等。故第 17 题选 D。化脓性脑膜炎并发硬膜下积液时，可做颅透光检查，必要时行 B 超检查或 CT 扫描。故第 18 题选 E。

19. D　20. D　21. C　22. E

【解析】根据患儿为婴幼儿，急性发热起病，并伴有反复惊厥、肌张力增高、喜哭、易怒、前囟饱满、呕吐等颅内压增高的表现，脑脊液检测结果表明化脓性细菌引起颅内感染，故最可能的诊断是化脓性脑膜炎。化脓性脑膜炎的治疗主要是选择对病原菌敏感，且能较高浓度透过血脑屏障的抗生素。应选用对肺炎链球菌、脑膜炎球菌和流感嗜血杆菌三种常见致病菌皆有效的抗生素。目前主要选择能快速在患者脑脊液中达到有效灭菌浓度的第三代头孢菌素，包括头孢噻肟 200 mg/（kg · d）或头孢曲松 100 mg/（kg · d），疗效不理想时可联合使用万古霉素 40 mg/（kg · d）。对 β 内酰胺类药物过敏的患儿，可改用氯霉素 100 mg/（kg · d）。硬膜下积液的治疗：少量积液无须处理。如积液量较大引起颅压增高症状时，应做硬膜下穿刺放出积液，放液量每次、每侧不超过 15 mL，总量不超过 20 ~ 30 mL。对有抗利尿激素异常分泌综合征表现者，积极控制脑膜炎同时，适当限制液体入量，对低钠症状严重者酌情补充高渗盐水。当血钠为 120 ~ 130 mmol/L，无明显症状时，主要措施是限制水的摄入量，以缓解低渗状态。如血钠 < 120 mmol/L，有明显低钠血症症状时，按 3% 氯化钠 12 mL/kg，可提高血钠 10 mmol/L 计算，先给予 1/2 量，在 2 ~ 4 h 静脉滴注，必要时 4 h 后可重复 1 次。

23. D　24. D

【解析】流行性脑脊髓膜炎是由脑膜炎奈瑟菌（脑膜炎双球菌）引起的急性化脓性脑膜炎。其主要临床表现为突发高热、剧烈头痛、频繁呕吐、皮肤黏膜瘀点、瘀斑及脑膜刺激征，严重者可有败血症休克和脑实质损害，常可危及生命。脑脊液检查是确诊本病的重要依据，表现为压力增高，外观混浊似米汤样，白细胞总数显著增多，分类以中性粒细胞为主，糖含量常有明显降低，蛋白显著增高。

第十六章　内分泌系统疾病

1. E

【解析】散发性甲状腺功能减退症病因有以下几方面。①甲状腺不发育、发育不全或异位：是造成先天性甲状腺功能低下最主要的原因，约占 90%。②甲状腺激素合成障碍：是导致先天性甲状腺功能低下的第 2 位常见原因。③TSH、TRH 缺乏：亦称下丘脑-垂体性甲状腺功能低下或中枢性甲状腺功能低下。④甲状腺或靶器官反应低下。⑤母亲因素：母亲服用抗甲状腺药物或母亲患自身免疫性疾病，存在抗 TSH 受体抗体，均可通过胎盘而影响胎儿，造成甲状腺功能低下，亦称暂时性甲状腺功能低下，通常在 3 个月后好转。而地方性先天性甲状腺功能低下主要因孕妇饮食碘缺乏使胎儿在胚胎期即因碘缺乏而导致甲状腺功能低下。故选 E。

2. B

【解析】散发性甲状腺功能低下主要临床特征有特殊面容、智力低下、生长发育落后、生理功能低下。而地方性甲状腺功能低下常发生甲状腺肿。故选 B。

3. D

【解析】该病主要临床特征有特殊面容、神经系统功能障碍（智力低下、运动发育障碍等）、生长发育停滞（身材矮小）、心血管功能低下（脉搏慢、血压低）、消化道功能紊乱（腹胀、便秘等）。故选 D。

4. C

【解析】生理性黄疸时间延长多是新生儿散发性甲状腺功能低下最早出现的症状，同时伴有腹胀、便秘、脐疝、反应迟钝、喂养困难、哭声低等。故选C。

5. D

【解析】先天性甲状腺功能低下的治疗包括：一旦确诊立即治疗；终生治疗；随时调整剂量；供给充足的蛋白质、维生素和矿物质等，保证生长发育需要。一般用甲状腺素制剂（L-甲状腺素钠、干甲状腺片）治疗，无须加用碘剂。故选D。

6. A

【解析】患儿智力低下、伴有特殊面容和体态、生长迟缓，提示先天性甲状腺功能低下，应进一步做甲状腺功能检测，如T_3、T_4降低，TSH明显升高即可确诊。

7. E

【解析】根据病史（生后48 h排胎便、喂养困难并常呕吐、腹胀、便秘、脐疝、哭声低等）易误诊断为先天性巨结肠。但本题要注意到：该患儿过期产，出生体重为正常高值上限，另外反应迟钝、皮肤中度黄染、心音低钝，这些指标综合起来考虑可以诊断为先天性甲状腺功能减退症。故选E。

8. A

【解析】该病例中的患儿具有头大、颈短、面容呆板、身材矮小、四肢短而躯干长、囟门关闭迟、出牙迟、皮肤粗糙、动作发育迟缓等表现，高度怀疑为散发性甲状腺功能减退症，应尽早使用甲状腺素片治疗。故选A。

9. D　　10. A　　11. D

【解析】特殊面容（唇厚舌大，舌外伸），发育迟缓，智力低下，腹胀便秘，脐疝都是甲状腺功能低下的典型临床表现。故第9题选D。考虑甲状腺功能低下时，可进行甲状腺功能检查，测定外周血TSH、T_3、T_4。故第10题选A。先天性甲状腺功能低下一旦确诊应立即治疗，需终身服用甲状腺素。故第11题选D。

第十三篇　传染病、性传播疾病

第一章　传染病总论

1. C

【解析】根据《突发公共卫生事件应急条例》，有关部门、医疗卫生机构应当对传染病做到早发现、早报告、早隔离、早治疗，切断传播途径，防止扩散。

2. D

【解析】传染病的预防包括改善卫生条件、加强健康教育、加强人群免疫和加强传染病监测。

3. C

【解析】包虫病，丝虫病属于丙类传染病。

【点评】

甲类传染病	鼠疫和霍乱
乙类传染病	传染性非典型肺炎、艾滋病、病毒性肝炎、脊髓灰质炎、人感染高致病性禽流感、麻疹、流行性出血热、狂犬病、流行性乙型脑炎、登革热、炭疽、细菌性和阿米巴性痢疾、肺结核、伤寒和副伤寒、流行性脑脊髓膜炎、百日咳、白喉、新生儿破伤风、猩红热、布鲁氏菌病、淋病、梅毒、钩端螺旋体病、血吸虫病、疟疾、甲型 H1N1 流感（原称人感染猪流感）

4. C

【解析】医疗机构发现甲类传染病时，应当及时采取下列措施：①对患者、病原携带者，予以隔离治疗，隔离期限根据医学检查结果确定；②对疑似患者，确诊前在指定场所单独隔离治疗；③对医疗机构内的患者、病原携带者、疑似患者的密切接触者，在指定场所进行医学观察和采取其他必要的预防措施。

5. A

【解析】暴发是指短时间内的突然发病。

【点评】

流行性	某些疾病在某地区的发病显著超过该病历年散发发病率水平
季节性	某些疾病在一定季节内呈现发病率升高的现象
周期性流行	疾病发生频率经过一个相当规律的时间间隔，呈现规律性变动的状况
变异性	病原体在传播过程中基因水平上的结构改变

6. B

【解析】突发事件监测机构、医疗卫生机构和有关单位发现有医疗机构发现发生或者可能发生传染病暴发流行时，应当在 2 小时内向所在地县级人民政府卫生行政主管部门报告；接到报告的卫生行政主管部门应当在 2 小时内向本级人民政府报告，并同时向上级人民政府卫生行政主管部门和国务院卫生行政主管部门报告。

7. B

【解析】根据《传染病防治法》规定：甲类传染病患者、病原携带者或者疑似传染病患者，乙类传染病中艾滋病、肺炭疽均按甲类处理。

8. C

【解析】《传染病防治法》第五条规定：各级政府卫生行政部门对传染病防治工作实施统一监督管理；各级各类卫生防疫机构按照专业分工承担责任范围内的传染病监测管理工作；各级各类医疗保健机构承担责任范围内的传染病防治管理任务，并接受有关卫生防疫机构的业务指导。

9. B

【解析】以上五个答案均属于传染病的感染过程类型，其中最常见的是隐性感染。

【点评】传染病的感染过程类型包括：

病原体被清除	病原体侵入人体后，可被人体防御第一线的非特异性免疫屏障如胃酸所清除；亦可被人体的特异性被动免疫所中和，还可被预防注射疫苗或感染后获得的特异性自动免疫而清除
隐性感染（亚临床感染）	病原体侵入人体后，不引起或仅引起轻微的组织损伤，故临床上无明显症状、体征及生化检测异常。仅引起机体产生特异性的免疫应答，诊断依赖免疫学检查检出特异性抗体

续表

显性感染（临床型感染）	病原体侵入人体后，不但引起机体免疫应答。且由于病原体本身和（或）机体的变态反应，导致组织损伤，引起病理改变，出现临床表现而发病
病原携带者	按病原体的不同可分为病毒携带者、细菌携带者及原虫携带者。按其发生于隐性感染或显性感染之后，分别称为健康或恢复期携带者。如携带病原体时间持续3个月以上，则称为慢性携带者。由于携带者持续排出病原体无明显临床症状。而不引起人们注意，成为许多传染病的重要传染源
潜伏性感染	病原体感染人体后，由于机体的免疫功能不足以清除病原体，而将其局限化，但不引起显性感染，病原体长期潜伏于机体内，一旦人体免疫功能下降，才引起显性感染。如单纯疱疹、带状疱疹、疟疾、结核等。潜伏性感染一般不排出病原体，因此与病原携带状态不同

10. B

【解析】《传染病防治法》规定："自然疫源地或者可能是自然疫源地的地区计划兴建大型建设项目时，建设单位在设计任务书批准后，应当向当地卫生防疫机构申请对施工环境进行卫生调查，并根据卫生防疫机构的意见采取必要的卫生防疫措施后，方可办理开工手续。"

11. A

【解析】根据《中华人民共和国传染病防治法》规定：责任疫情报告人发现甲类传染病和乙类传染病中的艾滋病、肺炭疽的患者、病原携带者和疑似传染病患者时，城镇于2小时内，农村于6小时内，以最快的通信方式向发病地的卫生防疫机构报告，并同时报出传染病报告卡。

12. B

【解析】潜伏性感染是指病原体感染人体后，寄生在机体中某些部位，由于机体免疫功能足以将病原体局限化而不引起显性感染，但又不足以将病原体清除，病原体便可长期潜伏下来，待机体免疫功能下降时，则可引起显性感染。

13. D　　14. E

【解析】根据《中华人民共和国传染病防治法》及其实施细则，将法定传染病分为三类。甲类包括鼠疫、霍乱。同时，乙类传染病中的炭疽、传染性非典型肺炎和人感染高致病性禽流感按甲类传染病管理。

15. C　　16. C

【解析】医院中传染源多，易感者通过直接接触传染源或间接接触被传染源污染的日常生活用品而感染；在医疗工作中，由于医疗器械消毒不严格，药物或生物制剂被污染而造成感染；虫媒传播在医院中也较常见。故第15题选C。污染水所造成的病例分布与供水范围一致，有饮用同一污染水源史的人均不同程度发病；而食物经污染后，食用同一污染食物的人会不同程度发病，造成暴发。故第16题选C。

17. A　　18. D

【解析】消毒、杀虫为消除传播途径，隔离、留验、医学观察为控制传染源。

第二章　病毒性肝炎

1. B

【解析】急性普通型肝炎的主要病理变化特点为广泛变性，点状坏死。

【点评】各种肝炎的病理变化如下图所示：

病理变化	特点	临床意义
点状坏死	肝小叶内散在的一至数个肝细胞坏死，广泛变性，同时该处伴有炎症细胞浸润	常见于急性（普通型）肝炎
碎片状坏死	小叶周边界板肝细胞的局灶性坏死、崩解，界板破坏，伴有炎症细胞浸润	常见于慢性活动性肝炎
桥接坏死	为中央静脉与汇管区之间，或两个中央静脉之间出现相互连接的肝细胞坏死带	常见于慢性活动性肝炎
大片坏死	坏死范围大而严重，肝索离解，肝细胞溶解	常见于急性重型肝炎

2. E

【解析】急性重型病毒性肝炎由于起病急，发病严重，其病理变化是有大片的肝细胞广泛坏死，迅速发生肝功能衰竭。而点状坏死、碎片状坏死多发生在急性普通性肝炎，桥接坏死等则发生在慢性普通性肝炎。

3. D

【解析】血液途径传播是我国乙肝、丙肝最常见的传播途径。

4. D

【解析】患者具有既往感染肝炎史，且出现消化道表现以及尿色加深，首先考虑慢性乙肝。该患者尚未出现肝硬化以及肝癌的典型表现。急性肾炎的典型表现为蛋白尿、血尿、水肿和高血压，也不符合。故选 D。

5. E

【解析】抗-HBs 即乙肝表面抗体，其阳性说明机体对乙肝病毒产生了免疫力。

6. D

【解析】在慢性活动性肝炎的基础上出现的重型肝炎，可诊断为慢性重型乙型肝炎。

7. E

【解析】患者的主要表现以消化道表现为主，且曾注射乙肝疫苗，因此考虑诊断为甲肝。

8. D

9. C　10. A　11. D

【解析】炎症局部组织发生的变性和坏死统称为变质。伤寒的病变特点是全身单核-吞噬细胞系统的巨噬细胞增生，故第 9 题选 C。病毒性肝炎为典型的以肝细胞变性坏死为特点的炎症，故第 10 题选 A。流行性脑脊髓膜炎是由脑膜炎球菌引起的急性化脓性脑膜炎，故第 11 题选 D。

第三章　肾综合征出血热

1. D

【解析】发热、出血、白细胞升高、血小板明显降低、尿蛋白（+++）支持肾综合征出血热的诊断，故选 D。

2. A

【解析】符合肾综合征出血热的诊断条件：①患者表现为发热，逐渐出现尿少。②查体显示面部和前胸部发红，并出现出血点。③尿蛋白（++）。

【点评】肾综合征出血热诊断主要依靠临床表现、流行病学史和实验室检查进行诊断。

（1）主要依靠临床特征性症状，早期“三痛”“三红”。

（2）流行病学史；居住或近期到过本病疫区，居住地有鼠。

（3）实验室检查和辅助检查：

1）一般检查。①血常规：病程第 3 日逐渐升高，可达（15～30）$\times 10^9$/L，少数重症患者可达（50～100）$\times 10^9$/L，早期中性粒细胞增多，核左移，有中毒颗粒，重症患者可见幼稚细胞呈类白血病反应。②尿常规：病程第 2 日可出现尿蛋白，第 4～6 病日尿蛋白常达（+++）～（++++），突然出现大量尿蛋白对诊断很有帮助。

2）特异性抗体检测：在第 2 病日即能检出特异性 IgM 抗体，1∶20 为阳性。IgG 抗体 1∶40 为阳性，1 周后滴度上升 4 倍有诊断价值。

3）病原学检查：①病毒分离。将发热期患者的血清、血细胞和尿液等接种细胞分离汉坦病毒。②抗原检查。应用汉坦病毒的多克隆或单克隆抗体可从早期患者的血清、周围血单核细胞、多核细胞以及尿和尿沉渣细胞中检出病毒抗原。

3. B

第四章　细菌性痢疾（菌痢）

1. D

【解析】卡他性炎症即浆液性炎症，是以浆液渗出为主的炎症，为变质性炎症。此类炎症是以组织、细胞的变性、坏死改变为主，同时有渗出，而增生反应较轻微。化脓性炎症是以中性粒细胞大量渗出，并伴有不同程度组织坏死和脓液形成的炎症。多由化脓性细菌（如葡萄球菌、大肠杆菌、脑脊髓炎球菌、绿脓杆菌等）引起。纤维蛋白性炎症是以纤维蛋白原渗出为主并在炎区内形成纤维蛋白的炎症。黏膜的纤维蛋白性炎又称为假膜性炎，如白喉、细菌性痢疾。故选 D。出血性炎症时，由于血管壁损伤严重，渗出物中含有大量红细胞，称为出血性炎症。

2. D

【解析】急性细菌性痢疾根据毒血症及肠道症状轻重，分为普通型、轻型、重型和中毒型 4 种类型，而中毒型按照临床表现又可分为休克型、脑型和混合型。

3. A

【解析】细菌性痢疾（简称菌痢）是由痢疾杆菌引起的常见肠道传染病。临床上以发热、腹痛、腹泻、里急后重感及黏液脓血便为特征。其基本病理损害为结肠黏膜的充血、水肿、出血等渗出性炎症改变。痢疾杆菌随患者和带菌者的粪便排出体外，污染外环境，通过生活接触、食物、水、苍蝇和手经口感染。所以菌痢预防主要为切断传播途径。故选 A。

4. D

【解析】患者以消化道表现为主，且大便镜检显示白细胞明显增多，首先考虑菌痢。

第五章　流行性脑脊髓膜炎（流脑）

1. E

【解析】皮肤瘀斑是发现脑膜炎双球菌重要而简便的方法。故选 E。

2. D

【解析】流行性脑脊髓膜炎是脑膜炎球菌引起的

脑脊髓膜的化脓性炎症。其病理变化肉眼观：脑脊膜血管高度扩张充血，蛛网膜下腔充满灰黄色脓性渗出物，使脑回、脑沟模糊不清。炎症累及软脑膜和蛛网膜的各部分，尤以脑顶部及脑底部积脓最多。故选D。其他为流行性乙型脑炎的表现。

第六章　疟　疾

1. D

【解析】预防疟疾首选的药物是伯氨喹。

【点评】疟疾的治疗药物是高频考点。

控制症状	氯喹
防止复发和传播	伯氨喹
预防发生	乙胺嘧啶

2. B

【解析】预防疟疾复发用伯氨喹。

3. A

【解析】患者发病前曾到泰国，且有蚊虫叮咬史，之后出现典型疟疾表现，即间断发热。故选A。

第七章　日本血吸虫病

1. B

【解析】吡喹酮对血吸虫有很强的杀灭作用，是目前治疗血吸虫病较为理想的药品。

第八章　艾滋病

1. B

【解析】艾滋病可以经血液、性接触及母婴三种途径传播。B项（接吻或拥抱）是不会传播艾滋病的。

2. E

【解析】感染艾滋病病毒的女性，可通过血液、阴道分泌物和乳汁在怀孕、分娩和哺乳时将艾滋病病毒传染给胎儿或婴儿。故选E。

【点评】艾滋病的传播途径包括血液、性接触及母婴三种途径传播：输入含有艾滋病病毒的血液或血液制品（血浆、白蛋白等）；使用未经消毒和消毒不严格的注射器、针头、针灸针或侵入人体的医疗器械进行注射、抽血、美容或治疗等；与他人共用注射器静脉吸毒；艾滋病病毒可通过性交的方式传播；感染艾滋病病毒的女性，可通过血液、阴道分泌物和乳汁在怀孕、分娩和哺乳时将艾滋病病毒传染给胎儿或婴儿。

3. C

【解析】患者病史为7年前到泰国打工，7年后出现腹泻、肛周疱疹等。考虑是艾滋病感染后出现的机会性感染。明确诊断，最重要的检查是血清抗HIV检查。故选C。

第九章　淋　病

1. B

【解析】由于耐青霉素菌株的增多，目前首选药物以第三代头孢菌素为主，首选为头孢菌素钠。不能耐受头孢菌素或喹诺酮类者可用大观霉素，淋菌性盆腔炎、传播性淋病多用头孢曲松钠肌注，急性淋病的首选治疗药物是红霉素。

2. A

【解析】淋病是我国发病率最高的性病。

第十章　梅　毒

1. A

【解析】早期梅毒的表现为硬下疳以及皮肤梅毒疹。而晚期梅毒主要表现为永久性皮肤黏膜损害，并可侵犯多种组织器官危及生命。

【点评】梅毒的临床分期：

一期梅毒	主要表现为疳疮（硬下疳），发生于不洁性交后约2~4周，常发生在外生殖器部位。硬下疳常为单个，偶为多个，初为丘疹或浸润性红斑，继之轻度糜烂或成浅表性溃疡，其上有少量黏液性分泌物或覆盖灰色薄痂，边缘隆起，边缘及基底部呈软骨样硬度，无痛无痒，直径1~2 cm，圆形，呈牛肉色，局部淋巴结肿大
二期梅毒	主要表现为杨梅疮，一般发生在感染后7~10周或硬下疳出现后6~8周。早期症状有流感样综合征，表现为头痛、恶寒、低热、食欲差、乏力、肌肉及骨关节疼痛、全身淋巴结肿大，继而出现皮肤黏膜损害、骨损害、眼梅毒、神经梅毒等
三期梅毒	主要表现为杨梅结毒。此期特点为病程长，易复发，除皮肤黏膜损害外，常侵犯多个脏器

2. B

【解析】梅毒的首选治疗药物为青霉素。

第十一章　尖锐湿疣

C

【解析】女性尖锐湿疣的皮肤损害多见于外阴。初起为细小淡红色丘疹，以后逐渐增大增多；单个或群集分布；湿润柔软，表面凹凸不平，呈乳头样、鸡冠状或菜花样突起；红色或污灰色。根部常有蒂，且易发生糜烂渗液，触之易出血。皮损裂缝间常有脓性分泌物郁积，致有恶臭，且可因搔抓而引起继发感染。

第十四篇　其　他

第一章　围手术期处理

1. D

【解析】灭菌是指杀灭或者去除物体上所有微生物，包括抵抗力极强的细菌芽孢在内，不仅包括细菌，还有病毒、真菌、支原体、衣原体等；消毒是指杀死物体上的病原微生物，细菌芽孢和非病原微生物可能还是存活的。故选 D。

2. D

【解析】成人从术前 12 h 开始禁食，术前 4 h 开始禁饮，以防止因为麻醉或者手术过程的呕吐而引起窒息或吸入性肺炎。幽门梗阻的患者，术前应该洗胃并且胃肠减压数天。故选 D。

3. A

【解析】全麻术后的患者为防止舌后坠、喉头水肿窒息、呕吐物或分泌物窒息等，会使患者去枕平卧，头偏向一侧，或者也可以取侧卧位。术后要进行吸氧（维持血氧饱和度）、监测心电、观察切口及引流管。故选 A。

4. A

【解析】急性腹膜炎非手术治疗时体位：一般采取前倾 30°～45°的半卧位，以利炎性渗出物流向盆腔，减轻中毒症状，有利于局限和引流，且可促使腹内脏器下移，腹肌松弛，减轻因腹胀压迫膈肌而影响呼吸和循环。若休克严重则取平卧位或头、躯干和下肢各抬高约 20°的休克体位。

5. B

【解析】切口清创后不能立即缝合，要等感染控制后再缝合。

6. A

【解析】利多卡因局部浸润麻醉的浓度为 0.25%～0.5%，神经阻滞和硬膜外腔阻滞的浓度为 1.0%～2.0%，表面麻醉和蛛网膜下腔阻滞的浓度为 2.0%～4.0%。故选 A。

7. C

【解析】腰椎麻醉术后出现急性尿潴留，最主要是因为膀胱逼尿肌等麻痹所造成的，导尿是最常用的方法。

8. D

【解析】如果连芽孢都能杀死，说明这应该是灭菌的要求，使用高温灭菌法时，若温度高达 121～126 ℃时，需要 20～30 min；若温度达 132 ℃，持续 10 min 即可。题目选项中给出的 125 ℃，应该持续 30 min 才可以达到要求。故选 D。

9. A

【解析】切口化脓，缝线必须拆除，切口不能缝合，应先引流，待感染控制后再缝合。

10. E

11. B

第二章　营　养

1. D

【解析】肠外营养指通过静脉内供给营养作为手术前后及危重患者的营养支持的一种方法。适应证为：①不能从胃肠道正常进食的癌肿患者在手术前后、放疗或化疗期间胃肠道反应过重；②严重烧伤和感染；③消化道需要休息或消化不良；④坏死性胰腺炎、急性肾衰竭、肝功能衰竭等严重病情。故选 D。

2. C

【解析】外科患者鼻饲肠内营养时，为预防吸入性肺炎最主要的措施是输注营养液时采用半卧位。

3. D

【解析】营养状态的评定一般包括人体测量（体重、体脂储备）+三甲基组氨酸测定+内脏蛋白测定（白蛋白、转铁蛋白、前蛋白是否下降）+淋巴细胞计数+氮平衡试验。没有血小板计数的测定。故选 D。

4. E

【解析】通过胃管肠内营养时，判断有胃潴留的标准是，在停止输营养液 30 min 后，回抽量至少大于 150 mL。

5. A

6. A

7. A

【解析】鼻饲肠内营养时可因呃逆发生吸入性肺炎。

8. E

【解析】肠外营养易发生全身性感染。

9. A

【解析】机体蛋白质分解后基本是以尿素形式从尿中排出。因此氮平衡试验可反映机体蛋白质营养状况。

10. E

【解析】在肾功能正常时，肌酐/身高指数是测定肌蛋白消耗量的一项生化指标。在蛋白质营养不良、消耗性疾病和肌肉消瘦时，肌酐生成量减少，尿中排出量亦随之降低。

11. D　12. A

第三章　外科感染

1. E

【解析】切口清创、感染控制后二期缝合。

2. B

【解析】疖是一个毛囊和所属皮脂腺的急性化脓性感染，痈是多个疖融合成片形成的，这二者常见的病原菌是金黄色葡萄球菌。故选 B。

3. E

【解析】痈好发于颈部、背部、肩部，临床表现为大片浸润性紫红斑，可见化脓、组织坏死。

4. B

【解析】急性蜂窝织炎最主要的致病菌是乙型溶血性链球菌。

5. E

6. D

【解析】丹毒是乙型溶血性链球菌从皮肤、黏膜小伤口侵入皮肤及网状淋巴管的急性炎症，蔓延快，但很少有组织坏死及化脓。故选 D。

7. A

8. D

【解析】相邻多个毛囊及其周围组织的急性化脓性感染称为痈，单个毛囊及其周围感染称为疖。

9. B

【解析】特征表现要记住：金黄色葡萄球菌——脓液黄白色、有恶臭；大肠杆菌——脓液黏稠，有粪臭；绿脓杆菌——顾名思义，脓液绿色；β-溶血性链球菌——稀薄脓液，可有粉红色。故选 B。

10. C

【解析】破伤风感染出现的肌肉强直性收缩，有一定的顺序：咬肌—面肌—颈项肌—背腹肌—四肢肌群—膈肌—肋间肌（呼吸困难而死亡）。故选 C。

11. C

【解析】患者是颈部蜂窝织炎的临床表现。

12. A

【解析】右小腿出现片状红斑，腹股沟淋巴结肿大、疼痛，提示丹毒病变。丹毒最常见的致病菌为乙型溶血性链球菌。

13. D

【解析】题干中看到捻发音，马上想到这是皮下气肿，肯定是产气的细菌感染才会引起这种表现，那么就是梭状芽孢杆菌。故选 D。

14. D

15. D　16. B

【解析】疖是一个毛囊和所属皮脂腺的急性化脓性感染，痈是多个疖融合成片形成的，这二者常见的病原菌是金黄色葡萄球菌，故第 15 题选 D。丹毒是乙型溶血性链球菌从皮肤、黏膜小伤口侵入皮肤及网状淋巴管的急性炎症，蔓延快，但很少有组织坏死及化脓。故第 16 题选 B。

第四章　创伤与火器伤

1. A

【解析】火器伤，清创后要二期缝合。

2. C

【解析】受伤之后 8 h 之内，属于污染伤口，应该清创，使之转变为或者接近于清洁伤口；主干血管必须一期缝合，否则出血严重会有生命危险，非重要血管则可以结扎处理；肌腱损伤若很严重，可以延期缝合；神经断裂并非必须一期修复。故选 C。

3. E

【解析】断肢最好清洁布包好放入 4 ℃冰箱内。

4. C

【解析】不能上下纵行延长切口，因为形成瘢痕后，会影响关节活动。

5. D

【解析】清创一般在外伤 6~8 h 进行。

第五章　烧　伤

1. B

【解析】小面积烧伤的治疗原则就是处理创面和防止局部感染，可以使用少量镇静药和敷料。B 选项是唯一不符合的选项。小面积烧伤只需要控制局部感染就可以，没必要全身使用抗生素，否则是滥用抗生素。只有大面积烧伤的时候才全身使用抗生素。故选 B。

2. C

【解析】烧伤患者的补液量：第一个24 h，[体重×烧伤面积（只计算Ⅱ度、Ⅲ度烧伤的面积）×1.5] mL+2 000 mL（基础量），晶体：胶体=2：1，计算得出6 500 mL，其中前8 h补这些量的1/2，另一半在之后的16 h内补完。故选C。

3. C

【解析】烧伤面积小的时候，可以用患者自己的手掌测量面积，一个手指并拢的手掌面积就是1%。故选C。

4. C

【解析】大水疱一定要抽液体，否则包扎后易破裂。

5. C

【解析】目前比较通用的是以烧伤皮肤面积占全身体表面积的百分数来计算，即中国九分法。在100%的体表总面积中：头颈部占9%（9×1）（头部、面部、颈部各占3%）；双上肢占18%（9×2）（双上臂7%，双前臂6%，双手5%）；躯干前后包括会阴1%占27%（9×3）（前躯13%，后躯13%，会阴1%）；双下肢（含臀部）占46%（双臀5%，双大腿21%，双小腿13%，双足7%）（9×5+1），（女性双足和臀各占6%）。

6. A

【解析】浅Ⅱ度烧伤创面的水疱若完整，可抽去水疱液，消毒包扎处理；或已溃破，则应剪除，因隔离作用消失。

第六章　乳房疾病

1. E

【解析】急性乳腺炎形成脓肿后，最重要的就是切开引流，一般是放射状切口。若乳晕下脓肿，沿乳晕边缘弧形切开；若深部脓肿或乳房后脓肿，则沿乳房下缘弧形切开。除此之外，还应该促进乳汁排出，局部热敷；使用广谱抗生素；患侧停止哺乳，但另一侧一般不停止哺乳。故选E。

2. E

【解析】急性乳腺炎的病因有两个，一个是乳汁淤积，另一个是细菌入侵。侵入途径以淋巴管为主要途径，常见的致病菌是金黄色葡萄球菌。故选E。

3. A

【解析】乳腺癌的好发区域是外上象限。故选A。

4. E

5. C

【解析】乳腺癌的TNM分期标准如下。T_0：原发肿瘤未扪及；Tis：原位癌（包括小叶原位癌及导管内癌）；T_1：肿瘤最大径小于2 cm；T_2：肿瘤最大径2~5 cm；T_3：肿瘤最大径超过5 cm；T_4：肿瘤任意大小，直接侵犯胸壁和皮肤。N_0：区域淋巴结未扪及；N_1：同侧腋淋巴结有肿大，可以活动；N_2：同侧腋淋巴结肿大，互相融合，或与其他组织粘连；N_3：同侧内乳淋巴结有转移。M_0：无远处转移；M_1：远处转移（包括同侧锁骨上淋巴结转移）。因侵犯皮肤属T_4，故选C。

6. E

【解析】患者属典型的湿疹样乳腺癌临床表现。

7. C

【解析】佩吉特病（Paget disease）又名湿疹样癌，在临床上表现为湿疹样皮损，病理上是以表皮内有大而淡染的异常细胞（Paget 细胞）为特点的一种特殊型癌。根据发病部位不同可分为乳房Paget病及乳房外Paget病两型，前者发生于乳头及乳晕部，后者常见于顶泌汗腺分布区，如女阴、男性生殖器、肛门、耵聍腺及睫腺等。

8. C

【解析】雌激素受体和孕激素受体检测均为阴性，所以内分泌治疗不适合。该患者腋窝淋巴结有转移，所以术后化疗是适合的。

9. C

【解析】急性乳腺炎已形成脓肿，应切开引流。

10. C　　**11. B**

【解析】年轻女性与月经周期有关的乳房肿痛，触诊多个边界不清的结节状肿块，为典型的乳腺囊性增生病，也就是常说的乳腺增生。乳腺纤维腺瘤的特征很简单：边界清楚（光滑）+易推动+有弹性（质韧）。只要符合这些，就可以初步诊断为乳腺纤维腺瘤。

12. E

【解析】能够定性诊断的是病理结果，这是诊断癌症的金标准。术前确诊一般不会切取活检，一般是用细针穿刺细胞学检查，虽然阳性率不高，但是一旦细胞学检查阳性就能够定性确诊。故选E。

13. A

【解析】患者诊断为浸润性导管癌，淋巴结无转移，及时手术可以提高生存率。一般选用根治术，不用清扫胸骨旁和胸廓内动静脉的淋巴结，但是腋淋巴结一定要清扫，因为乳腺癌特别容易腋淋巴结转移，只要确诊为乳腺癌，一般都是要进行清扫。故选A。

14. B

【解析】乳腺脓肿形成切开时，不能切开乳管，否则会造成乳瘘，加重病情。

15. A

【解析】急性乳腺炎的致病菌为金黄色葡萄球菌。

16. B

【解析】急性乳腺炎最常见的致病菌为金黄色葡萄球菌。

17. C

【解析】哺乳期，不能预防性应用抗生素。

18. B　　**19. D**

第七章　中　毒

1. B

【解析】氨代谢紊乱引起的氨中毒是肝性脑病的重要发病机制。肝功能衰竭时，肝脏将氨合成尿素的能力减弱，肠道内的氨未经解毒直接通过血液进入脑组织，对中枢神经系统产生毒性作用。但是 NH_3 在酸性环境下，可以生成 NH_4^+（无毒）而排出体外，NH_4^+ 在碱性环境下生成 NH_3 变成有毒状态，所以在灌肠时必须避免使用碱性液体（如肥皂水）。故选 B。

2. B

【解析】对于急性有机磷中毒的解救，常用的药物有两种：胆碱酯酶复活剂（解磷定）和阿托品。由于解磷定对于 M 样症状的作用不是很大，所以还要使用阿托品。因此，我们可以在解题的时候确定这样一条线索：M 样症状找阿托品，N 样症状找解磷定。再看题目中对肺水肿的解救，可以想到 M 样作用的其中之一就是腺体分泌增加，也就是说可以把液体增加的表现归到 M 样症状中。故选 B。

3. B

【解析】只有在一氧化碳中毒时才会表现为血液呈现樱桃红色，所以口唇黏膜也表现为樱桃红色。故选 B。

4. B

【解析】有机磷进入体内抑制胆碱酯酶活性，影响乙酰胆碱的降解，使其积聚过多引起症状。主要分为 M 样（毒蕈碱样）、N 样（烟碱样）和中枢神经系统症状三部分。临床上使用胆碱酯酶复活剂解救时，对 N 样作用较为明显，所以还需使用抗胆碱能药物——阿托品来缓解 M 样症状和对抗呼吸中枢抑制。其中 M 样作用表现为平滑肌痉挛和腺体分泌增加；N 样作用表现为全身横纹肌发生肌纤维颤动，甚至全身肌肉强直性痉挛。此外，由于交感节后纤维受乙酰胆碱的刺激，节后纤维释放儿茶酚胺使血管收缩，引起血压升高、心率加快和心律失常；中枢神经系统主要表现为头晕、头痛、疲乏、共济失调、烦躁不安、谵妄、抽搐和昏迷等。

5. C

6. E

【解析】无论是哪种中毒，首先都要脱离危险环境，否则再怎么救，患者还是不停地接触有毒物质，故选 E。

7. B

【解析】敌百虫中毒禁用碱性溶液（如碳酸氢钠溶液）洗胃，因敌百虫在弱碱性溶液中可以变成毒性比它大 10 倍的敌敌畏；对硫磷和马拉硫磷中毒，禁用高锰酸钾水溶液洗胃，因其能将对硫磷和马拉硫磷氧化为毒性更大的对氧磷和马拉氧磷。故选 B。

8. C

【解析】一氧化碳中毒导致缺氧，大脑耗氧量最大，最易受损。

9. D

10. B

【解析】毒蕈碱样中毒症状（又称为 M 样症状）是有机磷农药中毒的主要表现。表现为体内多种腺体分泌增加和平滑肌收缩所产生的症状和体征，如多汗、流涎、流泪、鼻溢和肺部干湿啰音、呼吸困难、恶心呕吐、腹痛腹泻、肠鸣音亢进、尿频尿急、大小便失禁、瞳孔缩小、视力模糊、抑制血管平滑肌、血压下降。

11. C

12. C

【解析】选项中的所有表现，在急性一氧化碳中毒时都可以出现，但是只有 C 是最具有特征性的表现，因为只有在一氧化碳中毒时才会表现为血液呈现樱桃红色，所以口唇黏膜也表现为樱桃红色。其余四个选项在其他中毒时也会出现，是一般的表现，所以并无特征性可言。

13. E

【解析】CO 进入人体后，85%与血液中血红蛋白 Hb 结合，形成稳定的 HbCO。CO 与 Hb 的亲和力比氧气大 240 倍，但是 HbCO 不能携带氧气，且不易解离，还能使血红蛋白氧解离曲线左移，血氧不易释放而造成组织缺氧。因此一氧化碳中毒的时候，E 选项是有确诊价值的。D 选项之所以不正确，是因为很多原因都可以造成血氧合血红蛋白浓度降低，如缺氧；A、C 选项同理。皮肤樱桃红色是一氧化碳中毒的特征性改变，但早期并不一定会出现，而早期就可以有 E 选项的出现，因此相比之下，E 选项的确诊价值更高。故选 E。

14. A

【解析】亚硝酸盐进入人体，氧化血液中的血红蛋白为高铁血红蛋白，后者无携氧功能，导致组织缺氧，引起肠源性青紫症，皮肤青紫是本病的特征，尤以口唇青紫最为普遍。

15. E

16. C

【解析】口唇樱桃红色，应该能立刻联想到一氧化碳中毒。故选 C。

17. E

【解析】流涎、双瞳孔缩小如针尖、皮肤潮湿，均提示为急性有机磷农药中毒。

18. B

【解析】煤取暖，口唇樱桃红提示 CO 中毒。故选 B。

19. A

【解析】临床表现主要为缺氧，其严重程度与 HbCO 的饱和度呈比例关系。轻者有头痛、无力、眩晕、劳动时呼吸困难，HbCO 饱和度达 10%～20%。症状加重，患者口唇呈樱桃红色，可有恶心、呕吐、意识模糊、虚脱或昏迷，HbCO 饱和度达 30%～40%。重者呈深昏迷，伴有高热、四肢肌张力增强和阵发性或强直性痉挛，HbCO 饱和度>50%。患者多有脑水肿、肺水肿、心肌损害、心律失常和呼吸抑制，可造成死亡。

20. B

【解析】沙门菌属食物中毒一般潜伏期 6～24 h，临床症状中有发热，因此可排除 A 选项；葡萄球菌肠毒素食物中毒一般潜伏期 1～8 h，表现为剧烈的恶心、呕吐和腹泻，过程中不伴有发热，病情很快好转，预后良好，因此 B 选项正确；副溶血性弧菌食物中毒潜伏期一般是 5～72 h，而且这种细菌非常不耐热，90 ℃1 min 就可以杀死，所以炒米饭不会引起这种食物中毒，因此可排除 C 选项；亚硝酸盐食物中毒的潜伏期很短，一般 10～15 min，会表现为皮肤黏膜的发绀，量多时可引起死亡，因此可排除 D 选项；有机磷农药中毒时 10 min 至 2 h 出现症状，因此可排除 E 选项。

21. D

【解析】煤取暖，口唇樱桃红提示 CO 中毒。所以 HbCO 最能帮助诊断，还可判断中毒严重程度。故选 D。

22. D

【解析】无论是哪种中毒，首先都要脱离危险环境，否则再怎么救，患者还是不停地接触有毒物质。故选 D。

23. C